das Balance-Prinzip

Bernd Neumann

das Balance-Prinzip

Umwelt, Ernährung, Bewegung, Rhythmus,
Körper und Psyche im Gleichgewicht

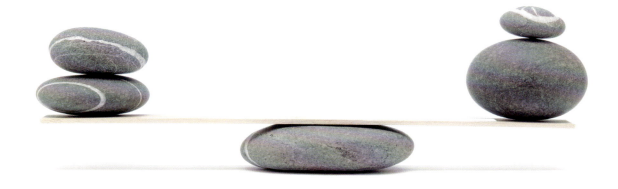

Bernd Neuman: das Balance-Prinzip
Berlin, November 2014

Hinweis
Das Vorliegende Buch ist sorgfältig erarbeitet worden. Dennoch erfolgen alle Angaben ohne Gewähr. Autor und Verlag können für eventuelle Nachteile oder Schäden, die aus den im Buch gegebenen Hinweisen resultieren, keine Haftung übernehmen.

Die Deutsche Bibliothek verzeichnet diese Publikation in der Deutschen Nationalbibliografie. Detaillierte Informationen sind im Internet auf https://portal.dnb.de abrufbar.

© 2014 Balance-Verlag Bernd Neumann, 13597 Berlin, Lindenufer 39

Das Werk einschließlich seiner Teile ist urheberrechtlich geschützt. Jede Verwertung außerhalb der engen Grenzen des Urheberrechtsgesetzes ist ohne Zustimmung des Autors unzulässig.

Layout und Satz: Bernd Neumanns

Lektorat: Philipp Schulitz

Produktion: VBN Verlag B. Neddermeyer GmbH

Druck: fgb freiburger graphische betriebe GmbH & Co. KG

Vertrieb: Balance-Verlag Bernd Neumann, Berlin, **www.das-balance-prinzip.de**

ISBN: 978-3-9817055-1-5

Bildnachweis
Grafiken: Bernd Neumann, Fotos siehe Anhang. Einen vollständigen Bildnachweiss finden Sie unter **www.das-balance-prinzip.de**.

Inhalt

Vorwort — 8

Einführung — 10

**Homo Sanus
Der »gesunde« Mensch** — 12

    Grundlagen des (über-) Lebens — 14

    Das Wissen vom gesunden Leben — 16

    Medizin als Wissenschaft — 21

Traditionelle Gesundheitslehren — 24

    Ayurveda — 26

    Ahara – Ernährung im Ayurveda — 31

    Die Lehre von den vier Säften — 36

    Vier-Elemente-Ernährung — 41

    Traditionelle Chinesische Medizin — 44

    Chinesische Diätetik — 49

»Anthropopädie« — 52

    Umwelt und Gesundheit — 54

    Ernährung und Gesundheit — 58

    Chronobiologie — 66

    Arbeit und Entspannung — 70

    zur Kultur des Leibes — 76

    Psychosoziale Gesundheit — 82

**»Typopädie« –
über Naturelle und Temperamente** — 88

    Empfehlungen für Ihr Naturell — 90

    Naturell-Imbalance — 110

**»Nutripädie« -
Ernährung für Ess-bewusste** — 114

    Nahrungsmittelportraits — 142

    Früchte — 144

    Gemüse — 166

    Hülsenfrüchte — 194

    Getreide — 202

    Milchprodukte — 212

    Fisch und Meerestiere — 218

    Fleisch und Geflügel — 222

    Nüsse und Samenfrüchte — 232

    Öle und Fette — 240

    Kräuter und Gewürze — 246

    Zucker und Süßwaren — 270

    Wasser und andere Getränke — 274

Das Balance-Prinzip — 284

    Eine »Landkarte« der Gesundheit — 288

    Das metaBalance-Modell — 290

Anhang — 294

Glossar — 296

Index — 298

Über den Autor — 302

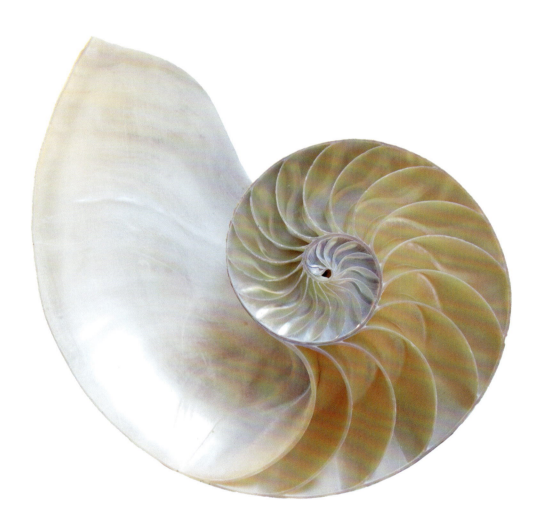

Vorwort

Dieses Buch ist das Ergebnis vieler langer Reisen zu den Wissensgebieten, in denen die unterschiedlichsten Informationen über die Gesundheit des Menschen zu finden sind. Die Recherchen waren begleitet von Neugier und Erstaunen. Vieles klang erst widersprüchlich und gab dann in späteren Jahren seine Bedeutung und Position in jenem größeren Zusammenhang preis, den ich Metaperspektive nenne. Solange die Menschen glaubten, dass die Erde eine Scheibe sei, hatten Sie einen Grund sich vor der Dunkelheit zu fürchten. Als sich ihre Perspektive änderte, da sie erkannten, dass die Erde rund ist, wurde ihnen klar, dass die Sonne immer für die Menschen scheint und es wurde ihnen klar, dass die Dunkelheit Teil eines höheren Prinzips ist. So entdeckte auch ich immer neue, höhere Zusammenhänge sich scheinbar widersprechender Dinge. Die Ansätze der Traditionellen und modernen westlichen Medizin erweckten bei mir den Anschein, dass sie dazu neigen, die jeweils anderen Anschauungen auszuschließen. Auch hier war es nötig, die Metaperspektive zu suchen, die es ermöglicht beiden recht zu geben, wenn klar wurde, in welchem speziellen Zusammenhang die jeweiligen Aussagen stehen.

Die Regelkreise

Zum Thema Gesundheit passten immer mehr Aspekte und es wurde zunehmend schwieriger sie zu ordnen. Im Buch »Die Regelkreise der Lebensführung« entdeckte ich das Wissen von Galenos von Pergamon und erkannte, dass sein Modell der »res non naturales« auch heute noch eine ideale Grundlage für eine ganzheitliche Beschreibung von Gesundheit bietet. So gelang es meinem »ganzheitlichen Selbst« mein Bauchgefühl davon zu überzeugen, dass ich auf dem richtigen Weg sei. Mein »ganzheitliches Selbst« entdeckte ich durch Professor Julius Kuhls Gedanken in seinem »Lehrbuch der Persönlichkeitspsychologie«.

»Systemisch«

Mit Hilfe der Software »Consideo Modeler« hatte ich schließlich einen Weg gefunden ein Modell zu entwickeln, welches es auch meinem Verstand ermöglichen sollte, komplexe Zusammenhänge in Details zu betrachten und dabei trotzdem den Gesamtzusammenhang im Blick zu behalten. Das Balancemodell setze ich auch erfolgreich in meiner Tätigkeit als Gesundheitscoach ein.

Ernährung und Gesundheit

Mir wurde zunehmend bewusster, dass die tägliche Ernährung von meinem ganzheitlichen und metaperspektivischn Standpunkt aus gesehen, den größten Einfluss auf die Gesundheit hat. Anfangs recherchierte ich nur über dieses Thema in den Quellen der Ayurvedaliteratur. Dies umfasste die englischen Übersetzungen der 6 Hauptquellen aus dem 3. Jh. v. Chr. bis zum 10. Jh. n. Chr. sowie etliche Literatur der Gegenwart. Doch auch in der Traditionellen Chinesischen wie auch Griechisch-Arabischen Medizin gab es eine Fülle von Informationen zur Ernährung und Wirkung der Nahrungsmittel. Da ich kein Buch fand, in dem diese Informationen gleichzeitig aufgeführt waren, sah ich in dieser Aufgabe eine Herausforderung.

So ergab es sich, dass über die Hälfte des Buches die Ernährung und die Wirkungen der Nahrungsmittel zum Thema hat.

Ganzheitlich

Nach all dieser Arbeit habe ich das Gefühl, etwas vollendet zu haben, was dem Anspruch einer »ganzheitlichen« Betrachtungsweise genügt. Dies halte ich für einen sehr wichtigen Punkt in der Prävention. Aus systemischer Sicht sind es nämlich häufig die kleinen Dinge und Einflussfaktoren die, besonders wenn sie über einen längeren Zeitraum wirken, unser System zum kippen bringen und zu Krankheit führen können.

Ich wünsche Ihnen viel Freude und neue Erkenntnisse beim Lesen dieses Buches. Sollten Ihnen trotz aller Bemühungen um Klarheit und Übersichtlichkeit in diesem Buch Aspekte begegnen, die Ihrer Meinung nach einer neuerlichen Betrachtung, einer Diskussion oder einer Ergänzung bedürfen, bitte ich Sie mir Ihre Anregungen mitzuteilen, damit das Ganzheitliche auch in der nächsten Auflage des Buches seinem Anspruch auf Bewegung und Offenheit gerecht werden kann.

Bernd Neumann

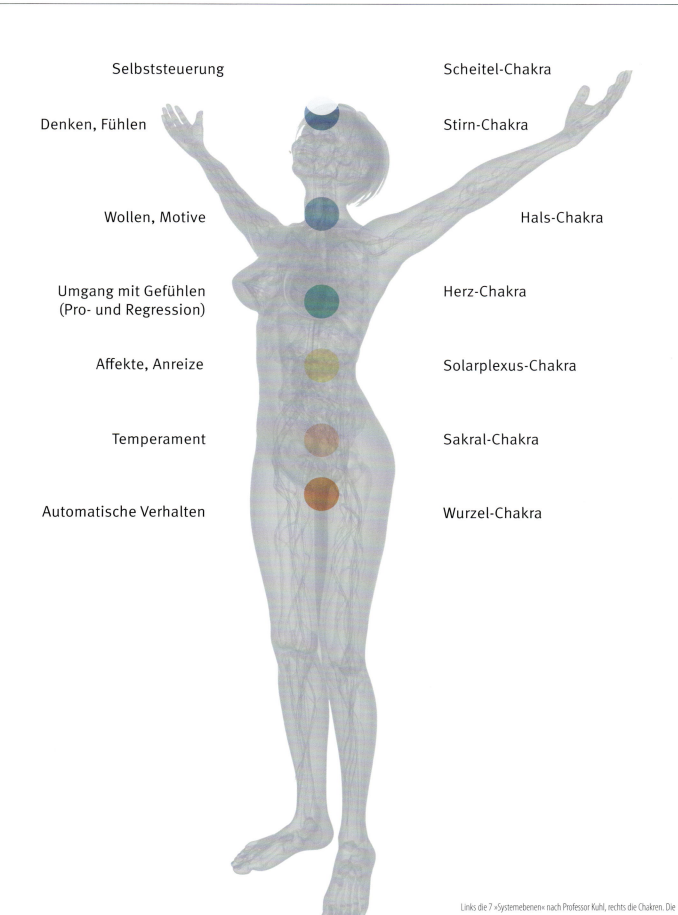

Links die 7 »Systemebenen« nach Professor Kuhl, rechts die Chakren. Die Ebenen steuern unsere Emotionen und Motivation, entweder überwiegend einzeln oder im Zusammenspiel.

Einführung

Wann ist jemand gesund? Was bedeutet es eigentlich sich ausgeglichen, harmonisch, sich optimal ausbalanciert zu fühlen? Eine sehr komplexe Frage, auf die es keine allgemein gültige Antwort gibt. Was einem gut tut, was dem eigenen Wohlbefinden förderlich ist, muss jeder Mensch für sich selbst erfahren, erlernen, suchen und finden. Jedes Individuum hat seine »eigene Gesundheit«. Wann welche klassischen oder alternativen Präventionskonzepte und Gesundungsmethoden sinnvoll sind, bleibt daher immer abhängig vom persönlichen Naturell und dem jeweiligen Bedürfniskontext.

Über dieses Buch

Dieses Buch hilft dem Neugierigen, in den beinahe unermesslichen Wissenswelten der Heilkunde den richtigen Weg zu finden und erlaubt es dem Routinier überraschend neue Pfade zu entdecken. Es vermittelt die wesentlichen Erkenntnisse über die vielfältigen Empfehlungen zur Prävention aus der Traditionellen Medizin, der Alternativmedizin sowie aus der Gesundheits- und Ernährungsforschung.

Die Erstellung eines individuellen Gesundheitsprofils bildet die Basis, von der aus durch weiterführende Betrachtungen die sechs Bereiche Umwelt, Ernährung, Chronobiologie, Arbeit und Freizeit sowie Körper und Psyche in einem Gesamtorganismus zusammengeführt werden können, der lebensreal vital und mit sich im Gleichgewicht ist.

Erste Orientierung in all der Vielfalt gewährleistet ein Fragenkatalog, der Schritt für Schritt die verschiedenen Handlungsempfehlungen mit den 7 Naturellen in Einklang bringt.

Kaum ein Buch zuvor hat auf diesem Terrain den Anspruch der Ganzheitlichkeit so ernst genommen und kaum eines zuvor hat diesen Anspruch so konsequent umgesetzt. Die verschiedensten Heil- und Präventionskonzepte, die große Vielfalt an Ideen, Lehren und Philosophien finden in diesem Buch einen Deutungs- und Bedeutungsraum, um in ihrer gesamten Fülle dem individuellen Bedürfnis eines jeden Menschen, der sich mit Interesse nähert, etwas ihm Gemäßes und etwas ihn Nährendes anbieten zu können.

Aus der Kenntnisfülle jahrelanger Recherchen und unmittelbarer Praxisnähe ergeben sich Angebote zur persönlichkeitsorientierten Gesundheitsdynamik und Empfehlungen zu präventionsorientierten Lebenskonzepten. Unvoreingenommen und zielorientiert präsentieren sich die schul- und alternativmedizinischen Herangehensweisen, um sich in ein anderes, auch fachfernes System zu integrieren. Dies führt bezüglich der Ansätze und Kombinationen zu einem ungeheuren Personalisierungspotential. Auf den Punkt gebracht heißt das: Jedem Leser sein eigener, flexibler und selbstwählbarer Leitfaden für ein gesundes Leben.

Dieses Buch ist ein modernes, lebendiges Kompendium, das voller Neugierde, immer neue Neugier weckt. Ein Reiseführer durch die Persönlichkeitswelt, ein Kompass zur Entdeckung gesundheitsmethodischer Horizonte und ein Bazar für altüberliefertes und hochaktuelles Wissen.

Zur Benutzung dieses Buches

Um schnell entscheiden zu können, wie Sie Ihre gesundheitliche Fitness stärken, können Sie zuerst die Fragen zum persönlichen Naturell auf Seite 91 beantworten und erhalten damit eine Einschätzung zu Ihrem persönlichem Naturell.

Das Ergebnis der Fragen zum meta-Balance-Modell gibt Ihnen einen Hinweis darauf, in welchem Bereich Sie als erstes Ihr Verhalten oder Ihre Ernährung mehr Ihrem Typ gemäß anpassen können, um Ihren »Gesundheitspunktestand« zu verbessern.

Entsprechende Informationen dazu wie auch Basiswissen, Hintergründe und Zusammenhänge finden Sie in folgenden Kapiteln:

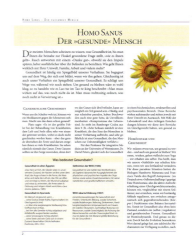

▫ 1. Kapitel – Was bedeutet es, gesund zu leben? Eine Zusammenschau der traditionellen Heilsysteme.

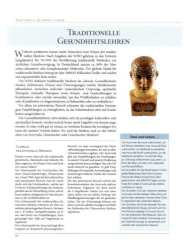

▫ 2. Kapitel – Eine Einführung in die Ayurvedische-, die Chinesische- und die Traditionelle Europäische und Griechisch-Arabische Medizin.

Weitere Informationen

Ein komplettes Literaturverzeichnis, ausführlichere Fragebögen inkl. automatischer Auswertung sowie ein Angebot für ein Telefoncoaching finden Sie auf **www.das-balance-prinzip.de**.
Hier können Sie auch Ihre Anmerkungen wie auch Lob und konstruktive Kritik anderen Lesern zur Verfügung stellen und zum Dialog auffordern.

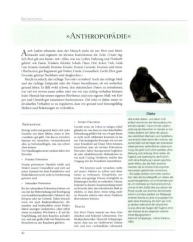

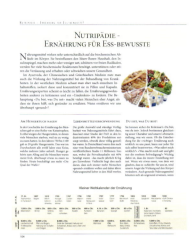

- 3. Kapitel – Die 6 Regelkreise des Galenos von Pergamon und ihr ursächlicher Bezug zu Umweltthemen, Ernährung, Chronobiologie, Arbeitsbelastung sowie Körper- und Psychohygiene.

- 5. Kapitel – Man ist, was man isst: Grundlagen der Ernährung und umfangreiche Informationen zu den Lebensmitteln. Obst, Gemüse, Getreide, Fleisch und Molkereiprodukte – Was sagt die moderne Ernährungswissenschaft dazu? Zu welcher Einschätzung kommen der Ayurveda und die traditionelle chinesische Medizin? Was empfiehlt die Traditionelle Europäische Medizin und zu welchen Schlüssen kamen Hildegard von Bingen und Rudolf Steiner? Hier gibt es die Antworten. Außerdem gibt es eine Hitliste der 25 »besten« Nahrungsmittel.

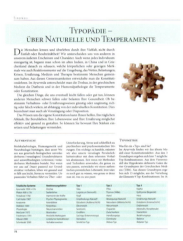

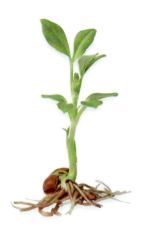

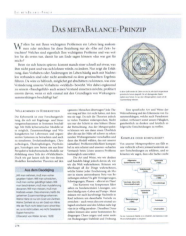

- 4. Kapitel – Typgerechte Prävention. Ermittlung des persönlichen Naturells und die passenden Empfehlungen für Ernährung und Verhalten.

- 6. Kapitel – Das »metaBalance-Prinzip«. Eine Einführung in systemisches Denken, Selbstcoaching und die psychosoziale Fitness für komplexe Herausforderungen.

Die Existenz der Dinge …

»… denn mögen auch in gewisser Hinsicht und für leichtfertige Menschen die nicht existierenden Dinge leichter und verantwortungsloser durch Worte darzustellen sein als die seienden, so ist es doch für den frommen und gewissenhaften Geschichtsschreiber gerade umgekehrt: nichts entzieht sich der Darstellung durch Worte so sehr und nichts ist doch notwendiger, den Menschen vor Augen zu stellen, als gewisse Dinge, deren Existenz weder beweisbar noch wahrscheinlich ist,
welche aber eben dadurch, daß fromme und gewissenhafte Menschen sie gewissermaßen als seiende Dinge behandeln, dem Sein und der Möglichkeit des Geborenwerdens um einen Schritt näher geführt werden.«
Aus »Das Glasperlenspiel« von Hermann Hesse

Homo Sanus
Der »gesunde« Mensch

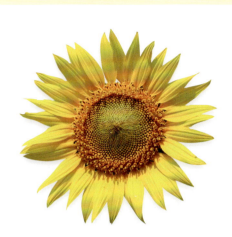

Die meisten Menschen scheinen zu wissen, was Gesundheit ist, bis man Ihnen die beinahe zur Floskel gewordene Frage stellt, »wie es ihnen geht«. Rasch antworten mit einem »Danke gut«, obwohl sie den Impuls spüren, lieber ausführlicher über ihr Befinden zu berichten. Wie geht Ihnen wirklich mit Ihrer Umwelt, Familie, Arbeit und vielem mehr?

Gesundheit ist häufig ein Spiegelbild unseres Verhaltens. Sie begegnet uns auf dem Weg, der sich erst bildet, wenn wir ihn gehen. Gleichzeitig ist auch unser Verhalten ein Spiegelbild unserer Gesundheit. Es schlägt uns Wege vor, während wir noch stehen. Um gesund zu bleiben wäre es wohl klug, so zu handeln wie es Lao-tse im Tao-te-king beschreibt: »Man muss wirken auf das, was noch nicht da ist. Man muss rechtzeitig ordnen, was noch nicht in Verwirrung ist.«

Ganzheitliche Gesundheit

Wenn uns die Schulter weh tut, können wir ein Medikament gegen die Schmerzen nehmen. Macht uns das dann schon gesund?

Plato sagte: »Es ist der größte Fehler bei der Behandlung von Krankheiten, dass Leib und Seele allzu sehr von einander getrennt werden, wobei es doch nicht geschieden werden kann - aber das gerade übersehen die Ärzte und darum entgehen ihnen so viele Krankheiten. Sie sehen nämlich niemals das Ganze. Dem Ganzen sollten sie ihre Sorge zuwenden, denn dort wo das Ganze sich übel befindet, kann unmöglich ein Teil gesund sein.« Häufig, und nur scheinbar paradox, haben Beschwerden auch eine gute Seite, da Unvollkommenheiten »Kompromisse des Lebens« sind. So steht im Bamberger Codex aus dem 9. Jh. »Sehr heilsam nämlich ist eine Krankheit, die den Sinn des Menschen in seiner Verhärtung aufbricht, und sehr gefährlich ist eine Gesundheit, die den Menschen zur Unbotmäßigkeit verführt.«

Für den Professor für integrative Medizin an der University of Westminster, Dr. David Peters, gliedert sich die Gesundheit in einen biochemischen, strukturellen und psychosozialen Bereich. Diese Bereiche wirken aufeinander und stehen jeweils mit ihrer Umwelt im Austausch. Mit Hilfe der Lebenskraft und den richtigen Entscheidungen können wir diese drei Bereiche im Gleichgewicht halten, um gesund zu bleiben.

Homöostase und Gesundheit

Wir müssen etwas tun, um gesund zu werden – und auch um gesund zu bleiben! Wir essen, trinken, gehen vielleicht zum Yoga … wir erhalten uns selbst. Jedoch erhalten wir unsere »Stabilität« nur dann, wenn wir uns fortlaufend verändern. Für diese paradoxe Situation hatten die Biologen Humberto Maturana und Francisco Varela den Begriff Autopoiesie (zu Deutsch etwa »Selbsterschaffung«) geprägt. Eine Homöostase, also die aktive Aufrechterhaltung eines Gleichgewichtszustandes, können wir, vergleichbar mit einem Seiltänzer, nur erreichen, wenn wir beständig Abläufe regulieren, um zwischen antagonistisch sich gegenüberstehenden (Körper-) Funktionen eine Balance herzustellen. Somit ist Gesundheit also eben kein Zustand, sondern ein (selbst-) regulativer und gestalterischer Prozess. Gesundheit ist Homöodynamik. Und genau zu diesem Zweck hat die Evolution besonderen Wert darauf gelegt hat, uns zahlreiche Mechanismen zur Verfügung zu stellen, nach Abgleich mit

Was bedeutet Gesundsein?

Gesundheit im alten Ägypten

»Das Herz sei froh, die Glieder seien in unversehrtem Zustand, der Nacken sei fest unter dem Kopf, das Auge schaue in die Ferne, die Nase atme und ziehe die Luft ein, das Ohr sei offen und vermöge zu hören, der Mund sei aufgetan und wisse zu antworten, die Arme seien in Ordnung und mögen Arbeit verrichten.« (aus »homo patiens«, 1985)

Gesundheit im Ayurveda

Ein Mensch ist gesund, wenn …
… seine Doshas (vitale Kräfte, Eigenschaften) im Gleichgewicht sind,
… er über eine ausgewogene Verdauung bzw. Stoffwechsel verfügt,
… bei ihm alle Gewebe richtig aufgebaut und Abfallstoffe ausgeschieden werden,
… seine Sinneorgane richtig arbeiten
… seine Seele und sein Geist sich in einem Zustand dauerhaften Glücks befinden.
(Sushruta, 200 v. Chr.)

Definintion der WHO (1946)

Gesundheit ist »ein Gefühl des Wohlbefindens als Ergebnis dynamischer Ausgeglichenheit der physischen und psychischen Aspekte des Organismus sowie seines Zusammenwirkens mit seiner natürlichen und gesellschaftlichen Umwelt.«

WHO Jakarta Erklärung (1997)

»Grundvoraussetzungen für Gesundheit sind Frieden, Unterkunft, Bildung, soziale Sicherheit, soziale Beziehungen, Nahrung, Einkommen, Handlungskompetenzen (empowerment) von Frauen, ein stabiles Ökosystem, nachhaltige Nutzung von Ressourcen, soziale Gerechtigkeit, die Achtung der Menschenrechte und die Chancengleichheit. Armut ist dabei die mit Abstand größte Bedrohung für die Gesundheit.«

individuellen Faktoren und äußeren Einflüssen, ein zuverlässiges Gleichgewichts zu gewährleisten.

Lebensqualität

Wann wir uns gesund und glücklich fühlen, wissen nur wir allein! Dieser Zustand wird nur bedingt von »objektiven«, materiellen oder sozialen Einflüssen mitbestimmt. Wie wir uns und unsere Umwelt wahrnehmen, in Lebensprozesse gestaltend eingreifen und welche Gedanken und Gefühle wir dabei haben bestimmt wesentlich mit, was jeder einzelne als Glück oder Leid empfindet.

Der amerikanisch-israelische Medizinsoziologe Aron Antonovsky (1923-1994) begreift Krankheit und Leid als notwendigen Bestandteil des Lebens und beschreibt dieses mit dem Bild eines Flusses, in dem sich der Mensch immer variierenden Gefahrenquellen wie Strömungen, Strudeln etc. ausgesetzt sieht, ohne je ein sicheres Ufer zu erreichen.

Basierend auf seinem Salutogenesekonzept erarbeitete Antonovsky eine Skala zur Messung des »Sense of Coherence«. Das Kohärenzgefühl beziehungsweise Kohärenzerleben beschreibt die innere Haltung eines Menschen, die ihn umgebende Welt und die Dinge, die ihm geschehen, als verstehbar, handhabbar und sinnvoll und damit als kohärent zu erleben. Eine hohes Kohärenzgefühl würde es uns ermöglichen, Stresssituationen besser zu bewältigen und ein überwiegend zufriedenes Leben zu führen.

Resilienz

Wie schaffen es eigentlich Menschen in den armen Regionen dieser Welt, sich trotz widriger Umstände gut zu entwickeln und glücklich zu leben?

Vermutlich sehen sie Belastungen durch Armut, Arbeit oder die Umwelt eher als Herausforderungen und weniger als Problem. Die Fähigkeit die negativen Dinge seiner Umwelt teilweise auszublenden und positive Gegengewichte zu finden, nennt Antonovsky »Resilienz«. Menschen mit einem hohen Grad an Resilienz stärken ihre Robustheit und sind auch unter widrigen Bedingungen mit ihrem Leben zufrieden.

Gesundheit und Prävention

Doch was können wir tun, um zufrieden und gesünder zu leben? Schließlich wollen wir auch weiter Spaß und Freude haben. Verbote und Einschränkungen kurieren nur allzu oft die Lust am Leben mit weg. Zu viele Hinweise auf Risiken setzen uns unter Druck und machen ein schlechtes Gewissen. Wir möchten »fit sein« fürs Leben – nur was bedeutet das für jeden einzelnen? Was müssen wir vorbeugend tun, um leistungsfähig zu bleiben und Belastungen zu widerstehen? Prävention gehört zu den provokativen Begriffen unserer Zeit, ähnlich den Parolen Frieden, Umweltschutz oder Lebensqualität. Kann man überhaupt allgemein beantworten, was für jeden von uns gut und geeignet ist, gesund zu bleiben?

Mind-Body-Medizin

Natürlich steht die Einheit von Körper, Geist und Seele schon seit Jahrtausenden im Mittelpunkt der traditionellen Medizin. Neue Erkenntnisse brauchen jedoch auch neue Namen. Die »MindBody Medicine« betrachtet das Zusammenspiel von Körper, Seele und Geist und wie man dieses beeinflussen kann, um zu heilen oder die Gesundheit zu verbessern. Einstellungen, Gefühle und Verhaltensweisen sind daran beteiligt, wenn wir uns gestresst fühlen. Auf Dauer verlieren wir »Energie«. Auch wenn es noch keine klaren Antworten darauf gibt, was Begriffe wie Chi, Prana oder Qi aus wissenschaftlicher Sicht bedeuten, ist die »Energiearbeit« ein wichtiger Bestandteil der MindBody Medicine.

Vier Wege zur Gesundheit

Vier Strategien helfen uns, gesund zu bleiben:

- Negatives am Entstehen hindern
- Bereits vorhandenes Negatives beseitigen
- Heilsames hervorbringen
- Bereits vorhandenes Heilsames fördern und stärken

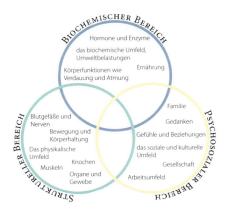

Nach Peters/Woodham, Ganzheitliche Gesundheit

> **Im alten China**
>
> Im »Neijing« (Die Medizin des Gelben Kaisers), ca. 2.600 v. Chr., fragt der Kaiser den Arzt: »Ich habe gehört, dass die Menschen in früheren Zeiten bis zu hundert Jahre alt wurden. In unseren Tagen ist man dagegen schon mit fünfzig so gut wie erledigt und völlig erschöpft. Liegt das nun an einer Veränderung der Lebensumstände im Laufe der Zeiten oder liegt vielleicht die Ursache im Menschen selbst?« Darauf antwortet der Arzt: »In den alten Zeiten verhielten sich die Menschen nach den Gesetzen des Tao. Sie beachteten das Yin und Yang, waren mäßig in ihren Ansprüchen und führten ein geregeltes, einfaches Leben. So blieben sie an Geist und Körper gesund und konnten ein Alter von hundert Jahren erreichen. In unserer Zeit aber, da sind die Menschen anders geworden. Sie trinken alkoholische Getränke, suchen Zerstreuungen und neigen zur Unmäßigkeit. Ihre Leidenschaften erschöpfen ihre Lebenskraft, ihre Begierden zerstreuen das Wesentliche, sie sind nicht geübt in der Beherrschung ihres Geistes und werden deshalb nicht älter als fünfzig Jahre.«

Homo Sanus – Der »gesunde« Mensch

Grundlagen des (über-) Lebens

Würden wir erst die Unvollkommenheiten unseres Körpers verstehen, könnten wir seine Vollkommenheiten mit ihren zugrundeliegenden Kompromissen besser akzeptieren. Die Art und Weise wie wir heute auf Nahrungsmittel oder die Umwelt reagieren, hat sich über eine lange Zeit entwickelt. Ernähren oder verhalten wir uns überhaupt »artgerecht«?

Unser Körper ist in manchen Bereichen heute noch an Steinzeitbedingungen angepasst, die vor vielen tausend Jahren endeten. Hatten wir und unsere Vorfahren genügend Zeit, uns an eine dicht bevölkerte Welt mit ihren sozialen und wirtschaftlichen Bedingungen sowie der veränderten Umwelt anzupassen?
Schauen wir in die Vergangenheit, so können wir vielleicht unser heutiges Verhalten besser verstehen.

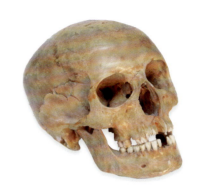

Die Entwicklung zum Menschen

Die Australopithecinen, salopp Vormenschen genannt, entwickelten sich bereits vor mehr als 4 Millionen Jahren und waren unseren Urahnen, den Affen, in vielem noch sehr viel enger verwandt, als uns, dem homo sapiens. Aus heutiger Sicht ein Star dieser Zeit war »Lucy«, 1,10 cm groß, aufrecht gehend, weiblich. Die ersten Werkzeuge aus Stein datiert man auf circa 2,3 Millionen Jahren. Man glaubt, dass die Australopithecus vor 1,5 Millionen Jahren ausstarben. Es entwickelten sich weitere Arten, wie zum Beispiel vor einer Million Jahren der Java-Mensch, vor 500.000 Jahren der Peking-Mensch und vor 100.000 Jahren der Neandertaler. Wir stammen von einer Linie ab, die sich vermutlich vor 200.000 Jahren aus dem Homo erectus zum Homo sapiens entwickelt hat. Nach dem Vergleich von Teilen menschlicher Gene nehmen Wissenschaftler an, dass die heutige Menschheit von einer Gruppe von Menschen in Zentral-Afrika mit ungefähr 200 Mitgliedern abstammt. Daraus entwickelten sich weitere Gruppen, von denen eine vor 100.000 Jahren das Land im Nahen Osten besiedelte. Vor ungefähr 60.000 Jahren zogen einige von ihnen weiter nach Asien, Australien und Amerika. Vor 40.000 Jahren kamen die Homo sapiens nach Europa. Die »Entdecker« verdrängten alle vorher lebenden Arten von Hominiden, unter anderem auch den Neandertaler, dessen Zeit vor 30.000 Jahren endete. 28.000 Jahre alt sind Funde von ersten Siedlungen in Tschechien.

Höhlenmalereien und viele diverse Steinwerkzeuge stammen aus dem oberen Paläolithikum, vor 18.000 bis 12.000 Jahren. In dieser Zeit gelang der Kultur der Magdelénien im Gebiet Frankreichs schon die Herstellung knöcherner Harpunenspitzen mit Widerhaken und anderer sehr anspruchsvoller Geräte und Waffen. Vor 10.000 Jahren begann die zweite Besiedlung Amerikas und in anderen Teilen der Welt gründeten die Menschen Siedlungen und fingen an die Felder zu bestellen.

Was haben unsere Vorfahren gegessen?

Die Vormenschen, ernährten sich überwiegend von Pflanzen, Früchten und Nüssen. Zusätzlich sammelten Sie die größeren Knochen, welche die Raubtiere übrig ließen, schabten mit ihren Steinwerkzeugen die Fleischreste ab und zertrümmerten anschließend den Knochen um an das Mark zu gelangen. Das Mark aus den Beinknochen einer Antilope enthält schon etwa 150 Kilokalorien.

Vor circa 400.000 Jahren begann die ersten Hominiden das Feuer zu nutzen. Erst im mittleren Paläolithikum, vor weniger als 100.000 Jahren, war es allgemein üblich an Feuerstellen zu kochen. Was vorher roh gegessen giftig, ungenießbar oder schwer verdaulich war, konnte nun zum täglichen Speiseplan gehören.

Vermutlich benutzten die Menschen erst zwischen 100.000 bis 40.000 Jahren regelmäßig Pfeile und Speere für die Jagd, um so regelmäßig an größere Mengen tierischer Kost zu gelangen, ohne dass sie darum aber auf Obst, Gemüse oder Fisch verzichtet hätten. Was Hauptnahrungsquelle war, entschieden nicht zuletzt makrosoziologische und geographische Faktoren. Ähnlich verhält es sich auch heute noch bei den Ureinwohnern Neuguineas, wo selbst dicht beieinander lebende Stämme sich entweder vegetarisch oder aber hauptsächlich von Fleisch ernähren.

Fleisch spielte bei vielen unserer Vorfahren eine große Rolle, schreibt Peter D. Ward in seinem Buch »Ausgerottet oder ausgestorben - Warum die Mammuts die Eiszeit nicht überleben konnten«. Nach der letzten Eiszeit haben die Menschen die Mammuts, Wollnashörner, Säbelzahntiger und viele weitere Tierarten ausgerot-

Vorgeschichte		Paläolithikum		Pleistozän					
vor 4,4 Mio. Jahren Vormenschen, Australopithecus		vor 2,5 Mio. Jahren erste Altmenschen der Gattung Homo, erste Steinwerkzeuge		vor 1,9 Mio. Jahren Homo habilis, der geschickte Mensch		vor 1,6 Mio. Jahren Beginn der letzten Eiszeit, Dauer bis vor ca 12.000 Jahren, Homo erectus	vor 1 Mio. Jahren Java Mensch	vor 500.000 Jahren Peking Mensch	vor 400.000 Jahren erste Feuerstellen beim Homo erectus, hölzerne Speere für die Jagd

tet oder besser gesagt »aufgegessen«. Jared Diamond schreibt: »In jedem von Paläontologen erforschten Gebiet der Erde, in das Menschen erstmals innerhalb der letzten 50.000 Jahre vordrangen, fiel ihre Ankunft mit massiven Wellen des Aussterbens prähistorischer Tiere zusammen.«. Er hält es durchaus für möglich, dass auch wenn nur eine Gruppe von 100 Clovis-Jägern den neuen Kontinent erreichte, die Nachfahren während ihrer Besiedlung Nordamerikas alle dort lebenden Mammuts töten konnten. Mammuts hatten nur alle 20 Jahre Nachwuchs und daher keine Chance zu überleben. Erst jüngere Kulturen wie die Indianer waren in der Lage das ökologische Gleichgewicht zu beachten und nur soviel Tiere zu erlegen, dass die Tiere auch eine Chance hatten ihre Art zu erhalten. Vor etwa 10.000 Jahren begannen die ersten Menschen im nahen Osten mit dem Ackerbau und der Viehzucht. Vor 8.000 – 6.500 Jahren benutzten sie zum ersten Mal den Pflug. Die Bevölkerung wuchs, weil die Dörfer vor wilden Tieren schützten und kaum noch jemand bei der Jagd umkam. Die Landwirtschaft war die einzige Möglichkeit alle zu ernähren. Die Menschen aßen aber einseitiger und es mangelte öfter an bestimmten Vitaminen und Mineralien. Man wusste auch noch nichts von ökologischem Gleichgewicht und Nachhaltigkeit. Die Wälder wurden abgeholzt, die Böden ausgelaugt, es kam zu Erosion und Ernteausfällen. Diese Ökokatastrophen haben dazu beigetragen dass Kulturen wie die der Mayas in Mittelamerika oder die Harappakultur im Industal untergingen. Landwirtschaft war nicht das, worauf alle gewartet hatten. Nach Diamond kam die Bereitschaft Felder zu bestellen anfangs nur 1000 Meter im Jahr voran: Vom Nahen Osten, beginnend um 8000 v. Chr. erreichte sie 6000 v. Chr. Griechenland und erst 2500 Jahre Später England und Skandinavien. Weiter schreibt er dass noch im 19. Jh. die Indianer Kaliforniens ihre Lebensweise als Jäger und Sammler beibehielten, obwohl sie von der Landwirtschaft wussten. »Waren sie wirklich nur zu blind? Oder besaßen sie die Klugheit, hinter der glitzernden Fassade der Landwirtschaft auch die Nachteile zu erkennen?«

Es gibt heute noch Völker, die als Jäger und Sammler leben. Diese Menschen ernähren sich gesund und ausgewogen. Diese Menschen haben auch mehr »Freizeit« als die Ärzte und Anwälte der heutigen Zeit.

Leben Jäger und Sammler gesünder als wir?

Eigentlich müsste es heißen »Sammler und Jäger«, da auch bei heutigen Völkern, die noch auf die Jagd gehen, nur 20-40% der Nahrung von Tieren stammt. Wir könnten schon neidisch auf deren Speiseplan schauen, würden jedoch bald feststellen, dass es nicht genug wilde Tiere, Nüsse und Beeren gibt, damit alle Menschen satt werden.

Jared Diamond hat wohl recht, wenn er schreibt, dass wir zu einer »Oberschicht« gehören, die von Öl und anderen Produkten aus Ländern mit armer Bevölkerung und viel niedrigerem Gesundheitsstandard abhängig sind. Hätten Sie die Wahl, ob Sie ein Mittelschichtsamerikaner, ein Buschmann oder ein äthiopischer Bauer sein wollen, so wäre die erste Wahl sicher die gesündeste, die dritte womöglich die ungesündeste. Nur steht nicht fest, zu welchem Preis dieser Vorteil noch zu erkaufen sein wird und ob er überhaupt von Dauer sein kann. Wohlstand, Bevölkerungswachstum und Ressourcenverbrauch stehen in Zusammenhang und führten in der Vergangenheit regelmäßig zu Ökokatastrophen. Sollten wir mehr dagegen tun, dass die Menschen auch heute noch weiter unbeirrt Wale jagen oder tropische Regenwälder roden? Viele haben vergessen, dass Moas ausgerottet oder Pinien- und Lärchenwälder in Europa völlig abgeholzt wurden.

War die Vergangenheit ein Goldenes Zeitalter der Unwissenheit, so ist die Gegenwart ein Eisernes Zeitalter vorsätzlicher Blindheit.

Die Folgen der »Evolution«

Die Evolutionsbiologen Nesse und Williams schreiben in ihrem Buch »Warum wir krank werden« dass es kein Eden

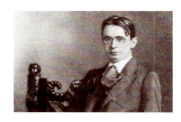

Rudolf Steiner beschrieb die Zeit, in der die Erde noch mit der Sonne verbunden war und es eine Sonnennahrung mit Blüten, Früchten und Pflanzen gab. In der ersten Phase der Entwicklung war der Mensch noch unmittelbar mit dem Tierischen verknüpft, gefolgt vom Zustand »dass die Milch äußerlich aus der Umgebung gesogen wurde. Dann kam ein Zustand, da die Milch allgemeine Menschennahrung wurde, und dann der Zustand, da die Muttermilch genossen wurde.« Nach dieser ersten Art der Ernährung folgte die zweite Art, in der an die Stelle der Milchnahrung eine Art von Pflanzennahrung trat. Bei der dritten Art ernährten sich die Menschen »von dem, was nicht dem Leben entnommen ist, sie ernähren sich von dem Toten.« Das unter der Erde gereifte betrachtete Steiner dabei als ebenso tot, wie das tote Tier. »Später kam dazu noch eine Nahrung, die es vorher gar nicht gegeben hat. Der Mensch setzte das bloß Mineralische seiner Speise zu, das was er der Erde entnahm, Salz und so weiter.« Im nächsten Schritt wendete der Mensch die Chemie auf die Pflanzen und die Frucht an. Daraus entstand der Wein. »Das nächste wird sein, daß der Wein wieder in Wasser verwandelt wird.«

gäbe, zu dem wir zurückkehren können. Um modernen Gefahren zu begegnen, sollten wir vernünftige Schritte zur Prävention unternehmen. Unser körperliches und psychisches Verhalten ist immer von evolutionsbiologischer Bedeutung, deren Entstehungszeitraum wir aber eben in der Steinzeit vermuten sollten. Jeder Vorteil hat seinen Preis hat aber so mancher Vorteil ist diesen Preis auch wert.

Unsere Vorfahren mussten täglich sechs oder acht Stunden suchen, um genug Früchte, Nüsse, Samen oder Fleisch zu beschaffen. Fette, Zucker und Salz waren die gesamte Evolution hindurch rar und die meisten wären die überwiegende Zeit besser dran gewesen, hätten sie mehr davon ergattern können. Daraus hat sich wohl die »Lust nach mehr« entwickelt und viele mögen Kartoffelchips, Eiscreme, Käse und Steak. Das Problem: wir können uns mehr Fett, Zucker und Salz leisten, als uns gut täte.

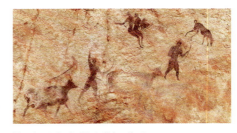

Felsmalerei im Tassili n'Ajjer in Südost-Algerien

vor 300.000 Jahren	vor 200.000 Jahren	vor 150.000 Jahren	vor 100.000 Jahren	vor 40.000 Jahren	vor 25.000 Jahren	vor 17.000 Jahren
Homo sapiens	Homo sapiens sapiens	Neandertaler und Vorläufer des heutigen Menschen in Afrika	Jagd auf Großtiere, Besiedlung des Nahen Ostens	Kultur- und Symbolsprache, erste Vorfahren der Europäer	erste Keramiken, feste Behausungen	erste Zahlensymbole

Homo Sanus – Der »gesunde« Mensch

Das Wissen vom gesunden Leben

Eine der besonderen Eigenschaften, die uns von den Tieren unterscheidet, ist unsere Empathie - oder zumindest doch die Fähigkeit dazu. Während der Entwicklung der Menschheit geschah es vermutlich aus Mitgefühl, dass schwache Mitglieder der Gruppe nicht zwangsläufig ihrem Schicksal überlassen oder als »unnütze Esser« frühzeitig getötet wurden, sondern unter der Fürsorge und dem Schutz der anderen in der Gemeinschaft alt werden konnten.

Krankheiten und Übel betrachteten die Menschen als Rache von Tiergeistern, als Willen dunkler Elemente oder als Sendung mal unterirdisch, mal himmlischer Mächte. Um der Krankheit zu entgehen, schufen sie religiöse Riten, Gebote und Verbote für Essen, Trinken und Verhalten. Medizinmänner und -frauen bewahrten und kultivierten das Wissen vom Heilen. All ihre Erfahrungen vermittelten sie einem Schüler, der später ihre Aufgaben übernahm. In den patriarchalen Gemeinschaften waren die Medizinmänner Priester, Wahrsager oder Regenmacher oder übernahmen als Häuptling kriegerische und organisatorische Führungsaufgaben. Als die Menschen nicht mehr zur Jagd gingen, sondern anfingen die Felder zu bestellen und Tiere zu hüten, wuchsen ihre Gemeinschaften. Die Menschen brauchten mehrere Medizinmänner oder -frauen, um allen helfen zu können. Es entstanden »Schulen«, in denen das Heilwissen bewahrt und in Versen den Schülern vermittelt wurde. Ungefähr ab 500 v. Chr., der Zeit von Buddha, Konfuzius und Hippokrates, begann eine Zeit der Reformen und das Wissen wurde neu geordnet um es schriftlich zu überliefern. Viele der Schriften sind auch heute noch die Basis der traditionellen Heilsysteme. Spielt es jedoch eine Rolle, ob es eine »Mutter der Medizin« gibt oder welches das älteste Wissen ist? Viel interessanter wäre doch, zu erforschen worin die Unterschiede zwischen den Schulen u. Methoden bestehen und wo es Gemeinsamkeiten gibt, vor allem jedoch, wie wir das Erfahrungswissen, welches innerhalb von tausenden von Jahren entstand, heute für uns und unsere Gesundheit nutzen können.

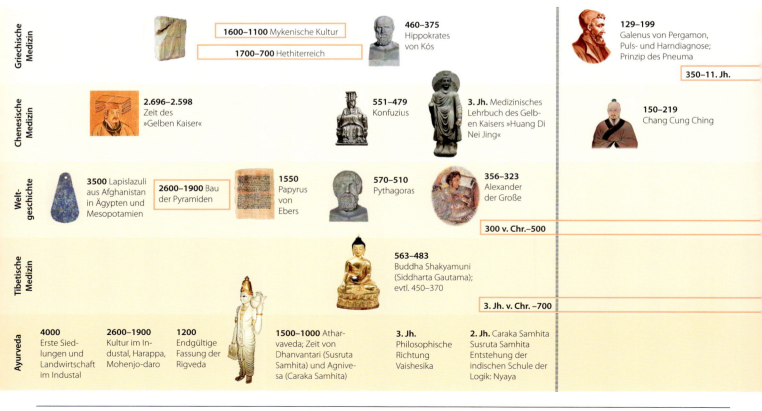

Von Yin und Yang

Als die Menschen begannen Kupfer zu verwenden, Vieh zu halten und die Felder zu bestellen, lenkte bald nicht mehr die Erd- und Allmutter ihre Geschicke, sondern vornehmlich männliche, gewissermaßen spezifizierte Götter. Diese sollten helfen, den Kampf um Rohstoffe, Besitz und Boden zu gewinnen. Technisch-rationales Denken trat an die Stelle von magischer Verehrung. Das »Mutterrecht« wurde verdrängt und es scheint, dass dies das Ende, des in so vielen Religionen beschriebenen »goldenen Zeitalters« war und gleichbedeutend mit der »Vertreibung aus dem Paradies« verstanden werden kann. Immer weniger »Weise« wussten intuitiv, wie der Kosmos funktioniert. Das männliche Prinzip des Verstehens und das weibliche Prinzip der Erfahrung standen sich zunehmend als Widersacher gegenüber. Aus einer strikt positivistischen Wissenschaftssicht könnte es nun natürlich als reizvoll erscheinen zu »beweisen«, dass eines der beiden Prinzipien dem andern überlegen ist. Aber muss denn von zwei sich widersprechenden Dingen eines richtig und das andere falsch sein? Es scheint eher wie bei Yin und Yang, welche nur gemeinsam dem Leben seinen Sinn geben.

Schon in der Shang-Dynastie (1751–1112 v. Chr.) betrachtete man die Erde keineswegs als niederes, materielles und also minderwertiges Gegenstück zur Himmelssphäre, sondern verehrte sie als wunderbare, den Himmel ergänzende Macht.

Auch im Thomas-Evangelium beschrieb Jesus die Integration der Dualität, wenn er sagt: »Und wenn ihr das Innen wie das Außen macht und das Außen wie das Innen, und das Unten wie das Oben, und wenn ihr Mann und Frau zu einem macht, so dass das Männliche nicht männlich und das Weibliche nicht weiblich sein wird, dann werdet ihr eintreten (in das Königreich).« Ähnliche Gedanken gibt es auch in der Hermetik und Alchemie.

Es könnte daher sein, dass wir erst erkennen müssen, wie sich die Dinge wandeln, um ihren Sinn zu verstehen.

Was »damals« geschah ...

Wir finden nur wenig urkundlich belegbare »Fakten«, welche die Entstehung der traditionellen Gesundheitssysteme erklären können. Autoren und Wissenschaftler schildern ihre »Sicht der Dinge« und so gibt es heute viele sich widersprechende Theorien über das, was vor tausenden von Jahren geschah. Vor 5000 Jahren hatten vermutlich nur wenige daran gedacht, dass wir uns heute so intensiv mit »ihrer« Zeit beschäftigen würden und es leider unterlassen, all die Dinge, die »allgemein bekannt« waren, in Stein zu meißeln. Palmblätter und Papyrus zerfielen oder fielen Bränden zum Opfer. Auch das gewollte Verbrennen von Aufzeichnungen mit »nicht genehmem Inhalt« zieht sich durch die gesamte Geschichte. Selbst in den 60er Jahren des 20. Jh. verbrannten »andersdenkende« Wissenschaftler in den USA öffentlich die Bücher des Psychologen Wilhelm Reich.

Was wir heute von Geschichtsschreibern lesen können, war oft durch politische oder religiöse Interessen beeinflusst. Errungenschaften ihres Landes stellten sie oft in den Mittelpunkt ihrer Betrachtungen und grenzten diese möglichst gegen die Errungenschaften in anderen Ländern ab.

Um sich gegen Kritik abzusichern, hat es sich seit tausenden von Jahren die Behauptung bewährt, dass Lehren, Heilsysteme oder philosophische Schulen direkte Überlieferungen göttlicher oder historischer Autoritäten seien. Was den Schulmedizinern der Hippokrates ist den Indern der Caraka, und vielen Anhängern der Chinesischen Medizin der Gelbe Kaiser. In der tibetischen Medizin und in der

 480–547 Benedikt von Nursia, Begründer des Mönchtums

 980–1037 Avicenna (Hakim Abu Ali al Husayn Abd Allah Ibn Sina)

 1098–1179 Hildegard von Bingen

 1490–1541 Paracelsus

Akademie von Gondischapur (Persien)

11. Jh.–18. Jh. Medizinschulen in Salerno

 1518–1593 Li Shih-Chen

 571–632 Der Prophet Mohammed

8. Jh. Konferenz in Tibet mit Ärzten aus Indien, China, der Mongolei, Persien, Afghanistan, Kaschmir und Nepal.

9. Jh. Padmasambhava, Begründer des tibetischen Buddhismus

 1596–1650 René Descartes, Begründer des »Rationalismus«

Griechischer Buddhismus

1126–1212 Yuthog Gonpo der Jüngere: erste Fassung der 4 Tantras der tibetischen Medizin, genannt Gyuschi (Wissen vom Heilen)

1653–1705 Sangye Gyatso, Regent nach dem Tode des 5. Dalai Lama, Verfasser des blauen Beryll; 79 Medizin-Tankas

1961 Gründung des Medizinischen und Astrologischen Instituts Men-Tsee-Khang in Dharamsala, Indien

728–786 Yuthog Yonten Gonpo der Ältere: Übersetzung des Amrta-hrdaya-astanga-guhyopadesa-tantra ins Tibetische

1696–1959 Chagpori Medizinschule in Lhasa

Bön-Tradition

6. Jh. Vagbhatas Astanga Samgraha und Astanga Hradaya Samhita

8. Jh. Übersetzung der Susruta Samhita ins Arabische

14. Jh. Sharngadhara Samhita, erste Beschreibung der Pulsdiagnose

Homo Sanus – Der »gesunde« Mensch

»Medizin des Propheten« sagt man, dass der Ursprung der Lehren von den Religionsgründern selbst stamme.

Um also nicht ins Spekulative abzugleiten, sollten wir uns zunächst einmal anschauen, was »allgemein« bekannt war um zu erkennen, vielleicht »wirklich« geschah.

Die Anfänge des Wissens vom gesunden Leben und der Medizin

Vor ungefähr fünftausend Jahren wuchsen die ersten Siedlungen zu Städten. Mohenjo-daro, das im heutigen Pakistan lag, wurde vor über 4.000 Jahren erbaut. Dort lebten bis zu 50.000 Menschen. Es gab ein systematisch geplantes Straßennetz, mehr als 700 bis zu 15 Meter tiefe Brunnen, öffentliche Bäder und ein Abwassersystem.

Hygiene und medizinische Versorgung sind eine Voraussetzung dafür, dass solche Städte über eintausend Jahre lang existieren konnten. Vermutlich gab es Schulen, an denen ein »Wissen vom Heilen« gelehrt wurde. Archäologische Funden belegen, dass die Völker aus Mesopotamien mit denen vom Indus bereits 2300 v. Chr. Handel trieben. In einer Inschrift aus der 5. Dyanastie (2470-2320 v. Chr.) stand, dass Pharao Neferirkare den obersten seiner Ärzte befahl, ihm eine Truhe zu bringen, welche die Schriften zur Heilkunde enthielt. Schriftsammlungen ähnlicher Art gab es zu damaliger Zeit in vielen Kulturen der Welt und die Handelsbeziehungen der Sumerer, Ägypter, Babylonier, Hethiter, Hellenen, Phöniker, Aramäer und viele andere Völker trugen dazu bei, dass sich die Schriften und das Wissen vom Heilen verbreiten konnten. Es gibt Belege, dass die alten Ägypter zu ihrer Zeit komplizierte Operationen bei den verwundeten Kriegern vornahmen. Da Krieger schon seit zehntausenden von Jahren ihre Gegner verletzten, können wir davon ausgehen, dass in allen Kulturen nicht erst seit der Erfindung der Schrift oder der bildlichen Darstellung mehr oder minder anspruchsvolle Operationen durchgeführt wurden.

Aus der Zeiten um 500 v. Chr. sind nur noch drei Systeme traditioneller Medizin überliefert: der indische Ayurveda, die traditionelle Chinesische und die Griechische Medizin.

Auch wenn es nicht zu belegen ist, wann genau diese Heilsysteme entstanden, waren sie alle zu ungefähr der gleichen Zeit auf ihrem schöpferischen Höhepunkt. In der Zeit um 500 v. Chr. begann man, das »Wissen vom Heilen« neu zu systematisieren und in Werken über die Medizin zusammenzufassen. In dieser Zeit wurden auch die Lehren von Buddha Shayamuni (Siddharta Gautama), Konfuzius und von Hippokrates schriftlich fixiert. Dies geschah, ähnlich wie bei den Lehren von Jesus oder dem Propheten Mohammed, erst nach deren Tod. Teilweise sind die religiösen, philosophischen oder medizinischen Schriften das Ergebnis jahrhundertelanger Arbeit vieler Autoren. So entstand das Corpus Hippocraticum im Laufe von drei Jahrhunderten. Nur wenige Teile davon wurden von Hippokrates selbst verfasst. Ähnlich verhielt es sich in Indien und China. Ob der »Gelbe Kaiser« oder Caraka jemals lebten, ist sicher interessant für die Historiker. Wichtiger als die diversen Urheberschaften der Schriften sind für uns heute deren Inhalte, aus denen sich die sinnvollen Empfehlungen für ein gesundes Leben ableiten lassen.

Transfer des Wissens

Heute bezeichnen indische Ärzte den Ayurveda als »Mutter der Medizin«. Die Chinesen sehen in China den Ursprung allen medizinischen Wissens. Die Tibeter glauben an Buddha Shakyamuni als den Schöpfer des Wissens vom Heilen. Im Westen betrachtet man Hippokrates als Begründer der Medizin als Wissenschaft. Aus islamischer Sicht stammt jegliches medizinische Wissen von Allah und wurde vom Propheten Mohammed verkündet.

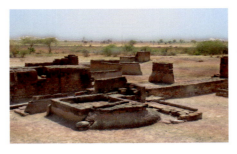

Die Bewohner Mohenjo-daros hatten bereits vor 4.000 Jahren öffentliche Bäder und Abwassersysteme, wie es bei uns erst seit wenigen hundert Jahren gibt. (Foto Grjatoi)

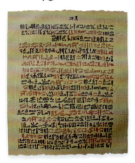

Im Papyrus von Ebers sind überwiegend die inneren Krankheiten beschrieben. Zur Behandlung von Husten sind 21 Methoden beschrieben

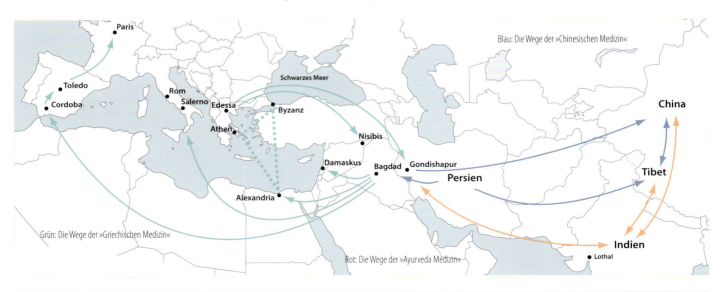

Grün: Die Wege der »Griechischen Medizin«
Rot: Die Wege der »Ayurveda Medizin«
Blau: Die Wege der »Chinesischen Medizin«

Die »Popularität« der betreffenden Personen half sicherlich, die jeweiligen Systeme zu erhalten, scheint jedoch heute als gewachsener »Kultur-Egozentrismus« die Verflechtung der verschiedenen Wissenszweige erheblich zu behindern.

So hilft es vielleicht, die »Stationen« des Austauschs etwas näher zu betrachten, um Grundlagen für die Gemeinsamkeiten zu erahnen.

▫ Die Seidenstraße

Schon 3500 v. Chr. transportierten die Menschen aus Badakshan (im heutigen Afghanistan) Lapislazuli auf der Seidenstraße nach Ägypten und Mesopotamien, ab 3000 v. Chr. auch in die Städte Harappa und Mohenjo-daro im Industal.
Um 2000 v. Chr. schickte man Jade aus den nahe gelegenen Regionen Yarkand und Khotan bis nach China. So gab es sehr früh Verbindungen zwischen China, Afghanistan, Indien, und dem nahen Osten einschließlich Ägyptens, dessen Herrscher vermutlich schon 1000 v. Chr. Kleider aus chinesischer Seide trugen. Ausgehend von den alten Karawanenwegen suchten die Kaufleute immer neue Märkte, so dass sich im Laufe der Jahrhunderte ein faszinierendes Netz aus Handelsrouten entstand, das auch aus heutiger Sicht noch global zu nennen wäre. Erst mit dem Siegeszug der Dampfschiffe und der Eisenbahn verloren die uralten Kulturkreisläufe ihre Bedeutung. Wenn es jedoch neue Wege gibt, könnten wir nicht auch neue Wege gehen?

▫ Die Hafenstadt Lotha (2400–1900 v. Chr.)

Die Händler und Seefahrer der Indus-Kultur lieferten von dort ihre Waren den Assyrern und Ägyptern.

▫ Die persische Königsstraße

Im 5. Jh. v. Chr. ließ der persische König Darius I. eine 2857 km lange Straße, genannt »Königsstraße«, von Sardes, das in ca. 100 km Entfernung von Izmir in der heutigen Türkei liegt und damals die Hauptstadt des Königreichs Lydien war, nach Persepolis bauen. Herodot schrieb: »Es gibt niemanden, der schneller ist auf der Welt, als die persischen Kuriere.« Sie ritten nur 7 Tage, um ihre Botschaften zu überbringen. Archäologen vermuten, dass Teile der Straße noch von den Assyrern stammen, deren Reich von ca. 2000 v. Chr. bis zur Zerstörung ihrer Hauptstadt Ninive 612 v. Chr. währte. Die ältesten Abschnitte wurden bereits 3500 v. Chr. genutzt.

▫ Alexander der Große in Indien

Zwei Jahre lang lernt Alexander bei Aristoteles. Er bleibt jedoch lieber Machtmensch und Feldherr, als Philosoph. Nach der Eroberung Persiens, Palästinas und Ägyptens besiegt er 326-325 v. Chr. die Könige der Indusebene. Alexander, seine Offiziere und sein Begleiter Onesikritos diskutierten mit indischen Weisen und entdeckten Gemeinsames in ihren philosophischen Ansichten. Einer von den Weisen, den die Griechen Kalanos nannten, wurde ein Berater von Alexander und begleitete ihn bis nach Persien. Die Feldzüge Alexanders waren grausam, förderten jedoch den Austausch des Wissens vom Heilen und der Medizin.

▫ Die Bibliothek von Alexandria (um 300 v. Chr. - 390)

Alexander ließ sich zum Pharao ausrufen und gab der Stadt ihren Namen. In der Universität von Alexandria lernten bis zu 5.000 Studenten. Man glaubt, dass die Bibliothek zwischen 490.000 bis 700.000 Schriften umfasste. Kriege und Brände führten dazu, dass fast alle vernichtet

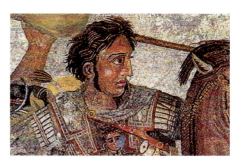

Mosaik aus Pompeji, 3. Jht. v. Chr. das Alexander den Großen im Kampf gegen Darius zeigt

wurden und mit ihnen ein großer Teil des Wissens der Menschheit. Teile dieses alten Wissens gelangten vermutlich vorher zu anderen Kulturen.

▫ Galenos von Pergamon (129-216)

Galen studierte Medizin in der Nähe von Smyrna, dem heutigen Izmir und reiste zehn Jahre, um sein Wissen zu vervollkommnen. Er lernte auch an der Medizinschule von Alexandria. Galens Schriften wurden im frühen Mittelalter ins Arabische übersetzt und waren bis ins 17. Jh. Lehrgrundlage der Traditionellen Europäischen Medizin.

▫ Mani (216–276 in Gondischapur)

Der persische Religionsstifter Mani reiste nach Afghanistan und Nordindien, um dort seine Lehre zu verkünden.

▫ Die Akademie von Gondischapur (350-13. Jh.)

Im Jahr 271 gründete der Sassanidenherrscher Schapur I. die Stadt Gondischapur. Unter Schapur dem II. war sie kurze Zeit Hauptstadt des persischen Reiches. Für die Ausbildung der Ärzte des Krankenhauses gab es eine Schule, welche innerhalb kurzer Zeit zu einer Akademie erweitert wurde. Im Zuge der Verbreitung des Christentum schlossen oder zerstörten die Römer zahlreiche der griechischen Universitäten. Die Gelehrten aus Edessa und Athen verließen ihr Land und viele von ihnen kamen nach Gondischapur. Von da an bestimmten die Lehren von Galen und Hippokrates den Geist der Akademie. Später unterrichteten dort auch Ärzte aus Indien. Die Akademie von Nisibis mit bis zu 800 Studierenden blieb jedoch führend. Auch der Arzt Harit bin Kalada, Freund und Leibarzt des Propheten Mohammed, lernte in Gondischapur. Nach der Zeit des Propheten folgten Kriege zur Verbreitung des Islam und im Jahr 636 übernahmen Muslime die christlich geprägte Schule der Sassaniden.

Glauben und Religion

Burzoe (6. Jh.) über die Religion:
»Ich habe beobachtet, daß es viele Religionen und Konfessionen gibt und daß wiederum deren Anhänger verschieden geartet sind. Einige besitzen ihre Religion wie ein Erbe, das sie von ihren Vätern übernommen haben, andere wurden gezwungen, die ihre anzunehmen durch Furcht und Gewalt, andere hoffen, durch die ihre irdische Vorteile zu erlangen, hoffen Genüsse oder besondere Beachtung zu finden. Aber jeder behauptet, daß nur er allein die Wahrheit und Gerechtigkeit besitze und diejenigen, die einen anderen Glauben haben, nichts als Verwirrung und Irrtum. Alle haben ganz verschiedene Ideen über den Schöpfer und seine Schöpfung, den Anfang und das Ende der Welt und andere Dinge mehr, aber jeder mißversteht, attackiert und zensiert den Glauben aller anderen ...« »Ich habe studiert und beobachtet. Aber ich sehe, daß alle diese Leute mir nur Chimären der Tradition überliefert haben. Jeder lobt seine eigene Religion und schimpft die der anderen nieder.«
(Christensen, 1936, in Schöffler, 1979)

So gelangte das Wissen der griechischen, persischen und indischen Medizin in die muslimische Welt. Nachdem Bagdad und Damaskus zu Zentren des Wissens wuchsen, verlor die Akademie von Gondischapur spätestens vom Jahr 900 an Einfluss und wurde im 13. Jh. geschlossen.

- Die Persische Akademie von Edessa

Bis zum 6. Jht. v. Chr. war Edessa die erste Hauptstadt des Königreichs Makedonien. Die im Jahr 363 gegründete »Persische Akademie« wurde 489 zerstört um eine Kirche an gleicher Stelle zu bauen.

- Das akademische Zentrum in Nisibis

Der heutige Name des Ortes in der Türkei ist Nusaybin. Die römische Stadt wurde 363 von den Persern erobert. Nach der Schließung der Schule von Edessa im Jahr 489 wurde sie zum akademischen Zentrum. In den Statuten aus dem Jahr 590 gab es Medizin als Lehrfach. Die Akademie hatte bis zu 800 Studierende.

- Xi'an (Sianfu)

Xi'an war von 248 bis 1368 Hauptstadt des chinesischen Kaiserreichs und Ausgangspunkt der Seidenstraße. Es ist heute bekannt durch den Fund der Terrakotta-Armee. Die Inschrift einer vier Meter hohen Kalksteinstele aus dem Jahr 781 berichtet von 70 christlichen Missionaren. Muslime bauten dort um 750 eine Moschee.

- Burzoe (531–579)

Der persische Arzt und »Indienreisende« übersetzte das Panchatantra (Kalila wa Dimna) und andere Texte aus dem Sanskrit ins Iranische.

Händler, Ärzte und Philosophen lehrten oder erweiterten ihr Wissen auf ihren Reisen. In welcher Art und Weise die jeweiligen Medizinlehren davon profitierten, kann nur spekuliert werden. Was wir jedoch sicher sagen können ist, dass die »Westliche Medizin« stark von der arabischen Medizin geprägt ist, welche auf der griechischen Medizin basiert, die wiederum von der indischen Medizin beeinflusst wurde. Der Ayurveda könnte durchaus vom Heilwissen der Ägypter durchdrungen sein. Hier gibt es jedoch keine Beweise, da vom Heilwissen des alten Ägyptens kaum etwas überliefert ist.

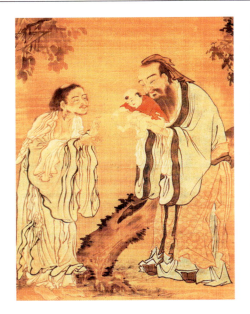

Konfuzius übergibt den jungen Buddha dem Weisen Lao-Tse, Seidenbild aus dem 18. Jh.

Identität. Die besondere Gemeinsamkeit der Heilsysteme scheint zunächst allein ihre Entstehungszeit zu sein. Diese war kurz nach 500 v. Chr., der von Karl Jasper benannten Achsenzeit, in der Buddha, Konfuzius und Pythagoras ihre Gesellschaft prägten. Rupert Sheldrakes Theorie der morphogenetischen Felder gibt vielleicht einen Hinweis auf einen Auslöser, weshalb die großen Medizinsysteme ungefähr zur gleichen Zeit ihre Vollkommenheit erlangen konnten.

Die Verbundenheit der medizinischen Lehren

Das vielleicht markanteste Unterscheidungsmerkmal der traditionellen Heilsysteme sind ihre philosophischen Grundlagen. Diese schaffen eine besondere Verbindung zur jeweiligen kulturellen

Die Lehre von den Elementen

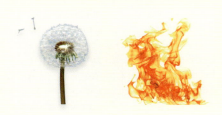 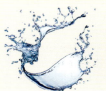 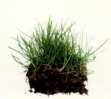

Thales von Milet (624–546 v. Chr.) unterschied bereits entsprechend der ägyptischen Tradition die vier Elemente, wobei er, ähnlich wie in der indischen Sankya Philosophie, einen Ursprungsstoff alles Seienden annahm, den er Arché nannte. Er nannte das Element Wasser als den Urstoff, aus dem alle weiteren Elemente entstanden. Anaximenes (585–525 v. Chr.) beschrieb die Luft als Urstoff, die sich verdichtet in Wasser und Stein und verdünnt in Feuer wandelt. Anaximander (611–546 v. Chr.) nannte das Prinzip Erde als Ursprung und bei Heraklit (480–475 v. Chr.) war es das Feuer. Empedokles (ca. 495–435 v. Chr.) fasste diese Theorien zu einer Vier-Elemente-Lehre zusammen. Aristoteles (384–322 v. Chr.) ergänzte den Äther und schreibt in seiner Metaphysik zu Götter-Geistern, welche die Planeten bewegen: »Dass diese Wesen Götter seien und dass die Gottheit die ganze Natur umfasst, diese Wahrheit ist schon von der grauen Vorzeit in mythischer Form überliefert und den späteren Geschlechtern hinterlassen worden.« Das Prinzip Äther nennt man in der indischen Vaisheshika-Philosophie (ca. 3. Jh. v. Chr. - 7. Jh.) »Akasha«.

Im Vaisheshika ist auch die Idee von den Atomen (paramanu) integriert. Die Beschreibung der Atome durch Demokrit (460–371 v. Chr.) führte in der westlichen Philosophie zu einer Spaltung in Materialismus und Naturphilosophie.

MEDIZIN ALS WISSENSCHAFT

Fast täglich berichtet man von neuen Entdeckungen und Ergebnissen der medizinischen Forschung. Ultra- und Hochleistungsmedizin entlassen die Patienten schnell nach Hause, können jedoch Zuwendung und Prävention nicht ersetzen. Max von Pettenkofers Worte aus dem Jahr 1873 scheinen noch aktuell, wenn er schreibt, dass »wenn wir überhaupt nur von dem leben könnten, was wir wissenschaftlich genau wissen, dass wir längst alle, die wir da sind, zu Grunde gegangen wären«. Für ihn ist die Wissenschaft nicht eine Vorbedingung unserer Existenz, sondern »eine sehr allmählich und spät reifende Frucht des Kulturlebens«.

Die Unzulänglichkeit der Wissenschaft beschreibt der Physiker und Philosoph Carl-Friedrich von Weizsäcker mit den Worten »Das physikalische Weltbild hat nicht unrecht mit dem, was es behauptet, sondern mit dem, was es verschweigt.« Viktor von Weizsäcker schreibt 1948, dass die Ärzte am Scheitern des Versuchs, die Medizin in eine »anthropologische« umzuwandeln nur zur Hälfte die Schuld tragen. »Die volle andere Hälfte des Misserfolges tragen die Kranken. Die Kranken sind es, welche sich ans Es klammern, um dem Ich zu entgehen und sie verführen den Arzt, diesen Weg des geringeren Widerstandes mit ihnen zu gehen.« Dies scheint einer der Hauptgründe, warum die Prävention erst am Anfang ihres möglichen Wirkungspotentials steht.

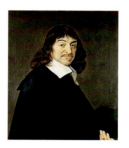

René Descartes (1596-1650) gilt als Begründer des Rationalismus und schuf damit den Basis für das mechanistische Weltbild der Wissenschaft

Wissenschaft aus der Beziehung zur Natur

Aristoteles sagte: »Der Beginn aller Wissenschaften ist das Erstaunen, dass die Dinge sind, wie sie sind.« Wir beobachten die Natur und lernen von ihr. Früher woben die Weisen ihr Wissen in mythische Verse und Geschichten und lehrten diese ihren Anhängern.

Schriftliche Aufzeichnungen ermöglichten es den Schülern, das was sie lasen mit dem was sie sahen und erfuhren zu vergleichen. Sie formulierten neue Beschreibungen ihrer »Wirklichkeit«. Auch Roger Bacon (1214-1292) forderte noch eine Wissenschaft, die sich ausschließlich auf Erfahrungen und die Beobachtung der Natur gründen solle. Johannes Kepler (1571-1630) und Galileo Galilei (1564-1642) warnten jedoch, dass sich der Mensch bei der Beobachtung der Natur leicht täuschen könne und empfahlen Geist und Verstand sowie die Mathematik zu Hilfe zu nehmen. Die hierbei gewonnenen Erkenntnisse bräuchten keine Verbindung mehr zur konkreten Form der Erscheinung. Die Folge war das »künstlich« angeordnete Experiment. Es wurde versucht, alles zu messen oder messbar zu machen, was noch nicht messbar ist.

René Descartes (1596-1650) beschrieb ein Bild der Welt und Natur als großen Mechanismus, welcher nur noch vom Menschen untersucht und verstanden werden müsse. Mit der Physik von Isaac Newton (1643-1727) schuf Pierre Laplace (1749-1827) das Bild der seelenlosen »Weltmaschine«, deren jeweiliger Zustand als Folge ihres früheren Zustands erklärt werden könne. Wissenschaftler suchten fortan nach der mathematischen Weltformel. Die Physik setzte die Maßstäbe und erklärte jede Denkweise, die nicht ihren Kriterien folgte als unwissenschaftlich. Der junge Virchow schreibt: »Der Naturforscher kennt nur Körper und Eigenschaf-

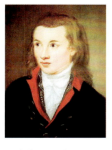

Novalis (1772-1801)

»Ein Phänomen muß notwendig zum andern Phänomen führen, wie ein Experiment zu mehreren Experimenten. Die Natur ist ein Ganzes, worin jeder Teil an sich nie ganz verstanden werden kann. Der echte Naturforscher geht von irgendeinem Punkte aus und verfolgt seinen Weg Schritt vor Schritt in die unermeßlichkeit hinein mit sorgfältiger Verknüpfung und Aneinanderreihung der einzelnen Tatsachen.

Logik des Artistoteles

Alles ist mit sich identisch und verschieden vom anderen: Wir teilen unser Universum in einzelne Strukturen. Wir definieren diese Strukturen und geben ihnen einen Begriff. Dann haben wir die Dinge abgegrenzt und können sie untereinander vergleichen. Per Definition haben wir einen Meter festgelegt und können jetzt die Entfernung von Reisen in Kilometern oder in Lichtjahren oder der Länge der Schwingungen der Töne vergleichen. Damit können wir beschreiben, was unsere Sinne wahrnehmen. Was aber, wenn wir das übergeordnete Prinzip nicht erkennen?

Von zwei gegenteiligen Aussagen muss eine falsch sein: Da wir nicht mit Widersprüchen leben wollen, bestimmen wir mindestens eine von zwei Aussagen als falsch.

Von zwei vollständig gegenteiligen Aussagen muss eine richtig sein: Etwas Wahrheit braucht der Mensch.

Alles hat seinen Grund, warum es so ist, wie es ist: So versucht man in der Wissenschaft alles in das bestehende hierarchische System von Erkenntnissen einzuordnen.

ten von Körpern; was darüber ist, nennt er transzendent, und die Transzendenz betrachtet er als eine Verirrung des menschlichen Geistes.« Allgemein gültige Gesetze sollen die Phänomene aus Gesellschaft und Natur erklären. Die Wissenschaft des 20. Jahrhunderts zeigt sich als exakt, mathematisch, berechnend, isolierend, analytisch, mechanistisch und materialistisch. Ihre Schwäche jedoch scheint darin zu liegen, dass alles nicht Messbare von der wissenschaftlichen Betrachtung ausgeschlossen bleibt. Der Wissenschaft des 21. Jahrhundert diagnostizierte der amerikanische Psychologe Abraham H. Maslow (1908-1970) einige »kognitive Pathologien«:

- Das zwanghafte Bedürfnis nach Sicherheit (anstelle der Freude und Genugtuung darüber)
- Die voreilige Verallgemeinerung, die so oft eine Folge des verzweifelten Bedürfnisses nach Sicherheit ist …
- Das auf die gleichen Ursachen zurückzuführende verzweifelte, eigensinnige Festhalten an einer Verallgemeinerung, ungeachtet neuer, ihr widersprechender Informationen.
- Das Leugnen seines Nichtwissens … die Unfähigkeit zu sagen : »Ich weiß es nicht« oder »Ich habe mich geirrt«.
- Das Leugnen von Zweifel, Verwirrtheit und Erstaunen: das Bedürfnis, entschlossen, sicher, zuversichtlich, selbstbewußt zu erscheinen, die Unfähigkeit, bescheiden zu sein.
- Das unbeugsame, neurotische Bedürfnis, hart, mächtig, furchtlos, stark und streng zu sein …
- Rationalisierung im Sinne der Psychoanalyse (»Ich kann den Kerl nicht leiden und werde schon einen Grund dafür finden«)
- Das Bedürfnis sich anzupassen, Beifall zu ernten, Mitglied einer Gruppe zu sein …
- Hochtrabendes Auftreten, Größenwahn, Arroganz, Egoismus, paranoide Tendenzen. Derartiges erweist sich in der Tiefenpsychologie häufig als Abwehrhaltung gegen tiefer liegende Gefühle von Schwäche und Wertlosigkeit …
- Ein übertriebener Respekt vor der Autorität, dem großen Mann. Das Bedürfnis, sich dessen Liebe zu erhalten. …
- Das Bedürfnis, immer und stets rational, vernünftig, logisch, analytisch, präzise, intellektuell usw. zu sein …
- Intellektualisierung, das heißt Umwandlung des Emotionalen ins Rationale …
- Rubrizieren, das heißt pathologisches Kategorisieren als Flucht vor konkreter Erfahrung und Erkenntnis …
- Zwanghaftes Dichotomisieren; die Orientierung nach nur zwei Werten : Entweder — Oder; Schwarz oder Weiß …
- Das Bedürfnis nach Neuem und die Abwertung des Vertrauten. Die Unfähigkeit, ein Wunder wahrzunehmen, auch wenn es sich hundertmal wiederholt. …

Diese Eigenschaften scheinen vielen Wissenschaftlern zu helfen, immer wieder in ihrem Denken zu verharren. Sie beißen nicht in die Papaya, damit sie es schaffen ihr Unwissen zu pflegen, da sie diesen besonderen Geschmack nicht für möglich halten. Vielen Wissenschaftlern scheint die Beschreibung jenes Teiles der Wirklichkeit zu genügen, welchen sie durch Experimente nachprüfen können. Den anderen Teil ignorieren sie einfach, weil sie keine experimentelle Situation schaffen können die geeignet genug wäre, ihn wiederholbar zu erfassen. Auch wer die Ergebnisse seiner Beobachtungen nicht beweisen kann, kann sie in den meisten Fällen auch nicht schlüssig leugnen!

> - **Paradigma**: alle Überzeugungen, Wertvorstellungen oder Techniken einer Disziplin der Wissenschaft, die berücksichtigt werden müssen, damit die Ergebnisse neuer Forschungen allgemein anerkannt werden können.
> - **Schulmedizin**: naturwissenschaftliche Richtung der Medizin, welche an Hochschulen gelehrt wird.
> - **Komplementärmedizin**: medizinische Richtung als Gegensatz zur Schulmedizin, bei der man den Körper, Geist und Seele als Gesamtheit betrachtet und versucht die Ursachen nicht die Symptome zu behandeln; auch: Ganzheitsmedizin oder Alternativmedizin.
> - **Symptom**: vorübergehende Eigentümlichkeit, Anzeichen; krankhafte Veränderungen bei bestimmten Krankheitsbildern.
> - **Determinismus**: Lehre von der eindeutigen Bestimmtheit von allem, was geschieht; wenn man die genaue Ursache kennt, könne man auch die Wirkung voraussagen.
> - **Esoterik**: Anschauung und Lehre über inneres, verborgenes oder geheimes Wissen, welches über die Seele und mit Hilfe spiritueller Praktiken erfahren wird.

Wissenschaft aus der Beziehung zum Geist

Die Naturwissenschaft will objektiv sein. Damit Aussagen von anderen Wissenschaftlern überprüft werden können, müssen sie den Regeln der Mathematik und Logik entsprechen. Wissenschaftler müssen genau beschreiben, wie sie zu ihren Ergebnissen kamen. Damit erhalten alle Zweifler die Gelegenheit, sich eines Besseren zu belehren, selbst wenn sie dies nicht vorhatten. Sind andere Wissenschaftler nicht in der Lage, ein Experiment zu wiederholen, würden die Beschreibung der Wirklichkeit und die logischen Schlussfolgerungen als falsch gelten. Solange wir annehmen, dass wir Menschen und unsere Umwelt statisch und unveränderlich sind, könnten wir mit der klassischen zweiwertigen Logik des Aristoteles auskommen. Die Wirklichkeit zeigt uns jedoch häufig mehr als eine Wahrheit. Vieles können wir »so oder so sehen«, »heute so, mor-

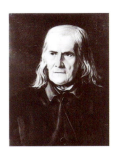

Friedrich Rückert (1788-1866)

»Die Welt ist Gottes unausdenklicher Gedanke und göttlich der Beruf zu denken ohne Schranke. Nichts auf der Welt, das nicht auch Gedankenstoff enthält und kein Gedanke, der nicht auch mitbaut an der Welt. Drum liebt mein Geist die Welt, weil er das Denken liebt und sie ihm überall so viel zu denken gibt.«

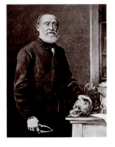

Rudolph Virchow (1821-1902)

»Dass mit dieser Erfahrungswissenschaft vom Menschen auf der Basis der Naturwissenschaft gerade ›der Mensch an sich‹ verloren ging, dass im Zuge der Reduzierung auf das Modelldenken nur noch das an den ›Tatsachen‹ erhärtete objektive Wissen übrigblieb, dass alles Subjektive verlorenging und ›das Subjekt‹ in unserem Jahrhundert erst ›wiedereingeführt‹ werden musste in die Medizin –, das gehört mit in die tragischen Verkettungen dieses so heillos fortschrittlichen Jahrhunderts.«

gen so«. Dies führt zu Widersprüchen, welche man Paradoxien nennt: scheinbar Widersprüchliche Beobachtungen, die jedoch bei genauerem Hinsehen auf eine höhere Wahrheit hinweisen. Häufig sind es Beobachtungen von Vorgängen, welche im Laufe der Zeit zwischen zwei Polen oszillieren: einmal wahr, einmal falsch, stark und schwach, hell und dunkel. Ein Weg aus diesem Dilemma führt über bedingte Aussagen. Diesen erweiterten Ansatz gibt es bereits in der Njaja-Logik Indiens seit etwa dem dritten Jahrhundert v. Chr. Nur was passiert, wenn wir das übergeordnete Prinzip nicht erkennen können?

Evidenzbasiertes Wissen

Evidenz ist die vollständige, überwiegende Gewissheit, dass Methoden zur gewünschten Wirkung führen.

Viele der in diesem Buch vorgestellten Methoden und Hinweise liegen außerhalb des Rahmens, welchen die westliche Wissenschaft vorgibt. Sehr wahrscheinlich sind sie dennoch wichtig für Ihre Gesundheit und es ist Ihre Entscheidung, jenen Ideen zu folgen von denen Sie meinen, dass sie Ihnen helfen können – auch wenn noch nicht belegt ist, warum sie eventuell wirksam sind.

Falls Sie es doch lieber »doppelblind« mögen, können Sie sich natürlich auch nach den nichtkomplementären Empfehlungen aus der aktuellen Forschung richten.

Komplementärmedizin

Auch wenn es im Gesundheitsbereich nicht gelingt alle Wirkungen oder Methoden durch naturwissenschaftlich ausgerichtete Experimente nachzuweisen, nutzen immer mehr Menschen die Hilfen der Evidenzbasierten und Komplementärmedizin. Es könnte ja auch wahr sein, was Prof. Dr. Hartmut Heine zur Problematik der Nachweisbarkeit schreibt: »Die Verteilungsgesetze der dabei interessierenden Variablen sind uns verschlossen und wir haben keine Aussicht sie uns je zu erschließen.« Auch ohne experimentelle »Absicherung« gibt es die subjektiven Erfahrungen derer, denen geholfen wurde oder die sich selber geholfen haben, indem sie alternative Methoden anwendeten.

Naturheilkundlich orientierte Ärzte und Heilpraktiker betrachten primär die Einflüsse und Regelungsmechanismen, die zu chronischen Veränderungen und anschließend zu sichtbaren Symptomen führen. Sie versuchen z. B. mit Kräuterheilkunde, Homöopathie oder Akupunktur die Steuerungssysteme im Körper zu beeinflussen. Wichtig ist, dass auch ohne erkennbare Symptome, also lange bevor sichtbare oder messbare Veränderungen im Körper stattgefunden haben und unser Körper noch gut »funktioniert«, Regel- und Informationssysteme bereits geschwächt sein können. Praktiker aus dem Bereich der Komplementämedizin erkennen diese latenten Schwächen mit Methoden wie Puls-, Iris-, Augen-, Zungen- oder Ohr-Diagnose, Kinesiologie oder Elektroakupunktur. Die Erfahrungen der evidenzbasierten und Komplementärmedizin können jedoch auch in einer evidenzbasierten oder komplementären Prävention Anwendung finden.

Gesundheit und Placebo

Der Glaube kann nicht nur Berge versetzen (so wie in der Bibel beschrieben), sondern es unserem Körper auch ermöglichen, sich selbst zu helfen. Uns begleitet dabei eine Kraft, die westliche Wissenschaftler Placebo nennen. Placebo ist lateinisch für: ich werde gefallen. Noch können Placeboforscher nicht widerspruchsfrei erklären, wie ein Placebo-Effekt eigentlich funktioniert. Mehrere Studien konnten belegen, dass es in bestimmten Situationen egal war, ob echte Medikamente oder Placebo zum Einsatz kamen. Dies konnte auch für einige Interventionen mit Naturheilverfahren sowie auch operative Eingriffe, z. B. am Knie, nachgewiesen werden.

Wir können den Placebo-Effekt im präventiven Bereich nutzen, um die eigene Gesundheit zu erhalten. Nutzen Sie ihn, indem Sie sich »von Herzen« für einen Weg entscheiden, der Sie dem Ziel näher bringt »Ihnen zu gefallen«.

Die Reformation!

Als Reaktion auf die Industrialisierung suchten die Menschen Mitte des 19. Jh. neue Wege für eine Lebensreform. Pfarrer Sebastian Kneipp (1821-1897) und Friedrich Eduard Bilz (1842-1922) entwickelten ihre Lehren zur Naturheilkunde und Carl Huter (1861-1912) formulierte seine Theorie zur Psychophysiognomik. Die Theosophen integrierten die philosophische Basis von mystischen Lehren wie der Kabbala, des Sufismus, Hinduistischen und Tantrischen Wissens und schufen damit Grundlagen für die Anthroposophie Rudolf Steiners (1861-1925). Ökologische Landwirtschaft, Vegetarismus sowie Ernährungslehren wie die von Birch-Benner (1867-1939) entstanden. Das erste Reformhaus wurde im Jahr 1900 in Wuppertal eröffnet. Werner Kollath entwickelte seine Theorie der Vollwertkost auf der Basis der Erfahrungen der Reformbewegung. Den meisten Protagonisten der Reformbewegung war klar, dass ihre Thesen nur schwer, vielleicht auch gar nie mit den schulwissenschaftlichen Methoden nachweisbar wären. Jeder darf selbst entscheiden, ob dies ein Grund dafür ist auf Produkte aus Reformhäusern oder einer biologisch-dynamischen Landwirtschaft (Demeter) zu verzichten, weil nicht zweifelsfrei nachweisbar ist, warum sie so gut schmecken.

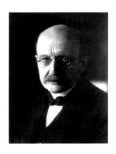

Max Planck (1858 - 1947)

» Eine neue wissenschaftliche Wahrheit pflegt sich nicht in der Weise durchzusetzen, dass ihre Gegner überzeugt werden und sich als belehrt erklären, sondern dadurch, dass die Gegner allmählich aussterben und dass die heranwachsende Generation von vornherein mit der Wahrheit vertraut gemacht ist.«

Deutscher Physiker, Begründer der Quantentheorie

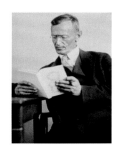

Hermann Hesse (1877-1962)

Die ewig Unentwegten und Naiven
Ertragen freilich unsre Zweifel nicht.
Flach sei die Welt, erklären sie uns schlicht,
und Faselei die Sage von den Tiefen.
Denn sollt es wirklich andre Dimensionen
Als die zwei guten, altvertrauten geben,
Wie könnte da ein Mensch noch sicher wohnen,
Wie könnte da ein Mensch noch sorglos leben?
Um also einen Frieden zu erreichen,
So laßt uns eine Dimension denn streichen!
Denn sind die Unentwegten ehrlich,
Und ist das Tiefensehen so gefährlich,
Dann ist die dritte Dimension entbehrlich.

Traditionelle Gesundheitslehren

Weltweit profitieren immer mehr Menschen vom Wissen der traditionellen Medizin. Nach Angaben der WHO gehören in den Entwicklungsländern für 70–95% der Bevölkerung traditionelle Methoden zur ärztlichen Grundversorgung. In Deutschland nutzen ca. 80% der Menschen alternative oder komplementäre Methoden. Der globale Markt für traditionelle Medizin betrug im Jahr 2008 83 Milliarden Dollar und wächst mit exponentieller Rate weiter.

Die WHO definiert traditionelle Medizin als »diverse Gesundheitsmethoden, Sichtweisen, Wissen und Überzeugungen welche Medikamente pflanzlichen, tierischen und/oder mineralischen Ursprungs, spirituelle Therapien, manuelle Therapien sowie Körper- und Geistesübungen in Kombination oder einzeln anwendet, um das Wohlbefinden zu erhalten oder Krankheiten zu diagnostizieren, zu behandeln oder zu verhindern.«

Vor allem im präventiven Bereich scheinen die traditionellen Systeme gute Empfehlungen zu ermöglichen, da die Schulmedizin eher auf Krankheiten ausgerichtet ist.

Die Gesundheitslehren entwickelten sich im jeweiligen kulturellen und spirituellen Kontext, werden jedoch heute meist losgelöst von diesem angewendet. Es wäre wohl gut zu wissen, in welchem Kontext die jeweiligen Systeme die meisten Vorteile haben. Wo sind die Stärken, und wo die Schwächen von Ayurveda, Chinesischer oder Griechischer Medizin?

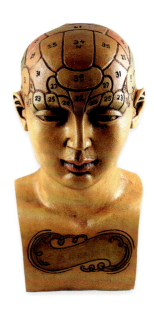

Globale traditionelle Medizin

Könnte es sein, dass sich die traditionelle griechische, chinesische und indische Medizin ergänzen, wie Körper, Geist und Seele ein Ganzes bilden?

Der Schwerpunkt der Griechischen Medizin (Humoralpathologie, Klostermedizin, Unani Tibb) liegt auf dem physischen und psychischen Bereich. Aus ihr entwickelte sich die Schulmedizin, welche mit Virchows Zellularpathologie das Seelische gänzlich aus der Betrachtung verlor, jedoch heute äußerst erfolgreich bei Operationen und in der Notfallmedizin ist.

Den Schwerpunkt der traditionellen chinesischen Medizin erkennen wir eher im subtilen physiologischen Bereich. Sie kann uns z. B. helfen, Energieblockaden zu lösen oder bietet uns Empfehlungen, Energiemangel oder -fülle auf Organebene zu regulieren.

Der Schwerpunkt des Ayurveda liegt überwiegend im dynamisch-physiologischen Bereich, wo man vorwiegend die Wechselbeziehungen betrachtet, die sich in allen Lebensbereichen ergeben. Der Ayurveda gibt uns Empfehlungen, die Beziehungen zu unserer Umwelt und unserer Ernährung entsprechend dem jeweiligen Typ oder Naturell sinnvoll zu gestalten. Er gibt Empfehlungen für manuelle Anwendungen und Ausleitungsverfahren, welche die Gesundheit stärken.

Für den präventiven Bereich scheint die Konstitutionslehre des Ayurveda äußerst bedeutsam. Ergänzen wir diese durch die 6 Regelkreise Galens (res non naturales), haben wir ein solides »Setting« mit Handlungsanweisungen für ein gesundes Leben. Für ein »Feintuning« können wir dann noch die subtilen Energien mit Hilfe der Methoden der Chinesischen Medizin regulieren.

Töne und Farben …

»So muss man die Laute untersuchen, um die Töne zu verstehen; man muss die Töne untersuchen, um die Musik zu verstehen; man muss die Musik untersuchen, um die Gebote zu verstehen. So wird der Weg zur Ordnung vollkommen.« (aus dem Li Ji, Buch der Riten, um 500 v. Chr., übersetzt von Richard William)

Der Grundton »F« der Musik hatte in China große Bedeutung. Nach Hans Coustos Theorie der Oktave entspricht er dem platonischen Jahr (9467074 Tage) und der Farbe Rot-violett. Er wirkt auf das Heitere und Klare im Geiste.

Der Grundton »Cis« der indischen Meditationsmusik und der heiligen Silbe »Om« entspricht dem Jahreston und der Farbe Türkis. Er regeneriert den seelischen Bereich.

Der Grundton »G« ist ein zentraler Ton der abendländischen Musik und wird vom Violinschlüssel angezeigt. Er ist auch Grundton des arabischen Rast Maquam. Das »G« entspricht dem mittleren Sonnentag und der Farbe Rot-orange. Es dynamisiert und vitalisiert den körperlichen Bereich.

Geschichte der tibetischen Medizin

728–786	Yuthog Yonten Gonpo der Ältere: Übersetzung des Amrta-hrdaya-astanga-guhyopadesa-tantra ins Tibetische
8. Jh.	Ärzte aus Indien, China, der Mongolei, Persien, Afghanistan, Kaschmir und Nepal am Hofe des tibetischen Königs
1126–1212	Yuthog Gonpo der Jüngere: erste Fassung der 4 Tantras der tibetischen Medizin, genannt Gyuschi (Wissen vom Heilen)
1653–1705	Sangye Gyatso, Regent nach dem Tode des 5. Dalai Lama, Verfasser des blauen Beryll; 79 Medizin-Tankas
1696–1959	Chagpori Medizin-Schule in Lhasa
1961	Gründung des Medizinischen und Astrologischen Instituts Men-Tsee-Khang in Dharamsala, Indien

Das Wissen vom Heilen – Tibetische Medizin

Ein gutes Beispiel für die Integration von Erkenntnissen ist »Das Wissen vom Heilen« der tibetischen Medizin. In der Zeit vom 7. bis zum 10 Jh. reisten Ärzte aus Indien, China, Nepal, Persien und Griechenland nach Tibet. Sie lebten am Hofe der ersten tibetischen Könige (634-824) und lehrten dort ihr Wissen. Im Kloster Samya-Ling übersetzten mehr als einhundert Mönche Schriften aus dem Sanskrit. Der Arzt Yutog Yonten Gonpo (708-833) fasste das damalige Wissen vom Heilen zusammen und verknüpfte es mit den Mythen der Bön-Religion. Zu dieser Zeit lehrte Padmasambhava den tantrischen Buddhismus in Tibet. Padmasambhava soll die Schriften von Yutog im Kloster nach alter Tradition versteckt haben, weil er die Zeit, in der man sie verstehen würde, für noch nicht gekommen hielt. Erst 1083 entdeckte man sie wieder und Yuthog Yonten der Jüngere erweiterte und gliederte sie in die vier Tantras, genannt rGyud-bzhi. Das rGyud-bzhi ist heute noch die Grundlage der tibetischen Medizin. Im Tantra der Erklärung sind die physiologischen Grundlagen, das System der Elemente und Wirkungen, die Konstitutionstypen, Ernährung und die Grundlagen der Pharmakologie beschrieben. Der Inhalt dieses Tantras entspricht weitgehend den Ayurvedaschriften dieser Zeit. Die Empfehlungen über die Ernährung sind bis auf bis auf einige Ergänzungen und Umstrukturierungen gleichlautend mit denen der Astanga Hrdayam der Ayurveda Medizin. Weiter umfasst das rGyud-bzhi die Lehre der Pulsdiagnose, ein aus mehreren Kulturen zusammengefasstes Wissen über 1600 Krankheiten und 2993 Heilmittel sowie diagnostische und praktische Behandlungsmethoden. Achtzehn der 156 Kapitel widmen sich Fragen zu zukünftigen gesellschaftlichen und medizinischen Entwicklungen.

Die tibetische Medizin ist eine Lehre, in welcher vor allem die Pulsdiagnose und Pharmakologie zu einer unvergleichlichen Vollkommenheit entwickelt wurden. Während in Indien und China im Laufe der Jahrhunderte viel vom alten Heilwissen verloren ging, profitiert die tibetische Medizin von der kontinuierlichen Entwicklung der Lehre an der medizinischen Schule Chagpori seit 1696. Tibetische Medizin und Pulsdiagnose werden immer häufiger auch in westlichen Ländern praktiziert. Da die drei tibetischen Prinzipien Lung, Tipa und Beken den Prinzipien Vata, Pitta und Kapha des Ayurveda entsprechen, ergänzen sich die Empfehlungen zum gesunden Leben aus diesen beiden Systemen.

Medizin-Buddha-Mantra

Om namo bhagawate
Bhaishjayaguru vaidurya prabha
rajaya tathagataya arhate
samyaksam buddhaya teyatha
om bekhajye bekhajye maha bekhajye
bekhajye rajaya samungate svaha

»Ich verehre den Tathagata, den Arhat, den Vollkommen Erleuchteten, den erhabenen Meister des Heilens, den König im Lapislazuli-Glanz: Ehre dem Medizin-Buddha, dem König des Heilens!«

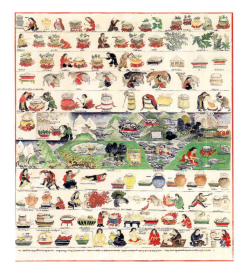

Im 22. Tanka des blauen Beryll sind die diätetischen Einschränkungen beschrieben. Zum Beispiel begünstigen manche Getränke die Behandlung von Krankheiten oder tragen zu ihren Ursachen bei.

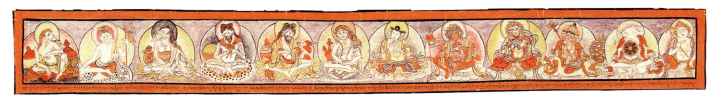

Im oberen Teil vom dritten Rollbild des blauen Beryll (17. Jh.) ist die Übertragungslinie der medizinischen Lehre dargestellt. Sie beginnt mit den himmlischen weisen Einsiedlern Dhanvantari und Punarvasu. Es folgen vier irdische Einsiedler, die vor der Zeit Buddha Shakyamuni lebten und das Wissen bewahrten. Es folgen die Hindugötter Brahma, als Urvater des Ayurveda, Mahadeva und Mahavishnu. Die letzten drei sind der sechsgesichtige Sohn des Mahadeva, die Gottheit Ganapati mit Elefantenkopf und Parushu Rame, die die schste von zehn Inkarnationen des Mahavishnu.

Ayurveda

Die Worte der indogermanischen Sprache Sanskrit ayu - Leben und veda - Wissen oder Weisheit bilden die Wurzeln des Wortes Ayurveda: das Wissen oder die Weisheit vom Leben. In der Caraka Samhita heißt es: »Gutes und Böses, Glück und Unglück: das ist Leben. Die Kenntnis eines vom anderen zu unterscheiden und das richtige Maß zu bestimmen, von dem was hilft oder was schädigt, das ist das Wissen vom Leben. Die Einheit von Körper, Sinnen, Geist und Seele: das ist Leben.«

Viele Bereiche der Ayurveda-Lehre beschäftigen sich damit, die Gesundheit zu erhalten. Richtige Ernährung, guter Schlaf und ein gesundes Sexualleben gelten als die drei Säulen der Gesundheit. Mangel oder Übermaß in einem dieser drei Bereiche führt demnach zu Einbußen und Beschwerden auf körperlicher, geistiger und seelischer Ebene. Was für den einzelnen Menschen als richtiges Maß gilt, sieht man dabei in Abhängigkeit von der jeweiligen Veranlagung oder Konstitution.

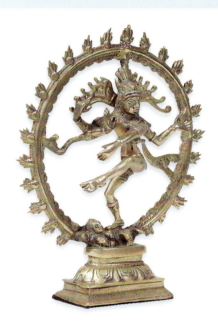

Zur Geschichte der Ayurveda-Medizin

Im Hinduismus gilt das Wissen, welches die Rishis von den Göttern empfangen haben (Shrutas: das was man durch hören empfängt) als Offenbarung eines ewigen Wissens (Veda). Die Rishis lehrten ihr heiliges Wissen in Form von Versen (Mantras). Einige der Schüler gründeten selbst Schulen und ergänzten die heiligen Verse. Erst lange Zeit später begann man, das Wissen in Sammlungen (Samhitas) niederzuschreiben. Die ältesten vedischen Schriften sind die Rigveda, die Samaveda, die Yajurveda und die Atharvaveda. In der Atharvaveda (ca. 12 Jh. v. Chr.) gibt es die ersten ausführlichen Beschreibungen über die Behandlung von Krankheiten.

Das verschollene Agnivesa Tantra enthielt Lehren und Erkenntnisse des Weisen Atreya Muni, sowie die Dialoge mit seinem Schüler Agnivesa. Beide dürften um etwa 1500 v. Chr. gelebt haben und gelten als maßgebliche Wegbereiter für die älteste schriftliche Überlieferung vom Ayurveda als komplettem Heilsystem, der Caraka Samhita. Deren Endfassung stammt vermutlich aus dem 3. Jh. v. Chr.

Zu ungefähr der gleichen Zeit entstand aus den Lehren des Arztes Sushruta die Sushruta Samhita. Sein Wissen gründet sich auf den Lehren des Königs Dhanvantari, der vermutlich in der Zeit zwischen 1500 bis 1000 v. Chr. lebte. Die Sushruta Samhita enthält ausführliche Anleitungen zu chirurgischen Operationen.

Der Name Ayurveda wird erstmals im indischen Epos Mahabharata (ca. 3. Jh.) erwähnt, welches über einen Zeitraum mehrerer Jahrhunderte entstand.

Bis zum 6. Jh. wurde das Wissen des Ayurveda von vielen Schulen ergänzt, kommentiert und neu interpretiert, so dass Vagbhata (6. Jh.) schreibt: »Keine der Abhandlungen beschreibt alle Krankheiten ausreichend. Man bräuchte ein ganzes Leben um alle Texte zu studieren; einige Dinge sind mehrmals, einige sehr kurz, andere sehr lang beschrieben, so sind sie sehr belehrend und verfehlen ihren Zweck. Deshalb fasse ich all dies Wissen zusammen und schreibe die Astanga Samgraha. … Dieses Buch enthält kein Wort, welches es nicht in den alten Schriften gibt; der einzige Unterschied ist die Reihenfolge und das Ziel, alles kurz zu halten.« In der Astanga Samgraha wie auch in der Astanga Hrdayam, die ebenfalls von Vagbhata stammen könnte, findet man Hinweise zu hinduistischen wie auch buddhistischen Praktiken. Insgesamt gab es keine feste Bindung an eine bestimmte Religion.

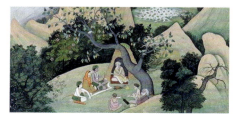

Indische Malerei (18. Jh.) Ein Weiser (Rishi) unterrichtet seine Schüler

Modernes und globales Ayurveda

Im 20. Jahrhundert erlangte Yoga nahezu weltweit große Akzeptanz. Ähnlich könnte sich im 21. Jahrhundert auch der Ayurveda entwickeln. In den westlichen Ländern nutzt man seine Behandlungsmethoden noch hauptsächlich im Wellness-Bereich. Gestresste Menschen lassen sich mit Öl und wohltuenden Massagen verwöhnen. Doch immer mehr Menschen entdecken die ausleitenden Verfahren wie Pancha-Karma und spezielle Heilbehandlungen und sind begeistert von den Erfolgen für

Ereignisse der Geschichte

7000-3300 v. Chr.	Erste Siedlungen am Indus-Gebiet mit Landwirtschaft: Mergarh-Kultur
3300-1500 v. Chr.	Indus-Kultur mit Städten wie Harappa oder Mohenjo-daro mit Kanalisation, Wasserleitungen, Schwimmbecken
1900-500 v. Chr.	Vedische Kultur
um 1.200 v. Chr.	Atharvaveda mit ersten Beschreibungen der Heilkunde
1200 v. Chr.	Endgültige Fassung der Rigveda
vermutlich 2.-3. Jh. v. Chr.	Charaka Samhita
2. Jh.	Sushruta Samhita
6. bis 7. Jh.	Vagbhatas Astanga Samgraha und Astanga Hradaya Samhita
15. Jh.	Sarngadhara Samhita

AYURVEDA

- **Ayurveda**: Ayus (Leben); Veda (Wissen)
- **Rishi**: Seher, mythische Weise
- **Samhita**: Textsammlung
- **Tantra**: (Gewebe, Zusammenhang) esoterische Lehre im Hinduismus und Buddhismus

ihre Gesundheit. Ayurvedische Medizin wird in Indien an ungefähr zweihundert Institutionen und Universitäten gelehrt, von denen über fünfzig unter staatlicher Leitung sind. Die Ausbildungsinhalte sind gesetzlich geregelt: nach einer Ausbildung mit neun Semestern folgt ein einjähriges Praktikum in einem Ayurveda-Universitätskrankenhaus.

Ayurvedische Medizin ist in Indien, Südafrika, Nepal, Sri Lanka, Malaysia und Westindien staatlich anerkannt. In Deutschland gibt es in Zusammenarbeit mit der Universtät im englischen Middlesex einen Studiengang Master of Science in Ayurveda-Medizin. Im modernen »New Age Ayurveda« stehen neben der Behandlung von Krankheiten besonders die präventiven Maßnahmen im Vordergrund.

Das System des Ayurveda

Die Empfehlungen und Regeln für ein gesundes Leben umfassen die Lehre vom Aufbau des Körpers und seinen Funktionen, die Lehre von den Krankheiten und Möglichkeiten ihrer Behandlung sowie die Lehre von den drei Konstitutionstypen Vata, Pitta und Kapha. Das zur Prävention wie auch Heilung dienende Wissen umfasst alle Lebensbereiche und enthält Anweisungen zur Ernährung, Körperübungen, der Sexualität, dem Lebensrhythmus und der Hygiene. Die philosophischen Schulen Samkha, Nyaya und Purva Mimansa bilden die philosophische Basis. Samkhya enthält eine Schöpfungstheorie des Universums und beschreibt die Entstehung der Elemente. Nyaya hat ihren Schwerpunkt in der Lehre der Logik und Purva Mimansa gibt Anweisungen zu Ritualen und Ethik. Samkhya und Nyaya haben viele Parallelen mit den philosophischen Lehren des Aristoteles und Konfuzius sowie den Elementelehren in Griechenland und China. Sie beschreiben die Entstehung der Elemente sowie ihre Qualitäten und Zuordnungen zu den menschlichen Eigenschaften, Wahrnehmungen und Funktionen (siehe Grafik). Mit Hilfe der Elemente war es möglich, die mit den Sinnen fassbaren Dinge zu ordnen und in Bezug zueinander zu setzen. Die Elemente Äther und Luft ermöglichen auch Aussagen über die nicht direkt erfahrbaren Dinge wie Zeit, Dynamik und Information.

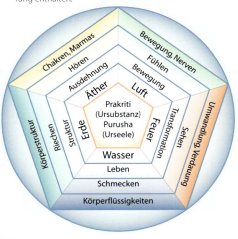

Aus den Schwingungen des kosmischen Urklanges »OM« bildete sich zuerst das Element Äther. Aus den subtilen Bewegungen des Äthers entstand die Luft. Ebenfalls aus dem Element Äther entstand durch Bewegung, Reibung und Hitze schließlich das Feuer. Das Element Wasser bildete sich aus durch Hitze flüssig gewordenen Äther-Teilchen. Das Wasser verfestigte sich dann zum Element Erde. Diese fünf Elemente sind in aller Materie in verschiedener Ausprägung und Verteilung enthalten.

Akasha - Äther
Der Äther ist das Prinzip der Ordnung und Verbindung aller Elemente. Raum leistet keinen Widerstand und besitzt leichte, klare und feine Eigenschaften. Was das Ätherprinzip unterstützt, macht den Körper durchlässig, leicht und weich.

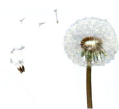

Vayu - Luft
Die Luft verkörpert das Prinzip der Bewegung. Seine Eigenschaften sind leicht, austrocknend, beweglich, klar, rau und fein. Vayu ist der Verursacher aller Impulse, Gedanken, Empfindungen. Alle Arten von Bewegung verstärken Vayu.

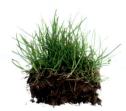

Prithivi – Erde
Dem Prizip Erde ordnet man die Eigenschaften schwer, austrocknend, stumpf, statisch, hart, grob und fest zu. Dinge, welche diese Eigenschaften besitzen, machen den Körper starr, fest, schwer und hart.

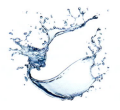

Jala - Wasser
Das Prinzip Wasser hat die Eigenschaften kühlend, ölig, weich, schleimig und flüssig. Diese Eigenschaften wirken aufbauend, bindend und machen die Gewebe weich.

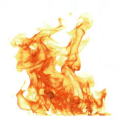

Teja - Feuer
Das Feuer beschreibt das Prinzip der Umwandlung mit den Eigenschaften leicht, erhitzend, austrocknend, scharf, reinigend, glatt und fein. Was das Feuer-Prinzip stärkt, fördert die Verdauung und den Stoffwechsel.

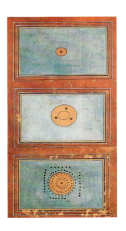

Der Punkt (Bindu) repräsentiert die Urmaterie (Prakriti). In Verbindung mit dem Geist (Purusha) entstehen die Gunas Sattva, Rajas und Tamas und aus ihnen die Vielfalt des Kosmos. Malerei aus Rajasthan, 18. Jh.

Die drei Gunas

Nach der Samkhya-Lehre entstand das Universum durch die Vereinigung der Urmaterie Prakriti mit dem Urbewusstsein Purusha und der Anfang von Werden und Vergehen begann. Die Qualitäten Sattva, Rajas und Tamas durchdringen seither alle Manifestationen der materiellen Welt.

Sattva steht für Reinheit oder Klarheit wie zum Beispiel das Licht der Sonne. Rajas steht für Leidenschaft, Aktivität und Aufbau wie zum Beispiel ein Vulkan und Tamas

Traditionelle Gesundheitslehren

steht für Schwere oder Unbeweglichkeit wie zum Beispiel ein Fels.

Auch nach der Quantenphysik und Systemtheorie befinden sich Systeme fern vom thermischen Gleichgewicht in einem von drei Zuständen: einem sensitiven Zustand (Sattva) folgt eine Phase der Aktivität (Rajas), der eine refraktäre Phase der Ruhe (Tamas) folgt. Irgendwann wird wieder ein sensitiver Zustand folgen und der Kreislauf beginnt von neuem. Als Ziel der Evolution soll Sattva als das göttliche Prizip verwirklicht werden. Im Kreislauf von Werden und Vergehen spielen auch die Aspekte von Rajas und Tamas eine wichtige Rolle: Aufbau und Aktivität sind wichtig für materielle Sicherheit, welche Voraussetzung ist für geistiges Wachstum und Frieden; Tamas schützt vor den negativen Erscheinungen dieser Welt. Eine zu stark auf Sattva ausgerichtete Lebensweise würde viele Menschen in ihrer Entwicklung behindern oder für Belastungen wie Lärm, Verschmutzung oder Stress empfänglich machen.

Dosha – das persönliche Naturell

Unpassende Reaktionen auf Einflüsse der Umwelt, unpassende Ernährung und unpassendes Verhalten sieht man als die Ursachen von Störungen und Erkrankungen. Was im Einzelnen unpassend ist, wird durch die individuelle Konstitution bestimmt. Bei jedem Menschen sind die Wirkungen der fünf Elemente anders verteilt. Dies führt nach Caraka zu einer individuellen Kombination von den drei Grundenergien Vata, Pitta und Kapha. Caraka nennt sie Doshas und sieht in ihnen die alleinige Ursache aller Krankheiten des Körpers. Übersetzt bedeutet Dosha »das was belastet«. In diesem Sinne nennt Caraka auch Rajas und Tamas als Doshas für die Krankheiten des Geistes. Mit Hilfe der Doshatheorie betrachtet man auch die Regelfunktion aller Organe und Gewebe bis zu den einzelnen Zellen des Körpers.

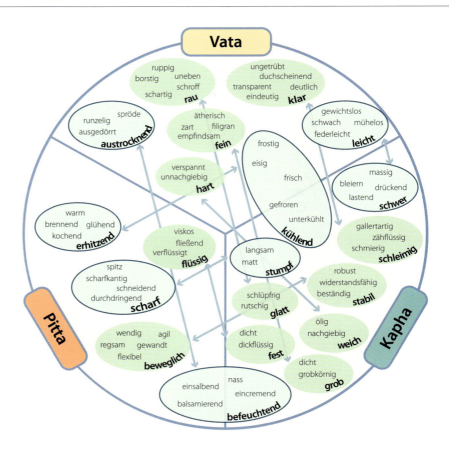

Mit den 20 Gunas beschreibt man die Eigenschaften und Wirkungen aller Dinge auf die Doshas. Es gibt 10 Paare mit entgegengesetzten Wirkungen. Die 8 Viryas (hellgrün und umrandet) haben den größten Einfluss.

Prakriti

Die Grundkonstituion des Körpers nennt man im Ayurveda Prakriti. Sie ergibt sich aus den individuellen Anteilen der Doshas, die bei der Vereinigung von Samen- und Eizelle entstehen und noch durch die Ernährung und das Verhalten der Mutter während der Schwangerschaft beeinflusst werden. Man unterscheidet sieben Prakriti, die sich aus den jeweils vorherrschenden Doshas ableiten: Vata, Pitta und Kapha, die Kombinationen Vata-Pitta, Vata-Kapha und Pitta-Kapha sowie die Kombination aller drei Doshas, Tridosha. Eine an die Prakriti angepasste Lebensweise und Ernährung hält die Doshas in der individuellen Balance und hilft damit, gesund zu bleiben. Das heißt aber nicht, dass jemand mit einer Vata-Konstitution sich so verhalten sollte, als wäre das Vata-Dosha im Ungleichgewicht. Es weist nur darauf hin, dass hier am ehesten ein Ungleichgewicht entstehen kann. Im Ayurveda ordnet man den Konstitutionstypen neben der körperlichen Veranlagung auch psycho-soziale Eigenschaften zu.

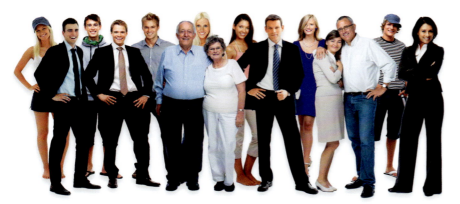

Es gibt viele Unterschiede aber auch viele Gemeinsamkeiten wenn wir uns Menschen betrachten.

Ayurveda

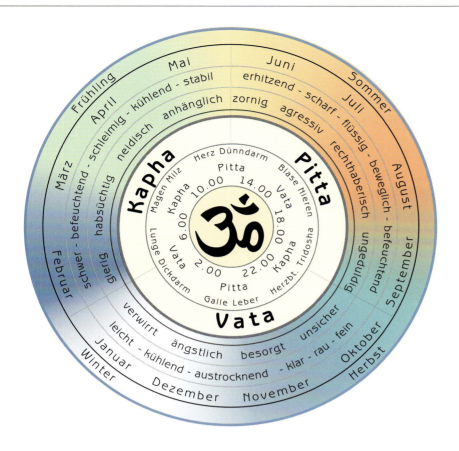

Im System des Ayurveda setzt man die Doshas auch in Beziehung zu Zeiten des Tages mit den entsprechenden Organaktivitäten sowie zu den Jahreszeiten, die das entsprechende Dosha erhöhen

Die Vata-Konstitution

Luft und Raum bestimmen das Vata-Dosha. Menschen mit einer Vata-Konstitution sind sensibel, kreativ, oft künstlerisch begabt, haben eher einen schmalen Körperbau und neigen zu trockener Haut mit hervortretenden Adern. Bewegung, Unruhe, viele Interessen aber auch Instabilität sind Kennzeichen für die Vata-Konstitution. Die Augen blicken wach und oft unruhig. Menschen mit einer Vata-Konstitution reagieren auf Stress und unregelmäßiges Essen mit innerer Anspannung, Blähungen und Verstopfung. Sie mögen weder Kälte noch windiges Klima und sehnen sich nach Licht und Wärme.

Die Pitta-Konstitution

Feuer und zu einem kleineren Teil Wasser bestimmen das Wesen der Pitta-Konstitution. Dies führt zu einem guten Stoffwechsel mit viel Hitze im Körper mit starkem Schwitzen. Die Haut ist meist feucht und gut durchblutet, hat einen rötlichen Ton, neigt zu Sommersprossen, Hautunreinheiten und ist leicht reizbar. Frühzeitige Faltenbildung und graue Haare sowie Haarausfall sind auch häufig bei einer Pitta-Konstitution. Viel innere Hitze kann zu Übersäuerung, Entzündungen und Problemen mit der Leber führen. Menschen mit einem Pitta-Dosha lieben körperliche Anstrengungen und Aktivitäten. Bei Wettkämpfen oder sonstigen Leistungsvergleichen, sind es oftmals nicht so sehr Muskelstärke oder Fitness, sondern ihr Ehrgeiz und ihre Willenskraft, die ihnen zum Sieg verhelfen. Pitta-Menschen wissen sich durchzusetzen, wollen Recht behalten und wirken häufig dominant.

Die Kapha-Konstitution

Die Elemente Wasser und Erde bestimmen die Kapha-Konstitution. Dies führt zu einem stabilen, kräftigen und kompakten Körperbau mit runden Konturen. Das Immunsystem ist stark, die Haut glatt und schön, die Augen ausdrucksvoll und die Haare kräftig. Körperliche Probleme gib es am ehesten mit den Lungen oder mit Erkrankungen, welche durch Übergewicht entstehen. Menschen einer Kapha-Konstitution sind eher bequem manchmal auch phlegmatisch. Sie gelten als fürsorglich, hilfsbereit, freundlich, geduldig und unkompliziert.

Die Vata-Pitta-Konstitution

Menschen mit einer Vata-Pitta-Konstitution sind häufig attraktiv und lebenslustig, dabei zielstrebig, können gut kommunizieren und haben mit diesen Eigenschaften am wenigsten Probleme mit Hektik und Stress in der heutigen Zeit. Wenn jedoch beide Doshas erhöht sind, äußert sich dies in Nervosität, innerer Anspannung, Schlafstörungen, Kopfschmerzen und Problemen mit dem Magen.

Die Vata-Kapha-Konstitution

Die Gegensätze der Elemente Luft, Erde und Wasser führen zu vielen Möglichkeiten der körperliche Ausprägung. Der Körperbau kann schlank sein, die Haut jedoch dick, mit einer Neigung zu Zellulite. Meist sind Menschen mit einer Vata-Kapha-Konstitution groß, athletisch und kräftig. Sie haben viel Ausdauer und bewegen sich gerne. Die Kombination von Luft, Erde und Wasser führt zu einem schwachen Stoffwechsel, so dass kalte Temperaturen oder Speisen die Gesundheit und das Wohlbefinden stark beeinträchtigen können. Wenn Vata das Essverhalten steuert, kann das zu großem Übergewicht führen, da der kapha-typischen Freude am Genuss freien Lauf gelassen wird.

Das Gayatri Mantra

Eines der heiligsten Mantras, mit welchem man das Schöpfungsprinzip des Universums »Savitur« um Hilfe bittet, ist das Gayatri. Es stammt aus der Rigveda.

Om Bhoor Bhuvah Svah
Tat Savitur Varenyam
Bhargo Devasya Dheemahi
Dhiyo Yonah Prachodayaat

Om, O Erde, Äther, Himmel.
Dieses Savitri: Den wahren
Glanz des Göttlichen erbitten wir.
Das Bewusstsein möge er uns erleuchten.

Traditionelle Gesundheitslehren

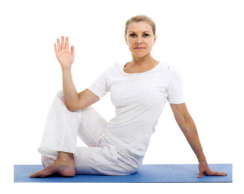

Auch aus der Zeit der Entstehung des Ayurveda stammen die Lehren des Yoga. Viele der Körperübungen des Yoga sind geeignet, die jeweiligen Doshas zu balancieren.

Die Pitta-Kapha-Konstitution

Die Elemente Feuer und Wasser führen zu einer Balance. Ausdauer und Gesundheit sind die Haupteigenschaften von Menschen mit einer Pitta-Kapha-Konstitution. Der Körperbau ist meist rundlich und klein. Es kann sein, dass Ziele zu beharrlich und auf Kosten der eigenen Gesundheit verfolgt werden. Wenn Pitta-Kapha-Typen sich genug bewegen und es vermeiden Fett zu essen oder viel Alkohol zu trinken, können sie ein gesundes und emotional ausgeglichenes Leben führen.

Die Vata-Pitta-Kapha-Konstitution

Bei dieser Konstitution sind alle Elemente beteiligt. Die Disposition für Störungen der Gesundheit ist gering. Jedoch kann auch hier eine unangepasste oder einseitige Lebensweise die Gesundheit schwächen.

Vikriti – Imbalance

Vikriti nennt man die Abweichung der Doshas in Bezug zu unserer individuellen Konstitution: Vata, Pitta oder Kapha können erhöht oder vermindert sein. Dies kann durch Einflüsse der Umwelt, unpassende Ernährung oder unpassendes Verhalten verursacht sein. Die nach ayurvedischer wie auch tibetischer Medizin sicherste Methode die Vikriti festzustellen, ist die Pulsdiagnose. Anhand des Pulses bestimmt der Arzt die ursprüngliche Konstitution und die Abweichungen. Eine Vikriti führt auf Dauer zu Erkrankungen. Erst wenn die Doshas wieder balanciert sind, wird empfohlen sich wieder gemäß der Prakriti zu verhalten.

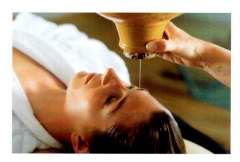

Beim Stirnölguss »Shirodhara« fließt erwärmtes, mit Kräutern vermischtes Öl in einem kontinuierlichen Strahl auf die Stirn. Dies beruhigt das gesamte vegetative Nervensystem, harmonisiert und gleicht aus.

Aufgaben und Störungen der Doshas

	Vata		Pitta		Kapha	
Normaler Zustand	erhält die körperlichen Grundlagen für Verlangen regelt Bedürfnisse und Motivation steuert die richtige Atmung reguliert die Ausscheidungen bewahrt die Gewebe erhält die richtige Funktion der Sinnesorgane		sorgt für die Verdauung reguliert die Körpertemperatur erhält die Sehkraft reguliert Hunger, Durst und Appetit erhält die Farbe der Haut sorgt für Intelligenz, Mut und Tapferkeit erhält die Geschmeidigkeit des Körpers		verleiht dem Körper Stabilität und Feuchtigkeit festigt die Gelenke macht emotional stark hilft bei Belastungen und Stress	
	Ursachen	Symptome	Ursachen	Symptome	Ursachen	Symptome
Erhöhung	Zu viel Sport, Fasten, Stürze, Knochenbrüche, lange wach sein, Unterdrücken von Bedürfnissen, Kälte, Angst, zu viel scharfe, bittere, herbe und trockene Nahrung; normale Erhöhung während wolkenreichem Himmel, in der Zeit nach dem Essen, Nachmittags	Blähungen, rauhe Haut, Ausschlag, Nervosität, Fröstelen, diverse Schmerzen im Körper, Heiserkeit, Müdigkeit, Schwerhörigkeit, Melancholie, Gähnen, Durst, Schlaflosigkeit, Steifheit, harter Stuhl, Schwäche, schwache Verdauung, übermäßige Gesprächigkeit	Zu viel salzige und bittere, scharfe, saure und heiße Nahrung, viel Ärger, zu viel Sex, zu viel Alkohol; normale Erhöhung während der Mahlzeit, im Herbst, in der Mitte der Nacht, Nachmittags	Übersäuerung, Verwirrtheit, Schwindelgefühle, Schwitzen, Unruhe, Durst, Verlangen nach Kaltem, Angst, blasse Haut, gelbliche Haut oder Augen, gelber Stuhl oder Urin, verträgt nichts Heißes, Sodbrennen, rote Augen, Mattigkeit, Hysterie, überhöhte Temperatur, Schwächen der Sinnesorgane	Zu viel kalte, schwere und süße Nahrung, zu viel Milch und Milchprodukte, am Tage schlafen; normale Erhöhung: in der Zeit vor dem Essen, während es schneit, am Morgen, im Frühling	Schwere in den Gliedmaßen, Schläfrigkeit, Verstopfung, Jucken, helle Haut, Gefühl von Kälte und Steifheit, süßer Geschmack im Mund, Schupfen, gestörte Verdauung, Husten und Atemprobleme, steife Gelenke, viel Speichel, Langschläfrigkeit, Erbrechen, Trägheit, Müdigkeit
Minderung	Alles, was dazu beiträgt ein erhöhtes Vata zu mindern.	verminderter Stoffwechsel, Depressionen, verminderte Aufmerksamkeit, Sprachstörungen, ähnliche Symptome wie bei erhöhtem Kapha	Alles, was dazu beiträgt ein erhöhtes Pitta zu mindern.	Verlust der Körperwärme, schwacher Appetit, kränkliches Aussehen, verminderte Libido	Alles, was dazu beiträgt ein erhöhtes Kapha zu mindern.	rauhe Haut, erhöhte Temperatur, Schwäche in den Gelenken, Durst, allgemeine Schwäche, Schlaflosigkeit, das Gefühl abzusinken

Aufgaben und Störungen der Doshas: Astanga Hrydayam (7. Jh.), Kapitel »Das Wissen über die Doshas« und »Giederung der Doshas«

AHARA – ERNÄHRUNG IM AYURVEDA

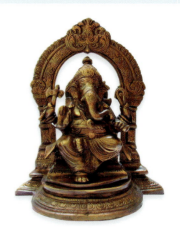

Unsere Gesundheit ist aus ayurvedischer Sicht bereits von dem geprägt, was die Mutter in den Phasen der Schwangerschaft gegessen und getrunken hat. Dies belegen auch neueste Forschungsergebnisse, welche zeigen, dass bestimmte Kohlenhydrate Teile der DNA während der Schwangerschaft verändern können. Charaka schrieb, dass die Nahrung nicht nur am Leben erhält, sondern auch zu einem klaren Geist, einer guten Stimme, einem langen Leben, Zufriedenheit, Kraft und Verstand verhilft. Falsche Ernährung nennt er als eine der Ursachen, aus denen Krankheit entsteht. Es heißt, dass ein Mensch, der sich gesund ernährt, 36.000 Nächte (ca. 100 Jahre) lebt, ohne zu erkranken.

Die Grundregeln der Diätetik

Die Empfehlungen zur Ernährung, für Nahrungsmittel sowie zur Verdauung und Diätetik sind über mehrere Kapitel der Samhitas verteilt. Die Überschriften einiger Kapitel lauten: »Schlechte Gewohnheiten bei der Ernährung«, »Verordnungen bezüglich Essen und Trinken«, »Diverse Nahrungsmittel und Getränke«, »Die richtige Menge der Nahrung«. Im folgenden finden Sie eine Zusammenstellung der wichtigsten Empfehlungen von Caraka, Susruta, Vagbhata und den Texten des tibetischen rGyud-bzhi.

Ahara matra – Die Menge der Nahrung

Caraka rät, nur soviel zu essen, wie man auch verdauen kann, sonst würde man die Gewebe und die Doshas stören. Jahreszeit und Alter beeinflussen dabei die Kraft der Verdauung und körperliche Belastungen bestimmen den Stoffwechsel. Ist die Nahrung schwerer Natur, sollte sich der Magen nur bis zur Hälfte oder höchstens drei Viertel gefüllt anfühlen. Den Magen könne man sich dreigeteilt vorstellen: ein Teil gefüllt mit fester Nahrung, ein Teil mit Flüssigkeit und der dritte Teil für Vata, Pitta und Kapha. Man sollte keinen Druck im Magen spüren, bequem stehen, sitzen, schlafen, gehen, ein- und ausatmen, lachen und reden können. Wer dies beachtet, wird von den negativen Folgen des Essens verschont bleiben. Vagbhata betont im Kapitel »Über die richtige Menge der Nahrung« dass sich im Körper Schlackenstoffe (Ama) ansammeln, welche die Basis für viele Krankheiten sind. Bei geringem Ama empfiehlt er zu fasten, bei mittlerem Ama, das Fasten mit verdauungsfördernden Mitteln zu unterstützen und bei starkem Ama ausleitende Therapien.

Acht Nutzen der Nahrung

Caraka nennt acht Aspekte, welche wir bei der Auswahl von Nahrungsmitten und Getränken berücksichtigen können:

▫ Prakriti - Das Wesen der Nahrung

Die Potenz (Virya) der Nahrung führt zu den unterschiedlichen Wirkungen auf die Doshas. Zum Beispiel erhöhen Urdbohnen und Wildschwein mit ihrer schweren Potenz das Kaphha-Dosha, Mungbohnen und Rehfleisch besänftigen es mit ihrer leichten Potenz.

▫ Karana - Die Verarbeitung der Nahrung

Wir verändern das Wesen der Nahrung, indem wir sie verdünnen, reinigen, kochen, bearbeiten, lagern, reifen lassen, aromatisieren, haltbar machen und auch durch die Wahl des jeweiligen Kochgeschirrs.

▫ Samyoga - Die Kombination der Nahrungsmittel

Kombinieren wir zwei oder mehr Nahrungsmittel, werden sie eine andere Wirkung zeigen, als wenn wir sie allein verwenden. Zum Beispiel empfiehlt man in der Schweiz zum Käsefondue Tee oder Wein zu trinken, um die Verdauung zu erleichtern.

▫ Rasi - Die Menge der Nahrung

Caraka unterscheidet hier die Gesamtmenge und die Menge der einzelnen Bestandteile der Ernährung. Eine Scheibe Vollkornbrot werden die meisten vertragen. Wer jedoch auch nach längerem »Versuchen« mit einem Blähbauch auf größere Mengen von Vollkornprodukten reagiert, sollte die Menge reduzieren.

▫ Desa - Die Eigenschaften der Nahrung

Regionen mit unterschiedlichen Böden und klimatischen Bedingungen bringen Nahrungsmittel hervor, welch sich in ihrer Wirkung auf unseren Körper unterscheiden.

▫ Kala - Die Bedeutung von Zeit und Rhythmus

Den Rhythmus des Tages erfahren wir schon im Mutterleib und er begleitet uns das ganze Leben. Auch Sonne und Mond beeinflussen unsere Doshas. In der Winterzeit ist unsere Verdauungskraft durch den Kontakt mit der kalten Luft gestärkt, so dass wir auch größere Mengen essen können. Die Tageszeit, unsere jeweilige Verfassung wie auch unser Alter beeinflussen, was und wie viel uns gut tut.

▫ Upayogasamstha - Diätetische Regeln

Wir sollten auch die Fähigkeit unseres Körpers beachten, bestimmte Nahrungsmittel gut oder schlecht zu verdauen und zu verwerten.

- Upayokta - Die individuellen Voraussetzungen

Auch die Ernährungs- und Verhaltensgewohnheiten bestimmen, welche Art und Menge der Nahrung uns gut tut.

Empfehlungen für die tägliche Nahrung

Caraka schreibt dass Nahrung mit leichtem Guna wie Reis, Mungbohnen, Steinsalz, Früchte, Regenwasser, Ghee, das Fleisch in trockenen Gebieten lebender Tiere und Honig die Basis einer gesunden Ernährung bilden.

Nahrung mit schwerem Guna wie Rindfleisch, Fisch, Quark und Urdbohnen sollte man nur gelegentlich essen.

Empfehlung aus der Caraka Samhita

Ohne ein Juwel oder Edelstein am Arm,
ohne gebadet zu haben,
ohne die Kleider zu wechseln,
ohne am heiligen Feuer geopfert zu haben,
ohne leise sein Mantra gesprochen zu haben,
ohne wie üblich den Göttern geopfert zu haben,
ohne den verstorbenen Angehörigen geopfert zu haben,
ohne seinen Gästen und Angehörigen etwas geschenkt zu haben,
ohne Blumen und Düfte am Körper,
ohne seine Hände, Füße und Gesicht gewaschen zu haben,
ohne seinen Mund gereinigt zu haben,
ohne es zu vermeiden in Richtung Norden zu sitzen,
ohne fröhlich zu sein,
ohne saubere Teller und Gläser zu verwenden,
ohne an einem günstigen Platz zu sitzen,
ohne die richtige Zeit zu wählen und einen Ort mit wenigen Menschen um einen herum,
ohne den ersten Bissen ins Feuer den Göttern zu opfern,
ohne das Essen mit geheiligtem Wasser zu benetzen,
ohne mit den richtigen Mantras die Fehler vom Essen zu nehmen,
ohne die Anwesenheit von allem zu vermeiden, was die Nahrung schwächt,
sollte man sich nicht zum essen setzen.

Verhaltensregeln für die Mahlzeiten

Susruta schreibt, dass die Nahrung göttliche Eigenschaften hat, weil sie unseren Körper gedeihen lässt und erhält. Deshalb sollen wir unsere Mahlzeit und die Getränke mit religiöser oder philosophischer Ehrfurcht betrachten und mit einigen Tropfen von reinem Wasser benetzen, welches wir mit einem Mantra (Gebet oder Spruch) gesegnet haben. Während wir essen, sollen wir nicht reden oder lachen und mit den Gedanken bei uns bleiben. Eine warme Mahlzeit schmeckt vorzüglich und wird die Verdauung fördern. Wenn wir essen, bevor die letzte Mahlzeit verdaut ist, werden die noch nicht umgewandelten Eigenschaften vermischt was zur Folge hat, dass alle Doshas gestört werden. Wir sollen darauf achten, weder zu hastig, noch zu langsam zu essen. Essen wir zu schnell, werden wir den Geschmack der Nahrung nicht genügend wahrnehmen. Essen wir zu langsam, kühlt das Essen ab und die Verdauung wird gestört.

Ahitakara - Nahrung, die schadet

Charaka und Vagbhata nennen Nahrungsmittel, welche die Gesundheit eher belasten. Bei den Getreiden ist es die Gerste, bei den Hülsenfrüchten die schwarze Urdbohne, bei den Küchengewürzen der Senf, beim Fleisch das vom Rind und der Taube. Wichtiger jedoch wären andere Faktoren, welche die Körpergewebe schwächen:

- Unverträgliche Kombinationen

In der Charaka und Susruta Samhita, der Astanga Hrdayam und dem rGyud-bzhi werden Nahrungskombination genannt, welche nicht zueinander passen und wie »Gift« wirken. Fisch und Milch haben beide süßes Rasa, jedoch eine gegensätzliche Potenz der Temperatur und würden so die Blutzirkulation behindern. Saure Früchte und auch andere saure Nahrungsmittel sollte man nicht mit Milch kombinieren. Eier mit Fisch, Huhn mit Joghurt und in Milchprodukte oder sauren Substanzen eingelegtes Fleisch werden als weitere ungünstige Kombinationen genannt.

- Unverträgliche Mengen

Öle und Fette sollten nicht in gleichen Anteilen gemischt verwendet werden.

- Unverträgliche Rasa und Virya

Susruta schreibt, dass man nicht nur zwei Geschmacksrichtungen wie süß und sauer, süß und salzig, süß und bitter, süß und herb, sauer und salzig, sauer und bitter, salzig und scharf, salzig und bitter, salzig und herb oder scharf und herb kombinieren soll, da sie sich bei der Umwandlung im Körper behindern. Auch Kombinationen der Viryas heiß und kalt sowie feucht und trocken sollte man vermeiden.

Ursachen einer ungesunden Ernährung

Caraka beschreibt noch weitere Faktoren, welche eine gesunde Ernährung behindern.

- Desa - Unpassend für den jeweiligen Lebensraum

Scharfe und trockene Nahrung im Wüstenklima oder feuchte und kühlende Nahrung in sumpfiger Gegend wird schaden.

- Kala - Unpassend zur Jahreszeit

Kalte und feuchte Nahrung im Winter sowie scharfe und trockene Nahrung im Sommer sind ungesund.

- Agni - Unpassend zur Verdauungskraft

Schwere Nahrung bei schwacher Verdauungskraft sowie leichte Nahrung bei starker Verdauungskraft sind ungesund.

- Satmya - Gegen die Gewohnheiten

Wer Nahrung mit scharfem und heißem Virya gewohnt ist, sollte nicht plötzlich nur noch süße Nahrung mit kaltem Virya essen.

- Dosas - Unpassend zur Konstitution

Wer überwiegend Nahrung isst, welche das eigene Doshas erhöht, ernährt sich ungesund.

- Avastha - Unpassend zur Lebensweise oder der augenblicklichen Situation

Nach schwerer Anstrengung, Sport und auch Geschlechsverkehr ist Vata erhöhende Nahrung, bei Müdigkeit oder Erschöpfung Kapha erhöhende Nahrung ungesund.

- Krama - Unpassende Reihenfolge

Wer isst oder trinkt, bevor sein Magen und die Blase leer sind, wenn er keinen Appetit hat oder nachdem der Hunger schon zu groß ist, ernährt sich ungesund.

- Paka und Samyoga - Falsche Zubereitung

Zu kurzes oder zu langes Kochen, zu scharfes Anbraten oder angebrannte Nahrung schadet dem Körper.

- Hrtsampat - Geschmack

Nahrung, welche einem nicht schmeckt, wird auch nicht gut tun.

- Sampat - Qualität

Früchte oder Substanzen, welche noch nicht reif, überreif oder gar faulig sind, sollte man meiden.

- Vidhi - Essregeln

Man sollte im Sitzen und weder zu hastig, noch zu langsam essen. Wer an öffentlichen Orten mit hektischem Treiben isst, ernährt sich ungesund.

Die Ordnung der Elemente und Eigenschaften

Erde, Wasser, Feuer, Luft und Äther sind die elementaren Prinzipien, welche jeglicher Substanz und Erscheinung zu Grunde liegen. Sie bilden die Grundlage für die Eigenschaften von Vata, Pitta und Kapha, Geschmack (Rasa), Dynamik (Virya), die Art der Umwandlung (Vipaka) und die besonderen Wirkungen der Nahrung auf den Körper, den Geist und die Seele.

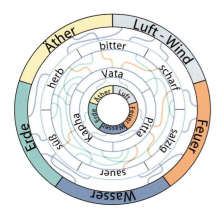

Jeweils zwei Elemente führen zu einem der sechs Rasa, welche auf die Doshas Vata, Pitta und Kapha wirken, da diese auch mit den Elementen in Verbindung stehen

Rasa - Geschmackseigenschaften

Geschmack entsteht aus den fünf Elementen. Das Erd-Element bildet dabei die Basis für unsere Nahrung, Wasser bindet, Feuer gibt die Energie für die Bewegung durch das Luft-Element und der Äther ist der Raum, in dem die Elemente sich befinden. Der Geschmack einer Substanz wird durch den vorherrschenden Teil eines der Elemente bestimmt. Da aber auch die anderen Elemente vorhanden sind, gibt es keine Substanz mit nur einem Geschmack.

- Süßes Rasa

Feigen, Datteln, getrocknete Früchte, reife Trauben, Milch und Getreide enthalten Zucker oder Stärke und erzeugen süßes Rasa. Aber auch Öle, Butter und Fleisch haben diese Eigenschaft. Süßes Rasa wirkt wohltuend, weil es nährt und regeneriert. Es vermehrt Kapha, weil es kühlend wirkt und die Verdauungshitze mindert. Im richtigen Maß macht uns süßes Rasa zufrieden, sonst aber träge und schläfrig.

- Saures Rasa

Zitrusfrüchte, unreife Früchte, Beeren und Tomaten wirken mit saurem Rasa. Die Verdauungshitze und die Körpertemperatur steigen. Der Appetit wird angeregt und Kapha vermindert. Zuviel Saures reizt Blut und Pitta. Im richtigen Maß dosiert, wird der Geist wach, lebendig und klar, sonst aber lethargisch und träge und mürrische, zornige oder neidische Gefühle werden verstärkt.

- Salziges Rasa

Salziges Rasa macht den Körper robust und vermindert durch Vata entstandene Unruhe. Zuviel salziges Rasa führt zu Haarausfall, Falten, Ödemen und Pitta-Störungen. Im psychischen Bereich macht es den Geist ehrlich und offen, im Übermaß starr und unnachgiebig.

- Scharfes Rasa

Viele Kräuter und Gewürze erzeugen scharfes Rasa. Es wirkt trocknend, erhöht die Verdauungskraft, regt den Appetit an und fördert die Ausscheidung von Schlackestoffen (Ama). Im psychischen Bereich führt scharfes Rasa zu Reizbarkeit, Zorn, Aggressivität und steigert sexuelles Begehren.

- Bitteres Rasa

Viele Kräuter, Gemüse und Salate erzeugen bitteres Rasa. Es wirkt kalt, leicht und trocken. Pitta-Störungen durch zu viel Hitze können mit bitterem Rasa besänftigt werden während zuviel davon die Doshas Vata und Kapha stört. Im psychischen Bereich fördern kleine Mengen von bitterem Rasa einen klaren und realistischen Verstand.

- Herbes Rasa

Blumenkohl, Okra, Spargel, Bananen, Fleisch und Fisch erzeugen herbes Rasa. Es zieht die Gefäße zusammen, verlangsamt die Körperfunktionen und balanciert damit das Pitta-Dosha. Im psychischen Bereich kann es zu mangelndem Interesse oder Enthaltsamkeit führen.

Die Wirkungen von Rasa

Die Mischung von Geschmackseigenschaften macht es oft schwer, die Wirkung von Nahrungsmitteln auf den Körper zu benennen. Honig schmeckt süß, wirkt jedoch erhitzend auf den Stoffwechsel. Insgesamt sind 63 Kombinationen von Rasa möglich: eine mit allen sechs, sechs mit fünf, fünfzehn mit vier, zwanzig mit drei und fünfzehn mit zwei verschiedenen Rasa. Bei dieser Vielfalt ist es einfacher, die angegebenen Wirkungen auf die Doshas zu beachten. Es gibt auch noch eine zweitrangige Wirkung der Rasa nach ihrer Umwandlung in Magen und Darm. Dieses Konzept wird in den Schriften unterschiedlich erklärt und hat für die tägliche Ernährung nur geringen Einfluss.

Rasa und Doshas – die sekundäre Reaktion

Dosha		Rasa	Störung
Vata		bitter	Kapha
Vata		scharf	Pitta
Kapha	zu wenig	bitter	Vata
Kapha		salzig	Pitta
Pitta		salzig	Kapha
Pitta		scharf	Vata
Vata		süß	Kapha
Vata		salzig	Pitta
Kapha	zu viel	scharf	Vata
Kapha		sauer	Pitta
Pitta		süß	Kapha
Pitta		bitter	Vata

Traditionelle Gesundheitslehren

Virya und Guna

Im Guschi unterscheidet man 17, im Ayurveda 20 Eigenschaften (Guna), von denen acht besondere Stärken zeigen (Virya). Caraka und Vagbhata erwähnen, dass einige »Experten« sagen, dass es nur zwei Virya gäbe: heiß und kalt. Wenn wir gesund und die Doshas im Gleichgewicht sind, würde es reichen, wenn wir die wärmenden und kühlenden Eigenschaften unserer Nahrung betrachten. Hitze und Kälte können in vier Kombinationen vorkommen:

- äußere Kälte - innere Hitze
- äußere Kälte - innere Kälte
- äußere Hitze - innere Kälte
- äußere Hitze - innere Hitze

Äußere Hitze kann demnach auch innere Kälte als Ursache haben!

Betrachten wir die Viryas, können wir genauer verstehen, was die Doshas aus dem Gleichgewicht bringt.

▫ Guru - Schwer

Schweres ist schwer zu verdauen. Getreide und Hülsenfrüchte wirken jedoch nicht so schwer wie Geflügel und Geflügel nicht so schwer wie Rindfleisch. Rindfleisch kann ein erhöhtes Vata-Dosha senken. Wer »schwerfällig« ist, wird diese Eigenschaft mit Rindfleisch verstärken.

▫ Laghu - Leicht

Leichte Nahrung ist leicht zu verdauen und reduziert die »Körpergewebe«. Vieles wird man nicht mehr so schwer nehmen.

▫ Shita - Kühlend

Kühlende Nahrungsmittel können besonders im Winter Störungen von Vata und Kapha hervorrufen oder verstärken. Auch Emotionen »kühlen ab«.

Die Ordnung der Eigenschaften (Gunas) und Kräfte (Viryas)

		Eigenschaft Guna	Element	erhöht	mindert	Wirkt auf	Art der Wirkung	Beispiele für die Wirkung
Viryas-Potenzen - Haupt-Qualitäten	1.	Schwer (guru)	Erde Wasser	Kapha	Vata	Gewicht	erhöht das Gewicht (Brimhana), schwer zu verdauen	Mais, Kartoffeln, Avocado, Hülsenfrüchte, Feigen, Datteln, Fleisch
	2.	Leicht (laghu)	Luft Äther Feuer	Vata	Kapha		reduziert das Gewicht (Langhana), reduziert alle Gewebe	verdauungsfördernde Kräuter, Minze, Eukalyptus, Basmati
	3.	Kühlend (shita)	Wasser	Vata Kapha	Pitta	Temperatur	kühlt (Stambhana), beseitigt Hitze im Körper, besänftigt das Gemüt	Zitrusfrüchte, Bananen, Melonen, Spinat, Minze, kaltes Wasser
	4.	Erhitzend (ushna)	Feuer	Pitta	Vata Kapha		erhitzt (Swedana), reduziert Flüssigkeit in den Geweben	Pfeffer, Senf, Chili
	5.	Ölig, einsalbend (snigdha)	Wasser	Kapha Pitta	Vata	Geschmeidigkeit	befeuchtet (Kledana), hält die Haut weich und geschmeidig	Zwiebel, Butter, Zucchini, Kokosnuss, Fisch, Sesam
	6.	Austrocknend, rau (ruksha)	Erde Luft, Feuer	Vata	Kapha Pitta		saugt auf (Soshana), bewirkt Trockenheit und Festigkeit der Gewebe	Gerste, Reismehl, Stärke, rote Bohnen, Kürbiskerne, Pfeffer, Koriandersamen
	7.	Stumpf, langsam (manda)	Erde Wasser	Kapha	Pitta	Intensität	verlangsamt (Samana)	Kamille, Frischkäse, Joghurt
	8.	Scharf, schnell (tikshna)	Feuer	Pitta	Vata Kapha		beschleunigt, verschärft (Sodhana), wirkt ausleitend	Rosmarin, Knoblauch, Banane, Apfel
	9.	Stabil, statisch, (sthira)	Erde	Kapha		Flüssigkeit	stabilisiert (Dharana)	Eiche, Baumrinde
	10.	Beweglich (sara)	Luft	Kapha			bewegt (Prerana)	Aloa Vera,
	11.	Weich (mridu)	Wasser Erde	Kapha		Steifheit	macht weich, löst (Slathana)	Fette, Leinöl
	12.	Hart (kathina)	Erde	Vata			härtet (Dridhikarana)	Kalzium, Schwarz-wurzel, Getreide-körner
	13.	Klar, reinigend (visada)	Erde, Feuer Luft, Äther	Vata		Haftvermögen	reinigt (Kshalana)	Wacholderbeeren
	14.	Schleimig, trüb (picchil)	Wasser	Kapha			schmiert, ölt (Lepana)	Gelatine, Leinöl
	15.	Geschmeidig, glatt (slakshan)	Feuer	Pitta		Struktur	heilt, beruhigt (Ropana) glättet (Lekhana)	Okra, Ingwer
	16.	Rau (khara)	Luft	Vata			durchdringt (Vivarana)	Brokkoli, Kartoffeln, Birnen
	17.	Fein, subtil (sukshma)	Feuer Luft, Äther	Vata		Dichte	blockiert (Sangvaran)	Alkohol, Trauben-zucker
	18.	Grob (sthula)	Erde	Kapha			verdichtet (Prasadana)	Kuchen, Weißmehl, weißer Zucker
	19.	Fest, dickflüssig (sandra)	Erde	Kapha		Viskosität	verdichtet (Prasadana)	Sahne, Butter, Fette
	20.	Flüssig (drava)	Wasser	Kapha			verflüssigt (Vilodana)	Wasser, Milch

Rasa, Elemente und deren Wirkung

Geschmack	Elemente		Wirkung (Virya)			
Süß	Erde	Wasser	kühlend	schwer	befeuchtend	stumpf
Sauer	Feuer	Erde	erhitzend	leicht	befeuchtend	scharf
Salzig	Wasser	Feuer	erhitzend	schwer	befeuchtend	scharf
Scharf	Feuer	Luft	erhitzend	leicht	austrocknend	scharf
Bitter	Luft	Äther	kühlend	leicht	austrocknend	stumpf
Herb	Erde	Luft	kühlend	schwer	austrocknend	stumpf

▫ **Ushna - Erhitzend**

Besonders Gewürze wirken erhitzend und fördern dadurch die Verdauung. Hitze verstärkt auch Eigenschaften wie Unbeherrschtheit, Aggressivität, Leidenschaft oder Warmherzigkeit.

▫ **Snigdha - Ölig**

Die Eigenschaft »Ölig« wirkt lindernd und befeuchtend und hilft besonders bei einem erhöhten Vata-Dosha. Im psychischen Bereich kann sie Ruhe und Toleranz fördern oder Gleichgültigkeit, Passivität oder Trägheit verstärken.

▫ **Ruksha - Austrocknend**

Ist zu viel Feuchtigkeit im Körper, helfen austrocknende Nahrungsmittel.

▫ **Manda - Stumpf**

Stumpfes verlangsamt, beruhigt und fördert psychische Eigenschaften wie Freundlichkeit, Hingabe oder Einfühlsamkeit.

▫ **Tikshna - Scharf**

Scharfes wirkt schnell. Die Sinne werden geschärft, das schnelle Handeln gefördert. Ironie, Spott, Zynismus oder Aggressivität werden durch das scharfe Virya verstärkt.

Sattva, Rajas und Tamas in der Ernährung

Eines der philosophischen Grundsysteme im Ayurveda, das Samkhya, beschreibt drei weitere Qualitäten, mit denen die Nahrung auf uns wirkt.

▫ **Sattva - Rajas - Tamas**

Sattvische Nahrung macht uns stark, gesund und zufrieden. Zuviel bittere, saure, salzige, heiße, trockene oder scharfe Nahrung wirkt rajasisch und kann zu Schmerz, Kummer und Krankheit führen. Nahrung ohne Wert, ohne Geschmack, mit schlechtem Geruch oder unsaubere Nahrung wirkt tamasisch. Rajas und Tamas können jedoch auch helfen, gesund zu bleiben oder Ziele zu erreichen. Wer viel leisten muss oder sich wehren will, wird durch rajasische Nahrung gestärkt. In Zeiten mit Stress oder emotionalen Problemen kann tamasische Nahrung kurzfristig die Aufmerksamkeit dämpfen und damit negative Folgen mindern.

Ayurveda = Vegetarisch?

Die meisten westlichen Autoren sehen den Ayurveda in direkter Verbindung mit einer vegetarischen Ernährung, weil einige philosophische Lehren, die mit dem Ayurveda in Zusammenhang gesehen werden, diese empfehlen. Caraka und Vagbhata schrieben jedoch, dass keine andere Nahrung so nahrhaft sei, wie Fleisch und Caraka empfiehlt das Fleisch der in trockenen Gebieten lebenden Tiere für die tägliche Ernährung. In der tibetischen Lehre, welche die Diätetik und Typenlehre vom Ayurveda integriert hat, gibt es auch keine generellen Hinweise, dass Fleischverzehr ungünstig wäre. Empfohlen wird lediglich, Fleisch mit schwerem Guna, wie z. B. vom Rind oder Schwein, nur gelegentlich zu essen. Man kann sich an Carakas Satmya-Regel halten und weiter Fleisch essen, wenn dies den eigenen Gewohnheiten entspricht. Auch die positiven Wirkungen anderer »tamasischer« Lebensmittel werden in den Ayurveda-Schriften gewürdigt. So reinigt Wein die feinen Kanäle und Gewebe. Wichtig dabei ist es, die Menge und die Wechselwirkungen mit dem persönlichen Naturell zu beachten.

Sushrutas Empfehlungen

Sushruta schließt sein Kapitel über die Ernährung mit einigen allgemeinen Empfehlungen. Man solle die Mahlzeiten an einem ruhigen, schönen, abgeschirmten, sauberen und ebenen Ort einnehmen. Beginnt man mit den süßen Speisen, besänftigt dies Vata im Dickdarm. Auch saure Früchte wie Granatapfel besänftigen Vata und sind gut für den Beginn, Amla-Früchte während der gesamten Mahlzeit. Trinkt man danach etwas, bringt es Weichheit und fördert die Lebenskraft. Saure und salzige Speisen in der Mitte der Mahlzeit stimulieren die Verdauungskraft von Magen und Leber. Scharf und andere Geschmäcke am Ende besänftigen Kapha, sodass man sich nicht müde fühlt.

Fazit

Die Lehren des Ayurveda bieten die Möglichkeit, die Wechselwirkungen von Ernährung, Verhalten und Umwelt in Bezug zum Menschen mit seiner individuellen Konstitution (Prakriti) zu betrachten. Da diese aus dem Zusammenwirken von nur drei Doshas besteht, fällt es leicht, die passenden Empfehlungen für das Verhalten und die Ernährung zu finden. Der Ayurveda ist damit die ideale Basis für präventive Konzepte der Gegenwart und Zukunft.

Mahagunas und Nahrung

Mahaguna		
Sattva	Rajas	Tamas
Gottheit		
Brahma	Vishnu	Shiva
Prinzip		
aufbauend	erhaltend	abbauend
Wirkung		
anabolisch	metabolisch	katabolisch
Charakter		
Licht, Bewusstsein, Intuition, Reinheit, Freude und Klarheit	Unruhe, Begehren, Wünsche, Ehrgeiz und Leidenschaft	Unbewusstes Handeln, Apathie, Dumpfheit Verhaftetsein, Süchte, Zwänge Zweifel, Ängste, Triebe, Grausamkeit
Nahrungsmittel		
Obst, Gemüse das über der Erde wächst, Beeren, Nüsse, Keime, Salat, Getreide, Reis, Mungbohnen, Ghee, Milch, Butter, Frischkäse, Buttermilch, Wasser, Rohrzucker und Honig	Wurzelgemüse, Hülsenfrüchte, Knoblauch, Ingwer, Zwiebeln (in Maßen), Gewürze, Senf scharfe und saure Speisen, Alkohol und anregende Getränke in Maßen	Fleisch, Fisch, Eier, Hartkäse, Vergorenes, Alkohol, rohe Zwiebeln, Fast food, schwere, aufgewärmte, konservierte Speisen, Drogen, Tabak

Traditionelle Gesundheitslehren

Die Lehre von den vier Säften

Das Corpus Hippocraticum aus dem 5. bis 3. Jh. v. Chr. ist eine über Generationen hinweg erfolgte Sammlung, die, zusammengestellt aus Schriften von Hippokrates und zahlreichen anderen Autoren, eine der ersten medizinisch-wissenschaftlichen Enzyklopädien des Abendlandes darstellt. Die darin enthaltene Lehre von den vier Säften ist heute noch Bestandteil der Klostermedizin und der Unani Tibb, der Griechisch-Arabischen Medizin. Die ursprüngliche Lehre wuchs unter dem Einfluss vieler Kulturen und Religionen. Im 2. Jh. erweiterte Galen das hippokratische System um die Regelkreise. Die Unani Medizin ist auch noch heute in Indien als offizielles Gesundheitssystem anerkannt.

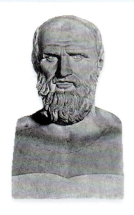

Hippokrates (um 460 bis 375 v. Chr.) Er lebte auf der griechischen Insel Kós und gilt als der Begründer der Medizinische als Wissenschaft. Hippokrates war schon zu seiner Zeit hochverehrt.

Die Geschichte der »griechischen« Medizin

Im 6. Jh. v. Chr. begann man auch im griechischen Raum das Wissen der Medizin zu vereinheitlichen und mit einer philosophischen Basis zu verbinden. Thales von Milet wie auch Pythagoras reisten in viele Länder, lernten von den Ägyptern und integrierten das Wissen anderer Kulturen. Von Pythagoras wird berichtet, dass er lange Zeit in Ägypten lebte und dort Mitglied einer Priesterschaft war. In seiner Heimat verehrten ihn seine Anhänger als göttliches Wesen. Die Pythagoräer gaben ihr Wissen nur mündlich weiter und so wissen wir heute nur wenig über sie. Hippokrates lebte um 460 - 375 v. Chr. Er kannte die Pythagoräischen Lehren und es heißt, dass er die Eigenschaften des Bluts beobachtete, um zu seiner Lehre der vier Säfte zu gelangen. Den frischen, roten Anteil des Blutes nannte er Blut, den weißen, mit Blut gemischten Anteil Phlegma (Schleim), den gelben Schaum auf dem Blut gelbe Galle und den schweren Teil, der sich absetzt schwarze Galle. Diese vier Eigenschaften des Blutes beschrieb er als grundlegende Prinzipien aller Substanzen im Körper.

Alexanders Eroberung Ägyptens und von Teilen Indiens führte zu einer weiteren Entwicklung der griechischen Medizin. Der griechische Arzt Galen (129-200 n. Chr.) verband die Theorie der vier Körpersäfte mit der pythagoräischen Theorie der Elemente zu einem umfassenden System, welches Lebensweise, Ernährung und Krankheiten verband. Er ergänzte die Elemente um eine in allem Lebendigen enthaltene Kraft und nannte sie Pneuma. Nach der Zeit Galens verdrängte das Christentum die Philosophie der Griechen und viele Philosophen und Ärzte gingen nach Persien, um dort ihr Wissen zu lehren. Dort übersetzte man die Schriften des Corpus Hippocraticum und Galens ins Persische. Die Araber erobertem Persien und Alexandria und gelangten so an das Wissen der Griechen. Viele der philosophischen und medizinischen Schriften wurden Gelehrten wie Hunain bin Ishaq (809-873 in Baghdad, lat. Name Johannitus) aus dem Persischen, Lateinischen, Griechischen und Sanskrit ins Arabische übersetzt. Abu Bakr Al-Razi (Rhazes, 864-930) und besonders der Universalgelehrte Avicenna (980–1037) entwickelten daraus ein umfassendes System der Medizin.

Die Weiterentwicklung der »griechischen« Medizin

An Orten wie Gondischapur, Bagdad, Damaskus, Kairo, Toledo und Cordoba entwickelten Ärzte und Philosophen die griechische Medizin zu einem umfassenden System. Ab dem 7. Jh. war die Sprache dieser Wissenschaft das Arabische, obwohl viele der Ärzte nicht arabischer Herkunft und anderen Glaubens waren.

Der Zerfall der alter Herrschaftssysteme und die Ausbreitung des Osmanischen Reiches blockierten weitere Entwicklungen, so dass heute die Medizin Avicennas selbst im arabischen Raum nur noch vereinzelt Beachtung und Anwendung findet.

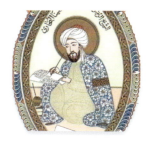

Avicenna (von pers. Ibn Sina, 980–1037) schrieb über Philosophie, Theologie, Geometrie, Astronomie und 16 Werke über Medizin. Sein »Kanon der Medizin« war Grundlage der Humoralpathologie und ist es noch heute für die Unani-Medizin.

TEM und Unani Tibb - griechische Medizin heute

In Indien wird die Unani-Medizin seit dem 14. Jh. praktiziert. Im Jahr 2011 konnten Studenten an 43 Unani-Colleges, davon sechs unter staatlicher Leitung, ihre elfsemestrige Ausbildung abschließen. Rund 20.000 Unani-Ärzte arbeiten an 177 Unani-Kliniken. Die Bücher des Avicenna, Rhazes und anderer Ärzte studiert man in persischer oder arabischer Sprache. Die indische Regierung lud bereits im Jahr 1964 Hakims, Chemiker, Botaniker und Pharmakologen zu einem Kongress mit dem Ziel, die Rezepturen zu vereinheitlichen und die Qualität zu sichern. Auch in anderen, meist arabischsprachigen Ländern, rückt die Unani-Medizin wieder in den Fokus wissenschaftlicher Forschung. In den westlichen Ländern gibt es eine Renaissance der griechischen Medizin als TEM (Traditionelle Europäische Medizin). Hier stehen, je nach Ausrichtung, die Lehren von Paracelsus, Hildegard von Bingen oder der Klostermedizin im Mittelpunkt.

Die Lehre von der Natur der Dinge

Galen wusste, dass das Volk nicht nur den diätetischen Rat, sondern auch Heilmittel wollte: »und möglichst viele! ›Populus remedia cupit‹ Die Leute sind geradezu geil auf Medikamente!« (Schipperges 1987) Galen definierte die Medizin nicht nur als Wissenschaft vom kranken, sondern auch vom gesunden Menschen. Man könne seine Gesundheit erhalten, wenn man die folgende sechs Wirkungsfelder beachtet:

- die Berührung mit der uns umgebenden Luft,
- den Wechsel von Bewegung und Ruhe,
- das richtige Verhältnis von Wachen und Schlafen,
- die gesunde Nahrung,
- die Ausscheidungen und
- die Zufriedenheit von Geist und Seele.

Daraus ergeben sich die »Regimina sanitatis«, die Regeln der Gesundheit. Als Schlüssel zu diesem System dienen auch hier die vier Elemente:
Das Prinzip Erde schafft dabei die Basis für unsere Existenz. Es ist statisch, schwer, kalt und trocken.
Das Prinzip Wasser ist feucht und kalt. Es ist veränderlich und hat daher keine feste Form und Erscheinung. Es verdrängt Trockenheit und indem es weich macht, steht es direkt mit dem Erde-Prinzip in Verbindung.
Das Prinzip Luft ist warm und feucht. Es macht Dinge leichter und differenziert. Es ist das Prinzip der Atmung und der Bewegung im Körper.
Das Prinzip Feuer ist warm und trocken. Es verändert die Dinge. Indem es die kühlen Prinzipien Erde und Wasser ausgleicht, harmonisiert es die Elemente.
Die Elemente bestimmen die Konstitution des Menschen und schaffen den Bezug zur Umwelt.

Die Neun Temperamente

Die Temperamente ergeben sich aus den vier enthaltenen Qualitäten: warm, kalt, feucht und trocken. Man unterscheidet ein ausgeglichenes Temperament, vier einzelne Temperamente: warm, kalt, feucht und trocken und vier kombinierte: warm und trocken, warm und feucht, kalt und trocken sowie kalt und feucht. Ist die Abweichung vom »normalen« Temperament zu groß, schwächt dies unsere Gesundheit:
Eine warme Störung führt zu Gefühlen von Hitze, Fieber, Müdigkeit, Durst, bitterem Geschmack im Mund, Unverträglichkeit für warme Nahrung, Erleichterung bei kühler Nahrung und kühlen Getränken, Beschwerden im Sommer, Entzündungen, Erschöpfung und Energieverlust.

Eine kalte Störung führt zu schwacher Verdauung, vermindertem Durst, Schwächen der Gelenke, Durchfall, Unverträglichkeit für kühle Dinge sowie gesundheitlichen Problemen im Winter.

Eine feuchte Störung führt zu ähnlichen Erscheinungen wie bei einer kalten Störung, zusätzlich noch zu Schwellungen, vermehrtem Speichel und laufender Nase, Tendenz zu Durchfall, Verlangen nach feuchten Nahrungsmitteln und vermehrtem Schlafbedürfnis.

Eine trockene Störung führt zu rauer Haut, Schlaflosigkeit, Verfall, Intoleranz für trockene Nahrung, Erleichterung bei feuchter Nahrung, Beschwerden im Herbst, leichter Aufnahme von warmem Wasser und dünnen Ölen durch die Haut.
Da Störungen dynamisch oder stofflich wirken können, ergeben sich 16 mögliche Abweichungen vom normalen Zustand.

Die Medizin des Propheten Tibb an-Nabi

Mehrere islamische Gelehrte sammelten im 9. Jh. die Überlieferungen (Hadithe) der Worte des Propheten Mohammed und fassten sie in Büchern zusammen. Die wichtigste Sammlung, die Bücher des Al-Bucchari (810-870), enthält 7.400 Hadithe. Die überlieferten Worte Mohammeds geben Empfehlungen für ein gesundes Leben. Themen sind z. B. Ernährung, Trinken, Schlafen, Sexualleben, Hygiene oder die Heilwirkungen von Nahrungsmitteln. Die Offenbarungen des Propheten Mohammed werden noch heute in der Tradition der Sufi-Medizin beachtet. Seine Worte zur Gesundheit gelten als göttlich inspiriert und unfehlbar und wer sich nach ihnen richtet, dient damit Allah.

Sufimedizin

Der aus den USA stammende Sufi-Arzt Shaykh Hakim Moinuddin Chisti bezeichnet die Sufis als besondere Gruppe von Lehrern innerhalb des Islam, deren Aufgabe es ist, das versteckte und tiefere Wissen des Koran zu bewahren und zu lehren. Die Sufi-Medizin orientiert sich an den Lehren der persisch-griechischen Medizin, ist aber in erster Linie auf den heiligen Koran und die Worte des Propheten Mohammed ausgerichtet. Heilung und Erhaltung der Gesundheit verstehen die Sufis als Dienst an Allah. Die Lehren beziehen sich auf die drei Bereiche Körper, Geist und Emotionen sowie die Seele. Ein wichtiges ergänzendes Konzept zur Säftelehre sind die sechs Entwicklungsstufen des Bewusstseins. Jede dieser Stufen birgt ihre eigenen

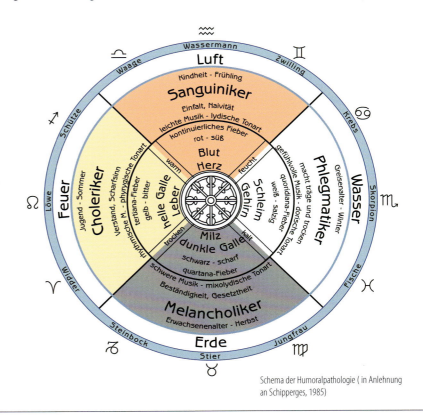

Schema der Humoralpathologie (in Anlehnung an Schipperges, 1985)

Traditionelle Gesundheitslehren

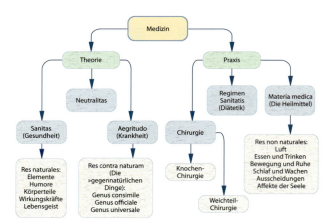

Gliederung der Humoralpathologie (in Anlehnung an Schipperges, 1985)

Gefahren für körperliche Schwächen oder geistig-seelische Probleme.

▫ Stadium des Egoismus

Angst, Selbstzweifel, Depressionen, Emotionale Probleme, Suchtprobleme, Fettsucht, Herzprobleme u.a.

▫ Stadium des Herzens

Beziehungsprobleme, Konzentrationsprobleme, Vergesslichkeit, Arroganz, Kopfschmerzen, Erkältung, Durchfall, Fieber, Gallen- und Nierenprobleme

▫ Stadium des reinen Geistes

Arroganz, nervliche Probleme, schlechter Appetit, Fieber

▫ Stadium der göttlichen Geheimnisse

Verlust der Interessen am gewöhnlichen Leben, unzusammenhängendes Reden, Herzschmerzen

▫ Stadium der Nähe zu Allah

Dieses Stadium wäre wegen einiger Aspekte erstrebenswert, jedoch nicht unbedingt Ziel der meisten Shaykhs. Einige von denen, welche dieses Stadium erreicht haben, hören auf zu sprechen oder wissen von einem zum nächsten Augenblick nicht mehr, was sie gesagt oder getan haben.

▫ Das Stadium der Einheit

Dieser Zustand kann nicht durch Anstrengung oder Bemühen erreicht werden. Nur Allah wählt unter den Gerechten die Geeigneten aus. Dies waren die Propheten Adam, Moses, Abraham, der Erzengel Gabriel, die Engel Michael und Israfil und Menschen, deren Herz dem eines der Propheten gleicht.
Das weltliche Leben sehen die Sufis als eine Stufe auf dem Weg zu Gott und der Körper ist das Vehikel für diesen Weg. Weiß man, auf welcher Ebene des Bewusstseins man sich befindet, würde man die eigenen Probleme im richtigen Lichte betrachten können.

Klostermedizin

Benedict von Nursia schrieb in seinen Klosterregeln: »Die Sorge für die Kranken steht vor und über allen anderen Pflichten.« Jedes Kloster sollte einen speziellen Raum und eigenen Diener für die Kranken haben. Cassidor, einer der Nachfolger Benedicts, empfahl seinen Mönchen die Schriften von Hippokrates, Dioskurides und Galen zu studieren. Zu den weiteren Grundlagen der Klostermedizin gehört die 37 Bücher umfassende Naturenzyklopädie des römischen Gelehrten Plinius (1. Jh.). Das Lorscher Arzneibuch aus dem 8. Jh. gilt als das älteste Werk der Klostermedizin im deutschsprachigen Raum. Der vermutlich aus Karthago stammende Kräuterhändler Constantinus Africanus kam 1075 an die Medizinschule von Salerno und wunderte sich über den mangelhaften Stand der dortigen medizinischen Literatur. Drei Jahre später kam er mit »brauchbaren« Werken der Medizin aus dem arabischen Raum zurück. Als Laienbruder übersetzte er diese im Kloster Monte Cassino ins Lateinische. Darunter waren auch die Schriften des Johannitus (Hunain ibn Ishaq), die noch bis zum 19. Jh. verwendet wurden.
Aus Salerno stammen die Anweisungen zur Gesundheit und langem Leben: »Regimen Sanitas Salernitanum«, welche bis in 19. Jh. mehr als 140 Ausgaben erreichte. Im 13. Jh. übersetzte man die »Schachtafeln der Gesundheit« (lat. Tacuinum Sanitatis) des in Bagdad tätigen christlichen Arztes Ibn Butlan (11. Jh.). Dieses Werk war besonders in der »weltlichen« Gesundheitslehre bis ins 16. Jh. populär. Ab dem 16. Jh. begann mit der Anatomie des Vesal die »wissenschaftliche Medizin« der Neuzeit, zu deren Entwicklung die Klöster nicht mehr beitrugen. Die Bücher der Klostermedizin zur Kräuterheilkunde sind heute wieder eine Quelle für die Naturheilkunde.

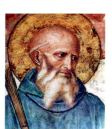

Benedict von Nursia (480 bis 547) Er schuf die Ordensregeln der Benediktiner und gilt als Begründer des christlichen Mönchtums im Westen.

Hildegard von Bingen (1098–1179)

Mit 8 Jahren verließ Hildegard ihre Eltern, um bei einer verwandten Klausnerin zu leben und zu lernen. 1136 starb ihre Lehrerin und die anderen Frauen der Gemeinschaft wählten sie als Äbtissin. 1147 gründete sie das Kloster Rupertsberg bei Bingen am Rhein. Hildegard schrieb über ihre Visionen und ihre Vorstellungen vom Menschen, vom Glauben und der Kirche sowie von der Natur, wie sie in ihren Visionen erschien. Die zwischen 1150 und 1160 entstandenen naturkundlichen und medizinischen Schriften enthalten volkskundliches Wissen, antike Überlieferungen und benediktinische Traditionen. Das »Buch von den Geheimnissen der verschiedenen Naturen der Geschöpfe« ist nicht mehr erhalten. Die daraus entstandenen Schriften »Physica« und »Causae et curae« stammen aus dem 13. Jahrhundert. Marie-Louise Portmann meint zum Inhalt dieser Bücher: »Die Abschreiber wollten ja keine wortgetreuen historischen Dokumente erstellen, viel eher ein Buch für die praktische Anwendung, und daher haben sie beigefügt, was ihnen zu fehlen schien, und geändert, was sie für nicht sinnvoll erachteten.« Hildegards Bücher sind durch ihre christliche Einstellung, ihr Wissen um die Klostermedizin und ihrer Kenntnis der damaligen Naturheilkunde geprägt. Viele der Anweisungen sind heute noch wert-

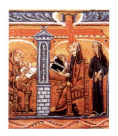

Hildegard mit dem Mönch Volmar und Schwester Richardis. Durch ein kleines Fenster ergießt sich das Feuer göttlicher Inspiration.
Aus dem Liber Divinorum Operum, um 1240

voll, ob jedoch ein Ameisenbad bei Gicht hilft, eine Ameisensalbe Lepra kuriert oder ein mit Ameisen gefüllter Stoffbeutel auf das Herz gelegt die Melancholie vertreibt, müsste wohl noch eingehender untersucht werden.

Der Hildegard-Experte Heinrich Schipperges schreibt: »Im naturkundlichen Schrifttum der heiligen Hildegard von Bingen liegt uns in seltener Geschlossenheit und staunenswerter Originalität eine frühmittelalterliche Ansicht vom gesunden und kranken Menschen vor. ... In diesen Schriften lesen, heißt nämlich: sich einem fremdartigen Anspruch stellen und aussetzen, stille darunter zu werden, einhalten, bemerken, nachgehen, besinnen, und dies wortwörtlich mit allen Sinnen. ... Deshalb sind bei Hildegard von Bingen die Sinne Fenster der Seele, Quelle aller Orientierung, Maßstab für den Aktionsradius, Plattform des Handelns, Feld jeglichen Kontaktes und in allem die Dolmetscher der elementaren Lebenskräfte der Welt aus Feuer, Wasser, Luft und Erde.«

»Viriditas« – Grünkraft

O edelstes Grün,
du wurzelst in der Sonne,
strahlst auf in leuchtender Helle
in einem Kreislauf, den der Sinne
Vermögen nimmer begreift.
Du bist umfangen in liebender
Umarmung von den Geheimnissen Gottes.
Du schimmerst auf wie Morgenrot,
du glühst wie der Sonne Flamme:
»o nobilissima viriditas«!

»Hildegard gibt keine Definition für Gesundheit; aber ihr Bild der ›viriditas‹ zeigt klar genug, was Gesundsein eigentlich meint. Das gesunde Leben ist der tätige Vollzug einer allem Leben einwohnenden Kraft, die ständige Aktualisierung einer höchst lebendigen Potenz, die sich im biologischen Lebensraum gleicherweise manifestieren kann wie in den sittlichen und religiösen Daseinsbereichen. Wie Dasein im Mittelalter als eine fortwährende Schöpfung (creatio) verstanden wird, so ist auch Gesundheit eine permanente Zeugung aus der tiefen Quelle des Lebens, ein anhaltender belebender Prozess, der alle Bereiche der Natur und des Geistes durchgreift und überformt.«
(Heinrich Schipperges in »Hildegard von Bingen, Heilkunde«)

Die Welt des Paracelsus

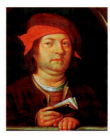
Paracelsus (1493–1541)

Philippus Aureolus Theophrastus Bombast von Hohenheim lebte von 1493 - 1541 und nannte sich Paracelsus. Sein Name begegnet uns häufig: Paracelsus-Kliniken, Paracelsus-Apotheken, Paracelsus-Bäder, Paracelsus-Gesellschaft, Paracelsus-Heilpraktikerschulen usw. Was war so besonders an ihm, dass sein Name heute noch so oft genannt wird? Zu seiner Zeit jedenfalls war er bei den meisten seiner Kollegen nicht eben beliebt. Auf die Beschimpfungen von Thomas Erastus, er sei Genosse des Satans, ein grunzendes Schwein und seine Schüler ungebildetes Eselspack erwiderte Paracelsus in seinem Buch Paragranum: »Wie dünkt es euch, wenn ihr werdet in meine Philosophie müssen und auf euern Plinius, Aristoteles scheißen werdet, auf euern Albertus, Thomas, Scotus usw. seichen werdet und werdet sprechen: die konnten schön und subtil lügen. Wie große Narren sind wir und unsere Vorderen gewesen, dass sie und wir es nie gemerkt haben. Wie dünkt es euch, wenn ich euch den Himmel zurichten werde, daß (die Constellation) Drachenschwanz euern Avicenna und Galen fressen wird?« Es war die Zeit Luthers und Kopernikus, die maurische Festung Granada war gefallen, vieles war im Wandel. Paracelsus forderte einen Wandel der Medizin, ohne die klassische Elementenlehre und Säftetheorien, die er für wenig erfolgreich hielt. Paracelsus hielt seine Kunst in Ehren, indem er sich als Arzt um seine Kranken kümmerte.

Der Umfang seiner Schriften ist mit einigen tausend Seiten und verglichen mit den vielen Werken Avicennas eher gering. Sie enthalten jedoch mit den fünf Entien und den vier Wegen der Behandlung neue Erkenntnisse, welche die Entwicklung der Medizin in den nächsten Jahrhunderten beeinflusst haben.

- »Ens astrale« – Die Gestirnseinflüsse subsumieren unter sich Faktoren wie das Klima, den Lebensraum oder die Lebensbedingungen.
- »Ens Veneni« – Hiermit sind »Gifte« gemeint, die über den Körper, also durch Nahrung oder über sonstige Wege in den Körper gelangen.
- »Ens naturale« – Diese Kategorie befasst sich mit der Konstitution in Bezug zu den drei stofflichen Prinzipien Sulphur, Mercurius und Sal (Schwefel, Quecksilber und Salz).
- »Ens spirituale« – Die Krankheitsursachen dieser Gruppe sind »geistiger« Natur. Heutige Schlagworte wären etwa: Stress, Frustration, psychosoziale Belastungen usw.
- »Ens Dei« - Auch ein Miss- oder Fehlverhalten zu Gott oder dem eigenen Glauben, kann nach Paracelsus zu Krankheit und Unwohlsein führen.

Die fünf Daseinskreise bilden die Grundlage für die vier Säulen der praktischen Heilkunst.

- Die Philosophie schenkt uns das Wissen um die Natur. »Wer die Philosophie nicht studiert hat …. der gibt einen Arzt ab wie ein Kaminfeger einen Bäckersknecht.«
- Die Astronomie berücksichtigt die Bedeutung der Himmelskräfte.
- Die Alchemie gibt uns das Wissen um die chemischen Prozesse.
- Virtus, die Tugend, trägt die anderen Säulen und ist geprägt von der Nächstenliebe, der Tugend und der Verantwortung.

Paracelsus verstand sich als Prophet einer neuen Medizin, sein Konzept fand jedoch keinen fruchtbaren Boden für eine weitere Entwicklung. Heute betrachtet man seine Ideen durchaus als wertvolle Impulse für ein neues Wissen vom Heilen.

Die drei Lebens-Kräfte

Die drei Entitäten Dynamik, Materie und Information finden wir sowohl bei Avicenna als auch bei Paracelsus:

- Vitalkraft (haywarniat)
  Sulfur (Schwefel)
- Naturkraft (taby'yat)
  Sal (Salz)
- Psychische Kraft (nafsaniat)
  Mercurius (Quecksilber)

Die Vitalkraft hat ihren Sitz im Herzen, die Naturkraft in der Leber und die psychische Kraft im Gehirn. Solange wir leben, sind die drei Kräfte über die göttliche Qualität (kosmische Kraft) »idhn« miteinander verbunden. Ziel der Unani Tibb ist es, die drei Kräfte im Gleichgewicht und in Harmonie zu halten.

Die Ordnung der Elemente und Temperamente

Element	Luft	Feuer	Wasser	Erde
Kosmische Ordnung	Vereinigung von Oben und Unten	Oben - Sonne - Vater, zeugendes Prinzip	Unten - Mond - Mutter, gebärendes Prinzip	Inkarnation - Stoffwerdung
Sternzeichen	Waage, Wassermann, Zwilling	Widder, Löwe, Schütze	Krebs, Skorpion, Fische	Steinbock, Stier, Jungfrau
Planet	Jupiter	Mars	Mond	Saturn
Jahreszeit	Frühling	Sommer	Winter	Herbst
Tageszeit	Morgen	Mittag	Abend	Nachmittag
Alter	Kindheit	Jugend	Greisenalter	Mannesalter
Tonart	lydische Tonart	phrygische Tonart	dorische Tonart	mixolydische Tonart
Körpersystem	Kreislauf	Stoffwechsel	Muskeln	Knochen
Organ	Herz	Leber	Gehirn	Milz
Ausscheidung	Speichel	Schweiß, Tränen	Urin	Stuhl
Sinn	Gehör	Geruch	Geschmack	Tastsinn
Geruch	Flüchtig, fein, blumig	Beißend, würzig	Aufdringlich, muffig, schweißig	Balsamisch, harzig, erdig, holzig
Geschmack	Senfartig, sauer, aromatisch	Scharf, bitter, brennend	Faulig, fad, schleimig	Süß, salzig, teils geschmacklos, aber auch penetrant
Temperament	Sanguiniker	Choleriker	Phlegmatiker	Melancholiker
Saft	Blut	helle Galle	Schleim	dunkle Galle
	warm/feucht	warm/trocken	kalt/feucht	kalt/trocken
Gefühl	macht heiter	macht aufbrausend, kühn	macht träge und töricht	macht trotzig, unverschämt
nach Galen	rot	gelb	weiß	schwarz
Wesensfarben	gelb	rot	blau, trad. weiß	Grün, trad. schwarz/blau
Körperbau	eher schlank, ausgewogene Proportionen	athletisch, mit zunehmendem Alter gedrungen	schlank bis rundlich	hager
Haut:	glänzend bis leicht fettig	trocken bis rau	fettige oder Mischhaut	trocken bis schuppig
Gesichtsfarbe	leicht rosig bis glänzend weiß, errötet leicht	rot, fleckig, bekommt schnell einen roten Kopf	weißlich, blass	grau, blass
Temperatur	liebt gemäßigtes Klima, warme, leicht feuchte Hände	temperaturunempfindlich, friert nie	liebt warmes Klima, leicht kälteempfindlich, oft kalte und feuchte Hände	liebt warmes Klima, ausgesprochen kälteempfindlich, kalte Hände und Füße
Charakter:	offen, extrovertiert, gelassen, umtriebig, entschlussfreudig, nicht sehr ehrgeizig, mit Durchsetzungsvermögen, kann auch einfache Dinge genießen	extrovertiert, gefühlsbetont, wechselhaft, energiegeladen, nicht ausdauernd, entschlussfreudig, sehr ehrgeizig, mit großem Durchsetzungsvermögen	distanziert, gelassen, beständig, bedächtig, ruhig, unentschlossen, nicht sehr ehrgeizig, aber starker Wille, kann für sich allein genießen	introvertiert, stark gefühlsbetont, ruhig, trifft Entscheidungen nach langer Überlegung, sehr ehrgeizig, aber schwache Durchsetzungskraft
Stimmungslage	positiv, heiter, optimistisch, entspannt	schnell erregt, wechselnde Stimmungen, tatkräftig	ausgeglichen, beharrlich, beherrscht, überlegt, träge	grübelnd, ernst, sehr beständig
Soziales Verhalten	kontaktfreudig, bedingt kompromissbereit, aber diplomatisch, mit Familiensinn	gesellig, kontaktfreudig, nicht kompromissbereit, dominant	gesellig, kompromissbereit, kann gut zuhören, diplomatisch, mit Familiensinn	Einzelgänger, wenig kompromissbereit, fasst nur langsam Vertrauen
Sportlichkeit	verspielt, munter	braucht Bewegung, neigt zur Übertreibung	muss motiviert werden, bevorzugt Ausdauersport	bewegt sich nicht gerne und wenn, dann übertrieben
Geist/Verstand	lernt am besten spielerisch, konzentriert sich nur für eine begrenzte Zeit, kreativ und phantasievoll	konzentriert sich oft auf mehrere Dinge gleichzeitig, klare Vorstellungen	kann sich ausdauernd auf etwas konzentrieren, hat keine »Rosinen im Kopf«	über einen langen Zeitraum hochkonzentriert, vergisst nie etwas, sehr kreativ
Verdauung:	sehr gute Verdauung, ausgewogener Stoffwechsel ohne Verdauungsprobleme	zu viel Magensäure, Darmmuskulatur sehr aktiv, Neigung zu Durchfall und Sodbrennen	Neigung zu Aufstoßen, Blähungen, Durchfall/Verstopfung	Neigung zu Aufstoßen, Verstopfung, Blähungen, Völlegefühl
Schlaf:	erholsam	unregelmäßig, unruhig	schläft gern und lang	schlecht, unruhig
Schwachpunkte	Neigung zu akuten organischen Beschwerden	Bluthochdruck, Gallenbeschwerden	Neigung zu rheumatischen Erkrankungen, niedrigem Blutdruck und Magenbeschwerden	Neigung zu depressiven Verstimmungen, Magenbeschwerden und zur Steinbildung
Hunger/Appetit:	isst gern und viel, Neigung zu Zwischenmahlzeiten	isst unregelmäßig, Heißhungerattacken	isst gern und viel zu festen und regelmäßigen Zeiten	häufige Appetitlosigkeit, unregelmäßige Essenszeiten
Gewicht:	muss auf Gewicht achten, nimmt leicht zu	Neigung zu Übergewicht bei überwiegend sitzender Tätigkeit	Neigung zu Übergewicht	Neigung zu Untergewicht

Vier-Elemente-Ernährung

Der Mensch braucht kultivierte Fähigkeiten (res non naturales) um den natürlichen Ursachen (res naturales) zu begegnen. Unsere Kultur des Essens und Trinkens bietet uns eine der Möglichkeiten, angemessen auf Belastungen durch Klima, Jahreszeit oder Arbeit zu reagieren. Im Regimen Salernitanum aus dem 13. Jh. heißt es: »Welcherlei, was und wann – wie viel und wie häufig man – wo man sie gebe, die Speisen, – der Arzt muss es lehren und weisen.« Hippokrates, Galen und Avicenna betonten, wie wichtig eine gute Ernährung für den Erhalt der Gesundheit ist. Heute leben überwiegend Menschen islamischen Glaubens nach den alten Regeln der »griechischen« Diätetik.

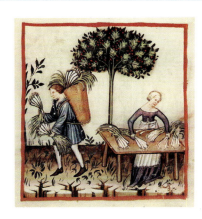

Ernährung zum Ausgleich der Konstitution

Die vier Humore der Nahrung entstehen in der Leber, und zwar in Abhängigkeit von der Menge und Qualität der Lebensmittel sowie der individuellen Konstitution. Auch die Bereiche Verdauung und Ausscheidungen beeinflussen ihre Wirkung auf die Gesundheit. Für die vier singulären Konstitutionen gelten folgende Empfehlungen:

▫ Sanguiniker

Der Sanguiniker verfügt über eine gute Verdauung. Dies ist eine gute Basis für die Gesundheit, besonders wenn die warmen und feuchten Energien im Körper im Einklang sind. Hirse, Roggen, Linsen und Mangold haben kühlende und trockene Qualitäten und helfen damit, die Säfte in einer ausgewogenen Mischung zu halten. Früchte- und Blütentees, Rose, Lavendel, Ackerschachtelhalm oder Johanniskraut tun dem Sanguiniker gut. Da Menschen dieses Typs ständig das Neue suchen und zu wenig Zeit haben, wird empfohlen, regelmäßig zu essen, sich mehr Zeit für die Mahlzeit zu nehmen und gut zu kauen. Bei einer Neigung zu Übergewicht sollte man das Sättigungsgefühl trainieren, um nicht zu viel zu essen.

▫ Choleriker

Auch der Choleriker verfügt über eine gute Verdauung. Dinkel und Weizen wirken kühlend und befeuchtend und sind die idealen Getreide für das warme und trockene Temperament. Der Hafer beruhigt die Psyche, die Gurke gibt Feuchtigkeit, Kichererbsen versorgen den Körper mit Eiweiß, ohne ihn zu erhitzen. Sollte das Temperament mit ihm durchgehen, helfen Baldrian, Hopfen, Koriander, Löwenzahn und Malvenblüten. Ruhe vor und auch beim Essen sind für den Choleriker besonders wichtig.

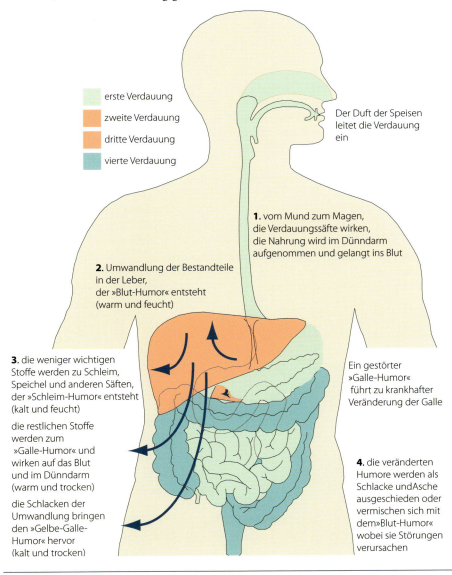

- Phlegmatiker

Der Phlegmatiker isst gerne zuviel und die schwache Verdauung führt dabei sehr schnell zu Problemen. Amarant, Hafer und Lauch eignen sich gut, um das Temperament zu regulieren. Auch wärmende Gewürze wie Nelken, Pfeffer und Kümmel sowie Rosmarin und Thymian helfen dabei. Phlegmatiker sollten wenig kühlende Dinge wie Salate essen und möglichst auf Zwischenmahlzeiten verzichten.

- Melancholiker

Der Melancholiker hat das empfindlichste Verdauungssystem. Mais, gedünstet oder als Grieß (Polenta) unterstützen das kühle Temperament. Auch Weizen, obwohl kühlend, wird meist gut vertragen. Als Gemüse eignen sich besonders Möhren, Sellerie und Pastinaken. Fleisch führt oft zu Problemen mit der Verdauung. Auch dem Melancholiker helfen wärmende Gewürze wie Nelke, Fenchel, Ingwer oder Kardamom. Als Tee balancieren Melisse und Schlüsselblume das Temperament.

Die metabolischen Eigenschaften der Nahrung

Die persischen Worte »sardi« und »garmi« (erhitzend und kühlend) beschreiben das wichtigste Prinzip der Ernährung: die thermische Wirkung der Nahrung auf den Stoffwechsel. Eine chemische Umwandlung oder »Kochung« finden wir bereits bei der Reifung von Früchten und Getreiden. Zum optimalen Zeitpunkt der Reife sind alle gesunden Nährstoffe in der Form zu finden, dass unser Körper sie aufnehmen kann. Dr. Hakim Chishti beschreibt, dass im Mund mit Hilfe von Enzymen bereits die erste chemische Umwandlung beginnt, welche Wärme erzeugt. Sind nicht die richtigen oder zu wenig Enzyme im Speichel vorhanden, ist schon dieser erste Prozess gestört. Wird zu wenig gekaut oder ist zu wenig Magensäure vorhanden, ist der zweite Prozess der Umwandlung im Magen gestört. In den Därmen sorgen weitere Enzyme der Galle und der Bauspeicheldrüse dafür, dass die Bestandteile der Nahrung aufgenommen werden und zur Leber gelangen können. Jede dieser Umwandlungen hat Einfluss darauf, was von den Bestandteilen der Nahrung bis zu den Zellen unseres Körpers gelangt und ändert damit auch den Wert der Nahrung für unsere Gesundheit. Unser Körper verwendet Enzyme, damit die chemischen Reaktionen bei der Verdauung auch bei Körpertemperatur ablaufen können. Manche Reaktionen die sich in einer Sekunde abspielen würden ohne Hilfe der Enzyme 30 Jahre beanspruchen. Ungefähr 2.700 beteiligte Enzyme haben Wissenschaftler bis jetzt entdeckt. Manche Schätzungen gehen sogar von zehntausenden aus. Die biochemischen Wechselwirkungen aller Bestandteile der Nahrung mit den Enzymen beim Menschen werden wohl niemals simuliert werden können. Die Qualitäten kühlend und erhitzend beschreiben die »Wirklichkeit« indem sie benennen, was am Ende der Reaktionsketten als abschließende Wirkung zu erwarten ist.

- Erster Grad:

Die Wirkung auf den Stoffwechsel zeigt nur leichte körperliche Reaktionen. Wasser ist eine Substanz, welche im ersten Grad wirkt.

- Zweiter Grad:

Die Wirkung auf den Stoffwechsel ist sichtbar, führt jedoch nur zu leichten Reaktionen. Alle Nahrungsmittel und einige Kräuter und Gewürze wie z. B. Ingwer gehören in diese Kategorie.

- Dritter Grad:

Es kommt sofort zu Veränderungen und Auswirkungen wie z. B. Erbrechen. Alle Arzneien gehören in diese Kategorie.

- Vierter Grad:

Die giftige Wirkung unterbricht Stoffwechselfunktionen. Nur wenige Naturmittel dieser Gruppe werden in geringsten Mengen für medizinische Zwecke verwendet.

Außer der Stoffwechselwirkung betrachtet man noch die befeuchtenden und trocknenden Eigenschaft der Nahrung. Diese beschreiben die Wirkung auf die Körperflüssigkeiten wie Speichel, Lymphe oder Verdauungssekrete und auch auf die Geschmeidigkeit, Viskosität, das Bindegewebe oder die Haut.

Ernährung bei der heiligen Hildegard

Die Schriften Physica und Heilkunde enthielten Hildegards Beschreibungen zu Nahrungsmitteln und ihre Empfehlungen für eine gesunde Ernährung und passendes Verhalten. Die Originalschriften sind nicht mehr erhalten und vermutlich wurden einige der Darstellungen gemäß dem frühmittelalterlichen Klosterwissen und der Volksmedizin ergänzt. Einige Passagen verweisen dann wohl auch eher auf die privaten Gepflogenheiten der Kompilatoren, die durchaus trinkfreudige Mönche gewesen sein könnten. So heißt es an einer Stelle, dass quälender Durst beim morgendlichen Erwachen bevorzugt mit Wein oder Bier zu löschen sei. Ein Ratschlag, der sich diskutieren lässt.

Hildegards Beschreibungen zu Nahrungsmitteln widersprechen häufig dem damals allgemein bekannten Wissen. Dass Rohkost einschließlich Erdbeeren, Pfirsichen, Pflaumen oder Lauch bei jedem, der sie isst schlechte Säfte erzeugen, können wir nach heutigem Kenntnisstand und auch mit Blick auf die Lehren von Ayurveda, Klostermedizin, Unani Tibb oder Chinesischer Medizin ausschließen. Auch bei der Beschreibung der Wirkung auf den Stoffwechsel von Weizen, Erbsen, Kichererbsen, Sellerie, Zwiebeln, Huhn, Ente, Hase, Lamm, Rind, Äpfeln, Datteln, Feigen, Hagebutten, Weintrauben oder Mohn finden wir abweichende Ansichten.

Hildegard-Diät und -Ernährungstherapie

Seit 1984 ist Dr. Wighard Strehlow der Nachfolger von Dr. Gottfried Hertzka (1913-1997) in der Hildegard-Praxis in Konstanz. Er schreibt in seinem Buch »Die Ernährungstherapie der heiligen Hildegard«: »Die Entdeckung der Hildegard-Heilkunde durch den Konstanzer Arzt Dr. med. Gottfried Hertzka gehört zu den

---

Ibn Butlan zur Ernährung

Schlimmer als die Sünde ist die Verzweiflung an Gottes Barmherzigkeit, schwerwiegender als eine Missetat ist das Aufschieben der Reue, und ein größeres Übel als die Krankheit selber ist das Hinauszögern der Diät. So sagt man: Ein Verteidiger, der zur Verhandlung nicht erscheint, ist der Feind seines Klienten, ein tollkühner Arzt ist der Sendbote des Todesengels, und ein Kranker, der schädliche Speisen und Getränke zu sich nimmt, gleich der Seidenraupe, die sich, je mehr sie webt, desto schneller ihrem Lebensende nähert.
(Ibn Butlan (gest. 1066): Das Ärztebankett; übersetzt aus dem Arabischen von Felix Klein-Franke)

schönsten Pionierleistungen der Naturheilkunde - eine Leistung, die sich allein schon wegen der großartigen Heilerfolge mit Dinkel als Universalheilmittel bei allen ernährungsbedingten Zivilisationskrankheiten gelohnt hat.« Weiter heißt es: »Die Ernährungslehre der heiligen Hildegard bietet einen objektiven Maßstab für die Auswahl der richtigen Lebensmittel und für eine vernünftige, gesunde und maßvolle Ernährung. Hinter den Aussagen Hildegards über die heilende Wirkung der Lebensmittel verbergen sich deren pharmakologische Wirkungsprinzipien, die wir erst heute im Lichte der modernen Ernährungswissenschaft verstehen können.« Bei Hertzka finden sich wenig konkrete und nachvollziehbare Angaben zu Untersuchungsergebnissen oder gar Studien, welche diese Aussagen bestätigen. Dr. Strehlow weist auf seine Erfolge mit tausenden von Patienten hin. Jedoch schreibt Heinrich Schipperges zu den in Hildegards Schriften aufgeführten Heilmitteln, dass sie durchweg nur fachhistorisches oder kulturhistorisches Interesse finden würden. Dr. Hertzka und Dr. Strehlow gehen bei ihrer neu entwickelten Ernährungstherapie kaum auf den Bezug der Nahrung zu den vier Temperamenten ein, was für Hildegard sehr wohl wichtig war. Stattdessen empfehlen sie »Mit ein und derselben Dinkeldiät lassen sich die meisten ernährungsbedingten Krankheiten verhüten und heilen, soweit das noch möglich ist.« oder »Unsere Erfolge sind zu neunzig Prozent eindeutig auf die konsequente Umstellung von Weizen auf

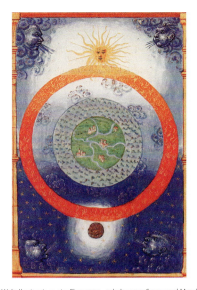

Das Weltall mit seinen vier Elementen, gehalten von Sonne und Mond, im Raum der Winde (Äther), Cod. 2582. Österr. Nationalbibliothek

Dinkel zurückzuführen.« Solche »Dinkelkost« stammt jedenfalls kaum von Hildegard, die zum Weizen schrieb, dass dieser warm und vollkommene Frucht wäre und in ihm kein Mangel sei.

Weiter haben Hertzka und Strehlow Hildegards Warnungen zu Nahrungsmitteln wie Erdbeeren, Pflaumen, Lauch oder Rohkosternährung übernommen und schreiben »Man wird nicht gleich tot umfallen, wenn man Rohkost isst, aber man tut gut daran, Rohkost und Küchengifte zu meiden.«

Wurden hier Empfehlungen ohne Überprüfung übernommen und ein Dogma daraus gemacht, weil Visionen nicht täuschen können? Im Kapitel über die Nahrungsmittel haben Sie die Möglichkeit, Hildegards »Visionen« mit den Empfehlungen des Ayurveda oder der Chinesischen Medizin zu vergleichen.

Die Grünkraft der Nahrung

»In der Morgenfrühe, wenn die Sonne bei ihrem Aufgang sich machtvoll erhebt, um ihren Lauf anzutreten, steht auch das Grün in seiner größten Kraft, weil die Luft bis dahin noch feucht ist, die Sonne aber schon wärmt. Dann trinken die Gräser dieses Grün so gierig in sich hinein, wie ein Lamm seine Milch saugt: die Hitze des ganzen Tages wird kaum ausreichen, die Grünkraft dieses Tages durchzukochen und fruchtbar zu machen. … Die Seele ist die grünende Kraft des Leibes; die Seele wirkt mittels des Leibes und der Leib mittels der Seele: das ist der ganze Bestand des Menschen.«

Es liegt nahe, dass Hildegard mit ihrer Grünkraft etwas beschreibt, das man in Indien Prana und in China Qi nennt und wofür es auch in vielen anderen Kulturen einen Namen gibt. Vielleicht zeigt sich die Grünkraft mit den Biophotonen, die Professor Popp entdeckt hat. Ihre »Leuchtkraft« gibt an, wie gesund oder lebendig die untersuchten Pflanzen oder Zellen sind.

Ernährung bei Paracelsus

»Wenn der Arzt gut ist, schadet es nicht, wenn auch eine ganze Sau im Kranken steckt, weil die Arznei mächtiger ist.« Nach Paracelsus braucht der Mensch Arznei, wenn sich im Körper die Essenz der Nahrung mit den Giften mischt. Die Gifte entstehen aus der Nahrung, die nicht genügend umgewandelt wurde und welche der Körper nicht ausgeschieden hat. Dies geschieht vor allem dadurch, dass die nötige Wärme zur Verdauung fehlt. Paracelsus empfiehlt daher, die Funktionen von Magen, Darm, Leber, Galle und Niere mit Bitterstoffen zu stärken. Er erkannte, dass allen Dingen die drei Prinzipien Sulphur, Merkurius und Sal innewohnen, welche sich aus den vier Elementen ergeben. Dies bezog er auf die geistigen aber auch auf die körperlichen Erscheinungen. Einige der Eigenschaften von Stoffen beschrieb er mit Hilfe der Planeten. Somit ergibt sich keine klare Zuordnung der Nahrungsmittel entweder zu den vier Elementen, den drei Prinzipien oder den sieben Planeten.

Fazit

Die Lehren von Hippokrates sind auch heute noch die Basis von in vielen Teilen der Welt praktizierten Medizinlehren. Für den Bereich der Prävention mögen sie für einige Menschen durchaus eine praktikable Grundlage sein. Spätere Entwicklungen und Erkenntnisse wurden jedoch bis heute nicht zu einer einheitlichen Lehre zusammengefasst. Das System der vier »Humore« bleibt kompliziert und schwierig für die Entwicklung und der Beachtung von Empfehlungen zum Verhalten oder der Ernährung in der heutigen Zeit.

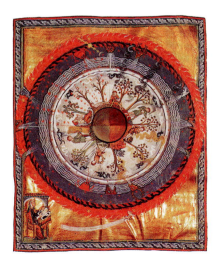

Hildegard beschreibt das Leben der Menschen im Laufe des Jahres. Die Erde ist dabei im Mittelpunkt der Schöpfung. Liber Divinorum Operum, um 1240

Traditionelle Chinesische Medizin

Die traditionelle chinesische Medizin (TCM) ist in der westlichen Welt vor allem durch die Erfolge der Akupunktur bekannt. Viele Schulmediziner »glauben« nicht an ihre Wirkung, weil sie sich nicht erklären können, warum sie wirkt. Die TCM umfasst jedoch mehr als nur die Akupunktur. Das Fühlen des Pulses, das Betrachten der Zunge, der Augen oder der Ohren sind einige der Diagnosemethoden, welche es den Ärzten ermöglichen, Störungen im Körper zu erkennen, bevor sich krankhafte Veränderungen zeigen. Die TCM verbindet philosophische Grundlagen mit alten Traditionen und Erkenntnissen der modernen medizinischen Forschung. Man behandelt ergänzend zur Akupunktur mit Methoden wie Moxibustion, Massage, Qigong, Kräutern und anderen Naturarzneien sowie Anweisungen zur Lebensführung und Ernährung. Grundlage der medizinischen Lehre sind die drei Bücher des Neijing: »Der Klassiker des Gelben Kaisers zur inneren Medizin« sowie die Lehren des Weges vom Tao von Laotse.

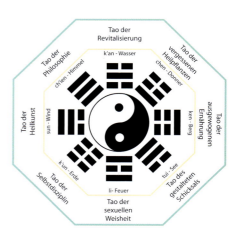

Das Pak-kua der acht Säulen taoistischen Denkens und Handelns

Geschichte der chinesischen Medizin

Systematische Aufzeichnungen von den medizinischen Lehren Chinas finden wir erst seit der Han-Dynastie (206 v. Chr. - 220 n. Chr.). Aber bereits um 3.500 v. Chr. gab es »Medizinmänner«. Diese Schamanen waren meist Einsiedler, die in den Bergen den »Weg des langen Lebens« praktizierten, vergleichbar mit den »Rishis« in Indien. Inschriften auf Orakelknochen aus der Zeit um 1.500 v. Chr. deuten auf eine erstaunliche Kenntnis zahlreicher Krankheiten wobei die Heilkunde jedoch dämonen- und geisterbasierte Erklärungsmodelle in den Mittelpunkt stellte. So bedeuten einige der Orakelzeichen: »vom Bösen getroffen …«, »mit Feindseligem behaftet …« oder »von einem Geiste besessen …«. Mit der Entwicklung der Schrift löste sich die Medizin immer mehr von den schamanisch-mystischen Bräuchen. Zur Zeit der Shang-Dynastie (1520–1030 v. Chr.) betrachtete man die Polarität von Himmel und Erde in der Form, dass die Erde nicht ein niedriger materieller Körper im Gegensatz zum spirituellen Himmel sei, sondern verehrte sie als wunderbare, den Himmel ergänzende Macht. Die Philosophie des »Tao« beeinflusste von nun an die Entwicklung der Chinesischen Medizin. Während der »Zeit der streitenden Reiche« (5. Jh. v. Chr. - 2. Jh.) entstanden die ersten Aufzeichnungen über die Akupunktur. Bian Que (5. Jh. v. Chr.) schrieb eine Abhandlung über das Heilen und gilt als erster »Arzt« der chinesischen Medizin. Aus dieser Zeit sind nur noch die drei Bücher des Neijing überliefert. Sie beschreiben das medizinische Wissen mit seinen Entwicklungen über eine Zeit von mehr als 1.000 Jahren.

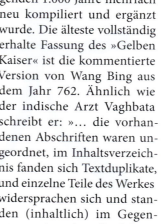

Pien Chi'ao (Bian Que, 5. Jh. v. Chr.) gilt als erster »Arzt« Chinas. Seine Schriften über die Medizin sind verloren.

Wie auch in Indien zur Zeit Charakas, um 300 v. Chr., gab es eine erste große Zusammenfassung, welche dann während der folgenden 1.000 Jahre mehrfach neu kompiliert und ergänzt wurde. Die älteste vollständig erhalte Fassung des »Gelben Kaiser« ist die kommentierte Version von Wang Bing aus dem Jahr 762. Ähnlich wie der indische Arzt Vaghbata schreibt er: »… die vorhandenen Abschriften waren ungeordnet, im Inhaltsverzeichnis fanden sich Textduplikate, und einzelne Teile des Werkes widersprachen sich und standen (inhaltlich) im Gegensatz zueinander, die Worte und ihre Bedeutung entsprachen einander nicht, und so war es schwierig, ihre Lehren zur Anwendung zu bringen und die Texte zu lesen und zu verstehen.« Über zwölf Jahre berarbeitete Wang eine Fassung des Neijing aus dem 2. Jh. und ergänzte sie mit Teilen der taoistischen Lehre. Im Laufe der Jahrhunderte folgten weitere Versionen und Interpretationen, so dass heute zehn recht unterschiedliche Versionen des »Gelben Kaiser« existieren.

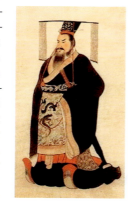

Qin Shi Huang vereinte im 3. Jh. v. Chr. die Reiche und gilt als erster Kaiser Chinas

Das medizinische Wissen wurde seit dem Jahr 629 an medizinischen Schulen gelehrt. Während der Song-Dynastie (960-1279) gab es bereits ein umfassendes Prüfungssystem inklusive Praktikum. Die Rezepte der Naturheilkunde wurden im ganzen Reich standardisiert und erweitert. Die klassische Enzyklopädie der Naturheilkunde »Ben Cao Gang Mu« von Li Shizhen (1517-1592) beschreibt 1892 Heilmittel und ist noch heute eines der bedeutendsten Nachschlagewerke der chinesischen Medizin.

Die Philosophie des Tao

Der Taoismus gehört neben dem Buddhismus und Konfuzianismus zu einer der philosophischen Hauptlehren in China. Bereits um 1150 v. Chr., der Zeit von König Wen, kannte man das I Ging (Buch der Wandlungen) und die Lehren von den fünf Wandlungsphasen, dem Qi und der Dualität von Yin und Yang. Lao-tse schrieb in seinem Tao-te-king: »Man muss wirken auf das, was noch nicht da ist. Man muss rechtzeitig ordnen, was noch nicht in Verwirrung ist.« Ähnlich heißt es im Neijing: »Die Befolgung der Gesetzmäßigkeiten von Yin und Yang wird Frieden bringen; die Nichtbefolgung beinhaltet Chaos und Untergang. Alles, was der Harmonie mit der Natur entgegensteht, bedeutet Nichtbefolgung und beinhaltet einen Aufstand gegen die Natur. Deshalb haben die Weisen auch nicht die behandelt, die bereits erkrankt waren, sondern sich auf die Unterweisung derjenigen beschränkt, die noch gesund waren.« Prävention galt im Neijing als oberstes Gebot. Um in Harmonie mit der Natur zu leben, musste man die Gesetze des Tao kennen: »Das Leben hat die Zahl fünf, die Energie hat die Zahl drei. Wenn man gegen diese grundlegenden Faktoren handelt, können schlimme Einflüsse den Menschen beeinträchtigen und ihn krank machen.« So ordnen die fünf Elemente und die fünf Geschmacksrichtungen die Dinge des Lebens. Die Zahl Drei beschreibt die Dualität von Yin und Yang, wobei das richtige Maß für Temperatur, Wirkrichtung, Feuchtigkeit und anderen Eigenschaften hilft, die »Mitte« zu finden und zu innerem Frieden und gesunder Stille zu gelangen.

Das Qi

In der taoistischen Tradition ist Qi die kosmische Energie, die alles durchfließt. Die alte Form des Schriftzeichens zeigt Wasser, das sich zu Dampf wandelt. Qi kann sich wandeln, eine Wandlung auslösen, sichtbar sein oder auch nicht. Auch Yin und Yang sind Erscheinungen des Qi. In uns zeigt sich Qi als Lebenskraft. Fließt diese Kraft harmonisch, sind wir gesund. Eine Disharmonie des Qi gilt als die erste Ursache für das Entstehen von Krankheit. Die westliche Medizin scheint die unsichtbare Seite unserer Gesundheit zu ignorieren und es bleiben die Ursachen vieler Krankheiten unerklärbar.

Wir besitzen drei Quellen für das Qi:

- Yuanqi

Das Ursprungsqi entstammt den ursprünglichen Bedingungen bei der Empfängnis.

- Yangqi

Es wird mit der Atemluft aufgenommen.

- Yingqi

Es entsteht durch die Verdauung der Nahrung und Flüssigkeiten.

Als Wandlung der Essenz (jing) kann Qi auch zu Geist (Shen) werden. Die Essenz der Nahrung wird in der Leber als Blut (xue) gespeichert und mit den Flüssigkeiten (jinye) als nährendes Qi (yingqi) im Körper verteilt. Somit konnte man bereits vor zweitausend Jahren die Funktionsprinzipien des Stoffwechsels beschreiben.

Yin und Yang

Im »Gelben Kaiser« heißt es: »Das Prinzip von Yin und Yang ist das Grundprinzip des gesamten Universums. Es ist das Prinzip all dessen, das erschaffen worden ist. Es beinhaltet die Umwandlung bis zur Elternschaft, es ist die Grundlage von Leben und Tod; und es ist auch in den Tempeln der Götter vorhanden. … Yang repräsentiert Frieden und Gelassenheit, während Yin für Leichtsinn und Aufruhr steht. Yang bedeutet Vernichtung und Yin, Vorhandenes zu erhalten. Yang bedeutet das Sichauflösen von Dingen, während Yin ihnen Form verleiht. … Durch diese gegenseitigen Wechselwirkungen von Yin und

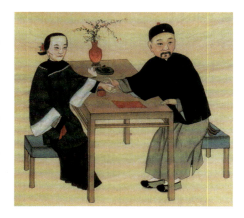

Yang, dem jeweils negativen und positiven Prinzip in der Natur, kommt es ursächlich zu Krankheiten, von denen jene befallen werden, die den Gesetzen der Natur nicht Rechnung tragen als auch jene, die sich an die Gesetze der Natur halten.« Auch Menschen, die mit dem Tao im Einklang leben, können krank werden. Dies bedeutet, dass es keinen »Zustand« der Gesundheit gibt, sondern das Wirken von Yin und Yang die Dinge fortwährend ändert. Das Wissen um die Polaritäten Yin und Yang kann uns jedoch helfen, Extreme zu meiden und daher gesund zu bleiben.

Die fünf Elemente

Alle Vorgänge im Universum beschreibt man mit dem System der fünf Wandlungsphasen (wuxing) und ordnet ihnen die Elemente Wasser, Feuer, Erde, Metall und Holz zu. Sie sind im Kreislauf des Werdens und im Kreislauf des Vergehens miteinander verbunden. Dieses Modell soll uns helfen, das Zusammenwirken der Dinge besser zu verstehen.

Im Zyklus der Erzeugung wandelt sich ein Element zum nächsten und nährt es durch einen Fluss von Qi: Holz lässt Feuer entstehen, Feuer wird zu Erde, Erde zu Metall, Metall zu Wasser und Wasser wieder zu Holz. Ist eines der Elemente zu stark oder zu schwach, können sie einander angreifen oder verletzt werden. Holz verletzt Erde, Erde beherrscht das Wasser, Wasser verletzt Feuer, Feuer zerstört Metall und Metall beherrscht Holz. Sind die Elemente im Einklang, hat man eine gute Voraussetzung gesund zu bleiben.

Alle Erscheinungen der Natur und die Funktionen im menschlichen Körper haben ihren Ursprung in den fünf Elementen. Zum Beispiel ist dem Element Holz der Frühling zugeordnet. Im Frühling wächst das Holz und die Bäume bewegen sich

---

Heinrich Schipperges über das »Qi«

»Im Hintergrund dieser Theorie der Therapeutik steht der Mensch als ein offenes biologisches System, kybernetisch gesteuert und in einem äquilibrierten Fließgleichgewicht. Offene Systeme tauschen sich mit der Umwelt aus, lassen ständig Energie und Materie ein- und ausgehen, kontrollieren ihre Bilanz und halten dabei weniger ihre Substanz als ihre Struktur. Sie stehen als dynamische Durchfluß-Gleichgewichte in einem labilen Fließgleichgewicht! Die moderne Medizin hat kein solches Konzept, das diese intensive Koppelung des Organismus an die Umwelt repräsentieren würde. Die Kybernetik ist vielleicht ein Versuch, ein sich selbst organisierendes System zu verstehen, ein System auch, das ständig Informationen aus der Umwelt aufnimmt. Mit dem chinesischen ›chi'i‹, das auf den Meridianen zirkuliert, glaubt man nun ein solches Mensch-Umwelt-Konzept entdeckt zu haben.«

Aus *Homo Patiens*, 1985

Traditionelle Gesundheitslehren

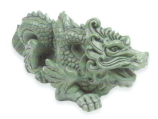

im Wind. Zu viel Wind bringt das Holz-Element aus dem Gleichgewicht, lässt das Holz nicht richtig wachsen und schwächt das Feuer, da es nicht richtig brennen kann. Das dem Holz entsprechende Körperorgan ist die Leber. Diese ist im Frühling besonders anfällig für Erkrankungen. Ist die Leber geschwächt, kann das Element Holz (also die Leber) das Feuer (Herz, Blutgefäße u.a) nicht nähren. Der Leber zugeordnete Emotionen wie Wut, Zorn oder Aggression, können allerdings auch von einer dem Faktoren Metall zugeordneten Trockenheit herrühren. All diese Gewissheiten oder Annahmen sind so zu einem kybernetischen Modell der »Wirklichkeit« verbunden.

Das Tao des Körpers

Ursprünglich betrachtete man die Abläufe im innern des Körpers analog zu den Abläufen in der Natur mit ihren Bergen, Seen, Wäldern, Flüssen etc. In den Organen sorgen Geister (Shen) für die richtige Funktion. Im Gelben Kaiser beschreibt Qi Bo, dass das »innere Land« von Herrschern und ihren Gehilfen regiert wird. Die inneren Organe sind dabei die Speicher und Paläste. »Zang« sind hierbei die Speicher für die wichtigen Dinge für die Funktion von Körper und Geist. Fu sind Speicher für die Abfälle oder Stoffwechselprodukte, welche dort verbleiben, bis sie weitertransportiert, umgeformt und letztlich ausge-

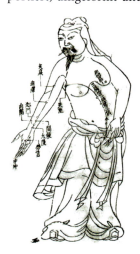

schieden werden. Das Qi fließt in ständiger Bewegung, mit natürlicher Richtung und natürlichem Rhythmus durch Wasserläufe oder Kanäle und gelangt so zu jedem Teil des Körpers. Die Verteilung und die Konzentration des Qi bestimmt und regelt der Rhythmus des Lebens. Ist der Fluss des Qi geschwächt oder blockiert, bildet das die Basis für Krankheiten. »Wenn der Herrscher klug und erleuchtet ist, sind Friede und Zufriedenheit für die Untertanen vorhanden, die daher Nachkommen zeugen und großziehen können, ihren Lebensunterhalt verdienen und ein langes und glückliches Leben führen können.« Werden alle, also auch die kleinsten Erscheinungen des Lebens im Sinne des Tao verstanden, werden Veränderungen weder erschöpfen noch zu einer Verschlechterung des Befindens führen. Die Arbeitsweise unseres Körpers wird in einem überschaubarem System verständlich, auch ohne die biochemischen und physiologischen Funktionen der einzelnen Organe zu kennen. Den fünf Zang-Organen Niere, Leber, Herz, Milz-Bauchspeicheldrüse und Lunge ordnet man die Hohlorgane (Fu) Blase, Gallenblase, Dünndarm, Magen und Dickdarm zu. Die Aufgaben der Zang-Organe sind:

- Shen - Wirkbereich Nieren

Die Nieren speichern die Lebensessenz »Jing« und reinigen die Körpersäfte. Indem sie den Wärmehaushalt kontrollieren wirken sie auf Wachstum und Entwicklung.

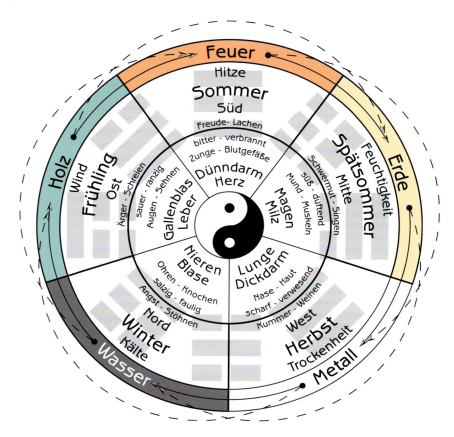

Zurodnung der Elemente: Wasser zeugt Holz; Holz zeugt Feuer; Feuer zeugt Erde; Erde zeugt Metall; Metall zeugt Wasser
Wasser absorbiert oder unterwirft Feuer; Feuer absorbiert oder unterwirft Metall; Metall absorbiert oder unterwirft Holz; Holz absorbiert oder unterwirft Erde; Erde absorbiert oder unterwirft Wasser

Sie regulieren Yin und Yang und bestimmen damit auch die psychische Aktivität und den Willen.

- Gan - Wirkbereich Leber

Die Leber »speichert« das Blut und ermöglicht das freie Fließen von Qi und Blut im Körper.

- Xin - Wirkbereich Herz

Das Herz »beherrscht« die Blutgefäße und steuert das Fließen vom Blut. Es ist der Sitz des geistigen Bewusstseins »Shen« und ist

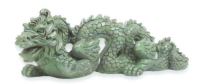

damit verantwortlich für Psyche, Denken, Gedächtnis, Wachheit und Schlaf.

▫ Pi - Wirkbereich Milz-Bauchspeicheldrüse

Milz und Bauchspeicheldrüse helfen bei der Verdauung um die Nahrungsessenz Ying-Qi im Blut (Xue) zu bilden.

▫ Fei - Wirkbereich Lunge

Wenn wir atmen, nehmen wir Lebensenergie auf, die zum Wirkbereich Nieren fließt.

DIE ACHT STÖRUNGEN

Ist im Palast des Körpers etwas nicht in Ordnung, unterscheidet man in der chinesischen Medizin in erster Linie Störungen von Yin oder Yang. Weiter differenziert man nach dem Ort, der Temperatur und der Quantität der Störung. Daraus ergeben sich acht mögliche Abweichungen vom ausgeglichenen Zustand.

▫ Yin - Störungen der Substanz

z.B. blasse Gesichtsfarbe, Müdigkeit, Kurzatmigkeit, schwache Stimme, reichlicher oder weicher Stuhl, klarer Harn.

▫ Yang - Störungen der Dynamik

z.B. Hitzegefühl, rote Gesichtsfarbe, Ruhelosigkeit, laute Stimme, schneller oder schwerer Atem, spärlicher oder dunkler Harn, Hartleibigkeit und harter Stuhl.

▫ Biao - äußerliche Störungen

Störung der äußerlichen Leitbahnen werden meist durch klimatische Wirkungen hervorgerufen. Oft zeigen sich Symptome wie Fieber und/oder Frösteln sowie Abneigung gegen Wind und Kälte.

▫ Li - innerliche Störungen

Sie betreffen die Organe, sind oft chronisch, haben keine unabhängigen Symptome und werden von heißen, kalten, vollen oder leeren Störungen begleitet.

▫ Han - kalte Störungen

Äußere Kälte kann bei einem geschwächten Körper Symptome wie Abneigung gegen Kälte, kalte Hände und Füße, blasse Gesichtsfarbe, keinen Durst, reichlichen oder klaren Harn sowie Durchfall hervorrufen.

▫ Re - heiße Störungen

Eine überhöhte Yang-Aktivität des Qi entwickelt Hitze, welche die Yin-Kräfte und -Flüssigkeiten erschöpft. Typische

Störungen der Zang-Wirkbereiche

Leber	Herz	Milz	Lunge	Niere
Sorgt für freien Fluss des Qi, speichert »Blut«, kontrolliert die Muskeln, verantwortlich für das Sehen	Kaiser aller Organe, Sitz des Shen, kontrolliert die Blutgefäße, verantwortlich für das Sprechen	Transformation fester und flüssiger Nahrung	Beherrscht das Qi und reguliert die Atmung, fließt nach unten, reguliert die Haut, verantwortlich für das Riechen	Speichert das pränatale Qi, kontrolliert Wachstum, und Wasserhaushalt, verantworlich für das Hören
Stagnation des Leber-Qi	Stagnation des Herz-Blutes	Schwäche des Milz-Qi	Schwäche des Lungen-Qi	Schwäche des Nieren-Yang
Unterdrückte Emotionen wie Wut, Zorn und daraus resultierende Unzufriedenheit, Konstitution	Emotionale Anspannung, schwache Konstitution, Alter, übermäßige oder mangelnde körperliche Anstrengung, Schleimstörungen	Zu viel kalte oder rohe Nahrung, exzessives Denken oder Grübeln, feuchte Umgebung, chronische Erkrankungen, allgemeiner Mangel an Qi und Blut	Konstitutionell, oft bei Kindern, Trennung, Trauer, Arbeit mit vorgebeugtem Oberkörper	Chronische Erkrankungen, Schwäche des Milz- oder Herz-Yang, angeborene Schwäche des Yin, Mangelernährung, psychische oder emotionale Belastung
Aufsteigendes Leber-Feuer bzw. Leber-Yang	Aufsteigendes Herz-Feuer	Schwäche des Milz-Yang	Wind-Kälte schädigt die Lunge	Schwäche des Nieren-Qi
Konstitution, Alkoholmissbrauch, übermäßige Emotionen wie Wut und Zorn, Stress	chronische emotionale Probleme, oft Folge eines Leber-Feuers		Belastung durch Wind-Kälte	Chronische Erkrankungen, exzessive Sexualität, Stress, Mangelernährung, erblich bedingt
Schwäche des Leber-Blutes bzw. Leber-Yin	Schwäche des Herz-Qi	Absinkendes Milz-Qi	Wind-Hitze schädigt die Lunge	Nieren nehmen das Qi der Lunge nicht auf
Übermäßiger Alkoholkonsum,	Emotionale Probleme, Blutverlust	Stehende Tätigkeiten und wie bei Schwäche des Milz-Qi.	Belastung durch Wind-Hitze	Angeborene Schwäche der Lunge und Nieren, körperliche Belastung
Leber-Wind bewegt sich nach innen	Schwäche des Herz-Yang	Verlust der Kontrolle über das Blut	Feuchtigkeit-Schleim blockiert die Lunge	Schwäche des Nieren-Yin
Aufsteigendes Leber-Yang erzeugt äußeren Wind, extreme Hitze erzeugt Wind, Schwäche des Blutes erzeugt Wind	Blutverlust, emotionale Störungen, indirekt als Folge einer Schwäche des Nieren-Yang	Wie bei Schwäche des Milz-Qi	Schwäche des Milz-Qi, feuchtes Klima, zu viel fette, kalte oder rohe Nahrung	Fiebrige Erkrankungen, Yin-Schwäche, Überarbeitung, Schlafmangel, Yang-Tonika (z. B. Kaffee)
Feuchtigkeit und Hitze in der Leber und Gallenblase	Schwäche des Herz-Blutes	Feuchtigkeit-Kälte schwächt die Milz		Schwäche des Nieren-Yin mit aufloderndem Feuer
	Schwäche des Milz-Qi durch Mangel an blutbildenden Subsanzen, Blutverlust	Äußere Feuchtigkeit		Komplikationen einer Nieren-Yin-Schwäche, chronische Angst, Kummer
	Schwäche des Herz-Yin	Feuchtigkeit-Hitze schwächt die Milz		Schwäche des Nieren-Jing
	Äußere Hitze verbunden mit Austrocknung, lang andauernde Ängstlichkeit, Kummer, hektisches Leben	Äußere Feuchtigkeit, Überessen, zu viel Alkohol.		Chronische Erkrankungen, erbliche Belastung, Alter, exzessive Sexualität

Symptome sind Abneigung gegen Hitze, heiße Hände und Füße, Schwitzen, großer Durst, innere Unruhe, spärlicher oder dunkler Harn sowie harter Stuhl.

▫ Xu - Störungen der Leere und des Mangels

Ein schwaches Qi mindert die Funktion der Organsysteme. Dies kann zu Müdigkeit, Kurzatmigkeit, geringer Widerstandskraft, wenig Appetit und Gewichtsverlust führen.

▫ Shi - Störungen der Fülle und des Übermaßes

Überaktive Körperfunktionen führen zu Ruhelosigkeit, lauter Stimme, lautem Atem, spärlichem, dunklem Harn und Hartleibigkeit.

Bei all dieser Komplexität von Tao und Körper, braucht es viel Erfahrung und eine umfassende Ausbildung, um diagnostisch sicher zu sein, eine mögliche Abweichung vom Normalzustand zu erkennen.

Die fünf Konstitutionen

Auf die Frage des gelben Kaisers zu den 25 Menschentypen antwortet Qi Bo, dass selbst die früheren Meister nicht so ohne weiters eine Antwort darauf hätten geben können. Qi Bo erläutert: »Zunächst muss man die Menschen nach den Kategorien der Fünf Elemente - nämlich Metall, Holz, Wasser, Feuer und Erde unterscheiden. Eine weitere Unterteilung innerhalb der einzelnen Elementkategorien geschieht an Hand der fünf Farben und so kommen wir auf insgesamt 25 verschiedene Menschengruppen.« Bei seinen weiteren Erläuterungen zu den 25 Menschentypen sagt Qi Bo wenig zu den Farben und beschreibt vermutlich eher die Eigenschaften einiger ethnischer Gruppen des Reiches.

Leichter als dem weisen Qi Bo in seiner komplizierten und uneindeutigen Kombinatorik von Mensch und Element zu folgen, sind die Beschreibungen von heutigen Ärzten der Chinesischen Medizin. Ein Übersicht ihrer Systeme finden Sie in der folgenden Tabelle, die in komprimierter Form auch die Erkenntnisse des Neijing enthält.

Nach Dr. Stux wechseln die meisten Menschen zwei mal im Leben ihre Körper-Element-Konstitution. Selten bis gar nicht treten nur eine bzw. mehr als zwei der Wandlungsphasen auf. In Hinblick auf die Lebenspraxis sagt Dr. Chang, dass etwa die physiognomischen Typen Erde und Wasser am ehesten zu Übergewicht neigen, dies aber ihr »Normalzustand« sei. Wenn diese sich durch Diät oder Sport eine andere Figur »anquälen«, würden sie weder glücklich noch zufrieden leben, da sie seelisch und körperlich aus dem Gleichgewicht geraten wären. Ebenso ist es für den Holz-Typ »normal«, wenn er sehr hager ist. Den Zustand individueller Normalität oder Ausgeglichenheit zu erhalten, wäre die Grundlage von Gesundheit, Glück, Zufriedenheit und Langlebigkeit.

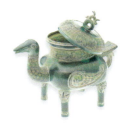

Die fünf Konstitutionen

Elemente	Holz	Feuer	Erde	Metall	Wasser
Körper, Geist, Seele	Die Leber kontrolliert die Seele	Das Herz kontrolliert den Geist	Die Milz kontrolliert die Vorstellungen	Die Lunge kontrolliert das Gemüt	Die Nieren kontrollieren den Willen
Gefühl	Wut	Freude	Schwermut	Kummer	Angst
Hautfarbe	grünlich	rötlich	gelb	hell	dunkel
Kopfform	klein	klein	groß	klein	groß
Gesicht	lang	schmal	rund	kantig	rau
Körperbau	klein, ausgeprägte Muskulatur	muskulös	rundlich, robust	zartgliedrig, dünn	lang, kräftig
Wesen	arbeitet mit dem Kopf	macht sich nichts aus Besitz	gesellig	stark, sensibel	unbestimmt
Merkmale nach dem Neijing im Buch Lingshu	fleißig, arbeitsam, besorgt, höflich, aufgeschlossen, direkt	misstrauisch, sorgenvoll, hastig, ehrlich, aggressiv, oberflächlich, liebt das Schöne	ruhig, hilfsbereit, herzlich, gütig, umgänglich, hingebungsvoll, leidenschaftlich	hektisch, anpassungsfähig, rein, moralisch, genau, detailorientiert	furcht- und respektlos, selbstgefällig, ausweichend, spontan
Merkmale nach Dr. Chang	eigensinnig, dünn und knochig, tiefsinnig, anspruchsvoll, gemächlich, berechenbar	temperamentvoll, nervös, vorwärtsstürmend, anspruchsvoll, sehr gescheit, kreativ, begabt	praktisch, genügsam, dickfellig, geschäftstüchtig, kräftige und straffe Muskulatur	charismatisch, intelligent, anmutig, prägnante Gesichtszüge, selbstsicher, nachsichtig mit sich selbst, egoistisch, oberflächlich	flexibel, unbeständig, gewitzt, kritisch, scheinbar leichtlebig, weiches Gewebe mit Neigung zu Wasserretention
Merkmale nach Dr. Stux	energiegeladen, immer in Bewegung, kräftig ausgeprägte Muskulatur, starker Bewegungsdrang, sportlich, emotional, leidenschaftlich, vital	lebendig, verspielt, leuchtende Augen, tolerant, mitfühlend, herzlich, liebevoll, anziehende Ausstrahlung, freudig erregt	körperorientiert, rundlich, robust, oft gut genährt, genießerisch, gastlich, freundlich, warm, weich	zartgliedrig, dünn, sensibel, differenzierte Wahrnehmung, minuziös, detailorientiert, genau, analytisch denkend, verletzlich, zurückhaltend, schüchtern, kühl, distanziert	kräftige Konstitution, starkes Ich, willensstark, ruhig, langsam, stoisch, wenig in Bewegung

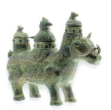

CHINESISCHE DIÄTETIK

In der traditionellen chinesischen Medizin ist die Ernährung eines der acht Glieder der Gesundheit. Nach der Erkenntnis »Was hilft, wirkt auch!« unterscheidet man nicht zwischen Arznei- und Nahrungsmitteln. Die Ernährungslehre entwickelte sich zu einem umfassenden System mit Angaben bezüglich der Temperaturwirkung, der Geschmackswirkung, der Wirkrichtung und dem Bezug der Nahrungsmittel zu den Funktionskreisen. Erst in der Zeit der Tang-Dynastie (618-907) wird die »Ernährungstherapie« (shiliao) ein eigener Bereich. Sie ist eingebunden in das komplexe medizinische System und benötigt bei Erkrankungen eine genaue Diagnose durch einen Arzt oder Therapeuten.

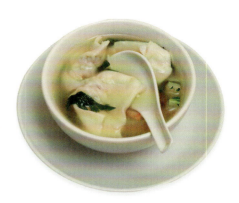

QI - DAS ENERGETISCHE PRINZIP DER NAHRUNG

Während der Verdauung nehmen wir das Qi der Nahrung auf, mit unserem Atem das Qi aus der Luft. In unserem Blut verbinden sich diese beiden Formen des Qi zu unserer Vitalenergie, welche im gesamten Körper zirkuliert.

Qi befindet sich besonders in sonnengereiftem Obst, Gemüse, Getreide, Fleisch von Tieren aus artgerechter Haltung und in natürlichem Quellwasser. Qi bleibt weitgehend erhalten, wenn wir Nahrungsmittel frisch zubereiten, roh essen, schonend garen oder nur kurz anbraten. Qi ist jedoch nur ein Aspekt der Nahrung. Verträglichkeit oder Essgewohnheiten spielen eine wichtige Rolle, wie auch der Gehalt an Nährstoffen, Vitaminen, Mineralien, Spurenelementen und Enzymen. Die Chinesische Diätetik beschreibt, wie die Nahrungsmittel das Qi der einzelnen Funktionskreise beeinflussen. Die Lebendigkeit unser Nahrungsmittel könnte man vielleicht mit dem Verfahren der Biophotonenmessung bewerten – im Alltag ist es leichter, wenn wir unsere Sinne und den »gesunden« Menschenverstand nutzen, um zu erkennen, ob genügend Qi in der Nahrung enthalten ist.

DAS YIN UND YANG DER NAHRUNG

In einem Nahrungsmittel kann sowohl Yin als auch Yang vorherrschen oder sich auf verschiedene Wirkungskomponenten gleichmäßig verteilen. So kann z. B. der Geschmack der Kategorie Yang und die Wirkrichtung oder Temperatur der Kategorie Yin zugeordnet sein. Ebenso differenziert verhält es sich mit den Yin- und Yang-Eigenschaften unseres Körpers. Daher ist es wichtig, welche Eigenschaften der Nahrung wir in Bezug zu denen unseres Körpers im Lichte von Yin und Yang betrachten, wie z. B. die thermische Wirkung eines Nahrungsmittels zu einem bestimmten Organ.

DIE TEMPERATUREIGENSCHAFTEN

Die fünf Stufen der Temperaturwirkung beschreiben, in welchem Grad die Qi-Kräfte eines Nahrungsmittel physiologische Prozesse beschleunigen oder verlangsamen. Wird etwa durch die Zubereitung das Temperaturverhalten zum Kühlen hin verschoben, ist vom »yinisieren« die Rede. Kälte wird durch Kühlen im Eisfach oder mit Hilfe von Eiswürfeln in Getränken erreicht. Kühlend wirkt auch Einlegen in Wasser, quellen oder keimen lassen, Hinzufügen kühlender Kräuter wie Minze oder Konservierungsmethoden wie Einsalzen, in Öl oder Sojasoße einlegen, fermentieren oder gären lassen. Die wärmenden Eigenschaften werden durch Schneiden, Reiben oder Pürieren vor der Zubereitung, Kochen, Garen, Schmoren oder Blanchieren »yangisiert«. Hitze steigert man mit Backen, Braten, Grillen, Frittieren und Zubereitung mit Alkohol. Auch industrielle Bearbeitung verändert die Temperaturwirkung der Nahrung. Während Weizen kühlt, besitzt das gemahlene Mehl eine wärmende Wirkung. Ebenso erhöhen Schälen, Polieren, Raffinieren oder in Essig einlegen die wärmenden Eigenschaften.

SAPOR - DIE FÜNF GESCHMACKSQUALITÄTEN

Was wir auf der Zunge schmecken wird zwar meist dem Sapor entsprechen, kann jedoch auch anders wirken. Die Geschmacksqualität eines Nahrungsmittels können wir verändern, indem wir es zubereiten. Kochen, Braten oder Backen vermehrt süßes Sapor. Kühlen oder Keimen vermehrt salziges Sapor. Im »Gelben Kaiser« heißt es, dass je nach Geschmacksqualität das Qi zu den Organen gelangt: »So fließt das Saure der festen Nahrung zuerst zur Leber, das Bittere der festen Nahrung zuerst zum Herzen, das Süße der festen Nahrung zuerst zur Milz, das Scharfe der festen Nahrung zuerst zu den Lungen und das Salzige der festen Nahrung zuerst zu den Nieren. Hat der Fluss des Qi der flüssigen und festen Nahrung einmal eingesetzt, erwachen auch das eigentliche Nahrungs- und das Abwehrqi erst zu eigentlicher Blüte, so dass Überschüssiges umgewandelt und dann aus dem Körper ausgeschieden wird.«

- Süß - spendet Säfte, stützt, gibt Energie, reguliert, harmonisiert, puffert und wirkt im Funktionskreis Milz.

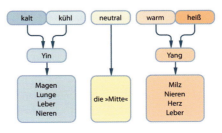

Die thermischen Wirkungen auf die Funktionskreise

- Sauer - zieht zusammen, erhält die Säfte, wirkt rau und stopfend und wirkt im Funktionskreis Leber.
- Salzig - erzeugt, sammelt und hält Säfte, befeuchtet, wirkt senkend, abführend, erweichend und lösend und wirkt im Funktionskreis Niere.
- Bitter - trocknet, wirkt rau, bindet die Säfte, klärt und verdrängt Feuchtigkeit und wirkt im Funktionskreis Herz.
- Scharf - löst, öffnet, aktiviert die Energie, wirkt an der Oberfläche und im Funktionskreis Lunge.
- Neutral - wirkt auf den Funktionskreis Milz.

Die energetische Wirktendenz

Nahrungsmittel können in vier Richtungen wirken: emporhebend, absenkend, an der Oberfläche oder in der Tiefe. Aufsteigend wirkende Nahrungsmittel haben ein schwaches Qi und Temperaturverhalten. Nahrungsmittel, welche an der Oberfläche wirken, sind meist scharf und heiß. Absenkende Nahrungsmittel haben einen schwachen Geschmack zwischen süß und salzig. Nahrungsmittel, welche in der Tiefe wirken, haben einen stark bitteren oder salzigen Sapor und sind meistens kalt bis kühl. Frühlingszwiebeln und Knoblauch wirken z.B. emporhebend, Spinat und Sojabohne absenkend, Zimt und Chilis an der Oberfläche, Krebse und Speisesalz in der Tiefe.

Schwächende Faktoren und ihr Ausgleich

Umweltbedingungen und falsche Ernährung können auch ohne den Weg über die Funktionskreise zu Schwächen und krankhaften Veränderungen im Körper führen. Diese kann man mit passenden Nahrungsmitteln lindern oder mit unpassenden verstärken.

- Hitze, Glut und Sommerhitze

Innere Hitze kann z. B. durch zu stark gewürztes Essen, übermäßigen Alkoholkonsum, äußere Hitze oder als Begleiterscheinung von Entzündungsprozessen entstehen. Unruhe, ein gerötetes Gesicht, vermehrter Durst und Verlangen nach kühlen Getränken, verminderter, dunkler Urin und eine Neigung zu Verstopfung können sich dabei als Symptome zeigen. Steigt die Hitze weiter, wird sie als Glut bezeichnet. Entzündungszeichen wie hohes Fieber, große Unruhe, extremer Durst oder starke Halsschmerzen sind die Folge. Extreme Hitze von außen nennt man »drückende Sommerhitze«. Wer darunter leidet kann sein Unbehagen mit chiligewürztem Fleisch vom Grill zuverlässig steigern. Innere Hitze lindert man mit erfrischenden oder kalt wirkenden Nahrungsmitteln wie z. B. gekochtem Vollkornweizen oder Buchweizen mit Tofu, Mungbohnen oder -sprossen, Spinat, Zucchini und Gurke sowie kühlenden Früchten wie Mandarine, Orange, Melone, Kiwi, Banane oder Ananas.

- Kälte

Kälte kann von außen wirken, meist in Verbindung mit Wind, oder im Körper entstehen. In beiden Fällen werden Qi-Fluss und Stoffwechsel verlangsamt. Das Yang der Nieren wird vermindert und damit auch die emporhebende Kraft des Yang der »Mitte« geschwächt. Langkornreis, Fenchelgemüse, Hühnerfleisch, Zwiebel, Knoblauch, Ingwer und alle scharf wirkenden Gewürze helfen, die »Kälte« auszutreiben.

- Wind

Die Yang-Dynamik des Windes kann durch Zugluft, Klimaanlagen, blähende Nahrung sowie auch Schock und Verletzungen entstehen. Hitze-, Kälte und Feuchtigkeitsstörungen werden durch ihn verstärkt. Sonnenblumenkerne und -öl, Fenchelgemüse, Kokosnuss, Aal, Barsch und Zander, Weintrauben und auch Wein mindern die Belastungen durch »Wind«. Bei der Kombination mit Hitze, Kälte und Feuchtigkeit gelten ergänzend die Empfehlungen für diese Störungen.

- Feuchtigkeit, Schleim

Feuchtigkeit belastet zuerst die Milz. Ist diese geschwächt, können zusätzlich Kälte-Symptome entstehen. Warme Nahrungsmittel mit scharfem oder bitterem Geschmack helfen, die Feuchtigkeit auszuleiten. Empfohlen werden Gerichte mit Sojabohnen oder Mungbohnen mit Knoblauch und Ingwer gewürzt, Lauch als Gemüse sowie Rettich und Löwenzahn als Rohkost. Auch gekochtes Wachtelfleisch, Rindernieren und Karpfen stützen die »Mitte« und leiten Feuchtigkeit aus. Fettes Fleisch sollte man meiden, da es die Feuchtigkeit und Stauungen verstärkt. Auch stark süße Nahrungsmittel mit kaltem oder kühlen Temperaturverhalten vermehren Feuchtigkeit.

- Trockenheit

Eine mangelhafte Versorgung mit »Säften« kann durch trockene Nahrungsmittel, durch eine gestörte Hitze-, Glut- oder Wind-Dynamik oder durch eine Schwäche der »Mitte« entstehen. Trockene, rissige oder schuppige Haut mit Brennen oder Juckreiz, vermehrter Durst und Verstopfung können Anzeichen für »Trockenheit« sein. Hier helfen süße, feuchtigkeitsspendende Nahrungsmittel mit neutralem bis kühlen Temperaturverhalten. Weizen, Sojaprodukte, Milch- und Milchprodukte, Schweinefleisch, Erdnüsse, Spinat und Früchte wie Birne, Melone, Weintrauben, frische Feigen, Mandarine und Pfirsich eignen sich besonders. Alkohol und Tabak sind am besten geeignet, die Trockenheit zu verstärken.

Ernährung für die Funktionskreise

- Die Diätetik der »Mitte« - Milz und Magen

Die »Mitte« ist durch das Erde-Prinzip geprägt. Hier wird die Nahrung aufgenommen und zum ersten Mal umgewandelt. Die Milz sorgt für die Scheidung des »Klaren« vom »Trüben« und erzeugt das »Getreide-Qi«. Sie verhindert, dass Schleim zurückbleibt und dadurch Feuchtigkeit entsteht. Süße und warme Nahrung unterstützt die Milz. Die nach oben gerichteten und wärmenden Kräfte der Milz werden ergänzt durch die kühlenden und absenkenden Kräfte des Magens. Den Funktionskreis Magen kann man durch kühle, saure und absenkende Nahrung stärken. Will man die »Mitte« nicht schwächen, sollte man heiß-kalte Kombinationen wie gegrilltes Fleisch mit Salat eher meiden.

- Die Diätetik der Lunge

Der Funktionskreis Lunge ist dem Element Metall zugeordnet. Innere Hitze-Prozesse, heiße Nahrungsenergie und äußere Hitze führen zu Trockenheit und schwächen das Lungen-Qi. Dies können wir mit kühlen bis kalten Nahrungsmitteln mit saurem Geschmack ausgleichen.

- Die Diätetik der Leber

Der Funktionskreis Leber ist dem Element Holz zugeordnet und kontrolliert den Fluss des Qi nach oben. Zorn, Reizbarkeit, Hitze und Glut sind Zeichen eines gestörten Leber-Qi. Weiterer Ärger schadet der Leber. Öffnende, lösende und erweichende Nahrungsmittel wie Staudensellerie oder Nahrungsmittel mit scharfem Geschmack und von warmer Natur wie Lauch, wirken ausgleichend.

▫ Die Diätetik der Galle

Die Galle ist das ergänzende Hohlorgan zur Leber. Gibt die Galle nicht genug Säfte an den Magen, kann dieser sein Qi nicht ausreichend absenken. Entschlossenheit, Mut und Initiative sind vom Qi der Galle abhängig. Sie kontrolliert den Bewegungsapparat und versorgt die Muskeln und Sehnen mit Qi. Störungen der Leber schwächen auch die Galle. Süße und kühlende Nahrungsmittel wie Buchweizen oder Mungbohnen stützen die Galle.

▫ Die Diätetik der Nieren

Das Element Wasser macht die Nieren zur Basis und Kraftquelle für Geburt, Wachstum, Reproduktion und Entwicklung. Sie fördert Willenskraft, Durchhaltevermögen und Beharrlichkeit. Trockenheit sowie zu große Kälte oder Hitze vermindern ihr Potential. Salziger Geschmack und Kühle stärken die strukturierende Wirkung, scharfer Geschmack und Hitze die Aktivkräfte. Hirsch-, Schaf- und Ziegenfleisch werden besonders empfohlen, um ihre Yangkräfte zu stärken.

▫ Die Diätetik der Blase

Das Qi erhält die Blase von den Nieren. Kälte und Feuchtigkeit schwächen die Nieren und damit die Fähigkeit der Blase, die klaren Säfte auszuscheiden. Daraus können Hitze-Prozesse und Entzündungen entstehen. Neutrale, leicht salzige oder bittere sowie kühle, die Hitze ausleitende Nahrungsmittel stützen die Blase.

▫ Die Diätetik des Herzens

Der Funktionskreis Herz ist mit dem Element Feuer Sinnbild für Aktivität, Extroversion und Dynamik. Er kontrolliert Bewusstsein, Gemüt und mentale Aktivität. Der Yin-Aspekt ist der Schlaf. Können sich die Kräfte des Herzens nicht in das Yin zurückziehen, kommt es zu Ruhelosigkeit, Schlafstörungen und ungezügelter Aktivität. Schweineherz, Kaffee und Kakao helfen das Yang des Herzens zu stärken, indem sie die »Mitte« stützen. Weizen, Hafer und Mungbohnen helfen bei schwachem Yin des Herzens. Dies gilt nicht für Weizenmehl, da es, im Gegensatz zum ganzen Korn, wärmend wirkt.

▫ Die Diätetik der Därme

Die Aufgabe der Därme ist der Transport und die Ausscheidung der nicht verdauten Nahrung. Ist die nach unten gerichtete Kraft des Magens gestört, kann dies zu Verstopfung führen. Hier helfen kühlende oder befeuchtende Nahrungsmittel wie Erdnuss, Sesam, Walnusskerne, Spinat, Amarant, Aubergine und Chinakohl. Auch frische Früchte mit süßem oder säuerlichen Geschmack sowie kühlendem und befeuchtenden Charakter wirken abführend. Hier eignen sich Banane, Apfel, Pflaume, Pfirsich oder Feige. Durchfall ist oft Folge eines geschwächten Yang der Milz. In diesem Fall empfiehlt man Buchweizen, Hirse, Sojabohnen, Chilis, Paprika und Ingwer. Haben Kinder Durchfall, ist geriebener Apfel ein bewährtes Mittel.

Fazit

Im therapeutischen und diagnostischen Bereich finden bereits viele Methoden der TCM weltweit Beachtung und Anerkennung. Für Empfehlungen zur Prävention und Ernährung finden sich etliche hilfreiche Hinweise, jedoch bedarf es in der Regel einer genauen Einschätzung der Zusammenhänge durch einen erfahrenen Arzt oder Therapeuten.

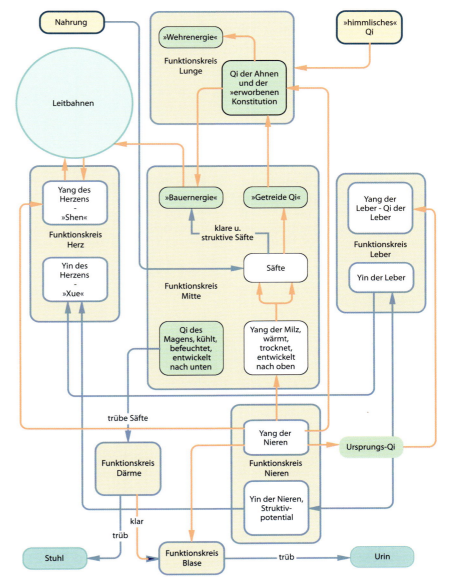

Der Fluss des Qi zwischen den Funktionskreisen

»Anthropopädie«

Auch Luther erkannte, dass der Mensch mehr als nur Brot zum leben braucht und ergänzte im kleinen Katechismus die Zeile »Unser täglich Brot gib uns heute« mit »Alles, was zur Leibes Nahrung und Notdurft gehört, wie Essen, Trinken, Kleider, Schuh, Haus, Hof, Acker, Vieh, Geld, Gut, fromm Gemahl, fromme Kinder, fromm Gesinde, fromme und treue Oberherren, gut Regiment, gut Wetter, Friede, Gesundheit, Zucht, Ehre, gute Freunde, getreue Nachbarn und desgleichen.«

Reicht es jedoch, das richtige Tun oder zu haben? Auch das richtige Maß und der richtige Zeitpunkt oder die Dauer beeinflussen, ob wir weiterhin gesund leben. Es fällt wohl schwer, den statistischen Daten zu entnehmen, wie viel wir wovon essen sollen oder wie wir uns richtig verhalten können. Jeder Mensch hat seinen eigenen Rhythmus und sein eigenes Maß, wie Körper und Umwelt gut zusammen harmonieren. Ziel wäre es daher, unser individuelles Verhalten so zu regulieren, dass wir gesund und leistungsfähig bleiben und Belastungen zu verkraften.

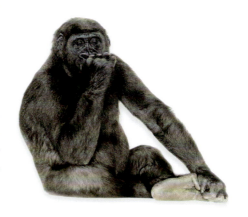

Prävention

Richtig wohl und gesund kann sich jeder Einzelne nur dann fühlen, wenn es ihm »rundum« gut geht. Um das zu erreichen können wir versuchen, vorausschauend alles zu berücksichtigen, was uns schwächen könnte.
Der Handlungshorizont umfasst dabei drei Bereiche:

▫ Primäre Prävention

Primär präventives Handeln erhält und fördert unsere Gesundheit und zielt auf jenen Zustand, bei dem Krankheiten und Risikofaktoren noch nicht in Erscheinung getreten sind.

▫ Sekundäre Prävention

Bei der sekundären Prävention befasse wir uns mit der Beherrschung und Beseitigung von krankheitsauslösenden Faktoren des Körpers oder der Umwelt. Dabei betrachteten wir auch Risikoindikatoren, die messbar und beobachtbar einen Risikofaktor anzeigen (indizieren), ohne selbst etwas zu machen. Wir hören z. B. auf die Empfehlung, mit dem Rauchen aufzuhören, weil eine große Zahl von Patienten mit Bronchitis zu den Rauchern gehören.

▫ Tertiäre Prävention

Gerade wenn im Leben so einiges schief gelaufen ist, was dann zu einer dauerhaften Erkrankung geführt hat, tun wir gut daran, es nicht noch schlimmer kommen zu lassen. Das strategische Konzept, wie wir mit einer Krankheit auf Dauer leben können, bezeichnet man als tertiäre Prävention. Hierunter fallen therapeutisch begleitende oder rehabilitierende Maßnahmen sowie auch Coping-Verfahren, welche den Umgang mit der Krankheit unterstützen.

Wir könnten auch versuchen, mehr auf unsere Stärken zu achten und diese weiter zu verbessern. Körperliche, seelische und geistige Fitness ermöglicht es, Belastungen leichter zu verkraften. Fitness bedeutet in diesem Zusammenhang einzelne Bereiche über das erforderliche Maß zu stärken, so dass diese, wenn nötig, anderer Bereiche stützen oder deren Funktion übernehmen können.

Diaita

Das Wort Diaita stammt aus dem Griechischen und bedeutet Lebensweise. Der Medizinhistoriker Heinrich Schipperges meint, dass uns ein »kultivierter Lebens-

Diaita

»Die antike ›diaita‹ - und daran muß einfach einmal von der Verwurzelung her erinnert werden - hat es mit der Lebensordnung des Menschen im Ganzen zu tun. ›Diaita‹ bedient sich daher der ›physis‹, des natürlichen Wachsens und Gedeihens, und erreicht eben damit den ›nomos‹, das rechte Maß und die Regel, den kultivierten Lebensstil einer verbindlichen Lebensordnung. Das geht nicht ohne ›paideia‹, ohne Weisung und Lenkung, ohne ›arete‹, die Tugend, und ›sophrosyne‹, die Einsicht, nicht ohne Erziehung in jenem geschlossenen Milieu, das die Alten ›kosmos‹ nannten, die so schöne Ordnung eines harmonisch gestimmten Universums. ... Wir wollen einfach nicht mehr wahrhaben, dass die Grundbegriffe um ›diaita‹ alle zusammengehören, nur im Ensemble spielen, im Orchester zur Harmonie kommen. Und es ist kein Zufall, dass aus ›physis‹ die Physik wurde, von ›kosmos‹ die Kosmetik kommt und dass ›paideia‹ zur Pädagogik entarten konnte, zu einer so puppigen Disziplin einer Erziehung, die doch gar nicht zu denken wäre ohne den physischen Grund, ohne das Taugen der Tugend, ohne den Kosmos als ein allgemein verbindliches Bezugssystem.«
(Heinrich Schipperges, »Homo Patiens«, 1985)

stil« und eine »verbindliche Lebensordnung« gut täten. Damit jeder erkennen kann, wie er sich »gesund« verhalten kann, fehle noch eine »Paideia«, das heißt eine Erziehung oder lebensdienliche Anleitung, um die »besten Tugenden« zu fördern. Als Gliederung hierfür empfiehlt Schipperges Galens Regelkreise der Lebensführung. Diese wären überschaubar und hätten sich in unserem Kulturkreis über viele Jahrhunderte bewährt. Auch heute noch seien sie für eine Gliederung aller gesundheitsrelevanten Aspekte geeignet.

In der Übersetzung von Avicennas Kanon der Medizin umfassen die Empfehlungen zu diesen Regelkreisen 86 Seiten. Auch wenn viele neue Aspekte wie Elektrizität, Strahlung, Fast Food usw. hinzugekommen sind, soll in diesem Buch versucht werden, möglichst alle für die heutige Zeit wesentlichen Aspekte zu betrachten, um das Gesamtbild nicht aus den Augen zu verlieren.

Galens Modell der Regelkreise

Galen erweiterte die Lehre von Hippokrates und schuf damit eine solide Basis für die Griechisch-Arabische Medizin. Er unterschied die drei Bereiche Physiologie (res naturales), Pathologie (res contra naturam) und Diätetik (res non naturales). Der Bereich der Diätetik gliedert sich in sechs Bereiche und ist auch Teil der Therapeutik. Bis zur Mitte des 19. Jh. stand dieses Modell in ganz Europa im Mittelpunkt der Empfehlungen für ein gesundes Leben.

- Aer (Licht und Luft)

Dieser Regelkreis umfasst den Lebensraum und seine Gestaltung. Zu ihm gehören Hinweise und Empfehlungen für den kultivierten Umgang mit Licht und Luft. Bereits die Empfehlungen Avicennas zu diesem Regelkreis umfassen in der englischen Übersetzung beachtliche 28 Seiten.

- Cibus et potus (Essen und Trinken)

Dieser Regelkreis umfasst den Bereich der Ernährung. Zu ihm gehören Hinweise und Empfehlungen für ein richtiges Essverhalten und die Beschreibung der Wirkungen von einzelnen Nahrungsmitteln.

- Motus et quies (Bewegung und Ruhe)

Dieser Regelkreis umfasst die Bereiche Bewegung und Ruhe. Zu ihm gehören Hinweise und Empfehlungen zu einem ökologischen Kräftehaushalt und seines Ausgleichs.

- Somnus et vigilia (Schlafen und Wachen)

Dieser Regelkreis umfasst den Bereich Schlafen und Wachen. Zu ihm gehören Hinweise und Empfehlungen für den Alltag und seine Ordnung sowie zum Schlafverhalten.

- Excreta et secreta (Stoffwechsel)

Dieser Regelkreis umfasst die Bereiche Ausscheidungen, Körperpflege und Sexualität. Zu ihm gehören Hinweise und Empfehlungen zu den »menschlichen Bedürfnissen«.

- Affectus animi (Gemütsbewegungen)

Dieser Regelkreis umfasst den Bereich der Gefühle und des Umgangs mit sich selbst. Zu ihm gehören Hinweise und Empfehlungen zum Gefühlsleben und der »Psychohygiene«.

Diaita als Paideia

Hier soll der Begriff einer ganzheitlich orientierten Gesundheitsbildung etabliert werden. Dabei stellt sich die Frage, ob es überhaupt möglich ist, alle die Gesundheit betreffenden Faktoren in einer Zusammenschau zu organisieren? Das ist, wie so oft, eine Frage der Organisation, der Methode. Eine Gesundheitslehre können wir dann ganzheitlich nennen, wenn sie alle in Frage kommenden Lebensbereiche einschließt. Inspiriert von Galens Modell, bilden sechs Bereiche ein Ganzes:

- Aer - Atmospädie
- Cibus et potus - Trophopädie
- Motus et quies - Ökopädie
- Somnus et vigilia - Chronopädie
- Excreta et secreta - Humanopädie
- Affectus animi - Psychopädie

Auf den folgenden Seiten haben Sie die Gelegenheit, ein großes Spektrum der Ihre Gesundheit beeinflussenden Faktoren zu betrachten. Diese Faktoren sind auch die Grundlage für das im letzten Kapitel beschriebene »metaBalance-Modell«.
Die Auflistung kann nicht vollständig sein, gibt jedoch einen guten Überblick darüber, in welchen Bereichen Sie durch eine Änderung des Verhaltens Ihre Gesundheit und Fitness verbessern können.

Das Leben »genießen«

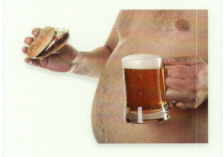

»Wie töricht ist das bekannte Geschwätz von »lieber früher sterben«, dafür aber »das Leben dionysisch genießen«! Sogar hochgebildete akademische Genüßlinge und alle Trinkpoeten machen diese mörderische Dummheit mit. Selbst so manches Genie zerbrach schon elend an der Klippe dieser Torheit. Man vergißt natürlich die dem raffenden Tod vorangehenden langen Qualen, das Krankenlager, die langweiligen und martervollen Kuren, die zerstörten Hoffnungen, die bohrenden Selbstanklagen und die verzweifelten Anläufe gegen die endgültige Hinrichtung. Auch wird der schon erwähnte hohe Wert der Altersreife einfach vergessen und der wirtschaftliche und ideelle Verlust ernteschwerer Jahre für die Gemeinschaft außer acht gelassen. Kurzum, es wird von diesen merkwürdigen Lebenskünstlern alles, aber auch alles vergessen, was wie ein Turm-Palast ihr Bockbier-Zelt an Wert überragt.«
(Otto Buchinger, »Das Heilfasten«, 1935)

Umwelt und Gesundheit

Viele Menschen mögen es, wenn es regnet oder stürmt, andere lieben die sengende Hitze oder klirrende Kälte. Die Sonne stimmt die Menschen fröhlich, die Berge lassen sie staunen und die Weite des Horizonts am Meer beruhigt ihr Gemüt. Beim Gehen bemerken wir die Härte des Betons und Asphalts, die Elastizität des Waldbodens oder die Trägheit des Sandes am Strand.

Nicht nur das, was wir wahrnehmen wirkt auf unser Befinden, unsere Gesundheit und unser Verhalten – die Änderungen des Luftdrucks, elektrische, magnetische oder ultraviolette Strahlung nehmen wir nicht direkt wahr, jedoch spüren wir ihre Folgen.

Lebt jeder von uns eigentlich genau am richtigen Ort? Ist es dem Einen oder Anderen vielleicht doch oft zu feucht, zu trocken, zu warm oder zu kalt? Leiden wir eventuell bereits unter Klimabelastungen durch Föhn, Smog oder den ständigen Schwankungen des Luftdrucks?

Seit tausenden von Jahren sehen die Menschen die Umwelt als wichtige Voraussetzung, welche uns gesund erhält, jedoch auch krank machen kann.

Spiel ohne Grenzen

Die WHO geht davon aus, dass bereits im Jahr 2004 negative Einflüsse der Umwelt zu ungefähr 24 Prozent der Todesfälle weltweit und 17 Prozent der Todesfälle in den Industrienationen geführt haben! Diese Schätzung gilt als konservativ, weil nur für einen Teil der Erkrankungen belegt ist, wie stark die Umwelt ihre Entstehung begünstigt. Seit 1994 können Ärzte sich zum »Umweltmediziner« weiterbilden. Zusammen mit Hygienikern, Sozial- und Arbeitsmedizinern, Ökologen, Klimatologen, Meteorologen, Toxikologen, Soziologen, Physikern und Chemikern untersuchen sie, wie und in welchem Maße die Umwelt die Menschen belastet.

Grenzwerte sollen helfen, vor gesundheitlichen Risiken zu schützen. Viele dieser Werte bleiben nur kurze Zeit aktuell und was heut noch als sicher gilt, sieht man morgen schon als Belastung für die Gesundheit. Jene, die über Grenzwerte entscheiden müssen, haben es da nicht leicht. Niedrigere Grenzwerte müssen wirtschaftlich tragfähig sein und die Kosten sollten nicht weit über denen liegen, welche die augenblicklichen Belastungen durch Krankheit oder Tod verursachen. Würde man zum Beispiel im Automobilbereich Grenzwerte fordern, bei deren Einhaltung niemand zu Schaden kommt, dürften Autos wohl nur 5 Stundenkilometer schnell fahren.

Man kann an Umwelteinflüssen leiden, mit denen die Mehrheit der Bevölkerung keine Probleme hat. Die individuelle Empfindlichkeit oder Wechselwirkungen mit anderen Belastungen können hierfür die Ursache sein.

Prima Klima!

Seit Beginn des 20. Jh. erforschen Bioklimatologen die Wirkungen von Sonneneinstrahlung, Temperatur, Luftfeuchtigkeit und Luftelektrizität auf den menschlichen Körper. Beim Bioklima unterscheiden sie Belastungs-, Schon- und Reizklima. In Ballungs- und Industriegebieten wie im Donau-, Rhein-, Neckar- oder Maintal belasten Schadstoffe und Feinstaub besonders Kinder und ältere Menschen und die Bewohner leiden dort häufiger an Herz-Kreislauf-Erkrankungen sowie nervösen und Störungen und Schlafproblemen. Das Reizklima der Küstengebiete oder Hochgebirge, regt den Kreislauf und den Stoffwechsel an, was auch nicht jedem gleich gut bekommt. Da geht es den Bewohnern der Mittelgebirge besser. Ausgeglichene Temperaturen und Luftfeuchtigkeit sowie Waldgebiete mit hoher Luftreinheit sorgen für eine angenehmes Schonklima. Vielen wird eine ständige Klimabelastung nicht bewusst, weil weil sie kaum je unmittelbar spürbar wird und somit zwischen Leiden und Klima kein direkter kausaler Bezug hergestellt wird. Sport, Entspannungsübungen, ein gelegentlicher Urlaub mit »Luftveränderung« oder gar der Umzug in eine Gegend mit einem zur Konstitution passenden Klima können helfen, die Gesundheit zu bewahren.

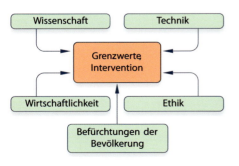

Grenzwerte – ein Kompromiss!

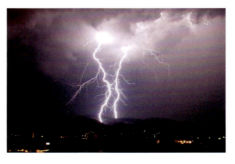

Auch in mehreren hundert Kilometer Entfernung sind sie messbar.

Umwelt und Gesundheit

Föhn

An den windabgekehrten Seiten der Gebirge entstehen warme Fallwinde. Der Terral in in der spanischen Provinz Málaga, der Favonio im Tessin, der Chinook der Rocky Mountains, Puelche und Zonda

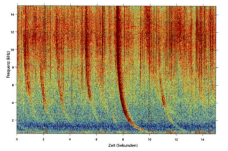

Messprotokoll elektromagnetischer VLF-Wellen

der Anden, der Chanduy in Mexiko, die Santa-Ana-Winde in Südkalifornien wie auch die Föhnwinde der Alpen führen bei vielen Menschen zu Problemen mit der Gesundheit. Zur Föhnkrankheit gehören Symptome wie Herz-Kreislaufprobleme, Reizbarkeit, Kopfschmerzen, Übelkeit oder rasche Ermüdung. Als Verursacher der Beschwerden vermuten die Forscher die große Menge positiver Ionen, welche die Winde mit sich bringen und Sferics, welche schon 2 Tage vor Eintreffen der Föhnwinde die Beschwerden einleiten können.

Sferics

Als Forscher zu Beginn des 20. Jh. die Ursachen für das Knistern und Knacken beim Radioempfang untersuchten, entdeckten sie eine Strahlung im Langwellenbereich unter 100 Hz und nannten sie Atmospherics. Diese Atmosphärische Impuls-Strahlung (AIS) entsteht beim Zusammentreffen von »Ladungswolken« im Wettergeschehen. Bevor ein sichtbarer Blitz entsteht, gibt es eine rhythmische Kette unsichtbarer Vorentladungen. Je nach Wetterlage bildet sich daraus eine sich mit festliegender Frequenz ausbreitende elektromagnetische Raumwelle. Bereits in den 1930er Jahren vermutete der Begründer der Bioklimatologie Carl Dorno einen Zusammenhang zwischen dem Befinden und der Luftelektrizität. In den 1950er Jahren fand der Münchner Biometerologe R. Reiter, dass bei vermehrter Sferics-Aktivität im Münchner Raum die Zahl der Verkehrsunfälle, Betriebsunfälle und Todesfälle stieg. Andere Wissenschaftler fanden enge Zusammenhänge von Sferics mit Kopfschmerzen, Migräne, Epilepsie, Herzinfarkt, Hörsturz, Schlafstörungen und Entzündungsreaktionen. Im Jahr 1997 experimentierten Forscher mit künstlich generierten Sferics. Sie konnten im Elektroenzephalogramm einen Anstieg der Aktivität von Alpha- und Betawellen im Gehirn beobachten. Bei wetterfühligen Personen war die Gehirnwellenaktivität auch noch 20 Minuten nach den Sferics erhöht. Die Art und Weise, wie die Sferics das Befinden beeinflussen, ist noch nicht systematisch erforscht. Jedoch können Yoga, Mediation, Qi Gong oder Biofeedback helfen, die Beschwerden zu lindern oder zu verhindern. Wichtig ist es, erst ein Mal den möglichen Einfluss der Sferics zu erkennen.

Bei Wind und Wetter

In unseren Breiten wechselt das Wetter recht häufig und wetterfühlige Menschen haben damit ihr Problem. Vermutlich entdeckt jeder einige Regelmäßigkeiten, wenn er ein Tagebuch über sein Wohlbefinden führt und mit den jeweiligen Wetterbedingungen vergleicht. Besonders bei rheumatischen Beschwerden, Herz-Kreislauferkrankungen oder hormonellen Umstimmungen wie in den Wechseljahren übersteuert das vegetatives Nervensystem bei dem Versuch, die Körperfunktionen an neue Wetterbedingungen anzupassen. Viele Wetterdienste informieren über das »Biowetter« und die zu erwartenden Wirkungen auf die Gesundheit. Meist bleibt noch genug Zeit, mit entsprechendem Verhalten, angepasster Ernährung, Sport, Yoga oder Meditation die Belastungen auszugleichen und die Situation ohne größere Probleme zu überstehen.

Da muss man sich warm anziehen

Viele Menschen verbringen die meiste Zeit im Büro oder zu Hause und für sie ist das Raumklima daher wichtiger für das Wohlbefinden als das Wetter. Hitzige Typen brauchen eher eine kühle Umgebung für einen klaren Kopf und fröstelnde Typen ein kuscheliges Umfeld für klare Gedanken. Der Unterschied der Raumtemperatur, bei der Menschen sich wohlfühlen, umfasst einen Bereich von mehr als 10 Grad Celsius! Bei Reisen in Gebiete mit grundlegend anderem Klima, muss sich der Körper erst einmal »akklimatisieren«. Diese Anpassung kann 3 bis 14 Tage dauern! Nicht nur die Außentemperatur, auch die Bekleidung, das Bewegungspensum, der Grundumsatz des Stoffwechsels, das Verhältnis von Körpervolumen zur Körperoberfläche sowie die Fähigkeit der Haut die Körpertemperatur durch Schwitzen und stärkere Durchblutung zu regulieren beeinflussen, mit welchem Aufwand die ideale Körpertemperatur von ungefähr 36,8 Grad Celsius gehalten werden kann. Nach der Anschauung von Alternativmedizinern schadet Frieren oder erhöhte Körpertemperatur auf Dauer der Gesundheit. Ständig gleichmäßige Temperaturen, wie beim Aufenthalt in geheizten oder gekühlten Räumen schwächen die körperliche Fitness und die Fähigkeit, sich schnell an wechselnde Temperaturen anzupassen. Da helfen »Abhärtung«, zum Beispiel im kalten Tauchbecken der Sauna oder mit Hilfe von Kaltwasseranwendungen nach Pfarrer Kneipp oder ein Urlaub im rauen Klima der Berge oder an der See.

Da bleibt einem glatt die Luft weg!

Vielen stinkt die Sache schon längst zum Himmel und sie haben die Nase voll davon: Smog und Feinstaub-Belastung lassen

---

Wetterfühlige Gelatine

Bereits 1835 beschichtete der Engländer William Fox Talbot Stahlbleche mit chromierter Gelatine und erhielt damit Druckplatten für den Tiefdruck. Nachfolgend entwickelten viele Erfinder weitere Chromgelatineverfahren, die aber alle ein Problem hatten: die Gelatine war wetterempfindlich! Dies führte bei der Druckproduktion zu großen wirtschaftlichen Verlusten und erst in den 1970er Jahren war eine Lösung in Sicht. Bei der Münchner Firma Bruckmann entdeckte man, dass die Gelatine nicht nur auf Licht, sondern zusammen mit kleinsten Eisenpartikeln auch auf die wetterabhängige elektromagnetische Impulsstrahlung reagiert. Durch die Prozesssteuerung des Ätzvorgangs mit Hilfe von Sferics-Daten gelang es die Ausschussquoten von 30 auf 5 Prozent zu senken. Um nicht weiter vom Wetter abhängig zu sein entwickelte man mechanische und später Laser-Gravurverfahren.

frische Luft an manchen Orten zur Ausnahme werden.

Auf allen Kontinenten der Erde gibt es bereits Regionen oder Städte, in denen aufgrund alarmierender Ozonwerte der automobile Straßenverkehr und der Betrieb ganzer Wirtschaftszweige eigentlich auf Jahre hinaus eingestellt werden müssten. Laut einer WHO-Studie aus dem Jahr 2006 war in 13 italienischen Städten der Feinstaub für 9 Prozent der krankheitsbedingten Todesfälle bei der über 30 Jahre alten Bevölkerung verantwortlich. In Büros belasten Kopierer oder Laserdrucker die Luft und die Gesundheit, weil Feinstaubfilter fehlen oder zu alt sind. Starke Temperaturänderungen in den Geräten und kondensierte Tonerdämpfe sind die Ursache. Alte Geräte sollte man mit einem Feinstaubfilter ergänzen und vorhandene Filter regelmäßig wechseln.

Auch Gerüche und Ausdünstungen von Farben und Lacken können die Gesundheit belasten. Viele erinnern sich vermutlich noch gut an die Fernsehinterviews mit den Opfern und dass sie solche Holzschutzfarben selber gelegentlich verwendet haben. Heute kaufen die meisten nur noch Anstrichmittel, deren Verwendung eindeutig als ungefährlich belegt ist, was bei weitem nicht bei allen, die im Regal stehen der Fall ist.

Bei unbelasteter Außenluft ist das Lüften der beste Weg, um die Luft beim Aufenthalt in Räumen erträglicher zu machen. Zum Lüften empfiehlt es sich, mehrmals täglich für wenige Minuten möglichst viele Fenster zu öffnen und die Luft dadurch schnell auszutauschen. Ständig geöffnete Fenster machen nur im Sommer Sinn, da im Winter die Wände im Fensterbereich auskühlen können, was Energie verschwendet und die Schimmelbildung begünstigt.

Es werde Licht!

Nicht nur die UV-Strahlen in den höheren Lagen der Gebirge belasten die Augen. Visueller Stress entsteht unter Umständen auch durch regelmäßige Streifenmuster, die es so in der Natur nicht gibt. Migräne, Übelkeit, Kopfschmerzen, Schwindel oder Anfälle mit epileptischen Krämpfen waren die Folge einer Zeichentrickserie, die im Dezember 1997 in Japan im Fernsehen lief. Eine vier Sekunden lange Sequenz mit roten, blauen und weißen Lichtblitzen löste die Symptome bei über 700 Personen aus, die meisten davon waren Kinder.

Das Flimmern von Glühlampen nehmen wir nicht wahr, weil sie ihre Helligkeit mit der doppelten Frequenz der Wechselspannung von 50 Hz ändern und damit über der Flimmerverschmelzungsschwelle von 90 Hz liegen. An den Enden von fluoreszierenden Lampen kann das Licht jedoch mit 50 Hz (USA 60 Hz) pulsieren und die Nervenzellen im Gehirn stimulieren und in Gleichschwingung bringen. Dies führt bei einigen Menschen zu Unbehagen und Kopfschmerzen. Bei Arbeitsplatzbeleuchtungen mit Leuchtstoffröhren könnten elektronische Vorschaltgeräte das Flimmern vermeiden. Beschwerden werden meist noch verstärkt, weil beleuchtete Räume und Arbeitsplätze deutlich dunkler sind, als durch große Fenster vom Tageslicht erhellte Räume.

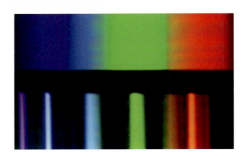

Bei einem Blick durch ein Handspektroskop erkennt man oben das Farbspektrum einer 60 Watt Glühlampe und darunter das einer 11 Watt Energiesparlampe. Hier fehlen viele Farbbereiche und die Intensität einzelner Farben ist deutlich höher oder niedriger als bei dem der Glühlampe oder dem des Sonnenlichts.

Etwas leiser bitte!

Das Rauschen des Windes im Laub der Bäume oder das Brechen der Wellen am Strand geben uns ein Gefühl der Ruhe und Zufriedenheit. Andere Geräusche, die uns bekannt sind und die keine Gefahr bedeuten, kann unser Hörsystem filtern. Manche Menschen empfinden Stille als beunruhigend oder bedrückend.

Was jemand als Lärm empfindet, hängt von vielen Faktoren ab. Dezibel-Werte geben Auskunft über den Schallpegel und sone-Werte über die empfundene Lautstärke, die vom Frequenz-

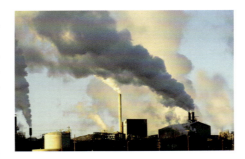

Abgase sind Teil des Umwelt-Klimas

Trisauerstoff – Ozon

Ozon bildet sich in der Luft durch elektrische Entladungen oder unter Einwirkung von UV-Strahlung. Es ist das stärkste Oxidanz, entzündet Alkohol sofort und wirkt sehr giftig. Verwendet wir es unter anderem zur Desinfektion von Wasser und zum Bleichen von Textilien. Unser Geruchssinn kann Ozon bereits bei einer Konzentration 0,01 ppm (parts per million) wahrnehmen. Empfindliche Menschen reizt das Ozon ab einem 1-Stunden Mittelwert von 0,1 ppm (entspricht 0,2 mg/m³). Ein brennendes Gefühl in den Augen, der Nase und im Rachen sowie eine geschwächte Funktion der Lungen sind die Folgen. Bei 0,2 ppm spürt etwa die Hälfte der Bevölkerung eine Wirkung. Die Konzentration kann leiden und es können Brustschmerzen, Kopfschmerzen oder Schwindel auftreten. Bis zum Jahr 2006 galt ein Grenzwert von 0,1 ppm am Arbeitsplatz. Steigen die Ozonwerte der Luft über 0,18 mg/m³ wird darüber in den Medien berichtet, über 0,24 mg/m³ gibt es Verkehrsbeschränkungen. Neuere Studien belegen, dass auch geringste Mengen für einige Menschen ungesund sind, besonders für Kinder. Die Experten einer WHO-Studie aus dem Jahr 2006 empfehlen daher einen maximalen Durchschnitt von 0,035 ppm (0,07 mg/m³) innerhalb von 8 Stunden. Auch dieser Wert könne nicht als sicher gelten und müsse erst durch Studien abgesichert werden. Einige Luft-Reiniger und -Ionisatoren produzieren deutlich mehr Ozon. Diese sollten nur dann verwendet werden, wenn sich niemand im Raum aufhält oder es sollten nur ozonfrei arbeitende Geräte zum Einsatz kommen. Ein Hersteller argumentiert, dass keine spezifischen Fälle bekannt seien, bei denen Ozon-Luftreiniger in Zusammenhang mit irgendwelcher Art von Schäden oder Erkrankungen gebracht wurden. Dies ist vermutlich darauf zurückzuführen dass es schwer ist, dauernde niedrige Belastungen als »alleinige« Ursache für Erkrankungen zu beweisen.

spektrum abhängig ist. Wenn wir unsere Lieblingsmusik hören, darf es ruhig etwas lauter sein. Manch andere Musik würde wir da schon als Lärm oder fürchterlichen Krach empfinden. Nach manchem Diskothekbesuch wundern sich viele, warum alles um einen so leise ist. Das liegt daran, dass die äußeren Haarzellen im Ohr sich gestresst fühlen und »schlapp machen«. Passiert dies öfter, können sie irreparabel degenerieren. Wer Musik mit dem Kopfhörer bei voller Lautstärke länger als fünf Minuten täglich hört, steigert sein Risiko für einen Hörschaden.

Unter Strom stehen!

Die Menschen nutzten die Elektrizität lange bevor Umwelt-Verträglichkeits-Studien üblich waren. Es gab eine rasante Entwicklung seit Thomas Edison 1882 das erste Kraftwerk der USA baute. Der Italiener Marconi nahm im Jahr 1897 die erste Telegrafen-Sendeanlage in Betrieb und heut ist das große Spektrum der nicht-ionisierenden elektromagnetischen Strahlen fast komplett mit den Frequenzen für Radio, Fernsehen, Funk und Telefon belegt.
Bei den ersten Studien über Hochspannungsleitungen in den USA im Jahr 1979 ergab sich ein Zusammenhang zwischen dem Abstand, in dem Personen zu den Leitungen lebten und Leukämieerkrankungen. Seitdem wird in mehreren Ländern dringend empfohlen, dass sich Kinder in ausreichender Entfernung von den Leitungen aufhalten sollen, um das Erkrankungsrisiko zu senken.

Es gibt viele Studien die belegen, dass die Zahl der Erkrankungen und Todesfälle bei Menschen und Tieren steigt, wenn sie elektromagnetischer Strahlung ausgesetzt sind. Da noch nicht ausreichend erforscht ist, wie die Strahlung genau wirkt, werden diese Risiken zunächst nur als Hinweis darauf aufgefasst, dass negative Wirkungen nicht mit Sicherheit ausgeschlossen werden können. Daher empfahlen Experten der WHO im Jahr 2007 Kompromisse beim Risikomanagement zu machen, bis die genaue Wirkungsweise erklärbar sei. Am EMF-Projekt der WHO arbeiten 54 Länder und 8 internationale Organisationen um weiter nach »deutlich erkennbaren Effekten« zu suchen.

Strom kommt aus der Steckdose

Stromkabel in den Wänden erzeugen elektrische Felder, auch wenn kein Gerät in der Steckdose steckt. Bewegte elektrische Ladungen erzeugen magnetische Felder. Schaltet man das Licht ein, so entsteht um das Stromkabel der Lampe ein magnetisches Feld. Magnetische und elektrische Felder können den Körper beeinflussen. Forscher beobachteten bei Ratten, welche in die Nähe von 50/60 Hz Wechselstromfeldern leben, eine verringerte Melatonin-Produktion. Auch weniger Licht am Tage, zum Beispiel bei langem Aufenthalt in Räumen und mehr Licht nach Sonnenuntergang führen dazu, dass der Körper weniger Melatonin produziert, was in Verbindung mit der elektromagnetischen Strahlung die Gefahr erhöht, an Krebs zu erkranken. Daher haben Israel und Norwegen ihre Grenzwerte für Neuinstallationen auf 400 nT (Nanotesla) gesenkt. In der Schweiz liegen sie bei 1000 nT, in Italien bei 3000 nT, in Russland bei 50.000 nT und in Deutschland bei 100.000 nT für die Bevölkerung und entsprechend einer EU-Richtlinie bei 500.000 nT am Arbeitsplatz.

Handy ist trendy

Viele wollen keine Mobilfunkantennen in der Nachbarschaft, obwohl sie das Handy zu Hause benutzen. Bei einer Entfernung zur Sendeanlage von 50 bis 100 Metern ist die Strahlung am größten. Müdigkeit, Reizbarkeit, Kopfschmerzen, Schlafstörungen, depressive Tendenzen, Konzentrationsschwäche, Gedächtnisverlust und Schwindelgefühle treten dort laut einer französischen Studie aus dem Jahr 2002 am häufigsten auf. Besonders Kinder können krank werden, wenn sie langfristig ständiger Strahlung ausgesetzt sind. Die meisten Standorte von Sendeanlagen findet man im Internet unter emf.bundesnetzagentur.de.
Kaum jemand wird behaupten wollen, dass Telefonieren mit Handys völlig risikolos wäre. Die nach sechsjähriger Arbeit im Jahr 2008 präsentierten Ergebnisse des Deutschen Mobilfunkforschungsprogramms konnten jedoch die meisten Kritiker beruhigen.
Besonders für Kinder und Jugendliche gelten weiterhin die Vorsorgeempfehlungen des Bundesamts für Strahlenschutz.

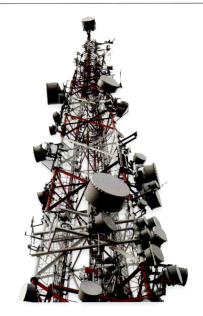

▫ Benutzen Sie wenn möglich ein Festnetztelefon

▫ Fassen Sie sich kurz

▫ Telefonieren Sie nicht bei schlechtem Empfang oder aus Autos ohne Außenantenne

▫ Kaufen Sie möglichst ein strahlungsarmes Handy mit einem SAR-Wert unter 0,6 Watt/kg

▫ Benutzen Sie möglichst einen Kopfhörer oder ein Head-Set

▫ Schreiben Sie besser eine SMS

Umweltbewusstsein

In allen Teilen der Welt haben die Menschen nicht nur aus Habgier, sondern auch aus Neugier, mit Kreativität und Intelligenz und der Hilfe der Wissenschaft ihre Umwelt verändert und zum Problem werden lassen. Hitze, Kälte, Dürre oder Überschwemmung können lokal verursacht sein oder einen globalen Ursprung haben. Globale Katastrophen entstehen nach den Umweltpsychologen Jürgen Hellbrück und Manfred Fischer vor allem dadurch, dass Menschen in Wasser-, Kohlenstoff- oder Stickstoffkreisläufe eingreifen. Viele wissen das, verhalten sich aber genauso wie jene, die nicht an den Einfluss der Menschen auf ihre Umwelt glauben. Beide leben mit »Kognitiver Dissonanz« und ihrer »Logik der Ausreden«. Sie entschuldigen und rechtfertigen ihr Verhalten, indem sie die Verantwortung einfach ablehnen oder behaupten, ihr Handeln wäre notwendig. Die Folgen treffen meist die anderen.

ANTHROPOPÄDIE

Ernährung und Gesundheit

Schon kurz nach der Geburt haben wir Hunger, schreien laut und bekommen etwas in den Mund, an dem wir anfangen zu saugen. Sehr früh erkennen wir, was uns schmeckt und haben gelernt alles andere zurückzuweisen. So entwickeln wir bald unsere ersten Gewohnheiten und Vorlieben. Manche fragen sich erst nach etwa 50.000 Mahlzeiten: »Ernähre ich mich überhaupt gesund?«

In Zeitschriften und Magazinen empfehlen Experten und Ernährungswissenschaftler Diäten, Rohkost, Trennkost, Fett zu vermeiden, Kohlenhydrate zu vermeiden usw. Manche sagen genau das Gegenteil und ein Trend löst den anderen ab. Sollen wir die Werte für die Nährstoffzufuhr beachten und was und wie viel sollten wir essen? Die WHO spricht in ihrem Weltgesundheitsreport 2002 von 2,7 Millionen Menschen die an Krankheiten starben, weil sie zu wenig Obst und Gemüse gegessen haben. Sind wir damit gemeint? Was alles sollten wir beachten, damit die »Chemie stimmt«.

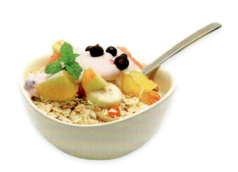

Die Ernährungswissenschaft

Wir möchten in Ruhe das essen, was uns schmeckt, möchten satt werden und möglichst gesund bleiben. Jedoch »Wissenschaftler haben festgestellt...«, »neueste Forschungsergebnisse zeigen...«, »Studien haben ergeben...« wie wir uns »gesund« ernähren sollen. Doch wie viel sind all diese Empfehlungen für jeden Einzelnen wert?

Der bekannte Ernährungsforscher Werner Kollath schrieb: »Die meisten Menschen überschätzen ›die Wissenschaft‹ und die ›Wissenschaftler‹ und ahnen nicht, wie eng die Grenzen des wahrhaften Wissens sind.«

Es gibt auch umfangreiche Erkenntnisse, welche von der etablierten Wissenschaft nicht anerkannt werden. So bilden die Forschungsergebnisse von Prof. Hartmut Heine die Basis für weite Teile der Naturheilkunde und Komplementärmedizin (u. a. der Nachweis der Akupunkturpunkte mit Hilfe des Mikroskops). Seine Forschungen ergänzen auch wichtige Bereiche der Ernährungslehre sowie der Physiologie des Bindegewebes.

Essen und Verdauung

Schon der deutsche Arzt, Hygieniker und Vitalist Hufeland (1762-1836) schrieb: »Wir leben nicht von dem was wir essen, sondern von dem, was wir verdauen!«. Funktioniert die Verdauung jedoch bei allen Menschen gleich? Kann das, was dem Einen bekommt, einem Anderen Bauchschmerzen bereiten? Einig sind sich die Wissenschaftler darin, dass wer ordentlich kaut und in Ruhe isst, die Nahrung besser verdauen kann als jene, die bei der Mahlzeit gestresst oder nervös sind, hastig essen, die Nahrung herunterschlingen, beim Essen rauchen oder viel Alkohol trinken. Eine »Trophopädie« (Ernährungslehre) sollte auch das Wissen um grundlegende Funktionen der Verdauung vermitteln.

Die Verdauung beginnt bereits lange vor dem Essen mit der Produktion der Verdauungssäfte, angeregt durch Gedanken, Gerüche oder den Anblick köstlicher Speisen.

▫ Über Geschmack braucht man nicht streiten!

Das Wesen einer Speise empfinden wir, indem wir schmecken, riechen, empfinden, die Temperatur und Schmerz wahrnehmen, falls einmal zuviel Chilis am Essen waren. Süß, sauer, salzig und bitter sind die Grundqualitäten, welche unsere Zunge unterscheiden kann. Schmeckt etwas süß ist es nahrhaft, giftige Stoffe sind oft bitter und auch wenn wir kein Salz schmecken könnten, wäre unser Leben in Gefahr. Geschmack ist jedoch mehr als eine Kombination von süß, sauer, salzig und bitter. Er wird ergänzt durch Gerüche, Erfahrungen, Eindrücke, Bilder und Erinnerungen. Einige Menschen essen immer das gleiche, jedoch brauchen sie sich nicht zu sorgen, dass ihr Geschmack deswegen abstumpft. Andere wollen immer wieder etwas neues schmecken. Das funktioniert am hinteren Teil der Zunge am besten. Das wissen Weinkenner und spielen mit dem Schluck im Mund, bis er an den entscheidenden Teil der Zunge gelangt, wo Mund- und Nasenhöhle verbunden sind. Von dort können die duftigen und blumigen Aromen des Weins in die Nase aufsteigen. Schlechten Wein (oder schlechtes Essen)

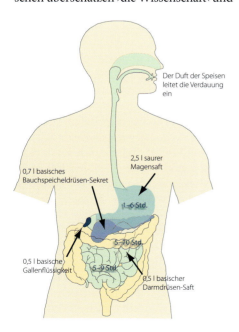

Ernährung und Gesundheit

Verweildauer der Nahrung im Magen

< 30min	Zucker, Fruchtzucker, Honig, Alkohol
30min - 60min	Tee, Kaffee, Buttermilch, süße Getränke
1h - 2h	Milch, Joghurt, Magerquark, weichgekochte Eier, Reis, gekochter Fisch
2h - 3h	gekochte Gemüse, gekochte Kartoffeln, Kompott, Teigwaren, Rührei und Omelette, Bananen
3h - 4h	Schwarzbrot, Käse, rohes Obst, grüner Salat, Huhn und Kalbfleisch, Bratkartoffeln
4h - 5h	Braten, gebratener Fisch, gebratenes Steak oder Schnitzel, Erbsen, Linsen, Bohnen
ungefähr 6h	Speck, Thunfisch in Öl, Peperoni, Fritiertes, Pilze, Schweinebraten oder Koteletten
< 8h	Ölsardinen, Gänsebraten, Terrinen, Sauerkraut, Kohl

Zeit zwischen Essen und Ausscheiden

	Mittel	Min/Max
Faserstoffreich, vegetarisch	42 Std.	20–48 Std.
Gemischt	44 Std.	23–64 Std.
Europäisch	83 Std.	44–144 Std.

behält man besser auf der Zungenspitze und schluckt, wenn nötig, alles so schnell wie möglich runter.

◽ Gut gekaut ist halb verdaut

Zuerst läuft uns »das Wasser im Mund zusammen«. Wir schlürfen, schlecken, lecken, beißen und kauen die Nahrung – manchmal gründlich genug, damit das im Speichel enthaltene Enzym Amylase die Gelegenheit hat, die stärkehaltigen Kohlenhydrate, wie in Brot, Kartoffeln, Reis oder Nudeln enthalten, in einfache Zuckermoleküle zu spalten. Je länger wir kauen, um so besser können wir schmecken und damit unsere Bauchspeicheldrüse unterstützen – bis zur Hälfte ihrer Leistung hängt davon ab, wie gut es uns schmeckt! Der Speichel erleichtert es uns, kleine Mengen per Schluckreflex durch die Speiseröhre in den Magen zu befördern.

◽ Liebe geht durch den Magen

Eine mit Liebe zubereitete Mahlzeit lässt uns schnell alles vergessen, was uns zuvor auf den Magen geschlagen oder sauer aufgestoßen ist. Direkt nach der Mahlzeit wird es im Magen basischer, damit das Magen-Enzym Amylase und die Lipase des Speichels Kohlenhydrate und Fette chemisch aufspalten können. Schon nach wenigen Minuten schickt der Magen die ersten flüssigen Teile des Speisebreis in kleinen Mengen zur Verdauung in den Zwölffingerdarm. War die Mahlzeit fett- und eiweißreich, dauert es 6 Stunden oder auch länger, bis der ganze Inhalt auf dem Weg ist. Rauchen, Alkohol und Stress schwächen die Schleimschicht im Magen, so dass es leichter zu Entzündungen kommen kann. Jeder dritte hat auch noch »Mitbewohner« im Magen, welche entzündliche Prozesse unterstützen. So gibt es bei chronischen Magenbeschwerden mit ziemlicher Sicherheit diese unerwünschten »Besucher«, welche 1982 die australischen Wissenschaftler Robin Warren und Barry Marshall entdeckten und »Helicobacter pylori« tauften. Sie erhielten im Jahr 2005 für ihre Entdeckung den Nobelpreis für Medizin. Werden heute also Gastritis oder Magengeschwüre rechtzeitig erkannt, können gezielt eingesetzte Antibiotika oftmals dabei helfen, schwere operative Eingriffe zu vermeiden. Alternativmediziner oder Heilpraktiker empfehlen hier eine Kombination aus Stärkung des Immunsystems mit Echinacea, Entzündungshemmung mit homöopathischen Komplexmitteln und Produkten, die Lehm und Wismut enthalten und damit die Magen-Darm-Schleimhaut schützen. Auch Kinder bleiben nicht verschont: bei Tests mit Schulanfängern in Leipzig fanden Mitarbeiter des Zentrums für Umweltforschung UFZ bei 7 % der Kinder den Keim. Probleme macht der Magen gelegentlich, wenn die Belegzellen der Magenwand mehr Säure produzieren, als einem lieb ist. Mehr dazu im Abschnitt über das Säure-Basen-Gleichgewicht.

◽ Symbiose - Auf gute Zusammenarbeit!

Im Darm werden die Nährstoffe weiter aufgespalten. Der erste Teil, genannt Zwölffingerdarm, steuert wie viel Galle und Flüssigkeit der Bauchspeicheldrüse benötigt werden. Die von der Leber und in der Gallenblase produzierte Gallenflüssigkeit trennt die Fette in kleine Tröpfchen. Die Enzyme der Bauchspeicheldrüse zerlegen die Eiweiße und Fette und wandeln Stärke zu Glucose und Fructose. Auch der Dünndarm produziert einen Saft, der Enzyme

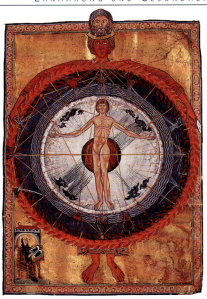

»Wenn der Mensch isst, verteilen die kleinen Gefäße den Geschmack, so wie sie ihn empfinden, durch den ganzen Körper; die inneren Gefäße der Leber, des Herzens und der Lunge aber nehmen vom Magen den gereinigten Saft dieser Speisen auf und leiten ihn auf den Gesamtorganismus weiter; auf diese Weise wird das Blut angereichert und der Körper genährt. Das ist so, wie ein Feuer durch den Blasebalg angefacht wird oder wie durch Wind und Tau das Gras grünt und sproßt. Denn auf die gleiche Weise, wie der Blasebalg das Feuer entfacht und wie Wind und Tau die Gräser sprießen lassen, so bewirken auch die Säfte der Speisen und Getränke, daß das Blut und das Blutwasser (tabes) sowie die Gewebe des Menschen wachsen und gedeihen. Wie aber der Blasebalg nicht das Feuer ist und Wind und Tau keine Gräser, so ist auch weder der Saft der Speisen das Blut selbst noch der Saft der Getränke das Blutwasser; vielmehr wird der Saft der Speisen gemäß der Beschaffenheit des Blutes gefärbt und diesem einverleibt. Auch der Saft der Getränke nimmt seine Farbe an gemäß der Beschaffenheit des Blutwassers und wird so sein Bestandteil. Auf diese Art und Weise bauen beide das Blut zur Flüssigkeit auf und lassen es aufgehen, wie der Sauerteig die ganze Masse des Mehls zu einem Teig aufwühlt; so bleiben sie in ihnen weiterwirkend und werden auf diese Weise mit ihnen vereinigt: mit ihnen und in ihnen vergehen sie somit und werden wirklich verzehrt.«
(Hildegard von Bingen, »Heilkunde«, übersetzt von H. Schipperges)

enthält und verdauen hilft. Bis zu 100 Billionen Darmbakterien mit mehr als 400 verschiedenen Arten helfen fleißig mit. Die Darmwand ist gefaltet, und hat Zotten, die wiederum Mikrozotten auf ihrer Oberfläche haben, welche die Nährstoffe aufnehmen. Durch diese vielen kleinen Zotten ist die Oberfläche der Dünndarmschleimhaut so groß wie ein Fußballfeld. Der Dickdarm entzieht den unverdauten Nahrungsresten Wasser.

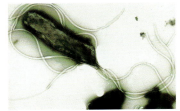

Das Bakterium Helicobacter pylori fühlt sich sogar im Magen wohl!

59

»Wohl bekomms«

Das isst ein Durchschnitts-Europäer im Leben

Rinder	3
Schweine	10
Kälber	2
Schafe	2
Hühner	einige 100
Fische	ca. 2.000
Eier	ca. 10.000
Käse	ca. 1.000 kg
Kartoffeln	ca. 12.700 kg
Mehl/Zucker	ca. 10.160 kg
Brote	ca. 5.000
Butter (Stück)	ca. 6.000
Margarine	ca. 750 kg
Speiseöl	einige 100 l
Torten/Kuchen	ca. 100
Kohlenhydrate	14.000 kg
Fettstoffe	2.500 kg
Eiweißstoffe	2.800 kg
Gesamtenergie	ca. 90 Mill. kcal

(nach Kunsch et al., 2007)

◻ Frei von der Leber weg

Viele der vom Darm über die Pfortader transportierten Nährstoffe werden in der Leber umgewandelt und gespeichert. Sie kann Aminosäuren umwandeln und aus Kohlenhydraten und Fettsäuren mit Hilfe von Stickstoff neue Aminosäuren aufbauen. Ebenso werden dort Fette und Proteine zu Kohlenhydraten umgewandelt. Die Leber ist auch in der Lage aus Kohlenhydraten und Proteinen Fettsäuren herzustellen, die sie speichern und wieder in das Blut abgeben kann. Die Leber übernimmt mehr als 500 Funktionen im Körper.

Hunger!

Bei niedrigem Blutzuckerspiegel und dem Gefühl von Hunger geht auch die Stimmung in den Keller. Wir fühlen uns schlecht, wenn es »nichts Vernünftiges« zu essen gibt und »der Magen knurrt - solche Situationen sind wirklich »nicht nach unserem Geschmack« und wir sind froh, dass wir uns »nur gestresst« fühlen und nicht gleich »die Galle überläuft«. Dann haben wir wieder »Lust auf etwas Leckeres«, »hauen ordentlich rein« und wunden uns, dass wir uns müde, erschöpft und wie benommen fühlen, obwohl wir doch jetzt keinen Hunger mehr haben.

Hunger ist schon eine komplexe Angelegenheit: er wird vom Essrhythmus, von Bildern, Düften, dem Blutzuckerspiegel sowie vom Sättigungsgefühl gesteuert.

Instinkt oder Verstand

Zum Glück hindert uns unser Instinkt daran, unbekannte Nahrungsmittel in nennenswerten Mengen zu essen – sie könnten uns ja nicht bekommen. So schonen wir auch unsere Darmflora, da sie längere Zeit brauchen würde, um sich an die neue Nahrung anzupassen. Die Idee »neue Diäten«, »neue Ernährungsempfehlungen der Wissenschaft« oder das, was gerade »In« ist in unseren Speiseplan mit aufzunehmen ist nicht älter als 120 Jahre. In dieser Zeit gab es wohl die meisten »Ernährungsirrtümer« in der Geschichte der Menschheit. Viele Menschen stellen fest, dass sie Rohkost und Vollkornprodukte nur bedingt verdauen und sich bei rein vegetarischer Kost schnell wieder hungrig fühlen. Erfolgversprechender wäre es, sich einem Ernährungstyp (siehe Tabelle) zuzuordnen um dann die passende Empfehlungen zu finden, den Ernährungsalltag passender zu gestalten. Nur ist es oft ein Problem, wenn

Babykost!

1926 begann Dr. Clara Davis ihr Experiment, bei dem sich 3 Babies ihr Essen selber aussuchen durften. Sechs Monate lang konnten sie wählen ob sie z. B. Milch, Äpfel, Bananen, Orangensaft, Ananasstückchen, Salat, Karotten, Erbsen, Getreide, gegartes Rindfleisch, Lamm, Hühnchen und Fisch oder Eier essen wollten. Dabei aßen die Babys zeitweilig einseitig, änderten ihre Auswahl aber in nicht vorhersagbarer Weise wieder. Alles wurde protokolliert und die enthaltenen Nährstoffe berechnet. Dabei kam heraus, dass die gewählte Diät optimal war um Wachstum, Gewicht, Knochenentwicklung, Muskulatur und Gesundheit sowie Wohlfühlen zu fördern.
(nach Pudel, 1998)

wir uns manchmal unbekümmert, manchmal exklusiv, manchmal kühl rechnend, machmal problembewusst und manchmal einfach »anders« ernähren.

Manch einer glaubt sein Verlangen nach Süßem mit künstlichen Süßstoffen befriedigen zu können. Er folgt dabei einem inneren Druck, der jedoch vom äußeren Sog einer vermeintlichen Befriedigung des Verlangens abgefangen wird.

Am besten wäre es natürlich, wenn wir häufig unseren Instinkten folgen würden und nur gelegentlich überprüfen, ob diese Ernährung auch wirklich zu uns passt. Wenn nicht, müssten wir unsere Instinkte »programmieren«, um auch unbewusst gesund zu essen. Wie das funktionieren kann, wird im letzen Kapitel beschrieben.

Alles zu seiner Zeit

Zu Weihnachten, zu Ostern oder zu besonderen Anlässen ist es vielen egal, ob sie das was sie essen, auch gut verdauen. Lieb-

Was für ein »Ess-Typ« bin ich?

Ernährungspsychologe Volker Pudel	Institut für sozial-ökologische Forschung (ISOE)	Nestlé-Studie 2009	Fit for Fun
Der unbekümmerte Esser	Der fitnessorientierte Ambitionierte	Multi-Optionale	Hektiker
Der Prinzipien-Esser	Der desinteressierte Fast-Fooder	Nestwärmer	kühle Rechner
Der Gesundheitsignorant	Der ernährungsbewusste Anspruchsvolle	Maßlose	Jo-Jo-Diäter
Der dynamische Exklusiv-Esser	Der Billig- und Fleisch-Esser	Problembewusste	Gesundheitsapostel
Der diätbewusste Konflikt-Esser	Der gestresste Alltagsmanager	Gehetzte	Finness-Esser
	Der freudlose Gewohnheitskoch	Idealisten	Frust-Esser
	Der konventionell Gesundheitsorientierte	Leidenschaftslose	Genießer

lingsgerichte würden die meisten von uns nur unter besonderen Umständen stehen lassen. Es gibt jedoch auch Veränderungen bei Auswahl der Nahrung, welche durch einen Verlust der Wertschätzung, der emotionalen Beziehung, des Erkennens der Lebensmittelidentität oder der Beziehung zur Herkunft der Lebensmittel begründet sind. Auch die Jahreszeiten bestimmen die Wirkung der Nahrung. Für eine Ernährung, welche die persönliche Konstitution, das Alter und die Jahreszeiten berücksichtigt, gibt der Ayurveda die wertvollsten Informationen.

Esskultur

Einige Buddhisten und Hindus essen kein Fleisch, Moslems essen kein Schweinefleisch und trinken keinen Alkohol, zahlreiche Christen praktizieren ein »strenges Fasten« vor Ostern, Sikhs essen kein Rindfleisch – viele Menschen beachten die Vorschriften ihrer Religion zum Fasten und zur Ernährung. Auch weltanschaulich-organisierte, regionale, soziale oder politische Gruppen folgen Ernährungsregeln, um das Gefühl der Verbundenheit aller Mitglieder der Gemeinschaft zu stärken. Einigen fällt es leicht, alte Vorschriften zu befolgen, auch wenn es heute dafür kaum eine wissenschaftlich haltbare Begründung gibt. Jedoch führt laut Ernährungswissenschaftlerin Barbara Kühne gerade der Mangel an bindenden religiösen oder traditionellen Ernährungsvorschriften zur Verunsicherung und Fehlernährung. Immerhin bleiben viele bei ihrer Weihnachtsgans, auch wenn sie etwas schwer im Magen liegt. Wenn wir solche Freuden nicht durch gleichwertige ersetzen können, riskieren wir, die meisten Freuden nur noch in der Erinnerung zu finden.

Durst!

Trockenheit in Mund und Kehle kann aus verschiedenen Gründen auftreten auch ohne dass unserem Körper Wasser fehlt. Wir empfinden Durst, wenn wir ungefähr 0,5% unseres Körpergewichts an Wasser verloren haben. Allerdings hören viele mit dem Trinken schon auf, wenn der Flüssigkeitsmangel im Körper noch lange nicht ausgeglichen ist. Da unser Körper das Wasser nur verzögert aufnehmen kann, soll uns dieses Verhalten vermutlich davor schützen, zu viel zu trinken. Auf den Durst können wir uns also nicht immer verlassen.

Das Körpergewicht, der Körperwasseranteil, die Belastung durch Arbeit und Sport, unsere Konstitution, das Klima sowie die Ernährung bestimmen unseren Flüssigkeitsbedarf. Viele Ärzte empfehlen 2 Liter Wasser oder mehr pro Tag zu trinken, was bei dem Einen oder Anderen weit über dem Optimum liegen dürfte. Ernährungsmediziner, Ayurvedaärzte oder der Ärzte der Chinesischen Medizin warnen jedoch davor, mehr zu trinken als nötig wäre, weil dadurch der Körper, besonders die Nieren, unnötig belastet würden. Ein Anzeichen dafür, dass wir zuwenig getrunken haben, kann eine starke Gelbfärbung des Urins sein. Bei intensiver körperlicher Arbeit im gemäßigten Klima verlieren wir etwa 1 bis 1,5 Liter Flüssigkeit pro Stunde! Bei starker sportlicher Anstrengung ist unsere Leistungsfähigkeit bereits gemindert, wenn wir Durst empfinden. Bei extremen Bedingungen oder bei der Einnahme bestimmter

Durchschnitts-Wasserbilanz

Wasserabgabe (ml/Tag)	üblich	möglich	Wasseraufnahme (ml/Tag)	üblich	möglich
Verdunstung über Haut und Atmung	840 - 1000		Wasser der Nahrung	700 - 750	
Urin	760 - 1300	1000 und mehr	Oxidationswasser beim Stoffwechsel	300 - 320	1000 und mehr
Kot	100 - 200		Trinkwasser	630 - 1500	
übliches Minimum	1700 - 2500		übliches Minimum	1700 - 2500	

(nach Rehner, 2010 und Hamml., 2003)

Was passiert, wenn wir zu wenig trinken? Die linke Achse zeigt den Wassermangel (die Dehydrierungsrate) in % an.

- 0,00% Durstgefühl
- -2,00% verminderte Leistungsfähigkeit, Mundtrockenheit
- -4,00% verminderte Harnproduktion, beschleunigter Puls, erhöhte Temperatur
- -6,00% Übelkeit
- -8,00% Schwindelgefühl, Muskelkrämpfe
- -10,00% Verwirrtheit
- -12,00% Kreislaufkollaps

Der kleine Prinz ist durstig!

»Er handelt mit höchst wirksamen durststillenden Pillen. Man schluckt jede Woche eine und spürt überhaupt kein Bedürfnis mehr zu trinken ...
›Warum verkaufst du sie?‹ fragte der kleine Prinz
›Das ist eine große Zeitersparnis‹, sagte der Händler. ›Die Sachverständigen haben Berechnungen angestellt. Man spart dreiundfünfzig Minuten in der Woche.‹
›Und was macht man mit diesen dreiundfünfzig Minuten?‹
›Man macht damit was man will.‹
›Wenn ich dreiundfünfzig Minuten übrig hätte‹, sagte der kleine Prinz, ›würde ich ganz gemächlich zu einem Brunnen gehen.‹«
(Antoine de Saint-Exupéry »Der kleine Prinz«, Heyne 1988)

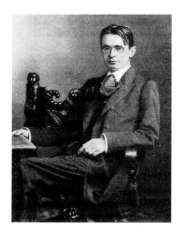

»So gehen ja auch bei gewissen Völkern, die vorzugsweise pflanzliche Nahrung nehmen, die Anlagen mehr zum Spirituellen, während andere Völker mehr Tapferkeit, Mut, Kühnheit entwickeln, die ja auch zum Leben nötig sind. Diese Dinge sind ohne persönliches Element nicht zu denken, und dieses ist nicht möglich ohne tierische Nahrung. ... Gewisse Kräfte wandeln sich von materiellen in geistige um. Werden sie aber nicht verwendet, so wirken sie nachteilig und können sogar die Gehirntätigkeit beeinträchtigen. Wer sich nicht anders beschäftigt als etwa ein Bankier oder ein gewöhnlicher Stubengelehrter, kann sich dabei sehr schädigen, falls er nicht spirituelle Vorstellungen aufnimmt durch jene Kräfte, die durch seine vegetarische Lebensweise aufgespart werden. So muss der Vegetarier auch zugleich zu einem spirituellen Leben übergehen, sonst soll er lieber Fleischesser bleiben, sein Gedächtnis könnte Störungen erleiden, gewisse Gehirnpartien könnten geschädigt werden und so weiter. Es genügt nicht, sich von Früchten zu ernähren, damit einem die höchsten Gebiete des geistigen Lebens erschlossen werden.«
(Rudolf Steiner, aus Naturgrundlagen der Ernährung)

»Die Pflanzennahrung ist eine solche, dass sie in dem Organismus jene Kräfte rege macht, welche den Menschen in eine Art kosmische Verbindung bringen mit dem ganzen planetarischen System. Das, was der Mensch zu vollbringen hat, wenn er die Pflanzennahrung in seinem eigenen Organismus weiterverarbeitet, das regt Kräfte an, die im ganzen Sonnensystem enthalten sind, so dass der Mensch in seiner physischen Hülle ein Anteilnehmer an den Kräften des ganzen Sonnensystems wird, also sich ihnen nicht fremd macht, sich aus ihnen nicht herausreißt.«
(Rudolf Steiner, aus »Ernährung und Bewusstsein«)

Medikamente wäre es daher besser etwas »über den Durst« zu trinken.

Trinkkultur

Im Ayurveda heißt es »Iss, bis dein Magen 1/3 gefüllt ist, trinke bis zum zweiten Drittel und lass ein Drittel für Gott.« Während der Mahlzeit werden nur Lassi (Yoghurt mit Wasser) oder Wasser empfohlen. Nach dem Essen könne man auch andere Getränke wählen, jedoch würden Alkohol und Kaffee zu Übersäuerung führen.

Ernährungsformen

Es ist erstaunlich, wie oft sich die Empfehlungen der Ernährungswissenschaftler und -Experten widersprechen.

Studien zu Ernährungsformen leiden unter mehreren Voraussetzungen, meint der Chefarzt der Inneren Abteilung der Habichtswald-Klinik Kassel, Dr. Volker Schmiedel. Viele wurden nie gemacht, weil wenig wirtschaftliches Interesse besteht, die Wirksamkeit einer gesunden Ernährung nachzuweisen. Klinische Studien scheitern oft an der Anzahl der Versuchspersonen oder daran, dass unrealistische Mengen eines Nahrungsmittels gegessen werden mussten, um signifikante Unterschiede zur Kontrollgruppe festzustellen. Bei epidemiologischen Studien sieht er den Nachteil darin, dass sich die untersuchten Gruppen bezüglich nicht studienrelevanter Eigenschaften wie Rauchen, Alkohol, Bildung, Bewegung usw. unterscheiden.

Vermutlich tun wir gut daran, wissenschaftlich begründeten »Ernährungsempfehlungen« mit der gleichen Vorsicht zu begegnen, wie den anderen, ohne »besonderen Nachweis«.

Manch einer mag vielleicht auch gleich Paracelsus Rat folgen: »Eine Diät besteht höchstens in der Vermeidung dessen, was einem nicht schmeckt. ... wenn der Arzt gut ist, schadet es nicht, wenn eine ganze Sau im Kranken steckt, weil die Arznei mächtiger ist.«

»Fleischeslust« oder Vegetarismus

Ob Fleisch ein Stück Lebenskraft bedeutet oder ob Vegetarier gesünder leben ist eine Frage, über die Wissenschaftler gerne streiten. Unsere Gesundheit wird jedoch von vielen Aspekten bestimmt, welche auch mit der Ernährung in Wechselwirkung stehen. Ohne Zweifel kann sich jeder Mensch sowohl mit, als auch ohne Fleisch gesund ernähren!

Bei Schwäche oder Krankheitssymptomen wird im Regelfall in der ayurvedischen, chinesischen wie auch griechisch-arabischen Diätetik eine Ernährung mit Fleisch empfohlen.

Eine Ernährung mit sehr viel Eiweiß und Fleisch kann bei vielen Menschen zu einem erhöhten Risiko für Erkrankungen führen. Dies scheint jedoch von der persönlichen Konstitution abhängig zu sein.

Eine besondere vegetarischen Ernährungsform ist die Rohkost. Hierzu schreibt Rudolf Steiner: »Sie wissen ja, in der neueren Zeit sind allerlei Narrheiten gekommen, besonders in Bezug auf die Ernährung. Die Narrheiten sind ja heute eigentlich Mode. Da gibt es ›Rohköstler‹, die wollen überhaupt nichts mehr kochen, die wollen durchaus alles bloß roh essen. - Nun, natürlich, aus was kommt so etwas? Weil die Leute aus der materialistischen Wissenschaft nicht mehr wissen, wie die Sachen sind, und eine geistige Wissenschaft wollen sie nicht kennenlernen. Daher denken sie sich etwas aus. Die ganze Rohköstlerei ist nichts als eine Phantasterei. Eine Zeitlang kann man schon, weil der Körper starke Kräfte aufwenden muss, ich möchte sagen, den Körper aufpeitschen, wenn man bloß Rohkost benützt; aber um so mehr fällt er dann zusammen.«

Abnehmprogramme mit überwiegend fleisch- und eiweißreicher Kost können eine latente Azidose zu einer ordentlichen Übersäuerung werden lassen und somit eine Verschlackung des Bindegewebes begünstigen sowie Entzündungsprozesse fördern. Unsere Entscheidungen sollten wir nur unter Abwägung aller für die Gesundheit förderlichen Faktoren treffen – dazu gehört bei der Ernährung besonders die Freude am Essen!

Vollwert gleich wertvoll?

Die Vollwertkost ist das Ergebnis der Arbeit des Ernährungsforschers Werner Kollath (1892-1970). Die Grundidee seines Buches »Die Ordnung unserer Nahrung« war: »Lasst unsere Nahrung so natürlich wie möglich.« Damit wäre die Wahrscheinlichkeit am größten, dass alle für Leben, Gesundheit und Wohlbefinden notwendigen Inhaltsstoffe noch in vollem Umfang enthalten sind. Ende der 70er Jahre entwickelten Claus Leitzmann, Karl von Koerber und Thomas Männle daraus das Konzept der Vollwerternährung. Die von ihnen formulierten Grundsätze lauten:

- Bevorzugung pflanzlicher Lebensmittel (überwiegend laktovegetabile Ernährungsweise)
- Bevorzugung gering verarbeiteter Lebensmittel (Lebensmittel so natürlich wie möglich)
- Reichlicher Verzehr unerhitzter Frischkost (etwa die Hälfte der Nahrungsmenge)
- Zubereitung genussvoller Speisen aus frischen Lebensmitteln, schonend und mit wenig Fett
- Vermeidung von Nahrungsmitteln mit Zusatzstoffen
- Vermeidung von Nahrungsmitteln aus bestimmten Technologien (wie Gentechnik, Food Design, Lebensmittelbestrahlung)

- Möglichst ausschließliche Verwendung von Erzeugnissen aus anerkannt ökologischer Landwirtschaft (nah den Rahmenrichtlinien der AGÖL bzw. IFOAM)
- Bevorzugung von Erzeugnissen aus regionaler Herkunft und entsprechend der Jahreszeit
- Bevorzugung unverpackter oder umweltschonend verpackter Lebensmittel
- Vermeidung bzw. Verminderung der allgemeinen Schadstoffemission und dadurch der Schadstoffaufahme durch Verwendung umweltverträglicher Produkte und Technologien
- Verminderung von Veredelungsverlusten durch geringeren Verzehr tierischer Lebensmittel
- Bevorzugung landwirtschaftlicher Erzeugnisse, die unter sozial verträglichen Bedingungen erzeugt, verarbeitet und vermarktet werden (u.a. fairer Handel mit Entwicklungsländern)

Das sind viele Ideen, welche uns ein gesünderes Leben in Aussicht stellen, deren Umsetzung jedoch von vielen Menschen radikale Änderungen erfordern. Somit sind es gute Anregungen für eine Umstellung der Ernährung, jedoch nicht für jeden ein schlüssiges Gesamtkonzept, welches alle individuellen Eigenschaften und Bedürfnisse berücksichtigt.

Spezialkost! - Ernährung nach »besonderen« Regeln

Mit viel Fantasie entstehen immer wieder neue Ideen für eine »gesunde Ernährung«. Einige dieser besonderen Ernährungsformen mögen interessant sein, jedoch müssen Sie selbst entscheiden, ob Ihre Verdauungskraft diesen Empfehlungen standhalten kann und ob Sie am Ende wirklich gesünder leben.

- Ernährung nach den Blutgruppen

Im Buch »Die Blutgruppendiät« von Wagner und Liebke heißt es, dass die Erfahrungen von Ärzten und Patienten die Annahmen in vielen Fällen bestätigen, es jedoch keine plausiblen Erklärungen dafür gibt. Insbesondere Verklumpungen im Blut durch Lektine konnten bisher nicht beobachtet oder bewiesen werden. Schädliche Wirkungen könnten von Lektinen aus Weizen, Kartoffeln, Tomaten, Soja und Erdnüssen ausgehen, sind jedoch laut Studien nicht unausweichlich, sondern an gewisse negative Grundbedingungen wie z. B. Stress gebunden. Deshalb sei es nicht notwendig, die Ernährungsvorschriften übermäßig streng einzuhalten und wenn man sich fit und gesund fühlt, bestünde kein Anlass, die Ernährung umzustellen. Interessierte finden Angaben zu den Blutgruppen-Empfehlungen bei den Nahrungsmittelportraits ab S. 136.

- Kinesiologische Ernährung

Kim da Silvas »organ-energetisch« sinnvolle und »allergologisch richtige« Ernährung soll unsere Energiebahnen in der Balance halten und die Hirnhälften »miteinander integrieren«. Nahrungsmittel, Kunst, Musik, Kleidung oder Farben sollten dem Energiebild des Allergikers angeglichen sein. Falls wir sagen würden »Alles, was mir schmeckt, esse ich!« wären wir vermutlich hochgradige Allergiker, da Allergiker die Allergie ernähren und nicht den Körper. Innere Freiheit und innerer Reichtum sollen uns auf viele Dinge verzichten lassen, die wir mögen wie z.B. Kaffee, Kuchen oder Schokolade. Ein reichhaltiges Frühstück mit Müsli, Ei, Brot, Butter, Wurst, Käse und Marmelade sei nicht zu verdauen und ich würden uns gestresst in den Tag geleiten, weil wir uns nicht nach unserer »Organ-Uhr« richten. Wir hätten viel begriffen, wenn uns bewusst wäre, dass die Nahrungsaufnahme der Einnahme von Medikamenten gleichkommt. Weiter empfiehlt da Silva, ganz auf Milch und Milchprodukte zu verzichten. Im Buch »Kinesiologische Ernährung« sind sie jedoch in 35 von 55 Rezepten enthalten.

- Trennkost

Dr. William Howard Hay wurde 1866 in Pennsylvania (USA) geboren. Um 1907 litt er an einer Nierenerkrankung, Bluthochdruck und erweitertem Herz. Er behandelte sich selbst mit »gesünderem« Essen. 1911 glaubte er mit seiner entwickelten Diätmethode einen Weg zur Behandlung von Diabetes gefunden zu haben. Hay empfahl Eiweiß und Kohlenhydrate nur in getrennten Mahlzeiten zu sich zu nehmen. Er wusste noch nichts vom Kochsalzkreislauf oder den genauen Abläufen der Verdauung. Er vergaß auch, dass unsere erste Nahrung, die Muttermilch, Eiweiß und Kohlenhydrate in fast gleicher Konzentration enthält. Heute ist es klar, dass Eiweiß im Magen nur vorverdaut wird und erst später im

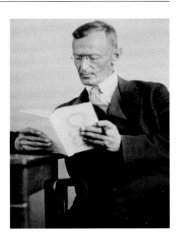

»Der Mann, der einmal entdeckt hat wie gut ein Glas Wein schmeckt, kann unter Umständen zum Trinker werden, indem er das Glas Wein zum Sinn und Mittelpunkt seines Lebens macht. Oder der Mann, der einmal entdeckt hat, wie gesund und erfrischend rohe Gemüse schmecken können, kann unter Umständen darüber zum Berufs-Rohköstler und Gesundheitsfanatiker werden. Auch dies sind harmlose Spezialitäten der Verrücktheit und sie beweisen nichts gegen die Güte des Weines und gegen die Bekömmlichkeit des Salate. Das Richtige, so scheint uns, wäre, sowohl dem Glas Wein wie dem rohen Gemüse, jeh und jeh seine Anerkennung darzubringen, sie aber nicht zur Achse werden zu lassen, um die sich unser Leben dreht.«
(Hermann Hesse, »Späte Prosa«, 1987)

Darm vom Enzym Trypsin der Bauchspeicheldrüse zu den Aminosäuren abgebaut wird. Seine Diät hat positive Wirkungen bei einigen Menschen und Krankheiten, weil man sich »bewusst« und mit einem ausgeglichenen Säure-Basen-Verhältnis ernährt. Die Empfehlung weniger Eiweiß zu essen und dies auf die Mittagsmahlzeit zu beschränken, gibt dem Körper Zeit sich wirksam zu entsäuern. Den Rat auf getrocknete Hülsenfrüchte zu verzichten kann man heute als Irrtum betrachten und er ist für viele, die sich daran halten eher von Nachteil. Da wir bei der Trennkost Eiweiß und Kohlenhydrate trennen sollen, müssten sich die meisten ihre Ernährung radikal umstellen. Die dafür notwendige rigide Kontrolle könnte zu einem gestörten Essverhalten und vor allem »Unzufriedenheit« führen. Außerdem wird der Eindruck vermittelt, dass es bei einer »normalen« Ernährung zu gesundheitlichen Störungen käme. Das Ernährungsprogramm »fit for life« des amerikanischen Ehepaars Diamond basiert auf der Trennkost-Idee. Auch dieses wird von führenden Ernährungswissenschaftlern kritisiert und die Deutsche Gesellschaft für Ernährung (DGE) warnt vor dieser Anleitung zur »lebenslangen Fehlernährung«.

Die Idee beim »Schlank im Schlaf« Konzept abends auf Kohlenhydrate zu verzichten, hat andere Gründe.

Ernährung und Übergewicht

Auf die Frage, ab welchem Gewicht jemand übergewichtig ist, gibt es nur eine plausible Antwort und zwar, wenn das Übergewicht auf Dauer zu gesundheitlichen Problemen führt. Der Body-Mass-Index gibt hierfür eine Wahrscheinlichkeit an, wobei man mit einem BMI von 23 jedoch auch zu viel wiegen kann und manch Hawaiianer mit einem BMI von 32 durchaus gesund lebt. Hormon-Imbalancen, emotionale Probleme, Anhaftung, Verlust des Selbstwertgefühls oder Unsicherheit können dazu führen, über längere Zeit zu viel zu essen. Eine schlechte Verdauung kann auch zu Übergewicht führen, da wichtige Vitalstoffe nicht aufgenommen werden und der Körper nach weiterer Nahrung verlangt. Ein Teufelskreis von Essen, Überessen verbunden mit zu geringer Vitalstoffaufnahme beginnt.

Bei Zwillingspaaren scheint die gemeinsame Erbinformation mehr zum Übergewicht beizutragen als Umwelteinflüsse. Dies ergaben Untersuchungen des amerikanischen Nationalen Gesundheitsministeriums an 400 Zwillingspaaren über einen Zeitraum von 43 Jahren. Eine »multifaktorielle Vererbung mit Schwellwerteffekt« bestimmt demnach, wie unser Körper mit den Nährstoffen umgeht.

Nach der Ayurvedalehre haben Menschen mit dem Kapha-Dosha von Geburt an eine Disposition für Übergewicht und es gibt entsprechende Empfehlungen für die Ernährung und das Verhalten. In der modernen Wissenschaft sucht man das »Dickmacher-Gen« um dann geeignete Waffen zu entwickeln, es auszutricksen. Aber selbst wenn Wissenschaftler die »Wunderpille« fänden, wären die Menschen vermutlich dazu bereit, so viel mehr zu essen, dass stärkere »Waffen« entwickelt werden müssten.

▫ Hunger macht dick!

Rigide Diäten führen häufig dazu, dass der Körper seinen Energieverbrauch senkt, also zum Gegenteil dessen, was jemand anstrebt, um abzunehmen. Der durch Hunger veränderte Hormonhaushalt verringert den Grundumsatz durch eine verringerte Thermogenese und dadurch, dass Muskelmasse abgebaut wird. Isst man dann soviel, wie ein »normaler Dünner«, nimmt man deutlich zu. Eine lebenslange »Dauerdiät« oder »fit statt fett« sind die Alternativen.

▫ Wider die Kohlenhydrate mit GLYX, Logi & Co

Bereits in den 1930er Jahren entdeckten Wissenschaftler die Wirkung von Kohlenhydraten auf den Blutzuckerspiegel. 1981 wurde dann der Glykämische Index definiert, welcher die Wirkung auf den Blutzuckerspiegel im Verhältnis zu Glukose angibt. Der Franzose Michael Montignac entwickelte im Jahr 1987 daraus seine »Ich esse, also nehme ich ab« Diät. In den ersten 10 Jahren wurde dieses Buch mehr als fünf Millionen Mal gekauft. Bekannt war allerdings, dass viele gute Lebensmittel wie Möhren einen hohen Glykämischen Index haben, bei einer normalen Portion jedoch den Blutzuckerspiegel nur gering beeinflussen. Erst im Jahr 1997 wurde dies mit der Glykämischer Last berücksichtigt. Nahrungsmittel mit gleicher Glykämischen Last können jedoch den Insulinspiegel unterschiedlich stark ansteigen lassen. Auch Eiweißhaltige Nahrungsmittel sind dazu in der Lage. Zum Insulinindex gibt es zur Zeit nur einen Datenbestand von ca. 20 üblichen Nahrungsmitteln. Zubereitungsmethoden, Stoffwechsellage und die Kombination von Nahrungsmitteln verändern auch die Insulinreaktion, so dass unterm Strich kaum sichere Aussagen getroffen werden können!

Wenn wir genau hinschauen, gründen sich die Theorien und Argumente populärer Low-Carb-Diäten auf schlecht kontrollierte Studien ohne Peer-Review, Anekdoten und nicht-wissenschaftliche Rhetorik.

Auf Kohlenhydrate zu verzichten birgt Risiken für eine Unterversorgung an bestimmten Nähr- und Vitalstoffen, eine Übersäuerung durch eine hohe Eiweißaufnahme und die Gefahr mehr Fett zu essen, als nötig.

Abnehmen mit Ayurveda

Im Ayurveda gelten zu häufiges Essen, Überessen, Nahrungsmittel mit schwerer oder kalter Wirkung, langes Schlafen und Bewegungsmangel als Gründe für Übergewicht. Durch äußere Umstände oder

---

Gezügeltes Essverhalten!

Wer weniger auf seinen Hunger achtet und bewusst weniger isst, um das gegenwärtige Gewicht zu halten, »zügelt« sein Verhalten. Das kann in einer »Lernphase« sinnvoll sein. Es steigert jedoch auf Dauer die Gefahr für ein »Alles-oder-Nichts-Denken« welches Heißhungeranfälle, Süßhunger oder Essattacken begünstigt.

In einem Experiment erhielt die erste Gruppe einen Milchshake, die zweite zwei und die dritte keinen. Danach durften die Versuchspersonen so viel Eiscreme probieren, wie sie wollten. Die wenig gezügelten Esser aßen um so weniger Eiscreme, je mehr Milchshakes sie getrunken hatten. Jene die sich als »stark gezügelte Esser« einschätzten und vorher einen oder zwei Milchshakes tranken, aßen deutlich mehr Eiscreme, als die anderen.

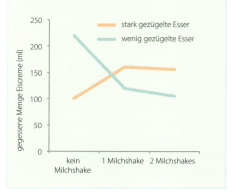

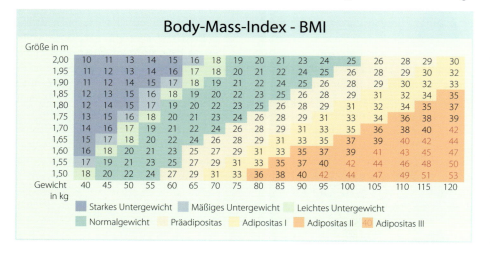

falsche Verhaltensweise kann auch ein anderes Dosha als das Grundprofil gestört sein.

Um abzunehmen sollen die Verdauung und der Stoffwechsel mit Kräutern und Gewürzen stimuliert werden. Die Ausscheidung kann man mit indischen Flohsamenschalen, ballaststoffreicher Nahrung und dem Ayurvedapräparat Triphala erleichtern. Eine Ernährung, welche das gestörte Dosha besänftigt wird empfohlen.

- Abnehmen bei einer Vata-Störung - Luft-Imbalance

Die Dynamik des Luft-Elements kann dazu verleiten unregelmäßig zu essen, Süßes zu bevorzugen um die Nerven zu beruhigen oder zu essen, um ein Gefühl von Sicherheit zu erlangen.

Gewürze wie Fenchel, Kardamom, Kreuzkümmel, Muskatnuss und Ingwer sowie Rosmarinblätter, Salbei, Thymian, Estragon und Majoran besänftigen das Luft-Element. Vollkornprodukte und stärkehaltige Gemüse wie Süßkartoffel und Pastinake erleichtern die Verdauung. Zucker und scharfe Gewürze sollten gemieden werden. Die Ayurvedapräparate Brahmi und Ashwagandha beruhigen den Geist, Guggul reinigt und wärmt den Körper.

- Abnehmen bei einer Vata-Kapha-Störung - Luft-Wasser-Imbalance

Die Kombination von Luft und Wasser begünstigt einen nervösen Geist und mindert die Verdauungskraft. Zu beachten sind hier die Empfehlungen für die Luft- und die Wasser-Imbalance.

- Abnehmen bei einer Pitta-Störung - Feuer-Imbalance

Die Dynamik des Feuer-Elements stärkt den Appetit und kann daher leicht dazu führen, regelmäßig mehr zu essen, als nötig.

Empfohlen wird, Fleisch, Fisch, ölige und fettige Speisen sowie Zucker und Süßigkeiten zu meiden. Salate, grüne und bittere Gemüse helfen beim Abnehmen und mindern den Süßhunger. Aloe Vera, Gelbwurz fördern die Verdauung.

- Abnehmen bei einer Kapha-Störung - Wasser-Imbalance

Die Dynamik des Wasser-Elements führt zu einem langsamen Stoffwechsel und begünstigt dadurch ständigen Hunger. Kommt das Wasser-Element aus dem Gleichgewicht, kann dies auch Folgen für den Hormonhaushalt haben. Dies kann zu Wasser- und Fettansammlungen führen sowie die Bauchspeicheldrüse und die Nieren schwächen.

Empfohlen wird hier, den Verzehr von Zucker, Salz, Ölen und Fetten, Milchprodukten, süßen Früchten, Weißmehlerzeugnissen, Kuchen, Fleisch, Fisch sowie kalten Getränken zu reduzieren. Frische Sprossen und Gewürze wie Pfeffer, Ingwer, Chili und Gelbwurz verbessern die Verdauung. Die Mahlzeiten sollten zwischen 10 Uhr am Vormittag und 6 Uhr Abends geplant werden. Bei ausreichend guter Gesundheit kann eine Fastenkur den Stoffwechsel stärken. Weniger schlafen, keine Nickerchen und mehr Bewegung reduzieren die Imbalance des Wasser-Elements.

Ernährungsroulette - Diäten

Es scheint vielen »Experten« leicht zu fallen, die Ernährungsgewohnheiten anderer zu kritisieren und ein »Umdenken« zu fordern. Wir sollen nur noch das essen, wovon sie glauben, dass es uns gut tut.

Haben diese »Experten« vergessen, dass wir einzigartig sind, in einer individuellen Umgebung leben, arbeiten und uns individuell verhalten?

Schlankheitsdiäten, Rohkostdiät, Kartoffeldiät usw. werden sicher ihre Anhänger finden, so wie es Menschen gibt, die gerne nach Afrika reisen oder andere lieber in die Arktis. Wenn solche Ernährungsregeln und -vorschriften mit Gesundheitsversprechen werben, geht dass deutlich zu weit. Gäben wir ständig einige unserer erfolgreichen Ernährungsgewohnheiten zugunsten von Diätempfehlungen auf, könnten wir uns am Ende kaum noch auf etwas verlassen, das einfach funktioniert. Der beste Ernährungsratschlag wäre da eher, keine Ernährungsratschläge zu befolgen.

Wären wir krank, würden wir vermutlich die diätetischen Indikationen unseres Arztes befolgen. Neue »Diätversprechen«

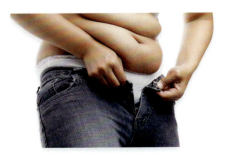

sind jedoch eher geeignet, anderen Menschen etwas von ihrer Kraft, ihrem Glück und ihrer Gesundheit zu nehmen.

Typgemässe Ernährung

Unterschiede im Ernährungsverhalten, der Stoffwechsellage und der Verdauungskraft bleiben bei »neuen Ernährungskonzepten« meist unberücksichtigt. Wären wir vielen dieser brillianten Empfehlungen gefolgt, wüssten wir kaum noch, was uns gut täte. Wären vielleicht die Hinweise für die typgemäße Ernährung aus der Erfahrungsheilkunde ein »sicherer« Weg? Auch wenn es bei vielen westlichen Autoren den Anschein haben mag, wir müssten unsere Ernährung gänzlich umstellen, so würde keiner der bekannten Ärzte der Ayurveda- oder Tibetischen Medizin pauschal zu einer Ernährungsumstellung raten. Dies mag ein Satz vom Ayurvedaarzt Caraka (3. Jh. v. Chr.) verdeutlichen, der bei übermäßigem Salzkonsum rät: »... deshalb sollten sie von ihrem Tun ablassen. Eine langsame Änderung ihrer Gewohnheiten wird ihnen entweder nicht oder wenn, dann nur wenig schaden.«

> ### »Verdauungsschläfchen«
>
> »Der Mensch soll sich nicht gleich nach der Mahlzeit zum Schlafen legen, ehe noch die Geschmacks-, Saft- und Geruchsqualitäten an ihren Ort gelangt sind. Vielmehr soll er sich nach dem Essen noch eine Weile vom Schlafen enthalten, damit nicht, wenn er gleich nach dem Essen einschläft, dieser Schlafzustand Geschmack, Saft und Geruch der Speisen in falsche, unpassende Organe leitet und sie im Gefäßsystem wie einen Staub hierhin und dorthin verwehen würde. Wenn aber der Mensch eine Weile sich enthalten hat und sich dann für eine gewisse Zeit hinlegt, dann können Blut und Fleisch in ihm gedeihen und er wird davon gesund. ... Zur Nacht darf der Mensch die gleichen Gerichte und auch Getränke zu sich nehmen, die er am Tag genossen hat; doch soll er so zeitig vor der Nacht speisen, dass er noch einen Spaziergang machen kann, ehe er sich zur Ruhe legt.«
> (Aus Hildegard von Bingens »Causa et Curae«, übersetzt von Heinrich Schipperges)

CHRONOBIOLOGIE

Leben ist Rhythmus, durchdrungen vom Lauf der Planeten, welche die Zeit in Jahren, Monaten und Tagen erfahrbar machen. Oft folgen wir unbewusst den zyklischen Rhythmen unserer unzähligen inneren Uhren.

Lebens-, Jahres-, Wochen-, Tages-, Schlaf-, Ess-, Organ- sowie Kreativitäts- und Aufmerksamkeitsrhythmen bestimmen unser Leben. Veränderungen im Rhythmus führen zu Disharmonie und Ungleichgewicht. Dies führt zu Stress. Dauerhafter Stress führt zur Störung weiterer biologischen Rhythmen. Wenn wir wissen, wo und warum das Uhrwerk der Natur so tickt, wie es tickt haben wir die Chance, unsere Rhythmen zu erkennen und vorauszuahnen. So können wir bewusst Licht suchen oder meiden, mit Jetlag umgehen, die Neigung zum Langschläfer akzeptieren, den Mittagsschlaf in unseren Alltag integrieren oder unsere inneren Uhren synchronisieren um unser Immunsystem zu stärken, damit es uns vor Krankheiten schützt.

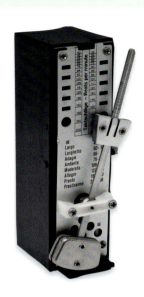

ZUR RUHE KOMMEN

»Der Mensch soll wachen von morgens vier bis abends um acht, und danach soll er schlafen. Die Zeit aber zwischen acht und vier Uhr - je nach Veranlagung auch länger oder kürzer - ist nötig für den Schlaf. Hält man sich nicht daran, so ist die Ordnung der Natur gebrochen. Denn die Sonne will, dass alles wach sei.« hieß es noch bei Paracelsus.

Jedoch sind 30% der Deutschen »Eulen«, die gerne spät aufstehen, mehr Schlaf brauchen, erst Nachmittags so richtig in Schwung kommen und sich Abends topfit fühlen. 20% der Deutschen gehören zu den »Lerchen«, die gerne früh aufstehen, mit weniger Schlaf auskommen, schon vormittags ihr erstes Leistungshoch haben und gerne früh ins Bett gehen. 50% der deutschen Bevölkerung sind Mischtypen.

Unsere inneren Uhren können wir am besten mit phasengerechtem Schlaf regulieren, der die Tiefschlafphasen optimiert. Im Schlaf kann man somit vorübergehende Spontanrhythmen in die eigene Zeitstruktur eingliedern.

IM DUNKELN IST GUT MUNKELN

Unseren zirkadianen Rhythmus steuern innere Uhren, die den rhythmischen Wechsel des Lichts brauchen, um sich zu synchronisieren. Bei gleichbleibenden Lichtverhältnissen wäre unser Tag eher 25 Stunden lang und etliche Rhythmen liefen nicht mehr synchron. Wenig Licht am Tage, wenn wir uns zum Beispiel in Räumen aufhalten und mehr Licht nach Sonnenuntergang beeinflussen die Melatoninproduktion der Zirbeldrüse. Melatonin ist ein Hormon, das die Funktion der Schilddrüse hemmt und dadurch den Stoffwechsel senkt. Man nennt es auch »Schlafhormon«. Wenn wir abends oder nachts länger als 10 Minuten bei hellem Licht verbringen, haben wir bereits einen verringerten Melatoninspiegel. Wir brauchen dann je nach Helligkeit und Dauer des Lichts bis zu 40 Minuten, um ihn wieder auf den Ausgangswert zu regulieren. Um dann schnell einschlafen zu können helfen Yoga, Autogenes Training oder Progressive Muskelentspannung. Spannen wir z. B. die Arme an, fließt mehr Blut. Entspannen wir die Muskeln wieder, können wir das als durchströmende Wärme spüren. Dies hilft, leichter in den Schlaf zu gleiten.

SCHLAFSTÖRUNGEN

Für Menschen, die an Schlafstörungen leiden, wäre das Einhalten fester Bettzeiten in Kombination mit einer Lichttherapie die beste Empfehlung. Können wir abends schlecht einschlafen, wachen nachts oft auf und fühlen uns morgens völlig unausgeschlafen, könnten wir uns direkt nach dem Aufstehen vor eine helle Lichtquelle setzen. Wären wir abends zu früh müde, können wir das mit der Lichttherapie am Abend

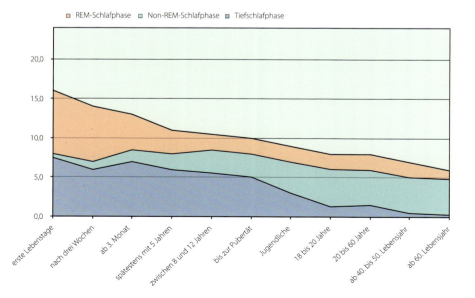

regulieren. Empfohlen werden mindesten 2000 Lux über eine Dauer von 2 Stunden oder 10.000 Lux über eine Dauer von 45 Minuten. Das Gesicht sollte der Lichtquelle zugewendet sein, die in einem Abstand von ungefähr einen Meter steht.

Man empfiehlt Vitamin B12, Sport und Bewegung sowie Alkoholverzicht zur Unterstützung der Maßnahmen.

Würden Geräusche am Schlafen hindern, weil wir zum Beispiel wegen Schichtarbeit am Tage schlafen müssen, könnten wir dies mit leiser Musik im Hintergrund erträglicher machen.

Siesta

Fallen Ihnen mittags manchmal die Augen zu oder würden Sie gerne ein Schläfchen halten? Bis zur industriellen Revolution war der Mittagsschlaf auch bei uns noch beliebt. Heute wird er hauptsächlich in Japan, Indien, Tibet, Thailand, Korea und anderen asiatischen Ländern geschätzt. »Powernapp« ist das englische Modewort für das 10 bis 30 Minuten dauernde Nickerchen. »Der Mittagsschlaf entspricht einem natürlichen Bedürfnis des Menschen«, sagt Professor Jürgen Zulley, der Vorsitzende der Deutschen Akademie für Gesundheit und Schlaf. Leistungsbereitschaft sowie körperliche und geistige Befindlichkeit würden gesteigert und das Risiko von Fehlern und Unfällen am Arbeitsplatz deutlich sinken.

Da auch die meisten Tiere mindestens einmal am Tag schlafen, haben sich die Schlafforscher gefragt, warum der Mensch eine Ausnahme sein soll. Im Jahr 1984 erlaubten die Schlafforscher des Andechser Schlafforschungszentrum den Versuchspersonen auch mittags zu schlafen. Dies nutzten plötzlich drei Viertel der Teilnehmer. Ihr Schlafrhythmus sowie die Koppelung von Körpertemperatur und Schlaf-Wach-Rhythmus verbesserten sich. Wer tagsüber schläft reagiert danach schneller, ist aufmerksamer, arbeitet konzentrierter und ist besser gelaunt als seine Kollegen ohne Mittagsschlaf. Große Unternehmen wie IBM, Apple, Elektrofirmen oder Ölkonzerne bieten ihren Mittarbeitern seit 1990 Ruheräume.

Der Ayurveda-Arzt Susruta (2. Jh.) empfiehlt nach dem Essen eine kurze Pause, danach 100 Schritte zu gehen und sich dann auf die linke Seite für ein kurzes Nickerchen ins Bett zu legen.

Nutzen auch Sie die Vorteile einer Erholungspause zur Mittagszeit. Falls es Ihnen nicht möglich ist, sich hinzulegen, haben Sie die Möglichkeit mit Hilfe von Entspannungstechniken wie Autogenem Training oder Progressiver Muskelrelaxation die Vorteile des Mittagsschlafs auch im Sitzen zu erfahren.

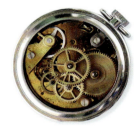

Körperrhythmen

Die biochemischen Funktionen unseres Körpers haben ihre Hochs und Tiefs im Laufe des Tages. Die angegebenen Zeiten sollen die Abfolge verdeutlichen. Die Organzeiten werden nach der Lehre des Ayurveda vom Stand der Sonne, den Jahreszeiten und dem individuellen Tagesablauf mit bestimmt. Zum einfachen Verständnis gehen wir daher davon aus, dass die Sonne um 6 Uhr aufgeht.

- 6 Uhr

Für einige Menschen ist jetzt eine gute Zeit aufzustehen. Im Ayurveda beginnt die Zeit der Lunge. Verschleimung und Stauungen der Lunge können am ehesten auftreten. Daher ist es eine gute Zeit für Atemübungen und Pranayama.

- 7 Uhr

Unser Körper produziert weniger vom Schlafhormon Melatonin, dafür mehr Sexualhormone. Auch nach der Nacht sind wir noch hoch schmerzempfindlich.

- 8 Uhr

Unser Verdauungssystem wird aktiv. Die Nahrung vom Frühstück wird daher nicht so leicht in Fettzellen gespeichert. Im Ayurveda beginnt die Zeit der Bauchspeicheldrüse und der Regulation des Zucker- und Wasserhaushalts.

- 9 Uhr

Eine hohe Anzahl von Gehirnbotenstoffen steigert unsere Reaktionsfähigkeit, die Kreativität und das Denkvermögen.

- 10 Uhr

Unsere geistigen Fähigkeiten, besonders das Kurzzeitgedächtnis, sind weiter auf hohem Niveau. Im Ayurveda beginnt die Pitta-Phase, welche bis 12 Uhr unseren Hunger anregt.

- 11 Uhr

Unsere geistige Leistungsfähigkeit erreicht ihren ersten Tageshöhepunkt.

- 12 Uhr

Unser Magen ist bereit, neue Nahrung zu verdauen. Ein geistiger Tiefpunkt ist möglich. Im Ayurveda beginnt die Zeit des Herzens und des Blutkreislaufs.

- 13 Uhr

Die Aktivität von Herz-Kreislauf-System und Stoffwechsel nimmt ab.

- 14 Uhr

Leber und Galle arbeiten stark, die Körpertemperatur liegt bis zu 2 °C über dem Aufwachwert. Die Muskeln sind warm und beweglich – eine günstige Zeit fürs Fitnesstraining. Auch nach der Ayurvedalehre stehen jetzt die Leber und Gallenblase mit ihren Verdauungssäften im Mittelpunkt.

- 15 Uhr

Unser Schmerzempfinden ist auf dem Tiefpunkt – ideal für einen Zahnarzttermin. Der Magen hat das meiste vom Mittagessen verdaut. Das Blut ist jetzt wieder im Kopf und wir können schnell reagieren. Auch jetzt ist noch gute Zeit fürs Fitnesstraining, allerdings dürften wir gerade jetzt auch am meisten schwitzen.

- 16 Uhr

Unsere geistigen Fähigkeiten sind wieder auf allerhöchstem Niveau - besonders das Langzeitgedächtnis befindet sich in Top-

Atmen

Atmen, du unsichtbares Gedicht!
Immerfort um das eigne
Sein rein eingetauschter Weltraum. Gegengewicht,
in dem ich mich rhythmisch ereigne.

Einzige Welle, deren
allmähliches Meer ich bin;
sparsamstes du von allen möglichen Meeren, -
Raumgewinn.

Wieviele von diesen Stellen der Räume waren schon
innen in mir. Manche Winde
sind wie mein Sohn.

Erkennst du mich, Luft, du, voll noch einst meiniger Orte?
Du, einmal glatte Rinde,
Rundung und Blatt meiner Worte.

(Rainer Maria Rilke, (1875-1926))

form. Körpertemperatur, Blutdruck und Herzfrequenz steigen – weiterhin günstig für das Fitnesstraining. Unser Magen produziert neue Magensäure. Im Ayurveda ist dies die Zeit der Därme und der Nieren. Viele haben jetzt Verlangen nach einer Tasse Kaffee, damit sie wieder in Schwung kommen.

• 17 Uhr

Lunge und Herz arbeiten optimal, die Muskeln sind leistungsfähig, der Magen produziert noch mehr Säure.

• 18 Uhr

Unser Harndrang ist am höchsten. Die Leber entgiftet jetzt Alkohol am schnellsten. Der Magen produziert weiter Säure. Im Ayurveda ist nach Sonnenuntergang wieder die Zeit von Kapha und der Lunge.

• 19 Uhr

Unsere Körpertemperatur erreicht ihren höchsten Wert. In den nächsten vier Stunden könnte es die stärksten allergischen Reaktionen geben. Die Leber kann weiterhin gut entgiften.

• 20 Uhr

Blutdruck und Herzschlag leiten die Ruhephase ein – eine gute Zeit für ein entspannendes Bad. Im Ayurveda beginnt die zweite Zeit der Bauchspeicheldrüse, welche jene mit niedrigem Blutzucker noch einmal hungrig macht.

• 21 Uhr

Wir empfinden Schmerzen stärker. Unsere Zirbeldrüse fängt an das Schlafhormon Melatonin zu produzieren. Die Nierenfunktion lässt nach.

• 22 Uhr

Um diese Zeit können viele bereits gut schlafen. Die inneren Organe beruhigen sich, der Darm geht langsam zur Ruhe. Im Ayurveda beginnt die zweite Zeit von Pitta, dem Magen und des Dünndarms. Was verdaut werden soll, muss jetzt geschehen, sonst wächst das Risiko für eine anstrengende Nacht.

• 23 Uhr

Unser Körper wehrt sich gegen Krankheiten. Wir sind jetzt am stärksten anfällig für Reizmuster und Allergien.

• 0 Uhr

Es ist höchste Zeit, den ersten Schlafzyklus anzusteuern. Im Ayurveda beginnt die zweite Zeit des Herzens. Hätten wir um 10 oder gar 11 Uhr schwer gegessen, würden jetzt ins Bett gehen und uns auf guten Sex freuen, wäre dies der beste Weg damit das Herz zu schädigen, da unser Blut vor allem im Magen gebraucht würde.

• 1 Uhr

Der Körper produziert die meisten Zellen für die Immunabwehr. Unser Schmerzempfinden ist auf dem Höhepunkt.

• 2 Uhr

Wären wir jetzt nicht in der dritten Tiefschlafphase sondern würden Auto fahren, hätten wir das größte Risiko wegen Übermüdung einen Unfall zu verursachen. Im Ayurveda beginnt die Zeit der Milz.

• 3 Uhr

Unser Blutdruck sinkt weiter. Das meiste Blut befindet sich jetzt im Magen-Darm-Bereich. Der Blutzuckerspiegel ist niedrig.

• 4 Uhr

Die Körpertemperatur ist auf dem niedrigsten Wert und auch die Lunge leistet jetzt am wenigsten. Im Ayurveda beginnt die Zeit, wo Dickdarm und Blase die Ausleitung vorbereiten.

• 5 Uhr

Unsere Regulationssysteme synchronisieren erneut und wir werden langsam wieder munter. Das Blut befördert mit erhöhtem Druck Hormone und andere Stoffwechsel-Substanzen. Alkohol würde jetzt verheerend wirken.

Unsere inneren Uhren kommen reichlich durcheinander, wenn wir mal eben mit dem Flugzeug über 6 Zeitzonen fliegen. Der Körper braucht 2-3 Tage um die Herzfrequenz und den Schlaf-Wach-Rhythmus so anzupassen, dass wir wieder voll leistungsfähig sind. Um die Körpertemperatur zu regulieren braucht er 5 Tage und erst nach 8 Tagen ist unser Plasma-Cortisol wieder auf dem Normalwert. Vermutlich gibt es noch mehr »Anpassungsleistungen«. Diese sind bloß noch nicht erforscht.

Circadiane Bio-Rhythmen

	TCM	Ayurveda	Acrophasen
0 Uhr	Gallenblase		
1 Uhr		Herz (Pitta)	TSH
2 Uhr	Leber		Grundsubstanz
3 Uhr		Leber (Pitta)	Lymphozyten
4 Uhr	Lunge		Prolactin, Melatonin
5 Uhr		Dickdarm (Vata)	Eosinophile, ACTH, FSH,
6 Uhr	Dickdarm		
7 Uhr		Lunge (Kapha)	Testosteron, Catecholamine
8 Uhr	Magen		Thrombozytenadhäsivität
9 Uhr		Pankreas (Kapha)	Aldosteron
10 Uhr	Milz		Blutviskosität
11 Uhr		Magen (Pitta)	Natural-Killer-Zell-Aktivität, Hämoglobin
12 Uhr	Herz		Erythrozyten
13 Uhr		Herz (Pitta)	
14 Uhr	Dünndarm		Herz-Kreislauf
15 Uhr		Leber (Pitta)	Körpertemperatur
16 Uhr	Blase		
17 Uhr		Dickdarm (Vata)	Insulin
18 Uhr	Nieren		Cholesterol, Triglyceride
19 Uhr		Lunge (Kapha)	Thrombozyten
20 Uhr	Kreislauf, Sexus		Harnsäure
21 Uhr		Pankreas (Kapha)	
22 Uhr	Dreifacher Erwärmer		Saure Phosphatase, Sekretion von Magensäure
23 Uhr		Magen (Pitta)	Leukozytenaktivität

(nach Greten 2004, Lad 1996, Smolensky 1999)

Mahlzeit!

Wir verhalten uns nach den Jahreszeiten indem wir uns entsprechend kleiden. Viele essen auch gerne nach den Jahreszeiten: Spargel im Frühling, Erdbeeren im Sommer, Kürbis im Herbst und Rosenkohl im Winter. Das ist sicherlich gesund, ethisch korrekt und gibt uns Impulse für die inneren seelischen Regungen. Als bewusst handelnde Menschen können wir uns jedoch auch über die Einflüsse der Jahreszeiten erheben.

Wichtiger scheint es, die Essenszeiten einzuhalten, anstatt auch außerhalb der üblichen Zeiten »schnell« etwas zu essen. Dies belastet unser Verdauungssystem, da es jedes Mal einen »Mini-Jetlag« erlebt. Im Ayurveda und der Komplementärmedizin empfiehlt man drei Mahlzeiten am Tag.

Alle Jahre wieder!

Für manche Menschen scheint es täglich Festtagsgerichte zu geben. Sie leiden noch nicht an Appetitlosigkeit, jedoch empfinden sie das besondere Gefühl immer seltener, mit Hunger und großer Genugtuung etwas gegessen zu haben, auch wenn es nur etwas »Einfaches« war. In der Vergangenheit gab es meist nur zu den Jahresfesten wie Ostern (Frühling Tag und Nachtgleiche), Pfingsten, Himmelfahrt, Johannistag (Sommer-Sonnenwende), Michaelistag (Herbst Tag und Nachtgleiche) oder Weihnachten (Winter-Sonnenwende) etwas besonderes zu essen. Vielleicht wäre es da eine Idee, zu besonderen Zeiten etwas anderes zu machen.

Wichtiger als das Essen scheint da der Verzicht. In allen Kulturen gibt es Zeiten, in denen man nichts oder nur bestimmte Nahrungsmittel essen soll. Die Idee ist, den Körper und den Geist durch Verzicht zu kräftigen. Das scheint ein allgegenwärtiges Prinzip der Natur zu sein. Die meisten Bäume werfen im Herbst ihre Blätter ab und die meisten Tiere haben Phasen, in denen sie kaum oder nur ganz wenig Nahrung zu sich nehmen um dann anschließend ihr Leben mit neuen Kräften fortzusetzen. Die Jäger in den Naturvölkern, die vor der Jagdzeit fasteten, die Medizinmänner und Schamanen mit ihren Fastenriten oder die Mönche in den Klöstern, die sich tage- oder wochenlang der Nahrung enthielten wollten alle eines: Gewinn durch Verzicht. Die Stärkung unseres Körpers liegt vermutlich darin begründet, dass die inneren Regelkreisläufe mit den jeweiligen Taktgebern dazu genötigt werden, sich neu zu synchronisieren. Die Idee, Regelungsmechanismen durch äußere Reize zu stärken verfolgt man auch mit den Umstimmungsmitteln in der Naturheilkunde.

Damit habe ich nicht gerechnet!

Überraschungen können angenehmer Art sein, etwa ein Lotteriegewinn, oder ziemlich unangenehm, wie eine unvorhergesehne Kündigung.

Je mehr unser Leben durch wiederkehrende Ereignisse geordnet ist, desto weniger können uns unvorhergesehene Dinge aus der Bahn werfen. Wenn die wiederkehrenden Ereignisse zu unseren natürlichen Bedürfnissen und Eigenheiten passen, geben sie uns Kraft, einen Wandel zu überstehen. Die verschiedenen Rhythmen unseres Lebens eignen sich auch für einen Trick, gemeinhin Chunking (von engl. chunk = Stück, Anteil) genannt. Um den wirklichen Wert oder Unwert eines Ereignisses zu ermessen, wird eben dieses Vorkommnis, gleich ob guter oder weniger guter Natur, in einen anderen Zeitrahmen versetzt. Z. B. ein alltägliches Ärgernis in einen Monatsrahmen etc. Diese Vorgehensweise hilft uns, die Dinge aus einer anderen Perspektive zu betrachten.

Rituale sind unsere »psychischen Akkus«. In Phasen mit gutem Selbstkontakt werden sie mit Sinn und persönlicher Bedeutung aufgeladen, um in schwachen Phasen uns davor zu bewahren, unser »Selbst« zu schwächen.

Der Rhythmus, wo man mit muss!

	Ereignis	Wiederholung	Periode
	Indische Kalpa Mythologie: Zeit des Universums	100 Mrd.	
	Platonisches Weltjahr	25920	
	Wechsel der Tierkreiszeichen	2160	
	Anthroposophie: Geistesmensch	56 - 63	
	Anthroposophie: Lebensgeist	49 - 56	
	Anthroposophie: Geistselbst	42 - 49	
Infra-annual	Anthroposophie: Bewusstseinsseele	35 - 42	
	Anthroposophie: Verstandesseele (Ich)	28 - 35	
	Anthroposophie: Empfindungsseele	21 - 28	Jahre
	Dritter Weisheitszahn	21	
	Anthroposophie: Astralleib	14 - 21	
	Geschlechtliche Reife	14	
	Anthroposophie: Ätherleib	7 - 14	
	Zahnwechsel, erster Weisheitszahn	7	
	Anthroposophie: physischer Leib	0 - 7	
Circa-annual	Aufbau eines eigenen Immunsystems		
	Jahreszeiten		
Circa-lunar	Nieren- und Lungenrhythmus	1	Monat
Circa-septan	Heilungsprozesse	7	Tage
Circadian	Atemzüge pro Tag	25920	pro Tag
	Kreativitäts- und Aufmerksamkeits-Zyklus (BRAC): die Zeit bis zur nächsten Pause	90	Minuten
Ultradian	Cranio-Sacral-Rhythmus: Pulsierende Bewegung der Schädelknochen und Rückenmarksflüssigkeit	6 - 12	pro Minute
	Atem	18	
	Puls	72	

Arbeit und Entspannung

Ein wichtiger Aspekt im Leben ist die Balance zwischen Arbeit und Entspannung. In der heutigen Zeit fühlen sich viele Menschen völlig überlastet und schaffen es kaum, zur Ruhe zu kommen. Starke Belastungen sind jedoch etwas völlig normales für Menschen (und Tiere). Herausforderungen können uns an die eigenen Grenzen bringen – das ist für die meisten kein Problem, wenn dies nur kurzzeitig und in einem gewissen Rahmen geschieht und hilft uns »zu wachsen«. Alles was über diesen Rahmen hinaus geht, empfinden wir dann als »echte Belastung«. Jetzt wäre es gut zu wissen, wie wir uns am besten entspannen können.

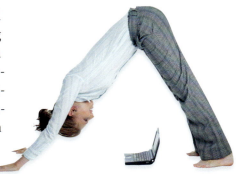

Arbeitsbelastung

Wie es sich anfühlt, von der Arbeit überfordert zu sein, hat wohl jeder schon einmal erfahren. Die Frage ist nur, in welchem Maße uns eine Überforderung belastet und wie gut wir in der Lage sind, die Belastungen auszugleichen, um im Gleichgewicht zu bleiben. Viele Menschen fühlen sich durch Schicht- und Nachtarbeit überfordert. Auch Belästigung und Schikane am Arbeitsplatz oder eine auf andere Art ungesunde Arbeitsumgebung können den Alltag zur Qual werden lassen. Änderungen in der Unternehmensstruktur gelten als die größter Verursacher von Arbeitsstress. Bei einer Umfrage von Emnid im Jahr 2006 antworteten 42 Prozent der Männer und 46 Prozent der Frauen, dass sie unter dem ständigen Gefühl der Anspannung leiden. Zeit und Termindruck verursachen laut einer Forsa-Studie aus dem Jahr 2001 am meisten Stress.

Stress ohne Ende

In vielen religiösen und philosophischen Werken der Menschheitsgeschichte heißt es, dass Leid auch seine guten Seiten hat. Leid könnte uns helfen zu wachsen, ein größeres Bewusstsein für unsere Existenz zu erlangen, Dinge zu lernen, uns selbst zu erneuern und Strategien zu entwickeln, die uns helfen, die Ursachen für das jeweilige Leid zu erkennen und ihnen in Zukunft vorzubeugen. Auch Psychologen gehen davon aus, dass ein großer Teil der Menschen, die schwierige Zeiten erlebt haben, dabei neue Stärken entwickelt haben. Leid ist mit Stress verbunden und das normale Ergebnis von Stress ist Wachstum. Dabei regelt unser sympathisches Nervensystem die individuelle Stressreaktion. Es stellt Energie bereit, die wir für eine mögliche Auseinandersetzung oder die Flucht gebrauchen können. Das Hormon Kortisol wirkt entzündungshemmend und schützt uns gegen mögliche Verletzungen. Was ist jedoch, wenn wir die freigesetzte Energie nicht wirklich brauchen? Die Folge ist krank machender Stress. Druck und Herausforderungen überfordern uns auf Dauer und verringern unsere Leistungsfähigkeit. Um mit Stress umzugehen, wäre es gut zu verstehen, wie er wirkt. Wir spüren Stress, wenn unser Herz schneller schlägt, der Blutdruck erhöht ist, wir Fehlentscheidungen treffen und die Verdauung und der Stoffwechsel gestört sind. Das Linsen- und Filter-Modell des Stressforschers R. H. Rahe beschreibt diese Mechanismen und gibt einen Ansatz, wo wir anfangen können, unser Verhalten zu verbessern.

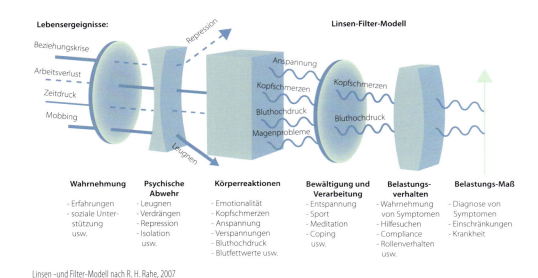

Linsen- und Filter-Modell nach R. H. Rahe, 2007

> **Immer mit dabei!**
>
> Wirklich, er war unentbehrlich!
> Überall, wo was geschah
> Zu dem Wohle der Gemeinde,
> Er war tätig, er war da.
>
> Schützenfest, Kasinobälle,
> Pferderennen, Preisgericht,
> Liedertafel, Spritzenprobe,
> Ohne ihn da ging es nicht.
>
> Ohne ihn war nichts zu machen,
> Keine Stunde hatt' er frei.
> Gestern, als sie ihn begruben,
> War er richtig auch dabei.
>
> (Wilhelm Busch, Kritik des Herzens)

Mit Stress zurechtkommen

Kennen wir unsere individuelle Stressantwort in bestimmten Situationen, kann uns das helfen, negative Folgen zu minimieren. Die folgenden Punkte zum besseren Umgang mit Stress basieren auf den Empfehlungen des englischen Gesundheitsexperten Jeremy Stranks.

- Wissen über Stress

Welche Dinge oder Situationen sind die Auslöser für unsere individuelle Stressreaktion? Kennen wir diese, können wir den Stresslevel finden, der uns noch gut tut und die richtigen Techniken für unser Stress-Management üben und planen.

- Lösen von Problemen

Wir können unsere Situation systematisch analysieren und für überschaubare Teilaspekte Lösungen suchen, die wir einfach umsetzen können. Hilfreich ist auch eine systemische Betrachtung, bei der wir schauen, wie alle Teilaspekte in Beziehung zueinander stehen.

- Mit Gefühlen umgehen

Wenn wir unsere Gefühle akzeptieren, zulassen und anderen Menschen mitteilen, können wir Wege finden, mit ihnen flexibel und vorausschauend umzugehen.

- Effektive Verhaltensmuster lernen

Wir können uns nicht »nicht verhalten«. Wir beeinflussen das Geschehen, auch wenn wir nichts tun. Wer glaubt, nichts tun zu können meint vermutlich, »ich will jetzt nichts tun«. Vermeiden Sie es, anderen die Schuld dafür zu geben, dass Sie so gestresst sind. Wenn Sie z. B. gelernt haben rechtzeitig »Nein« zu sagen, können Sie souveräner über Ihre Kräfte verfügen. Vielleicht können Sie sich besser aus Stress-Situationen entziehen, indem Sie etwa eine kurze Pause machen.

- Hilfe suchen und annehmen

Oft ist es so, dass erst wenn wir anderen helfen, auch uns geholfen wird. Auch wenn wir um Hilfe bitten müssen, können wir sie dankend annehmen. Wir können uns mit Hilfe einer systemischen Aufstellung oder der VIP-Karte (Very Important Persons) darüber klar werden, wer uns wie unterstützten könnte und planen, wie wir unsere Beziehung zu den wichtigsten Personen verbessern.

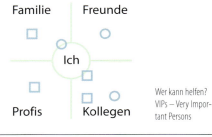

Wer kann helfen? VIPs – Very Important Persons

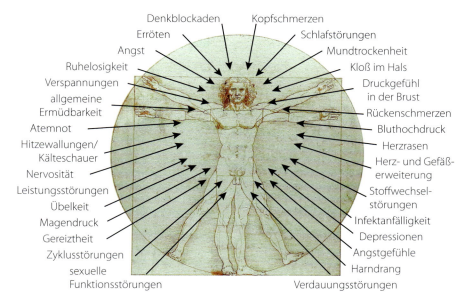

Die Folgen von Stress!

- Die Folgen verkraften

Gesund essen, wenig Fast Food, Sport treiben, Entspannen, Meditieren, Nikotin, Alkohol und Kaffee meiden, ein Zeitplan oder gleichmäßiger Tagesrhythmus – es gibt vieles was wir tun können, um die Folgen von Stress besser zu verkraften.

- »Selbst«-Entwicklung

Eine positive innere Haltung, die Zuversicht, dass wir all unsere Probleme lösen können und falls einmal nicht, die Erkenntnis, dass dies vielleicht in einem größeren Zusammenhang mit anderen Dingen steht werden dazu führen, dass wir Stress immer seltener erleben.

- Es gibt nichts Gutes, außer man tut es!

Ein Schritt nach dem anderen. Mit kleinen Veränderungen erreichen wir meist mehr, als mit großer Anstrengung. Klare Ziele, wie zum Beispiel die nächsten 21 Tage nur noch 2 Tassen Kaffee am Tag zu trinken und uns erst nach Ablauf dieser Zeit zu entscheiden, ob wir dabei bleiben möchten, werden uns viele Gelegenheiten geben, »uns selbst« zu feiern und zu belohnen.

Burnout

Was passiert, wenn wir die vorherigen Empfehlungen zwar für allgemein vernünftig halten, sie jedoch nicht umsetzen? Wir begeben uns in die Gefahr, dass der Stress uns dauerhaft körperlich, emotional und geistig so stark belastet, dass wir uns immer häufiger völlig erschöpft fühlen. Möchten Sie wirklich zu den Millionen von Deutschen gehören, die auf dem Weg zum »Burnout« sind?

- Stufe 1 - Erste Anzeichen der Erschöpfung

Die Stresshormone Adrenalin, Noradrenalin und Kortisol sind erhöht. Schwitzen, Zittern, Herzklopfen, häufiger Harndrang, körperliche Unruhe, Rededrang und Geschwätzigkeit gehören zu den typischen Symptomen.

- Stufe 2 - Widerstand und Verhaltensänderung

Zusätzlich können der Blutzucker und der Blutdruck erhöht sowie der Schlaf und die Sexualfunktion gestört sein. Es kann zu Abneigung gegen Tätigkeiten und Personen sowie erhöhter Aggressivität kommen. Die Erschöpfung schreitet voran.

- Stufe 3 - Erschöpfung - Burnout

Begeben Sie sich lieber rechtzeitig auf die Suche nach den passenden Maßnahmen, welche Ihre Stressreaktionen reduzieren und Sie vor einem Burnout bewahren.

Anthropopädie

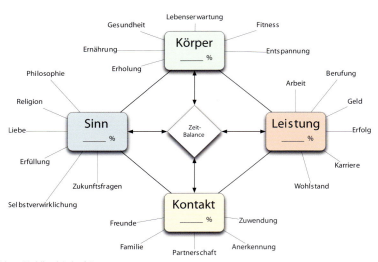

Work-Life-Balance-Modell nach Lothar Seiwert

Work-Life-Balance

Den Grundgedanken einer Arbeits- und Lebensbalance finden wir schon in Galens Modell der Regelkreise aus dem 3. Jh. Zu dieser, wie zu vielen Zeiten zuvor und danach, ging es einem Großteil der Menschen allerdings mehr um ein Überleben, als um ein Leben nach heutigen, westeuropäischen Standards. Während der industriellen Revolution, die seit dem späten 18 Jh. von England ausgehend die Welt überzog, gerieten dann zum ersten Mal die direkten Bezüge zwischen Arbeit, Sinn, Dauer, Notwendigkeit oder Leistung aus den bisher gültigen Rahmen. Fast ließe sich sagen, dass die die Faktoren Arbeit, Erfolg und Gewinn zu einer neuartigen, ebenso strengen wie opfergierigen Gottheit verschmolz. An »Work-Life-Balance« war jedenfalls nicht zu denken. Dieser Gedanke tauchte erst wieder während der 1970er Jahren auf. Der deutsche Psychologe Hilarion Petzold veröffentlichte im Jahr 1988 sein Modell der »5 Säulen der Identität«, welches die materielle Sicherheit als wichtigen Punkt berücksichtigt. Im Coaching und der Integrativen Therapie wird dieses Modell häufig verwendet. Der Zeit- und Lebensmanagement-Experte Prof. Dr. Lothar Seiwert veröffentlichte im Jahr 2001 sein vier Bereiche umfassendes Modell. Diese Ansätze können helfen, »Schieflagen« im eigenen Wertesystem besser zu erkennen.

La Dolce Vita

»Nichtstun« wünschen sich die meisten nur, weil sie viel zu tun haben! Mehrere Studien zeigen, dass Menschen ohne feste Arbeit ihre Gesundheit eher als mittelmäßig oder schlecht empfinden. Dazu gehören auch jene, die sich »nur« um den Haushalt kümmern. Dies führt jedoch noch zu keinem direkten Zusammenhang von Arbeitslosigkeit und Gesundheit. Nur lange Arbeitslosigkeit scheint die psychische Gesundheit direkt zu beeinflussen. Jobcenter bieten daher ihren Kunden die Möglichkeit, mit Hilfe eines Persönlichkeitscoachings die Nachteile des »Nichtstun« zu erkennen, was dann wiederum dabei hilft, »aktiv und zielgerichtet« tätig zu werden.

Sitzen gelassen!

Auch »sitzen« ist eine Form von Untätigkeit und manche bemerken es nicht, wenn sie vorn auf der Stuhlkante, nach vorne gebeugt, mit gekrümmtem Nacken und hochgezogenen Schultern vor dem Computer sitzen. Der Blutfluss ist behindert und die Atmung ist durch den zusammengedrückten Magen beeinträchtigt. Würden wir so für 20 bis 40 Stunden pro Woche Rücken, Arme, Kopf und Schultern belasten, könnten wir uns bald über Verspannungen und Schmerzen ärgern. Dies können wir verhindern, indem wir korrekt auf einem ergonomischen Stuhl sitzen, die Sitzposition gelegentlich ändern, unseren Arbeitsplatz gut einrichten und uns regelmäßig, spätestens alle 90 Minuten, mit Hilfe von Körperübungen entspannen.

Gesunder Körper, gesunder Geist

»Mens sana in corpore sano« – Nur in einem gesunden Körper kann ein gesunder Geist wohnen, schrieb der römische Dichter Juvenal. Viele Menschen der Wohlstandsgesellschaft arbeiten im Sitzen, fahren mit dem Auto oder vergnügen sich vor dem Computer- oder Fernsehbildschirm. Sie bewegen sich immer weniger, essen immer mehr und viele werden immer dicker. Organe verkümmern, wenn wir sie unterfordern, sie bleiben kräftig, wenn wir sie beanspruchen und sie versagen, wenn wir sie überfordern. Das gilt für die inneren Organe und besonders für die Muskeln, Sehnen, Knochen und Gelenke. Wenn diese uns immer häufiger unbedachte Bewegungen »krumm nehmen« und kaum noch etwas ohne größere Anstrengung möglich ist, dann ist es mit der unbeschwerten Jugendzeit vorbei. Es ist an der Zeit, den Bewegungsapparat und das Herz-Kreislauf-System zu trainieren. Doch wie machen wir das am besten?

Sport – Der bewegte »Homo industrialis«

Wie viel Sport ist gesund? 57% der Deutschen glauben, dass sie genügend körperlich aktiv sind, jedoch nur 13% bewegen sich entsprechend den Empfehlungen:

- mindestens 2-3 Mal pro Woche
- ein Mindestmaß an Intensität (kein »Spazieren gehen«)

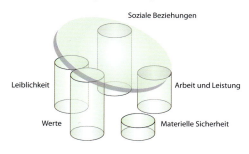

Die 5 Säulen der Identität, nach Hilarion Petzold

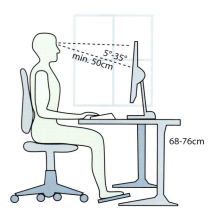

Die richtige Sitzposition

- keine Überlastung und Einhalten von Regenerationsphasen
- mit Spaß dabei sein

Ein körperlich aktiver Lebensstil führt zu einem besseren Körpergefühl, mehr Lebensqualität und einem geringeren Risiko für Herzinfarkt. Sport und Training können diesen Effekt steigern – sofern wir es nicht übertreiben. Training ist eine regelmäßige körperliche Belastung, die zu organischen Wachstumsprozessen führt.

- Ohne Fleiß kein Schweiß

Relativ gesehen (prozentual) verbrennt unser Körper mehr Fett bei geringer Belastung. Die Energiebereitstellung aus den Fett- und Kohlenhydratreserven erfolgt dabei nicht nacheinander, sondern stets gleichzeitig in variierendem Verhältnis, etwa eine Minute nach Trainingsbeginn. Ab einer Belastung mit niedriger Intensität von etwa 15 Minuten und mit 25% des Maximalatemvolumens können bereits 90% der Energie aus der Fettsäureoxidation stammen. Bei einer höheren Trainingsbelastung sinkt zwar der Anteil der Fettverbrennung, der absolute Wert steigt jedoch. Das heißt, dass wir für eine Trainingseinheit deutlich weniger Zeit aufwenden bräuchten, um die gleiche Menge Fett »abzuspecken«. Um 1kg Fettgewebe abzubauen müssten wir rund 20 Stunden Rad fahren. Täglich 30 Minuten Walken könnten uns in einem Jahr zu einem Gewichtsverlust von gut 10 kg führen, falls wir dies nicht wieder durch mehr Essen ausgleichen.

- Fit in sechs Minuten

Wer körperlich fit ist, jedoch unter Zeitdruck steht, kann sein Fitnesslevel auch mit Ultrakurztrainingseinheiten aufrecht erhalten. In einer Studie an der Kanadischen McMaster University hatten die Probanden, welche täglich vier 30 Sekunden lange Power-Sprints absolvierten den gleichen Trainingseffekt wie jene, die täglich 2 Stunden bei moderater Geschwindigkeit Rad fuhren.

- In der Ruhe liegt die Kraft

Wer sich nicht genug bewegt, verliert schon ab dem 25. Lebensjahr 1 Prozent Muskelmasse pro Jahr. Ab dem 50. Lebensjahr beschleunigt sich dieser Vorgang. Da hauptsächlich über unsere Muskulatur Glukose aufgenommen und Fett verbrannt wird macht es Sinn, spätestens ab dem 50. Lebensjahr auch die Muskeln zu trainieren. Beim Krafttraining gibt es kurze, intensive Anspannungsphasen, in denen die Muskeln ohne Sauerstoff arbeiten. Dabei produzieren sie Milchsäure, was wir etwas später als Muskelkater spüren. Es wäre besser, dies trotzdem zu akzeptieren, da wir wissen, wie wichtig eine gut entwickelte Muskulatur ist. Starke Muskeln sind auch Voraussetzung für gesunde Sehnen, Knochen und Gelenke sowie eine gute Beweglichkeit. Zusätzlich verbessert Krafttraining unseren Glukosestoffwechsel. Damit ist es eine Ergänzung zum Ausdauertraining und wirkt vorbeugend gegen Diabetes Typ 2.

Individualsport - Bewegung für jeden Typ!

Bei Verdauungs- und Atemproblemen sowie Entzündungen wäre es besser, auf Sport zu verzichten. Um es erst gar nicht so weit kommen zu lassen, wäre es oft hilfreich, sich ein wenig mehr zu bewegen. Wir könnten uns auch passiv bewegen, indem wir uns massieren lassen oder selber massieren. Wir könnten unser energetisches Gleichgewicht auch mit Yoga, Tai Chi oder Chi Gong balancieren. Fitnessübungen und Sportarten sollten idealer Weise zu unserem persönlichen Naturell passen, da wir sonst die Gesundheitsbalance aus dem Gleichgewicht bringen.

- Luft-Naturell

Die Energetik des Luft-Elements verleitet zu aufregenden und dynamischen Aktivitäten, welche den überaktiven Geist kurzfristig dämpfen, jedoch wegen der körperlich Erschöpfung das Luft-Element weiter erhöhen. Für Menschen mit dem Luft-Naturell ist es besonders wichtig während des Sports genug zu trinken und Sportarten zu wählen, welche die Gelenke nur wenig belasten. Stützverbände und hochwertige Sportschuhe mindern das Risiko für Verletzungen. Rhythmische Sportarten mit fließenden Bewegungen sind am besten geeignet. Hierzu zählen Walking, Schwimmen, Tanzen, Ski-Langlauf, Radfahren und rhythmische Gymnastik mit Gewichten. Nach der Anstrengung helfen ein kurzes Dampfbad oder Vollbad dem Körper zu entspannen und verwöhnen ihn mit angenehmer feuchter Wärme.

- Feuer-Naturell

Die Energetik des Feuer-Elements verleitet zu Herausforderungen und Wettkampf um den Spaß an der Bewegung aufrecht zu erhalten. Mannschaftssport zügelt die Tendenz zu Aggressionen wie auch übermäßiger Leistungsorientierung und fördert den Führungswillen. Übermäßige körperliche Betätigung und warme Temperaturen führen schnell zur Überhitzung und erhöhen das Feuer-Element. Nach der Anstrengung ist es wichtig, sich zu entspannen und die Energien zu balancieren. Ein kalter Kräutertee hilft die innere Hitze zu lindern. Schwimmen, Walking, Wandern, Skilaufen (Abfahrt), Volleyball, Badminton Wassersport und Golf balancieren das Feuer-Naturell.

- Wasser-Naturell

Die Energetik des Wasser-Elements verleitet dazu, lieber zu faulenzen, obwohl gerade Bewegung den besten Ausgleich bringt. Menschen mit dem Wasser-Naturell haben die größte Kraft und Ausdauer und sollten trotz Erschöpfung ein wenig weiter trainieren. Das hilft der Verdauung, dem Kreislauf wie auch dem Lymphsystem und bewahrt vor Übergewicht. Walking, Jogging (wenn es das Gewicht zulässt), Fußball und

kcal-Verbauch/15 min

Körpergewicht/kg Sportart/kcal/h	55 kg	75 kg	95 kg
Volleyball	41	56	72
Radfahren 9km/h	53	72	92
Gymnastik	54	74	95
Easy-Walking	62	84	107
Trekking	68	93	117
Badminton	80	110	138
Power-Walking	80	110	138
Aerobic	81	110	141
Tennis	90	123	156
Geräte-Training	96	131	165
Aqua-Fitness	110	147	188
Jogging langsam	113	150	195
Box-Gym	114	155	197
Mountain Biking	119	162	206
Spinning	140	191	242
Jogging schnell	165	240	300
Squash	176	239	302
Rasenmähen	92	126	159
Treppensteigen	112	152	192

Krafttraining balancieren das Wasser-Naturell. Um regelmäßig »am Ball« zu bleiben hilft es, sich zum Sport mit Freunden zu verabreden oder sich zusammen mit einem Tier zu bewegen, welches Bewegung und Zuwendung fordert.

Entspannung

Ob uns etwas belastet oder fordert wird davon mitbestimmt, wie gut Körper und Geist nach der jeweiligen Belastung regenerieren. Diesen Vorgang können wir aktiv unterstützen. Entspannungsverfahren sind eine ideale Hilfe, effektiv die Belastungen des Alltags zu überstehen.

Autogenes Training

Aus seinen therapeutischen Erfahrungen mit Hypnose und inspiriert durch Yoga entwickelte der Berliner Psychiater J.H. Schultz in den 1920er Jahren diese Technik. Sie ist im Laufe der Jahrzehnte durch Mediziner, Psychologen und Pädagogen evaluiert und bestätigt. Daher finanzieren viele Krankenkassen Kurse für Autogenes Training als Methode zur Gesundheitsförderung. Gedanken und Vorstellungen wirken auf die Funktionen des vegetativen Nervensystem und die Vorteile sind:

- Abbau von Verspannungen
- Verbesserung der Durchblutung
- Normalisierung des Blutdrucks
- Verbesserung der Atmung
- Erleichterung der Verdauung
- Abbau von Stressreaktionen
- Affektive Resonanzdämpfung
- Steigerung der Konzentration
- Vertiefung der Selbst(er)kenntnis

Die 6 Übungen der Grundstufe helfen uns, Körper und Seele loszulassen.

- Schwere-Übung
  Entspannung der Muskulatur

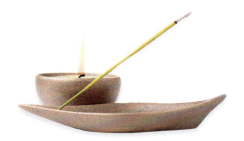

- Wärme-Übung
  Stärkere Durchblutung von Armen und Beinen
- Atem-Übung
  Verlangsamung des Atemrhythmus
- Herz-Übung
  Wahrnehmung und Beruhigung des Herzrhythmus
- Sonnengeflechts-Übung
  Vermehrung der Durchblutung des Solarplexus und Verbesserung der Verdauung
- Stirn-Übung
  Erleben eines klaren und kühlen Kopfes

Beim Autogenen Training für Fortgeschrittene können wir mit Hilfe von formelhaften Vorsätzen autosuggestiv unser Erleben und Verhalten ändern. Mit Formeln wie »Ich bin ruhig, wach und präsent« erhöhen wir die Konzentration, »Ich schaffe es ...« steigert die Leistungsfähigkeit, »Ruhig und gelassen zum Vorstellungsgespräch« verringert Ängste oder »Zigaretten sind mir ganz gleichgültig, wichtiger ist mir frische Luft« beeinflusst das Suchtverhalten.

Das Gute am Autogenen Training ist, dass wir es so gut wie überall, im Sitzen, Stehen oder Liegen und wenn wir gut geübt haben, innerhalb weniger Minuten anwenden können.

Progressive Muskelrelaxation

Der amerikanische Arzt und Psychologe Edmund Jacobson (1888-1983) erfand in den 1930er Jahren eine Methode zur Bestimmung von Muskeltonus, Nervenimpulsen und Gehirnaktivität am Menschen und damit das Biofeedback. Mit seiner Verbindung von Psychologie und Medizin gehört er zu den Wegbereitern der psychosomatischen Medizin. Die Entdeckung, dass die Vorstellung von Aktivität den Muskeltonus erhöht, führte ihn zu der Erkenntnis, dass auch die Reduzierung der Muskelspannung die Gedanken und Emotionen beruhigt und damit die Sympathikusaktivität mindert. Jacobsens Methode der Progressiven Muskelentspannung (PMR) war sehr gründlich und um alle Restspannungen in den Muskeln zu lösen waren 50 bis 80 Trainingseinheiten erforderlich. Der südafrikanische Arzt Joseph Wolpe behandelte in den 1950er Jahren Soldaten mit posttraumatischen Belastungsstörungen und entwickelte für diesen Zweck ein Kurzform der PMR, in der mit weniger Muskelpartien geübt wird. Sie umfasst ein standardisiertes 6-wöchiges Übungsprogramm mit insgesamt sechs 20-minütigen Trainingseinheiten und zwei 15-minütigen Übungszeiten pro Tag. Die meisten der heute angewandten Kurzversionen umfassen ein tägliches Übungsprogramm für ca. 6-8 Wochen. Anschließend kann das Training, auch ohne aktive Anspannung, mental fortgesetzt werden. Der Vorteil dabei ist, dass man sich überall und unauffällig von unnützer, Über- oder Dauerspannung befreien kann. Die PMR ist vor allem für Menschen mit hohem Spannungsniveau geeignet, besonders wenn dieses in Verbindung mit Kopfschmerzen, Schlaflosigkeit, Schulter-, Nacken oder Rückenbeschwerden oder Verdauungsproblemen auftritt.

Qigong

Qigong könnte man mit »Lebenskraft üben« übersetzen. Ziel ist es, Körper und Geist zu kultivieren, um angemessen und selbstwirksam zu handeln. Der Ursprung der Übungen liegt vermutlich in der Zeit der Vollendung des »Gelben Kaisers« um 300 v. Chr. Der Begriff Qigong allerdings wird in seiner heutigen Bedeutung erst seit den 1950er Jahren verwendet. In China werden etwa 5.000 Qigong-Formen praktiziert, die sich in 10 bis 12 Richtungen gliedern lassen. Die Schwerpunkte liegen entweder auf der Gesunderhaltung oder der Ausbildung besonderer Fähigkeiten. Es gibt Bewegungsübungen (Dong Gong) und Übungen im Liegen, Sitzen oder Stehen (Jing Gong oder Stilles Qigong). Der Charakter der Übungen kann nach innen oder nach außen gerichtet sein. So ist es wichtig, die für das eigene Naturell oder die augenblickliche Zielsetzung passende Anleitung zu finden.

Als Ziele für die Praxis werden drei Stufen genannt:

- Wiederherstellung und Erhalt der individuellen Gesundheit und Lebenskraft
- Geistige Entwicklung, Entwicklung der Persönlichkeit, Erkenntnis und Lernen
- Vervollkommnung, Weisheit, Erleuchtung

Es wird empfohlen Qigong unter fachlicher Anleitung zu lernen, um mögliche Körperreaktionen oder körperliche und psychische Widerstände richtig zu deuten und angemessen damit umzugehen.

Tai Chi

Das Taijiquan hat seine Wurzeln im Qigong und den Kampfkünsten (Wushu) Chinas. Es stammt aus dem 16. Jh. und entwickelte sich in sechs Stilen, welche in Familientradition weitergegeben wurden. Qigong spielt eine wichtige Rolle im Taijiquan-Training und viele Taijiquan-Bewegungen sind heute Bestandteil des Qigong. Durch das Feuer-Element geprägte Menschen finden im Taijiquan eine Bewegungsform, welche aufgrund des Kampfcharakters ihrem Naturell entspricht, das Feuer-Element jedoch nicht erhöht.
Es wird empfohlen tägliche zu Üben, möglichst für 10-15 Minuten und am besten zu einer festen Zeit.

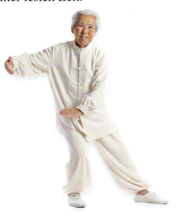

Yoga

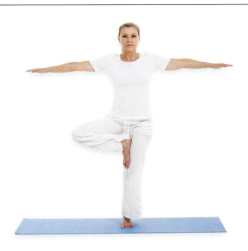

Die ersten Hinweise auf Yoga als einem System der Meditation gibt es in den Upanishaden des frühen Buddhismus, um 400 v. Chr. Die Yoga-Sutras stammen vermutlich von Patanjali, der um 200 v. Chr. lebte. Mit ihnen wurde der Yoga eines der sechs philosophischen Systeme des Hinduismus. Die vier Yogawege sind:

- Raja Yoga - Meditative und Körperübungen nach dem achtgliedrigen Pfad
- Jnana Yoga - Intellektuelle Erkenntnis
- Karma Yoga - Selbstloses Handeln
- Bhakti Yoga - Verehrung und Hingabe an einen der Götter

Bereits Ende des 19. Jh. gelangten die Lehren des Yoga nach Europa und in die USA. Swami Sivananda (1887-1963) gründete im Jahr 1936 seinen Ashram (klosterähnliches Zentrum) in dem er ein Yoga der Synthese aller vier Yogawegen lehrte. Er schickte seinen Schüler Swami Vishudevadananda im Jahr 1957 in den Westen, um dort Yoga zu verbreiten. Die Folge waren »Yoga-Booms« in den 1960er und 1980er Jahren. Die verbreitetsten Schulen und Richtungen sind:

- Sivananda Yoga - Integration der vier Wege
- Iyengar Yoga - eine sehr körperbetonte Art
- Kundalini Yoga - ein sehr dynamisches Yoga, welches Elemente der Sikh-Religion integriert

Die vielen Schulen und Richtungen werden heute immer wieder durch neue ergänzt. Mit fantasievollen Namen wie Power-Yoga, Yoga-Flow, TriYoga, Hormonyoga usw. ergänzen sie das Angebot im Fitness- und Wellnessbereich.

Da Yoga nachweislich positiv auf die körperliche und psychische Gesundheit wirkt und stressbedingte Erkrankungen vermeidet, werden die Kosten für Yogakurse von vielen Krankenkassen bezuschusst oder erstattet.

Meditation

Das Wissen vom Yoga und der Meditation gelangte im 19. Jh. vorwiegend über die theosophische Bewegung von Indien, Japan und China nach Europa und in die USA. Als erster adaptierte J.H. Schulz Meditationstechniken im »Autogenen Training«. Die Schriften aus den 1950er Jahren von D. T. Suzuki über Zen-Meditation fanden Beachtung bei Vertretern der westlichen Psychologie, wie z. B. Erich Fromm, der diese Technik von Suzuki erlernte.

In der Meditationsforschung gibt es seit den 1950er Jahren weit über 1000 Studienergebnisse. Meditation kann helfen, die kognitive Leistung und die Wahrnehmung zu verbessern, Körperfunktionen und die Gesundheit positiv zu beeinflussen, mit negativen Gefühlen umzugehen, die Verhaltensreaktionen zu regulieren sowie mit sich selbst und anderen besser umzugehen. Dies könnte man mit dem Begriff »Spirituelles Wohlbefinden« zusammenfassen.

Meditative Techniken unterteilt man in konzentrative und achtsame Übungen. Bei den konzentrativen Techniken fokussieren wir uns auf ein Objekt, wie z. B. ein Mantra, mit dem Ziel, es vollkommen in uns aufzunehmen und so von den alltäglichen Gedanken zu lösen. Bei den achtsamen Techniken fokussieren wir unsere Aufmerksamkeit auf alles, was wir wahrnehmen, ohne es dabei mit unserem Bewusstsein zu bewerten. Es gibt auch Formen der geführten Meditation, welche meist ein bestimmtes Ziel fokussieren, wie z. B. Ängste, Schmerzen oder bestimmte Gedanken oder Gefühle. Es gibt eine große Auswahl an CDs, Audiodateien oder Medienkombinationen, welche für den einen oder anderen Bedarf sehr gut zum Üben geeignet sind. Diese können wir auch sehr gut im Sitzen in Bus, Bahn oder Flugzeug verwenden. Bei der Meditation mit anderen empfinden viele eine energetische Unterstützung durch die Gruppe.

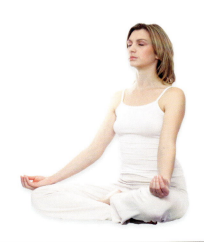

Zur Kultur des Leibes

In diesem Regelkreis geht es um Körperkultur, Körperbewusstsein, Sinnlichkeit, Sexualleben und Ausscheidungen.

Der gebildete Umgang mit dem eigenen Körper war stets Teil der Gesundheitslehren der alten Kulturen. In Europa verarmte die »Körperkultur« im Laufe von Jahrhunderten zu etwas, worüber man nicht sprach. So suchen auch heute Menschen nach den »richtigen« Worten oder verschweigen lieber ihre Bedürfnisse.

Die englische Sprache betont die Körperlichkeit, wenn es heißt »to be somebody« or »nobody«. Der Dualismus von Körper und Seele in Philosophie und Religion führt im Deutschen jedoch zu der Frage »Bin ich ein Körper oder habe ich einen Körper?«

Wer nicht an seinen Körper denkt, der fällt ihm leicht zum Opfer.

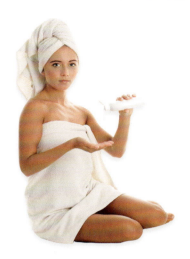

Das Äussere pflegen

Was unternehmen wir zur Pflege unseres Körpers und wie gehen wir dabei mit ihm um?

Duschen, Baden, Massagen, Haut-, Haar- und Nagelpflege ... – es gibt vieles was wir tun können, um unser ästhetisches Erscheinungsbild und damit auch unser Selbstvertrauen und Selbstwertgefühl zu verbessern.

Jedoch gibt es auch ein »zu viel des Guten«. Ein übertriebener, bis zur Sterilität ausufernder Hygienekult, eine Aversion gegen eigene Körpergerüche gepaart mit einem vollständigen Beseitigen oder Übertünchen von Ausdünstungen oder ein eher schädlicher Aufwand an Wasch-, Putz- und Reinigungsmitteln würde die Fähigkeit auf Veränderungen unserer Körperchemie oder der Umwelt zu reagieren schwächen und damit eher der Gesundheit schaden.

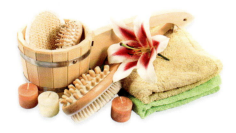

Sexualleben

Haben Erotik und Sexualität ihren natürlichen Platz in unserem Alltag? Wie zufrieden sind wir mit unserem »Liebesleben«?

Die heutige Zeit scheint höchst sexualisiert und sexorientiert zu sein. In Presse, Reklame, Literatur, Theater und Film werden wir ständig mit diesem Thema konfrontiert, was bei einigen eine diffuse chronische Erregtheit zur Folge hat. Enttabuisierung, Liberalisierung und sexuelle Befreiung sollten Ängste, Vorurteile und Verklemmungen beseitigen, haben jedoch auch zur Vermarktung von Liebe, Schönheitskult und Zügellosigkeit geführt. Ist diese Entwicklung zum Wohl von Männern und Frauen noch auf dem richtigen Weg? Ein erfülltes Sexualleben ist den meisten Menschen wichtig. Bei den Graumullen (kleine Nagetiere) erhöht regelmäßiger Sex die Lebenserwartung von 10 auf 20 Jahre. Unsere Lebenserwartung würde sich wohl kaum verdoppeln, jedoch ist nach der chinesischen Lehre Sexualität neben Atmung und Essen eine Möglichkeit, unser Lebens-Qi zu stärken. In den alten Schriften des Ayurveda widmete man der Stärkung der Sexualkraft ein eigenes Kapitel. Doch nicht nur »Kraft« ist nötig.

Selbstwahrnehmung, Sinnlichkeit und Selbstliebe sind die Basis für ein gesundes Sexualleben. Der Psychologe Erich Fromm sieht in ihnen Künste, die es zu erlernen gilt (Die Kunst des Liebens, 1956). Für viele sexuell enthaltsame Menschen gibt es jedoch auch andere Wege, in Phasen ihres Lebens die inneren Kräfte des sexuellen Verlangens für ihr Glück zu nutzen. Wichtig scheint, dass die natürlichen sexuellen Kräfte ihren Platz im Alltag haben und dass Begehren wie auch Wünsche möglichst erfüllt oder überprüft werden sollten.

Ausscheidungen

Regelmäßige Darmentleerung mit kompakter Konsistenz sowie regelmäßiges Wasser lassen ohne Beschwerden oder »anhalten müssen« sind Voraussetzung für dauerhaft gesunde Körperfunktionen. Eine zu lange Verweildauer der Nahrung im Darm oder eine gestörte Zusammensetzung der Darmbakterien begünstigen die Bildung von Giften, welche auf Dauer die Darmfunktion und auch das Immunsystem schwächen. Im Ayurveda berücksichtigt man die Verdauungskraft bei der Auswahl der Nahrung. Die Verweildauer der Nahrung im Magen ist ein weiterer Aspekt.

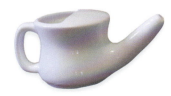

Nethi – die Nasenspülung mit warmem Salzwasser gehört zu den Empfehlungen aus dem Yoga und Ayurveda. Man beugt sich vor, dreht den Kopf zur Seite und gießt die Hälfte des Wassers in das obere Nasenloch. Dabei bleibt man entspannt und lässt das Wasser durch das untere Nasenloch ausfließen. Dann dreht man den Kopf und spült die andere Seite. Für eine isotone Spüllösung gibt man einen gestrichenen Teelöffel Salz in 1/2 Liter Wasser. Studien haben belegt, dass man mit täglicher Nasenspülung Erkältungskrankheiten lindern und vorbeugen kann. Nasenspülkännchen gibt es auch in der Apotheke zu kaufen.

Was wir bei Verdauungsproblemen tun können, ist bei den Empfehlungen für die Naturelle beschrieben.

Zu den Ausscheidungen gehört jedoch weit mehr, als wir in der Toilette lassen. Die Ausscheidung von »Ama« ist ein zentraler Punkt in der Lehre des Ayurveda. Trotz der empirischen Belege und einer jahrtausendelangen Erfahrung glauben die meisten Schulmediziner nicht an Schlackenstoffe oder Stoffwechselschlacken, die man loswerden müsse.

Das System der Grundregulation

Im Jahr 1975 veröffentlichte der Wiener Arzt Alfred Pischinger seine Theorie über das »System der Grundregulation«. Professor Hartmut Heine sieht darin ein Hauptwerk für die wissenschaftliche Begründung der biologischen Medizin. Pischinger definiert das Grundsystem als die Matrix aus Kapillaren, den Bindegewebszellen und den Nervenenden. Sie steuert die Versorgung der Zellen und ermöglicht die Entsorgung der Abfallprodukte. Angeschlossen sind die Lymphgefäße und Lymphorgane. Das Grundsystem reguliert neben der Zellversorgung auch Entzündungs- und Abwehrvorgänge. Damit ist es zuständig für alle Lebensfunktionen.

▫ Das Bindegewebe

Das Bindegewebe besteht überwiegend aus Vielfachzuckern (Glukosaminoglykane) wie der Hyaluronsäure. Diese Moleküle mit bis zu 25.000 Disaccharideinheiten bilden mit dem eingeschlossenen Wasser im Bindegewebe ein viskoses System. Mit zunehmendem Alter sinkt der Anteil der Glukosaminoglykane und damit auch die Fähigkeit große Mengen Wasser zu speichern. Ungebundenes Wasser kann sich dann unkontrolliert im Gewebe sammeln.

Auf dem Weg von und zur Zelle müssen alle Stoffe durch das Bindegewebe, welches aufgrund seiner Netzstruktur und Ladung den Transport steuert. Da hier auch die vegetativen Nervenfasern enden, beeinflusst unsere geistige und psychische Situation diese Vorgänge. So können z.B. Stress oder Trauer nicht nur die Verdauung, sondern auch den Stoffwechsel direkt beeinflussen! Nach Heine ist die Grundsubstanz in der Lage alle vier Grundnahrungsstoffe zu speichern:

- Kohlenhydrate als Glukose und Galaktose
- Proteine in Form der Amino-Gruppen
- Fette als Kohlenhydrate mit Säureresten (Fettsäuren)
- Wasser im Bereich der Proteoglykane

Nur bei ausgeglichenem Flüssigkeitshaushalt könne die Grundsubstanz ihre Struktur anpassen und den Transport regulieren. Man spricht von einer »Verschlackung« der Grundsubstanz, wenn der Körper dort sauren »Oxidationsmüll« lagert. Dieser Prozess wird durch freie Radikale unterstützt. Fehlernährung, chemische Substanzen in Umwelt und Nahrung, Belastung durch zu viel Arbeit und Sport (missverstandene Freizeitgestaltung) sowie akute und chronische Krankheiten halten den oxidativen Stressvorgang weiter am Laufen und schwächen auf Dauer die Grundsubstanz. Das kann durch emotionalen Stress noch verstärkt werden. Mit dieser latenten Gewebsazidose schafft man nach Heine eine der Voraussetzungen für eine entzündliche Gesamtsituation.

Prof. Pischinger warnte: »Eine etablierte Maladaptation macht sich häufig erst jenseits des 50. Lebensjahres als Multimorbidität oder chronische Krankheit bemerkbar ... Läuft das ›Grundregulationsfaß‹ über, wobei es letztlich gleichgültig ist, ob ein emotionaler, chemischer oder anderweitig bedingter Stress den Ausschlag gegeben hat, mündet das Geschehen uniform in eine degenerative Symptomatologie ein.«

▫ Phoenix aus der Schlacke

Bei einer zucker- und stärkelastigen Ernährung nimmt das Blut viel Glukose auf. Diese kann nur zum Teil durch Insulin verarbeitet werden. Der Rest wird ohne enzymatische Reaktion an diverse Aminosäuregruppen der Grundsubstanz sowie an Teile der Zellen gebunden. Hierbei entstehen nach Heine schwer lösliche Stoffwechselprodukte, welche im Bindegewebe gelagert werden und Halbwertzeiten bis zu Jahrzehnten haben. Diese Stoffwechselprodukte nennt man Schlacken. Die Verschlackung des Bindegewebes sieht Heine als eine der Grundlagen für unseren physiologischen Alterungsprozess. Psychischer Stress und oxidativer Stress, ausgelöst durch z. B. durch belastete Luft, Schwermetalle und belastete Nahrungsmittel verstärken diesen Prozess.

Ausleitungsverfahren wie Fasten oder Ayurvedakuren zielen darauf, diese Schlacken zu »entsorgen«. So werden durch die Ölanwendungen bei der Panchakarma-Kur die fetthaltigen Schlacken-Moleküle gelöst. Den »sauren« eiweißhaltigen Makromolekülen versucht man mit basischen Kuren zu Leibe zu rücken.

Als wichtigste Anti-Aging-Maßnahmen sieht Heine eine Kalorienrestriktion, Nahrungsmittel mit einem hohen Reduktionspotential, Ballaststoffe, die Reduzierung von tierischem Eiweiß und vor allem die Vermeidung von Stress.

Der Säure-Basen-Haushalt

Wir sollten es besser vermeiden, dass unser Körper »sauer« auf uns ist! Dass dies eine der Ursachen für Krankheiten sein kann, beobachteten und erforschten in den 1920er Jahren der schwedische Biochemiker Ragnar Berg (1873-1956) und der österreichische Arzt Franz Xaver Mayr (1875-1965). Friedrich Sander hat 1953 in seinem Buch »Der Säure-Basenhaushalt des menschlichen Organismus« beschrieben, wie unser Körper Säuren speichert und wie die pH-Werte des Urins mit dem von ihm untersuchten Messverfahren Auskunft über die Säurebelastung des Körpers geben können.

Die latente Azidose (Übersäuerung) beschreibt Dr. Worlitschek als Phase, in der

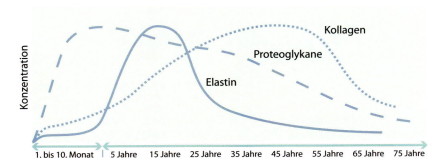

Makromoleküle der Grundsubstanz, nach Robert und Robert 1974

der Körper noch Säuren zu puffern vermag, aber bereits Basenreserven aus seinen Organen abbauen muss.

Bei einer latenten Azidose braucht der Körper freie Elektronen, um überschüssige H+ -Ionen zu neutralisieren. Die Folge ist, dass weniger dieser Elektronen zur Verfügung stehen, um Oxidationsprozesse mit freien Radikalen zu bremsen. Arteriosklerose, Immunschwäche und vorzeitiger Alterung werden begünstigt. Bei einer basischen Stoffwechsel-Lage brauchen wir demnach weniger Antioxidanzien.

Nach Hartmut Heine wären bei über der Hälfte der Menschen in den Industrienationen die Gewebe latent übersäuert. Wenn man davon ausgehe, dass dadurch die Magenschleimhaut vermehrt das appetitanregende Hormon Ghrelin bildet, seien die Gewichtsprobleme und Essstörungen leicht verständlich.

DA BIN ICH ECHT SAUER!

Wenn täglich kleinste, nur kaum messbare Mengen Säuren im Bindegewebe gespeichert würden, ohne je abgebaut zu werden, wäre die in gut 25 Jahren angesammelte Menge bereits 10.000 mal so groß. Das Bindegewebe reguliert neben der Zellversorgung auch Entzündungs- und Abwehrvorgänge. Damit ist es zuständig für alle Lebensfunktionen. Es wäre daher gut zu erfahren, wie »sauer« wir sind.

Ein einfaches, jedoch unzureichendes Verfahren zur Feststellung einer latenten Azidose, ist die Bestimmung des pH-Wertes des Urins mit Hilfe von pH-Teststreifen in der Skala 5,2-7,4. Der Urin-pH hängt unter anderem davon ab, was wir am Vortag gegessen haben. Scheiden die Nieren große Mengen Säuren aus, ist es völlig normal, wenn der Harn morgens einen Wert von deutlich unter 7 zeigt, besonders wenn die Ernährung eiweißlastig ist. Solange wir gesund sind, sollte es jeweils zwei bis drei Stunden nach dem Frühstück und dem Mittagessen zu einer Basenflut mit einem deutlich gesenkten pH-Wert kommen. Die pH-Messung berücksichtigt jedoch nur einen geringen Teil der ausgeschiedenen Säuren, da der Großteil an Phosphat oder Ammonium gebunden ist. Es kann z. B. auch eine Infektion der Harnwege durch eine bakterielle Zersetzung von Harnstoff zu einem alkalischen Urin führen. Die nicht gelösten Säuren und Basen kann man nur im Labor durch Titration bestimmen. Bereits 1931 hatte Friedrich Sander die Methode hierfür entwickelt. Heute gilt die Methode der Bluttitration als die einzig zuverlässige.

Es ist jedoch fraglich, ob eine pH-Messung von Urin oder Blut überhaupt zeigen kann, ob das Bindegewebe latent übersäuert ist, da die sauren Schlacken nicht am aktuellen Stoffwechsel beteiligt sind. So wären psychischer und körperlicher Stress, biochemische Belastungen wie auch viele Arten von Erkrankungen die einzigen Indikatoren, welche auf Einschränkungen im Stoffwechselgeschehen deuten könnten.

Eine erste einfach Einschätzung kann folgende Methode bieten: ein mal Abendessen und Frühstück verzichten, morgens dann den Urin-pH messen, einen Esslöffel Basenpulver einnehmen und im Laufe der nächsten Stunden den Urin-pH erneut messen. Er sollte dann deutlich basischer sein, sonst könnte eine Übersäuerung den Basenschub aufgefangen haben.

ENTSÄUERN

Ein gesunder Körper mit einwandfreier Stoffwechselfunktion soll nach Lehrmeinung der Schulmedizin in der Lage sein, jede Säure- oder Basenbelastung über die Atmung, die Nieren oder die Leber auszugleichen. Da dies auf reiner Theorie beruht, weil Studien hierzu fehlen, suchen Sie lieber Wege, sich Ihrem Stress-Level und Ernährungsgewohnheiten entsprechend zu »entsäuern«.

Den Anfang macht das Fasten und eine Ernährung, welche weniger tierisches Eiweiß und viel Gemüse enthält. Es gibt jedoch genug Gründe, zusätzlich eine oder mehrere der folgenden Methoden anzuwenden.

▫ Sauna

Über den Schweiß wird im Vergleich zu den Serumwerten mehr Chorid als Natrium ausgeschieden. Damit wirkt Schwitzen entsäuernd. Während des Saunabesuchs sollten wir nur mineralarmes Wasser trinken und auf Basenmittel verzichten, da diese die eingeleitete Alkalisierung unphysiologisch verstärken können.

▫ Basisch baden

Natron (auch Natriumhydrogenkarbonat, Natriumbikarbonat, Backsoda, E500) gibt es im Internet schon für gut einen Euro pro kg zu kaufen, wenn einem ein Menge von 25 kg nicht zu viel erscheint. Man benötigt

Sauer macht lustig

Wir beißen in den sauren Apfel, machen einen spitzen Mund, ziehen die Nase kraus und kneifen die Augen zusammen. Der Grund ist, dass der saure Apfel mehr freie positiv als negativ geladene Wasserstoffionen enthält. Ob ein Nahrungsmittel unseren Stoffwechsel »sauer« macht, bestimmen nicht die freien H+ Ionen, sondern das Verhältnis von Eiweiß, Phosphor und vorhandenen alkalischen Salzen aus an Milch- und Fruchtsäuren gebundenen Mineralien. Daher wirken auch saure Früchte, saurer Wein, Pilsener Bier oder trockener Champagner basisch.

Der Begriff pH wurde von pondus (Gewicht) und hydrogenium (Wasserstoff) abgeleitet. Der pH-Wert gibt in Zehnerpotenzen das Gewicht der freien Wasserstoffionen im Wasser an. Destilliertes Wasser ist neutral und enthält 0,0000001 Mol (Molekulargewicht, bei Wasserstoff 1 Gramm) positive Wasserstoffionen, was dem pH-Wert 7 entspricht.

100 g pro Basenbad um den den pH-Wert des Wassers von 7,6 auf 7,9 anzuheben. Wer möchte kann auch das 10-fache für Basenbäder investieren, wenn er glaubt, dass seine Haut nach Halbedelsteinpulver verlangt. Die Badedauer beträgt eine halbe Stunde und die beste Zeit ist abends vor dem Schlafen gehen. Alkalische Seifen und basische Bäder zerstören den Säureschutzmantel vorübergehend, wirken jedoch »systemisch alkalisierend«, weil die Haut gefordert wird, den Schutz wieder aufzubauen. Dies benötigt viel Energie, so dass viele eine Ruhepause nach dem Bad als angenehm empfinden.

▫ Basische Nahrungsergänzung

Wer wegen Stress oder eiweißlastiger Ernährung zu Übersäuerung neigt, kann versuchen, diese mit Basenmischungen auszugleichen. Grundsätzlich gilt, dass Karbonate nur bei genügend vorhandener Magensäure ausreichend aufgenommen werden und sich in diesem Fall Gase im Magen bilden, welche unangenehm wirken. Zitrate kann der Körper ohne Probleme aufnehmen. Am besten nehmen Sie die Präparate abends ein, da sich der Körper nachts erholt und regeneriert. Am preiswertesten ist es, sich eine Basenmischung selber herzustellen. 1 kg Natriumcitrat

(E331), 1 kg Kaliumcitrat (E332), 500 g Kalziumcitrat (E333) und 500 g Magnesiumcitrat ergeben 3 kg Basenpulver. Diese Mischung kostet etwa 60 Euro und hält bei einem Verbrauch von 10 Gramm pro Tag fast ein Jahr. Die Zitratmischung Rebasit enthält nur eine geringe Menge, die vom Drogeriemarkt dm überwiegend Milchzucker. Beide kosten etwa 40 Cent pro Tag. Zur intrazellulären Entsäuerung können Sie zusätzlich prophylaktisch ein Mal täglich 0,3 Gramm Kaliumcarbonat und 0,15 Gramm Ascorbinsäure in Wasser auflösen und vor einer Mahlzeit trinken. Beide Zutaten müssen getrennt und luftdicht aufbewahrt werden.

Fasten

»Verzicht nimmt nicht, Verzicht gibt, er gibt die Größe des Einfachen.«
schrieb der deutsche Philosoph Martin Heidegger. Um Geist, Kraft und Gesundheit zu stärken entwickelten sich schon vor tausenden von Jahren religiöse und kultische Vorschriften zum Fasten. Könige, Priester und Propheten fasteten, um ihren Geist und ihre Seele von körperlichen Hindernissen zu befreien. Das kirchliche »ieiunare« (von lat. ieiunum = nüchtern) führte zu »vasten«, weil man in dieser Zeit im Verhalten »fest« sein muss. Bevor man zur Fastensuppe und der Zeit ohne Fleisch übergeht, feiert man Fastnacht oder Karneval (carne = Fleisch, val = gehe), um noch einmal all das zu machen, wessen man sich später enthalten soll. In der heutigen Zeit feiern die Menschen gerne, doch kaum noch einer fastet im Anschluss.

Wie bei den meisten Fragen zur Gesundheit gibt es auch beim Fasten recht unterschiedliche Auffassungen über den Nutzen. Oft werfen die »Experten« bewusst alle Formen des Fastens in einen Topf und verurteilen das Fasten pauschal oder loben es als »bestes Heilmittel« bei vielen Krankheiten und Beschwerden.

Dass es nur wenige Studien zum Fasten gibt liegt wohl daran, dass die Ergebnisse kaum wirtschaftlichen Nutzen bringen. Belegt ist, dass Menschen die regelmäßig fasten, ein geringeres Risiko für koronare Herzerkrankungen oder Diabetes haben.

Wenn sich in vielen Kulturen der Welt Fastenbräuche über mehrere tausend Jahre erhalten hat, so lohnt es sich genauer zu schauen warum.

Fastenfakten

Etwa 25% der Körperzellen sind werdende, 50% voll arbeitsfähige und 25% absterbende Zellen. Beim Fasten, holt sich der Körper sein Brennmaterial zuerst vom überalterten Material. Am Anfang werden Fettdepots und damit an Fett gebundene Schlacken abgebaut. Nachfolgend greift der Körper alle minderwertigen Zellverbindungen an und erst zuletzt werden Substanzen von »hochwertigen« Organen wie der Leber abgebaut, die nach Prof. Zabels Worten eine »ausgesprochene Zellmauserung« aufweisen. Prof. Zabel untersuchte den Anteil der Feststoffe im Harn und fand heraus, dass die Festsubstanz-Auscheidung nicht wie erwartet sofort deutlich geringer wurde. Bei einigen Fastern beobachtete er nach 6 bis 8 Tagen einen deutlichen Rückgang, bei anderen blieben die Werte noch lange während des Fastens hoch. Dies deutet darauf hin, dass Schlacken abgebaut werden. Viele Mediziner mögen diesen unwissenschaftlichen Begriff nicht. Dazu bemerkt Prof. Zabel: »Wer aber je Beobachtungen an Fastenden gemacht hat, wird die Wirklichkeit der Tatsachen, die auf einen solchen Begriff hinleiten, feststellen müssen.« Die meisten erfahren beim Abbau der Schlacken in den ersten Tagen eine »Erstverschlechterung«, weil die erstarrte Grundsubstanz wieder reaktiviert wird. Dies beruht nach Heine auch auf einer Erhöhung der Empfindlichkeit gegenüber Schadstoffen.

Fettabbau beim Fasten

Das Fettgewebe ist wichtig für die Energiespeicherung und Energiemobilisierung. Wer z. B. 66 kg wiegt, besitzt statistisch gesehen etwa 8 kg Fett, was 73.565 kcal entspricht. Verbrauchen wir durchschnittlich 2000 kcal pro Tag, könnten allein die Fettreserven den Bedarf an Energie für 37 Tage bereitstellen. Gehören Sie zu denen, die mehr als die »statistischen« 8 kg Fettreserven beherbergen, müssten Sie mehr als ein Mal fasten, um zu Ihrem Wunschgewicht zu gelangen.

Beim Fasten regen Hormone wie Adrenalin oder das Glucagon der Bauchspeicheldrüse die Enzyme der Fettzellen an was diese dazu bewegt, Fettsäuren an das Blut abzugeben. Fettsäuren werden in der Muskulatur und in der Leber oxidiert. Die Leber wandelt Fettsäuren außerdem zu Ketonkörpern (Aceton, Acetessigsäure und b-Hydroxybuttersäure). Die Menge ist

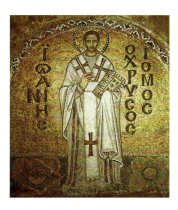

Johannes Chrysostomos lebte von 349 bis 407 und war Patriarch von Konstantinopel. Er schrieb: »Das Fasten ist die Nahrung der Seele, es zügelt die Unmäßigkeit der Sprache und schließt die Lippen, es zähmt die Wollust und besänftigt das cholerische Temperament, es weckt das Urteil, macht den Körper geschmeidig, verjagt nächtliche Träumereien, heilt Kopfschmerzen und stärkt die Augen.«
zitiert nach Buchinger, 1935

abhängig vom »Angebot« an Festtsäuren im Blut. Unser Herzmuskel und die Nierenrinde bevorzugen Ketonkörper sogar gegenüber der Glucose (Traubenzucker). Auch unser Gehirn ist in der Lage sie nach einigen Tagen des Fastens direkt zu verwenden. Die Menge an Ketonkörpern im Blut kann aber auch so stark steigen, dass sie über die Nieren mit dem Urin ausgeschieden werden. Der Harn riecht streng, besonders wenn das Acetoacetat sich nach einigen Minuten in Azeton umgewandelt hat. Die Menge der Ketone kann mit Teststreifen aus der Apotheke überprüft werden. Sind die Nieren zu schwach oder trinkt man nicht genügend Wasser, kann das zu einer Übersäuerung des Blutes führen. Deshalb ist es wichtig, sich während des Fastens zu bewegen, damit der Körper etwas mit den Ketonen anfangen kann! Sind es immer noch zu viele, helfen z. B. die in Fruchtsäften oder Tee mit Honig enthaltenen Kohlenhydrate. Der Körper produziert dann zum Abbau der Kohlenhydrate Insulin, welches die Lipolyse und damit auch die Erzeugung der Ketonkörper hemmt.

Säure-Basen-Haushalt beim Fasten

Wenn der Körper bei der inneren Ernährung Fette und Eiweiße verbrennt erhöht sich der Anteil an freien Fettsäuren und Ketonen im Blut. Bei zu geringer Erdalkireserve produzieren die Nieren Ammoniak, damit sie die Säuren binden und ausscheiden können. Zu viel saure Zwischenprodukte können den Säure-Basen-Haushalt kurzzeitig belasten und zu Beschwerden führen. Diese Art von Fastenkrisen kann mit Hilfe von Obst und Gemüsesäften oder Basenbrühen vermieden werden. Wer glaubt, eher auf der »sauren Seite« zu sein, kann auch vor, während und nach dem Fasten seine Mineralstoffvorräte mit Hilfe von Basenpulver auffüllen. Wenn diese Mischungen aus Citraten bestehen, sind sie gut verträglich und der Körper ist in der Lage daraus die Mengen an Natrium, Kalium, Kalzium oder Magnesium zu lösen, die er gerade braucht. Auch die Lunge hilft, Säuren loszuwerden. Wer sich in frischer Luft bewegt, atmet Kohlensäure aus und mindert so augenblicklich lästige »saure« Begleiterscheinungen wie Kopfschmerzen, Übelsein oder Herzklopfen. Ebenso aktives wie passives Schwitzen durch Wandern, Biosauna oder Basenbäder befreien den Körper von Säuren. Dazu müssen jedoch Nieren und Lungen intakt sein!

▫ Fasten und Eiweißabbau

Naturheilkundlich orientierte Ärzte betrachten den Eiweißabbau im Fasten als eine therapeutische Chance. Prof. Lothar Wendt erkannte bereits 1949 dass Eiweißverbindungen den Transport der Nährstoffe im Bindegewebe behindern. In seinem Buch »Gesund werden durch den Abbau von Eiweißüberschüssen« (1983) wies er auf den Zusammenhang von Übersäuerung und Krankheiten wie Arteriosklerose, Diabetes, Arthrose oder Rheuma hin. Wendt und viele weitere Forscher wie Pischinger, Heine, Bergsmann und Perger halten ein Eiweißfasten für eine wichtige Methode, die Gesundheit zu erhalten.

▫ Entsalzen

Otto Buchinger schrieb, dass am meisten natürlich die »Gepökelten« abnehmen. Das Bindegewebe kann außer Schlacken auch große Mengen des im Kochsalz enthaltenen Chlors speichern. Beim Fasten oder einer Rohkostdiät bindet der »innere Arzt« das Chlor wieder an Mineralien und der Körper scheidet es über die Nieren aus. Um dies zu ermöglichen sollte man während des Fastens und in der »Aufbauzeit« danach auch auf Kaliumchlorid (z. B. Diätsalz) als Kochsalzersatz verzichten.

Gefahren beim Fasten?

Viele »Ernährungsexperten« meinen, Fasten wäre unnötig, ungesund oder gar gefährlich. Manche Schlagzeilen lauten »Unheilvolles Fasten«, »Wer fastet, riskiert!« oder gar »Fasten kann tödlich enden!«. Das lässt sich natürlich auch vom Leben an sich behaupten. Solche Warnungen scheinen eher den Interessen von Pharmaunternehmen zu Gute zu kommen, als dem »Schutz der Bevölkerung«.

Beim einer Fastendauer von vier Wochen schrumpft auch die Gewebsmasse des Herzens um 5-10%. Bei Hypertrophie und Verfettung des Herzens ist dies gewünscht. Es kommt zu einer Tonisierung des Herzens, der Herzschlag wird langsamer und das Schlagvolumen nimmt zu.

Es gibt jedoch nach Stange und Leitzmann einige Situationen, in denen Menschen nicht fasten sollten:

- Konsumierende Erkrankungen (aktive Tuberkulose, fortgeschrittene HIV-Infektion oder bösartige Erkrankung)
- Erschöpfungszustände, postoperative Mangelsituationen, Anorexia nervosa
- Spätphasen chronischer Erkrankungen
- Aktive Psychosen
- Schwangerschaft und Stillzeit
- Fehlende Gewichtsreserve
- Immobilität (körperlich und geistig-seelisch)
- Depressionen (major depression)
- Fortgeschrittene koronare Herzkrankheit
- Antikoagulation mit Markumar o. a. (nur unter strenger klinischer Kontrolle)
- Rezidivierendes Ulcus ventriculi et/ut duodeni
- Kortison- oder andere immunsupprimierende Therapie

Möglichkeiten des Fastens

Wir haben viele Möglichkeiten, Formen des Fasten in unseren normalen Alltag zu integrieren, um von den Vorteilen zu profitieren.

▫ Fasten gegen Jetlag

Um die Folgen eines Jetlag zu verringern, können wir versuchen unseren Essrhythmus schon vorher auf die Zeit des Zielorts umstellen. Nach der Ankunft bewirkt schon ein einziger Hungerzyklus mit anschließender Mahlzeit, dass die innere Ernährung-Uhr sich umstellt und alle anderen Uhren synchronisiert. Ein Nahrungsverzicht für 16 Stunden war laut einer Studie an der Harvard University ideal für eine möglichst reibungslose Anpassung.

▫ Freitagfasten

Beim Fasten im Wochenrhythmus können wir unseren Stoffwechsel trainieren, effizient zu entschlacken. Eine Möglichkeit wäre, regelmäßig an einem Tag der Woche, vielleicht am Freitag, ausschließlich pflanzlich und eiweißarm zu essen. Wir könnten diesen Tag auch mit einem festgelegten vegetarischen Menüplan mit einer Kalorienmenge von 800 kcal gestalten. Übergewichtige würden auf diese Weise über 10 kg im Jahr abnehmen, wenn sie es schaffen, an den übrigen Tagen nicht mehr zu essen.

Solch ein Umstimmungsreiz in der Sieben-Tage-Periodik schwingt noch in den folgenden Wochen nach und verstärkt so die positiven Wirkungen der nächsten Fasten- oder Abstinenztage. Fasten wir am Freitag, werden wir die Wanderungen oder Radtouren am Wochenende sicher intensiver erleben.

▫ Molkefasten

Schon die Ärzte um Hippokrates empfahlen Molke zur Entgiftung und Entschlackung (Reinigung des Blutes). Dr. Anemüller empfiehlt an Kurtagen 1 Liter Diät-Kurmolke über den Tag verteilt zu trinken. Die Flüssigkeitsaufnahme sollte man je nach Körpergewicht mit ca. 2 Litern Mineralwasser oder ungesüßtem Kräutertee ergänzen. Der Abbau von Fettgewebe ist nach Anemüller höher als bei anderen Fastenformen. Die Molke sollte mindestens 90% rechtsdrehende Milchsäure enthalten, weil sonst eine Milchsäureanreicherung im Körper den Stoffwechsel belastet.

▫ Obstfasten

Beim Obstfasten wird der Körper mit nur ca. 50 mg Chlor pro Tag versorgt und muss somit seine Kochsalzreserven mobilisieren. Mit dieser Methode können wir unseren Körper gut »entsalzen«. Obst mit einem hohen Gehalt an Vitamin C steigert die Leistungsfähigkeit während der Fastenzeit. Heun beobachtete, dass bei Obst mit einem geringen Gehalt an Vitamin C und zusätzlicher Einnahme von künstlichem Vitamin C dieser Effekt nicht eintrat.

Eine besondere Form des Obstfastens ist die von Johanna Brandt in den 1920er Jahren entwickelte Traubenkur.

ZUR KULTUR DES LEIBES

- Saftfasten

Ein Schüler von Birch-Benner, der Arzt für innere Krankheiten, Naturheilverfahren und Psychotherapie Dr. Eugen Heun veröffentlichte 1951 sein Buch über die Rohsäfte-Kur. Er warnt davor, beliebige Obst- und Gemüsesäfte zum Fasten zu verwenden, weil einige die Verdauungssekretion stark anregen. Fertige Säfte, auch die aus dem Bioladen oder Kühlregal, sind immer erhitzt, weshalb viele wichtige Inhaltsstoffe fehlen. Es gibt preiswerte Zentrifugenentsafter, mit denen man einfach hervorragende Obst- und Gemüsesäfte herstellen kann.

- Kombiniertes Fasten

Fastenexperten wie Otto Buchinger, Hellmut Lützner oder Pater Kilian Saum entwickelten Fastenpläne, welche Fastensuppen, Obst, Säfte und Kräutertees kombinieren. Damit werden vermutlich die Schwachpunkte der unterschiedlichen Naturelle berücksichtigt. Der Aufwand für die Durchführung ist höher als bei den vorgenannten Fastenarten.

- Wasserfasten

Der Eingriff in den Stoffwechsel ist so radikal, dass die Wahrscheinlichkeit für unerwünschte Nebenwirkungen sehr hoch ist. Wer diese Fastenform wählt, sollte völlig gesund sein oder besser unter ärztlicher Kontrolle fasten.

FASTENZEITEN

Otto Buchinger beschreibt die Vorteile der Jahreszeiten mit folgenden Worten:

- Frühling

»So wird etwa der Vorfrühling und Frühling für Grübelnde, Feinfühlige, Ahnungsreiche und Nachdenkliche, für Theosophen etwa und geschulte Lebensreformer, immer besonders beliebt sein, und wer da irgend kann, wählt die Zeit der sich erneuernden Natur bei steigender Sonne, weil er da viel Beziehungsreiches findet … .«

- Sommer

»Und doch lobe ich mir wieder den schönen warmen Sommer für gründliche Faster und muß aus alter Erfahrung sagen, daß die warme Jahreszeit, die Jahresmitte, eine ganz besonders mütterliche Freundin des fastenden Kranken ist. Da sind stets die Fenster offen beim Schlafen, bei Vorträgen, bei Wind und Regen, da locken die Sonnenbäder, die Luftbäder, die Duschen, die Wasserplanschereien (gegen deren ›Kälte‹ sonst jeder Faster besonders empfindlich ist), da ist das kurze Tauchbad im Freien gelegentlich gestattet, da liegt es sich so herrlich am Waldesrand und auf der Wiese, kurzum, die mütterliche Sommerzeit schenkt in reicher Fülle Erleichterungen des Fastens.«

- Herbst

»Er ist die besinnlichste der Jahreszeiten. Und reicher an Schönheit sogar als alle anderen, wenigstens für Künstler und Dichter - Menschen, die mehr Bedeutung und reife Tiefe als Glanz und Jugend suchen.«

- Winter

»Die armen Faster, mit ihren knappen ›Kalorien‹ aus ihrem sparsamen Zellenstaat! Und die kurzen Tage! Aber das ist alles halb so schlimm. Korpulenten und allen, die unter Wärme mehr als unter Kälte leiden, rate ich sogar ganz besonders zu, im Winter zu fasten.«

FASTEN IM AYURVEDA

Viele Inder fasten an den heiligen Tagen im Jahr: dem 11. Tag des zu- und abnehmenden Mondes, genannt Ekadasi, je 9 Tage im Frühjahr und Herbst an Navaratri, zu Krishna Janmashtami, Pradosha Vrata, Ratha Saptami und Hanuman Jayanti.

Im Ayurveda ist das Fasten (langhana) eine der sieben ergänzenden Methoden, welche zur Linderung von Krankheitssymptomen zum Einsatz kommen: Stärkung der Verdauungskraft, Ausleitung von Schlacken, Fasten, Flüssigkeitszufuhr, Yoga, Sonnenlicht sowie Yoga und Meditation. Es ist der Einstieg für viele Therapien, besonders bei Störungen, welche durch die Erhöhung des Kapha-Doshas verursacht wurden. Fasten gilt als wichtige Methode zur Reduzierung von Stoffwechselschlacken (Ama). Bei geringem Ama reicht das Fasten, bei mäßigem Ama empfiehlt Vagbhata (6. Jh.) zusätzlich verdauungsfördernde Kräuter und bei hohem Ama Reinigungstherapien wie z. B Pancha Karma.

In Indien gibt es bereits mehrere klinische Studien, welche die Wirksamkeit des Fastens bei der Behandlung von Erkrankungen wie z. B. Adipositas, rheumatoide Arthritis, Verdauungsstörungen, Augenentzündungen und einigen Herzerkrankungen belegen. Fasten gilt auch im präventiven Bereich als förderlich.

TYPGERECHT FASTEN

Ein typgerechtes Fasten berücksichtig die Energetik des vorherrschenden Elements vom Naturell. Bei Mischtypen entscheiden die Verdauungskraft und der Wärmehaushalt, welche Fastenform das geringste Potential für »Nebenwirkungen« hat.

- Luft-Naturell

Wenn die Energetik des Luft-Elements überwiegt, ist die Verdauungskraft meist schwach. Daher ist auch beim Fasten eine reine Rohkosternährung ungünstig. Fastensuppen und Hafercreme unterstützen den Wärmehaushalt. Auch wärmende und anregende Getränke wie Ingwerwasser oder Yogitee helfen dabei.

- Feuer-Naturell

Wenn die Energetik des Feuer-Elements überwiegt, ist die Verdauungskraft stark und der Körper gut durchblutet. Das Obstfasten kühlt und hilft zu Entschlacken. Es ist wichtig, sich wenigstens in der Fastenzeit etwas Ruhe gönnen. Wohltuende Massagen und Entspannungsübungen wirken ausgleichend und harmonisierend. Sportliche Aktivitäten helfen, Gärungsreaktionen auf die Früchtekost zu vermeiden.

- Wasser-Naturell

Wenn die Energetik des Wasser-Elements überwiegt, ist die Verdauung meist träge. Daher ist das Obstfasten eher ungeeignet, da es zu Gärungsprozessen und Blähungen führen könnte. Wegen der vermutlich hohen »Brennstoffreserven« sind Fastensuppen nur dann sinnvoll, wenn sie wenig Substanz und Kalorien enthalten und zum Aufwärmen benötigt werden. Die ideale Fastenform ist daher das Saftfasten.

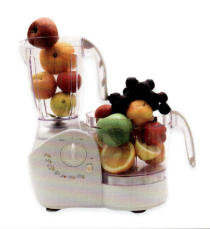

Psychosoziale Gesundheit

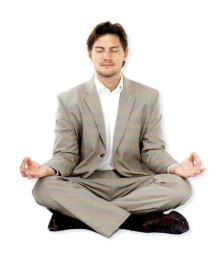

Seit Descartes glauben viele Ärzte, dass der materielle Körper unabhängig vom Geist funktioniert. Jedoch wird immer klarer, dass Gefühle eng mit den Funktionen im Körper verbunden sind und zu einem gesunden Körper auch ein gesunder Geist gehört. Mitte der 1990er Jahre erforschten die Psychologen Antonio Damasio und Joseph LeDoux die Verbindung von Gedanken und Gefühlen, also der Dreiecksbeziehung zwischen Geist, Seele und Körper. Sie beobachteten die verschiedenen Wechselwirkungen und Abhängigkeiten und erkannten, dass Gefühle an zahlreichen Vorgängen im Körper und an allen, gern für rational gehaltenen, Entscheidungsprozessen maßgeblich beteiligt sind. So sind Einstellungen, Erwartung und die innere Haltung also durchaus wichtig für unser körperliches Wohlbefinden.

Ich und mein Selbst!

Nach der PSI-Theorie (Persönlichkeits-System-Interaktion) von Professor Kuhl modulieren wir unsere Entscheidungen durch die hemmenden oder verstärkenden Affekte von 4 Grundsystemen.

Oft bleiben wir in einer Situation gefangen, weil wir im kognitiven Reduktionismus der Objekterkennung oder des analytischen Denkens steckenbleiben. Hin und wieder kann uns dann ein einfacher Paarvergleich (einzelne Objekte werden paarweise verglichen) aus der Klemme helfen, wenn jedoch Objekterkennung und logisches Denken mit drei oder mehr Alternativen konfrontiert werden, sind sie schnell überfordert. Unser Gehirn sollte dann besser von der linken (analytischen) zur rechten (ganzheitlich denkenden) Hirnhälfte schalten. Dort können wir auch mit mehr als drei Aspekten gleichzeitig sinnvoll umgehen. Nur gibt dort die Einschränkung, dass wir zwar zu einem Ergebnis kommen (Bauchgefühl), jedoch die Begründung dafür in der linken Hirnhälfte »konstruieren«.

Selbstwahrnehmung

Wir wissen, wie wir uns fühlen, weil wir uns selbst wahrnehmen. Selbstwahrnehmung ist die Voraussetzung für Selbsteinschätzung, Selbstbewertung und für ein Verständnis für unsere eigene Identität. Nur mit dieser soliden Basis können wir Gefühle angemessen handhaben, Taten folgen lassen, zu Mitgefühl fähig sein und gute soziale Beziehungen aufbauen. Je offener wir für unsere eigenen Emotionen sind, desto besser können wir die Gefühle anderer deuten. Es hilft dabei selber »in den Spiegel zu schauen«! Der Spiegel ist dabei ein Symbol für die Meta-Perspektive, welche wir brauchen, um beurteilen zu können, ob wir uns und unsere Umwelt noch richtig wahrnehmen.

Selbststeuerung

Erfolgreiches Handeln benötigt alle vier Grundsysteme (linke Grafik). Manche Menschen bevorzugen jedoch eines dieser Systeme. Wenn wir ständig mit Hilfe unseres Intentionsgedächtnisses daran denken, was wir für unsere Gesundheit tun könnten, komme kaum dazu, gesund zu leben. Wenn wir überwiegend unser Ausführungssystem aktivieren, können wir zwar schnell entscheiden, was uns im Augenblick gut täte, gehen dabei jedoch schwierigeren Fragen aus dem Weg und verliere leicht den Überblick darüber, ob unsere Entscheidungen auch längerfristigen Erfolg ermöglichen. Wenn wir hauptsächlich unser Extensionsgedächtnis aktivieren, handeln wir intuitiv, aus unserer bisherigen Lebenserfahrung, verhindern dabei jedoch, dass wir uns weiter entwickeln, weil wir keine neuen Einzelerfahrungen integrieren. Persönliches Wachstum erfordert, dass wir uns selbst immer wieder in Frage stellen und die damit verbundenen negativen Gefühle aushalten können.

Mehr Selbstwahrnehmung

Wenn wir uns auf unsere Gefühle und Körperempfindungen konzentrieren, nehmen wir uns selbst wahr. Dies ist die Voraussetzung, uns mit unseren eigenen Zielen zu identifizieren und die Gefühle zu steuern. Wir können unsere Selbstwahrnehmung für äußere Reize trainieren, indem wir z. B. jeden Morgen auf einem Zettel 5 Wahrnehmungen notieren:

Ich sehe:
»draußen die Sonne aufgehen«
Ich fühle dabei:
»am liebsten würde ich noch weiterschlafen«
…

Dies können wir auch für 5 Tätigkeiten tun:
Ich habe gerade mit halbem Tempo …
»ein Stück Apfel gegessen«
und dabei gespürt:
»wie schön saftig er war«
…

nach Kuhl und Martens, »Die Kunst der Selbstmotivierung«

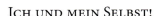

Zielbildung und Ergebnisverwertung
Kreativität, Ideen, Feedback, Überblick, Steuern und Koordinieren

Planvolles Handeln
bewusstes Denken, Planen, Analysieren, Entwickeln, Bewerten

Ausführung
intuitive Verhaltenssteuerung, spontane Umsetzung

Ergebniskontrolle
Detailwahrnehmung, Ergebnisanalyse, Misserfolgsverarbeitung

Die vier Grundsysteme, nach Prof. Kuhl

Psychosoziale Gesundheit

Selbstentwicklung

Wir entwickeln unser Selbst, indem wir es mit schmerzlichen oder Angst auslösenden Erfahrungen konfrontieren. Dies erreichen wir, indem wir die negativen Gefühle dämpfen. Erst dann komme wir in Kontakt zu unserem integrierten Selbst der rechten Hirnhälfte. Dort können wir eine große Zahl auch widersprüchlicher Erlebnisse gleichzeitig berücksichtigen und emotionale Erfahrungen und Körpersignale einbinden und regulieren. Wir machen uns jeweils relevante Aspekte bewusst, um darüber reden zu können. Das ganze funktioniert nur, wenn wir darauf verzichten, emotionale Begleiterscheinungen unangenehmer Erfahrungen zu verdrängen! Daher ist positive Motivierung nur ein Teil eines »Selbst-Coachings«. Schmerzliche Erfahrungen und unsere »Schattenseiten« sind wichtig, um die Entwicklung unseres Selbst zu fördern.

Motivation ist alles!

Gemütsbewegungen und Gefühle bestimmen, wie unsere vier Grundsysteme zusammenarbeiten. Viele alltagspsychologische Ansätze und Motivationstheorien stellen dabei die Vorteile positiven Denkens und guter Gefühle in den Vordergrund. Jedoch spielen auch negative Gefühle eine wichtige Rolle bei Entscheidungen zu unserem Wohlergehen. Unsere momentane und individuelle Situation und Gefühlslage bestimmt dabei, in welche Richtung wir unsere Gefühle im Augenblick regulieren, um erfolgreich entscheiden und handeln zu können!

Nachdem wir unser »worst case« Szenario durchdacht haben, hilft es natürlich, wenn wir uns wieder auf die positiven Aspekte konzentrieren: Erfolg, Gesundheit oder das Erreichen unserer Ziele. Stellen Sie sich vor, wie Sie sich fühlen, was Sie sehen, was Sie hören oder was Sie empfinden, wenn Sie Ihr Ziel erreicht haben!

7 Handlungsebenen

Psychologen des 20. Jh. wie Skinner, Pawlow, Eysenck, Freud, Lewin, Atkinson, Jung, Kelly oder Rogers hatten jeweils ihre eigenen Vorstellung und Theorien über das, was uns zum Handeln antreibt. Prof. Kuhl meint, dass es unter ihnen keine Sieger oder Verlierer gibt, sondern alle ihre Theorien aus unterschiedlichen psychologischen Perspektiven entwickelt haben. Kuhl gliederte die Perspektiven in sieben Handlungsebenen, welche alle gleichzeitig wirken und miteinander interagieren, von denen jedoch meist eine im Vordergrund steht.

Diese Gliederung erleichtert es uns, Veränderungen erfolgreich zu planen. So hilft es kaum, wenn wir uns von einer »ungesunden« Gewohnheit trennen wollen, noch mehr Argumente für den Wechsel zu suchen. Was wir dann brauchen sind Gewohnheiten, welche auf der gleichen Ebene wie die alten wirken und diese dort ersetzen.

Es ist erstaunlich, wie groß die Übereinstimmung von Prof. Kuhls 7 Handlungsebenen mit den psychischen Zuordnungen für die 7 subtilen Energiezentren (Chakren) der hinduistischen und buddhistischen tantrischen Lehren und des Yoga ist.

▫ **Automatisches Verhalten - Wurzel-Chakra**

Auf dieser Ebene handeln wir weitgehend automatisch. Wahrnehmungen und Reize sind durch erlerntes Verhalten und Gewohnheiten direkt an Reaktionen gekoppelt. So brauchen wir uns keine Gedanken darüber zu machen, ob wir an der roten Ampel anhalten sollen oder uns anziehen, bevor wir morgens die Brötchen holen. Die Qualitäten des Wurzel-Chakras sind Überleben, Sicherheit, Vertrauen und geerdet sein.

▫ **Temperament - Sakral-Chakra**

Auf dieser Ebene handeln wir entsprechend unserem persönlichen Naturell. Die Energetik der Elemente Luft, Feuer und Wasser bestimmt, wie wir auf Reize reagieren und mit welcher Art von Interesse oder Neugier wir mit unbekannten Dingen umgehen. So würden wir aufgrund einer Feuer-Luft-Dynamik lieber noch die Gegend erkunden, als gemütlich am Strand in der Sonne zu liegen.

Die Qualitäten des Sakral-Chakras bestimmen den Umgang mit Nahrung, Sexualität und körperlichen Bedürfnissen, durch die wir Freude erfahren.

▫ **Affekte und Anreize - Solarplexus-Chakra**

Auf dieser Ebene reagieren wir entsprechend unserer positiven oder negativen Erfahrungen. Diese haben wir meist durch Belohnung oder Bestrafung gesammelt und gelernt, uns entsprechend zu verhalten. Manche haben gelernt, wenn sie beim Sport ins Schwitzen kommen schon etwas

> ### 7 Gründe ungesund zu leben!
>
> 1. **Gewohnheiten**
> Ich habe es mir angewöhnt, vor dem Schlafen ein Glas Wein zu trinken.
> 2. **Temperament**
> Wenn ich etwas Leckeres zu essen kriege, esse ich so viel ich nur kann.
> 3. **Anreizmotivation**
> Rohkost ist vielleicht gesund für mich, ich mag jedoch nicht so lange kauen.
> 4. **Stressbewältigung**
> Etwas für mich selbst zu kochen setzt mich völlig unter Druck.
> 5. **Motive**
> Mich selber zu bewegen wäre sicherlich gesund, jedoch sehe ich lieber die Sportschau.
> 6. **Ziele**
> Ich weiß, dass ich besser früher schlafen gehen sollte, habe jedoch noch so viel zu erledigen.
> 7. **Selbststeuerung**
> Gesund leben kann ich auch noch, wenn ich älter bin.

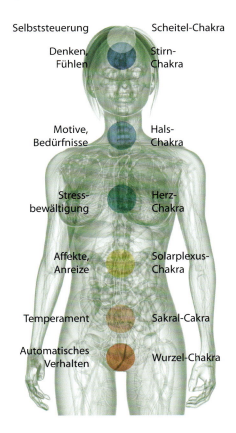

Die 7 Handlungsebenen und die 7 subtilen Energiezentren

zu trinken, bevor sie durstig sind oder ihnen schwindlig wird. Auf dieser Ebene sind wir offen für Drogen wie z. B. Alkohol, da er Teile des Belohnungssystems direkt stimuliert und vorübergehend Erleichterung bringt.
Die Qualitäten des Solarplexus-Chakras sind Macht und Kontrolle sowie Freiheit und die Leichtigkeit des Seins.

- Stressbewältigung - Herz-Chakra

Auf dieser Ebene entscheidet sich, wie unser Handeln durch die vorherigen drei oder die folgenden drei Ebenen bestimmt wird. Für Viele ist es eine Sache des Herzens, ob sie ihren Verstand benutzen, blind drauf los agieren oder »der Macht vertrauen«, wie Luke Skywalker in »Krieg der Sterne«. Stress macht uns da häufig einen Strich durch die Rechnung.
Die Qualitäten des Herz-Chakras ist die Wahrnehmung von Liebe und die Beziehung zu Personen, die uns »am Herzen liegen«.

- Motive und Bedürfnisse - Hals-Chakra

Auf dieser Ebene handeln wir nach einem bestimmten Muster von Einzelheiten. Unsere Motive dienen dabei der Befriedigung von Bedürfnissen wie z. B. Essen, Sex, Geld, Nähe, Freiheit oder Macht. Die Bedürfnisse können dabei innerhalb aller Handlungsebenen entstehen. Unser integriertes Selbst ist dabei am besten in der Lage, eigene und fremde Bedürfnisse und Werte zu vereinen.
Die Qualität des Hals-Chakras bezieht sich auf die Aspekte des Ausdrucks und Empfangens in Form von Kommunikation oder den Künsten. Es wird bestimmt durch Intuition und Kreativität.

- Denken und Fühlen - Stirn-Chakra

Auf dieser Ebene nehmen wir bewusst die Dinge wahr, gestalten unser Handeln und erfahren uns selbst. »Selbstbewusst« und mit klarem Verstand reflektieren wir unsere Erlebnisse, erinnern uns an bereits Erlebtes, bewerten dies und sammeln somit Erfahrungen.
Die Qualität dieses Chakras ist die Verbundenheit mit der tiefen, inneren Ebene des Seins. Intellekt und Phantasie verbinden Geist und Seele.

- Selbststeuerung - Scheitel-Chakra

Auf dieser Ebene laufen alle Fäden zusammen. Wir handeln entsprechend unserem höheren »Selbst«. Mit Intelligenz und Klugheit formen wir unseren Willen, um Ziele optimal zu erreichen und unser »Selbst« zu entwickeln. Die Qualität dieses Chakras repräsentiert unsere Wahrnehmung von Einheit und Getrenntheit sowie die Beziehung zum »Götllichen«.

Ich bin so frei ...

Mit jeder Handlungsebene steigt die »Freiheit«, uns zu entscheiden. Feste Gewohnheiten der 1. Ebene lassen kaum Spielraum. Unser Naturell der 2. Ebene erlaubt es schon eher, unterschiedlich auf die Umwelt zu reagieren. Anreize und Gefühle der 3. Ebene bringen uns weitere Freiheiten zwischen verschiedenen Gewohnheiten zu wechseln, so dass es uns mehr Freude bringt. Auch Motive und Ziele der 5. und 6. Ebene erweitern den Optionsraum. Die meisten Freiheiten haben wir auf den Ebenen 6 und 7, die unser bewusstes »Ich« bilden. Die größte Freiheit genießen wir auf der 7. Ebene, der Selbststeuerung.

Fragen zur psychischen Balance

Die folgenden Fragen können helfen einzuschätzen, auf welcher der Handlungsebenen wir uns noch besser balancieren können.

- Sicher ist sicher!

Fühle ich mich sicher und versorgt? Kann ich mir die Dinge leisten, welche ich für meinen Lebensstandard als angemessen empfinde oder steht mir das Wasser bis zum Hals?
Auch hier passen Luthers Worte aus dem kleinen Katechismus:
»Unser täglich Brot gib uns heute. Alles, was zur Leibes Nahrung und Notdurft gehört, wie Essen, Trinken, Kleider, Schuh, Haus, Hof, Acker, Vieh, Geld, Gut, fromm Gemahl, fromme Kinder, fromm Gesinde, fromme und treue Oberherren, gut Regiment, gut Wetter, Friede, Gesundheit, Zucht, Ehre, gute Freunde, getreue Nachbarn und desgleichen.«
Wer mehr hat, als er zum Leben braucht, wird dafür seine Gründe haben. Wer unzufrieden mit dem ist, was er hat, kann zwischen zwei primären Strategien wählen: lernen mit weniger auszukommen oder möglichst effektiv das zu erreichen, was er sich wünscht.

- Integration

»Mag ich die Menschen, mit denen ich täglich zu tun habe und wie komme ich gut mit ihnen zurecht?«
Das soziale Netz der Gesellschaft bildet die Grundlage für eine Vielfalt von »Persönlichkeiten«.
»Welcher limbische Typ bin ich«: Hedonist, Abenteurer, Performer, Disziplinierter, Traditionalist, Harmonischer oder Genießer? (Häusel 2002)
»In welchen Milieus fühle ich mich zu Hause«: Liberal-Intellektuelle, Moderne Arbeiter, Traditionell Bürgerliche, Traditionelle Arbeiter, Hedonisten, Postmoderne, Aufstiegsorientierte, Moderne Arbeiter, Moderne Bürgerliche, Etablierte? (GIM, media & marketing 2004).
Erkennen wir unsere Zugehörigkeit zu sozialen Gruppen der Gesellschaft, erhöhen wir unsere Chance, uns integriert zu fühlen.

- Wer klug ist ...

»Fühle ich mich kompetent genug, mein Leben zu meistern und lerne ich aus meinen Fehlern? Bin ich offen für die Hilfe anderer und bereit, diese anzunehmen?«
Um diese Fragen zu beantworten müssen wir in der Lage sein, die Wirkungen unseres Handelns zu verstehen. Selbstreflektion macht uns »klug« und hilft, auf Gefühle zu achten und aus Fehlern zu lernen. So können wir die Fähigkeit verbessern, sinnvolle und erreichbare Ziele zu formulieren. Es ist der kluge Wechsel von Verstehen und motiviert Handeln, der uns zum Erfolg führt.
Dies wurde bereits in vielen empirischen Studien nachgewiesen.

- Ich und Du!

»Fühle ich mich in meinem familiären Umfeld wohl? Erfüllen Partnerschaft oder Single-Dasein meine Bedürfnisse?«
In vielen Kulturen ist die Familie wichtiger als ihre einzelnen Mitglieder. Dies fördert eine stabile Gesellschaft. Unser heutiges Sozialsystem integriert jedoch auch neue Formen wie »Patchwork-Familien«, homosexuelle Partnerschaften und Singles. Das kommt in den besten Familien vor! Heinrich Schipperges schrieb zu Hildegard von Bingens »Sicht« des Herzens »Nicht der Kopf ist Organ dieser Vernunft, sondern das Herz! Denn der Kern der Welt ist die Liebe. ›Wer sie richtig erfasst, der wird weder in der Höhe, noch in der Tiefe, noch in der Breite danebengreifen. Ist die Lie-

be doch mitten drin. Sie übersteigert und überstürzt nichts, sie versteigt und vertieft sich nicht, sie zerstreut und verfließt nicht, weil sie der Kern von allem Sein bleibt‹ - das Maß!«

- Die Kunst der Selbstmotivierung

»Schaffe ich es immer wieder neue Ziele anzugehen und verzage nicht, wenn auch mal etwas schief geht? Kann ich Erfolge feiern und genießen?«
In den 1960er Jahren untersuchte der amerikanische Psychologe Martin E. P. Seligman das Phänomen, dass Menschen und Tiere in Folge von intensiven Erfahrungen mit Hilf- oder Machtlosigkeit aufhören, etwas gegen die negativen Zustände zu tun, obwohl sie es eigentlich könnten. Er nannte diesen Zustand Learned Helplessness (Erlernte Hilflosigkeit).
Als frei handelndes Individuum erhöhen wir unsere Chancen auf ein glückliches und gesundes Leben!

- Gedacht, getan – das gibt einem zu denken …

»Bin ich in der Lage die Dinge zu lernen und zu verstehen, die mich interessieren? Beschaffe ich mir die nötigen Informationen, bin neugierig und offen für Neues oder weiß ich kaum noch, wo es lang geht?«
Für ein gesundes und zufriedenes Leben ist es wichtig, dass wir in der Lage sind, Dinge zu lernen und zu verstehen, die uns interessieren. Dazu gehören Neugier und Offenheit. Das Hauptproblem besteht heute jedoch eher darin, aus der Fülle der Informationen die richtigen zu filtern. Zum Glück leben wir in einem Land in dem wir von der freien Berichterstattung in den Medien profitieren können. Die Diversität schult unser kritisches Auge.

- Der Sinn des Lebens!

»Weiß ich, wer ich sein will, wofür ich stehe, woran ich glaube und was ich für richtig halte?
Weiß ich, wofür ich eintrete, weil ich anderen Menschen helfen will?«
Sinn und Werte geben uns die Kraft für eine aktive Gestaltung der Zukunft. Sie sind die Basis für eine authentische und kongruente Persönlichkeit.

Belastungen der Psyche

Bei einer Umfrage von Emnid im Jahr 2006 antworteten 42 Prozent der Männer und 46 Prozent der Frauen, dass sie unter dem ständigen Gefühl der Anspannung leiden. Zeit- und Termindruck machen laut einer Forsa-Studie aus dem Jahr 2001 am meisten Stress. Stress ist eines der am häufigsten gebrauchten Wörter und die Themen rund um Stress füllen bereits die über die 2.800 Seiten der Encyclopedia of Stress.

Psychischer Stress

T. H. Holmes und R. H. Rahe veröffentlichten im Jahr 1967 eine Skala über die Stressbelastung. Sie fragten danach, wie viel Stress es erzeugt, sich an eine neue Lebenssituation anzupassen (siehe Tabelle). Heute berücksichtigt man nur noch negative oder unerwünschte Veränderungen im Leben.
Auch wenn es aus heutiger Sicht große Unterschiede für die individuelle Belastung durch Lebensereignisse gibt, zeigt die Holmes-Rahe-Skala, wie stark manche Dinge die Gesundheit von manchen Menschen gefährden können.

Change Management

Platon beschrieb die dreigeteilte Seele mit dem Bild, dass der vernünftige Teil (logistikón) wie ein Wagenlenker die Pferde Willen (thymoeidés) und Begierde (epithymétikón) lenken soll.
In Wirklichkeit bestimmt jedoch das Zusammenspiel der 7 Handlungsebenen unser Handeln. Dinge zu ändern ist manchmal schwer, wenn wir dies nicht berücksichtigen. Vor allem die Zeit spielt eine wichtige Rolle bei Veränderungsprozessen. Bleiben wir zu kurz bei neuen Verhaltensformen, fallen wir schnell wieder zurück in alte Gewohnheiten. Deshalb ist es wichtig, dass wir uns erst ein Mal bewusst werden, welche Stadien wir durchlaufen, wenn wir Dinge im Leben ändern.

7 Phasen der Veränderung

Veränderungen sind ein innerer Prozess, der erst langsam sichtbar wird. Dabei werden wir vermutlich folgende Phasen durchlaufen, welche uns zuweilen an unserer Kompetenz zweifeln lassen.

- 1. Schock, Überraschung

Es kommt der Tag, an dem wir erkennen, dass etwas nicht stimmt - so kann es nicht weiter gehen. Wir fühlen uns schlecht und fragen uns, wie wir überhaupt aus dieser Situation wieder heraus kommen werden.

Stress-Index

Punkte	Ereignis
100	Todesfall in der Familie
73	Scheidung
65	Strittige Trennung
53	Verletzung oder Krankheit
50	Heirat
47	Entlassung
45	Partnerschaftliche Versöhnung
45	Pensionierung/Ruhestand
44	Krankheit in der Familie
40	Schwangerschaft
39	Probleme beim Sex
39	Familienzuwachs
38	Finanzielle Einbußen
37	Tod eines nahen Freundes
36	Wechsel der Arbeitsstelle
35	Zunehmende Auseinandersetzungen mit dem Partner
31	Größere Schulden
30	Kündigung einer Hypothek oder eines Darlehens
29	Mehr Verantwortung im Beruf
29	Kinder verlassen das Haus
29	Stress mit Schwiegereltern
28	Außerordentlicher Erfolg
26	Der Partner beginnt/verlässt eine Arbeit
25	Umzug
24	Verhaltensänderung
23	Probleme mit Vorgesetzten
20	Veränderungen der Arbeitszeiten/Arbeitskonditionen
20	Wohnortwechsel
19	Veränderung in der Freizeit
18	Veränderungen der sozialen Aktivitäten
17	Geringe Schulden
16	Veränderungen der Schlafgewohnheiten
15	Veränderung der Essgewohnheiten
13	Urlaub/Ferien
12	Weihnachten
11	Geringe Gesetzesverstöße

über 300: Gefahr für Erkrankungen
150-299: moderate Gefahr
bis 150: leichte Gefahr

nach Holmes und Rahe

- 2. Verneinung, Ablehnung

Könnte es vielleicht nicht doch so weitergehen? Ist eine Veränderung überhaupt nötig?

- 3. Rationale Einsicht

Wir erkennen, was uns stört und versuchen vor allem mit kurzfristigen Maßnahmen die Symptome zu bekämpfen.

- Emotionale Akzeptanz

Krisenstimmung! Wir wissen jetzt, dass es so nicht weiter geht.

- Ausprobieren, Lernen

Die emotionale Akzeptanz hilft uns, alte Muster in Frage zu stellen und neue Wege zu gehen. Wir sind bereit zu lernen. Damit nehmen wir uns wieder als »kompetent« wahr.

- 6. Erkenntnis

Durch andauerndes Üben verbessern wir unser Verhalten. Wir wissen jetzt, dass wir auf dem richtigen Weg sind.

- 7. Integration

Das, was wir geübt haben, ist uns jetzt zur Gewohnheit geworden. Ohne nachzudenken verhalten wir uns in den kritischen Situationen genau richtig.

Methoden für Veränderungen

Wie können wir unser Verhalten ändern, so dass wir am Ende sagen können »es war doch gar nicht so schwer«? Im Coaching und NLP (Neurolinguistische Programmierung) gibt es eine Fülle von Methoden, welche uns bei Veränderungsprozessen unterstützen können. Die folgenden Techniken können Ihnen dabei helfen, Ihre Handlungsmuster »mit möglichst wenig Aufwand« zu Ihrem Vorteil zu optimieren.

Veränderung der Wahrnehmung

Wie wir die Dinge wahrnehmen wird nur zu 10% von dem bestimmt, was wir sehen. Die restlichen 90% sind geprägt durch Erziehung, Lernen, Wertvorstellungen und Gefühle. Diese bilden einen Filter, durch den wir unser Leben betrachten. Es könnte sein, dass wir Angstobjekte unrealistisch und zu groß wahrnehmen. Je mehr Angst jemand vor Spinnen verspürt, desto größer würden sie ihm erscheinen. Einen Ekel vor Spinnen können wir uns nicht völlig abtrainieren, jedoch können wir lernen, ihn zu tolerieren. Glaubenssätze oder unsere »Sicht der Dinge« können uns auch in vielen weiteren Bereichen einschränken. Mit neuen Perspektiven vergrößern wir die Chance auf mehr Handlungsoptionen.
Eine Veränderung unseres Bezugsrahmens (Reframing) führt durch vier Grundannahmen zum Erfolg:

- 1. Für jedes Problem gibt es mindestens eine Lösung

- 2. Die Landkarte ist nicht die Landschaft

- 3. Hinter jedem Verhalten steckt eine positive Absicht

- 4. Jedes Verhalten ist in mindestens einem Kontext nützlich oder wahr

Ein Reframing kann den Kontext oder die Bedeutung unserer Verhaltensweisen ändern. Wer sich z. B. als stur und starrköpfig bezeichnet, können sich fragen, in welchem Kontext diese Haltung hilfreich ist und zu Erfolgen führt, und wie diese Erfolge mit einer eher gewünschten Haltung zu erreichen wären.

Manch einer lässt seinen Arbeitstag mit Erdnussflips und einem Glas Wein ausklingen. Dies bedeutet, dass er möchte, dass es ihm am Abend gut geht. Vielleicht entspricht es jedoch eher den persönlichen Motiven, nach anderen Möglichkeiten zu suchen.

Reframings sind die ersten Schritte für erfolgreiche Veränderungen und besser geeignet als ein »schlechtes Gewissen«.

Six-Step-Reframing

In nur 6 Schritten das Verhalten ändern? Es funktioniert!
Veränderungen fallen leichter, wenn wir annehmen, dass wir aus mehreren Teilpersönlichkeiten bestehen. Diese Teile leben nicht immer im Einklang und es müssen Kompromisse ausgehandelt werden. Ihr kreativer Teil wird Ihnen bei dieser Übung helfen, gute Lösungen zu finden. Am besten lassen Sie sich von einem Partner durch die folgenden Schritte führen.

- 1. Problemverhalten bestimmen

Was möchten Sie eigentlich ändern? Ist es überhaupt das, was Sie stört oder ist es nur ein Teil eines anderen Problems? Stört es Sie nur manchmal oder ist es in bestimmten Situationen sogar angemessen?

- 2. Positive Funktion erkennen

Was steckt dahinter, dass Sie sich so verhalten, obwohl es Sie stört? Wie heißt der innere Teil, der das Verhalten auslöst? Bedanken Sie sich bei diesem inneren Teil, dass er Ihnen mit diesem Verhalten helfen will und mit Ihnen kommuniziert.

- 3. Bereitschaft prüfen

Sind Sie und Ihr innerer Teil bereit neue Wege zu gehen, welche ähnlich »erfolgreich« sind, wie Ihr bisheriges Verhalten?

- 4. Neue Wege erkunden

Mit Hilfe Ihres kreativen Teils suchen Sie drei Wege, welche den gleichen Vorteil bringen, wie Ihr unerwünschtes Verhalten. Versuchen Sie im Innern zu spüren, ob die neuen Wege funktionieren. Dann

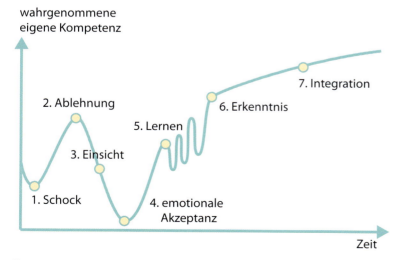

Phasen von Veränderungsprozessen nach Kostka und Mönsch

bedanken Sie sich bei Ihrem kreativen Teil für seine Hilfe.

- 5. Ökologie der neuen Wege testen

Fragen Sie Ihren inneren, für das unerwünschte Verhalten verantwortlichen Teil, ob er Einwände gegen die neuen Wege hat. Gibt es andere Teile in Ihnen, die noch etwas einwenden könnten? Gibt es hier Probleme, gehen Sie wieder zu Schritt 4.

- 6. Verantwortung übernehmen

Trauen Sie sich zu, den neuen Weg auszuprobieren? Bei »Nein« gehen Sie wieder zu Schritt 5 oder 4. Als letztes fragen Sie sich, ob es klappen wird. Bei »Ja« sind Sie am Ziel, bei »Nein« lassen Sie sich einfach überraschen, was passieren wird.

Die Loslassen-Technik

Unerwünschte Verhaltensweisen führen auf Dauer zu schlechten Gefühlen. Der, wie es heißt, von seinem Arzt für todkrank befundene Physiker L. Levenson aus New Jersey bemerkte, dass ihn der Umgang mit seinen eigenen Gefühlen krank gemacht habe. Er heilte sich, indem er »reinen Tisch« machte und alle Dinge in seinem bisherigem Leben hinterfragte. Seine Technik wurde als Sedona-Methode bekannt:

- Gefühl benennen

Legen Sie fest, was Sie gerne ändern oder welches Gefühl Sie loslassen möchten. Dazu erinnern Sie sich an eine Situation mit dem »unerwünschten« Verhalten: was spüren Sie dabei, wo im Körper spüren Sie es, wie spüren Sie es, entstehen dabei Bilder? Fassen Sie Ihre Erkenntnisse zusammen und geben dem Gefühl einen Namen. Dann überlegen Sie sich, womit Sie das unerwünschte Verhalten ersetzen möchten.

- Können Sie dieses Gefühl akzeptieren wie es ist — nur für einen Augenblick?

Ob »Ja« oder »Nein«, beide Antworten sind zulässig. Es geht darum, dass Sie Ihre Situation für diesen Augenblick realisieren.

- Können Sie dieses Gefühl jetzt loslassen – nur für diesen Moment?

Wie beim zweiten Schritt ist jede Antwort richtig - niemand zwingt Sie zu einer Verhaltensänderung. Früher oder später werden Sie feststellen, dass sich Ihr Umgang mit der Situation verändert.

- Würden Sie das Gefühl loslassen, wenn Sie es könnten?

Auch hier können Sie antworten, wie Sie möchten. Bei »Nein« könnten Sie sich noch fragen, ob Sie an der alten Situation festhalten, oder frei sein wollen.

- Wann würden Sie dieses Gefühl loslassen können?

Ob am nächsten Freitag, um 15.30 Uhr oder irgendwann in der nächsten Zeit, vielleicht können Sie sich vorstellen, wo sich das Bild in der Zukunft befindet, bei dem Sie Ihr Verhalten ändern werden.

Disney-Strategie

Walt Disney sagte »If you can dream it you can do it!« (Wenn Du es träumen kannst, kannst Du es auch tun!). Ihm gelang es seine Träume zu verwirklichen, indem er selbst auch die Rollen des Machers und des Kritikers spielte.
Als erstes wählen Sie das Thema oder Problem, mit dem Sie sich auseinandersetzen möchten. Wählen Sie drei Orte oder Sitzplätze im Raum für den Träumer, Macher und Kritiker. Dann begeben Sie sich nacheinander auf die Postion des Träumers, Machers und Kritikers und spielen Ihre Rolle. Dies wiederholen Sie so lange, bis der Kritiker ohne Einwände zustimmen kann. Er hat das »letzte Wort«.

- Das kreative Träumen oder die Vision

Der Träumer produziert Ideen, Ziele oder Visionen, ohne Rücksicht darauf zu nehmen, was davon verwirklicht werden kann. Alles ist erlaubt, mögliche Einwände interessieren ihn nicht.

- Das realistische Planen

Der Macher konzentriert sich auf das, was realistisch machbar ist und was nicht. Er entwickelt einen konkreten Plan für die Ideen und Visionen des Träumers. Er sammelt Informationen, prüft die Voraussetzungen und tut so, als ob er die Ideen umsetzt.

- Das konstruktive Kritisieren

Im inneren Dialog überprüft der Kritiker den entwickelten Plan und schaut, ob etwas vergessen wurde oder etwas die Durchführung des Plans verhindern könnte. Er fokussiert auf das, was alles noch verbessert werden kann. Dabei berücksichtigt er seine Erfahrungen aus der Vergangenheit.

In 7 Schritten zum Ziel

Wir können Probleme selten allein auf der Ebene lösen, auf der sie geschaffen wurden. Möchten Sie eine unliebsame Gewohnheit ändern, brauchen Sie die Unterstützung aller Teile Ihrer Persönlichkeit. Die 7 Handlungsebenen bieten dabei einen Rahmen, Ihr inneres Team zu befragen. Stellen Sie sich vor, Sie hätten Ihr Ziel bereits erreicht. Begeben Sie sich, eventuell geführt von einem Partner, Schritt für Schritt auf die nächste Ebene und stellen sich die folgenden Fragen. Achten Sie darauf, auf welcher der Ebenen es besonders schwer war, Ihr Ziel zu erreichen und wo eventuell Ressourcen gefehlt haben.

- Gewohnheiten

Welche neuen Gewohnheiten haben Sie entwickelt? Welche alten Gewohnheiten haben Sie losgelassen?

- Temperament

Wie kommt Ihr »Naturell« mit der neuen Situation klar?

- Empfindungen und Anreize

Was sagt Ihr »Bauchgefühl«?

- Stressbewältigung

Waren Sie von Anfang an »von ganzem Herzen« mit dabei? Wie haben Sie den entstandenen Stress bewältigt?

- Motive und Bedürfnisse

Was hat Sie dabei alles bewegt und wie konnten Sie Ihren Bedürfnissen gerecht werden?

- Denken und Fühlen

Was ging Ihnen alles durch den Kopf und wie haben Sie Ihre Gefühle reflektiert?

- Sinn

Worin liegt der Sinn, dass Sie Ihr Ziel erreicht haben?

Auf der letzten Ebene spüren Sie noch einmal, wie sinnvoll es war, Ihr Ziel zu erreichen. Sie gehen die Ebenen rückwärts und erinnern sich an alle Einsichten und Ressourcen, welche Sie auf Ihrem Weg entdeckt haben. Sollte an einer Stelle noch etwas fehlen, nehmen Sie von Ihrem Wissen und Ihrer Erfahrung und ergänzen, was fehlt.

»Typopädie« – über Naturelle und Temperamente

Die Menschen lernen und überleben durch ihre Vielfalt, nicht durch Einfalt oder Beschränktheit! Wir unterscheiden uns von anderen in unserem äußeren Erscheinen und Charakter. Auch wenn jedes Individuum einzigartig ist, begann man schon im alten Indien, in China und in Griechenland danach zu schauen, welche körperlichen oder geistigen Merkmale wie auch Reaktionsmuster auf die Umgebung, das Wetter, Belastungen, Krisen, Ernährung, Medizin und Therapie bestimmte Menschen gemeinsam haben. Aus diesen Gemeinsamkeiten entwickelte man die Konstitutionslehren. Im Ayurveda unterscheidet man die Doshas, in der griechischen Medizin die Diathesis und in der Humoralpathologie die Temperamente oder Konstitution.

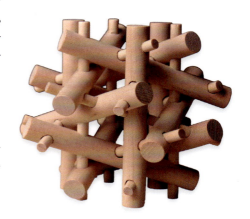

Die gleichen Dinge, die uns eventuell leicht fallen oder gut tun, können anderen Menschen schwer fallen oder belasten Ihre Gesundheit. Ob bestimmte Verhaltens- oder Ernährungsweisen günstig oder ungünstig, richtig oder falsch wirken, ist abhängig von der individuellen Konstitution. Dies bezeichnet man auch als Veranlagung oder Disposition.

Das Wissen um die eigene Konstitution kann Ihnen helfen, Ihre täglichen Abläufe, Ihr Berufsleben, Ihre Lebensweise und Ihre Ernährung möglichst effektiv und gesund zu gestalten. So können Sie bewusst Ihre Stärken einsetzen und Belastungen vermeiden.

Authentisch!

Molekularbiologie, Humangenetik und Neurobiologie bestätigen, dass unser Wesen aus genetisch-biologischen unveränderbaren (veranlagten) Grundstrukturen und umweltbedingten (erlernten) veränderbaren Merkmalen besteht. Nur wenn wir uns auf Dauer passend zur Grundstruktur verhalten, leben wir gesund und es fällt uns leicht, Stress zu vermeiden. Unpassendes Verhalten führt zu Über- oder Unterforderung, Stress und schließlich zu psychischen und psychosomatischen Störungen. Um »richtig« zu handeln, müssten wir also unsere veranlagte Persönlichkeitsstruktur mit dem erlernten Verhalten abstimmen. Erst wenn wir Methoden und Techniken anwenden, die genau zu uns passen, entwickeln wir einen authentischen persönlichen Lebensstil. Jetzt wäre es noch gut zu wissen, was genau es denn nun ist, was zu uns passt.

Typometrie

Was für ein »Typ« sind Sie?
Im Ayurveda finden wir das älteste Modell einer Konstitutionslehre. Aus den 3 Grundtypen ergeben sich hier 7 mögliche Typ-Kombinationen. Aus dem Vierermodell des Hippokrates definierte Galen die vier Grundtypen der Griechischen Medizin (Tibb). Aus diesen Grundtypen ergeben sich 15 mögliche, aus der Verteilung der Elemente 9 Typ-Kombinationen. Im 16.

Triadische Systeme	Bestimmungsfaktor	Typ 1	Typ 2	Typ 3
Ayurveda 1000 v. Chr.	Doshas	Vata	Pitta	Kapha
Platon 400 v. Chr.	Seelenlehre	Logisticon (Vernunft)	Thymos (Wille)	Epithymia (Begierde)
Pestalozzi 1768	Harmonie der Kräfte	Kopf	Hand	Herz
Carl Huter 1907	Psycho-Physiognomie	Empfindungs-Naturell	Bewegungs-Naturell	Ernährungs-Naturell
Anatomie	Keimblätter	Ektoderm (Außenschicht)	Mesoderm (Mittelschicht)	Entoderm (Innenschicht)
Sheldon 1940	Körperbau	Ektomorph	Mesomorph	Endomorph
Physiologie	Neurotransmitter	Seretonin	Dopamin	Adrenalin, Noradrenalin
MacLean 1973	Biostruktur	Großhirn	Zwischenhirn	Stammhirn
Friedmann 1991	Persönlichkeitstypen	Sachtyp (Erkenntnistyp)	Handlungstyp	Beziehungstyp
Häusel 2000	Limbische Instruktionen	Stimulanz	Dominanz	Balance
Schmiedel 2009	Verhaltensweisen	Sinnlicher Typ	Aktiver Typ	Relaxter Typ

Wer bin ich?

»Das Urteil in Bezug auf die eigene Persönlichkeit ist ja immer außerordentlich getrübt. Diese subjektiven Urteilstrübungen sind darum so besonders häufig, weil jedem ausgesprocheneren Typus eine besondere Tendenz zur Kompensation der Einseitigkeit seines Typus innewohnt, eine Tendenz, die biologisch zweckmäßig ist, da sie das seelische Gleichgewicht zu erhalten strebt. Durch die Kompensation entstehen sekundäre Charaktere oder Typen, welche ein äußerst schwierig zu enträtselndes Bild darbieten, so schwierig, dass man selbst geneigt ist, die Existenz der Typen überhaupt zu leugnen und nur noch an individuelle Verschiedenheiten zu glauben.«
C. G. Jung, 1921

LIMBISCHE KRÄFTE

Die Handlungsebene der Gewohnheiten lässt uns die geringsten Wahlmöglichkeiten. Auch unser Temperament lässt uns ziemlich schnell auf eine für uns typische Art Entscheidungen treffen. Die Gehirnforschung konnte Mitte der 1990er Jahre zeigen, dass ungefähr 70-80% unserer Entscheidungen unbewusst erfolgen. Da lohnt es sich genauer zu schauen, was diesen »Automatismen« zu Grunde liegt.

Das limbische System moduliert mit unbewussten Programmen unser Denken und Verhalten. So halten die meisten Menschen vor einer roten Ampel an, unabhängig davon, ob sie im Allgemeinen aggressiv oder ängstlich sind. Eine gelbe Ampel gibt den limbischen Instruktionen schon mehr Spielraum für eine »persönliche« Entscheidung.

Der Hirnforscher und Marketingexperte Dr. Hans-Georg Häusel unterscheidet dabei die Stimulanz-, Dominanz- und Balance-Instruktion. Studien haben ergeben, dass unser individuelles Verhältnis

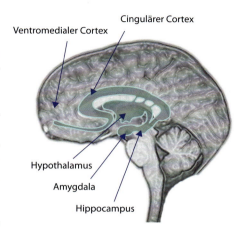

Die Amygdala (Mandelkern) ist das Zentrum des limbischen Systems. Sie enthält die uns verborgenen biologischen Programme, welche das Denken und Handeln steuern. Wahrnehmungen und Gefühle werden dem Naturell entsprechend bewertet und zu Emotionen verknüpft, die uns vernünftig erscheinen und das Verhalten steuern.

dieser Instruktionen uns von Geburt an das ganze Leben prägen. Es überrascht kaum, dass diese Erkenntnisse jene des Ayurveda bestätigen.

Jh. erweiterte Paracelsus die 4-Elementelehre der griechischen Medizin mit seinen »Tria Pricipia«: Sulfur (Schwefel, Wärme), Mercurius (Quecksilber, Ausgleich) und Sal (Salz, Kälte).

Carl Huter (1861-1912) entwickelte sein Dreier-System, der Psycho-Physiognomik welches Biologie und Psychologie mit den jeweiligen Körperformen und der dazu gehörenden Ausstrahlung verband. Kretschmer (1888-1964) unterschied die Menschen nach dem Körperbau: Leptsosom, Athlet und Pykniker. William H. Sheldon (1898-1977) arbeitete zwei Jahre mit C. G. Jung in Zürich an einem wissenschaftlichen Beweis für ein 4–Komponenten-Modell menschlichen Verhaltens. Seine Untersuchungen ergaben letztlich »nur« ein 3–Komponenten-Modell, sowohl im Hinblick auf Körperformen als auch auf das Verhalten.

Im Wesentlichen beschreiben alle Dreiermodelle einen ähnlichen Körper- und Wesenstyp. Sie sind überschaubar und sinnvoll anwendbar, da jeder sicher bis drei zählen kann und unser Verstand mit den 7 möglichen Kombinationen gerade noch »sinnvoll« umgehen kann.

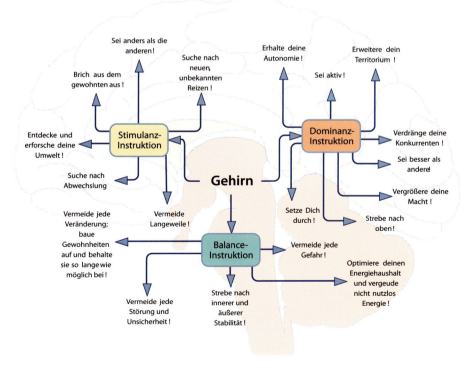

Limbische Instruktionen des Gehirns, in Anlehnung an Häusel, Brain Script, 2004

Empfehlungen für Ihr Naturell

Körperliche und seelisch-geistige Merkmale ergeben unsere persönliche Disposition, eine ganz bestimmte Art und Weise, auf die wir uns verhalten oder unser Körper reagiert. Diese Grundnatur, welche uns von Geburt an prägt, können wir gegen keine andere tauschen, auch wenn sie uns nicht gefällt! Nutzen wir ihre natürlichen Stärken, können wir angemessen auf negative Einflüsse auf die Gesundheit reagieren.

So können wir auf Dauer gesund bleiben und erreichen, dass wir in einem ausgeglichenen Zustand energiegeladen, anpassungsfähig, heiter und zuversichtlich bleiben.

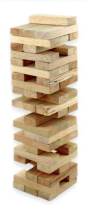

Wie leben Sie (heute)?

Alter, Geschlecht, kulturelle und religiöse Zugehörigkeit, Bildungsstand, Wohlstand und vieles mehr unterscheiden uns von anderen Menschen. Zum Zeitpunkt der Geburt gab es die meisten Unterschiede noch nicht. Versuchen Sie, sich zu erinnern, wie es damals war. Im Fotoalbum finden Sie bestimmt ein paar gute »Beweise« für Ihre wahre Natur. Manche Fotos erinnern Sie vielleicht an ein Lebensgefühl, welches Ihnen hier und da verloren ging. Wo waren Sie damals schon so wie heute und in welchen Bereichen haben sich Ihr Körperbau und persönlicher Ausdruck verändert? Finden Sie Dinge oder Anteile Ihres Selbst, die Sie gerne wieder so leben würden wie damals.

Wie könnten Sie leben?

Wenn Sie es schaffen, mit Hilfe des nebenstehenden Fragebogens, mit Selbstbeobachtung, mit Hilfe der Beurteilung Ihrer Freunde oder einer Pulsdiagnose Ihre eigene Persönlichkeit zu erkennen, haben Sie sich schon sehr aktiv mit »sich selbst« beschäftigt. Wenn Sie jetzt noch Ziele formulieren um noch mehr »Sie selbst« zu sein, können Sie diese Ihren Freunden und anderen Vertrauten mitteilen. Achten Sie dabei auf die Reaktionen Ihres Körpers, werden Sie vermutlich feststellen, ob Sie sich auf dem richtigen Weg »zu sich selbst« befinden. Stellen Sie sich vor, wie Sie aussehen, wenn Sie wieder »Sie selbst« sind.

Das metaProfil

Der metaProfil-Fragebogen ist eine Synthese aus den Konstitutionslehren des Ayurveda, der empirischen Forschung Carl Huters, den Forschungsergebnissen von William H. Sheldon und den typologischen Konzepten der modernen Persönlichkeitspsychologie.

Individuelle Voraussetzungen prägen ab der Geburt die Entwicklung jedes Menschen. Sie bilden den Ereignishorizont für die persönlich Entwicklung auf der körperlichen und den sieben Handlungs-Ebenen (Seite 83). Diese Entwicklung wird von den Einflüssen der Umwelt und erlerntem Verhalten moduliert.

Verhalten wir uns im späteren Leben entgegen unserer Grunddisposition erhöhen wir die Wahrscheinlichkeit, dass Körper, Seele oder Geist geschwächt werden. Dies sieht man bei allen Konstitutionslehren als eine der Ursachen von Krankheit. Die Kenntnis Ihres metaProfils hilft Ihnen Entscheidungen zu treffen, die Ihr Leben einer für Sie idealen »metaBalance« näher bringen.

Eine ausführliche Version des Fragebogens finden Sie auf **www.das-balance-prinzip.de**.

Wer bin ich?

»Wenn man die ganze Natur des Menschen, seine Konstitution, sein Alter und Geschlecht kennt, ist es möglich, durch passende Abstufung der Ernährung und Anstrengung den Körper im Gleichgewicht, d. h. bei Gesundheit zu halten und Krankheiten zu verhüten.«
Hippokrates

Nutzen Sie Ihr Naturell

Mit dem Ergebnis des nebenstehenden Fragebogens erhalten Sie auf den folgenden Seiten die für Ihre Konstitution passenden Empfehlungen.

Im ausgeglichenen Zustand sind Sie energiegeladen, anpassungsfähig, heiter und fröhlich.

Denken Sie daran auf Ihren Körper zu achten. Er zeigt Ihnen auf die eine oder andere Art und Weise ob ihm etwas gut tut oder nicht. Folgen Sie Ihrer Intuition. Ihr inneres Selbst ist Ihr bester Berater.

Sheldons Typologie

Der Psychologe William H. Sheldon (1898 - 1977) Ph.D. M.D. erhielt nach seiner Lehrtätigkeit in Chicago und Wisconsin ein Stipendium um zwei Jahre unter C. G. Jung zu studieren. Dort traf er auch Siegmund Freud und Ernst Kretschmer. Im Anschluss daran versuchte er die Vier-Komponenten-Konstitutionslehre C. G. Jungs wissenschaftlich zu beweisen. Seine Untersuchungen ergaben jedoch »nur« ein Drei-Komponenten-Modell, allerdings sowohl in Bezug zum Körperbau als auch auf das Verhalten. Die drei Bezeichnungen »Endomorph«, »Mesomorph« und »Ektomorph« leitete er von den drei Keimblättern her, aus denen sich in der Embrionalentwicklung alle Organe und die Körpergewebe bilden. Sheldon nahm an, dass sich die unterschiedlichen Körperformen aufgrund der unterschiedlichen Anteile bei den Keimblättern entwickeln. Sheldon fand auch eine starke Korrelation zu den von ihm definieren Temperamenten »Cerebroton«, »Somatoton« und »Visceroton«.

EMPFEHLUNGEN FÜR IHR NATURELL

Bestimmung der persönlichen Konstituiton

		Luft-Energetik	Feuer-Energetik	Wasser-Energetik
Physiognomie	Statur	hochgewachsen, schwach entwickelt, sehnig oder klein und zierlich, zart	mittelgroß, gut entwickelt, muskulös	groß und stämmig oder klein und füllig, kompakt, korpulent
	Gesicht	relativ klein, lang, das Kinn eher klein, zurückliegend	kastenförmig, eckig, scharfkantig, das Kinn markant	groß, gerundet, voll, weiche Züge, das Kinn weich, voll
	Haut	dünn, trocken, rau, eventuell rissig	geschmeidig, rötlich, eventuell Akne oder Sommersprossen	dick, fettig, blass, schwach durchblutet
	Haare	dünn, fein, seidig, spärlich, gewellt, verknotet	kräftig, fettig, struppig, eventuell Glatzenbildung	dick, weich, dicht, schmiegsam, gewellt
	Hände	im Verhältnis zart und klein	im Verhältnis groß, lang, knochig	breit, fleischig, kräftig
	Nägel	länglich, rau, brüchig	flexibel, rot durchscheinend, glänzend	dick, weich, glatt
	Gewicht	unter dem »Idealgewicht«, nimmt kaum zu, nimmt leicht ab	»Idealgewicht«, keine Probleme ab- oder zuzunehmen	über dem »Idealgewicht«, nimmt leicht zu aber nur schwer ab
Physiologie	Appetit	unterschiedlich, nicht vorhersehbar, mag ener kleine Portionen	stark, bei Hunger leicht verärgert oder gereizt, mag regelmäßige Mahlzeiten und eher große Portionen	gleich bleibend, mäßig, könnte jederzeit essen, genießt und zelebriert gerne
	Verdauung	schwache Verdauungkraft	starke Verdauungskraft, verträgt alles	fühlt sich nach dem Essen oft schwer und schläfrig
	Bewegungsprofil	schwach, gute Schnellkraft, überaktiv, schnell, kleine Bewegungen, Anspannung	gute Körperkraft, leistungsstark, gemäßigt, zügig, genau, Bestimmtheit in Haltung und Bewegung	stark, ausdauernd, phlegmatisch, Entspannheit in Haltung und Bewegung
	Schwitzen	schwitzt selten, selbst bei Hitze, der Schweiß ist meist geruchlos	schwitzt schnell und viel, der Schweiß riecht oft stark	schwitzt nur bei körperlicher Anstrengung und Hitze, der Schweiß riecht nur gering
	Temperaturempfinden	toleriert schlecht kaltes und windiges Wetter oder Klima, oft kalte Hände und Füße	toleriert schlecht Hitze und zu starke Sonne, meist warme Hände und Füße	toleriert schlecht kaltes und feuchtes Wetter oder Klima, gelegentlich kalte Hände und Füße
Psyche	Denken	viele Ideen jedoch mehr Gedanken als Taten	genau, logisch, planend und an die Ausführung denkend	ruhig, langsam, organisierend; kann nicht getrieben werden
	Handeln	reagiert meist schnell, wechselhaft, leicht zu beeinflussen	reagiert energisch, was zählt sind klare Argumente und Vorteile	reagiert meist langsam, bleibt seinen Prinzipien treu, eher konservativ
	Fühlen	man zeigt kaum Gefühle, ist emotional zurückhaltend	man mag das Risiko und die Chancen	sozial, emotional
	Interaktion	selbstbewusste Wirkung von Mimik und Augen, kümmert sich wenig, was andere denken	direkter Umgang mit anderen, mag es zu führen	mag umsichtige Förmlichkeiten, neigt zur Nächstenliebe
	Aktivität	arbeitet viel und hat oft zu wenig Zeit	arbeitet gezielt und hart für mehr Geld und Freizeit	Hauptsache ist, mehr Geld zu verdienen
	Schlaf	wechselhafte Schlafgewohnheiten, leichter Schlaf	mittleres Schlafbedürfnis, geht spät zu Bett, kann schlecht »abschalten«, geräuschvoller Schlaf	tiefer Schlaf, mindestens 8 Stunden
	Freizeit	bevorzugt geistige Herausforderungen, Träumereien, Kreativität	bevorzugt körperliche Anstrengungen und Abenteuer	bevorzugt es komfortabel, zu Hause, mag gutes Essen
	Interessen	Reisen, Kultur, Kunst, Esoterik	Sport, Politik, Wirtschaft, Wettkampf	Wasser, Luxus, schöner Wohnen, Genuss
	Summe			

Treffen einige Angaben der obigen Eigenschaftsgruppen auf Sie zu, können Sie diese von 1 (trifft ein wenig zu) bis 4 (trifft völlig zu) bewerten. Es ist auch möglich, dass Sie in zwei der Spalten Zahlen eintragen. Die höchste Summe ergibt die Haupt-Energetik. Liegt eine zweite Summe im Bereich +/- 10, ergibt dies ein duales Naturell. Liegen alle drei Summen im Bereich +/- 10, haben Sie ein balanciertes Naturell.
Eine sofortige Auswertung sowie einen ausführlicheren Test finden Sie auf **www.das-balance-prinzip.de**.

- Luft - Kreativprofil
- Feuer - Aktivprofil
- Wasser - Harmonieprofil
- Luft und Feuer - Abenteuerprofil
- Luft und Wasser - Traditionsprofil
- Feuer und Wasser - Disziplinprofil
- Luft, Feuer, Wasser - Balanceprofil

Kreativprofil - Luft-Naturell

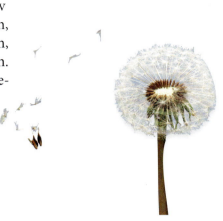

Ihr Naturell ist von der Luft-Energetik geprägt. Das Luft-Element macht Sie sehr kreativ und eher sensibel. Es führt dazu, dass Sie meistens aktiv sind, große Lust haben neue Dinge zu entdecken und einen Drang spüren, sich zu bewegen. Das Luft-Element stärkt Ihre Fähigkeit schnell zu denken, schnell zu lernen, Theorien zu entwickeln und Philosophien zu verstehen. Aufgrund Ihres offenen Wesens wird es Ihnen leicht fallen, zu kommunizieren. Wenn Sie sich für Dinge begeistert haben, fangen Sie meistens gleich an, sie umzusetzen. Vermutlich haben Sie besonderen Spaß daran, fremde Kulturen, Gebräuche und Religionen kennenzulernen. Ihre Auffassungsgabe und Vorstellungskraft lässt Sie leicht in die Phantasiewelt von Romanen oder Filmen eintauchen.

Im ausgeglichenen Zustand sind Sie energiegeladen, anpassungsfähig, heiter und fröhlich.

Verhalten

Ein Übermaß des Luft-Elements kann zu Ängsten, Nervosität und Sorgen führen. Dann neigen Sie dazu, ständig körperlich und geistig aktiv zu sein und Sie können nur schwer zu Ruhe kommen. Beim Einschlafen gehen Ihnen noch viele Gedanken durch den Kopf und in der Nacht kann es sein, dass Sie mit den Zähnen knirschen oder die Kiefermuskeln anspannen. Ihnen fehlt häufig die Ausdauer und es fällt Ihnen schwer sich auf eines Ihrer vielen Projekte zu konzentrieren.

Häufiges Reisen, intensive Mediennutzung (Computer, Fernsehen, Zeitung), elektromagnetische Exposition, unregelmäßiges Schlafverhalten, kaltes und windiges Wetter, häufiger und maßloser Sex sowie unsaubere Stadtluft und starke Gerüche können das Luft-Element weiter aus dem Gleichgewicht bringen.

Das Luft-Element können Sie balancieren, indem Sie mehr auf Rituale und Routine achten und möglichst zu den gleichen Zeiten arbeiten, essen und schlafen gehen. Sie können überall, zu jeder Zeit, liegend, sitzend oder im Gehen meditieren. Ob Sie Ihren Geist mit Hilfe von Mantras, Gedanken, Gefühlen, Hinwendung zur Natur, Gebeten oder Nächstenliebe beruhigen – Hauptsache ist, Sie nehmen sich die Zeit dafür. Als Themen für die Meditation eignen sich die Verbindung von Körper, Seele und Geist, Entwicklung der Aura oder spiritueller Schutz. Übungen zum Loslassen von Sorgen, Ängsten, Negativität und Mutlosigkeit werden Sie wieder zu sich bringen.

Gesundheit

Die Dynamik des Luft-Elements zeigt sich im Nervensystem. Es ist verantwortlich für alle Bewegungen im Körper. Das Nervensystem ist empfindsam und das Immunsystem eher schwach.

Eine Überhöhung der Luft-Energetik kann zu Kälte, Leichtheit und Trockenheit im Körper, den Därmen, der Haut und den Knochen führen. Dies kann trockene Haut, Blähungen und Verstopfung zur Folge haben. Menschen dieses Typs neigen zu psychosomatischen Erkrankungen und einem Mangel an Energie.

Für Sie eignen sich langsame und meditative Yoga-Übungen wie beim Hatha-Yoga im Sitzen und in der Bauchlage. Auch Schulterstand und Rückwärts-Beugen helfen, vorausgesetzt, Ihr Herz ist gesund. Atemübungen wie Pranayama beruhigen den Geist. Auch Tai Chi und anaerobes Krafttraining balancieren Ihr Luft-Element.

Prävention

Mit folgenden Empfehlungen aus dem Ayurveda und der Naturheilkunde können Sie typische Schwächen ausgleichen.

- Massagen

Sie werden freudig erstaunt sein, wie gut Ihnen Fuß-, Kopf-, Rücken- und Unterbauchmassagen mit wärmendem Sesam- oder Mandelöl tun. Als Düfte eignen sich Sandelholz, Zimt und Weihrauch.

- Ausscheidungen

Einen geregelten Stuhlgang fördern Süßholz, getrocknete Pflaumen, indischer Flohsamen, Leinsamen, Kleie und Triphala am Morgen und eventuell vor dem Schlafengehen.

- Energie

Ihr Energiepotential können Sie mit Ginsengwurzel, Bala (Sandmalve) und Shatavari (Ayurveda-Präparat) stärken.

- Geist

Ihren Geist beruhigen Sie mit Kalmus, Basilikum, Kamille und Brahmi (Ayurveda-Präparat).

- Bewegungsapparat

Ihren Bewegungsapparat unterstützen Sie mit Angelikawurzel, Myrrhe, Yogaraj und Guggul (Ayurveda-Präparat).

- Düfte

Düfte zum balancieren des Luft-Elements sollten wärmend, beruhigend und klar sein. Die Düfte Lavendel, Rose, Geranie, Neroli, Zitrone, Zitronengras, Bergamotte, Sandelholz, Weihrauch, Myrrhe, Zimt oder Basilikum können Sie als Duftöl oder in Pflegeprodukten verwenden.

- Farben

Pastellene Farben in den Tönen Weiß, Gelb, Gold, Orange und Rot beruhigen Ihr Naturell, dunkle Grautöne, Brauntöne und Schwarz erhöhen das Luft-Element.

- Edelsteine

Die Edelsteine Smaragd, Jade, Peridot, gelber Saphir, Topaz und Zitrin wirken am besten in Gold gefasst und wärmen Ihr Naturell. Rubin und Granat verbessern den Kreislauf und stärken Ihre Energie.

Ernährung

Menschen mit dem Luft-Naturell neigen zum Feinschmecker und können die Qualität der Speisen sehr gut wahrnehmen. Ihre Luft-Energetik balancieren Sie am besten, indem Sie häufiger gekochte Speisen essen, die einen warmen, feuchten, schweren und beruhigenden Charakter haben. Die frisch zubereiteten Speisen stimulieren Ihren Stoffwechsel und geben Ihnen Lebensenergie. Um die schweren Speisen zu verdauen ergänzen Sie diese mit Kräutern und Gewürzen. Am besten essen Sie kleinere Portionen im Abstand von 3 bis 4 Stunden.

Ihre Verdauung kann leicht Probleme bereiten, da sie unmittelbar auf Stress reagiert und vom unregelmäßigen Appetit beeinflusst wird.

Auf Nachtschattengewächse wie Tomaten, Auberginen, Gemüsepaprika und Chilis könnten Sie allergisch reagieren. Nahrungsmittelzusätze wie Geschmacksverstärker oder Emulgatoren stören das Luft-Element.

Wenn Sie sich zu Rohkosternährung, streng vegetarischer Kost oder »reinigender« Nahrung hingezogen fühlen, kann das Ihr Naturell auf Dauer auch weiter aus dem Gleichgewicht bringen. Dies kann einen ungeregelten Appetit, Blähungen und Verstopfung zur Folge haben.

Achten Sie darauf, möglichst bewusst, in einem heiteren, gelassenen und dankbaren Zustand und einer ruhigen Atmosphäre zu essen. Eine kleine Mittagsruhe oder Verdauungspause wird einem raschen Energieverlust oder Stoffwechselproblemen vorbeugen.

- Früchte

Die meisten Früchte wirken reinigend auf Ihren Stoffwechsel. Sie sollten jedoch auch auf ihre »erdende« Wirkung achten.

Am besten unterstützen Erdbeeren, Aprikosen, Bananen, Zitronen, Limonen, Grapefruit, Kirschen, Trauben, Himbeeren, Ananas, Papaya, Mango und süße Melonen Ihr Naturell. Die Früchte essen Sie am besten zwischen den Mahlzeiten.

Rohe Äpfel und Birnen sowie Trockenfrüchte können Ihr Naturell aus dem Gleichgewicht bringen (das gilt nicht für eingeweichte Trockenfrüchte)

- Gemüse

Eine überwiegend aus Gemüse bestehende Ernährung würde Ihr Naturell aus dem Gleichgewicht bringen. Am besten dämpfen Sie Gemüse, ergänzen es mit Öl und Gewürzen und essen es zusammen mit Vollkornbeilagen. Ideale Gemüse sind Möhren, Auberginen, Fenchel, Süßkartoffeln, rote Beete, Koriander, Petersilie, Algen und Avocado. Auch geeignet sind frischer Mais, grüne Bohnen, frische Erbsen, Zucchini, Kürbis, Artischocken, Gemüsepaprika und Okra. Wenn der Verzehr von Brokkoli, Blumenkohl oder anderen Kohlsorten Blähungen verursachen sollte, verzichten Sie lieber darauf. Auch Gurken, Sprossen, Sellerie, Spargel und Spinat können Ihr Naturell aus dem Gleichgewicht bringen.

- Getreide

Vollreis und Basmati-Reis, Weizenprodukte und Haferflocken sind ideal für Ihre Verdauung und balancieren Ihr Naturell. Hirse und Roggen bringen es aus dem Gleichgewicht.

Zerealien wie Cornflakes, Popcorn und andere »luftige« Knabbereien verstärken das Luft-Element.

- Hülsenfrüchte

Alle Hülsenfrüchte können Blähungen verursachen sowie Verstopfung fördern und erhöhen das Luft-Element. Vielleicht vertragen Sie Mungbohnen, Urdbohnen, Tofu oder Tempeh, auch wenn dieser etwas schwerer verdaulich sein könnte.

- Nüsse und Samen

Nüsse und Samen, eventuell leicht geröstet, wirken nährend und befeuchtend. Da sie schwer zu verdauen sind, sollten Sie lieber häufiger kleinere Mengen davon essen. Pistazien und Erdnüsse wirken blähend und sind daher nicht so gut für Sie geeignet.

- Fette und Öle

Sesamöl und Butterfett balancieren Ihr Naturell. Olivenöl und Butter können sie auch gut verwenden.

- Milchprodukte

Milchprodukte wie Joghurt, Kefir, saure Sahne oder Frischkäse sollten Sie möglichst mit Gewürzen mischen, um sie leichter zu verdauen. Hartkäse sollten Sie nur selten und in kleinen Mengen essen.

- Tierische Produkte

Fisch und helles Geflügelfleisch balancieren Ihr Naturell. Falls Sie es gut verdauen können, sind auch Lammfleisch, Rindfleisch und Rotwild geeignet. Auch andere Fleischsorten können Sie gelegentlich essen, Schweinefleisch jedoch besser meiden.

- Süßes

Süßes bekommt Ihnen am besten zwischen den Mahlzeiten. Zum Süßen verwenden Sie am besten Vollrohrzucker, Ahornsirup oder Honig.

- Gewürze

Steinsalz, Kardamom, Koriander, Zimt und Ingwer fördern Ihre Verdauung. Fenchel, Nelken, Kreuzkümmel, Basilikum und Bockshornkleesamen eignen sich auch gut zum Würzen.

- Getränke

Es tut Ihnen gut, wenn Sie viel trinken, zum Beispiel Wasser mit einem Schuss Zitrone, Fruchtsäfte und Tees.

- Nahrungsergänzungsmittel

Falls Sie Nahrungsergänzungen nehmen wollen, unterstützen Beta Carotin, die Vitamine D, E und C sowie Zink und Kalzium Ihr Naturell.

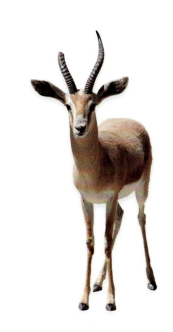

Die Gazelle symbolisiert die Schnelligkeit und Wendigkeit des Luft-Naturells.

TYPOPÄDIE

AKTIVPROFIL - FEUER-NATURELL

Ihr Naturell wird von der Feuer-Energetik geprägt. Das Feuer-Element hilft Ihnen, zielorientiert zu handeln und unterstützt Ihre Führungsqualitäten. Vermutlich lieben Sie es zu debattieren oder diskutieren und wissen mit Argumenten zu überzeugen. Menschen mit dem Aktivprofil stehen zu Ihren Entscheidungen und führen gerne. Sie lieben Herausforderungen und fühlen sich auch bei Stress und hohen Anforderungen kraftvoll und sicher.

Im ausgeglichenen Zustand sind Sie warmherzig, anpassungsfähig und gut gelaunt.

Verhalten

Ein Übermaß des Feuer-Elements führt zu einem »hitzigen« Verhalten. Typische Schwächen sind Intoleranz und Ungeduld, die sich bisweilen bis zu aggressivem Verhalten entwickeln kann. Dominanz, Durchsetzungswille und der Wunsch, immer Recht zu behalten, werden dann von anderen oft als Sturheit empfunden.
Lassen Sie häufig Ihrem Ärger, Sarkasmus oder übertriebener Kritik freien Lauf oder strengen sich bei warmem Wetter an und liegen lange in der Sonne, gerät das Feuer-Element noch weiter aus dem Gleichgewicht.
Das Feuer-Element können Sie balancieren, indem Sie einen ruhigen und relaxten Lebensstil anstreben sowie Geduld, Freundlichkeit und Mitgefühl verstärken. Ein Übermaß an Energie können Sie mit Kampfsportarten oder Hatha Yoga abbauen. Ebenso kann es Ihnen helfen, wenn Sie Ihre Freizeit an Flüssen oder Seen, in Blumengärten oder an anderen schönen Orten verbringen. An Ihrem Arbeitsplatz brauchen Sie viel frische Luft und wenn möglich frische Blumen.
Sie können überall, zu jeder Zeit, liegend, sitzend oder im Gehen meditieren. Ob Sie Ihren Geist mit Hilfe von Mantras, Gedanken, Gefühlen, Hinwendung zur Natur, Gebeten oder Nächstenliebe beruhigen – Hauptsache ist, Sie nehmen sich die Zeit dafür. Als Themen eignen sich Wissen und Hingabe sowie das Loslassen von Ärger, Wut oder Ungeduld sowie achtsames Atmen.
Schenken Sie Ihrem klaren Geist mehr Aufmerksamkeit und halten Ihre kritische Natur besser im Zaum.

Gesundheit

Die Dynamik des Feuer-Elements zeigt sich in allen biochemischen Vorgängen im Körper wie wie etwa im Metabolismus, in der Produktion der Verdauungssäfte oder auch in der Regulation der Körperwärme. Große Hitze im Sommer oder zur Mittagszeit, große Belastung oder emotionale Anspannung bringen das Feuer-Element aus dem Gleichgewicht.
Eine Überhöhung der Feuer-Energie kann zu Haut- und Augenproblemen, Allergien, Entzündungen und Durchfall führen.
Für Sie eignen sich langsame und meditative Yoga-Übungen wie beim Hatha Yoga im Sitzen und in der Bauchlage.
Sportliche Aktivitäten sollten Sie nicht zu sehr ins Schwitzen bringen. Schnellkraft und anaerobes Krafttraining sowie gemäßigtes Walking sind geeignet.

Prävention

Mit folgenden Empfehlungen aus dem Ayurveda und der Naturheilkunde können Sie typische Schwächen ausgleichen.
- Massagen

Sie werden erkennen, wie gut Ihnen Fuß-, Rücken-, Schulter- und Nackenmassagen tun. Hierzu eignet sich besonders Sonnenblumenöl, welchem Sie nach Belieben mit Orangenöl, Geraniumöl oder Sandelholzöl einen angenehmen Duft geben können.
- Ausscheidungen

Einen geregelten Stuhlgang fördern Triphala, Senna (Kassia) und Rosenblätter.
- Energie

Ihr Energiepotential können Sie mit Shatavari (Ayurveda-Präparat), Amalaki, Safran, Aloe Vera, Süßholz, Beinwell, Eibisch, Löwenzahn und Klettenwurzel stärken.

- Geist

Ihren Geist beruhigen Sie mit Gotu Kola, Sandelholz, Bhringaraj, Rose, Lotus, Kamille, Ziest, Chrysanteme und Hibiskus.
- Herz

Ihr Herz unterstützen Sie mit Arjuna (Ayurveda-Präparat).
- Düfte

Die Düfte Sandelholz, Lotus, Rose und Jasmin können sie als Duftöl oder in Pflegeprodukten verwenden.
- Farben

Grüntöne, Himmelblau und Weiß besänftigen Ihr Naturell, Rot, Orangetöne, Gelb und grelle Farben bringen es aus dem Gleichgewicht.
- Edelsteine

Die Edelsteine Smaragd, Jade, Peridot, Mondstein, blauer Saphir, Amethyst und Perlen wirken am besten in Silber gefasst.

Ernährung

Menschen mit dem Feuer-Naturell vertragen nahezu alle Speisen. Nur zu scharf gewürztes Essen und schlechte Laune wegen Hunger oder wenn das Essen nicht rechtzeitig auf dem Tisch ist, wirken belastend. Bei erhöhtem Feuer-Element produziert der Magen zu viel Säure und die Verdauung wird auf Dauer geschwächt.
Ihre Feuer-Wasser-Energetik balancieren Sie am besten, indem Sie häufiger Nahrungsmittel mit bitterem und adstringierendem Charakter verwenden. Blattsalate, Spinat und bittere Gemüse wie Chicorée, Radicchio und Artischocke sowie frische Kräuter balancieren Ihr Naturell.
Am besten essen Sie im Abstand von 4 bis 5 Stunden.

Auf Nachtschattengewächse wie Tomaten, Auberginen, Gemüsepaprika und Chilis könnten Sie allergisch reagieren. Nahrungsmittel mit heißer Wirkung wie rohe Zwiebeln, rohen Knoblauch oder Chilis sollten Sie eher meiden. Essen Sie gerne scharf, trinken viel Alkohol, mögen Kaffee und rauchen Tabak, wird dies Ihr Naturell auf Dauer weiter erhitzen und aus dem Gleichgewicht bringen. Auch saure Früchte und Gemüse, salzige Speisen wie Käse, Wurst und manche Brotsorten erhöhen das Feuer-Element.

Achten Sie darauf, möglichst nur in einem ruhigen und zufriedenen Zustand zu essen.

- Früchte

Die meisten Früchte beruhigen, kühlen und balancieren Ihr Naturell und löschen den Durst. Äpfel, Birnen, Wassermelone, Kokosnuss und Granatapfel sind ideal geeignet. Auch Ananas, Orangen, Mandarinen, Himbeeren, Preisselbeeren, Dattelpflaumen, Melonen, Pflaumen, Datteln, Feigen, Weintrauben und Rosinen tun Ihnen gut.

Saure Früchte wie Zitronen, Limonen, Kiwi, Sauerkirschen sowie saure Aprikosen und Pfirsiche sollten Sie besser meiden und nicht zu viel Papaya oder Erdbeeren essen.

- Gemüse

Die meisten Gemüse besänftigen Ihr Feuer-Element, besonders als Rohkost oder leicht gedämpft. Spinat, Zucchini, Salatgurken, Mangold, Staudensellerie, Chicorée, Löwenzahn, Brokkoli, Blumenkohl, Koriandergrün, Alfalfa-Sprossen, Sonnenblumen-Sprossen eignen sich sehr gut, Kohlgemüse, Rosenkohl, Spargel, Fenchel, Blattsalate, Gartenbohnen, Erbsen, Okraschoten, Petersilie, Gesmüsepaprika, frischen Mais und Kürbis vertragen Sie auch recht gut.

Erhitzende Nahrungsmittel wie Chilis, roher Knoblauch, rohe Zwiebeln, Rettich, saurer Eingelegtes und Nachtschattengewächse wie Aubergine und Tomaten können es aus dem Gleichgewicht bringen.

- Getreide

Weizen, Nudeln, Weizengrieß, Gerste, Haferflocken, Getreideflocken, Basmatireis und Quinoa balancieren Ihr Naturell. Roggen, Vollkornreis, Buchweizen und Hirse sind auch gut für Ihre Ernährung geeignet.

- Hülsenfrüchte

Am besten bekommen Ihnen Mungbohnen und Ackerbohnen, da sie kaum Blähungen verursachen. Auch Kichererbsen, Erbsen, Linsen, Adzukibohnen, Tofu, Limabohnen und Kidneybohnen balancieren das Feuer-Element.

Meiden sie Sojabohnen und Urdbohnen. Erdnüsse könnten schwer verdaulich sein.

- Nüsse und Samen

Kokosnuss und Mandeln balancieren Ihr Naturell. Sonnenblumenkerne (ungeröstet), Kürbiskerne und Pekanüsse bekommen Ihnen auch.

Sesamsamen, Haselnüsse, Pistazien, Walnüsse und Paranüsse erhöhen das Feuer-Element.

- Fette und Öle

Butterfett, Olivenöl, Sonnenblumenöl und Kokosfett balancieren Ihr Naturell. Erdnusspaste, Schweineschmalz, Maiskeimöl, Sesamöl und Rapsöl bringen es aus dem Gleichgewicht.

- Milchprodukte

Milch sollte gekocht und abgekühlt getrunken werden. Joghurt sollte frisch sein und am besten 1:1 mit Wasser verdünnt getrunken werden. Ziegenmilch, Frischkäse und Weichkäse bekommen Ihnen auch.

Hartkäse und Sauerrahm bringen das Feuer-Element aus dem Gleichgewicht.

- Tierische Produkte

Kaninchen, Ziegenfleisch und Rotwild balancieren Ihr Naturell. Geflügel können Sie gelegentlich essen.

Krustentiere, Lachs, Thunfisch, Schwertfisch, Makrele, Tropenfische, Rindfleisch und Lammfleisch könnten Ihr Feuer-Element weiter aus dem Gleichgewicht bringen.

- Süßes

Süßes bekommt Ihnen ausgesprochen gut. Honig sollte einen süßen und milden Charakter haben.

Vermeiden Sie jedoch, zu viel weißen Zucker zu essen.

- Gewürze

Korianderblätter, Korianderfrüchte, Minze, Gelbwurz und Safran balancieren Ihr Naturell. Basilikum, Zimt, Thymian, Salbei, Kreuzkümmel, Kardamom und frischer Ingwer bringen es kaum aus dem Gleichgewicht.

Chilipulver, scharfen Paprika und Pfeffer sollten Sie besser meiden. Rosmarin, Oregano, Zimt mit Zucker, Piment und Muskatnuss nur selten verwenden.

- Getränke

Ihr Körper braucht viel Flüssigkeit und die Getränke dürfen auch kühl sein. Wasser löscht am besten Ihren Durst. Säfte (Apfel, Birne, Trauben, Gemüse), gekochte und abgekühlte Milch sowie Tees (Zitronengras, Löwenzahn, Himbeerblätter, Rosenblätter, Minze) balancieren Ihr Naturell. Weizenbier und süßer Orangensaft wirken kühlend und sind auch für gelegentlich geeignet.

Wein, Bier und Schnäpse sollten Sie besser meiden.

- Nahrungsergänzungsmittel

Falls Sie Nahrungsergänzungen nehmen möchten, unterstützen Beta Carotin, B-Komplex, Vitamin K und Kalzium Ihr Naturell.

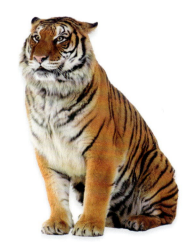

Der Tiger symbolisiert die Stärke und Durchsetzungskraft des Feuer-Naturells.

Harmonieprofil - Wasser-Naturell

Ihr Naturell wird von der Wasser-Erde-Energetik geprägt. Die Kombination dieser Elemente stützt Ihr ausgeglichenes Wesen und macht Sie ruhevoll im Umgang mit anderen Menschen und sich selbst. Toleranz, Geduld, Zuverlässigkeit und Treue sind Ihre Stärken. Ihre Freundlichkeit, Hilfsbereitschaft und Fürsorglichkeit machen Sie bei anderen Menschen beliebt. Ihre Entscheidungen vertreten Sie diplomatisch aber konsequent. Sie können sich gut an Dinge erinnern. Was Sie anpacken, erledigen Sie zuverlässig und pünktlich.

Im ausgeglichenen Zustand sind Sie eine integere und ruhige Natur mit innerer Stärke und Stabilität.

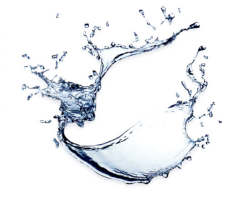

Verhalten

Ein Übermaß des Wasser-Elements kann Sie antriebslos und träge machen. Ihre Bequemlichkeit und Ihr inneres Phlegma machen es Ihnen dann schwer Ihre Aufgaben zuverlässig und pünktlich zu erledigen, auch wenn es Ihnen immer wieder gelingt. Ein inaktives und träges Leben, lange schlafen, morgens lange im Bett bleiben, tagsüber schlafen sowie der Aufenthalt an kühlen und feuchten Plätzen können das Wasser-Element weiter aus dem Gleichgewicht bringen.

Das Wasser-Element können Sie balancieren, in dem Sie Ihr Leben aktiver, mit mehr Sport oder freiwilliger Arbeit gestalten, bei der sie anderen Menschen helfen. Verbringen Sie Ihre Freizeit häufig in der Natur, an trockenen und sonnigen Plätzen.

Ihre Arbeitsplatz sollte möglichst gut gelüftet, warm, trocken und mit warmen, stimulierenden Farben gestaltet sein.

Meditationstechniken, welche Ihnen Energie geben und Ihre Aktivität steigern, werden Ihnen eher helfen, als Meditation im Sitzen zur Stärkung der inneren Ruhe. Als Themen für die Meditation eignen sich das Loslassen von Gier, Verlangen, Anhaftung und Sentimentalität.

Hingabe und Hilfsbereitschaft gegenüber Ihren Mitmenschen halten Ihr Naturell im Gleichgewicht.

Gesundheit

Die Dynamik des Wasser-Elements zeigt sich in den Körpergeweben wie z. B. in den Muskeln, den Bändern und dem Bindegewebe wie auch in den Körperflüssigkeiten. Das Immunsystem funktioniert meist gut. Eine Überhöhung des Wasser-Elements kann zu Kälte, Schwere und Feuchtigkeit im Körper, speziell in den Lungen, Bronchien und Nasennebenhöhlen führen. Dies kann Verschleimung und Bronchitis zu Folge haben. In der Sonne liegen oder Schwitzen in der Sauna geben Ihnen die nötige Wärme zurück. Ihre Neigung zu Übergewicht kann auch zu Fettleibigkeit ausarten und Diabetes zur Folge haben. Anstrengende Yoga-Übungen im Stehen, Kopfstand (bei gesundem Kreislauf) sind günstig für Ihr Naturell. Ebenso Sportarten, bei denen Sie ins Schwitzen kommen wie Laufen, Radfahren oder Ausdauertraining im Fitness-Studio. Mannschaftssportarten haben den Vorteil, dass andere darauf achten, dass Sie regelmäßig erscheinen und sich dann auch genügend anstrengen.

Prävention

Mit folgenden Empfehlungen aus dem Ayurveda und der Naturheilkunde können Sie typische Schwächen ausgleichen.

- Massagen

Sie werden freudig erstaunt sein, wie gut Ihnen Massagen mit wärmendem und leichtem Raps-, Sonnenblumen- oder Senföl tun. Auch Trockenmassagen und Abreibungen mit Alkohol bringen Sie wieder in Schwung. Als Düfte eignen sich Eukalyptusöl, Weihrauch, Myrrhe, Nelkenöl, Zedernöl oder Zimtöl.

- Ausscheidungen

Einen geregelten Stuhlgang fördern Ingwerpulver, schwarzer Pfeffer, Nelken und Zimt. Auch Aloe Vera, Gelbwurz, Berberitze und Enzian sind geeignet.

- Energie

Ihr Energiepotential können Sie mit scharfe und bitteren Tonika wie schwarzem Pfeffer, Zimt, Safran, Ingwer, Guggul (Bedolachharz), Myrrhe und Aloe Vera stärken.

- Geist

Ihr ruhiges Naturell können Sie mit Gotu Kola, Basilikum, Guggul, Myrrhe, Salbei, Piment und Ziest (Ayurveda-Präparat) anregen.

- Düfte

Die Düfte Weihrauch, Myrrhe, Zeder, Nelken, Zimt und Moschus können Sie als Duftöl oder in Pflegeprodukten verwenden.

- Farben

Warme und helle Farben in den Tönen Gelb, Orange, Gold und Rot balancieren Ihr Naturell. Weiß, Pastellfarben, Blau, Grün und Pink bringen es aus dem Gleichgewicht.

- Edelsteine

Die Edelsteine Rubin, Granat, Katzenauge wie auch Amethyst und Lapislazuli wirken am besten in Gold gefasst.

Ernährung

Essen macht Menschen mit dem Wasser-Naturell meist zufrieden und glücklich. Daher essen die meisten von ihnen sehr gerne und vielleicht auch sehr oft.

Das Wasser-Element Ihres Naturells begünstigt eine träge und schwache Verdauung und einen herabgesenkten Stoffwechsel. Das kann Sie nach dem Essen müde, schwer und antriebslos machen. Eine leichte und anregende Kost bringt Ihnen wieder Energie und Lebenskraft.

Ihre Wasser-Energetik balancieren Sie am besten, indem Sie häufiger warme, möglichst gedämpfte Speisen essen, die einen scharfen, bitteren, trockenen und adstringierenden Charakter haben. Am besten essen Sie kleinere Portionen in möglichst großem Zeitabstand – auf das Frühstück können Sie eventuell verzichten. Wenn Sie sich zu Käse, Milchprodukten und Süßigkeiten hingezogen fühlen, kann das Ihr Naturell auf Dauer auch weiter aus dem Gleichgewicht bringen.

Es ist besser, wenn Sie häufiger für andere kochen, besonders für Menschen mit dem Harmonie-Profil.

Achten Sie darauf, erst emotionale Probleme zu lösen oder sich davon zu distanzieren und danach in einem ausgeglichenen Zustand zu essen.

- Früchte

Im allgemeinen vermehren Früchte das Wasser-Element und mindern dadurch Ihre Verdauungskraft. Daher könnte es hilfreich sein, wenn sie Früchte nur in kleineren Mengen essen, ohne diese mit anderen Nahrungsmitteln zu kombinieren. Am besten unterstützen Zitrone, Limone, Grapefruit, Sauerkirschen, Brombeeren, Granatapfel, Pfirsich (nur einen am Tag) sowie getrocknete Früchte Ihr Naturell.

Süße und »feuchte« Früchte wie Aprikosen, Bananen, Melonen, Mangos, Papaya, Datteln oder Feigen könnten Ihr Naturell aus dem Gleichgewicht bringen.

- Gemüse

Viele Gemüse wirken entwässernd und reduzieren damit das Wasser-Element. Gedämpft sind sie am leichtesten zu verdauen. Brokkoli, Kohlgemüse, Staudensellerie, Knollensellerie, Möhren, Kartoffeln, Gartenbohnen, Erbsen, rote Beete, Spargel, Rettich, Porree, Knoblauch wie auch Aubergine, Gemüsepaprika, Blumenkohl und Petersilie balancieren Ihr Naturell.

Süßkartoffel, Pastinake, Oliven und Spinat können es aus dem Gleichgewicht bringen.

- Getreide

Entwässernd wirkende Getreide wie Gerste, Roggen, Mais und auch Buchweizen sowie Hirse und Quinoa besänftigen das Wasser-Element. Dinkel kann wegen seiner wärmenden Wirkung auch verwendet werden. Kühl wirkende Getreide wie Weizen, Weizenmehlprodukte (Brot, Nudeln), Amarant und weißer Reis (geschält, poliert, Duftreis, Klebreis) können Ihr Naturell aus dem Gleichgewicht bringen.

- Hülsenfrüchte

Die meisten Hülsenfrüchte bekommen Ihnen. Kichererbsen, Adzukibohnen, Sojabohnen, Limabohnen und Linsen balancieren Ihr Naturell. Auch Mungbohnen, Kidneybohnen, Erbsen können Sie essen. Nur auf Urdbohnen sollten Sie lieber verzichten.

- Nüsse und Samen

Nüsse und Samen sind schwer zu verdauen und bringen das Wasser-Element aus dem Gleichgewicht. Sonnenblumen- und Kürbiskerne können Sie in geringen Mengen essen. Mandeln, Walnusskerne, Haselnüsse, Pinienkerne, Pistazien, Cashewnüsse, Pekanüsse und Paranüsse sollten Sie besser meiden.

- Fette und Öle

Zum Kochen und für Salate können Sie Butterfett, Sesamöl, Rapsöl, Sonnenblumenöl und Distelöl verwenden. Auch Maiskeimöl und Olivenöl sind in moderater Menge akzeptabel. Kokosfett, Sojaöl, Walnussöl, Leinöl, Schweineschmalz und Erdnusspaste bringen Ihr Naturell aus dem Gleichgewicht.

- Milchprodukte

Buttermilch, Lassi (1/4 Yoghurt, 3/4 Wasser) zu den Mahlzeiten, Ziegenmilch sowie salzarmer Käse aus Schaf- oder Ziegenmilch können gelegentlich zum Speiseplan gehören. Kuhmilch, Weichkäse, Hartkäse, Joghurt, Sahne, Sauerrahm und Eiskrem werden Ihr Naturell aus dem Gleichgewicht bringen.

- Tierische Produkte

Die wärmenden Eigenschaften von Lammfleisch und Wildfleisch wie auch Kaninchen- oder Ziegenfleisch können Ihr Naturell balancieren. Achten Sie darauf, möglichst mageres Fleisch zu verwenden. Geflügel und fettarmen Fisch können Sie auch gelegentlich zum Kochen verwenden. Krustentiere, Rindfleisch, Schweinefleisch und fettreicher Fisch können Ihr Naturell aus dem Gleichgewicht bringen.

- Süßes

Zum Süßen können Sie Honig verwenden, welcher am besten von Pflanzen stammt, die einen wärmenden Charakter haben. So eignen sich z.B. Sonnenblumenhonig, Honig von Wildkräutern und anderer Honig, mit kräftigem und herben Geschmack. Vollrohrzucker und Ahornsirup sollten Sie nur gelegentlich verwenden.

Süßigkeiten enthalten Zucker, welcher kühlend wirkt und das Wasser-Element aus dem Gleichgewicht bringt. Daher wäre es besser, wenn Sie nur selten und wenig davon naschen!

- Gewürze

Alle Gewürze wärmen Ihr kühles Naturell. Besonders gut sind Pfeffer, Chili, Ingwerpulver, Senfsamen, Meerrettich und Gewürznelken. Auch Zimt, Koriander und Basilikum sind geeignet.

Da Salz die Einlagerung von Wasser im Körper begünstigt, salzen Sie nur wenig und verwenden am besten ungereinigtes Steinsalz.

- Getränke

Tees mit wärmendem Charakter werden Ihnen gut tun. Hierfür eignen sich Himbeerblätter, Hibiskus, Löwenzahn und auch schwarze Tees. Grapefruitsaft, Ananassaft oder Birnensaft vertragen Sie auch recht gut. Wein können Sie in geringen Mengen trinken, jedoch Bier, Schnäpse und kalte Getränke sollten Sie besser meiden.

- Nahrungsergänzungsmittel

Vermutlich können Sie auf diese Verzichten.

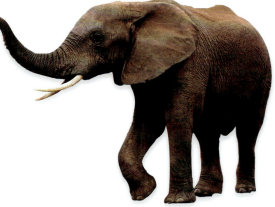

Der Elefant symbolisiert die Trägheit und Beharrlichkeit des Wasser-Naturells.

Abenteuerprofil - Luft-Feuer-Naturell

Ihr Naturell ist von von einer Luft-Feuer-Energetik geprägt. Ihr wacher Geist, Ihre Lebenslust und Ihre Lebendigkeit helfen Ihnen, sehr gut mit anderen Menschen zu kommunizieren. Sie haben die Möglichkeit, die positiven Eigenschaften des Luftelements wie Kreativität und Intuition mit der Zielorientiertheit, der Fähigkeit mit Argumenten zu überzeugen und dem Durchsetzungsvermögen des Feuer-Elements zu verbinden. Zu Ihrem Profil passt, dass Sie innovativ denken und viele Ihrer Ideen perfekt und erfolgreich verwirklichen. Vermutlich sind Sie sehr sportlich, vital und dynamisch, mögen Musik, Theater, Tanz oder Malerei und sind für spirituelle Dinge offen.

Im ausgeglichenen Zustand sind Sie energiegeladen, anpassungsfähig, heiter und fröhlich.

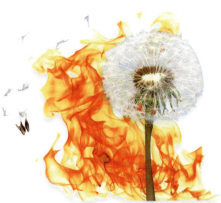

Verhalten

Ihr Luft-Feuer-Naturell kann Sie dazu verleiten, sich häufig selber und Druck zu setzen, was zu Stress führen kann.
Ein Überhöhung des Luft-Elements kann Ängste, Nervosität und Unruhe zur Folge haben.
Häufiges Reisen, intensive Mediennutzung (Computer, Fernsehen, Zeitung), elektromagnetische Exposition, unregelmäßiges Schlafverhalten, kaltes und windiges Wetter, häufiger und maßloser Sex sowie unsaubere Stadtluft und starke Gerüche können das Luft-Element weiter aus dem Gleichgewicht bringen.
Das Luft-Element können Sie balancieren, indem Sie mehr auf Rituale und Routine achten und möglichst zu den gleichen Zeiten arbeiten, essen und schlafen gehen.
Eine Überhöhung des Feuer-Elements kann zu einem hitzigen Temperament und ungeduldigem Verhalten führen.
Lassen Sie häufig Ihrem Ärger, Sarkasmus oder übertriebener Kritik freien Lauf oder strengen sich bei warmem Wetter an und liegen lange in der Sonne, gerät das Feuer-Element noch weiter aus dem Gleichgewicht.
Das Feuer-Element können Sie balancieren, indem Sie einen ruhigen und relaxten Lebensstil anstreben sowie Geduld, Freundlichkeit und Mitgefühl verstärken.
Ein Übermaß an Energie können Sie mit Kampfsportarten oder Hatha Yoga abbauen. Ebenso kann es Ihnen helfen, wenn Sie Ihre Freizeit an Flüssen oder Seen, in Blumengärten oder an anderen schönen Orten verbringen.

Sie können überall, zu jeder Zeit, liegend, sitzend oder im Gehen meditieren. Ob Sie Ihren Geist mit Hilfe von Mantras, Gedanken, Gefühlen, Hinwendung zur Natur, Gebeten oder Nächstenliebe beruhigen – Hauptsache ist, Sie nehmen sich die Zeit dafür. Als Themen für die Meditation eignen sich Wissen und Hingabe sowie das Loslassen von Ärger, Wut oder Ungeduld. Bei gestörtem Luft-Element werden Sie Übungen zum Loslassen von Sorgen, Ängsten, Negativität und Mutlosigkeit wieder näher zu sich bringen.

Gesundheit

Die Dynamik des Luft-Elements zeigt sich im Nervensystem. Sie ist verantwortlich für alle Bewegungen im Körper.
Eine Überhöhung der Luft-Energetik kann zu Kälte, Leichtheit und Trockenheit im Körper, den Därmen, der Haut und den Knochen führen und kann rissige, spröde Haut, Blähungen und Verstopfung zur Folge haben.
Die Dynamik des Feuer-Elements zeigt sich in allen biochemischen Vorgängen im Körper wie Metabolismus, Verdauungssäfte und der Körperwärme.
Eine Überhöhung des Feuer-Elements kann Kopfschmerzen, Schlafstörungen, Hautunreinheiten, Entzündungen und einen empfindlichen Magen zur Folge haben.
Für Sie eignen sich langsame und meditative Yoga-Übungen wie beim Hatha Yoga im Sitzen und in der Bauchlage. Auch Schulterstand und Rückwärts-Beugen helfen, vorausgesetzt, Ihr Herz ist gesund.
Atemübungen wie Pranayama beruhigen den Geist.
Eine Ihrem Leistungspotential entsprechende und eher maßvolle Ausübung von Sportarten wie Walking, Schwimmen, Jogging und Skifahren erhält Ihr Naturell im Gleichgewicht. Auch Tai Chi und anaerobes Krafttraining balancieren Ihr Luft- wie auch das Feuer-Element.

Prävention

Mit folgenden Empfehlungen aus dem Ayurveda und der Naturheilkunde können Sie typische Schwächen ausgleichen.
- Massagen

Sie werden erkennen, wie gut Ihnen Kopf- Stirn-, Schulter-, Unterbauch-, Rücken- und Fußmassagen mit Sonnenblumen- oder Sesamöl tun. Massieren Sie auch Brust und Stirn. Eine Kopfmassage mit Brahmi besänftigt das Feuer-Element. Als Düfte für Massageöle eignen sich Sandelholz, Rose, Geranium und Lilie.
- Ausscheidungen

Einen geregelten Stuhlgang unterstützen Sie am besten mit Süßholz, Triphala vor dem Schlafengehen und am Morgen sowie eingeweichten Rosinen.
- Energie

Ihr Energiepotential können Sie mit Beinwellwurzel, Eibisch, Bala (Sandmalve) und Shatavari stärken.
- Geist

Ihren Geist beruhigen Sie mit Kalmus, Basilikum, Kamille, Gotu Kola, Ashwagandha und Jatamansi (bei Schlaflosigkeit).
- Bewegungsapparat

Ihren Bewegungsapparat unterstützen Sie mit Angelikawurzel, Myrrhe und Yogaraj Guggul (Ayurveda-Präparat).
- Düfte

Die Düfte Sandelholz, Rose, Gardenia, Jasmin, Basilikum, Weihrauch, Zeder und Myrrhe können Sie als Duftöl oder in Pflegeprodukten verwenden.
- Farben

Pastellene Grün-, Pink oder Blautöne sind günstig für Ihr Naturell. Helle Grüntöne beruhigen das Feuer-Element. Dunkle Grautöne, Brauntöne und Schwarz bringen Ihr Naturell aus dem Gleichgewicht.
- Edelsteine

Weiße Steine wie Mondstein und Perlen in Silber gefasst wirken günstig auf die Luft-Feuer-Energetik. Gelbe oder orange Steine in Gold gefasst beruhigen das Luft-Element. Grüne Steine in Silber gefasst beruhigen das Feuer-Element.

Ernährung

Wie ihre Verdauung funktioniert und welcher Art Ihr Stoffwechsel ist, hängt immer auch davon ab, ob gerade das Luft- oder das Feuer-Element dominiert.

Eine Balance erreichen Sie am besten, indem Sie häufiger gekochte und feuchte Speisen essen, die einen schweren Charakter haben. Bei höherem Luft-Anteil dürfen diese auch etwas pikant gewürzt sein. Bei erhöhtem Feuer-Element sind leicht kühlende, bittere Speisen und Rohkost hilfreich. Um die schweren Speisen zu verdauen ergänzen Sie diese mit Kräutern und Gewürzen. Reduzieren Sie Nahrungsmittel mit heißer Wirkung wie Chilis, rohe Zwiebeln und rohen Knoblauch, fermentierte und fritierte Nahrung, saure Nahrungsmittel sowie Salz.

Am besten essen Sie kleinere Portionen im Abstand von 3 bis 4 Stunden.

Auf Nachtschattengewächse wie Tomaten, Auberginen, Gemüsepaprika und Chilis könnten Sie allergisch reagieren.

Achten Sie darauf, möglichst nur in einem heiteren, gelassenem und dankbaren Zustand zu essen.
- Früchte

Früchte wirken reinigend, jedoch fehlt ihnen die erdende Eigenschaft. Äpfel und Birnen (evtl. gekocht), Kokosnuss, Eingeweichte Trockenfrüchte, süße Weintrauben, süße Aprikosen, Bananen, süße Beeren und Kirschen, frische Feigen, Kiwi, Mango, Melonen, süße Orangen, süße Ananas und Pflaumen unterstützen Ihr Naturell.

Saure Früchte wie Zitronen, Limonen, Sauerkirschen und Pfirsiche können das Feuer-Element aus dem Gleichgewicht bringen.
- Gemüse

Eine überwiegend aus Gemüse bestehende Ernährung würde das Luft-Element aus dem Gleichgewicht bringen. Am besten dämpfen Sie Gemüse, ergänzen es mit Öl und Gewürzen und essen es zusammen mit Vollkornbeilagen. Ideale Gemüse sind Kürbis und Zucchini, Gurken, grüne Bohnen, Fenchel, Spargel, Pastinaken, Süßkartoffeln, Oliven und Artischocken. Frischen Mais, Okra und Auberginen können Sie auch gelegentlich beim Kochen verwenden

Wenn der Verzehr von Rosenkohl oder anderen Kohlsorten Blähungen verursachen sollte, verzichten Sie lieber darauf.

Erhitzende Nahrungsmittel wie Chilis, roher Knoblauch, rohe Zwiebeln, Rettich, saurer Eingelegtes und Nachtschattengewächse wie Aubergine und Tomaten können das Feuer-Element aus dem Gleichgewicht bringen.
- Getreide

Gekochte Vollkorngetreide wie Basmatireis, Weizen, Weizengrieß, Nudeln, Hafer und Amarant sollten im Mittelpunkt Ihrer Ernährung stehen. Brot mit Hefe gebacken ist vermutlich schwerer zu verdauen. Getreideflocken können das Luft-Element aus dem Gleichgewicht bringen. Gerste beruhigt das Feuer-Element, kann jedoch bei erhöhtem Luft-Element die Verdauung stören.
- Hülsenfrüchte

Bohnen, Linsen und Erbsen können Blähungen verursachen und Verstopfung fördern. Vielleicht vertragen Sie Mungbohnen und Tofu, auch wenn dieser etwas schwerer verdaulich sein könnte. Mungbohnensprossen besänftigen das Feuer-Element und erhöhen das Luft-Element nur leicht.
- Nüsse und Samen

Nüsse und Samen, eventuell leicht geröstet, wirken nährend und befeuchtend. Da sie schwer zu verdauen sind, sollten Sie lieber häufiger kleinere Mengen davon essen. Am besten balancieren Sie Ihr Naturell mit über Nacht eingeweichten Mandeln. Sesamsamen erden, wirken jedoch erhitzend. Kokosnuss und Sonnenblumenkerne kühlen das Feuer-Element.
- Fette und Öle

Am besten eignen sich Butterfett und Kokosfett zum Kochen. Auch Olivenöl, Sonnenblumenöl und Butter lassen Ihr Naturell im Gleichgewicht. Erdnusspaste, Schweineschmalz, Maiskeimöl, Sesamöl und Rapsöl können das Feuer-Element erhöhen.
- Milchprodukte

Milch sollte gekocht und abgekühlt getrunken werden. Empfohlen wird Buttermilch, Lassi (1/3 Yoghurt, 2/3 Wasser), Kefir, Sahne, ungesalzene Butter und Frischkäse. Käse sollten Sie besser nur in geringen Mengen essen. Hartkäse erhöht das Feuer-Element.
- Tierische Produkte

Süßwasserfische wie Karpfen oder Forelle, helles Geflügelfleisch und falls Sie es gut verdauen können auch Kaninchen, Ziegenfleisch und Rotwild balancieren Ihr Naturell.

Krustentiere, Lachs, Thunfisch, Schwertfisch, Makrele, Tropenfische, Rindfleisch und Lammfleisch können Ihr Feuer-Element aus dem Gleichgewicht bringen.
- Süßes

Süßes bekommt Ihnen am besten zwischen den Mahlzeiten. Zum Kochen und Backen können Sie Vollrohrzucker, Ahornsirup oder Honig (bei vorherrschendem Luftelement) verwenden.
- Gewürze

Kardamom, Fenchel, Koriander, Kreuzkümmel, Korianderblätter, Kurkuma, Vanille, Safran, Rosenwasser und Minze sind Gewürze, welche gut zu Ihnen passen. Chilipulver, scharfer Paprika und Pfeffer sollten Sie besser meiden. Rosmarin, Oregano, Zimt mit Zucker, Piment und Muskatnuss nur selten verwenden.
- Getränke

Es tut Ihnen gut, wenn Sie viel trinken. Tees aus Minze, Holunderblüten, Fenchel, Hibiskus, Himbeer- oder Rosenblättern und Zitronengras sind ideal. Auch die Säfte der für Ihr Naturell geeigneten Früchte bekommen Ihnen gut.

Wein oder Bier sollten Sie nur gelegentlich trinken und Schnäpse besser meiden.
- Nahrungsergänzungsmittel

Falls Sie Nahrungsergänzungen nehmen wollen, unterstützen Beta Carotin, die Vitamine D, E und C sowie Zink und Kalzium den Luft-Anteil Ihres Naturells. B-Vitamine, Vitamin K, Kalzium und Eisen könnten aufgrund des Feuer-Elements nur unzureichend im Körper vorhanden sein.

Traditionsprofil - Luft-Wasser-Naturell

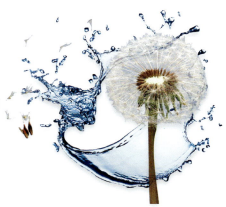

Ihr Naturell ist von von einer Luft-Erde-Wasser-Energetik geprägt. Ihr Luft-Element macht Sie energiegeladen, anpassungsfähig und kreativ. Es fördert einen offenen und neugierigen Charakter und macht Sie gesellig und kommunikativ. Das Wasser-Element gibt Ihnen Beständigkeit und Zufriedenheit in einer von Gewohnheiten und Traditionen geprägten Umgebung. Sie sind gerne für andere da und damit ein liebevoller und fürsorglicher Mensch. Vermutlich kochen oder backen Sie gerne für Freunde und freuen sich auf die spannenden Gespräche bei Tisch. Eventuell haben Sie nur wenige Freunde, jedoch zu diesen habe Sie großes Vertrauen.

Im ausgeglichenen Zustand sind Sie energiegeladen, anpassungsfähig, heiter und fröhlich.

Verhalten

Die Dynamik und Unbeständigkeit des Luft-Elements kann Ihrem Wasser-Erde-Anteil Angst machen und zu einem überhöhten Sicherheitsbedürfnis führen, welches Sie eher zurück als nach vorne schauen lässt. Bei überhöhtem Luft-Element können Sie dazu neigen, ständig geistig aktiv zu sein. Das lässt Sie nur schwer zu Ruhe kommen und eine permanente innere Unruhe kann entstehen. Entspannungsübungen wie Autogenes Training oder Qi Gong bringen Ihnen Ruhe und Gelassenheit zurück.

Häufiges Reisen, intensive Mediennutzung (Computer, Fernsehen, Zeitung), elektromagnetische Exposition, unregelmäßiges Schlafverhalten, kaltes und windiges Wetter, häufiger und maßloser Sex sowie unsaubere Stadtluft und starke Gerüche können das Luft-Element weiter aus dem Gleichgewicht bringen.

Das Luft-Element können Sie balancieren, indem Sie mehr auf Rituale und Routine achten und möglichst zu den gleichen Zeiten arbeiten, essen und schlafen gehen. Ein inaktives und träges Leben, lange schlafen, morgens lange im Bett bleiben, tagsüber schlafen sowie der Aufenthalt an kühlen und feuchten Plätzen können das Wasser-Element weiter aus dem Gleichgewicht bringen.

Das Wasser-Element balancieren Sie, indem Sie Ihr Leben aktiver gestalten, mit mehr Sport oder freiwilliger Arbeit, bei der Sie anderen Menschen helfen. Verbringen Sie Ihre Freizeit häufig in der Natur, an trockenen und sonnigen Plätzen.

Ihr Arbeitsplatz sollte möglichst gut gelüftet, warm, trocken und mit warmen, stimulierenden Farben gestaltet sein.

Meditationstechniken welche Ihnen Energie geben und Ihre Aktivität steigern werden Ihnen eher helfen, als Meditation im Sitzen zur Stärkung der inneren Ruhe. Ob Sie mit Hilfe von Mantras, Gedanken, Gefühlen, Hinwendung zur Natur, Gebeten oder Nächstenliebe meditieren – Hauptsache ist, Sie nehmen sich die Zeit dafür. Übungen zum Loslassen von Sorgen, Ängsten, Negativität und Mutlosigkeit werden Sie wieder näher zu sich bringen.

Gesundheit

Die Dynamik des Luft-Elements zeigt sich im Nervensystem. Sie ist verantwortlich für alle Bewegungen im Körper. Die Dynamik des Wasser-Elements zeigt sich in den Körpergeweben wie z. B. in den Muskeln, den Bändern und dem Bindegewebe wie auch in den Körperflüssigkeiten.

Aufgrund der Kombination von Luft- und Wasser-Element ist Ihnen vermutlich oft kalt, was auch einen Mangel an Energie zur Folge haben kann. Ist das Wasserelement aus dem Gleichgewicht neigt Ihr Körper zu Wasseransammlung und Stauungen und die Haut neigt zu Cellulite.

Yoga-Übungen im Sitzen, im Schulterstand (bei gesundem Kreislauf) und in der Rückbeuge tun Ihnen gut. Atemübungen wie Pranayama beruhigen und balancieren Ihren Geist und Ihr Gemüt. Tai-Chi-Übungen geben Ihnen Dynamik und Leichtigkeit. Sportarten, bei denen Sie auch mit weniger Anstrengung auskommen können wie Schwimmen, Wandern oder Radfahren sind gut für Sie geeignet.

Prävention

Mit folgenden Empfehlungen aus dem Ayurveda und der Naturheilkunde können Sie typische Schwächen ausgleichen.

- Massagen

Sie werden freudig erstaunt sein, wie gut es Ihnen tut, wenn Sie die Füße, den Rücken, die Schultern oder den Nacken mit wärmendem Sonnenblumen- oder Sesamöl massieren. Als Düfte eignen sich Sandelholz, Zimt, Weihrauch und Myrrhe.

- Ausscheidungen

Einen geregelten Stuhlgang fördern Süßholz, getrocknete Pflaumen, indischer Flohsamen, Leinsamen, Kleie und Triphala am Morgen und eventuell vor dem Schlafengehen.

- Energie

Ihr Energiepotential können Sie mit Ginsengwurzel, Bala (Sandmalve) und Shatavari (Ayurveda-Präparat) stärken.

- Geist

Ihren Geist beruhigen Sie mit Kalmus, Basilikum, Kamille und Brahmi (Ayurveda-Präparat).

- Bewegungsapparat

Ihren Bewegungsapparat unterstützen Sie mit Angelikawurzel und Myrrhe.

- Düfte

Die Düfte Sandelholz, Lotus, Weihrauch, Zimt, Basilikum und Kampfer balancieren Ihr Naturell. Verwenden können Sie diese als Duftöl oder in Pflegeprodukten.

- Farben
Pastellfarben sowie die Farben Gelb, Gold, Orange und Rot balancieren Ihr Naturell. Dunkle Grautöne, Brauntöne und Schwarz erhöhen das Luft-Element.
- Edelsteine
Die Edelsteine Smaragd, Jade, gelber Saphir, Topaz und Zitrin wirken am besten in Gold gefasst und wärmen Ihr Naturell. Rubin und Granat verbessern den Kreislauf und stärken Ihre Energie.

Ernährung

Der Stoffwechsel von Menschen mit dem Luft-Wasser-Naturell ist eher schwach und die Verdauungskraft nicht besonders belastungsfähig.

Für Sie ist Essen mehr als nur Nahrungsaufnahme. Sie genießen die Mahlzeiten und teilen diese Freude gerne mit anderen, was jedoch auch zu schwärmerischer Schlemmerei führen kann.

Die Elemente Luft und Wasser balancieren Sie am besten, indem Sie häufiger gekochte Speisen essen, die einen warmen, anregenden und leichten Charakter haben. Frisch zubereitete und gut gewürzte Speisen stimulieren Ihren Stoffwechsel und geben Ihnen Lebensenergie. Um die schweren Speisen besser verdauen zu können, verwenden Sie reichlich frische oder getrocknete Kräuter. Am besten essen Sie kleinere Portionen im Abstand von 3 bis 4 Stunden und vermeiden es, spät abends zu essen.

Nahrungsmittelzusätze wie Geschmacksverstärker oder Emulgatoren stören das Luft-Element. Rohkosternährung kann Ihr Naturell auf Dauer aus dem Gleichgewicht bringen. Dies kann zu einem ungeregelten Appetit und Energiemangel führen.

Achten Sie darauf, möglichst bewusst, in einem heiteren, gelassenen und dankbaren Zustand und einer ruhigen Atmosphäre zu essen.

- Früchte
Am besten unterstützen Birnen, Erdbeeren, Pfirsiche, Pflaumen, Grapefruit, Mandarinen, Zitronen, Limonen, Granatapfel und Kirschen Ihr Naturell. Von den nährenden Aprikosen essen Sie lieber nicht so viele. Wassermelone bringt Ihr Naturell aus dem Gleichgewicht. Auch andere Früchte vertragen Sie vielleicht, nur sollten bei diesen genau die Wirkung beobachten.
- Gemüse
Möhren, Fenchel, Auberginen, Tomaten (gekocht), Kürbis, Gemüsemais, grüne Bohnen, Spargel, Rettich, Koriandergrün, Petersilie, Kresse, rote Bete und Oliven balancieren Ihr Naturell. Wenn Sie keine Blähungen davon bekommen, können Sie auch öfters Lauch und gekochte Zwiebeln essen. Brokkoli und Blumenkohl sollten nicht ständig auf Ihrem Speiseplan stehen. Blähungen erzeugende Kohlarten, Staudensellerie und Spinat erhöhen das Luft-Element. Süßkartoffeln kühlen das Wasser-Element.
- Getreide
Basmatireis, Buchweizen, gekochte Gerste und Tsampa (geröstetes Gerstenmehl) sowie Speisen aus Maismehl balancieren Ihr Naturell.
Weißmehl, Nudeln und luftige Brote können es aus dem Gleichgewicht bringen.
- Hülsenfrüchte
Mungbohnen und Tofu werden Ihr Naturell kaum belasten. Urdbohnen und Kuhbohnen sind bei erhöhtem Luft-Element sinnvoll, belasten jedoch auf Dauer das Wasser-Erde-Naturell.
Versuchen Sie jedoch andere blähende Hülsenfrüchte möglichst nur gut gewürzt zuzubereiten oder besser darauf zu verzichten.
- Nüsse und Samen
Essen Sie eher nur kleine Mengen von den kalorienreichen Nüssen, eventuell leicht geröstet. Es reichen schon 3 bis 5 über Nacht eingeweichte Mandeln. Gelegentlich ein paar geröstete Sonnenblumen- oder Kürbiskerne und etwas gerösteter Sesam zur Verfeinerung Ihrer Speisen balancieren Ihr Naturell. Ungebrochene Leinsamen erleichtern die Verdauung.
- Fette und Öle
Ein wenig Butterfett oder Rapsöl zum Anbraten oder Kochen balancieren Ihr Naturell. Olivenöl und Sesamöl können Sie auch gelegentlich verwenden. Wählen Sie beim Olivenöl eine Sorte mit kräftigem Geschmack. Seien Sie sonst sparsam mit Fetten und Ölen. Erdnusspaste, Leinöl, Schweineschmalz und Kokosfett sollten sie besser meiden.
- Milchprodukte
Milchprodukte wie Joghurt, Kefir oder Frischkäse, am besten zusammen mit Gewürzen, balancieren das Luft-Element. Auf Dauer wird jedoch das Wasser-Element aus dem Gleichgewicht kommen. Am besten trinken Sie täglich frischen Yoghurt 1:1 oder 1:2 mit Wasser vermischt und mit Gewürzen verfeinert zu den Mahlzeiten, um Ihre Verdauung in Schwung zu halten. Auch Buttermilch und Molke werden Ihnen gut bekommen. Käse aus Schaf- oder Ziegenmilch, welcher wenig Salz enthält, vertragen Sie recht gut.
Kuhmilch, Weichkäse, Hartkäse, Schlagsahne, Sauerrahm und Eiskrem werden Ihr Naturell auf Dauer aus dem Gleichgewicht bringen.
- Tierische Produkte
Die wärmenden Eigenschaften von Krustentieren, Lammfleisch, Rotwild und Forelle, Lachs, Thunfisch, Schwertfisch oder Makrele können Ihr Naturell balancieren. Auch Eier und Hühnerfleisch werden Ihnen bekommen.
Andere Fleischsorten sollten Sie nur gelegentlich zum Kochen verwenden.
- Süßes
Zum Süßen können Sie Honig verwenden, welcher vorwiegend von Pflanzen stammen sollte, die einen wärmenden Charakter haben. So eignen sich z.B. Sonnenblumenhonig, Honig von Wildkräutern und anderer Honig, mit kräftigem und herben Geschmack. Auch Ahornsirup ist für gelegentlichen Gebrauch geeignet.
Essen Sie Süßes am besten nicht zusammen mit anderen Speisen.
Süßigkeiten enthalten Zucker, welcher kühlend wirkt und das Wasser-Element aus dem Gleichgewicht bringt. Daher wäre es besser, wenn Sie nur selten und wenig davon naschen!
- Gewürze
Alle Gewürze wärmen Ihr kühles Naturell. Besonders gut sind Chili, Ingwer, Gelbwurz, Senfsamen, Kreuzkümmel, Kardamom, Bockshornkleesamen, Asafoetida, Fenchel und Anis. Auch Nelken, Koriander und Zimt, Muskatnuss und Piment können Sie beim Kochen verwenden. Als Kräuter eignen sich besonders gut Basilikum, Salbei, Rosmarin, Majoran und Estragon.
- Getränke
Tees mit wärmendem Charakter werden Ihnen gut tun. Hierfür eignen sich Brombeerblätter, Hagebutten, Löwenzahn und auch schwarze Tees. Heißes Wasser mit einigen Ingwerscheiben gibt Schwung. Säfte aus Birne, Ananas, Grapefruit und Gemüsesäfte vertragen Sie auch recht gut. Wein können Sie in geringen Mengen trinken. Bier, Schnäpse und kalte Getränke sollten Sie besser meiden.
- Nahrungsergänzungsmittel
Falls Sie Nahrungsergänzungen nehmen wollen, unterstützen Beta Carotin, die Vitamine D, E und C sowie Zink und Kalzium das Luft-Element, die Vitamine B6 und D das Wasser-Element.

Disziplinprofil - Feuer-Wasser-Naturell

Ihr Naturell ist von einer Feuer-Wasser-Energetik geprägt. Dies ist die Basis dafür, dass Sie Ihre Ziele diszipliniert sowie mit großer Ausdauer und Beharrlichkeit verfolgen können. Ihr klarer Verstand, Scharfsinn und Ihre Ruhe und Geduld helfen Ihnen dabei. Vermutlich können Sie sich weniger gut in andere Menschen hineinversetzen und neigen dazu, mit diesen nicht gerade zimperlich umzugehen oder gar Ihr Umfeld zu dominieren.

Im ausgeglichenen Zustand sind Sie charismatisch, energiegeladen, anpassungsfähig, gut gelaunt und zeigen Führungsqualitäten.

Denken Sie daran auf Ihren Körper zu achten. Er zeigt Ihnen auf die eine oder andere Art und Weise ob ihm etwas gut tut oder nicht.

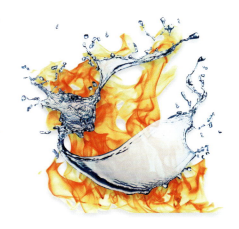

Verhalten

Ihr Naturell verleitet Sie dazu, häufig zu viel zu arbeiten und Ihre eigenen Grenzen immer wieder zu überwinden. Die Folgen von Stress merken Sie erst nach vielen Jahren. Achten Sie daher mehr auf Ihren Körper, begeben Sie sich immer wieder unter Menschen und entspannen sich dabei. Lassen Sie häufig Ihrem Ärger, Sarkasmus oder übertriebener Kritik freien Lauf oder strengen sich bei warmem Wetter an und liegen lange in der Sonne gerät das Feuer-Element noch weiter aus dem Gleichgewicht.

Das Feuer-Element können Sie balancieren, indem Sie einen relaxten Lebensstil anstreben sowie Geduld, Freundlichkeit und Mitgefühl verstärken. Ein Übermaß an Energie können Sie mit Kampfsportarten oder Hatha-Yoga abbauen. Ebenso kann es Ihnen helfen, wenn Sie Ihre Freizeit an Flüssen oder Seen, in Blumengärten oder an anderen schönen Orten verbringen.

Ein inaktives und träges Leben, lange schlafen, morgens lange im Bett bleiben, tagsüber schlafen sowie der Aufenthalt an kühlen und feuchten Plätzen können Ihre Wasser-Energetik aus dem Gleichgewicht bringen.

Das Wasser-Element können Sie balancieren, in dem Sie Ihr Leben aktiver, mit mehr Sport oder freiwilliger Arbeit, bei der Sie anderen Menschen helfen, gestalten. Verbringen Sie Ihre Freizeit häufig in der Natur, an trockenen und sonnigen Plätzen. Meditationstechniken, welche Ihnen Energie geben und Ihre Aktivität steigern, werden Ihnen eher helfen, als Meditation im Sitzen zur Stärkung der inneren Ruhe.

Dem Stress können Sie vorbeugen, indem Sie liegend, sitzend oder im Gehen meditieren. Ob Sie Ihren Geist mit Hilfe von Mantras, Gedanken, Gefühlen, Hinwendung zur Natur, Gebeten oder Liebe beruhigen – Hauptsache ist, Sie nehmen sich die Zeit dafür. Als Meditationsfokus eignen sich Wissen und Hingabe.

Gesundheit

Da sowohl Feuer, als auch Wasser Ihr Naturell bestimmen, fällt es oft schwer, Abweichungen wahrzunehmen, so dass Sie körperliche Probleme erst nach vielen Jahren der Belastung bemerken. Eine Störung des Wasser-Elements kann zu Schwere und Feuchtigkeit im Körper und damit zu Übergewicht führen. Eine Störung des Feuer-Elements kann Probleme mit den Augen und der Verdauung zur Folge haben. Typische Krankheiten sind Bronchitis, Allergien und Entzündungen.

Sollte Ihr Naturell aus dem Gleichgewicht geraten sein balancieren Sie Ihren Körper mit der entsprechenden Ernährung und den für Sie geeigneten körperlichen Aktivitäten.

Yoga-Übungen im Sitzen und in der Rückbeuge helfen, um das Feuer-Element zu beruhigen. Übungen im Stehen sind günstig bei erhöhtem Wasser-Element.

Wenn Sie sich beim Sport anstrengen und ins Schwitzen kommen wie beim Radfahren oder Ausdauertraining im Fitness-Studio, wird Sie das lange bei guter Gesundheit halten.

Prävention

Mit folgenden Empfehlungen aus dem Ayurveda und der Naturheilkunde können Sie typische Schwächen ausgleichen.

- Massagen

Sie werden erkennen, wie gut Ihnen Fuß-, Rücken-, Schulter- und Nackenmassagen tun. Hierzu eignet sich besonders Sonnenblumenöl, welchem Sie nach Belieben mit Orangenöl, Geraniumöl oder Sandelholzöl einen angenehmen Duft geben können.

- Ausscheidungen

Einen geregelten Stuhlgang fördern Triphala, Senna (Kassia) und indischer Flohsamen.

- Energie

Ihr Energiepotential können Sie mit Shatavari (Ayurveda-Präparat), Amalaki, Safran, Aloe Vera, Süßholz, Beinwell, Eibisch, Löwenzahn und Klettenwurzel stärken.

- Geist

Ihren Geist balancieren Sie mit Gotu Kola, Guggul, Rose, Kamille, Ziest und Hibiskus.

- Bewegungsapparat

Ihren Bewegungsapparat unterstützen Sie mit Angelikawurzel und Myrrhe.

- Herz

Ihr Herz unterstützen Sie mit Arjuna (Ayurveda-Präparat).

- Düfte

Die Düfte Sandelholz, Lotus, Rose und Jasmin gemischt mit Weihrauch, Zimt, Basilikum oder Kampfer können Sie als Duftöl oder in Pflegeprodukten verwenden.

- Farben

Grün und Himmelblau sind ideal für Ihr Naturell. Gelb, Orange, Gold und Rot beruhigen das Wasser-Element, können jedoch das Feuer-Element erhöhen. Weiß

und Pink reduzieren das Feuer-Element, können jedoch das Wasser-Element stören.
• Edelsteine
Die Edelsteine Smaragd, Jade, Peridot, Mondstein, Perlen in Silber gefasst reduzieren das Feuer-Element. Rubin, Granat, gelber Saphir, Topaz und Zitrin in Gold gefasst verbessern den Kreislauf und die Energie des Wasser-Elements.

Ernährung

Die Verdauung von Menschen mit dem Feuer-Wasser Naturell ist meist sehr robust und Sie vertragen nahezu alle Speisen. Bei erhöhtem Feuer-Element produziert der Magen zu viel Säure und die Verdauung wird auf Dauer geschwächt. Dies kann sich mit Magendrücken, Magenbrennen, Sodbrennen oder auch Pilzerkrankungen bemerkbar machen.
Ihre Feuer-Energetik balancieren Sie am besten, indem Sie häufiger Nahrungsmittel mit süßem, kühlem, bitterem und adstringierendem Charakter verwenden. Rohkost, Blattsalate, grüne Gemüse und bittere Kräuter reduzieren das Feuer-Element.
Am besten essen Sie im Abstand von 4 bis 5 Stunden.
Auf Nachtschattengewächse wie Tomaten, Auberginen, Gemüsepaprika und Chilis könnten Sie allergisch reagieren. Nahrungsmittel mit heißer Wirkung wie rohe Zwiebeln, roher Knoblauch oder Chilis sollten Sie eher meiden. Auch saure Früchte und Gemüse, salzige Speisen wie Käse, Wurst und manche Brotsorten sowie Milchprodukte bringen Ihr Naturell aus dem Gleichgewicht. Wein, Kaffee und Tee werden meist gut vertragen.
Achten Sie darauf, möglichst nur in einem ruhigen und zufriedenen Zustand zu essen.
• Früchte
Früchte essen Sie am besten zwischen den Mahlzeiten. Birnen, Pflaumen, Mandarinen, Himbeeren, Brombeeren, Äpfel, Granatäpfel und Rosinen balancieren Ihr Naturell.
Wassermelonen sollten Sie nur dann essen, wenn Sie wirklich eine Abkühlung brauchen.
• Gemüse
Viele Gemüse wirken entwässernd und reduzieren damit das Wasser-Element. Gedämpft sind sie am leichtesten zu verdauen, jedoch vertragen Sie auch gut andere Zubereitungsarten. Kohlgemüse wie Brokkoli, Blumenkohl, Rosenkohl, Wirsingkohl usw., Zucchini, Pilze, Spargel, Gemüsepaprika, Gemüsemais, Erbsen, Staudensellerie, Knollensellerie, Grüne Bohnen, Chicorée, Löwenzahn, Salate und Sprossen balancieren Ihr Naturell.
Sauer eingelegtes Gemüse, Chilis, rohe Zwiebeln und roher Knoblauch bringen auf Dauer das Feuer-Element aus dem Gleichgewicht und Sie sollten sie besser meiden.
• Getreide
Kühlende oder Feuchtigkeit ausleitende Getreide wie Gerste, Buchweizen, Roggen sind ideal für Ihr Naturell. Auch Basmati-Reis, Haferflocken, Quinoa und Dinkel werden von Ihnen gut vertragen. Weizen, Nudeln, Weißbrot und Croissants usw. sollten Sie besser meiden oder nur dann essen, wenn die vorherige Mahlzeit verdaut ist.
• Hülsenfrüchte
Mungbohnen, Linsen, Erbsen, Kichererbsen, Adzukibohnen und Gartenbohnen balancieren Ihr Naturell. Auch andere Hülsenfrüchte sind für Ihre Ernährung geeignet. Nur Urd- und Sojabohnen sollten Sie eher meiden.
• Nüsse und Samen
Kürbis- und Sonnenblumenkerne balancieren Ihr Naturell – jedoch nur, wenn Sie nicht zu viel davon essen.
Auf andere Nüsse wie Haselnüsse, Walnusskerne, Pistazien, Sesamsamen und Paranüsse sollten Sie besser verzichten.
• Fette und Öle
Butterschmalz, Olivenöl oder Sonnenblumenöl können Sie gut in der Küche verwenden – vorausgesetzt Sie nehmen nicht zu viel davon. Gelegentlich kann es auch Rapsöl, Sojaöl, Sesamöl oder Kokosfett sein.
Schweineschmalz, Erdnusspaste oder Leinöl bringen Ihre Naturell auf Dauer aus dem Gleichgewicht.
• Milchprodukte
Milchprodukte sind weniger für Ihr Naturell geeignet. Ausnahme: frischer Joghurt 1:3 mit Wasser verdünnt zu den Mahlzeiten, um Ihre Verdauung in Schwung zu halten sowie Buttermilch und Molke..
Versuchen Sie, sich möglichst auf Ziegenmilch und schwach gesalzenen Käse aus Schaf- oder Ziegenmilch zu beschränken.
• Tierische Produkte
Das Fleisch von wild lebenden Tieren, weißes Hühner- und Putenfleisch sowie Kaninchen balancieren Ihr Naturell. Schweinefleisch können Sie gelegentlich zum Kochen verwenden. Anderes Fleisch wie z. B. auch vom Rind sollten Sie ebenso selten verwenden wie fetthaltige Fische wie Lachs, Thunfisch, Makrele usw.
• Süßes
Zum Süßen können Sie Honig verwenden, welcher vorwiegend von Pflanzen stammt, die das gewünschte Element balancieren. So eignen sich z.B. Sonnenblumenhonig, Honig von Wildkräutern Honig, mit kräftigem und herben Geschmack zur Besänftigung des Wasser-Elements. Vollrohrzucker (eingedickter Zuckerrohrsaft) und Ahornsirup sind für den gelegentlichen Gebrauch geeignet.
Sie tun Ihrer Gesundheit einen Gefallen, wenn Sie – diszipliniert wie Sie sind – Ihren Nasch-Hunger im Zaum halten.
• Gewürze
Würzen Sie moderat, um das Feuer-Element im Gleichgewicht zu halten. Koriander, Minze, Rosenblätter, Safran und Gelbwurz balancieren Ihr Naturell. Kreuzkümmel, frischen Ingwer, Kardamom, Gewürznelken sowie Korianderblätter, Basilikum, Thymian und Salbei können Sie auch gut verwenden.
Chilipulver, scharfen Paprika und Pfeffer sollten Sie besser meiden. Rosmarin, Oregano, Zimt mit Zucker, Piment und Muskatnuss nur selten zum Würzen nehmen.
• Getränke
Säfte (Apfel, Birne, Trauben, Gemüse) sowie Tees (Gerstengras, Zitronengras, Hibiskus, Löwenzahn, Brombeerblätter, Rosenblätter, Minze) balancieren Ihr Naturell. Weizenbier und süßer Orangensaft wirken kühlend und sind auch für gelegentlich geeignet.
Wein, Kaffee oder schwarzen Tee können Sie vertragen, Bier und Schnäpse sollten Sie besser meiden.
• Nahrungsergänzungsmittel
Falls Sie Nahrungsergänzungen nehmen möchten, unterstützen Beta Carotin, B-Komplex, Vitamin K, Kalzium das Feuer-Element, Vitamin B6 und Vitamin D das Wasser-Element.

TYPOPÄDIE

BALANCEPROFIL - LUFT-FEUER-WASSER-NATURELL

Ihr Naturell ist von allen fünf Elementen, Luft, Raum, Feuer, Wasser und Erde, geprägt. Dies führt zu einem natürlichen, stabilen Gleichgewicht in Körper und Geist. Das Luftelement macht Sie kreativ, das Feuerelement charismatisch und zielstrebig und das Wasser-Element balanciert und gelassen.
Im ausgeglichenen Zustand sind Sie energiegeladen, anpassungsfähig, heiter und fröhlich.
Je nach Lebensbereich kann jedoch eines der Elemente im Vordergrund stehen und Ihr Gleichgewicht ein wenig stören.

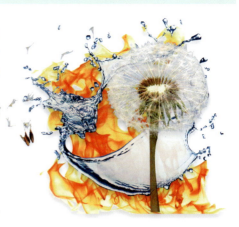

VERHALTEN

Ein Übermaß des Luft-Elements kann zu Ängsten, Nervosität und Sorgen führen. Sie sind vermutlich ständig körperlich und geistig aktiv und können nur schwer zu Ruhe kommen. Beim Einschlafen gehen Ihnen noch viele Gedanken durch den Kopf.
Meditation und Übungen zum Loslassen von Sorgen, Ängsten, Negativität und Mutlosigkeit werden Sie wieder zu sich bringen.
Ein Übermaß des Feuer-Elements führt zu einem »hitzigen« Verhalten. Dies kann sich mit Intoleranz und Ungeduld, die sich bisweilen bis zu aggressivem Verhalten entwickeln kann, zeigen. Ihr Durchsetzungswille verbunden mit dem Wunsch, immer Recht zu behalten, werden von anderen oft als Sturheit empfunden.
Meditieren Sie über Wissen und Hingabe sowie das Loslassen von Ärger, Wut oder Ungeduld.
Schenken Sie Ihrem klaren Geist mehr Aufmerksamkeit und halten Ihre kritische Natur besser im Zaum.
Ein Übermaß des Wasser-Elements kann Sie antriebslos und träge machen. Ihre Bequemlichkeit und Ihr inneres Phlegma machen es Ihnen dann schwer, Ihre Aufgaben zuverlässig und pünktlich zu erledigen, auch wenn es Ihnen immer wieder gelingt. Hingabe und anderen Menschen zu helfen, helfen Ihr Wasserelement wieder ins Gleichgewicht bringen. Übungen zum Loslassen von Gier, Verlangen, Anhaftung und Sentimentalität werden Sie wieder balancieren.

GESUNDHEIT

Ihre Elemente sind balanciert, so dass Sie körperliche Probleme erst nach vielen Jahren der Belastung wahrnehmen.
Die Dynamik des Luft-Elements zeigt sich im Nervensystem. Es ist verantwortlich für alle Bewegungen im Körper. Eine Überhöhung der Luft-Energie kann zu Kälte, Leichtigkeit und Trockenheit im Körper, den Därmen, der Haut und den Knochen führen. Dies kann trockene Haut, Blähungen und Verstopfung zur Folge haben.
Yoga-Übungen im Sitzen und in der Bauchlage balancieren das Luft-Element. Auch Schulterstand und Rückwärts-Beugen helfen, vorausgesetzt, Ihr Herz ist gesund. Atemübungen wie Pranayama beruhigen den Geist.
Die Dynamik des Feuer-Elements zeigt sich in allen biochemischen Vorgängen im Körper wie wie etwa im Metabolismus, in der Produktion der Verdauungssäfte oder auch in der Regulation der Körperwärme. Große Hitze im Sommer oder zur Mittagszeit, große Belastung oder emotionale Anspannung bringen das Feuer-Element aus dem Gleichgewicht.
Eine Überhöhung der Feuer-Energie kann zu Haut- und Augenproblemen, Allergien, Entzündungen und Durchfall führen. Yoga-Übungen im Sitzen und in der Bauchlage helfen in einer solchen Situation. Spaziergänge in der Natur, Arbeit in Blumengärten oder wenig belastende Sportarten wie Walking tun Ihnen gut.
Die Dynamik des Wasser-Elements zeigt sich in den Körpergeweben wie z. B. in den Muskeln, den Bändern und dem Bindegewebe wie auch in den Körperflüssigkeiten.

Eine Überhöhung des Wasser-Elements kann zu Kälte, Schwere und Feuchtigkeit im Körper, speziell in den Lungen, Bronchien und Nasennebenhöhlen führen. In der Sonne liegen oder Schwitzen in der Sauna geben Ihnen die nötige Wärme zurück.

PRÄVENTION

Mit folgenden Empfehlungen aus dem Ayurveda und der Naturheilkunde können Sie typische Schwächen ausgleichen.
• Massagen
Kopf-, Stirn-, Schulter-, Brust-, Unterbauch-, Rücken- und Fußmassagen mit Sonnenblumen- oder Sesamöl balancieren das Luft-Naturell. Als Düfte eignen sich Sandelholz, Zimt Musk, Weihrauch und Myrrhe.
Fuß-, Rücken-, Schulter- und Nackenmassagen balancieren das Feuer-Naturell. Hierzu eignet sich besonders Sonnenblumenöl, welchem Sie nach Belieben mit Orangenöl, Geraniumöl oder Sandelholzöl einen angenehmen Duft geben können.
Bei erhöhtem Wasser-Erde-Naturell helfen Massagen mit wärmendem und leichtem Raps-, Sonnenblumen- oder Senföl. Auch Trockenmassagen und Abreibungen mit Alkohol bringen Sie wieder in Schwung. Als Düfte eignen sich Eukalyptusöl, Weihrauch, Myrrhe, Nelkenöl, Zedernöl oder Zimtöl.
• Ausscheidungen
Bei erhöhtem Luft-Naturell fördern Süßholz, getrocknete Pflaumen, indischer Flohsamen, Leinsamen, Kleie und Triphala

am Morgen und eventuell vor dem Schlafengehen einen geregelten Stuhlgang.
Bei erhöhtem Feuer-Naturell helfen Triphala, Senna (Kassia) und Rosenblätter.
Bei erhöhtem Wasser-Erde-Naturell fördern Ingwerpulver, schwarzer Pfeffer, Nelken und Zimt; Aloe Vera, Gelbwurz, Berberitze und Enzian eine gute Verdauung.
- Energie

Bei erhöhtem Luft-Element können Sie Ihr Energiepotential mit Ginsengwurzel, Bala (Sandmalve) und Shatavari (Ayurveda-Präparat) stärken.
Bei erhöhtem Feuer-Elemnent werden Shatavari (Ayurveda-Präparat), Amalaki, Safran, Aloe Vera, Süßholz, Beinwell, Eibisch, Löwenzahn und Klettenwurzel empfohlen.
Bei erhöhtem Wasser- oder Erde-Element können scharfe und bitteren Tonika wie schwarzem Pfeffer, Zimt, Safran, Ingwer, Guggul (Bedolachharz), Myrrhe und Aloe Vera helfen.
- Geist

Bei erhöhtem Luft-Element beruhigen Sie Ihren Geist mit Kalmus, Basilikum, Kamille und Brahmi (Ayurveda-Präparat).
Bei erhöhtem Feuer-Element können Gotu Kola, Sandelholz, Bhringaraj, Rose, Lotus, Kamille, Ziest, Chrysanteme und Hibiskus helfen.
Bei erhöhtem Wasser- oder Erde-Element werden Gotu Kola, Basilikum, Guggul, Myrrhe, Salbei, Piment und Ziest (Ayurveda-Präparat) empfohlen, um den Geist anzuregen.
- Bewegungsapparat

Bei erhöhtem Luft-Element unterstützen Sie Ihren Bewegungsapparat mit Angelikawurzel und Myrrhe.
- Herz

Bei erhöhtem Feuer-Element unterstützen Sie Ihr Herz mit Arjuna (Ayurveda-Präparat).
- Düfte

Bei erhöhtem Luft-Element können Sie die Düfte Sandelholz, Lotus, Weihrauch, Zimt oder Basilikum als Duftöl oder in Pflegeprodukten verwenden.
Bei erhöhtem Feuer-Element empfiehlt man die Düfte Sandelholz, Lotus, Rose und Jasmin.
Bei erhöhtem Wasser-Element helfen Weihrauch, Myrrhe, Zeder, Nelken, Zimt und Musk.
- Farben

Pastellene Farben in den Tönen Weiß, Gelb, Gold, Orange und Rot beruhigen das Luft-Element, dunkle Grautöne, Brauntöne und Schwarz erhöhen es.
Grüntöne, Himmelblau und Weiß besänftigen das Feuer-Element, Rot, Orangetöne, Gelb und grelle Farben bringen es aus dem Gleichgewicht.
Warme und helle Farben in den Tönen Gelb, Orange, Gold und Rot balancieren das Wasser-Element. Weiß, Pastellfarben, Blau, Grün und Pink bringen es weiter aus dem Gleichgewicht.
- Edelsteine

Die Edelsteine Smaragd, Jade, Peridot, gelber Saphir, Topaz und Zitrin wirken am besten in Gold gefasst und wärmen das Luft-Element. Rubin und Granat verbessern den Kreislauf und stärken Ihre Energie.
Die Edelsteine Smaragd, Jade, Peridot, Mondstein, blauer Saphir, Amethyst und Perlen balancieren am besten in Silber gefasst das Feuer-Element.
Die Edelsteine Rubin, Granat, Katzenauge wie auch Amethyst und Lapislazuli in Gold gefasst balancieren das Wasser-Element.

Ernährung

Solange Ihr Naturell in der Balance ist, vertragen Sie nahezu alle Speisen. Damit keines der Elemente aus dem Gleichgewicht gerät, sollten Ihre Mahlzeiten möglichst alle sechs Geschmacksrichtungen enthalten: süß, sauer, salzig, scharf, bitter, herb/zusammenziehend. Eine abwechslungsreiche und vielseitige Ernährung mit einem Drittel ungekochten Nahrungsmitteln wie Obst oder Rohkost und zwei Drittel frisch gekochten Speisen wird Ihnen gut tun.
Alkohol, Kaffee und Tee werden meist gut vertragen.
Achten Sie darauf, möglichst nur in einem ruhigen und zufriedenen Zustand zu essen.

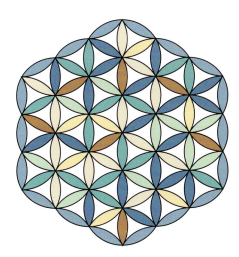

Die »Blume des Lebens« ist ein seit über 2.000 Jahren verwendetes Symbiol für die Vollkommenheit.

Typopädie

		Kreativprofil	Aktivprofil	Harmonieprofil
Eigenschaften	Elemente	Luft, Raum	Feuer, Wasser	Wasser, Erde
	Dosha	Vata	Pitta	Kapha
	Freizeit	geistige Genüsse, Kreativität, Träumereien	Aktivitäten, Sport, Abenteuer	Ruhe, körperliche Genüsse
	Fokus für die Meditation	Mantras, Gebete, Emotionen, Nächstenliebe, Hinwendung zur Natur oder Übungen zum Loslassen von Sorgen, Ängsten, Negativität und Mutlosigkeit	Ärger, Wut und Ungeduld loslassen; Wissen und Hingabe	Hingabe und anderen Menschen zu helfen; Loslassen von Begehren, Verlangen und Anhaftung
	Stärken	Anpassungsfähigkeit	Verdauung, Stoffwechsel, Immunsystem	Immunsystem
	Klimatische Reizfaktoren	Kälte, Wind	Hitze, Trockenheit	Kälte, Feuchtigkeit
	Schwächen	unregelmäßiger Appetit, Verdauungsprobleme, Nervosität, Schlafstörungen	Hautprobleme, Faltenbildung, Augenprobleme, Übersäuerung, Sodbrennen, Entzündungen, Durchfall	Beschwerden in den Lungen, den Bronchien und Nebenhöhlen, Übergewicht
	Sport	Hatha-Yoga, Übungen im Sitzen, in der Bauchlage, im Schulterstand, in der Rückbeuge; Pranayama, Tai Chi, anaerobes Krafttraining	Hatha-Yoga, Übungen im Sitzen und in der Rückbeuge; Walking und Spazierengehen in der Natur, Arbeit in Blumengärten	Anstrengende Yoga-Übungen im Stehen, Kopfstand (bei gesundem Kreislauf); aerobes Training wie Laufen, Radfahren, Schwimmen, Mannschaftsport; Sonnenbäder
	Verdauung fördernd	Kardamom, Koriander, Zimt, Ingwer, Steinsalz	Koriander, Minze, Aloe Vera, Enzian, Berberitze, Fenchel, Gelbwurz	Ingwerpulver, Pfeffer, Nelken, Zimt; Gelbwurz, Berberitze, Enzian
	Empfohlene Früchte	erdende Früchte, Erdbeeren, Aprikosen, Bananen, Zitronen, Limonen, Grapefruit, Kirschen, Trauben, Himbeeren, Ananas, Papaya, Mango und süße Melonen	Äpfel, Birnen, Wassermelone, Kokosnuss, Granatapfel; Ananas, Orangen, Mandarinen, Himbeeren, Preiselbeeren, Dattelpflaumen, Melonen, Pflaumen, Datteln, Feigen, Weintrauben, Rosinen.	Zitrone, Limone, Grapefruit; Erdbeeren, Brombeeren, Sauerkirschen, Granatapfel, Pfirsich (nur einen pro Tag), getrocknete Früchte
	meiden	Wassermelone, Trockenfrüchte, rohe Äpfel und Birnen, unreife und sauer schmeckende Früchte	Saure Früchte, Zitronen, Limonen, Aprikosen, Bananen, Kirschen, Pfirsiche; nur wenig Papaya und Erdbeeren	Melonen, Mangos und Bananen; die meisten Früchte erhöhen wegen ihrer flüssigen und kalten Potenz das Wasser-Element
	Empfohlene Gemüse	weniger, gedämpft, mit Öl und Gewürzen; ideale Gemüse sind Möhren, Auberginen, Fenchel, Süßkartoffeln, rote Beete, Koriander, Petersilie, Algen und Avocado; frischer Mais, grüne Bohnen, frische Erbsen, Zucchini, Kürbis, Artischocken, Gemüsepaprika und Okra	Spinat, Zucchini, Salatgurken, Brokkoli, Mangold, Staudensellerie, Chicorée, Löwenzahn, Blumenkohl, Koriandergrün, Alfalfa- und Sonnenblumen-Sprossen; Kohlgemüse, Spargel, Fenchel, Blattsalate, Gartenbohnen, Erbsen; Gemüsepaprika, frischer Mais, Kürbis	Brokkoli, Kohlgemüse, Staudensellerie, Knollensellerie; Kartoffeln, Möhren, Gartenbohnen, Erbsen, rote Bete, Spargel, Rettich, Porree, Knoblauch; Aubergine, Gemüsepaprika, Blumenkohl, Petersilie
	meiden	Rohkost und Salate; Kohl wenn blähend, Chicorée, Pilze, Gurken, Sprossen, Staudensellerie, Spargel, Spinat, Kartoffeln	Aubergine, Tomaten; Chilis, roher Knoblauch, rohe Zwiebeln, sauer Eingelegtes, Rettich, (rote Bete)	Süßkartoffel, Pastinake, Oliven und Spinat
	Empfohlene Getreide	Vollreis und Basmatireis, Weizen, Weizengrieß, Haferflocken	Weizen, Weizengrieß, Nudeln, Gerste, Haferflocken, Getreideflocken, Basmatireis, Quinoa; Roggen, Vollkornreis, Buchweizen, Hirse	Gerste, Roggen, Mais, Quinoa; Hirse, Buchweizen; gelegentlich Basmatireis
	meiden	Roggen, Hirse	moderat: Mais, Roggen	Weizen, Weizenmehlprodukte, Amarant
	Empfohlene Hülsenfrüchte	evtl. Mungbohnen, Tofu, Urdbohnen	Mungbohnen, Ackerbohnen; Kichererbsen, Erbsen, Linsen, Adzukibohnen, Tofu, Limabohnen, Kidneybohnen	Kichererbsen, Adzukibohnen, Sojabohnen, Kuhbohnen, Limabohnen, Linsen; Mungbohnen, Kidneybohnen, Erbsen
	meiden	Hülsenfrüchte fördern Blähungen und Verstopfung	Sojabohnen, Urdbohnen; Linsen und Erdnüsse können eventuell schwer zu verdauen sein	Urdbohne
	Empfohlene Nüsse und Samen	kleinere Mengen, eventuell leicht geröstet; Sonnenblumenkerne, Sesam, Mandeln, Walnusskerne; Pinienkerne, Pistazien, Haselnuss	Kokosnuss, Mandeln; Sonnenblumenkerne (ungeröstet), Kürbiskerne, Pekannüsse	wenig: Sonnenblumenkerne, Kürbiskerne
	meiden	Pistazien und Erdnüsse wirken blähend	Sesamsamen, Haselnüsse, Pistazien, Walnüsse, Paranüsse, Erdnüsse	Mandeln, Walnusskerne, Haselnüsse, Pinienkerne, Pistazien, Cashewnüsse, Pekanüsse und Paranüsse
	Empfohlene Öle und Fette	Sesamöl und Butterfett sind am besten, auch Olivenöl und Butter	Butterfett, Olivenöl, Sonnenblumenöl und Kokosfett	Butterfett, Sesamöl, Rapsöl, Sonnenblumenöl, Distelöl; Maiskeimöl

EMPFEHLUNGEN FÜR IHR NATURELL

Abenteuerprofil	Traditionsprofil	Disziplinprofil	Balanceprofil
Luft, Feuer	Luft, Wasser	Feuer, Wasser	Luft, Raum, Feuer, Wasser, Erde
Vata-Pitta	Vata-Kapha	Pitta-Kapha	Vata-Pitta-Kapha
anspruchsvoller Sport, z. B. Tanzen, Tennis, Spiele	häusliche Gemütlichkeit, Vertrautheit mit wenigen Freunden	unter vielen Menschen sein, körperliche Genüsse, Geselligkeit	je nach stärkerem Dosha
Mantras, Gedanken, Gefühle, Hinwendung zur Natur, Gebete oder Liebe; Übungen zum Loslassen von Sorgen, Ängsten, Negativität und Mutlosigkeit, Begehren und Anhaftung	Wissen und Hingabe; Loslassen von Sorgen, Ängsten, Negativität, Gier, Verlangen und Anhaftung	Übungen zum Loslassen von Sorgen, Ängsten, Negativität, Mutlosigkeit; Konzentration auf Wissen, Hingabe und Demut	je nach stärkerem Dosha
Anpassungsfähigkeit	Ausdauer, Beweglichkeit, Kraft	Immunsystem, Ausdauer	Anpassungsfähigkeit, Stoffwechsel, Immunsystem
Hitze, Trockenheit	Kälte, Wind, Feuchtigkeit	Hitze, Feuchtigkeit	je nach stärkerem Dosha
Schlafstörungen, Kopfschmerzen, Hautprobleme, Magenbeschwerden	Übergewicht, Kälteempfinden, Stauungen, Cellulite, Blähungen,	Schwere und Feuchtigkeit im Körper, Übergewicht, Durchfall, Augenprobleme	je nach stärkerem Dosha oder einer Imbalance
Sportarten wie Walking, Schwimmen, Jogging und Skifahren – angemessen, maßvoll	Yoga-Übungen im Sitzen, im Schulterstand, in der Rückbeuge; Pranayama beruhigt und balanciert; Taiji gibt Dynamik und Leichtigkeit; nur wenig anstrengende Sportarten	Yoga-Übungen im Sitzen und in der Rückbeuge um das Feuer-Element zu beruhigen; Übungen im Stehen bei erhöhtem Wasser-Element; auch anstrengende Sportarten	je nach stärkerem Dosha oder einer Imbalance
Kardamom, Zimt, Fenchel, Minze, Koriander	Kardamom, Koriander, Zimt, Ingwer	Gelbwurz, Fenchel, Berberitze, Enzian	je nach stärkerem Dosha oder einer Imbalance
Äpfel und Birnen (evtl. gekocht), Kokosnuss, eingeweichte Trockenfrüchte, süße Beeren und Kirschen, frische Feigen, Trauben, Kiwi, Mango, Melonen, süße Orangen, Pfirsiche, Ananas, Rhabarber, Pflaumen	Birnen, Pfirsiche, Erdbeeren, Pflaumen, Grapefruit, Mandarinen, Zitronen, Limonen, Granatapfel, Kirschen; moderat: Aprikosen	Birnen, Pflaumen, Mandarinen, Himbeeren, Brombeeren, Äpfel, Granatäpfel, Rosinen	je nach stärkerem Dosha oder einer Imbalance
evtl. Zitrone, Limone, Sauerkirsche, Pfirsich	Wassermelone	Rhabarber	je nach stärkerem Dosha oder einer Imbalance
nicht überwiegend; gedämpft, mit Öl und Gewürzen und zusammen mit Vollkorn; Kürbis und Zucchini, Gurken, frischer Mais, Blumenkohl, grüne Bohnen, Spargel, Pastinaken, Okra, Süßkartoffeln, Oliven, Artischocken, Rüben	Möhren, Fenchel, Auberginen, Tomaten (gekocht), Kürbis, Gemüsemais, Grüne Bohnen, Spargel, Rettich, Koriandergrün, Petersilie, Kresse, rote Bete, Oliven; wenn nicht blähend: Lauch, gekochte Zwiebeln; gelegentlich: Brokkoli und Blumenkohl	Kohlegemüse wie Brokkoli, Blumenkohl, Rosenkohl, Wirsingkohl usw., Zucchini, Pilze, Spargel, Gemüsepaprika, Gemüsemais, Erbsen, Staudensellerie, Knollensellerie, Grüne Bohnen, Löwenzahn, Salate, Sprossen	je nach stärkerem Dosha oder einer Imbalance
rohe Zwiebeln, rohen Knoblauch, Chicorée, Blähungen erzeugende Kohlarten	Blähungen erzeugende Kohlarten; Gurken, Sprossen, Staudensellerie und Spinat erhöhen das Luft-Element; Süßkartoffeln kühlen	Sauergemüse, rohe Zwiebeln, rohen Knoblauch, Chilis	je nach stärkerem Dosha oder einer Imbalance
gekochte Vollkorngetreide wie Basmati Reis, Weizen, Weizengrieß, Amarant	gekochter Dinkel, Basmatireis, Buchweizen, gekochte Gerste, Tsampa (geröstetes Gerstenmehl)	Gerste, Buchweizen, Roggen, Basmatireis, Haferflocken, Quinoa	je nach stärkerem Dosha oder einer Imbalance
Getreideflocken	Weißmehl, luftige Brote	Croissant, Weißbrot, Nudeln	je nach stärkerem Dosha oder einer Imbalance
evtl. Mungbohnen und Tofu	evtl. Mungbohnen, Tofu, Urdbohnen	Mungbohnen, Linsen, Erbsen, Kichererbsen, Adzukibohnen und Gartenbohnen	je nach stärkerem Dosha oder einer Imbalance
Bohnen, welche Blähungen und Verstopfung fördern	Hülsenfrüchte verursachen Blähungen und erhöhen das Luft-Element	Urdbohnen	je nach stärkerem Dosha oder einer Imbalance
kleinere Mengen, eventuell leicht geröstet; am besten über Nacht eingeweichte Mandeln; Kokosnuss und Sonnenblumenkerne	kleinere Mengen, eventuell leicht geröstet; am besten 3 bis 5 über Nacht eingeweichte Mandeln; Sesam, Sonnenblumenkerne	wenig: Kürbiskerne, Sonnenblumenkerne	je nach stärkerem Dosha oder einer Imbalance
Pistazien	Haselnüsse, Walnusskerne, Pistazien, Paranüsse usw.	Haselnüsse, Walnusskerne, Pistazien, Sesamsamen, Paranüsse	je nach stärkerem Dosha oder einer Imbalance
Kokosfett und Butterfett sind am besten; auch Olivenöl und Butter; Sonnenblumenöl wirkt kühlend	Sesamöl oder Ghee zu jeder Mahlzeit; Olivenöl, Rapsöl	Ghee, Olivenöl, Sonnenblumenöl; moderat: Rapsöl, Sojaöl, Sesamöl, Kokosfett	je nach stärkerem Dosha oder einer Imbalance

	Kreativprofil	**Aktivprofil**	**Harmonieprofil**
meiden	keine	Erdnusspaste, Schweineschmalz, Maiskeimöl, Sesamöl, Rapsöl	Kokosfett, Sojaöl, Walnussöl, Leinöl, Schweineschmalz, Erdnusspaste
Empfohlene Milchprodukte	Milchprodukte möglichst gewürzt, nur wenig Hartkäse	Milch sollte gekocht und abgekühlt getrunken werden; empfohlen wird süßes Lassi (1/3 Joghurt, 2/3 Wasser), Ziegenmilch; Frischkäse, Weichkäse	Buttermilch, Lassi (1/4 Yoghurt, 3/4 Wasser) zu den Mahlzeiten, Ziegenmilch, salzarmer Käse aus Schaf oder Ziegenmilch
meiden	Eiskrem	Käse aus Kuhmilch, besonders Hartkäse, Sauerrahm	Kuhmilch, Weichkäse, Hartkäse, Joghurt, Sahne, Sauerrahm, Eiskrem
Empfohlene Tierische Produkte	Fisch, helles Geflügelfleisch, evtl. auch Lammfleisch, Rindfleisch, Rotwild	Kaninchen, Ziegenfleisch, Rotwild; Geflügel	Ei, Krustentiere, Lammfleisch, Kaninchen, Ziegenfleisch
meiden	Schweinefleisch	Krustentiere, Lachs, Thunfisch, Schwertfisch, Makrele, Tropenfische Rindfleisch, Lammfleisch	Rindfleisch, Geflügel, Fisch
Empfohlene Süßwaren	zwischen den Mahlzeiten, Vollrohrzucker, Ahornsirup und Honig	viel weißer Zucker, Honig mit süßem und mildem Charakter	Honig mit kräftigem, herben Aroma; Vollrohrzucker
Empfohlene Gewürze	Fenchel, Nelken, Kreuzkümmel, Basilikum, Bockshornkleesamen	Korianderblätter, Korianderfüchte, Minze, Gelbwurz, Safran; moderat: Basilikum, Zimt, Thymian, Salbei, Kreuzkümmel, Kardamom, frischer Ingwer	Kardamom, Ingwerpulver, Senf, Meerrettich, Gelbwurz, Nelken; Zimt, Koriander, Basilikum, Korianderblätter, Petersilie
meiden	Chili, Meerrettich	Chilipulver, scharfer Paprika, Pfeffer, Muskatnuss; nur selten: Oregano, Rosmarin, Zimt mit Zucker, Piment	Salz, Sojasauce, Ketchup, Mayonaise
Empfohlene Getränke	Wasser mit einem Schuss Zitrone, Fruchtsäfte und Tees	Säfte (Apfel, Birne, Trauben, Gemüse), gekochte und abgekühlte Milch, Tees (Zitronengras, Löwenzahn, Rosenblätter, Minze); moderat: süßer Orangensaft	Tee aus Brombeerblättern, Hagebutten Löwenzahn; Säfte von Ananas, Granatapfel, Cranberry, Grapefruit, Limone, Zitrone; Wein
meiden	kalte Getränke, Sojamilch, Kaffee, Alkohol	Wein, Bier, Schnäpse, Kaffee	Bier, Schnäpse, kalte Getränke
Empfohlene Vitamine und Mineralien	Beta Carotin, die Vitamine D, E und C sowie Zink und Kalzium	Beta Carotin, B-Komplex, Vitamin K, Kalzium	Vitamin B6, Vitamin D
Empfohlene Massagen	Fuß-, Kopf-, Rücken- und Unterbauchmassagen mit wärmendem Sesam- oder Mandelöl; als Düfte eignen sich Sandelholz, Zimt und Weihrauch	Fuß-, Rücken-, Schulter- und Nackenmassage;	Massagen mit Rapsöl, Senföl, Leinöl; trockene Massagen oder Abreibungen mit Alkohol gemischt mit Eukalyptusöl, Weihrauch, Myrrhe, Nelkenöl, Zedernöl, Zimtöl
Die Ausscheidungen erleichternde Präparate	Süßholz, getrocknete Pflaumen, indischer Flohsamen, Leinsamen, Kleie und Triphala vor dem Schlafengehen	Triphala, Senna (Kassia), Rosenblätter, Gokshura, Guduchi	Ingwerpulver, schwarzer Pfeffer, Nelken und Zimt; Aloe Vera, Gelbwurz, Berberitze, Enzian
Die Energie steigernde Präparate	Ginseng, Beinwellwurzel, Eibisch, Ashwagandha, Bala und Shatavari	Shatavari, Bala, Amalaki, Safran, Aloe Vera, Süßholz, Guduchi, Beinwell, Eibisch, Löwenzahn, Klette	scharfe und bittere Tonika wie schwarzer Pfeffer, Zimt, Safran, Ingwer, Guggul, Myrrhe, Aloe Vera
Den Geist balancierende Präparate	Kalmus, Ashwagandha, Basilikum, Kamille und Brahmi	Gotu kola, Sandelholz, Bhringaraj, Rose, Lotus, Jatamanshi, Kamille, Ziest, Chrysanteme, Hibiskus	Gotu Kola, Basilikum, Guggul, Myrrhe, Salbei, Piment, Ziest
Präparate für den Bewegungsapparat	Angelikawurzel, Myrrhe, Yogaraj und Guggul	Herz: Arjuna	keine
Aromatherapie	Lavendel, Rose, Geranie, Neroli, Zitrone, Zitronengras, Bergamotte, Sandelholz, Weihrauch, Myrrhe, Zimt oder Basilikum	Sandelholz, Lotus, Rose, Jasmin	Weihrauch, Myrrhe, Zeder, Nelken, Zimt, Musk
Empfohlene Farben	pastellene Farben in den Tönen Weiß, Gelb, Gold, Orange und Rot	Grün, Hellblau, Weiß	Gelb, Orange, Gold, Rot
meiden	Neonfarben, Metallicfarben, dunkle Grautöne, Brauntöne und Schwarz	Rot, Orangetöne, Gelb, grelle Farben	Weiß, Pastellfarben, Blau, Grün, Pink
Empfohlene Edelsteine	Smaragd, Jade, Peridot, gelber Saphir, Topaz und Zitrin, am besten in Gold gefasst	Smaragd, Jade, Peridot, Mondstein, Perlen, blauer Saphir und Amethyst in Silber gefasst	Rubin, Granat, Katzenauge, in Gold gefasst; Amethyst, Lapislazuli, in Gold gefasst

Empfehlungen für Ihr Naturell

Abenteuerprofil	Traditionsprofil	Disziplinprofil	Balanceprofil
Erdnusspaste, Schweineschmalz, Sesamöl; moderat: Maiskeimöl, Rapsöl	Erdnusspaste, Leinöl, Schweineschmalz, Kokosfett	Schweineschmalz, Erdnusspaste, Leinöl	je nach stärkerem Dosha oder einer Imbalance
Milch nur gekocht und abgekühlt; Lassi (Joghurt mit Wasser und Gewürzen); Butterfett, Kefir, Sahne, ungesalzene Butter und Frischkäse; Käse nur in geringen Mengen	bei überhöhtem Wasser-Element meiden; Lassi (1/4 Yoghurt, 3/4 Wasser mit Gewürzen), Buttermilch, Molke, salzarmer Käse aus Schaf- oder Ziegenmilch	Ziegenmilch, Lassi (1/3 Joghurt, 2/3 Wasser), schwach gesalzener Käse aus Schaf- und Ziegenmilch	je nach stärkerem Dosha oder einer Imbalance
	Hartkäse, Weichkäse, Schlagsahne, Eiskrem	alle Milchprodukte aus Kuhmilch	je nach stärkerem Dosha oder einer Imbalance
Geflügel, Kaninchen, Ziegenfleisch, Rotwild, Karpfen	Lammfleisch, Fisch, Rotwild, Hühnereier, Krustentiere	Wildfleisch, Putenfleisch, Kaninchen	je nach stärkerem Dosha oder einer Imbalance
Krustentiere, Lachs, Thunfisch, Schwertfisch, Makrele, Tropenfische, Rindfleisch, Lammfleisch	Schweinefleisch; moderat: Rindfleisch	nur gelegentlich: Rindfleisch, Lammfleisch, Lachs, Thunfisch, Makrele	je nach stärkerem Dosha oder einer Imbalance
zwischen den Mahlzeiten, Vollrohrzucker, Ahornsirup und Honig	zwischen den Mahlzeiten, Vollrohrzucker, Ahornsirup und Honig	Honig, Vollrohrzucker (eingedickter Zuckerrohrsaft), Ahornsirup; weißen Zucker meiden	je nach stärkerem Dosha oder einer Imbalance
Kardamom, Fenchel, Koriander, Kreuzkümmel, Korianderblätter, Gelbwurz, Vanille, Safran, Rosenwasser, Minze	Chili, Ingwer, Senfsamen, Kreuzkümmel, Bockshornkleesamen, Kardamom, Asafoetida, Fenchel, Anis; Nelken, Koriander, Zimt, Muskatnuss, Piment; Kräuter: Basilikum, Salbei, Rosmarin, Majoran, Estragon	Koriander, Minze, Rosenblätter, Safran, Gelbwurz; Kreuzkümmel, frische Ingwerwurzel, Kardamom, Gewürznelken; Korianderblätter, Basilikum, Thymian, Salbei	je nach stärkerem Dosha oder einer Imbalance
Zimt, Nelken, Senfsamen oder langer Pfeffer erhöhen das Feuer-Element	keine	Chilipulver, scharfer Paprika, Pfeffer, Rosmarin, Muskatnuss; nur selten: Oregano, Rosmarin, Zimt mit Zucker	je nach stärkerem Dosha oder einer Imbalance
Tees aus Minze, Holunderblüten, Fenchel, Hibiskus, Himbeer- oder Rosenblättern, Zitronengras	Kräutertees: Brombeerblätter, Hagebutten, Löwenzahn; Schwarztee; Frucht- und Gemüsesäfte	Apfelsaft, Birnensaft; Kräutertees (Gerstengras, Löwenzahn, Hibiskus, Jasmin, Lavendel, Zitronengras, Brombeerblätter, Rotklee, Rose, Safran, Minze)	je nach stärkerem Dosha oder einer Imbalance
Wein, Bier, Schnäpse	zu viel Wasser, Bier, Schnäpse, kalte Getränke	zu viel Bier oder Hochprozentiges	je nach stärkerem Dosha oder einer Imbalance
Beta Carotin, die Vitamine D, E und C sowie Zink und Kalzium unterstützen den Luft-Anteil; B-Vitamine, Vitamin K und Kalzium den Feuer-Anteil	Beta Carotin, die Vitamine D, E und C sowie Zink und Kalzium unterstützen das Luft-Element, Vitamin B6 und Vitamin D das Wasser-Element	Beta Carotin, B-Komplex, Vitamin K, Kalzium unterstützen das Feuer-Element, Vitamin B6 und Vitamin D das Wasser-Element	je nach stärkerem Dosha oder einer Imbalance
Fuß-, Kopf-, Rücken- und Unterbauchmassagen mit erdendem Sesamöl; auch Brust und Stirn; Brahmi im Haar; als Düfte eignen sich Sandelholz, Rose, Geranium und Lilie	Fuß-, Rücken-, Schulter- und Nackenmassage mit wärmendem Sesam- oder Mandelöl; Zimt, Weihrauch	Fuß-, Rücken-, Schulter- und Nackenmassage;	je nach stärkerem Dosha oder einer Imbalance
Süßholz, Triphala vor dem Schlafengehen und morgens	Süßholz, eingeweichte Trockenpflaumen, indischer Flohsamen, Leinsamen, Kleie, Triphala am Morgen und evtl. abends	Triphala, Senna (Kassia), Rosenblätter, Gokshura, Guduchi	je nach stärkerem Dosha oder einer Imbalance
Beinwellwurzel, Eibisch, Bala und Shatavari	Ginseng, Ashwagandha, Bala und Shatavari	Shatavari, Bala, Amalaki, Safran, Aloe Vera, Süßholz, Guduchi, Beinwell, Eibisch, Löwenzahn, Klette	je nach stärkerem Dosha oder einer Imbalance
Kalmus, Basilikum, Kamille, Gotu kola, Ashwagandha, Jatamanshi (bei Schlaflosigkeit)	Kalmus, Basilikum, Kamille, Brahmi	Gotu Kola, Guggul, Hibiskus, Ziest	je nach stärkerem Dosha oder einer Imbalance
Angelikawurzel, Myrrhe, Yogaraj und Guggul	Angelikawurzel, Myrrhe	Herz: Arjuna	je nach stärkerem Dosha oder einer Imbalance
Sandelholz, Rose, Gardenia, Jasmin, Basilikum, Weihrauch, Zeder, Myrrhe	Sandelholz, Lotus, Weihrauch, Zimt, Basilikum, Kampfer	Sandelholz, Lotus, Rose, Jasmin; gemischt mit Weihrauch, Zimt, Basilikum, Kampfer	je nach stärkerem Dosha oder einer Imbalance
pastellene Grün-, Pink oder Blautöne	Gelb, Orange, Gold, Rot; pastellene Farben	Grün und Himmelblau; Gelb, Orange, Gold und Rot bei erhöhtem Wasser-Element	je nach stärkerem Dosha oder einer Imbalance
Dunkle Grautöne, Brauntöne und schwarz	dunkle Grautöne, Brauntöne und schwarz erhöhen das Wind-Element	Weiß	je nach stärkerem Dosha oder einer Imbalance
weiße Steine wie Mondstein und Perlen in Silber gefasst	Smaragd, Jade, gelber Saphir, Topaz und Zitrin iin Gold gefasst, wirken wärmend; Rubin und Granat verbessern Kreislauf und Energie	Smaragd, Jade, Peridot, Mondstein, Perlen in Silber gefasst, reduzieren das Feuer-Element; Rubin, Granat, gelber Saphir, Topaz und Zitrin in Gold gefasst, verbessern den Kreislauf und die Energie des Wasser-Elements	je nach stärkerem Dosha oder einer Imbalance

NATURELL-IMBALANCE

Wenn die Verteilung der Luft-, Feuer- und Wasserenergetik nicht mehr unserem Grundnaturell entspricht, ist die »Balance« gestört. Es fällt uns schwerer, unser gesundheitliches Gleichgewicht aufrecht zu erhalten. Anfängliche Schwächen können sich im Laufe der Zeit zu Beschwerden oder Krankheiten entwickeln.

Das Klima, die Jahreszeit oder die beruflichen Anforderungen können die Balance unserer Energien genauso beeinflussen wie unpassende Verhaltensweisen oder eine unpassende Ernährung.

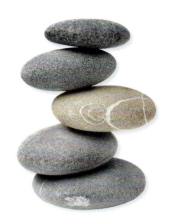

Luft-Imbalance

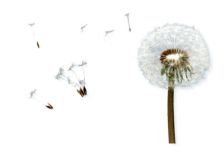

Ein Übermaß des Luft-Elements kann zu Ängsten, Nervosität und Sorgen führen. Dann neigen Sie dazu, ständig körperlich und geistig aktiv zu sein und Sie können nur schwer zu Ruhe kommen. Beim Einschlafen gehen Ihnen noch viele Gedanken durch den Kopf und in der Nacht kann es sein, dass Sie mit den Zähnen knirschen oder die Kiefermuskeln anspannen. Ihnen fehlt häufig die Ausdauer und es fällt Ihnen schwer, sich auf eines der vielen Projekte zu konzentrieren.

Häufiges Reisen, intensive Mediennutzung (Computer, Fernsehen, Zeitung), elektromagnetische Exposition, unregelmäßiges Schlafverhalten, kaltes und windiges Wetter, übermäßiger Sex sowie Luftverschmutzung und starke Gerüche können das Luft-Element weiter aus dem Gleichgewicht bringen.

Das Luft-Element können Sie balancieren, indem Sie mehr auf Rituale und Routine achten und möglichst zu den gleichen Zeiten arbeiten, essen und schlafen gehen. Als Themen für meditative Übungen eignen sich die Verbindung von Körper, Seele und Geist, Entwicklung der Aura oder spiritueller Schutz. Übungen zum Loslassen von Sorgen, Ängsten, Negativität und Mutlosigkeit werden Sie wieder zu sich bringen.

▫ Gesundheit

Die Dynamik des Luft-Elements zeigt sich im Nervensystem. Es ist verantwortlich für alle Bewegungen im Körper. Das Nervensystem ist empfindsam und das Immunsystem eher schwach.

Eine Überhöhung der Luft-Energie kann zu Kälte, Leichtheit und Trockenheit im Körper, den Därmen, der Haut und den Knochen führen. Dies kann trockene Haut, Blähungen und Verstopfung zur Folge haben. Menschen dieses Typs neigen zu psychosomatischen Erkrankungen und einem Mangel an Energie.

Für Sie eignen sich langsame und meditative Yoga-Übungen wie beim Hatha-Yoga im Sitzen und in der Bauchlage. Auch Schulterstand und Rückwärts-Beugen helfen, vorausgesetzt, Ihr Herz ist gesund. Atemübungen wie Pranayama beruhigen den Geist. Auch Tai Chi und anaerobes Krafttraining balancieren Ihr Luft-Element.

▫ Naturheilkunde

Sie balancieren das Luft-Element, indem Sie die Füße, den Kopf, den Rücken und den unteren Bauchbereich mit wärmendem Sesam- oder Mandelöl massieren. Als Düfte eignen sich Sandelholz, Zimt und Weihrauch.

Häufig ist es nötig, den Stuhlgang zu regulieren. Hierzu werden Süßholz, getrocknete Pflaumen, indischer Flohsamen, Leinsamen, Kleie und Triphala am Morgen und eventuell vor dem Schlafengehen empfohlen.

Ihr vermutlich geschwächtes Energiepotential können Sie mit Ginsengwurzel, Bala (Sandmalve) und Shatavari (Ayurveda-Präparat) stärken.

Ihren Geist beruhigen Sie mit Kalmus, Basilikum, Kamille und Brahmi (Ayurveda-Präparat).

Ihren Bewegungsapparat unterstützen Sie mit Angelikawurzel, Myrrhe, Yogaraj und Guggul (Ayurveda-Präparat).

Ihre Luft-Energetik bringen Sie mit wärmenden, beruhigenden und klaren Düften wieder ins Gleichgewicht. Hierzu eignen sich Lavendel, Rose, Geranie, Neroli, Zitrone, Zitronengras, Bergamotte, Sandelholz, Weihrauch, Myrrhe, Zimt oder Basilikum als Duftöl oder in Pflegeprodukten.

Pastellene Farben in den Tönen Weiß, Gelb, Gold, Orange und Rot beruhigen die Luft-Energetik, dunkle Grautöne, Brauntöne und Schwarz bringen sie weiter aus dem Gleichgewicht.

Die Edelsteine Smaragd, Jade, Peridot, gelber Saphir, Topaz und Zitrin wirken am besten in Gold gefasst und wärmen das Luft-Element. Rubin und Granat verbessern den Kreislauf und stärken Ihre Energie.

▫ Ernährung

Eine erhöhte Luft-Energetik balancieren Sie am besten, indem Sie häufiger gekochte Speisen essen, die einen warmen, feuchten, schweren und beruhigenden Charakter haben. Frisch zubereitete Speisen stimulieren Ihren Stoffwechsel und geben Ihnen Lebensenergie. Nahrungsmittelzusätze wie Geschmacksverstärker oder Emulgatoren, Rohkosternährung, streng vegetarische Kost oder »reinigende« Nahrung werden Ihr Luft-Element weiter aus dem Gleichgewicht bringen.

Achten sie darauf, möglichst nur in einem heiteren, gelassenen und dankbaren Zustand und einer ruhigen und bewussten Atmosphäre zu essen.

Bei erhöhtem Luft-Element sollten Sie auf die »erdende« Wirkung von Früchten achten. Eingeweichte Trockenfrüchte helfen Ihrer Verdauung. Wassermelone, rohe Äpfel und Birnen sowie Trockenfrüchte können das Luft-Element weiter aus dem Gleichgewicht bringen.

Eine überwiegend aus Gemüse bestehende Ernährung bringt das Luft-Element weiter aus dem Gleichgewicht. Auf Kohl, Pilze, Mangold, Salate und Pilze sollten Sie lieber verzichten. Auch Chicorée, Gurken, Sprossen, Sellerie, Spargel und Spinat können das Luft-Element weiter aus dem Gleichgewicht bringen. Vielleicht bekommen Ihnen Blumenkohl oder Brokkoli.

Verzichten Sie besser auf Zerealien wie Corn Flakes, Popcorn und andere »luftige« Knabbereien. Auch Hirse und Roggen bringen das Luft-Element weiter aus dem Gleichgewicht.

Alle Hülsenfrüchte können Blähungen verursachen sowie Verstopfung fördern und erhöhen das Luft-Element. Vielleicht vertragen Sie Mungbohnen, Urdbohnen, Tofu oder Tempeh, auch wenn dieser etwas schwerer verdaulich sein könnte.

Nüsse und Samen, eventuell leicht geröstet, wirken nährend und befeuchtend, sind jedoch schwer zu verdauen, so dass Sie lieber häufiger kleinere Mengen davon essen sollten. Pistazien und Erdnüsse wirken blähend und erhöhen das Luft-Element.

Auf Milchprodukte wie Hartkäse oder Eiskrem sollten Sie besser verzichten.

Fisch und helles Geflügelfleisch balancieren das Luft-Element, Schweinefleisch bringt es eher weiter aus dem Gleichgewicht.

Bei erhöhtem Luft-Element ist es gut, wenn Sie viel trinken, zum Beispiel Wasser mit einem Schuss Zitrone, Fruchtsäfte und Tees.

Feuer-Imbalance

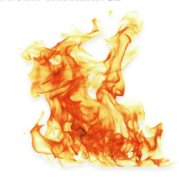

Ein Übermaß des Feuer-Elements führt zu einem »hitzigen« Verhalten. Typische Schwächen sind Intoleranz und Ungeduld, die sich bisweilen zu aggressivem Verhalten entwickeln kann. Dominanz, Durchsetzungswille und der Wunsch, immer Recht zu behalten, werden dann von anderen oft als Sturheit empfunden.

Lassen Sie häufig Ihrem Ärger, Sarkasmus oder übertriebener Kritik freien Lauf oder strengen sich bei warmem Wetter an und liegen lange in der Sonne, gerät das Feuer-Element noch weiter aus dem Gleichgewicht.

Sind Sie noch im Gleichgewicht?

	Luft	Feuer	Wasser
Fühlen Sie sich oft …	❏ nervös	❏ angespannt	❏ müde
	❏ unorganisiert	❏ gereizt	❏ antriebslos
	❏ ängstlich und besorgt	❏ ungeduldig	❏ schwerfällig
	❏ überfordert und ausgelaugt	❏ verärgert	❏ träge
Sind Sie oft …	❏ vergesslich und können sich kaum etwas behalten?	❏ aufbrausend und streitsüchtig?	❏ gleichgültig oder nachlässig?
Können Sie …	❏ abends kaum einschlafen und wachen nachts häufig auf?	❏ es oft vor Hitze kaum aushalten und haben einen heißen Kopf?	❏ sich oft beim Essen kaum zurückhalten oder essen unkontrolliert?
Haben Sie …	❏ eine zu trockene und übersensible Haut?	❏ oft eine unreine Haut?	❏ eine juckende Haut oder helle, blasse Hautflecken?
	❏ sehr häufig kalte Hände und Füße?	❏ empfindliche Augen, die oft brennen?	❏ oft ein Gefühl von Kälte und Steifheit?
Leiden Sie häufig unter …	❏ Blähungen?	❏ Durchfall?	❏ einer trägen Verdauung?
	❏ Verstopfung?	❏ rotem, gelbem oder grünlichem Urin oder Stuhl?	❏ Schwellungen, Ödemen?
	❏ Kribbeln, Muskelzittern, Zuckungen?	❏ Sodbrennen oder Magenbeschwerden?	❏ verschleimte Bronchien, Stirn- oder Nebenhöhlen?
	❏ Ohrgeräuschen?	❏ Kopfschmerzen oder Migräne?	❏ einem übermäßigen Schlafbedürfnis?
	❏ Taubheitsgefühlen, Gelekschmerzen, Krämpfen?	❏ Entzündungen und Vereiterungen?	❏ einer Erkältung?
Leiden Sie unter …	❏ Lockerheit in den Gelenken, Sehnen und Bändern	❏ einem schwachen Sehvermögen	❏ Gewichtszunahme, Übergewicht
	❏ Osteoporose	❏ Haarausfall oder frühzeitigem Ergrauen	❏ Diabetes
Ergebnis			

Falls Sie sich »unbalanciert« fühlen, sollten Sie erst jene Energetik wieder ins Gleichgewicht bringen, bei der sich die größten Abweichungen zeigen.

Das Feuer-Element können Sie balancieren, indem Sie ruhiger und relaxter leben sowie Geduld, Freundlichkeit und Mitgefühl verstärken. Ein Übermaß an Energie können Sie mit Kampfsportarten oder Hatha Yoga abbauen. Ebenso kann es Ihnen helfen, wenn Sie Ihre Freizeit an Flüssen oder Seen, in Blumengärten oder an anderen schönen Orten verbringen. Am Arbeitsplatz helfen viel frische Luft und wenn möglich frische Blumen. Als Themen für meditative Übungen eignen sich Wissen und Hingabe sowie das Loslassen von Ärger, Wut oder Ungeduld sowie achtsames Atmen.

◘ Gesundheit

Eine überhöhte Feuer-Energie kann zu Haut- und Augenproblemen, Allergien, Entzündungen und Durchfall führen. Große Hitze im Sommer oder zur Mittagszeit, starke Belastungen oder emotionale Anspannung bringen das Feuer-Element aus dem Gleichgewicht. Zum Balancieren des Feuer-Elements eignen sich langsame und meditative Yoga-Übungen wie beim Hatha-Yoga im Sitzen und in der Bauchlage.

Verzichten Sie besser auf sportliche Aktivitäten, welche Sie zu sehr ins Schwitzen bringen.

◘ Naturheilkunde

Sie balancieren das Feuer-Element, indem Sie die Füße, den Rücken, die Schultern und den Nacken mit Sonnenblumenöl massieren, welchem Sie nach Belieben mit Orangenöl, Geraniumöl oder Sandelholzöl einen angenehmen Duft geben können. Ihren Geist beruhigen Sie mit Gotu Kola, Sandelholz, Bhringaraj, Rose, Lotus, Kamille, Ziest, Chrysanteme und Hibiskus. Ihr Herz unterstützen Sie mit Arjuna (Ayurveda-Präparat).

Grüntöne, Himmelblau und Weiß besänftigen das Feuer-Element, Rot, Orangetöne, Gelb und grelle Farben bringen es weiter aus dem Gleichgewicht.

Die Edelsteine Smaragd, Jade, Peridot, Mondstein, blauer Saphir, Amethyst und Perlen besänftigen das Feuer-Element und wirken am besten in Silber gefasst.

◘ Ernährung

Bei erhöhtem Feuer-Element produziert der Magen zu viel Säure und die Verdauung wird auf Dauer geschwächt. Ihre Feuer-Energetik balancieren Sie am besten, indem Sie häufiger Nahrungsmittel mit bitterem und adstringierendem Charakter verwenden wie Blattsalate, Spinat und bittere Gemüse wie Chicorée, Radicchio und Artischocke sowie frische Kräuter. Saure Früchte wie Zitronen, Limonen, Kiwi, Sauerkirschen sowie saure Aprikosen und Pfirsiche sollten Sie besser meiden und nicht zu viel Papaya oder Erdbeeren essen. Nahrungsmittel mit heißer Wirkung wie rohe Zwiebeln, roher Knoblauch oder Chilis sollten Sie besser meiden. Scharfes Essen, Alkohol, Kaffee und Nikotin werden das Feuer-Element weiter aus dem Gleichgewicht bringen. Auch saure Früchte und Gemüse, salzige Speisen wie Käse, Wurst und manche Brotsorten sollten Sie meiden.

Wie bringen Sie sich völlig aus dem Gleichgewicht?

Luft-Imbalance	Feuer-Imbalance	Wasser-Imbalance
Wie vermehren Sie durch Ihr Verhalten Symptome einer Luft-Imbalance wie: Verstopfung, Blähungen, Bauchkrämpfe, Überempfindlichkeiten, Schlafstörungen, Gelenkschmerzen, Gewichtsabnahme, trockene Haut, Unruhe, Ängste und Unsicherheit.	Wie vermehren Sie durch Ihr Verhalten Symptome einer Feuer-Imbalance wie: Sodbrennen, Magenschleimhautentzündungen, Hautallergien und -ausschläge, fiebrige Infekte, Schwindelanfälle, Übelkeit, Durchfallneigung, Hitzewallungen, Ungeduld, Gereiztheit und Wutanfälle.	Wie vermehren Sie durch Ihr Verhalten Symptome einer Wasser-Imbalance wie: Müdigkeit, Trägheit, Neigung zu Verschleimung des Rachens und der Atemwege, Bronchitis, Mandelentzündungen, Übergewicht, Naschsucht, Bluthochdruck, Apathie, Depressionen, Gier, Neid und Habsucht.
Verzichten Sie auf Routine und finden ständig neue Wege, wie Sie alles besser machen können!	Achten Sie nicht darauf, ob etwas schief gehen kann	Tuen Sie immer das gleiche und bevorzugen monotone Beschäftigungen
Beeilen Sie sich!	Strengen Sie sich noch mehr an!	Lassen Sie die anderen Dinge für sich tun!
Gehen Sie spät zu Bett und feiern oder arbeiten bis spät in die Nacht!	Machen Sie Dinge, die Sie frustrieren!	Halten Sie nach jeder Mahlzeit ein schönes Nickerchen!
Verzichten Sie auf Pausen und seien immer in Bewegung!	Treiben Sie Sport, wenn es heiß ist!	Faulenzen Sie und beschäftigen sich mit Sport nur vor dem Fernseher!
Unterdrücken Sie Ihre körperlichen Bedürfnisse!	Ziehen Sie sich besonders warm an!	Bleiben Sie in Ihren eigenen vier Wänden!
Bevorzugen Sie kalte, windige und trockene Orte!	Halte Sie sich dort auf, wo es stickig und warm ist!	Halten Sie sich dort auf, wo es kalt und feucht ist!
Unterdrücken Sie Ihre Gefühle und pflegen Ihre Ängste und Sorgen!	Unterdrücken Sie Ärger, Wut, Neid, Eifersucht und Unzufriedenheit!	Behalten Sie Ihre Gefühle in Bezug auf Konflikte, Sexualität und Partnerschaft für sich!
Essen Sie hastig, am besten im Gehen oder Stehen! Lassen Sie am besten öfter eine Mahlzeit aus!	Bevorzugen Sie viele kleine Mahlzeiten am Tag und vergessen Sie nicht die Snacks zwischendurch!	Nehmen Sie noch einen kleinen Nachschlag, auch wenn Sie schon satt sind!
Wundern Sie sich nicht über Blähungen und essen weiter viel Kohl und Hülsenfrüchte.	Bevorzugen Sie scharf gewürzte Speisen, rohe Zwiebeln und sauer Eingelegtes!	Nehmen Sie reichlich Fett beim Kochen und erfreuen sich an Ausgebackenem!
Erfreuen Sie sich an »luftigen« Kabbereien	Erfreuen Sie sich an scharf gewürzten Speisen, rohen Zwiebeln und sauer Eingelegtem!	Essen Sie wenigstens einmal am Tag etwas Süßes oder ein Dessert und genießen Kartoffelchips und Bier!
Trinken Sie Alkohol, rauchen Sie und nehmen Sie auch andere Drogen und Medikamente!	Erfreuen Sie sich an »harten Getränken« sowie Kokain und Speed!	Erfreuen Sie sich an Antidepressiva und Beruhigungsmitteln!

Soja- und Urdbohnen, Sesamsamen, Haselnüsse, Pistazien, Walnüsse und Paranüsse, erhöhen das Feuer-Element. Auch Erdnusspaste, Schweineschmalz, Maiskeimöl, Sesamöl sowie Krustentiere, Lachs, Thunfisch, Schwertfisch, Makrele, Tropenfische, Rindfleisch und Lammfleisch können Ihr Feuer-Element weiter aus dem Gleichgewicht bringen. Bei erhöhtem Feuer-Element braucht Ihr Körper viel Flüssigkeit und die Getränke dürfen auch kühl sein. Wasser löscht am besten Ihren Durst.
Achten Sie darauf, möglichst nur in einem ruhigen und zufriedenen Zustand zu essen.

Wasser-Imbalance

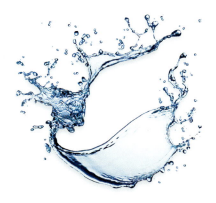

Ein Übermaß des Wasser-Elements kann Sie antriebslos und träge machen. Ihre Bequemlichkeit und Ihr inneres Phlegma machen es Ihnen dann schwer Ihre Aufgaben zuverlässig und pünktlich zu erledigen, auch wenn es Ihnen letztlich doch gelingt.
Ein inaktives und träges Leben, lange schlafen, morgens lange im Bett bleiben, tagsüber schlafen sowie der Aufenthalt an kühlen und feuchten Plätzen können das Wasser-Element weiter aus dem Gleichgewicht bringen.
Das Wasser-Element können Sie balancieren, in dem Sie Ihr Leben aktiver, mit mehr Sport oder freiwilliger Arbeit gestalten, bei der Sie anderen Menschen helfen. Verbringen Sie Ihre Freizeit häufig in der Natur, an trockenen und sonnigen Plätzen.
Ihr Arbeitsplatz sollte möglichst gut gelüftet, warm, trocken und mit warmen, stimulierenden Farben gestaltet sein.
Meditationstechniken welche Ihnen Energie geben und Ihre Aktivität steigern werden Ihnen eher helfen, als Meditation im Sitzen zur Stärkung der inneren Ruhe. Hingabe und anderen Menschen zu helfen halten Ihr Naturell im Gleichgewicht. Übungen zum Loslassen von Gier, Verlangen, Anhaftung und Sentimentalität werden Sie wieder zu sich bringen.

◌ Gesundheit

Eine Überhöhung des Wasser-Elements kann zu Kälte, Schwere und Feuchtigkeit im Körper, speziell in den Lungen, Bronchien und Nasennebenhöhlen führen. Dies kann Verschleimung und Bronchitis zu Folge haben. In der Sonne liegen oder Schwitzen in der Sauna geben Ihnen die nötige Wärme zurück. Eine Störung der Wasser-Energetik kann zu Übergewicht oder Fettleibigkeit führen und Diabetes zur Folge haben.
Anstrengende Yoga-Übungen im Stehen, Kopfstand (bei gesundem Kreislauf) sind günstig zum Ausgleich des Wasser-Elements. Ebenso Sportarten bei denen Sie ins schwitzen kommen wie Laufen, Radfahren oder Ausdauertraining im Fitness-Studio. Mannschaftssportarten haben den Vorteil, dass andere darauf achten, dass Sie regelmäßig erscheinen und sich dann auch genügend anstrengen.

◌ Naturheilkunde

Sie balancieren das Wasser-Element mit Trockenmassagen, Abreibungen mit Alkohol oder stimulierenden Massage mit Raps-, Sonnenblumen- oder Senföl, welchem Sie mit Eukalyptusöl, Weihrauch, Myrrhe, Nelkenöl, Zedernöl oder Zimtöl einen angenehmen Duft geben können.
Einen geregelten Stuhlgang fördern Ingwerpulver, schwarzer Pfeffer, Nelken und Zimt. Auch Aloe Vera, Gelbwurz, Berberitze und Enzian sind geeignet.
Ihr Energiepotential können Sie mit scharfe und bitteren Tonika wie schwarzem Pfeffer, Zimt, Safran, Ingwer, Guggul (Bedolachharz), Myrrhe und Aloe Vera stärken.
Die träge machende Wirkung des Wasser-Elements können Sie mit Gotu Kola, Basilikum, Guggul, Myrrhe, Salbei, Piment und Ziest ausgleichen.
Warme und helle Farben in den Tönen Gelb, Orange, Gold und Rot balancieren das Wasser-Element. Weiß, Pastellfarben, Blau, Grün und Pink bringen es weiter aus dem Gleichgewicht.
Zur Harmonisierung des Wasser-Elements können Sie in Gold gefassten Rubin, Granat, Katzenauge, Amethyst und Lapislazuli verwenden.

◌ Ernährung

Die Erhöhung der Wasser-Energetik begünstigt eine träge und schwache Verdauung sowie einen verminderten Stoffwechsel. Das erkennen Sie daran, dass Sie sich nach dem Essen müde, schwer und antriebslos fühlen. Das Wasser-Element balancieren Sie am besten, indem Sie häufiger warme, möglichst gedämpfte Speisen essen, die einen scharfen, bitteren, trockenen und adstringierenden Charakter haben. Im allgemeinen vermehren Früchte das Wasser-Element und mindern dadurch Ihre Verdauungskraft. Besser wäre es, wenn Sie süße und »feuchte« Früchte wie Aprikosen, Bananen, Melonen, Mangos, Papaya, Datteln oder Feigen meiden. Gemüse wirken entwässernd und reduzieren damit das Wasser-Element. Gedämpft sind sie am leichtesten zu verdauen. Entwässernd wirkende Getreide wie Gerste, Roggen Mais und auch Buchweizen, Hirse und Quinoa besänftigen das Wasser-Element. Kühl wirkende Getreide wie Weizen, Weizenmehlprodukte (Brot, Nudeln), Amarant und weißer Reis (geschält, poliert, Duftreis, Klebreis) können das Wasser-Element weiter aus dem Gleichgewicht bringen. Nüsse und Samen sind schwer zu verdauen und daher auch recht belastend. Mandeln, Walnusskerne, Haselnüsse, Pinienkerne, Pistazien, Cashewnüsse, Pekanüsse und Paranüsse sollten Sie daher besser meiden. Kokosfett, Sojaöl, Walnussöl, Leinöl, Schweineschmalz und Erdnuspaste gehören auch nicht auf die Zutatenliste. Wenn Sie oft oder reichlich Käse und andere Milchprodukte essen, kann dies das Wasser-Element auch weiter aus dem Gleichgewicht bringen. Ebenso verhält es sich mit Krustentieren, Rindfleisch, Schweinefleisch und Fisch. Süßigkeiten enthalten Zucker, welcher kühlend wirkt und Ihnen damit nicht gut tut. Daher wäre es besser, wenn Sie nur selten und wenig davon naschen! Da Salz die Einlagerung von Wasser im Körper begünstigt, salzen Sie nur wenig und verwenden am besten ungereinigtes Steinsalz. Bier, Schnäpse und kalte Getränke sollten Sie besser meiden. Versuchen Sie, erst emotionale Probleme zu lösen oder sich davon zu distanzieren um danach in einem möglichst ausgeglichenen Zustand zu essen.

»Nutripädie« – Ernährung für Ess-bewusste

Nahrungsmittel wirken sehr unterschiedlich auf die biochemischen Abläufe im Körper. Sie beeinflussen den Säure-Basen-Haushalt, den Insulinspiegel, machen mehr oder weniger satt, schützen vor freien Radikalen, werden für viele biochemische Reaktionen benötigt, unterstützen oder stören die Verdauung und erhalten oder schwächen unsere Gesundheit.

Im Ayurveda, der Chinesischen und Griechischen Medizin nutz man auch die Wirkung der Nahrungsmittel bei der Behandlung von Krankheiten. In der westlichen Medizin schaut man eher nach einzelnen Inhaltsstoffen, isoliert diese und konzentriert sie in Pillen und Kapseln. Ernährungsexperten scheint es leicht zu fallen, die Ernährungsgewohnheiten anderer zu kritisieren und ein »Umdenken« zu fordern. Die Behauptung »Du bist, was Du isst« macht vielen Menschen eher Angst, als dass sie ihnen hilft, sich gesünder zu ernähren. Wann ernähren wir uns überhaupt »gesund«?

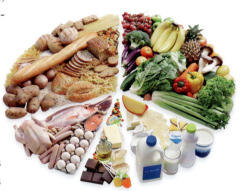

Am Hungertuch nagen

In der Geschichte der Ernährung des Menschen gab es eine Reihe von Katastrophen. Es überwiegen die Hungerzeiten, in denen viele Menschen starben, weil sie zu wenig zu essen hatten. In den Jahren 750 bis 1100 gab es 29 große Hungersnöte. Das war im Durchschnitt alle zwölf Jahre eine Krise, welche mehrere Jahre anhielt. Hunger gehörte zum Alltag und die Menschen waren meist froh, überhaupt etwas zu essen zu finden. Heute beschäftigt uns mehr »Die Qual der Wahl«!

Lebensmittelverschwendung

Die große Auswahl und ständige Verfügbarkeit von Nahrungsmitteln führt dazu, dass laut einer Studio der FAO in den Industriestaaten 40% der Produktion entsorgt werden, obwohl diese völlig genießbar waren. In Deutschland waren dies nach einer vom Bundesverbraucherministerium veröffentlichten Studie 11 Millionen Tonnen, wobei die Privathaushalte mit 60% beteiligt waren - das macht jährlich 82 kg pro Einwohner. Vielleicht liegt dies auch daran, dass sich immer mehr Menschen »gesund« ernähren wollen und daher ältere Nahrungsmittel lieber in den Müll werfen.

Du isst, was Du bist!

Sie kennen sicher die Redensart »Du bist, was du isst«. Jedoch bestimmen gleichzeitig unser Charakter und unsere Lebenseinstellung, was wir essen. Ob die Entscheidung für die »richtige« Ernährung auch wirklich zu uns passt, kann nur jeder für sich selbst beantworten. »Was nährt mich wirklich?« »Was macht mich satt und gibt mir die ersehnte Befriedigung?« Wichtig dabei ist, dass die innere Einstellung mit isst. Wenn wir etwas essen, von dem wir glauben, dass es »schlecht« für uns ist, wird unsere Angst die Wirkung auf den Körper verändern. Auch gesunde Nahrungsmittel könnten sich als ungesund erweisen, wenn

Kleiner Weltkalender der Ernährung

	17. Jh.	1607	1610	1705	1747	1756	1765	1767	1777	1796	1802	1818	1828	1830
ab 17. Jh.	Topinambur in Frankreich	Bagels	Milchkühe in Amerika	Nougat aus Montelimar	Zuckerrüben	Mayonnaise	erstes Restaurant in Paris	Sodawasser	Dijon-Senf	Macintosh Äpfel	erste Rübenzucker-Fabrik	Spaghetti	Macadamianüsse	»Soft-Drinks« in Amerika

	1.500 v. Chr.	1.000 v. Chr.	850 v. Chr.	600 v. Chr.	500 v. Chr.	490 v. Chr.	4. Jh. v. Chr.	300 v. Chr.	65 v. Chr.	Christi Geburt	1. Jh.	62
ab 2.000 v. Chr.	Meerrettich	Birnen	Sellerie, Kohl	Artischocken	Nudeln	Runkelrüben	Bananen	Spargel	Quitten		Kastanien, Hochzeitstorte, Kapern, Rüben, Grünkohl, Senf	Speiseeis

	9.500 v. Chr.	9.000 v. Chr.	8.000 v. Chr.	7.000 v. Chr.	6.500 v. Chr.	6.000 v. Chr.	5.500 v. Chr.	5.000 v. Chr.
Landwirtschaft	Landwirtschaft in Mesopotamien	Pfeil und Bogen, Haltung von Schafen und Ziegen	Ende der Steinzeit; Haltung von Schweinen, Anbau von Linsen und Bohnen	Walnüsse	Viehzucht	Brot, Wein, Mais, Dinkel, Zuckerrohr	Kichererbsen, Reis	Kartoffeln, Chilis, Olivenöl, Zitrusfrüchte, Kürbis und Taro, Käse und Weintrauben

wir sie nur aus ernährungstechnischen Erwägungen oder falsch verstandenem Pflichtgefühl essen, statt mit (gesundem) Appetit.

DIE QUAL DER WAHL!

Um »gesund« und mit Appetit zu essen, können wir eine Vielzahl von Voraussetzungen, Gründen und Motiven berücksichtigen, bevor wir unsere Wahl treffen.

- Körperliche Voraussetzungen
- Geschmack, Aussehen der Nahrung
- Besondere Eigenschaften der Nahrung
- Aufwand für Einkaufen, Kochen, Essen
- Nutzung technologischer Voraussetzungen
- Belastung der Haushaltskasse
- Angebotslage
- Kultur, Tradition, Religion
- Klima, Wetter
- Genuss, Wohlbefinden
- Soziokulturelle Bedürfnisse
- Trost, Ersatzbefriedigung, Belohnung, Neugier
- Belastung durch Arbeit, Familie, Freizeit
- Ökologisches und politisches Handeln
- Sport, Bewegung, Wellness
- Beeinflussung durch Werbung, Umwelt, Politik
- Hunger, Durst
- Verdauung
- Gesundheit
- Gewohnheit, Rhytmus
- Ernährungswissen

Unser unbewusstes »Selbst« wird immer wieder einige wenige oder auch viele dieser Aspekte berücksichtigen, bevor wir etwas kaufen, zubereiten, essen oder trinken. Gelegentlich wird uns auch unser Verstand bei diesen Entscheidungen unterstützen.

Auf den nächsten Seiten können Sie sich über einige Detailaspekte informieren. Vielleicht werden Sie ermutigt, einige Dinge in Ihrer Ernährung umzustellen. Vermeiden Sie jedoch möglichst, daraus strikt einzuhaltende Regeln zu formulieren. Bei einer richtigen inneren Haltung führen die unterschiedlichsten Ernährungsweisen gleichermaßen zum Erfolg.

> ### Respekt!
>
> »Nicht wahr, die Leute kommen und sagen: Ist es besser, keinen Akohol zu trinken, oder ist es besser, Alkohol zu trinken? Ist es besser, Vegetarier zu sein oder Fleisch zu essen? Ich sage überhaupt niemals einem Menschen, ob er den Alkoholgenuss unterlassen soll, sondern ich sage zu dem Menschen: Der Alkohol wirkt so und so. Ich stelle ihm einfach dar, wie er wirkt, dann mag er sich entschließen, zu trinken oder nicht. Und so mache ich es schließlich auch beim Pflanzen- und Fleischessen. Ich sage: So wirkt das Fleisch, so wirken Pflanzen. Und die Folge davon ist, dass der Mensch sich selber entschließen kann. Das ist das, was man vor allen Dingen in der Wissenschaft haben muss: Respekt vor der menschlichen Freiheit.«
> (Rudolf Steiner)

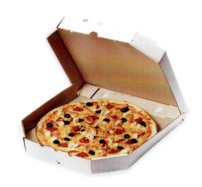

ab 20. Jh.	1903 Dosenthunfisch, Eiswaffeln	1910 Gulasch-Kanonen im deutschen Heer	1914 Fettucchine Alfredo	1918 Fortune Cookies	1930 »Eintopf« als Wort der deutschen Sprache	1933 Miracle Whip	1938 Getränke in Dosen	1949 kernlose Wassermelonen	1955 McDonalds	1957 Tiefkühl-Kost in Deutschland	1965 Nutella in Deutschland
1835 Worcestershire Sauce	1853 Kartoffelchips	1857 Kondensmilch	1863 Corn-Flakes	1868 Tabasco-Sauce	1869 Margarine	1876 Heinz-Ketchup, Sacharin	1884 Dr. Pepper Cola	1886 Coca Cola, Pizza, wie wir sie kennen	1889 Erdnussbutter	1894 Eisbergsalat	1895 Chop Suey	1897 1000 Island Dressing
500 Aubergine	647 Spinat	900 Kaffee	10. Jh. Käse in der Türkei	11. Jh. Okraschoten	1373 Rosenkohl	1395 Lebkuchen	1411 Roquefort	1474 Dresdner Stollen	1484 Frankfurter Würstchen	1493 Ananas in Europa	1495 Marmelade und Konfitüre	1529 Vanille in Europa	1544 Tomaten in Europa	1554 Camembert, Kohlrabi, Kaffee in Europa	1573 Kartoffeln in Europa
4.000 v. Chr. Orangen, Wassermelonen, Puffmais	3.600 v. Chr. Hühnerzucht	3.200 v. Chr. Bier bei den Babyloniern und im alten Ägypten, Anbau von Gerste		3.000 v. Chr. Erbsen, Karotten, Zwiebeln, Knoblauch, Gewürze		2.900 v. Chr. Feigen	2.838 v. Chr. Sojabohnen	2.737 v. Chr. Tee		2.700 v. Chr. Rhabarber		2.400 v. Chr. Zuckermelone, Salzgewinnung		2.000 v. Chr. Rettich, Carob, Erdnüsse

Säure-Basen-Wirkung

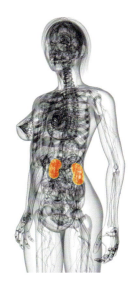

Die Nieren helfen, Säuren auszuscheiden

Was macht uns so sauer?

Wenn etwas sauer schmeckt, muss es nicht gleichzeitig unseren Körper »sauer« machen. In der Zitrone und vielen anderen sauer schmeckenden Lebensmitteln ist ein Überschuss an Mineralien vorhanden, welche basisch wirken und Säuren im Körper binden. Belastende Säuren entstehen hauptsächlich bei der Verdauung und im Stoffwechsel. Schwefelhaltige Aminosäuren werden zu Schwefelsäure, Phosphatgruppen bilden Phosphatsäure und beim Kohlenhydrat- und Fettstoffwechsel entstehen Ketosäure, Milchsäure und andere organische Säuren. Die rechtsdrehende Milchsäure des Sauerkrauts, der Dickmilch und auch jene, die beim Sport in den Muskeln entsteht sind basisch und entlasten den Stoffwechsel. Säuren entstehen, wenn wir Fleisch, Käse oder Hülsenfrüchte verdauen. Auch Vollreis und Vollkorn lassen mehr Säuren im Körper entstehen als geschälter Reis oder ausgemahlene Mehle. So kommt der Autor mehrerer Bücher zum Thema Säure-Basen-Haushalt, Dr. Worlitschek, zu dem Schluss: »Vollkornernährung ohne basischen Ausgleich ist nicht ratsam.« Es gibt allerdings keine Studien welche belegen, in welchem Maße ein gesunder Mensch mit gesundem Stoffwechsel die aufgenommenen Säuren speichert, wenn er sie über die Nieren und die Leber ausscheiden kann. Wenn jedoch Stress und Umweltgifte wirken, könnte eine eher basische Ernährung durchaus von Vorteil sein. Mehr zu diesem Thema finden Sie auf Seite 77.

Gibt es Säureerzeuger?

In vielen Büchern zum Thema »Übersäuerung« berichten die Autoren von Säureerzeugern, welche wir meiden sollen: Zucker, zuckerhaltige Süßigkeiten, Weißmehlprodukte, polierter Reis, alle geschälten oder polierten Getreide, Bohnenkaffee, Alkohol usw. Die Begründung lautet meist, dass Basenbestandteile durch den Herstellungsprozess zerstört oder verändert wurden, weshalb der Körper gezwungen wird Basen aus seinen Depots zu lösen. Diese Aussagen wurden so häufig zitiert, bis sie schließlich als »allgemein bekannt« eingestuft wurden. Man hatte eine Gruppen von »Feinden« ausfindig gemacht, die jeder nun »bekämpfen« konnte. Dass nach aktuelleren und wesentlich fundierteren Forschungsergebnissen Zucker als neutral eingestuft wird, Wein einen ziemlich basischen PRAL-Wert hat und auch rechtsdrehende Milchsäure eine basische Reaktion zeigt, passt gar nicht in das schöne »Feindbild«. Lassen Sie sich Ihre Lust auf »Süßes oder Saures« nicht so ohne weiteres nehmen und achten eher darauf, welche Nahrungsmittel zu Ihrem Naturell passen.

PRAL

Dr. Thomas Remer vom Forschungsinstitut für Kinderernährung in Dortmund veröffentlichte bereits 1995 eine Tabelle mit dem Säure- oder Basenüberschuss von 114 häufig konsumierten Lebensmitteln. Der PRAL-Wert (potential renal acid load) wird aus dem Verhältnis von Eiweiß, Phosphor, Kalium, Magnesium und Kalzium von Nahrungsmitteln errechnet. Die Formel lautet PRAL (mEq) = $0{,}49 \times$ Protein (g) + $0{,}037 \times$ Phosphor (mg) − $0{,}021 \times$ Kalium (mg) − $0{,}026 \times$ Magnesium (mg) − $0{,}013 \times$ Kalzium (mg). Lebensmittel mit einem Wert über Null wirken sauer, unter Null basisch im Körper, da sie die Säureausscheidung der Nieren beeinflussen. Ob unser Organismus jedoch »sauer« wird, hängt entscheidend von der Verstoffwechselung ab und lässt sich nicht aus den PRAL-Werten ableiten. Wird z. B. Zucker vollständig zu CO_2 und H_2O abgebaut, ist der PRAL-Wert gleich Null. Mit Hilfe der PRAL-Werte kann man immerhin die Säurelast der Lebensmittel vergleichen. Im Kapitel über die Nahrungsmittel sind für die meisten Lebensmittel die PRAL-Werte anhand der aktuellen Nährwert-Tabellen ermittelt und aufgeführt. In der PRAL-Rangliste finden Sie die »sauersten« Lebensmittel.

Insulin-Wirkung – GLYX und GL

Lieber Süsses als Saures?

Im Jahr 1981 definierten Forscher von der Universität Toronto den glykämischen Index (GI oder GLYX) als Wert, der den Anstieg des Blutzuckerspiegels im Verhältnis zu Glukose angibt. 1997 berücksichtigten Ernährungswissenschaftler mit der glykämischen Last (GL) auch die »normale« Portion der Nahrungsmittel.
Die weltweiten Forschungsergebnisse zum glykämischen Index (GLYX) und der glykämischen Last (GL) wurden im Jahr 2002 in einer umfassenden Tabelle zusammengefasst und im American Journal of Clinical Nutrition veröffentlicht. Der GI ist abhängig von der Art der Kohlenhydrate, von der Verarbeitung, der Zubereitung, dem Reifegrad, dem Ballaststoffgehalt sowie dem Zeitpunkt und Abstand der Mahlzeiten. Beispielsweise sinkt der GI von Baguettebrot um 33 Punkte, wenn es zusammen mit Butter und Marmelade gegessen wird.

Der Insulinscore

Der Insulinspiegel steigt und sinkt bekanntermaßen in Abhängigkeit von den Blutzuckerwerten. Von ungleich größerer Relevanz aber wäre doch die Kenntnis darüber, welche direkte Wirkung die einzelnen Nahrungsmittel auf den Insulinspiegel haben, da dieser den Blutzuckerspiegel und viele weitere Vorgänge im Stoffwechselgeschehen reguliert. Hierzu wurde bisher wenig geforscht. Bei einer Studie aus dem Jahr 1997 wurde bei 11 Studenten die Wirkung

Wirkung der Ernährung

auf den Insulinspiegel von 38 Lebensmitteln ermittelt. Interessant bei dieser Studie war, dass proteinreiche Nahrungsmittel wie Fleisch und Käse einen 20% höheren Insulinscore erzielten als Nudeln, Vollkornbrot oder Vollkornnudeln, die außerdem noch mehr sättigen als z. B. Rindfleisch.

Den höchsten Insulin-Score erzielten Jellybeans und den niedrigsten Erdnüsse. Einige Werte aus der Studie finden Sie bei den Nahrungsmitteltabellen auf Seite 129.

Komplexe Zusammenhänge

Aufgrund der komplexen Zusammenhänge ist es nur sehr ungenau zu berechnen, wie unser Blutzucker- oder Insulinspiegel ansteigt, wenn wir unser selbst gekochtes Mahl genießen.

Wen diese Werte trotzdem interessieren, der findet Ranglisten für den GI und die GL im Anschluss bei den Nahrungsmitteltabellen. Die verfügbaren Werte für den GI und die GL sind auch bei den Nahrungsmittelportraits angegeben. Vielleicht hilft dies dem einen oder anderen bei seinen »Gedankenexperimenten« zu diesem Thema. Immerhin sind GI und GL die Grundlage vieler Low Carb Diätempfehlungen wie z. B. bei der Glyx-Diät, Atkins-Diät, Logi-Methode oder Montignac-Methode.

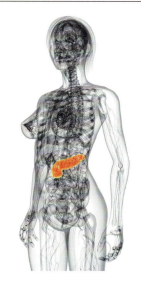

Die Bauchspeicheldrüse produziert das Hormon Insulin

Sättigungs-Wirkung

Die meisten von uns haben Spaß am Essen! Doch jedes Mal komm irgendwann das Gefühl, dass es unnötig oder sogar unangenehm wäre, weiter zu essen.

Wann ist der Zeitpunkt erreicht, an dem wir »satt und selig« sind? Sättigungstheorien der Ernährungsforschung aus den letzten 20 Jahren geben nur unzureichend Auskunft. Wichtig ist, dass es uns schmecken muss, damit wir satt und zufrieden werden!

Ausgehend von einer kleinen Studie aus dem Jahr 1995 welche einen »Satiety Index« für 38 Lebensmittel ergab, entwickelten die Amerikaner Ron und Lori Johnson 1998 eine Formel, welche aus dem Verhältnis von Kalorien, Fett, Eiweiß und Ballaststoffen den »Fullness Factor™« berechnet. Diese Ergebnisse sind in den Rangtabellen auf Seite 139 aufgeführt und laden zu weiteren Gedankenexperimenten ein.

Hunger und Sättigung hängen nicht nur von der Kalorienaufnahme, sondern auch von zahlreichen psychischen Faktoren ab. Wer während der Mahlzeit am Computer arbeitet oder sich beim Essen anderweitig ablenkt, fühlt sich laut einer Studie der Universität Bristol weniger satt, als wenn er bewusst und mit Freude isst.

Daher ist es wichtig, während des Essens körperlich und geistig achtsam (ich-bewusst) zu sein.

Die Sättigungs- und Hungerregulierung ist nach Prof. Heine auch an den Säure-Basen-Haushalt gekoppelt. Bei Erwartung einer der drei täglichen Mahlzeiten ist das Bindegewebe azidotisch und das Hungerhormon Ghrelin kommt zum Zuge. Essen wir täglich zu unterschiedlichen Zeiten, wäre die Hunger- und Sättigungsregulation gestört. Dies träfe auch bei einer latenten Übersäuerung zu, welche die Magenschleimhaut zu ständiger Ghrelinbildung anregt und damit zu einem anhaltenden Hungergefühl führt. Prof. Heine hält daher eine eher basische Ernährung als wichtigsten Ausgangspunkt zur Gewichtsreduktion.

Wir können unser Sättigungsgefühl auch nach kurzer Zeit wieder verlieren, wenn wir die Abbildungen appetitlicher Speisen betrachten und damit wieder die Ghrelin-Ausschüttung aktivieren. Wer das vermeiden will, schaut dann lieber »woanders hin«.

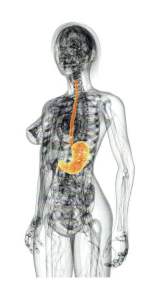

Im Magen spüren wir, wenn nichts mehr »rein passt«

Redox-Wirkung - (Oxidativer Stress!)

Sauerstoff ist ein gefährlicher Freund. Obwohl er ein »freies Radikal« ist, wurde er während der Evolution als Elektronenüberträger für die Atmung gewählt. Bei einer Redoxreaktion (Reduktions-Oxidations-Reaktion) werden Elektronen von einem Reaktionspartner auf den anderen übertragen. Was wir zum Überleben brauchen, kann jedoch auch leicht zum Problem werden.

In unserer Umwelt können wir uns den Belastungen durch Chemikalien kaum noch entziehen. Sie hinterlassen ihre Spuren und führen zu einer besonderen Form von Stress, dem »oxidativen«. Smog, Ozon, Feinstaub, aromatische Kohlenwasserstoffe, Benzol, Schwermetalle, Phosphorverbindungen - wir brauchen nur in der Innenstadt spazieren zu gehen, um vom Autoverkehr zu »profitieren«. Fungizide, Insektizide, Herbizide sowie die hilfreichen Beigaben in Lacken und Farben ergänzen das Ganze. Büroluft mit Kopiererduft, Aus-

dünstungen von Kunststoffen sowie Putzmittel geben uns den Rest.
All diese Stoffe bilden im Blut freie Radikale und wirken damit pro-oxidativ. Was soll's – gegen Rosten und ranzig werden gibt es ja schließlich Antioxidanzien! Täglich ein Glas Rotwein und alles ist in Ordnung. Doch bereits der Ernährungsforscher Werner Kollath schrieb: »Antioxidativ wirkende Vitamine und sekundäre Pflanzenstoffe sind in einem hierarchischen System geordnet. Sie ergänzen einander und keines kann den Platz eines anderen einnehmen. Fehlt eines im System, kommt es zu einer Lücke in der Ordnung und damit zu einem ›Redox-Kurzschluss‹«. Somit bleibt fraglich, wie unser Körper mit der antioxidativen Kapazität von Nahrungsmitteln oder Vitaminen umgeht. Experten warnen schon seit längerem vor der Einnahme von Pillen, welche hochdosierte Mengen Antioxidanzien enthalten. Dazu gehört auch das Vitamin C. Es könnte sein, dass die Einzelstoffe die Redox-Kette im Stoffwechsel eher stören.
Mit einer Kombination von frischen vollwertigen Nahrungsmitteln, welche hohe ORAC-Werte (Oxygen Radical Absorbing Capacity) aufweisen, scheint es am ehesten möglich zu sein, Schwachstellen in der Redox-Kette zu vermeiden.
Die ORAC-Rangliste auf Seite 130 gibt Auskunft über die Gesamtkapazität einzelner Nahrungsmittel. Die ORAC-Werte werden jedoch sehr stark von der Qualität und Verarbeitung der Produkte beeinflusst. Prof. Dr. Manfred Hoffmann von der Fachhochschule Weihenstephan fand bei seinen Messungen, dass z. B. Apfelsaft von privaten Kleinmostern ein Vielfaches an Redox-Potential gegenüber Markensäften besitzt.
Nahrungsmittel mit hohen ORAC-Werten werden empfohlen, um entzündliche Vorgänge im Körper zu lindern.

Redox-Eigenschaften

OH°-Radikal	+2300
Ozon (z. B. Kopierer)	+2000
Chlorverbindungen (z. B. Pestizide)	+2000
Peroxynitrit (z .B. Autoabgase)	+1400
O2/H2O	+820
Vitamin E (reduzierend)	+110
Coenzym Q10	+100
Vitamin C	+80
Flavonoide	±0
Vitamin B1	-100
Vitamin B2	-120
Cyctein	-220
Glutathion	-230
Thioctsäure	-290
Vitamin B3 (Nikotinsaure)	-340

Substanzen und ihre Redox-Eigenschaften in Millivolt. Je höher der Anteil an negativ geladener Elektronen, desto eher können elektrochemische Ungleichgewichte ausgeglichen werden. (nach Kollath, 1968)

ORTHOMOLEKULARE WIRKUNG

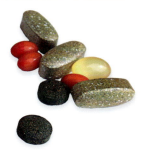

Es könnte durchaus sein, dass wir zu wenig schützende Substanzen wie Vitamine, Mineralstoffe, Spurenelemente oder sekundäre Pflanzenstoffe zu uns nehmen. Dies dachte sich wohl auch der Chemiker und Nobelpreisträger Linus Pauling (1901-1994) und entwickelte Ideen, wie man mit großen Dosen einzelner Substanzen gegen Krankheiten vorgehen oder vorbeugen könnte. Im Jahr 1974 beteiligte er sich an der Gründung des Instituts für Orthomolekulare Medizin (griechisch orthós für richtig und molekular für Baustein). Bis heute ist umstritten, ob man mit einzelnen hochdosierten Präparaten nach dem Motto »viel hilft viel« die gewünschten Effekte erreicht. Es scheint eher viele biochemische Hormon- und Stoffwechselsysteme zu geben, die ähnlich wie das Redox-System auf ein lückenloses Zusammenspiel von Substanzen angewiesen sind.
»An vollen Töpfen verhungern« ist der Titel eines Buches von Hans-Günter Berner, in dem er schreibt, warum eine normale vollwertige Ernährung nicht mehr reicht. Allerdings begründet er seine Aussage, nach der heutige Nahrungsmittel weniger wichtige Inhaltsstoffe enthalten als vor 50 Jahren mit dem Vergleich der veröffentlichten Nährstoffwerte eines Pharmakonzerns mit denen eines Sanatoriums, welches zufällig Vitaminkuren und Nahrungsergänzungsmittel anbietet.
Bei einem Vergleich der Inhaltsstoffe mit Daten aus den Jahren 1954 bis 2003 heißt es im Ernährungsbericht der DGE (Deutsche Gesellschaft für Ernährung e.V.) »Insgesamt lässt sich aus den vorliegenden Werten keine Tendenz zu sinkenden oder steigenden Nährstoffkonzentrationen der ausgewählten Lebensmittel in dem angegebenen Zeitraum feststellen.«
Oft profitieren die Befürworter von Nahrungsergänzungsmitteln vom gleichzeitigen Vertrieb derselben. Da wundert es nicht, dass sie mögliche Unterschreitungen der empfohlenen Zufuhr gleich als Gesundheitsrisiko für die ganze Bevölkerung deklarieren. Auch wenn groß angelegte Studien keine entsprechenden Nachweise erbringen konnten, bleiben sie bei ihrer Theorie, dass es ohne Nahrungsergänzung nicht geht. Natürlich gibt es auch Gründe, warum sich jemand für »Pillen statt Willen« entscheiden könnte: »Lieber weiter Gefrierpizza, als frisches Gemüse und Obst!« oder »Erhöhter Stress bei der Arbeit und trotzdem geringer Verzehr von Obst und Gemüse.« oder einfach der Glaube, dassPillen gebraucht werden, um nicht krank zu werden
Viele die sich entschieden haben, Defizite auszugleichen, wundern sich über die Preisunterschiede auf dem Weg zur gesünderen Ernährung. In den USA ist ein Multipräparat mit 47 hochdosierten Vitalstoffen ungefähr für 4 Dollar pro Monat erhältlich und hier in Deutschland kostet das Gleiche mindestens 12 Euro, wenn es aus den Niederlanden bezogen wird, weil es wegen der hohen Dosierung in Deutschland nicht an-

geboten werden darf. Deutsche Produkte sind gleich deutlich teurer. Mit Ausgaben für Forschung und Entwicklung lassen sich solche Preisdifferenzen wohl kaum begründen.

Es lohnt sich also, genau auf die Zutatenliste zu schauen oder doch lieber etwas mehr Obst und Gemüse aus der Region zu kaufen.

»Funktionelle« Wirkung – Functional Food

Gesund, frisch, nahrhaft, schmackhaft, duftend, gut aussehend – für einige Konsumenten ist das nicht mehr genug.
Frauen ab 40, Manager, Gestresste Menschen, Eltern, Jugendliche und ältere Menschen sind bereit mehr Geld für Nahrungsmittel auszugeben, wenn diese einen besonderen Nutzen versprechen. Nahrungsergänzungsmittel, Functional Food, Health Food, Designer Food und Wellness-Produkte sind zwar etwas teurer, werden jedoch immer häufiger gekauft.
Ob es nun ein »Energy Drink« sein muss oder ob vielleicht heißes Wasser mit ein paar Ingwerscheiben auch den gewünschten Effekt erzielt, sollte jeder an sich selbst ausprobieren.

Probiotika

Im Griechischen bedeutet »pro bios« »für das Leben«. Die in probiotischen Erzeugnissen enthaltenen Bakterien müssen die Passage durch den Magen lebend überstehen um danach im Darm den vorhandenen »guten Bakterien« gegen die »bösen« zu helfen. Eine gesunde Darmflora ist in der Lage die Vitamine K, B2, B6, B12, Biotin, Folsäure und Nicotinamid eigenständig zu bilden. Für eine positive Wirkung sollte man täglich mindestens 100 Gramm probiotischer Lebensmittel verzehren. Dann hat man die empfohlenen 100 Millionen bis eine Millarde Bakterien intus. Inzwischen gibt es neben Sauermilcherzeugnissen wie Joghurt auch Wurst, Müsli, Schokolade- und Müsliriegel, welche probiotische Zusätze enthalten.

Präbiotika

Ballaststoffe, welche die gesundheitsfördernden Bakterien mögen, bezeichnet man als Präbiotika. Als Nahrungszusatz verwendet man meist Inulin und Oligofructose aus Chicorée-Wurzeln.

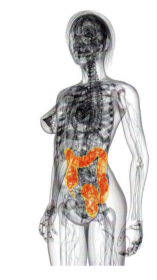

Der Dickdarm – ein Paradies für Bakterien.

Zusätzliche Wirkung

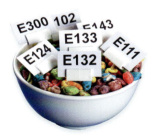

In vielen Nahrungsmitteln steckt mehr Chemie als man ahnt. Ist die größte Fläche einer Verpackung kleiner als 10 Quadratzentimeter, kann die Deklaration der Zusatzstoffe entfallen. Bei nicht verpackten Lebensmitteln wie Brote vom Backshop oder Bäcker, Käse oder Wurst von der Theke müssten wir schon nachfragen, um hoffentlich eine Liste mit den enthaltenen Zusatzstoffen zu bekommen. Und was ist mit dem Essen in Restaurants und Kantinen? Ein »E« mit einer Zahl dahinter bedeutet, dass diese Zutat in Europa zugelassen und in der üblich verwendeten Menge gesundheitlich unbedenklich ist. Wie viel von den jeweiligen Substanzen in der Wurst oder der Tiefkühlpizza vorhanden ist, können wir nicht erkennen. Es könnte gut sein, dass wir, wenn wir viele Fertigprodukte verwenden, schätzungsweise 20 g »Stoffgemisch« zu uns nehmen. Die zugelassenen Mengen wurden meist vor 20 bis 30 Jahren festgelegt, wo es noch wenig Produkte mit Zusatzstoffen gab. Heute sind es hunderte. Von den über 300 Stoffen kommen etliche auch in der Natur vor wie z. B. E100 (Kurkumin aus Gelbwurz) oder E300-E304 (Ascorbinsäure, Vitamin C). Es gibt jedoch immer mehr synthetische Stoffe, welche es in der Natur nicht gibt. Nur für die Hälfte der Lebensmittelzusatzstoffe liegen keine wissenschaftlichen Daten über negative Effekte auf die Gesundheit vor. Viele Stoffe beeinflussen die Verdauung und die Nährstoffaufnahme, können allergieähnliche Symptome, Allergien oder Asthma hervorrufen und stehen im Verdacht, die Entstehung von Krankheiten zu begünstigen. Die Geschmacksverstärker E620-E625 können bei empfindlichen Menschen Schläfendruck sowie Kopf und Magenschmerzen auslösen. Immerhin betrifft dies mindestens jene 1,5 Millionen Menschen in Deutschland, die an der Alzheimer Krankheit und deren Vorformen leiden.

Es ist auch fraglich, ob alle Stoffe im Zusammenwirken noch unbedenklich sind. Am besten halten Sie sich an Werner Kollaths Empfehlung »Lasst unsere Nahrung so natürlich wie möglich.«

Qualität hat ihren Preis!

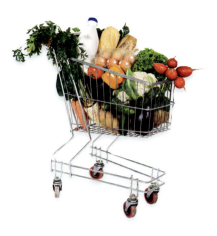

Wer sich auf seinen »gesunden« Appetit verlassen kann, wird minderwertige Lebensmittel sicher erkennen. Was wir ein Mal widerwillig probiert und für schlecht befunden haben, werden wir vermutlich kein zweites Mal essen. Doch steht die Qualität der Nahrungsmittel immer in direktem Bezug zum Preis? Wahrscheinlich ist es gelegentlich so, doch zeigen genügend Beispiele, dass dies nicht immer so ist. Daher kann es also nicht heißen »entweder teuer oder schlecht« sondern »sowohl teuer als auch preiswert gut«! Zu einer ganzheitlichen Betrachtung der Qualität eines Nahrungsmittels gehören neben dem Aussehen und Geschmack auch ökologische Aspekte von Anbau und Verarbeitung, Vorhandensein von Vitalstoffen, Freiheit von Schadstoffen sowie politische Aspekte.

Vielfach wird die Qualität von Gemüse, Obst und Fleisch davon bestimmt, ob die Sorten oder Tierrassen zu der Landschaft oder den Böden passen.

Die passende Jahreszeit ist auch ein wesentlicher Aspekt für die Qualität. Teure Erdbeeren im Winter schmecken wahrlich schlechter als die preiswerten im Sommer. Bei solch komplexen Zusammenhängen ist der mit dem inneren »Selbst« gekoppelte gesunde Appetit die größte Hilfe. Das spart letztlich eine Menge Geld.

Bio! - Logisch? - Öko? - Logisch!

Kaufen wir Bioprodukte, sind diese ökologisch erzeugt und damit gut für unser gutes Gewissen, weil wir so die Umwelt weniger belasten.

- Artgerechte Tierhaltung
- Keine wachstumsfördernden Futterzusätze
- Überwiegend Futter aus eigener Herstellung
- Verzicht auf chemisch-synthetische Pflanzenschutz-, Lagerschutz-, Reife-, und Düngemittel
- Anbau von widerstandsfähigen Pflanzen, die zum Standort passen
- Erhaltung und Förderung der Bodenfruchtbarkeit durch ausgewogene Fruchtfolge und Verwendung von im eigenen Betrieb erzeugtem organischen Dünger
- Energiesparender Einsatz von Rohstoffen und Betriebsmitteln
- Keine Anwendung gentechnischer Verfahren

Wenn Sorte und Anbaumethode passen, sind Bioprodukte meist hochwertiger als die aus konventionellem Anbau. Sie schmecken dann besser und enthalten mehr sekundäre Pflanzenstoffe. Bei Vitaminen und Mineralstoffen zeigen sich kaum Vorteile.

Der Biophysiker Professor Fritz A. Popp fand bei vielen biologisch erzeugten Lebensmitteln eine deutlich erhöhte Biophotonen-Strahlung, als bei denen aus konventionellem Anbau. Dies jedoch nur, wenn Klima, Bodenbeschaffenheit, Sortenwahl, Transport und Lagerung stimmten. Zum Beispiel war der konventionell angebaute Dinkel aus einer Gegend, in der er hervorragend gedeiht qualitätsmäßig wesentlich besser als der Biodinkel aus einer Gegend, die dafür weniger geeignet war. So ist sein Fazit, dass es nicht zutrifft, dass »biologische« Waren stets besser als »konventionelle« Lebensmittel sind.

Wenigstens können wir uns ziemlich sicher sein, bei biologisch angebauten Lebensmitteln von Hormonen und Pestiziden verschont zu bleiben. Ob die bestehenden Gesetze und Verordnungen für konventionell erzeugte Lebensmittel schützen oder nicht, ist eine Frage des persönlichen Anspruchs. Viele Empfehlungen von Umweltverbänden für schärfere Bestimmungen und Kontrollen bleiben weiterhin ungehört. Einigermaßen sicher fühlen können wir uns bei den meisten Produkten der großen Handelsketten, da diese von ihren Lieferanten maximal 70 Prozent der erlaubten Grenzwerte von Pestiziden akzeptieren und die Einhaltung dieser Bestimmung stark kontrollieren. Bei Obst und Gemüse auf Wochenmärkten oder Läden in der Nachbarschaft bleibt nur, sich z. B. nach den Empfehlungen von Greenpeace zu richten und bestimmte Waren aus einzelnen Herkunftsländern zu meiden.

Machen Sie jedes Jahr erneut einen »Risikocheck« um ein Gefühl dafür zu entwi-

CO_2-Äquivalente in g/kg

Nahrungsmittel	konv.	ökol.
Butter	23794	22089
Rind	13311	11374
Käse	8512	7951
Sahne	7631	7106
Pommes-frites-TK	5728	5568
Geflügel	3508	3039
Schwein	3252	3039
Eier	1931	1542
Quark, Frischkäse	1929	1804
Joghurt	1231	1159
Milch	940	883
Feinbackwaren	938	838
Teigwaren	919	770
Brot-misch	768	653
Brötchen, Weißbrot	661	553
Gemüse-Konserven	511	479
Gemüse-TK	415	378
Tomaten-frisch	339	228
Kartoffeln-frisch	199	138
Gemüse-frisch	153	130

Nach Fritsche et al. 2007

ckeln, was Sie wann und wo einigermaßen bedenkenlos kaufen können.

Gifte einfach abwaschen?

Pflanzenbehandlungsmittel von Obst und Gemüse abzuwaschen können wir mit kaltem Wasser versuchen. Auch mit warmem Wasser, Schrubben oder Spülmittel verbleiben noch 30 bis 80% der Insektizide, Fungizide und Pestizide, weil viele Mittel sich auch unter der Schale oder in der Frucht befinden. Trotzdem ist es richtig, die Schale mitzuessen, da sich dort die meisten der gesunden Inhaltsstoffe befinden.

> **Demeter**
>
> Im Jahr 1924 hielt Rudolf Steiner acht Vorträge über die »Geisteswissenschaftlichen Grundlagen zum Gedeihen der Landwirtschaft«. Nach einer dreijährigen Erprobungszeit gründet man die »Verwertungsgenossenschaft für Produkte der Biologisch-Dynamischen Wirtschaftsmethode«. Das Demeter-Warenzeichen gibt es seit 1928. 1931 werden bereits 1000 Höfe biologisch-dynamisch bewirtschaftet. Heute sind es 4.200 Betriebe in 43 Ländern. Damit ist die Demeter-Markengemeinschaft die weltweit größte Anbietergruppe kontrolliert ökologischer Waren. Manch einem mag es eher merkwürdig erscheinen, wenn Heilpflanzen wie Kamille, Löwenzahn, Brennnessel, Eichenrinde, Schafgarbe für einige Monate in Kuhhörnern im Boden ruhen, um kosmische Kräfte zu sammeln. Die daraus hergestellten Präparate rührt man eine Stunde in Wasser um ein dynamisiertes Spritzmittel zu erhalten. Dieses soll ausgleichend und harmonisierend auf den Pflanzenwuchs wirken.
> Es gibt inzwischen viele Studien, welche die Vorteile der Demeter-Methoden belegen. Vielleicht gelingt es auch Ihnen, sich in einem »Selbstversuch« vom guten Geschmack der Demeter-Produkte zu überzeugen.

Frisch auf den Tisch!

Frische und möglichst wenig verarbeitete Lebensmittel der jeweiligen Jahreszeit sind gesünder als Lagerware, Gefrierprodukte, Säfte oder Saftkonzentrate. Äpfel verlieren während der monatelangen Lagerung im Winter mehr als 50 Prozent der wertvollen Flavonoide.

Wenn wir dann mit unserem Einkauf zu Hause sind, wohin mit den guten Sachen? In den Kühlschrank, auf den Balkon, in den Keller oder nur so viel kaufen, wie wir am gleichen Tag noch essen können?

Jedes Lebensmittel hat seine optimale Lagertemperatur. Das Motto je kälter um so besser funktioniert leider nicht. Obst und Gemüse sollten bei Temperaturen gelagert sein, welche die Stoffwechselvorgänge nur reduzieren, jedoch nicht unterbrechen. Wir schicken sie in eine Art Schlafzustand, so dass durch Verringerung der Atmung die Verluste an Masse, Nährstoffen und Vitaminen gering sind. Ist es dem Nahrungsmittel zu kalt, kann es zu Verfärbungen und irreparablen Stoffwechselstörungen kommen, welche den Geschmack beeinträchtigen. Am besten wäre ein Kühlschrank mit drei Temperaturzonen. Null Grad für Fleisch sowie viele Obst- und Gemüsesorten aus der Region, welche bei einer Lagerung unter drei Grad bis doppelt so lange halten. Acht Grad für die meisten Lebensmittel und einige Südfrüchte. Vierzehn Grad für Getränke und kälteempfindliche Lebensmittel.

Viele Früchte und einige Gemüse geben beim Reifungsprozess das Gas Ethylen ab. Kartoffeln werden zum Keimen angeregt und Gurken vergilben, wenn sie zusammen mit Äpfeln oder Tomaten gelagert werden. Diese Wechselvorgänge nennt man Allelopathie.

Die passenden Empfehlungen zur Lagerung gibt es bei den Nahrungsmittelportraits.

Am besten wäre es natürlich, wenn wir öfter kleine Mengen kaufen würden, um diese möglichst frisch auf den Tisch zu bringen.

Das Einfrieren erhält weitestgehend die biochemischen Eigenschaften der Nahrungsmittel. Der Chemiker Manfred Hoffmann ermittelte für gefrorenen Karottensaft ein ähnliches Physiogramm wie für frischen Saft.

Anders ist die Situation bei der Lebenskraft (Vitalkraft, Prana, Chi). Die »Lebendigkeit« der Nahrung lässt sich mit der von Professor Fritlz-Albert Popp entwickelten Methode der Biophotonenmessung ermitteln. Er fand z. B. bei Tomaten nach 8 Tagen Gefrierlagerung nur noch etwa ein Achtel der Lichtemissionen. Da wäre es wohl ratsam, die Wirkung der Gefrierpizza mit ein paar Qi Gong-Übungen zu ergänzen.

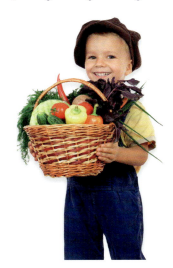

Ordentlich zubereitet!

Es gibt Menschen, die ihr Essen ausschließlich nur waschen, putzen, schälen, hacken, würfeln oder raspeln und dann roh verzehren. Einige Befürworter von Rohkostlehren geben an, mit diesem Konzept sogar viele Krankheiten heilen zu können, wenn man die Empfehlungen nur konsequent genug befolgen würde. Jedoch ist durch Studien belegt, dass eine reine Rohkosternährung bei vielen Menschen auf Dauer zu Mangelerscheinungen führt. Im Ayurveda, der TCM oder der Griechisch-Arabischen Medizin achtet man auf die thermische Wirkung der Nahrung. Das Erhitzen ist eine wichtige Methode, damit wir viele Früchte und Gemüse verdauen können, ohne von Gärungs- und Fäulnisgiften belastet zu werden. Rohkost bleibt jedoch ein wichtiger Bestandteil der Ernährung. Essen Sie nur so viel und so oft »Rohes«, wie Sie dies auch verdauen können.

Für jene mit einem schwachen »Verdauungsfeuer« sind frisch gepresste Rohsäfte die ideale Wahl. Die Menge der Ballaststoffe ist verdaulich, die Menge der Vitalstoffe enorm und die hitzeempfindlichen Enzyme, Phenole wie auch andere sekundäre Pflanzenstoffe bleiben erhalten.

Bei den Gemüsen können wir die wasserlöslichen Vitamine und Mineralien am besten erhalten, indem wir sie dämpfen. Grünes Gemüse behält seine kräftige Farbe, weil es nicht zu lange mit Wasser in Berührung kommt. Liegt das Gemüse in einem Dämpfeinsatz, kann der direkte Kontakt mit aufsteigendem Dampf Inhaltsstoffe lösen und in das Wasser gelangen lassen. Dies können wir vermeiden, indem wir das Gemüse in eine Schale legen, so dass der Dampf indirekt einwirken kann. Die Garzeit ist hierbei etwas länger.

Auch Fleisch, das wir für ein kräftiges Aroma vorher angebraten haben sowie Fisch oder Kartoffeln können gedämpft werden. Schließt der Topf dicht, werden die Aromastoffe vom Wasserdampf herausgelöst und wieder an das Gargut herangebracht. Stark wasserhaltige Gemüse wie Spargel können ohne zusätzliche Flüssigkeit, eventuell mit etwas Öl oder Butter, in einer Pfanne mit Deckel gegart werden, damit der entstehende Dampf nicht entweicht.

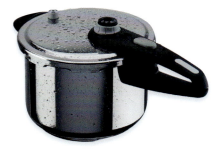

Der Schnellkochtopf hilf, wenn wir vergessen haben, die Hülsenfrüchte über Nacht einzuweichen.

Im Dampfdruck- oder Schnellkochtopf kann die Gartemperatur wegen des erhöhten Drucks auf 104-118°C steigen. Damit ist das Essen schon nach rund einem Drittel der normalen Kochzeit gar. Das ist sehr praktisch bei manchen Fleischgerichten oder wenn Sie vergessen haben, Hülsenfrüchte über Nacht einzuweichen. Bei Gemüse passiert es leicht, dass es eine Minute zu lang kocht, was drei Minuten normaler Kochzeit entspricht. In diesem Fall sind weniger Vitamine vorhanden als beim normalen Kochen oder Dampfgaren. Bei Gerichten, die man normalerweise ohne Deckel kocht, sind die Reaktionen mit der Küchenluft wichtig, damit sich die gewünschten Aromen bilden. Hier ist der Schnellkochtopf ungeeignet. Einige Gemüse werden zwar zart, schmecken aber fade, da die Gemüsefasern schneller weich werden, als sich die Aromen entfalten können. Hier heißt es: Selbst ausprobieren!

Ranglisten der Nahrungsmittel

Auf den folgenden Seiten finden Sie die TOP 25 Ranglisten für die Vitamine, Mineralien, Spurenelemente und Wirkungen von Nahrungsmitteln. Die Listen berücksichtigen die allgemein üblichen Verzehrsmengen und Zubereitungsmethoden. Die Werte wurden mit Hilfe der Angaben aus den Nährwerttabellen von »Souci, Fachmann, Kraut" ermittelt. Fehlende Daten wurden durch die der amerikanischen USDA ergänzt. Diese Tabellen mögen dem einen oder anderen Hinweise darauf geben, was sich besonders »lohnt« zu essen. Gerade beim Abnehmen ist dies wichtig, da ja währenddessen die Vitalstoffbilanz weiterhin in einem guten Verhältnis zur Kalorienmenge stehen sollte. Jedoch wäre es dem Körper kaum zuträglich, jeden Tag nur noch Lachs und Spinat zu essen, nur weil diese beiden Lebensmittel so »gesund« sind. Beachten Sie, was Sie mögen und was für Ihre Konstitution oder Lebensweise günstig ist. Beachten Sie, dass Tabellen nur Teilwissen vermitteln und eine einseitige Betrachtung verstärken.

▫ Vitalwert

In welchem Maß trägt ein Apfel dazu bei, den Körper mit den von der Deutschen Gesellschaft für Ernährung (DGE) empfohlenen Nährstoffen zu versorgen? Hierfür wird folgende Formel verwendet:
(Nährstoff × Portion ÷ 100) ÷ Referenzwert ÷ 100
Diese Werte lassen schnell erkennen, dass ein Apfel wohl nicht ausreicht, um uns DGE-gemäß zu ernähren.

▫ Vitalgewinn

Wenn wir jedoch auf unser Gewicht achten müssen, wäre es gut darauf zu schauen, in welchem Verhältnis die Kalorien pro Portion zur Nährstoffaufnahme stehen.
Dies könnte folgende Formel berücksichtigen:
Vitalwert ÷ Kalorien × 100
Bei einem angenommenen Wert von 100 kcal pro 100 g entspricht der Vitalgewinn dem Vitalwert. Je weniger Kalorien ein Nahrungsmittel hat, desto mehr Vitalstoffe würden wir zu uns nehmen, bevor wir satt sind.
Jedoch essen wir keine Kalorien, sondern genießen Mahlzeiten!
Der von NutrionData.com entwickelte Fullness Factor™ berücksichtigt immerhin die Wirkung von Eiweiß, Fett und Ballaststoffen auf unser Sättigungsgefühl. Die meisten Nahrungsmittel machen satter als Weißbrot und haben damit einen höheren Vitalgewinn als Vitalwert.

Referenzwerte

Die von der DGE angegebenen wünschenswerten täglichen Mengen enthalten über den wirklichen Bedarf hinaus gehende Sicherheitszuschläge. Diese können über das Doppelte vom Bedarf betragen, sodass eine gewisse Unterschreitung der Empfehlungen nicht zwangsläufig eine Mangelversorgung bedeutet. Die Werte gelten für eine durchschnittliche Tages-

---

Tabellen ...

»Man hat bisher versucht, die Ergebnisse in Tabellen zusammenzufassen, in der Vorstellung, dass das für die Ernährung der vielen Millionen einzelner Haushalte eine praktische Bedeutung habe. Diese Kalorien-, Mineral- und Vitamintabellen müssten nun um Aromastoff-, Ferment- und Wuchsstofftabellen bereichert werden. Unmöglich wird damit eine Aufklärung, derart, dass jeder sich seine Nahrung mit bestimmtem Ziel zusammenzustellen vermag. Jede Tabelle vermittelt nur Teilwissen und birgt in sich die Gefahr von Einseitigkeiten.«
(Werner Kollath in »Die Ordnung unserer Nahrung«)

menge, müssen also nicht jeden Tag erreicht werden. Man unterscheidet folgende Empfehlungen:

- Empfehlungswerte

Mit den empfohlenen Mengen soll der angenommene Nährstoffbedarf von 98 Prozent einer definierten Alters- und Personengruppe bei der gesunden Bevölkerung gewährleistet werden.

- Schätzwerte

Kann der Bedarf nicht genau festgelegt werden, orientiert man sich an experimentellen Untersuchungen. Schätzwerte gibt es für die Ω-3-Fettsäuren α-Linolensäure, DHA und EPA sowie β-Carotin, Vitamin E, Vitamin K, Pantothensäure, Biotin, Natrium, Chlorid, Kalium, Selen, Kupfer, Mangan, Chrom und Molybdän.

- Richtwerte

Die Richtwerte dienen als Orientierungshilfe für Energie, Fett, Cholesterin, Kohlenhydrate, Ballaststoffe, Alkohol, Wasser oder Fluorid in der täglichen Ernährung.

DRI

Genauso wie in Deutschland integrieren in den USA die DRI-Werte (Dietary Recommended Intake) eine große Anzahl von Berechnungen, die zu den folgenden Empfehlungen führen.

- EAR - Estimated Average Requirement

Diese Empfehlungen sollen den Bedarf der Hälfte der gesunden Bevölkerung in der entsprechenden Alters- und Geschlechtsgruppe decken.

- RDA - Recommended Dietary Allowance

Diese Empfehlungen sollen den Bedarf von ungefähr 98 Prozent der gesunden Bevölkerung in der entsprechenden Alters- und Geschlechtsgruppe decken. Diese Werte sind meist von den EAR-Werten mathematisch abgeleitet.

- AI - Adequate Intake

Diese Werte basieren auf Schätzungen aufgrund von Beobachtungen oder Experimenten.

- UL - Tolerable Upper Intake Level

Diese Werte geben die am höchsten zu tolerierenden durchschnittlichen Tagesmengen an, bei denen noch nicht mit gesundheitlichen Risiken zu rechnen ist.

Krankheit, Über- oder Unterernährung können jeweils zu anderen Werten führen. Man weist darauf hin, dass der genaue Bedarf eines Individuums generell unbekannt ist. Es handelt sich bei den Werten nicht um eine exakte Wissenschaft, sondern um »bestmögliche Schätzungen« für eine Gruppe von Menschen.

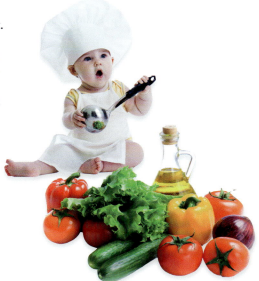

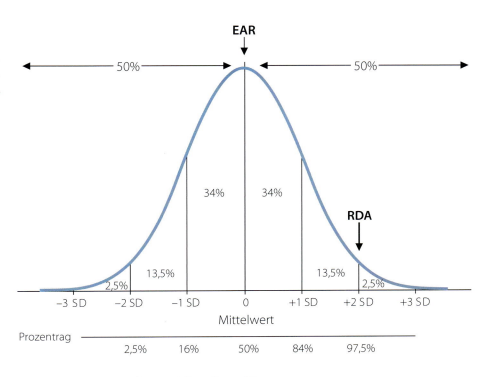

Estimated Average Requirement, EAR und Recommended Dietary Allowance RDA

Vitamin A

	Retinol-equivalent	DGE: Ref.	Mann 25-51	Frau 25-51	Kind 4-7	DRI: EAR	Mann 31-50	Frau 31-50	Kind 4-8
		mg	1000	800	700	mg	625	500	275

Vegetarisch	Port.	mg	%	Rang
Möhren, gekocht	200	2776	278	1
Süßkartoffel, gebacken	150	1442	144	2
Grünkohl, gekocht	200	1362	136	3
Möhren, Rohkost	80	1200	120	4
Honigmelonen	150	1176	118	5
Spinat, gekocht	200	1048	105	6
Chicorée	120	686	69	7
Mangold, gekocht	200	612	61	8
Kürbis, gekocht	200	500	50	9
Aprikosen	150	420	42	10
Staudensellerie	80	386	39	11
Endiviensalat	100	280	28	12
Mangos	120	241	24	13
Papaya	120	193	19	14
Kopfsalat	100	187	19	15
Gemüsepaprika	100	179	18	16
Aprikosen, getrocknet	30	174	17	17
Ziegenkäse, halbfest	40	163	16	18
Hühnerei, gekocht, gebraten	55	150	15	19
Wassermelone	150	131	13	20
Camembert 50%	30	125	13	21
Mandarinen	80	114	11	22
Eiscreme, Speiseeis	85	111	11	23
Trinkschokolade mit Milch	200	102	10	24
Sahne	30	102	10	25

Hält uns jung!

Das in tierischen Lebensmitteln enthaltene Vitamin A nennt man Retinol. Carotinoide sind pflanzlichen Vorstufen und unser Körper kann sie in Vitamin A umwandeln. Ist genug Vitamin A vorhanden, kann das Beta-Karotin im Körper als Antioxidanz wirken oder wird über die Niere ausgeschieden.

- Gut für die Sehkraft
- Hilft den Schleimhäuten
- Unterstützt die Proteinsynthese und Gewebebildung

Bei Erkältung, Grippe und anderen Infektionen sowie Stress braucht unser Immunsystem mehr Vitamin A. Karotten sind die beste Quelle, auch wenn sie gekocht sind. Da Carotinoide fettlöslich sind, sollten Sie beim Kochen oder im Salat auch Butter oder Öl verwenden.

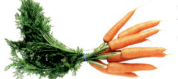

Mischkost	Port.	mg	%	Rang
Möhren, gekocht	200	2776	278	1
Süßkartoffel, gebacken	150	1442	144	2
Grünkohl, gekocht	200	1362	136	3
Möhren, Rohkost	80	1200	120	4
Honigmelonen	150	1176	118	5
Spinat, gekocht	200	1048	105	6
Chicorée	120	686	69	7
Mangold, gekocht	200	612	61	8
Kürbis, gekocht	200	500	50	9
Aprikosen	150	420	42	10
Staudensellerie	80	386	39	11
Aal, geräuchert	30	282	28	12
Endiviensalat	100	280	28	13
Mangos	120	241	24	14
Papaya	120	193	19	15
Kopfsalat	100	187	19	16
Gemüsepaprika	100	179	18	17
Aprikosen, getrocknet	30	174	17	18
Ziegenkäse, halbfest	40	163	16	19
Hühnerei, gekocht, gebraten	55	150	15	20
Miesmuscheln, gekocht	150	137	14	21
Wassermelone	150	131	13	22
Camembert 50%	30	125	13	23
Mandarinen	80	114	11	24
Eiscreme, Speiseeis	85	111	11	25

Vitamin E

	Tocopherol	DGE: Ref.	Mann 25-51	Frau 25-51	Kind 4-7	DRI: EAR	Mann 31-50	Frau 31-50	Kind 4-8
		mg	14	12	8	mg	12	12	6

Vegetarisch	Port.	mg	kcal	Rang
Haselnüsse	30	7,8	56	1
Mandeln	30	7,8	56	2
Sonnenblumenöl	10	6,3	45	3
Spinat, gekocht	200	4,2	30	4
Mangold, gekocht	200	3,8	27	5
Erdnüsse	30	3,3	24	6
Spargel, gekocht	200	3,0	21	7
Gemüsepaprika	100	2,5	18	8
Möhren, gekocht	200	2,1	15	9
Pastinaken, gekocht	200	2,0	14	10
Walnusskerne	30	1,8	13	11
Erdnusspaste, Erdnussbutter	20	1,8	13	12
Grünkohl, gekocht	200	1,7	12	13
Weißkohl, roh	100	1,7	12	14
Sojaöl, gereinigt	10	1,7	12	15
Kürbis, gekocht	200	1,6	11	16
Pistazien	30	1,6	11	17
Aprikosen, getrocknet	30	1,3	9	18
Quinoa, gekocht	200	1,3	9	19
Mangos	120	1,2	9	20
Olivenöl	10	1,2	9	21
Roggenvollkornbrot	100	1,2	9	22
Pfirsiche	120	1,2	8	23
Himbeeren	125	1,1	8	24
Hühnerei, gekocht, gebraten	55	1,1	8	25

Antioxidanzia!

Vitamin E schützt die fettähnlichen Strukturen der Zellmembran vor freien Radikalen. Damit hilft es den Zellen bei Belastungen der Nahrungsmittel durch Pestizide oder chemische Zusätze und auch der Lunge bei erhöhter Luftverschmutzung.

- Gut bei oxidativem Stress
- Bei Belastung durch Leistungssport
- Bei Tabakkonsum
- Bei übermäßigem Alkoholgenuss

Das Risiko für Herz-Kreislauferkrankungen ist bei erhöhter Vitamin E-Aufnahme deutlich verringert. Am leichtesten können wir Vitamin E mit Nüssen und Grüngemüsen zu uns nehmen.

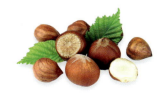

Mischkost	Port.	mg	%	Rang
Haselnüsse	30	7,8	56	1
Mandeln	30	7,8	56	2
Sonnenblumenöl	10	6,3	45	3
Spinat, gekocht	200	4,2	30	4
Mangold, gekocht	200	3,8	27	5
Erdnüsse	30	3,3	24	6
Spargel, gekocht	200	3,0	21	7
Gemüsepaprika	100	2,5	18	8
Garnelen, gedämpft	150	2,1	15	9
Möhren, gekocht	200	2,1	15	10
Pastinaken, gekocht	200	2,0	14	11
Walnusskerne	30	1,8	13	12
Erdnusspaste, Erdnussbutter	20	1,8	13	13
Atlantiklachs, wild, gedünstet	160	1,8	13	14
Grünkohl, gekocht	200	1,7	12	15
Weißkohl, roh	100	1,7	12	16
Sojaöl, gereinigt	10	1,7	12	17
Kürbis, gekocht	200	1,6	11	18
Pistazien	30	1,6	11	19
Aprikosen, getrocknet	30	1,3	9	20
Kabeljau, gekocht	160	1,3	9	21
Quinoa, gekocht	200	1,3	9	22
Mangos	120	1,2	9	23
Olivenöl	10	1,2	9	24
Roggenvollkornbrot	100	1,2	9	25

Orthomolekulare-Wirkung

Vitamin D

Calciferol	DGE: Zuf.	Mann 25-51	Frau 25-51	Kind 4-7	DRI: AI	Mann 31-50	Frau 31-50	Kind 4-8
	µg	20	20	20	µg	5	5	5

Vegetarisch	Port.	µg	kcal	Rang
Trinkschokolade mit Milch	200	2,0	40	1
Hühnerei, gekocht, gebraten	55	1,6	32	2
Champignons, gebraten	200	1,1	21	3
Eiscreme, Speiseeis	85	0,9	19	4
Ziegenmilch	200	0,6	12	5
Sahne	30	0,3	7	6
Goudakäse, 45%	20	0,3	5	7
Butter	10	0,1	2	8
Speisequark, 20%	125	0,1	2	9
Camembert 50%	30	0,1	2	10
Joghurt	150	0,1	2	11
Milch	125	0,1	2	12

Mischkost	Port.	µg	%	Rang
Atlantiklachs, wild, gedünstet	160	13	256	1
Aal, geräuchert	30	6	120	2
Garnelen, gedämpft	150	6	114	3
Kabeljau, gekocht	160	2	42	4
Trinkschokolade mit Milch	200	2	40	5
Hühnerei, gekocht, gebraten	55	2	32	6
Champignons, gebraten	200	1,1	21	7
Eiscreme, Speiseeis	85	0,9	19	8
Ziegenmilch	200	0,6	12	9
Sahne	30	0,3	7	10
Goudakäse, 45%	20	0,3	5	11
Butter	10	0,1	2	12
Speisequark, 20%	125	0,1	2	13
Camembert 50%	30	0,1	2	14
Joghurt	150	0,1	2	15
Milch	125	0,1	2	16

Für die Knochen!

Unser Körper kann Vitamin D aus Cholesterin mit Hilfe des Sonnenlichts auch selbst erzeugen und gut speichern, da es fettlöslich ist. Wir benötigen Vitamin D, um Kalzium, Magnesium, Zink, Eisen, Phosphor und andere Mineralien sowie auch das Vitamin A zu nutzen.

- Wichtig für das Wachstum
- Für die Gesundheit der Knochen und Zähne
- Gut für die Nieren

Vielleicht können sich einige noch an den »schmackhaften« Löffel Lebertran erinnern, der mit so viel Liebe gereicht wurde. Da Vitamin D nur in tierischen Erzeugnissen enthalten ist und in Milchprodukten nur in geringen Mengen, sollten Vegetarier darauf achten, besonders im Winter wenigstens Gesicht und Hände für eine gute Weile in die Sonne zu halten.

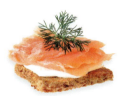

Vitamin K

Phyllochinon	DGE: Jahre	Mann 25-51	Frau 25-51	Kind 4-7	DRI: AI	Mann 31-50	Frau 31-50	Kind 4-8
	µg	70	60	20	µg	120	90	55

Vegetarisch	Port.	µg	kcal	Rang
Grünkohl, gekocht	200	1308	1869	1
Mangold, gekocht	200	655	935	2
Spinat, gekocht	200	614	877	3
Brokkoli, gekocht	200	540	771	4
Rosenkohl, gekocht	200	281	401	5
Endiviensalat	100	231	330	6
Kopfsalat	100	113	161	7
Spargel, gekocht	200	101	145	8
Rotkohl, gekocht	200	95	136	9
Urdbohnen, gekocht	180	77	111	10
Knollensellerie, gekocht	200	76	108	11
Weißkohl, roh	100	70	100	12
Sauerkraut	100	62	89	13
Okra, gekocht	150	60	86	14
Petersilienblätter	10	42	60	15
Erbsen, gekocht	180	41	59	16
Haferflocken, Vollkorn	60	38	54	17
Sojabohnen, gekocht	180	35	49	18
Gartenbohnen, gekocht	200	32	46	19
Blumenkohl, gekocht	200	28	39	20
Möhren, gekocht	200	27	39	21
Brombeeren	125	25	35	22
Trockenpflaumen	40	24	34	23
Staudensellerie	80	23	33	24
Eine Kiwi	70	23	33	25

Fördert die Blutgerinnung

Die Leber braucht das Vitamin K, um verschiedene Proteine zu erzeugen, die zur Blutgerinnung nötig sind. Vitamin K hilft auch beim Einbau und der Verwertung von Kalzium und wird daher zur Osteoporoseprophylaxe empfohlen.

- Für die Blutgerinnung
- Für den Knochenaufbau

Am meisten Vitamin K enthalten grüne Blattgemüse. Es ist auch in anderen Gemüsen, Hülsenfrüchten und viele Obstsorten enthalten, so dass kaum mit einem Mangel zu rechnen ist. Bei Osteoporose wird von den meisten Experten eine Supplementierung empfohlen.

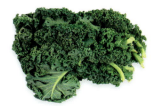

Ibn Butlan zur Ernährung

Schlimmer als die Sünde ist die Verzweiflung an Gottes Barmherzigkeit, schwerwiegender als eine Missetat ist das Aufschieben der Reue, und ein größeres Übel als die Krankheit selber ist das Hinauszögern der Diät. So sagt man: Ein Verteidiger, der zur Verhandlung nicht erscheint, ist der Feind seines Klienten, ein tollkühner Arzt ist der Sendbote des Todesengels, und ein Kranker, der schädliche Speisen und Getränke zu sich nimmt, gleich der Seidenraupe, die sich, je mehr sie webt, desto schneller ihrem Lebensende nähert.

(Ibn Butlan (gest. 1066): Das Ärztebankett; übersetzt aus dem Arabischen von Felix Klein-Franke)

Vitamin B1

	Thiamin, Aneurin	DGE: Ref.	Mann 25-51	Frau 25-51	Kind 4-7	DRI: EAR	Mann 31-50	Frau 31-50	Kind 4-8
		mg	1,2	1,0	0,8	mg	1,0	0,9	0,5

Vegetarisch	Port.	µg	%	Rang
Zuckermais, gekocht	200	430	36	1
Erbsen, gekocht	180	414	35	2
Sonnenblumenkerne	20	380	32	3
Haferflocken, Vollkorn	60	354	30	4
Sojamilch	250	300	25	5
Mungbohnen, gekocht	180	295	25	6
Urdbohnen, gekocht	180	293	24	7
Kuhbohnen, gekocht	180	292	24	8
Sojabohnen, gekocht	180	279	23	9
Erdnüsse	30	270	23	10
Kartoffeln, gekocht	250	250	21	11
Amarantflocken	30	240	20	12
Hirse, gekocht	200	212	18	13
Zucchini, roh	100	211	18	14
Kichererbsen, gekocht	180	209	17	15
Pistazien	30	207	17	16
Dinkel, gekocht	200	206	17	17
Okra, gekocht	150	198	17	18
Shiitake, gebraten	200	198	17	19
Champignons, gebraten	200	192	16	20
Cashewnüsse	30	189	16	21
Bohnen, weiße, gekocht	180	180	15	22
Brokkoli, gekocht	200	180	15	23
Roggenvollkornbrot	100	180	15	24
Rosenkohl, gekocht	200	180	15	25

Erhält die gute Stimmung!

Vitamin B1 beeinflusst viele Vorgänge im Kohlenhydrat- und Fettstoffwechsel und ist Bestandteil der Synthese des Botenstoffs Acetylcholin, der für die Übertragung von Nervenimpulsen gebraucht wird und auch bei Lernvorgängen eine wichtige Rolle spielt.
- Für die Energieproduktion im Gehirn
- Für den Kohlenhydratstoffwechsel

Vitamin B1 gibt es reichlich in Fleisch, vor allem vom Schwein, in den Randschichten der Getreidekörner sowie mehreren Gemüsen. Auch wenn sich der Gehalt von Vitamin B1 durch Hitze deutlich verringert, liegt ein gebratenes Schnitzel noch an erster Stelle der üblichen Nahrungsmittel. Als Nahrungsergänzung kann man es am besten als Bestandteil von Bierhefepräparaten zu sich nehmen.

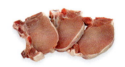

Mischkost	Port.	µg	%	Rang
Schweineschnitzel, gebraten	150	702	59	1
Entenfleisch, gebraten	150	450	38	2
Miesmuscheln, gekocht	150	450	38	3
Zuckermais, gekocht	200	430	36	4
Erbsen, gekocht	180	414	35	5
Sonnenblumenkerne	20	380	32	6
Haferflocken, Vollkorn	60	354	30	7
Sojamilch	250	300	25	8
Mungbohnen, gekocht	180	295	25	9
Urdbohnen, gekocht	180	293	24	10
Kuhbohnen, gekocht	180	292	24	11
Sojabohnen, gekocht	180	279	23	12
Atlantiklachs, wild, gedünstet	160	272	23	13
Erdnüsse	30	270	23	14
Kartoffeln, gekocht	250	250	21	15
Amarantflocken	30	240	20	16
Reh, Schulter, geschmort	150	230	19	17
Karpfen, gebraten	160	224	19	18
Hirse, gekocht	200	212	18	19
Zucchini, roh	100	211	18	20
Kichererbsen, gekocht	180	209	17	21
Pistazien	30	207	17	22
Dinkel, gekocht	200	206	17	23
Okra, gekocht	150	198	17	24
Shiitake, gebraten	200	198	17	25

Vitamin B2

	Riboflavin	DGE: Ref.	Mann 25-51	Frau 25-51	Kind 4-7	DRI: EAR	Mann 31-50	Frau 31-50	Kind 4-8
		mg	1,4	1,2	0,9	mg	1,1	0,9	0,5

Vegetarisch	Port.	µg	%	Rang
Champignons, gebraten	200	926	66	1
Shiitake, gebraten	200	548	39	2
Sojabohnen, gekocht	180	513	37	3
Trinkschokolade mit Milch	200	364	26	4
Brokkoli, gekocht	200	360	26	5
Speisequark, 20%	125	338	24	6
Spinat, gekocht	200	320	23	7
Buttermilch, Molke	200	300	21	8
Erbsen, gekocht	180	288	21	9
Ziegenkäse, halbfest	40	270	19	10
Joghurt	150	270	19	11
Hüttenkäse, 5% Fett total	100	250	18	12
Rosenkohl, gekocht	200	240	17	13
Milch	125	225	16	14
Hühnerei, gekocht, gebraten	55	224	16	15
Spargel, gekocht	200	220	16	16
Eiscreme, Speiseeis	85	213	15	17
Gartenbohnen, gekocht	200	194	14	18
Mandeln	30	186	13	19
Mangold, gekocht	200	172	12	20
Camembert 50%	30	171	12	21
Hirse, gekocht	200	164	12	22
Süßkartoffel, gebacken	150	159	11	23
Kürbis, gekocht	200	156	11	24
Roggenvollkornbrot	100	150	11	25

Erhält die Ausdauer

Unser Körper braucht Vitamin B2 als Bestandteil von Enzymen für die Umwandlung von Fetten und Kohlenhydraten.
- Erforderlich für Ausdauersport und harte Arbeit
- Entscheidend für den Sehvorgang

Vitamin B2 kann den Urin fast fluoreszierend gelb färben. Es ist wasserlöslich, lichtempfindlich, jedoch beim Erhitzen recht stabil. Achten Sie darauf, dass Sie das Kochwasser mit verwenden und lagern Sie die Lebensmittel dunkel. Hormonale Empfängnisverhütungsmittel und Medikamente wie Theophyllin und Penicillin behindern die Aufnahme von Vitamin B2.

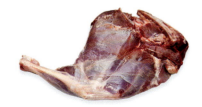

Mischkost	Port.	µg	%	Rang
Reh, Schulter, geschmort	150	986	70	1
Champignons, gebraten	200	926	66	2
Ziegenfleisch, gekocht	150	915	65	3
Miesmuscheln, gekocht	150	630	45	4
Gänsefleisch, gebraten	150	585	42	5
Shiitake, gebraten	200	548	39	6
Sojabohnen, gekocht	180	513	37	7
Lammfleisch, gekocht	150	420	30	8
Trinkschokolade mit Milch	200	364	26	9
Brokkoli, gekocht	200	360	26	10
Schweineschnitzel, gebraten	150	345	25	11
Speisequark, 20%	125	338	24	12
Spinat, gekocht	200	320	23	13
Buttermilch, Molke	200	300	21	14
Entenfleisch, gebraten	150	300	21	15
Erbsen, gekocht	180	288	21	16
Atlantiklachs, wild, gedünstet	160	272	19	17
Ziegenkäse, halbfest	40	270	19	18
Joghurt	150	270	19	19
Rinderhack, 5% Fett, gebraten	150	260	19	20
Kaninchen, gekocht	150	255	18	21
Hüttenkäse, 5% Fett total	100	250	18	22
Rosenkohl, gekocht	200	240	17	23
Milch	125	225	16	24
Hühnerei, gekocht, gebraten	55	224	16	25

ORTHOMOLEKULARE-WIRKUNG

VITAMIN B3 - Niacin

Niacin Nicotinsäure	DGE: Ref.	Mann 25-51	Frau 25-51	Kind 4-7	DRI: EAR	Mann 31-50	Frau 31-50	Kind 4-8
	mg	16	13	10	µg	12	11	6

Vegetarisch	Port.	mg	%	Rang
Champignons, gebraten	200	8,0	50	1
Shiitake, gebraten	200	7,7	48	2
Dinkel, gekocht	200	5,1	32	3
Erdnüsse	30	4,5	28	4
Erbsen, gekocht	180	3,6	23	5
Zuckermais, gekocht	200	3,2	20	6
Erdnusspaste, Erdnussbutter	20	3,2	20	7
Gerstengraupen, gekocht	150	3,1	19	8
Kartoffeln, gekocht	250	3,0	19	9
Hirse, gekocht	200	2,7	17	10
Pilsener Lagerbier	300	2,3	14	11
Süßkartoffel, gebacken	150	2,2	14	12
Weizen, Bulgur gekocht	200	2,0	13	13
Buchweizen, gekocht	200	1,9	12	14
Spargel, gekocht	200	1,9	12	15
Brokkoli, gekocht	200	1,8	11	16
Pastinaken, gekocht	200	1,4	9	17
Urdbohnen, gekocht	180	1,4	9	18
Okra, gekocht	150	1,3	8	19
Kuhbohnen, gekocht	180	1,3	8	20
Mandeln	30	1,3	8	21
Gartenbohnen, gekocht	200	1,2	8	22
Auberginen, gekocht	200	1,2	8	23
Linsen, gekocht	180	1,2	7	24
Rosenkohl, gekocht	200	1,2	7	25

FÜR HAUT, MUSKELN UND NERVEN

Niacin ist wichtig für die Funktion der Haut, der Nerven, des Gehirns und des Verdauungsapparats und unterstützt das Kreislaufsystem. Fehlt es, können Müdigkeit, Schlaflosigkeit, Entzündungen im Mund oder Depression und andere psychische Störungen die Folge sein.
- Für die Blutzuckerregulation
- Für eine Gesunde Haut
- Für die Hormonproduktion

Alkohol hemmt den Niacin-Stoffwechsel. Niacin ist recht stabil beim Kochen und während der Lagerung, gelangt jedoch beim Kochen ins Kochwasser. Vom Niacin in Getreiden kann nur ein geringer Anteil aufgenommen werden, da das Niacin an Kohlenhydrate und Proteine gebunden ist.

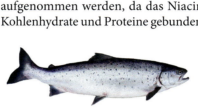

Mischkost	Port.	mg	%	Rang
Atlantiklachs, wild, gedünstet	160	12	75	1
Reh, Schulter, geschmort	150	11	70	2
Kaninchen, gekocht	150	11	67	3
Putenfleisch, gekocht	150	10	62	4
Lammfleisch, gekocht	150	9,5	59	5
Rinderhack, 5% Fett, gebraten	150	8,9	56	6
Hühnerfleisch, gekocht	150	8,4	52	7
Champignons, gebraten	200	8,0	50	8
Shiitake, gebraten	200	7,7	48	9
Schweineschnitzel, gebraten	150	7,5	47	10
Gänsefleisch, gebraten	150	6,1	38	11
Ziegenfleisch, gekocht	150	5,9	37	12
Regenbogenforelle, gebraten	160	5,4	34	13
Entenfleisch, gebraten	150	5,3	33	14
Dinkel, gekocht	200	5,1	32	15
Erdnüsse	30	4,5	28	16
Miesmuscheln, gekocht	150	4,5	28	17
Kabeljau, gekocht	160	4,0	25	18
Garnelen, gedämpft	150	3,9	24	19
Erbsen, gekocht	180	3,6	23	20
Karpfen, gebraten	160	3,4	21	21
Zuckermais, gekocht	200	3,2	20	22
Erdnusspaste, Erdnussbutter	20	3,2	20	23
Gerstengraupen, gekocht	150	3,1	19	24
Kartoffeln, gekocht	250	3,0	19	25

VITAMIN B6

Pyridoxin	DGE: Ref.	Mann 25-51	Frau 25-51	Kind 4-7	DRI: EAR	Mann 31-50	Frau 31-50	Kind 4-8
	mg	1,5	1,2	0,5	mg	1,1	1,1	0,5

Vegetarisch	Port.	mg	kcal	Rang
Spinat, gekocht	200	484	32	1
Kartoffeln, gekocht	250	473	32	2
Rotkohl, gekocht	200	450	30	3
Bananen	120	436	29	4
Süßkartoffel, gebacken	150	429	29	5
Avocados	80	424	28	6
Rosenkohl, gekocht	200	356	24	7
Brokkoli, gekocht	200	350	23	8
Shiitake, gebraten	200	348	23	9
Blumenkohl, gekocht	200	346	23	10
Linsen, gekocht	180	320	21	11
Kohlrabi, gekocht	200	308	21	12
Okra, gekocht	150	281	19	13
Grünkohl, gekocht	200	276	18	14
Walnusskerne	30	261	17	15
Erbsen, gekocht	180	259	17	16
Orangensaft	200	254	17	17
Kichererbsen, gekocht	180	250	17	18
Gemüsepaprika	100	241	16	19
Apfelsaft	250	240	16	20
Bohnen, weiße, gekocht	180	229	15	21
Porree, gekocht	200	226	15	22
Hirse, gekocht	200	216	14	23
Möhren, Rohkost	80	216	14	24
Sauerkraut	100	210	14	25

GUT FÜR DEN PROTEINSTOFFWECHSEL

Vitamin B6 brauchen wir auch für die Synthese von Neurotransmittern, besonders von Serotonin. Ein Mangel kann daher zu Schlafproblemen, Nervosität oder Angstzuständen führen.
- Wichtig für die Aufnahme von Vitamin B12 und Zink
- Wichtig für das Immunsystem

Je mehr Eiweiß man isst, desto mehr Vitamin B6 braucht man. Die Deutsche Gesellschaft für Ernährung empfiehlt 20 µg pro Gramm Protein. Bei reiner Fleischernährung dürfte man nur Lachs oder Fasan essen, um diesen Wert zu erreichen. Zum Glück enthalten auch Gemüse und Obst größere Mengen dieses Vitamins.

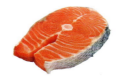

Mischkost	Port.	mg	%	Rang
Atlantiklachs, wild, gedünstet	160	1510	101	1
Putenfleisch, gekocht	150	825	55	2
Reh, Schulter, geschmort	150	722	48	3
Gänsefleisch, gebraten	150	705	47	4
Schweineschnitzel, gebraten	150	642	43	5
Rinderhack, 5% Fett, gebraten	150	618	41	6
Regenbogenforelle, gebraten	160	554	37	7
Kaninchen, gekocht	150	510	34	8
Spinat, gekocht	200	484	32	9
Kartoffeln, gekocht	250	473	32	10
Kabeljau, gekocht	160	453	30	11
Rotkohl, gekocht	200	450	30	12
Bananen	120	436	29	13
Süßkartoffel, gebacken	150	429	29	14
Avocados	80	424	28	15
Entenfleisch, gebraten	150	375	25	16
Rosenkohl, gekocht	200	356	24	17
Karpfen, gebraten	160	350	23	18
Brokkoli, gekocht	200	350	23	19
Shiitake, gebraten	200	348	23	20
Blumenkohl, gekocht	200	346	23	21
Hühnerfleisch, gekocht	150	330	22	22
Linsen, gekocht	180	320	21	23
Kohlrabi, gekocht	200	308	21	24
Okra, gekocht	150	281	19	25

Vitamin B9 - Folsäure

Folsäure	DGE: Ref.	Mann 25-51	Frau 25-51	Kind 4-7	DRI: EAR	Mann 31-50	Frau 31-50	Kind 4-8
	µg	400	400	300	mg	320	320	160

Vegetarisch	Port.	µg	%	Rang
Linsen, gekocht	180	326	81	1
Kichererbsen, gekocht	180	310	77	2
Spargel, gekocht	200	298	75	3
Spinat, gekocht	200	292	73	4
Mungbohnen, gekocht	180	286	72	5
Kuhbohnen, gekocht	180	256	64	6
Bohnen, weiße, gekocht	180	247	62	7
Brokkoli, gekocht	200	216	54	8
Rosenkohl, gekocht	200	120	30	9
Pastinaken, gekocht	200	116	29	10
Endiviensalat	100	109	27	11
rote Bete	130	108	27	12
Sojabohnen, gekocht	180	97	24	13
Zuckermais, gekocht	200	92	23	14
Blumenkohl, gekocht	200	88	22	15
Urdbohnen, gekocht	180	85	21	16
Quinoa, gekocht	200	84	21	17
Okra, gekocht	150	69	17	18
Gartenbohnen, gekocht	200	66	17	19
Erdbeeren	150	65	16	20
Süßkirschen	120	62	16	21
Chicorée	120	60	15	22
Kopfsalat	100	59	15	23
Mungbohnensprossen	125	58	14	24
Gemüsepaprika	100	57	14	25

Gut für die Zellteilung!

Folsäure wird für die Bildung neuer DNS bei der Zellteilung benötigt. Sie ist auch bei der Synthese des roten Blutfarbstoffs und beim Stoffwechsel von Neurotransmittern beteiligt. Einige Autoren berichten, dass in den Industrienationen Folsäure der am häufigsten fehlende Mikronährstoff ist. Unser Körper kann nur wenig Folsäure speichern, so dass schon nach wenigen Wochen Mangelsymptome auftreten können. Rauchen und Alkoholkonsum senken den Folsäurespiegel im Körper.

- Für den Zucker- und Proteinstoffwechsel
- Für die Bildung roter Blutkörperchen

Hülsenfrüchte und Gemüse sind die besten Folsäurelieferanten.

Mischkost	Port.	µg	%	Rang
Linsen, gekocht	180	326	81	1
Kichererbsen, gekocht	180	310	77	2
Spargel, gekocht	200	298	75	3
Spinat, gekocht	200	292	73	4
Mungbohnen, gekocht	180	286	72	5
Kuhbohnen, gekocht	180	256	64	6
Bohnen, weiße, gekocht	180	247	62	7
Brokkoli, gekocht	200	216	54	8
Rosenkohl, gekocht	200	120	30	9
Pastinaken, gekocht	200	116	29	10
Miesmuscheln, gekocht	150	114	29	11
Endiviensalat	100	109	27	12
rote Bete	130	108	27	13
Sojabohnen, gekocht	180	97	24	14
Zuckermais, gekocht	200	92	23	15
Blumenkohl, gekocht	200	88	22	16
Urdbohnen, gekocht	180	85	21	17
Quinoa, gekocht	200	84	21	18
Okra, gekocht	150	69	17	19
Gartenbohnen, gekocht	200	66	17	20
Erdbeeren	150	65	16	21
Süßkirschen	120	62	16	22
Chicorée	120	60	15	23
Kopfsalat	100	59	15	24
Mungbohnensprossen	125	58	14	25

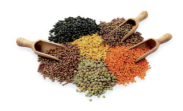

Vitamin B12

Cobalamin	DGE: Ref.	Mann 25-51	Frau 25-51	Kind 4-7	DRI: EAR	Mann 31-50	Frau 31-50	Kind 4-8
	µg	3,0	3,0	1,5	µg	1,2	1,1	0,6

Vegetarisch	Port.	µg	%	Rang
Hüttenkäse, 5% Fett total	100	2,0	67	1
Hühnerei, gekocht, gebraten	55	1,0	35	2
Speisequark, 20%	125	1,0	34	3
Trinkschokolade mit Milch	200	0,8	28	4
Camembert 50%	30	0,8	26	5
Buttermilch, Molke	200	0,7	25	6
Joghurt	150	0,6	21	7
Milch	125	0,5	18	8
Eiscreme, Speiseeis	85	0,3	11	9
Appenzellerkäse	20	0,3	11	10
Goudakäse, 45%	20	0,3	10	11
Frischkäse, 60%	30	0,2	5	12
Sahne	30	0,1	4	13
Ziegenkäse, halbfest	40	0,1	3	14

Für gute Nerven und Konzentration

Unser Körper benötigt das Vitamin B12 zur Bildung roter Blutkörperchen, für ein gesundes Nervensystem und für die Verwertung von Fetten, Proteinen und Kohlenhydraten. Fehlt es, leiden Konzentration, Gedächtnis und Gleichgewicht. In der Leber kann das Vitamin B12 für mehrere Jahre gespeichert werden.

- Einfluss auf alle Wachstumsprozesse
- Für das Nervensystem

Wer auf Fisch und Fleisch verzichtet, kann seinen Bedarf leicht über Milchprodukte und Eier decken. Veganer sollten jedoch besser mit Nahrungsergänzungsmitteln den Mangelerscheinungen vorbeugen.

Mischkost	Port.	µg	%	Rang
Miesmuscheln, gekocht	150	36	1200	1
Regenbogenforelle, gebraten	160	10	336	2
Kaninchen, gekocht	150	10	326	3
Atlantiklachs, wild, gedünstet	160	4,6	155	4
Reh, Schulter, geschmort	150	4,6	153	5
Lammfleisch, gekocht	150	3,9	131	6
Rinderhack, 5% Fett, gebraten	150	3,7	124	7
Garnelen, gedämpft	150	2,2	75	8
Hüttenkäse, 5% Fett total	100	2,0	67	9
Karpfen, gebraten	160	1,9	62	10
Ziegenfleisch, gekocht	150	1,8	60	11
Kabeljau, gekocht	160	1,7	56	12
Hühnerei, gekocht, gebraten	55	1,0	35	13
Speisequark, 20%	125	1,0	34	14
Trinkschokolade mit Milch	200	0,8	28	15
Camembert 50%	30	0,8	26	16
Schweineschnitzel, gebraten	150	0,8	26	17
Buttermilch, Molke	200	0,7	25	18
Gänsefleisch, gebraten	150	0,7	25	19
Joghurt	150	0,6	21	20
Entenfleisch, gebraten	150	0,6	20	21
Putenfleisch, gekocht	150	0,6	19	22
Milch	125	0,5	18	23
Eiscreme, Speiseeis	85	0,3	11	24
Appenzellerkäse	20	0,3	11	25

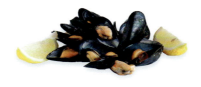

ORTHOMOLEKULARE-WIRKUNG

VITAMIN B5 - Pantothensäure

Pantothensäure	DGE: Ref.	Mann 25-51	Frau 25-51	Kind 4-7	DRI: AI	Mann 31-50	Frau 31-50	Kind 4-8
	mg	6	6	4	mg	5	5	3

Vegetarisch	Port.	mg	%	Rang
Champignons, gebraten	200	2,9	48	1
Shiitake, gebraten	200	2,7	45	2
Urdbohnen, gekocht	180	2,1	35	3
Zuckermais, gekocht	200	1,8	29	4
Süßkartoffel, gebacken	150	1,3	22	5
Kartoffeln, gekocht	250	1,3	22	6
Erbsen, gekocht	180	1,2	20	7
Pastinaken, gekocht	200	1,2	20	8
Linsen, gekocht	180	1,1	19	9
Brokkoli, gekocht	200	1,1	19	10
Blumenkohl, gekocht	200	1,0	17	11
Avocados	80	0,9	15	12
Hühnerei, gekocht, gebraten	55	0,9	15	13
Speisequark, 20%	125	0,9	14	14
Erdnüsse	30	0,8	14	15
Mungbohnen, gekocht	180	0,7	12	16
Buchweizen, gekocht	200	0,7	12	17
Kuhbohnen, gekocht	180	0,7	12	18
Weizen, Bulgur gekocht	200	0,7	11	19
Haferflocken, Vollkorn	60	0,7	11	20
Trinkschokolade mit Milch	200	0,7	11	21
Kaffee	240	0,6	10	22
Joghurt	150	0,5	9	23
Kichererbsen, gekocht	180	0,5	9	24
Rosenkohl, gekocht	200	0,5	8	25

Hilfe in Stresszeiten!

Pantothensäure hilft stressbedingten Krankheiten vorzubeugen, da sie bei der Produktion von Antistresshormonen eingesetzt wird. Außerdem erzeugt unser Körper aus der Pantothensäure das Koenzym A, welches an über 100 Reaktionen im Kohlenhydrat- und Fettstoffwechsel beteiligt ist.
- Für den Stoffwechsel
- Für das Immunsystem

Pantothensäure ist in fast allen Nahrungsmitteln enthalten, weshalb es praktisch kaum zu einem Mangel kommt. Pantothensäure ist hauptsächlich in Pilzen, Hefen, Fleisch, Leber, Hülsenfrüchten, Gemüse und Eiern enthalten. Beim Konservieren wird die Pantothensäure zerstört.

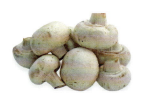

Mischkost	Port.	mg	%	Rang
Champignons, gebraten	200	2,9	48	1
Gänsefleisch, gebraten	150	2,8	46	2
Shiitake, gebraten	200	2,7	45	3
Entenfleisch, gebraten	150	2,3	38	4
Urdbohnen, gekocht	180	2,1	35	5
Zuckermais, gekocht	200	1,8	29	6
Regenbogenforelle, gebraten	160	1,7	28	7
Atlantiklachs, wild, gedünstet	160	1,6	27	8
Reh, Schulter, geschmort	150	1,5	26	9
Karpfen, gebraten	160	1,4	23	10
Süßkartoffel, gebacken	150	1,3	22	11
Kartoffeln, gekocht	250	1,3	22	12
Erbsen, gekocht	180	1,2	20	13
Pastinaken, gekocht	200	1,2	20	14
Linsen, gekocht	180	1,1	19	15
Brokkoli, gekocht	200	1,1	19	16
Lammfleisch, gekocht	160	1,1	18	17
Schweineschnitzel, gebraten	150	1,1	18	18
Putenfleisch, gebraten	150	1,0	17	19
Blumenkohl, gekocht	200	1,0	17	20
Kaninchen, gekocht	150	1,0	17	21
Hühnerfleisch, gekocht	150	1,0	17	22
Rinderhack, 5% Fett, gebraten	150	1,0	16	23
Avocados	80	0,9	15	24
Hühnerei, gekocht, gebraten	55	0,9	15	25

VITAMIN B7 - Biotin

Biotin	DGE: gesch.	Mann 25-51	Frau 25-51	Kind 4-7	DRI: AI	Mann 31-50	Frau 31-50	Kind 4-8
	µg	30-60	30-60	10-15	µg	30	30	12

Vegetarisch	Port.	µg	%	Rang
Sojabohnen, gekocht	180	36	80	1
Champignons, gebraten	200	32	71	2
Hühnerei, gekocht, gebraten	55	14	31	3
Haferflocken, Vollkorn	60	12	27	4
Erdnüsse	30	10	23	5
Erbsen, gekocht	180	10	21	6
Avocados	80	8,0	18	7
Speisequark, 20%	125	8,0	18	8
Äpfel	150	6,8	15	9
Bananen	120	6,6	15	10
Erdbeeren	150	6,0	13	11
Reis, gekocht	200	6,0	13	12
Chicorée	120	5,8	13	13
Kohlrabi, gekocht	200	5,4	12	14
Joghurt	150	5,3	12	15
Möhren, gekocht	200	5,0	11	16
Urdbohnen, gekocht	180	4,5	10	17
Milch	125	4,4	10	18
Trinkschokolade mit Milch	200	4,0	10	19
Zuckermais, gekocht	200	4,0	9	20
Tomaten	100	4,0	9	21
Möhren, Rohkost	80	4,0	9	22
Bohnen, weiße, gekocht	180	3,8	8	23
Pilsener Lagerbier	300	3,6	8	24
Feigen, reif	50	3,4	7	25

Mit Haut und Haaren!

Biotin ist erforderlich für das Wachstum und die Gesundheit von Haut, Haaren, Nägeln und des Knochenmarks. Unser Körper kann es zwar im Darm selbst herstellen, jedoch das dort hergestelle kaum aufnehmen.
- Für den Kohlenhydrat-, Protein- und Fettstoffwechsel
- Für das Wachstum und die Gesundheit von Haut, Haaren und Nerven

Sojabohnen, Pilze, Hühnerei und Vollkornhaferflocken versorgen unseren Körper am besten mit Biotin. Häufig werden bei brüchigen Nägeln, vorzeitigem Grauwerden oder Haarausfall Biotinpräparate empfohlen. Bei der Verwendung als Nahrungsergänzungsmittel wurden keine Nebenwirkungen beobachtet.

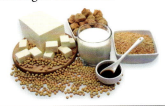

Mischkost	Port.	µg	%	Rang
Sojabohnen, gekocht	180	36	80	1
Champignons, gebraten	200	32	71	2
Hühnerei, gekocht, gebraten	55	14	31	3
Haferflocken, Vollkorn	60	12	27	4
Erdnüsse	30	10	23	5
Erbsen, gekocht	180	10	21	6
Avocados	80	8,0	18	7
Speisequark, 20%	125	8,0	18	8
Äpfel	150	6,8	15	9
Bananen	120	6,6	15	10
Erdbeeren	150	6,0	13	11
Reis, gekocht	200	6,0	13	12
Atlantiklachs, wild, gedünstet	160	5,9	13	13
Chicorée	120	5,8	13	14
Kohlrabi, gekocht	200	5,4	12	15
Joghurt	150	5,3	12	16
Möhren, gekocht	200	5,0	11	17
Urdbohnen, gekocht	180	4,5	10	18
Milch	125	4,4	10	19
Trinkschokolade mit Milch	200	4,0	9	20
Zuckermais, gekocht	200	4,0	9	21
Tomaten	100	4,0	9	22
Möhren, Rohkost	80	4,0	9	23
Bohnen, weiße, gekocht	180	3,8	8	24
Schweineschnitzel, gebraten	150	3,8	8	25

Vitamin C

Ascorbinsäure	DGE: Ref.	Mann 25-51	Frau 25-51	Kind 4-7	DRI: EAR	Mann 31-50	Frau 31-50	Kind 4-8
	mg	100	100	70	mg	75	60	22

Vegetarisch	Port.	mg	%	Rang
Brokkoli, gekocht	200	180	180	1
Rosenkohl, gekocht	200	170	170	2
Gemüsepaprika	100	121	121	3
Kohlrabi, gekocht	200	108	108	4
Papaya	120	96	96	5
Erdbeeren	150	95	95	6
Blumenkohl, gekocht	200	89	89	7
Orangensaft	200	86	86	8
Grünkohl, gekocht	200	82	82	9
Rotkohl, gekocht	200	69	69	10
Grapefruit	140	62	62	11
Orangen	120	59	59	12
Spinat, gekocht	200	58	58	13
Honigmelonen	150	48	48	14
Weißkohl, roh	100	48	48	15
Mangos	120	44	44	16
Mangold, gekocht	200	36	36	17
Kartoffeln, gekocht	250	35	35	18
Eine Kiwi	70	32	32	19
Spargel, gekocht	200	32	32	20
Himbeeren	125	31	31	21
Erbsen, gekocht	180	31	31	22
Süßkartoffel, gebacken	150	29	29	23
Ananas	150	29	29	24
Pastinaken, gekocht	200	26	26	25

Für das Immunsystem!

Man beschreibt es oft als Radikalenfänger, der die Zellen vor oxidativem Stress schützt. Heute weiß man, dass andere Bestandteile von Nahrungsmitteln dies sogar besser können. Vitamin C hilft unserem Körper aber auch bei vielen weiteren Aufgaben. Es stärkt unser Immunsystem, indem es die Produktion von Antikörpern und Interferon sowie die Funktion der Lymphozyten fördert.

- Ermöglicht die Bildung von Kollagen für Haut, Bindegewebe, Knochen und Zähne
- Verbessert die Eisenaufnahme im Darm
- Unterstützt Stoffwechselvorgänge, wie die Bildung von Kortison

Eine Portionen von gekochtem Kohl oder Spinat enthält weit mehr Vitamin C als eine Grapefruit oder Orange!

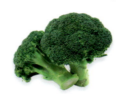

Nicht-Vegetarisch	Port.	mg	%	Rang
Garnelen, gedämpft	150	3,30	3	1
Regenbogenforelle, gebraten	160	3,20	3	2
Karpfen, gebraten	160	2,56	3	3
Miesmuscheln, gekocht	150	1,80	2	4
Kabeljau, gekocht	160	1,60	2	5
Aal, geräuchert	30	0,54	1	6

ORAC

Freie Radikale

Die Theorie der freien Radikale ist Erklärungsmodell für das Altern aller Lebewesen. Freie Radikale entstehen bei Stoffwechselprozessen aus Sauerstoff. Dieser Vorgang wir durch Umweltgifte, falsch Ernährung, Medikamente, Stress oder Zigaretten- und Alkoholkonsum unterstützt. Sie können für die Funktion der Zellen wichtige Moleküle wie die DNA, die RNA, Proteine und Fette schädigen. Die dabei geschädigten Zellkomponenten sollen demnach den Alterungsprozess bewirken. Die Zellen können sich jedoch mit »Radikalenfängern« wehren. Auch über die Nahrung können wir antioxidative Radikalenfänger wie Vitamin C, β-Carotin, Polyphenole oder Flavonoide aufnehmen, die in den Zellen die freien Radikale unschädlich machen. So lässt sich vermutlich der Alterungsprozess verlangsamen. Die zu erwartende Lebensdauer erhöht sich jedoch nicht.

Radikalenfänger!

Die Fähigkeit, freie Radikale durch Oxidation unschädlich zu machen, bezeichnet man als ORAC (Oxigen Radical Absorption Capacity). Dieser Wert berücksichtigt die Zeit zur Reduktion und das Reduktionspotential. Die Werte geben nur eine grobe Einschätzung, da Anbaumethoden, Wachsbedingungen, Ernteverfahren und Verarbeitungsmethoden einen großen Einfluss haben.

- Oxidiert freie Radikale
- Für das Immunsystem

Die Werte wurden mit Hilfe der von der USDA veröffentlichten Daten unter Berücksichtigung der Verzehrsmenge berechnet.

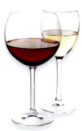

Vegetarisch	Port.	ORAC	kcal	Rang
Rotwein, leicht	200	7746	134	1
Pflaumen	120	7489	58	2
Brombeeren	125	6556	54	3
Rotkohl, gekocht	200	6290	58	4
Himbeeren	125	5931	41	5
Erdbeeren	150	5312	48	6
Brokkoli, gekocht	200	4754	42	7
Süßkirschen	120	4018	74	8
Walnusskerne	30	3917	199	9
Schokolade, milchfrei, halbbitter	20	3611	96	10
Spargel, gekocht	200	3288	24	11
Süßkartoffel, gebacken	150	3128	135	12
Kaffee	240	2995	2	13
Granatapfel	125	2926	93	14
Haselnüsse	30	2783	193	15
Trockenpflaumen	40	2585	88	16
rote Bete	130	2297	53	17
Pistazien	30	2267	174	18
Tee, schwarzer	200	2256	2	19
Orangen	120	2142	50	20
Pfirsiche	120	2137	49	21
Grapefruit	140	2117	52	22
Aprikosen	150	1662	65	23
Feigen, reif	50	1600	31	24
Ingwerwurzel	10	1484	8	25

ORTHOMOLEKULARE-WIRKUNG

KALZIUM

DGE: Ref.	Mann 25-51	Frau 25-51	Kind 4-7	DRI: AI	Mann 31-50	Frau 31-50	Kind 4-8
mg	1000	1000	700	mg	1000	1000	800

Vegetarisch	Port.	mg	kcal	Rang
Buttermilch, Molke	200	286	29	1
Ziegenmilch	200	254	25	2
Spinat, gekocht	200	252	25	3
Trinkschokolade mit Milch	200	210	21	4
Sojabohnen, gekocht	180	184	18	5
Joghurt	150	180	18	6
Brokkoli, gekocht	200	174	17	7
Goudakäse, 45%	20	164	16	8
Camembert 50%	30	153	15	9
Milch	125	150	15	10
Appenzellerkäse	20	148	15	11
Rhabarber, gekocht	100	145	15	12
Grünkohl, gekocht	200	144	14	13
Ziegenkäse, halbfest	40	119	12	14
Eiscreme, Speiseeis	85	119	12	15
Mangold, gekocht	200	116	12	16
Okra, gekocht	150	116	12	17
Speisequark, 20%	125	106	11	18
Hüttenkäse, 5% Fett total	100	95	10	19
Kichererbsen, gekocht	180	88	9	20
Gartenbohnen, gekocht	200	88	9	21
Tofu, roh	100	87	9	22
Knollensellerie, gekocht	200	84	9	23
Rotkohl, gekocht	200	84	8	24
Sesamsamen	10	78	8	25

GESUNDE KNOCHEN UND ZÄHNE!

In unserem Körper befindet sich ca. 1 kg Kalzium, hauptsächlich in den Knochen und Zähnen. Kalzium stabilisiert auch die Zellmembranen und wird für die Blutgerinnung benötigt.
▫ Für Knochen und Zähne
▫ Für die Weiterleitung der Nervenimpulse an die Muskelzellen
Ob man mit Milchprodukten genug Kalzium aufnehmen kann, ist fraglich, da diese viel Eiweiß enthalten, welches die Aufnahme von Kalzium behindert. Weltweit decken Millionen von Menschen ihren Kalziumbedarf mit Gemüsen und Hülsenfrüchten. Ab 1 g Kalzium pro Tag sinkt die Fähigkeit, weiteres Kalzium aufzunehmen.

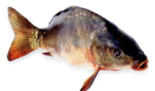

Nicht-Vegetarisch	Port.	mg	%	Rang
Karpfen, gebraten	160	83	8	1
Garnelen, gedämpft	150	59	6	2
Miesmuscheln, gekocht	150	50	5	3
Kaninchen, gekocht	150	30	3	4
Putenfleisch, gekocht	150	27	3	5
Ziegenfleisch, gekocht	150	26	3	6
Atlantiklachs, wild, gedünstet	160	24	2	7
Lammfleisch, gekocht	150	23	2	8
Kabeljau, gekocht	160	22	2	9
Entenfleisch, gebraten	150	21	2	10
Gänsefleisch, gebraten	150	21	2	11
Hühnerfleisch, gekocht	150	20	2	12
Regenbogenforelle, gebraten	160	19	2	13
Rinderhack, 5% Fett, gebraten	150	11	1	14
Reh, Schulter, geschmort	150	9	1	15
Schweineschnitzel, gebraten	150	7	1	16
Aal, geräuchert	30	6	1	17

MAGNESIUM

DGE: Ref.	Mann 25-51	Frau 25-51	Kind 4-7	DRI: EAR	Mann 31-50	Frau 31-50	Kind 4-8
mg	350	300	120	mg	350	265	110

Vegetarisch	Port.	mg	kcal	Rang
Spinat, gekocht	200	174	50	1
Kuhbohnen, gekocht	180	173	49	2
Mangold, gekocht	200	172	49	3
Sojabohnen, gekocht	180	155	44	4
Quinoa, gekocht	200	128	37	5
Bohnen, weiße, gekocht	180	122	35	6
Buchweizen, gekocht	200	102	29	7
Urdbohnen, gekocht	180	100	28	8
Tofu, roh	100	99	28	9
Dinkel, gekocht	200	98	28	10
Amarantflocken	30	92	26	11
Hirse, gekocht	200	88	25	12
Kichererbsen, gekocht	180	86	25	13
Mungbohnen, gekocht	180	86	25	14
Sonnenblumenkerne	20	84	24	15
Haferflocken, Vollkorn	60	80	23	16
Cashewnüsse	30	80	23	17
Sojamilch	250	70	20	18
Weizen, Bulgur gekocht	200	64	18	19
Möhren, gekocht	200	60	17	20
Pastinaken, gekocht	200	58	17	21
Okra, gekocht	150	54	15	22
Roggenvollkornbrot	100	54	15	23
Zuckermais, gekocht	200	52	15	24
Mandeln	30	51	15	25

MEHR ENERGIE!

Magnsium beeinflusst die Erregbarkeit von Nerven und Muskeln. Fehlt es, kann dies Muskelkrämpfe und Herzrhythmusstörungen zur Folge haben. Magnesium beeinflusst auch die Festigkeit der Knochen und wird für den Abbau von Proteinen benötigt.
▫ Festigkeit von Knochen und Zähnen
▫ Für die Funktion der Muskeln
Magnesiummangel tritt häufig auf. Hoher Alkoholkonsum, viel Fleisch, Weißmehl und zuckerhaltige Produkte oder kalziumreiche Nahrung können die Ursachen sein. Grüngemüse, Vollkornprodukte und Hülsenfrüchte können einen Mangel am besten ausgleichen.

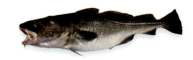

Nicht-Vegetarisch	Port.	mg	%	Rang
Kabeljau, gekocht	160	67	19	1
Karpfen, gebraten	160	62	18	2
Miesmuscheln, gekocht	150	56	16	3
Garnelen, gedämpft	150	51	15	4
Putenfleisch, gekocht	150	42	12	5
Reh, Schulter, geschmort	150	42	12	6
Atlantiklachs, wild, gedünstet	160	42	12	7
Lammfleisch, gekocht	160	42	12	8
Regenbogenforelle, gebraten	160	42	12	9
Schweineschnitzel, gebraten	150	39	11	10
Gänsefleisch, gebraten	150	38	11	11
Rinderhack, 5% Fett, gebraten	150	35	10	12
Entenfleisch, gebraten	150	33	9	13
Kaninchen, gekocht	150	30	9	14
Hühnerfleisch, gekocht	150	29	8	15
Aal, geräuchert	30	5	2	16

KALIUM

	Ascorbinsäure	DGE: gesch.	Mann 25-51	Frau 25-51	Kind 4-7	DRI: AI	Mann 31-50	Frau 31-50	Kind 4-8
		mg	2000	2000	1400	mg	4700	4700	3800

Vegetarisch	Port.	mg	%	Rang
Mangold, gekocht	200	1098	55	1
Kartoffeln, gekocht	250	1040	52	2
Spinat, gekocht	200	932	47	3
Sojabohnen, gekocht	180	927	46	4
Bohnen, weiße, gekocht	180	819	41	5
Champignons, gebraten	200	792	40	6
Pastinaken, gekocht	200	734	37	7
Süßkartoffel, gebacken	150	713	36	8
Rosenkohl, gekocht	200	702	35	9
Kohlrabi, gekocht	200	680	34	10
Kuhbohnen, gekocht	180	675	34	11
Shiitake, gebraten	200	652	33	12
Brokkoli, gekocht	200	648	32	13
Knollensellerie, gekocht	200	568	28	14
rote Bete	130	529	26	15
Rotkohl, gekocht	200	524	26	16
Kichererbsen, gekocht	180	524	26	17
Mungbohnen, gekocht	180	479	24	18
Sojamilch	250	478	24	19
Honigmelonen	150	465	23	20
Kürbis, gekocht	200	460	23	21
Linsen, gekocht	180	459	23	22
Grünkohl, gekocht	200	456	23	23
Bananen	120	444	22	24
Aprikosen	150	419	21	25

FÜR DEN WASSERHAUSHALT!

Als natürlicher Gegenspieler von Natrium reguliert Kalium den Wasserhaushalt, das Säure-Basen-Gleichgewicht, die Weiterleitung von Nervenimpulsen, die Muskelkontraktionen und die elektrische Spannung an der Zellmembran.
- Regulation des Wasserhaushalts
- Notwendig für die Funktion von Nerven und Muskeln
- Erhaltung eines normalen Blutdrucks

Vermutlich aufgrund des hohen Salzkonsums in den USA erachten die amerikanischen Gesundheitsbehörden 4,7 g Kalium pro Tag für erforderlich. Dazu müsste der Durchschnittsbürger jedoch täglich 1 kg Kartoffeln oder andere kaliumreiche Gemüse oder Hülsenfrüchten essen. Wer das wohl schafft?

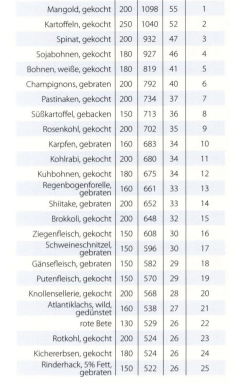

Mischkost	Port.	mg	%	Rang
Mangold, gekocht	200	1098	55	1
Kartoffeln, gekocht	250	1040	52	2
Spinat, gekocht	200	932	47	3
Sojabohnen, gekocht	180	927	46	4
Bohnen, weiße, gekocht	180	819	41	5
Champignons, gebraten	200	792	40	6
Pastinaken, gekocht	200	734	37	7
Süßkartoffel, gebacken	150	713	36	8
Rosenkohl, gekocht	200	702	35	9
Karpfen, gebraten	160	683	34	10
Kohlrabi, gekocht	200	680	34	11
Kuhbohnen, gekocht	180	675	34	12
Regenbogenforelle, gebraten	160	661	33	13
Shiitake, gebraten	200	652	33	14
Brokkoli, gekocht	200	648	32	15
Ziegenfleisch, gekocht	150	608	30	16
Schweineschnitzel, gebraten	150	596	30	17
Gänsefleisch, gebraten	150	582	29	18
Putenfleisch, gekocht	150	570	29	19
Knollensellerie, gekocht	200	568	28	20
Atlantiklachs, wild, gedünstet	160	538	27	21
rote Bete	130	529	26	22
Rotkohl, gekocht	200	524	26	23
Kichererbsen, gekocht	180	524	26	24
Rinderhack, 5% Fett, gebraten	150	522	26	25

PHOSPHOR

DGE: Ref.	Mann 25-51	Frau 25-51	Kind 4-7	DRI: EAR	Mann 31-50	Frau 31-50	Kind 4-8
mg	700	700	600	mg	580	580	405

Vegetarisch	Port.	mg	%	Rang
Sojabohnen, gekocht	180	441	63	1
Quinoa, gekocht	200	304	43	2
Kichererbsen, gekocht	180	302	43	3
Dinkel, gekocht	200	300	43	4
Bohnen, weiße, gekocht	180	268	38	5
Kuhbohnen, gekocht	180	256	37	6
Haferflocken, Vollkorn	60	249	36	7
Linsen, gekocht	180	234	33	8
Shiitake, gebraten	200	222	32	9
Urdbohnen, gekocht	180	220	31	10
Ziegenmilch	200	218	31	11
Trinkschokolade mit Milch	200	210	30	12
Champignons, gebraten	200	210	30	13
Speisequark, 20%	125	206	29	14
Hirse, gekocht	200	200	29	15
Roggenvollkornbrot	100	198	28	16
Mungbohnen, gekocht	180	178	25	17
Amarantflocken	30	175	25	18
Buttermilch, Molke	200	164	23	19
Pastinaken, gekocht	200	164	23	20
Erbsen, gekocht	180	164	23	21
Rosenkohl, gekocht	200	152	22	22
Hüttenkäse, 5% Fett total	100	150	21	23
Zuckermais, gekocht	200	150	21	24
Pistazien	30	150	21	25

FÜR DEN ENERGIE- UND ZELLSTOFFWECHSEL!

Phosphor ist ein wichtiger Bestandteil von Knochen und Zähnen. Es ist am Energie- und Zellstoffwechsel beteiligt und kann auch Säuren und Alkali puffern.
- Erhöht die Ausdauer
- Wichtig für den Säure- Basenhaushalt

Phosphor ist in vielen Nahrungsmitteln enthalten, so dass ein Mangel meist nur durch Krankheiten verursacht wird. Größere Mengen an Phosphaten kann man auch als Säuerungsmittel in Erfrischungsgetränken oder Wurstprodukten zu sich nehmen. Bei Osteoporose ist dies nachteilig, da Phosphor das Herauslösen des Kalziums aus den Knochen unterstützt. Phosphate aus Getreiden werden nur schlecht aufgenommen.

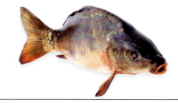

Mischkost	Port.	mg	%	Rang
Karpfen, gebraten	160	850	121	1
Gänsefleisch, gebraten	150	464	66	2
Sojabohnen, gekocht	180	441	63	3
Miesmuscheln, gekocht	150	428	61	4
Atlantiklachs, wild, gedünstet	160	405	58	5
Regenbogenforelle, gebraten	160	392	56	6
Reh, Schulter, geschmort	150	392	56	7
Kaninchen, gekocht	150	339	48	8
Putenfleisch, gekocht	150	330	47	9
Lammfleisch, gekocht	150	315	45	10
Rinderhack, 5% Fett, gebraten	150	309	44	11
Quinoa, gekocht	200	304	43	12
Kichererbsen, gekocht	180	302	43	13
Ziegenfleisch, gekocht	150	302	43	14
Dinkel, gekocht	200	300	43	15
Entenfleisch, gebraten	150	294	42	16
Schweineschnitzel, gebraten	150	288	41	17
Bohnen, weiße, gekocht	180	268	38	18
Kuhbohnen, gekocht	180	256	37	19
Haferflocken, Vollkorn	60	249	36	20
Linsen, gekocht	180	234	33	21
Shiitake, gebraten	200	222	32	22
Kabeljau, gekocht	160	221	32	23
Urdbohnen, gekocht	180	220	31	24
Ziegenmilch	200	218	31	25

ORTHOMOLEKULARE-WIRKUNG

EISEN

DGE: Ref.	Mann 25-51	Frau 25-51	Kind 4-7	DRI: EAR	Mann 31-50	Frau 31-50	Kind 4-8
mg	10	15	8	mg	6,0	8,1	4,1

Vegetarisch	Port.	mg	%	Rang
Sojabohnen, gekocht	180	9,3	93	1
Spinat, gekocht	200	5,8	58	2
Kuhbohnen, gekocht	180	5,5	55	3
Kichererbsen, gekocht	180	5,2	52	4
Mangold, gekocht	200	4,5	45	5
Urdbohnen, gekocht	180	4,1	41	6
Bohnen, weiße, gekocht	180	3,8	38	7
Linsen, gekocht	180	3,8	38	8
Tofu, roh	100	3,7	37	9
Dinkel, gekocht	200	3,3	33	10
Haferflocken, Vollkorn	60	3,2	32	11
Quinoa, gekocht	200	3,0	30	12
Amarantflocken	30	2,7	27	13
Mungbohnen, gekocht	180	2,5	25	14
Erbsen, gekocht	180	2,3	23	15
Kartoffeln, gekocht	250	2,3	23	16
Porree, gekocht	200	2,2	22	17
Pistazien	30	2,2	22	18
Roggenvollkornbrot	100	2,0	20	19
Sojamilch	250	2,0	20	20
Gerstengraupen, gekocht	150	2,0	20	21
Weizen, Bulgur gekocht	200	1,9	19	22
Brokkoli, gekocht	200	1,8	18	23
Grünkohl, gekocht	200	1,8	18	24
Rotwein, leicht	200	1,7	17	25

FÜR DEN SAUERSTOFFTRANSPORT!

70% der etwa 4-5 g Eisen in unserem Körper sind Bestandteil des Hämoglobins, welches den Sauerstoff transportiert. Eisen spielt auch eine wichtige Rolle im Immunsystem. Einen latenten Eisenmangel gibt es laut einer Metastudie bei 4% der Bevölkerung. Zu viel Eisen verschlechtert die Fließeigenschaft des Blutes und damit die Sauerstoffversorgung.
- Gewährleistet den Sauerstofftransport
- Erhält die Muskelfunktion

Trinkt man innerhalb einer Stunde nach der Mahlzeit Kaffee, kann dies die Eisenaufnahme um bis zu 80% reduzieren. Eisen ist außer in Fleisch auch reichlich in Grüngemüsen und Hülsenfrüchten, besonders der Sojabohne, enthalten.

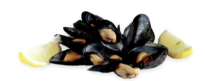

Mischkost	Port.	mg	%	Rang
Miesmuscheln, gekocht	150	10	102	1
Sojabohnen, gekocht	180	9,3	93	2
Reh, Schulter, geschmort	150	7,5	75	3
Spinat, gekocht	200	5,8	58	4
Ziegenfleisch, gekocht	150	5,6	56	5
Kuhbohnen, gekocht	180	5,5	55	6
Kichererbsen, gekocht	180	5,2	52	7
Garnelen, gedämpft	150	4,6	46	8
Mangold, gekocht	200	4,5	45	9
Gänsefleisch, gebraten	150	4,3	43	10
Rinderhack, 5% Fett, gebraten	150	4,2	42	11
Urdbohnen, gekocht	180	4,1	41	12
Bohnen, weiße, gekocht	180	3,8	38	13
Linsen, gekocht	180	3,8	38	14
Entenfleisch, gebraten	150	3,8	38	15
Tofu, roh	100	3,7	37	16
Kaninchen, gekocht	150	3,6	36	17
Dinkel, gekocht	200	3,3	33	18
Haferflocken, Vollkorn	60	3,2	32	19
Quinoa, gekocht	200	3,0	30	20
Amarantflocken	30	2,7	27	21
Karpfen, gebraten	160	2,5	25	22
Mungbohnen, gekocht	180	2,5	25	23
Lammfleisch, gekocht	150	2,4	24	24
Erbsen, gekocht	180	2,3	23	25

KUPFER

DGE: gesch.	Mann 25-51	Frau 25-51	Kind 4-7	DRI: EAR	Mann 31-50	Frau 31-50	Kind 4-8
mg	1,0-1,5	1,0-1,5	0,7-0,7	µg	700	700	340

Vegetarisch	Port.	µg	%	Rang
Cashewnüsse	30	1110	89	1
Sojabohnen, gekocht	180	733	59	2
Kichererbsen, gekocht	180	634	51	3
Champignons, gebraten	200	582	47	4
Kuhbohnen, gekocht	180	488	39	5
Linsen, gekocht	180	452	36	6
Dinkel, gekocht	200	430	34	7
Haselnüsse	30	390	31	8
Quinoa, gekocht	200	384	31	9
Blumenkohl, gekocht	200	360	29	10
Spargel, gekocht	200	330	26	11
Mangold, gekocht	200	326	26	12
Shiitake, gebraten	200	326	26	13
Hirse, gekocht	200	322	26	14
Haferflocken, Vollkorn	60	318	25	15
Grünkohl, gekocht	200	312	25	16
Buchweizen, gekocht	200	292	23	17
Mungbohnen, gekocht	180	281	22	18
Schokolade, milchfrei, halbbitter	20	280	22	19
Pastinaken, gekocht	200	276	22	20
Pinienkerne	20	265	21	21
Kohlrabi, gekocht	200	264	21	22
Walnusskerne	30	264	21	23
Appenzellerkäse	20	260	21	24
Mandeln	30	255	20	25

UNTERSTÜTZT DAS IMMUNSYSTEM!

Viele wichtige Enzyme im Proteinstoffwechsel benötigen Kupfer. Es begünstigt auch die Aufnahme von Eisen aus der Nahrung.
- Hilft bei der Eisenaufnahme und der Verwertung von Vitamin C
- Wichtig für den Sauerstofftransport
- Unterstützt körpereigene Antioxidanzien

Pilze, Hülsenfrüchte und Vollkorngetreide decken unseren normalen Kupferbedarf. Trinkwasser aus neuen Kupferrohren kann bei saurem Wasser und geringer Wasserhärte zu einem Kupferüberschuss führen. Hier kann der Kupferantagonist Zink schützen.

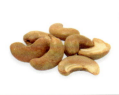

Mischkost	Port.	µg	%	Rang
Cashewnüsse	30	1110	89	1
Sojabohnen, gekocht	180	733	59	2
Kichererbsen, gekocht	180	634	51	3
Champignons, gebraten	200	582	47	4
Kuhbohnen, gekocht	180	488	39	5
Ziegenfleisch, gekocht	150	455	36	6
Linsen, gekocht	180	452	36	7
Dinkel, gekocht	200	430	34	8
Reh, Schulter, geschmort	150	428	34	9
Gänsefleisch, gebraten	150	414	33	10
Haselnüsse	30	390	31	11
Quinoa, gekocht	200	384	31	12
Entenfleisch, gebraten	150	363	29	13
Blumenkohl, gekocht	200	360	29	14
Spargel, gekocht	200	330	26	15
Mangold, gekocht	200	326	26	16
Shiitake, gebraten	200	326	26	17
Hirse, gekocht	200	322	26	18
Haferflocken, Vollkorn	60	318	25	19
Grünkohl, gekocht	200	312	25	20
Buchweizen, gekocht	200	292	23	21
Garnelen, gedämpft	150	290	23	22
Mungbohnen, gekocht	180	281	22	23
Schokolade, milchfrei, halbbitter	20	280	22	24
Pastinaken, gekocht	200	276	22	25

Zink

	DGE: Ref.	Mann 25-51	Frau 25-51	Kind 4-7	DRI: EAR	Mann 31-50	Frau 31-50	Kind 4-8
	mg	10,0	7,0	5,0	mg	9,4	6,8	4,0

Vegetarisch	Port.	µg	%	Rang
Kuhbohnen, gekocht	180	3,4	34	1
Kichererbsen, gekocht	180	2,8	28	2
Haferflocken, Vollkorn	60	2,6	26	3
Dinkel, gekocht	200	2,5	25	4
Linsen, gekocht	180	2,3	23	5
Quinoa, gekocht	200	2,2	22	6
Sojabohnen, gekocht	180	2,1	21	7
Bohnen, weiße, gekocht	180	2,0	20	8
Shiitake, gebraten	200	1,9	19	9
Hirse, gekocht	200	1,8	18	10
Spinat, gekocht	200	1,5	15	11
Mungbohnen, gekocht	180	1,5	15	12
Roggenvollkornbrot	100	1,5	15	13
Pinienkerne	20	1,3	13	14
Trinkschokolade mit Milch	200	1,3	13	15
Gerstengraupen, gekocht	150	1,2	12	16
Buchweizen, gekocht	200	1,2	12	17
Zuckermais, gekocht	200	1,2	12	18
Spargel, gekocht	200	1,2	12	19
Champignons, gebraten	200	1,1	11	20
Weizen, Bulgur gekocht	200	1,1	11	21
Sonnenblumenkerne	20	1,1	11	22
Amarantflocken	30	1,1	11	23
Urdbohnen, gekocht	180	1,1	11	24
Nudeln, gekocht	200	1,0	10	25

Für Haut und Haare!

Über 200 Enzyme enthalten Zink und es ist an vielen Stoffwechselvorgängen im Körper beteiligt. Zink unterstützt als Bestandteil der Alkohol-Dehydrogenase die Alkoholentgiftung. Haarausfall, trockene und schuppige Haut, quergestreifte Fingernägel oder verstärkte Infektanfälligkeit können auf einen Zinkmangel deuten.
- Stärkt die Immunabwehr
- Wichtig für die Regulierung des Blutzuckers
- Erhaltung eines normals Blutdrucks
Pflanzliche Nahrungsmittel liefern unserem Körper nur wenig Zink. Bei vegetarischer Ernährung kann es so leicht zu einem Mangel an Zink kommen.

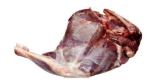

Mischkost	Port.	µg	%	Rang
Reh, Schulter, geschmort	150	13	130	1
Rinderhack, 5% Fett, gebraten	150	10	96	2
Lammfleisch, gekocht	150	7,9	79	3
Gänsefleisch, gebraten	150	4,8	48	4
Miesmuscheln, gekocht	150	4,0	40	5
Schweineschnitzel, gebraten	150	3,6	36	6
Kaninchen, gekocht	150	3,6	36	7
Ziegenfleisch, gekocht	150	3,4	34	8
Kuhbohnen, gekocht	180	3,4	34	9
Karpfen, gebraten	160	3,0	30	10
Kichererbsen, gekocht	180	2,8	28	11
Entenfleisch, gebraten	150	2,7	27	12
Haferflocken, Vollkorn	60	2,6	26	13
Hühnerfleisch, gekocht	150	2,6	26	14
Dinkel, gekocht	200	2,5	25	15
Garnelen, gedämpft	150	2,3	23	16
Linsen, gekocht	180	2,3	23	17
Quinoa, gekocht	200	2,2	22	18
Sojabohnen, gekocht	180	2,1	21	19
Bohnen, weiße, gekocht	180	2,0	20	20
Shiitake, gebraten	200	1,9	19	21
Hirse, gekocht	200	1,8	18	22
Spinat, gekocht	200	1,5	15	23
Mungbohnen, gekocht	180	1,5	15	24
Roggenvollkornbrot	100	1,5	15	25

Selen

	DGE: gesch.	Mann 25-51	Frau 25-51	Kind 4-7	DRI: EAR	Mann 31-50	Frau 31-50	Kind 4-8
	µg	30-70	30-70	15-45	µg	45	45	23

Vegetarisch	Port.	µg	%	Rang
Champignons, gebraten	200	28	56	1
Paranüsse	20	21	41	2
Nudeln, gekocht	200	20	40	3
Tofu, roh	100	17	35	4
Sojabohnen, gekocht	180	13	26	5
Gerstengraupen, gekocht	150	13	26	6
Shiitake, gebraten	200	13	25	7
Spargel, gekocht	200	12	24	8
Sonnenblumenkerne	20	11	21	9
Hüttenkäse, 5% Fett total	100	9,0	18	10
Dinkel, gekocht	200	8,0	16	11
Kichererbsen, gekocht	180	6,7	13	12
Urdbohnen, gekocht	180	6,7	13	13
Speisequark, 20%	125	6,3	13	14
Haferflocken, Vollkorn	60	5,8	12	15
Quinoa, gekocht	200	5,6	11	16
Hühnerei, gekocht, gebraten	55	5,5	11	17
Trinkschokolade mit Milch	200	5,4	11	18
Linsen, gekocht	180	5,0	10	19
Buttermilch, Molke	200	4,6	9	20
Rotkohl, gekocht	200	4,6	9	21
Mungbohnen, gekocht	180	4,5	9	22
Kuhbohnen, gekocht	180	4,5	9	23
Buchweizen, gekocht	200	4,4	9	24
Gemüsepaprika	100	4,3	9	25

Hält jung!

Unser Körper braucht nur sehr wenig Selen pro Tag, dieses ist jedoch wichtig, um die Zellmembranen zu schützen. Auch unser Immunsystem braucht es, um die Antikörper und Lymphozyten zu bilden, welche uns vor Infekten schützen.
- Schützt vor freien Radikalen
- Schützt vor Schwermetallen
- Stärkt das Immunsystem
Insbesondere Fisch, Fleisch, Pilze und Getreide von selenreichen Böden liefern genug dieses Spurenelements für den täglichen Bedarf.

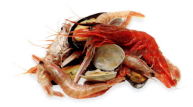

Mischkost	Port.	µg	%	Rang
Miesmuscheln, gekocht	150	67	134	1
Kabeljau, gekocht	160	60	120	2
Garnelen, gedämpft	150	59	119	3
Kaninchen, gekocht	150	58	116	4
Atlantiklachs, wild, gedünstet	160	46	93	5
Lammfleisch, gekocht	150	39	78	6
Gänsefleisch, gebraten	150	38	77	7
Champignons, gebraten	200	28	56	8
Hühnerfleisch, gekocht	150	27	54	9
Reh, Schulter, geschmort	150	27	53	10
Karpfen, gebraten	160	26	52	11
Regenbogenforelle, gebraten	160	21	42	12
Paranüsse	20	21	41	13
Nudeln, gekocht	200	20	40	14
Schweineschnitzel, gebraten	150	18	36	15
Ziegenfleisch, gekocht	150	18	35	16
Tofu, roh	100	17	35	17
Sojabohnen, gekocht	180	13	26	18
Gerstengraupen, gekocht	150	13	26	19
Shiitake, gebraten	200	13	25	20
Spargel, gekocht	200	12	24	21
Sonnenblumenkerne	20	11	21	22
Hüttenkäse, 5% Fett total	100	9	18	23
Rinderhack, 5% Fett, gebraten	150	8	16	24
Dinkel, gekocht	200	8	16	25

ORTHOMOLEKULARE-WIRKUNG

JOD

DGE: empf.	Mann 25-51	Frau 25-51	Kind 4-7	DRI: EAR	Mann 31-50	Frau 31-50	Kind 4-8
µg	200	200	140	µg	95	95	65

Vegetarisch	Port.	µg	%	Rang
Champignons, gebraten	200	36	18	1
Wassermelone	150	15	8	2
Ziegenmilch	200	8,2	4	3
Pastinaken, gekocht	200	7,2	4	4
Joghurt	150	5,3	3	5
Hühnerei, gekocht, gebraten	55	5,2	3	6
Rettich	60	4,8	2	7
Speisequark, 20%	125	4,6	2	8
Grünkohl, gekocht	200	4,5	2	9
Erdbeeren	150	4,1	2	10
Erdnüsse	30	3,9	2	11
Himbeeren	125	3,8	2	12
Süßkartoffel, gebacken	150	3,6	2	13
Weißbrot	60	3,5	2	14
Pfirsiche	120	3,5	2	15
Milch	125	3,4	2	16
Cashewnüsse	30	3,0	2	17
Honigmelonen	150	3,0	2	18
Weißkohl, roh	100	3,0	2	19
Salatgurken	100	2,9	1	20
Rotkohl, gekocht	200	2,9	1	21
Endiviensalat	100	2,9	1	22
Haferflocken, Vollkorn	60	2,7	1	23
Apfelsaft	250	2,5	1	24
Knollensellerie, gekocht	200	2,5	1	25

REGULIERT DEN GRUNDUMSATZ!

Jod ist entscheidender Bestandteil der Schilddrüsenhormone, welche Stoffwechselvorgänge steuern und den Grundumsatz regulieren. Die Böden in Mitteleuropa sind jodarm und so kommt es bei mehreren Millionen Deutschen zu Mangelsymptomen.

▫ Reguliert den Grundumsatz
▫ Fördert die Gesundheit von Haut, Haaren, Nägeln und Zähnen

Die meisten Experten und Verbände halten Jodsalz für unverzichtbar und gesundheitlich unbedenklich. Es gibt auch Gegenstimmen und der Ganzheitsmediziner Dr. med. M. O. Bruker hält die Jodversorgung mit naturbelassenen Lebensmitteln für ausreichend.

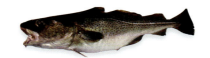

Mischkost	Port.	µg	%	Rang
Kabeljau, gekocht	160	272	136	1
Miesmuscheln, gekocht	150	158	79	2
Garnelen, gedämpft	150	98	49	3
Atlantiklachs, wild, gedünstet	160	54	27	4
Champignons, gebraten	200	36	18	5
Wassermelone	150	15	8	6
Ziegenmilch	200	8,2	4	7
Rinderhack, 5% Fett, gebraten	150	8,1	4	8
Pastinaken, gekocht	200	7,2	4	9
Schweineschnitzel, gebraten	150	6,8	3	10
Regenbogenforelle, gebraten	160	5,4	3	11
Joghurt	150	5,3	3	12
Hühnerei, gekocht, gebraten	55	5,2	3	13
Rettich	60	4,8	2	14
Speisequark, 20%	125	4,6	2	15
Grünkohl, gekocht	200	4,5	2	16
Erdbeeren	150	4,1	2	17
Erdnüsse	30	3,9	2	18
Himbeeren	125	3,8	2	19
Süßkartoffel, gebacken	150	3,6	2	20
Weißbrot	60	3,5	2	21
Pfirsiche	120	3,5	2	22
Milch	125	3,4	2	23
Cashewnüsse	30	3,0	2	24
Honigmelonen	150	3,0	2	25

MANGAN

DGE: gesch.	Mann 25-51	Frau 25-51	Kind 4-7	DRI: AI	Mann 31-50	Frau 31-50	Kind 4-8
mg	1,0-1,5	1,0-1,5	0,5-1,0	mg	2,3	1,8	1,5

Vegetarisch	Port.	mg	%	Rang
Haferflocken, Vollkorn	60	2,7	77	1
Dinkel, gekocht	200	2,2	62	2
Spinat, gekocht	200	1,9	53	3
Kichererbsen, gekocht	180	1,9	53	4
Pinienkerne	20	1,8	50	5
Haselnüsse	30	1,7	49	6
Roggenvollkornbrot	100	1,5	43	7
Sojabohnen, gekocht	180	1,5	42	8
Quinoa, gekocht	200	1,3	36	9
Weizen, Bulgur gekocht	200	1,2	35	10
Brombeeren	125	1,1	32	11
Trockenpflaumen	40	0,9	26	12
Bohnen, weiße, gekocht	180	0,9	26	13
Amarantflocken	30	0,9	26	14
Kuhbohnen, gekocht	180	0,9	24	15
Grünkohl, gekocht	200	0,8	24	16
Urdbohnen, gekocht	180	0,8	23	17
Buchweizen, gekocht	200	0,8	23	18
Süßkartoffel, gebacken	150	0,7	21	19
Mangold, gekocht	200	0,7	19	20
Nudeln, gekocht	200	0,6	18	21
Tofu, roh	100	0,6	17	22
Walnusskerne	30	0,6	17	23
Pastinaken, gekocht	200	0,6	17	24
Erdbeeren	150	0,6	17	25

FÜR VIELES WICHTIG!

Mangan ist Bestandteil vieler Enzyme, welche den Zucker- und Fettstoffwechsel steuern, für den Cholesterinaufbau erforderlich sind und für den Histaminabbau gebraucht werden. Viel Kalzium in der Nahrung sowie eine Langzeitbelastung mit Schwermetallen behindern die Manganaufnahme.

▫ Für Knochen und Bindegewebe
▫ Hilfreich bei Allergien
▫ Modulation von Neurotransmittern

Vollkornprodukte, Hülsenfrüchte und Gemüse enthalten genug Mangan. Beim überwiegenden Verzehr von Fleisch und Weißmehlprodukten kann es jedoch schnell zu einem Mangel kommen.

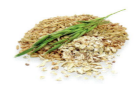

Nicht-Vegetarisch	Port.	mg	%	Rang
Miesmuscheln, gekocht	150	3,45	99	1
Karpfen, gebraten	160	0,08	2	2
Entenfleisch, gebraten	150	0,07	2	3
Artischocke, gekocht	100	0,00	0	4
Ziegenfleisch, gekocht	150	0,06	2	5
Garnelen, gedämpft	150	0,05	1	6
Kaninchen, gekocht	150	0,05	1	7
Butterschmalz, Ghee	10	0,00	0	8
Lammfleisch, gekocht	150	0,04	1	9
Schweineschnitzel, gebraten	150	0,04	1	10
Reh, Schulter, geschmort	150	0,04	1	11
Gänsefleisch, gebraten	150	0,04	1	12
Kabeljau, gekocht	160	0,03	1	13
Hühnerfleisch, gekocht	150	0,03	1	14
Regenbogenforelle, gebraten	160	0,02	1	15
Atlantiklachs, wild, gedünstet	160	0,02	1	16
Rinderhack, 5% Fett, gebraten	150	0,02	1	
Aal, geräuchert	30	0,01	0	

135

MOLYBDÄN

DGE: SW	Mann 25-51	Frau 25-51	Kind 4-7	DRI: EAR	Mann 31-50	Frau 31-50	Kind 4-8
µg	50-100	50-100	20-40	µg	34	34	17

Vegetarisch	Port.	µg	kcal	Rang
Buchweizen, gekocht	200	242	323	1
Rotkohl, gekocht	200	121	161	2
Honigmelonen	150	51	68	3
Zuckermais, gekocht	200	36	48	4
Papaya	120	30	40	5
Roggenvollkornbrot	100	24	32	6
Aprikosen	150	21	28	7
Weißbrot	60	15	20	8
Erdbeeren	150	14	18	9
Erdnüsse	30	13	17	10
Zwiebeln, roh	40	13	17	11
Zucchini, roh	100	12	16	12
Kokosnussfleisch, roh	40	10	13	13
Sauerkraut	100	10	13	14
Speisequark, 20%	125	8,8	12	15
Hühnerei, gekocht, gebraten	55	7,7	10	16
Pflaumen	120	7,2	10	17
Champignons, gebraten	200	6,6	9	18
Möhren, Rohkost	80	6,4	9	19
Milch	125	5,3	7	20
Rosinen	40	4,4	6	21
Grünkohl, gekocht	200	4,0	5	22
Endiviensalat	100	4,0	5	23
Bananen	120	3,6	5	24
Ziegenmilch	200	3,6	5	25

ZUR ENTGIFTUNG!

Molybdän ist in Enzymen enthalten, welchen den Stoffwechsel von Nitriten und Sulfiten befreien. Es wird auch für den Abbau von Purinen benötigt. Ein Molybdänmangel kann entstehen, wenn über viele Jahre überwiegend Weißmehl-, Zucker- und Fertigprodukte konsumiert werden.
- Für den Aufbau von Harnsäure
- Für den Eisen- und Schwefelstoffwechsel

Molybdän ist in vielen Nahrungsmitteln enthalten, besonders jedoch in Buchweizen. Wem Buchweizengrütze nicht schmeckt, der könnte es vielleicht mit japanischen Soba-Nudeln probieren.

Mischkost	Port.	µg	%	Rang
Buchweizen, gekocht	200	242	323	1
Rotkohl, gekocht	200	121	161	2
Karpfen, gebraten	160	61	81	3
Hühnerfleisch, gekocht	150	60	80	4
Honigmelonen	150	51	68	5
Rinderhack, 5% Fett, gebraten	150	42	56	6
Zuckermais, gekocht	200	36	48	7
Papaya	120	30	40	8
Roggenvollkornbrot	100	24	32	9
Aprikosen	150	21	28	10
Weißbrot	60	15	20	11
Erdbeeren	150	14	18	12
Erdnüsse	30	13	17	13
Zwiebeln, roh	40	13	17	14
Zucchini, roh	100	12	16	15
Kokosnussfleisch, roh	40	10	13	16
Sauerkraut	100	10	13	17
Speisequark, 20%	125	8,8	12	18
Hühnerei, gekocht, gebraten	55	7,7	10	19
Pflaumen	120	7,2	10	20
Champignons, gebraten	200	6,6	9	21
Möhren, Rohkost	80	6,4	9	22
Milch	125	5,3	7	23
Schweineschnitzel, gebraten	150	4,5	6	24
Rosinen	40	4,4	6	25

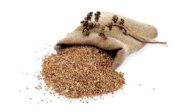

CHROM

DGE: SW	Mann 25-51	Frau 25-51	Kind 4-7	DRI: AI	Mann 31-50	Frau 31-50	Kind 4-8
µg	30-100	30-100	20-80	µg	35	25	15

Vegetarisch	Port.	µg	%	Rang
Birnen	140	38	63	1
Champignons, gebraten	200	34	57	2
Orangensaft	200	26	43	3
Paranüsse	20	20	33	4
Tomaten	100	19	32	5
Salatgurken	100	14	23	6
Datteln, getrocknet	40	12	19	7
Ziegenmilch	200	9,2	15	8
Grünkohl, gekocht	200	8,5	14	9
Pastinaken, gekocht	200	8,0	13	10
Weißkohl, roh	100	7,9	13	11
Apfelsaft	250	7,5	13	12
Kopfsalat	100	6,7	11	13
Äpfel	150	6,2	10	14
Joghurt	150	6,0	10	15
Zuckermais, gekocht	200	6,0	10	16
Schokolade, milchfrei, halbbitter	20	6,0	10	17
Zwiebeln, roh	40	5,6	9	18
Sauerkraut	100	5,0	8	19
Kichererbsen, gekocht	180	4,6	8	20
Buchweizen, gekocht	200	4,4	7	21
Knollensellerie, gekocht	200	4,0	7	22
rote Bete	130	3,6	6	23
Haselnüsse	30	3,6	6	24
Süßkirschen	120	3,6	6	25

HILFT DEM INSULIN!

Chrom erhöht das Potential von Insulin und könnte die Glukosintoleranz verbessern. Chrommangel behindert den Fettstoffwechsel und könnte auch zu erhöhten Cholesterinwerten führen. Je mehr Kohlenhydrate wir essen, desto mehr Chrom benötigen wir.
- Für den Glukosestoffwechsel
- Verbessert die Wirksamkeit des Insulins

Chrom ist in vielen frischen und natürlichen Lebensmitteln enthalten. Isst man zu viel Weißmehl- und Zuckerprodukte (Nudeln, Brötchen, Kuchen …), gerät die Chrom-Bilanz leicht aus dem Gleichgewicht.

Mischkost	Port.	µg	%	Rang
Birnen	140	38	63	1
Champignons, gebraten	200	34	57	2
Orangensaft	200	26	43	3
Paranüsse	20	20	33	4
Garnelen, gedämpft	150	20	33	5
Tomaten	100	19	32	6
Salatgurken	100	14	23	7
Datteln, getrocknet	40	12	19	8
Ziegenmilch	200	9,2	15	9
Grünkohl, gekocht	200	8,5	14	10
Pastinaken, gekocht	200	8,0	13	11
Rinderhack, 5% Fett, gebraten	150	8,0	13	12
Weißkohl, roh	100	7,9	13	13
Apfelsaft	250	7,5	13	14
Kopfsalat	100	6,7	11	15
Äpfel	150	6,2	10	16
Joghurt	150	6,0	10	17
Zuckermais, gekocht	200	6,0	10	18
Schokolade, milchfrei, halbbitter	20	6,0	10	19
Zwiebeln, roh	40	5,6	9	20
Sauerkraut	100	5,0	8	21
Kichererbsen, gekocht	180	4,6	8	22
Hühnerfleisch, gekocht	150	4,5	8	23
Buchweizen, gekocht	200	4,4	7	24
Schweineschnitzel, gebraten	150	4,4	7	25

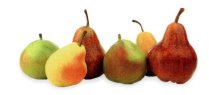

ORTHOMOLEKULARE-WIRKUNG

FLUORID

DGE: RW	Mann 25-51	Frau 25-51	Kind 4-7	DRI: AI	Mann 31-50	Frau 31-50	Kind 4-8
mg	3,8	3,1	1,1	mg	4	3	1

Vegetarisch	Port.	µg	%	Rang
Tee, schwarzer	200	746	20	1
Walnusskerne	30	204	5	2
Hühnerei, gekocht, gebraten	55	61	2	3
Haferflocken, Vollkorn	60	45	1	4
Sauerkraut	100	45	1	5
Weißbrot	60	43	1	6
Cashewnüsse	30	42	1	7
Champignons, gebraten	200	40	1	8
Erdnüsse	30	39	1	9
Grapefruit	140	34	1	10
Speisequark, 20%	125	29	1	11
Zuckermais, gekocht	200	28	1	12
Mandeln	30	27	1	13
Apfelsaft	250	25	1	14
Buchweizen, gekocht	200	25	1	15
Hirse, gekocht	200	25	1	16
Rosinen	40	25	1	17
Erdbeeren	150	24	1	18
Tomaten	100	24	1	19
Kopfsalat	100	23	1	20
Süßkirschen	120	22	1	21
Milch	125	21	1	22
Ananas	150	21	1	23
Joghurt	150	21	1	24
Grünkohl, gekocht	200	20	1	25

GEGEN KARIES!

Fluor gilt als »potentielles Spurenelement«, da noch nicht gesichert ist, ob unser Körper es wirklich braucht. Es härtet die Zähne und macht sie widerstandsfähig gegen Karies. Es soll auch die Festigkeit der Knochen verbessern und bei Osteoporose helfen.
- Härtet den Zahnschmelz
- Festigt die Knochen

Um die empfohlene Tagesmenge Fluor aufzunehmen, müssten wir schon 1 l Schwarztee trinken, da es in anderen Nahrungsmitteln kaum enthalten ist. Manche Mineral- und Leitungswasser enthalten 0,5 mg/l Fluor, das Überkinger sogar 3 mg/l. In vielen Ländern wird das Leitungswasser mit Fluor ergänzt.

Mischkost	Port.	µg	%	Rang
Tee, schwarzer	200	746	20	1
Walnusskerne	30	204	5	2
Kabeljau, gekocht	160	203	5	3
Garnelen, gedämpft	150	120	3	4
Hühnerei, gekocht, gebraten	55	61	2	5
Aal, geräuchert	30	54	1	6
Karpfen, gebraten	160	51	1	7
Hühnerfleisch, gekocht	150	50	1	8
Atlantiklachs, wild, gedünstet	160	48	1	9
Regenbogenforelle, gebraten	160	48	1	10
Haferflocken, Vollkorn	60	45	1	11
Sauerkraut	100	45	1	12
Weißbrot	60	43	1	13
Cashewnüsse	30	42	1	14
Champignons, gebraten	200	40	1	15
Erdnüsse	30	39	1	16
Grapefruit	140	34	1	17
Speisequark, 20%	125	29	1	18
Zuckermais, gekocht	200	28	1	19
Mandeln	30	27	1	20
Apfelsaft	250	25	1	21
Buchweizen, gekocht	200	25	1	22
Hirse, gekocht	200	25	1	23
Rosinen	40	25	1	24
Erdbeeren	150	24	1	25

CHOLESTERIN

DGE: SW	Mann 25-51	Frau 25-51	Kind 4-7	DRI:	Mann 31-50	Frau 31-50	Kind 4-8
mg	300	300		mg	-	-	-

Vegetarisch	Port.	mg	%	Rang
Hühnerei, gekocht, gebraten	55	218	73	1
Nudeln, gekocht	200	172	57	2
Sonnenblumenöl	10	47	16	3
Sahne	30	33	11	4
Frischkäse, 60%	30	31	10	5
Butterschmalz, Ghee	10	29	10	6
Butter	10	24	8	7
Goudakäse, 45%	20	23	8	8
Camembert 50%	30	21	7	9
Speisequark, 20%	125	21	7	10
Joghurt	150	17	6	11
Milch	125	15	5	12
Leinöl	10	0,4	0	13
Sojaöl, gereinigt	10	0,2	0	14
Olivenöl	10	0,1	0	15
Kokosfett	10	0,1	0	16

EIN WICHTIGER BAUSTEIN!

Unser Körper braucht Cholesterin für die Synthese von Vitamin D, Hormonen und Gallensäuren. Man findet es im Gehirn, in den Nerven und den inneren Organen. Es wird diskutiert, ob ein hoher Cholesterinverzehr der Auslöser für Herz-Kreislauferkrankungen sein kann. Das Cholesterin aus der Nahrung kann je nach Veranlagung von 20% bis zu 80% aufgenommen werden und den LDL-Cholesterinspiegel erhöhen. Unser Körper ist auch in der Lage, fehlendes Cholesterin zu synthetisieren.
- Für die Hormonproduktion
- Bestandteil der Zellmembranen

Cholesterin ist hauptsächlich in tierischen Produkten enthalten.

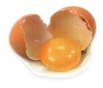

Mischkost	Port.	mg	%	Rang
Hühnerei, gekocht, gebraten	55	218	73	1
Garnelen, gedämpft	150	203	68	2
Nudeln, gekocht	200	172	57	3
Hühnerfleisch, gekocht	150	149	50	4
Gänsefleisch, gebraten	150	129	43	5
Entenfleisch, gebraten	150	114	38	6
Putenfleisch, gekocht	150	104	35	7
Lammfleisch, gekocht	160	101	34	8
Kaninchen, gekocht	150	98	33	9
Schweineschnitzel, gebraten	150	98	33	10
Rinderhack, 5% Fett, gebraten	150	87	29	11
Atlantiklachs, wild, gedünstet	160	70	23	12
Kabeljau, gekocht	160	54	18	13
Aal, geräuchert	30	49	16	14
Sonnenblumenöl	10	47	16	15
Sahne	30	33	11	16
Frischkäse, 60%	30	31	10	17
Butterschmalz, Ghee	10	29	10	18
Butter	10	24	8	19
Goudakäse, 45%	20	23	8	20
Camembert 50%	30	21	7	21
Speisequark, 20%	125	21	7	22
Joghurt	150	17	6	23
Milch	125	15	5	24
Schweineschmalz	10	8	3	25

Omega-3

DGE: EW	Mann 25-51	Frau 25-51	Kind 4-7	DRI: AI	Mann 31-50	Frau 31-50	Kind 4-8
g	1,6	1,6		g	1,6	1,1	0,9

Vegetarisch	Port.	mg	%	Rang
Leinöl	10	542	34	1
Walnusskerne	30	225	14	2
Walnussöl	10	129	8	3
Sojabohnen, gekocht	180	108	7	4
Rapsöl	10	91	6	5
Mungbohnen, gekocht	180	90	6	6
Sojaöl, gereinigt	10	77	5	7
Grünkohl, gekocht	200	71	4	8
Tofu, roh	100	58	4	9
Urdbohnen, gekocht	180	34	2	10
Knollensellerie, gekocht	200	31	2	11
Hühnerei, gekocht, gebraten	55	28	2	12
Hirse, gekocht	200	26	2	13
Bohnen, weiße, gekocht	180	23	1	14
Blumenkohl, gekocht	200	22	1	15
Kuhbohnen, gekocht	180	20	1	16
Buchweizen, gekocht	200	16	1	17
Erdnüsse	30	16	1	18
Erdbeeren	150	16	1	19
Avocados	80	13	1	20
Weintrauben	120	13	1	21
Gartenbohnen, gekocht	200	12	1	22
Weizen, Bulgur gekocht	200	10	1	23
Kohlrabi, gekocht	200	9	1	24
Joghurt	150	9	1	25

Essentiell!

Unser Körper kann die Omega-3 Fettsäuren nicht selber herstellen. Die in pflanzlichen Nahrungsmitteln enthaltene Linolensäure kann zu den in Fischöl enthaltenen EPA und DHA vermutlich im Verhältnis 10:1 umgewandelt werden. Dieser Faktor ist in den Tabellen berücksichtigt, da die meisten Forschungsergebnisse sich auf DHA beziehen. Die DGE empfiehlt einen Anteil von 0,5% Omega-3 vom täglichen Energiebedarf.
- Hält die Zellwände elastisch
- Vermindert die Neigung zu Entzündungen
- Gut für das Blutsystem

Wer sich »fischlos« ernährt, könnte mit durchschnittlich einem Esslöffel Leinöl täglich seinen Bedarf an Omega3-Fettsäuren decken.

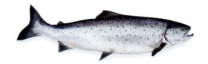

Mischkost	Port.	mg	%	Rang
Atlantiklachs, wild, gedünstet	160	5199	325	1
Garnelen, gedämpft	150	580	36	2
Leinöl	10	542	34	3
Kabeljau, gekocht	160	444	28	4
Aal, geräuchert	30	376	23	5
Walnusskerne	30	225	14	6
Hühnerfleisch, gekocht	150	203	13	7
Walnussöl	10	129	8	8
Sojabohnen, gekocht	180	108	7	9
Rapsöl	10	91	6	10
Mungbohnen, gekocht	180	90	6	11
Sojaöl, gereinigt	10	77	5	12
Schweineschnitzel, gebraten	150	75	5	13
Grünkohl, gekocht	200	71	4	14
Tofu, roh	100	58	4	15
Urdbohnen, gekocht	180	34	2	16
Knollensellerie, gekocht	200	31	2	17
Gänsefleisch, gebraten	150	29	2	18
Hühnerei, gekocht, gebraten	55	28	2	19
Hirse, gekocht	200	26	2	20
Entenfleisch, gebraten	150	26	2	21
Bohnen, weiße, gekocht	180	23	1	22
Blumenkohl, gekocht	200	22	1	23
Kuhbohnen, gekocht	180	20	1	24
Buchweizen, gekocht	200	16	1	25

Omega-6:3

DGE: EW	Mann 25-51	Frau 25-51	Kind 4-7	DRI:	Mann 31-50	Frau 31-50	Kind 4-8
5:1							

Vegetarisch	Port.	mg	%	Rang
Leinöl	10	542	65	1
Mungbohnen, gekocht	180	90	40	2
Knollensellerie, gekocht	200	31	8,9	3
Grünkohl, gekocht	200	71	6,0	4
Urdbohnen, gekocht	180	34	4,3	5
Blumenkohl, gekocht	200	22	2,5	6
Mangos	120	8	1,9	7
Walnusskerne	30	225	1,5	8
Rapsöl	10	91	1,4	9
Weintrauben	120	13	1,3	10
Walnussöl	10	129	0,9	11
Weißkohl, roh	100	9	0,9	12
Bohnen, weiße, gekocht	180	23	0,6	13
Kohlrabi, gekocht	200	9	0,6	14
Kürbis, gekocht	200	8	0,5	15
Gartenbohnen, gekocht	200	12	0,5	16
Sojabohnen, gekocht	180	108	0,5	17
Erdbeeren	150	16	0,4	18
Kuhbohnen, gekocht	180	20	0,4	19
Sojaöl, gereinigt	10	77	0,3	20
Rettich	60	3	0,3	21
Kopfsalat	100	7	0,3	22
Wassermelone	150	6	0,3	23
Hühnerei, gekocht, gebraten	55	28	0,3	24
Papaya	120	2	0,3	25

Ein gutes Verhältnis!

Das Verhältnis von Omega-6 zu Omega-3 sollte laut DGE 5 : 1 sein. Die Rangfolge ergibt sich dadurch, dass der den Empfehlungen entsprechende Anteil an DHA mit dem Anteil am gewünschten Verhältnis multipliziert wird. Würde man der DGE folgen, müssten Vegetarier also reichlich Mungbohnen mit Leinöl essen.

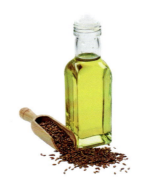

Mischkost	Port.	mg	%	Rang
Atlantiklachs, wild, gedünstet	160	5199	8124	1
Kabeljau, gekocht	160	444	1387	2
Garnelen, gedämpft	150	580	604	3
Aal, geräuchert	30	376	391	4
Leinöl	10	542	65	5
Mungbohnen, gekocht	180	90	40	6
Knollensellerie, gekocht	200	31	8,9	7
Grünkohl, gekocht	200	71	6,0	8
Schweineschnitzel, gebraten	150	75	5,9	9
Urdbohnen, gekocht	180	34	4,3	10
Hühnerfleisch, gekocht	150	203	4,1	11
Blumenkohl, gekocht	200	22	2,5	12
Mangos	120	8	1,9	13
Walnusskerne	30	225	1,5	14
Rapsöl	10	91	1,4	15
Weintrauben	120	13	1,3	16
Walnussöl	10	129	0,9	17
Weißkohl, roh	100	9	0,9	18
Bohnen, weiße, gekocht	180	23	0,6	19
Kohlrabi, gekocht	200	9	0,6	20
Kürbis, gekocht	200	8	0,5	21
Gartenbohnen, gekocht	200	12	0,5	22
Sojabohnen, gekocht	180	108	0,5	23
Rinderhack, 5% Fett, gebraten	150	12	0,4	24
Erdbeeren	150	16	0,4	25

Orthomolekulare-Wirkung

GL

Vegetarisch	Port.	GI	GL	Rang
Hirse, gekocht	200	71	34	1
Pastinaken, gekocht	200	97	33	2
Zuckermais, gekocht	200	54	27	3
Datteln, getrocknet	40	103	27	4
Reis, gekocht	200	64	24	5
Buchweizen, gekocht	200	54	22	6
Weißbrot	60	70	20	7
Haferflocken, Vollkorn	60	58	20	8
Roggenvollkornbrot	100	50	19	9
Süßkartoffel, gebacken	150	61	19	10
Kartoffeln, gekocht	250	50	19	11
Weizen, Bulgur gekocht	200	48	18	12
Rosinen	40	64	17	13
Amarantflocken	30	97	17	14
Kuhbohnen, gekocht	180	42	15	15
Nudeln, gekocht	200	37	13	16
Kola-Getränke	250	53	13	17
Bananen	120	52	12	18
Gartenbohnen, gekocht	200	79	12	19
Honigmelonen	150	65	12	20
Apfelsaft	250	40	11	21
Ananas	150	59	11	22
Eiscreme, Speiseeis	85	61	11	23
Mungbohnen, gekocht	180	31	11	24
Gerstengraupen, gekocht	150	25	11	25

Vorsicht Insulin!

Der Glykämische Index gibt an, wie stark ein Lebensmittel den Blutglukosewert im Verhältnis zu Zucker ansteigen lässt. 100 g Baguettebrot haben den gleichen GI wie 700 g gekochte Möhren. Die Glykämische Last (GL) ist das Produkt des Glykämischen Index und der verwertbaren Kohlenhydratmenge (in Gramm) pro Portion eines Lebensmittels. Eine Scheibe Weißbrot (30 g) hat daher nur eine GL von 10. Alle Werte bis 10 gelten als günstig.
- Erhöht den Blutzucker
- Beeinflusst Insulin und Hunger

In der linken Tabelle erhöht ein niedriger Sättigungswert die Rangfolge.

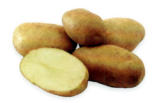

Insulinindex

Mischkost	Port.	GLU	INS	Rang
Kartoffeln, gekocht	341	141	121	1
Bohnen, weiße, gekocht	314	114	120	2
Weißbrot	101	100	100	3
Roggenvollkornbrot	124	97	96	4
Eiscreme, Speiseeis	117	70	89	5
Weintrauben	356	74	82	6
Bananen	271	79	81	7
Reis, gekocht	284	110	79	8
Orangen	569	39	60	9
Äpfel	451	50	59	10
Kabeljau, gekocht	227	28	59	11
Linsen, gekocht	314	62	58	12
Rinderhack, 5% Fett, gebraten	140	21	51	13
Goudakäse, 45%	72	55	45	14
Haferflocken, Vollkorn	69	60	40	15
Nudeln, gekocht	254	46	40	16
Hühnerei, gekocht, gebraten	153	42	31	17
Erdnüsse	42	12	20	18
				19
GI = Glykämischer Index				20
GL = Glykämische Last				21
GLU = Glukose Score				22
INS = Insulin Score				23
				24
				25

Sättigungslast

Mischkost	Port.	FF	SI	Rang
Kartoffeln, gekocht	341	146	323	1
Kabeljau, gekocht	227	172	225	2
Haferflocken, Vollkorn	69	131	209	3
Orangen	569	190	202	4
Äpfel	451	165	197	5
Rinderhack, 5% Fett, gebraten	140	157	176	6
Bohnen, weiße, gekocht	314	164	168	7
Weintrauben	356	146	162	8
Roggenvollkornbrot	124	121	157	9
Hühnerei, gekocht, gebraten	153	126	150	10
Goudakäse, 45%	72	126	146	11
Reis, gekocht	284	133	138	12
Linsen, gekocht	314	156	133	13
Nudeln, gekocht	254	131	119	14
Bananen	271	128	118	15
Weißbrot	101	100	100	16
Eiscreme, Speiseeis	117	92	96	17
Erdnüsse	42	142	84	18
				19
FF = Fullness Factor™				20
SI = Sättigungsindex				21
FFP = FF pro Portion				22
SL = Sättigungslast				23
				24
				25

Das macht richtig satt!

Eine kleine Studie aus dem Jahr 1995 brachte einen »Satiety Index« für 38 Lebensmittel. Die Amerikaner Ron und Lori Johnson entwickelten daraufhin eine Formel, welche aus dem Verhältnis von Kalorien, Fett, Eiweiß und Ballaststoffen den »Fullness Factor™« berechnet, welcher ungefähr den Werten des Satiety Index entsprechen soll. Leider ist mit dieser Formel der Wert von Kartoffeln von 323% auf 146% gesunken.
- Macht vielleicht länger satt

Ob diese Nahrungsmittel Sie persönlich »satt und selig« machen, sollten Sie besser selbst prüfen. Links einige Ergebnisse der Originalstudie mit 240 kcal Portionen. Rechts der an »Weißbrot = 100%« und die Verzehrsportion angepasste »Fullness Factor™«.

Mischkost	Port.	FFP	SL	Rang
Gänsefleisch, gebraten	150	380	325	1
Reh, Schulter, geschmort	150	327	318	2
Sojabohnen, gekocht	180	304	315	3
Kaninchen, gekocht	150	346	306	4
Kichererbsen, gekocht	180	266	306	5
Lammfleisch, gekocht	150	336	297	6
Hühnerfleisch, gekocht	150	331	292	7
Atlantiklachs, wild, gedünstet	160	312	288	8
Entenfleisch, gebraten	150	297	270	9
Putenfleisch, gekocht	150	277	261	10
Rinderhack, 5% Fett, gebraten	150	283	261	11
Karpfen, gebraten	160	274	259	12
Dinkel, gekocht	200	213	254	13
Regenbogenforelle, gebraten	160	260	248	14
Ziegenfleisch, gekocht	150	252	241	15
Quinoa, gekocht	200	200	229	16
Mungbohnen, gekocht	180	193	225	17
Hirse, gekocht	200	194	219	18
Kuhbohnen, gekocht	180	192	217	19
Urdbohnen, gekocht	180	185	214	20
Zuckermais, gekocht	200	184	208	21
Kabeljau, gekocht	160	203	206	22
Miesmuscheln, gekocht	150	176	200	23
Schweineschnitzel, gebraten	150	187	185	24
Nudeln, gekocht	200	174	185	25

BALLASTSTOFFE

DGE: RW	Mann 25-51	Frau 25-51	Kind 4-7	DRI: AI	Mann 31-50	Frau 31-50	Kind 4-8
g	30	30	22,5	g	38	25	25

Vegetarisch	Port.	g	%	Rang
Kichererbsen, gekocht	180	14	46	1
Mungbohnen, gekocht	180	14	46	2
Bohnen, weiße, gekocht	180	12	42	3
Sojabohnen, gekocht	180	11	36	4
Urdbohnen, gekocht	180	10	35	5
Weizen, Bulgur gekocht	200	9	30	6
Roggenvollkornbrot	100	8	27	7
Linsen, gekocht	180	8	27	8
Rosenkohl, gekocht	200	8	27	9
Dinkel, gekocht	200	8	26	10
Pastinaken, gekocht	200	7	24	11
Shiitake, gebraten	200	7	24	12
Trockenpflaumen	40	7	24	13
Kuhbohnen, gekocht	180	6	22	14
Gartenbohnen, gekocht	200	6	21	15
Erbsen, gekocht	180	6	20	16
Haferflocken, Vollkorn	60	6	20	17
Himbeeren	125	6	20	18
Gerstengraupen, gekocht	150	6	19	19
Zuckermais, gekocht	200	6	19	20
Quinoa, gekocht	200	6	19	21
Brokkoli, gekocht	200	5	18	22
Buchweizen, gekocht	200	5	18	23
Aprikosen, getrocknet	30	5	18	24
Rotkohl, gekocht	200	5	17	25

Nichts weiter als Ballast?

Kohlenhydrate von Pflanzen, welche wir nicht im Dünndarm verdauen können, bezeichnet man als Ballaststoffe. Sie wirken auf die Darmbewegung und beeinflussen den Blutzucker- und Cholesterinspiegel.
- Gut für den Transport im Darm
- Günstig für den Blutzucker- und Cholesterinspiegel

Die von der DGE empfohlene Menge an Ballaststoffen erreicht nur etwa ein Drittel der Bevölkerung.

Eine volle Brise! - Flatulenz

Ballaststoffe fördern bei vielen Mensche Blähungen. Besonders die in der rechten Tabelle aufgeführten Kohlenhydrate Stachyose, Raffinose und Verbascose. Die Ursachen für Blähungen können jedoch auch Pektine, Unverträglichkeiten, Dysbiosen oder hastiges Essen sein.

Stachyose/Raffinose	Port.	mg	kcal	Rang
Kuhbohnen, gekocht	180	7259	211	1
Sojabohnen, gekocht	180	4475	311	2
Urdbohnen, gekocht	180	2592	189	3
Bohnen, weiße, gekocht	180	2392	137	4
Chicorée	120	1788	19	5
Kichererbsen, gekocht	180	1620	295	6
Porree, gekocht	200	1440	62	7
Hirse, gekocht	200	1424	238	8
Pastinaken, gekocht	200	1260	142	9
Linsen, gekocht	180	1206	137	10
Mungbohnen, gekocht	180	1080	189	11
Zwiebeln, roh	40	840	11	12
Zuckermais, gekocht	200	480	216	13
Brokkoli, gekocht	200	360	42	14
Weizen, Bulgur gekocht	200	340	166	15
Amarantflocken	30	240	109	16
Kürbis, gekocht	200	240	40	17
Rosenkohl, gekocht	200	240	60	18
Pistazien	30	210	174	19
Weißkohl, roh	100	200	24	20
Möhren, Rohkost	80	80	20	21
Erdnüsse	30	150	169	22
Haferflocken, Vollkorn	60	150	208	23
rote Bete	130	130	53	24
Blumenkohl, gekocht	200	120	46	25

PRAL

Vegetarisch	Port.	PRAL	kcal	Rang
Quinoa, gekocht	200	11	240	1
Speisequark, 20%	125	11	135	2
Urdbohnen, gekocht	180	9	189	3
Hüttenkäse, 5% Fett total	100	8	101	4
Dinkel, gekocht	200	8	254	5
Ziegenkäse, halbfest	40	7	146	6
Hirse, gekocht	200	6	238	7
Haferflocken, Vollkorn	60	6	208	8
Hühnerei, gekocht, gebraten	55	6	86	9
Sojabohnen, gekocht	180	5	311	10
Nudeln, gekocht	200	5	188	11
Linsen, gekocht	180	5	137	12
Kichererbsen, gekocht	180	5	295	13
Camembert 50%	30	5	94	14
Appenzellerkäse	20	4	77	15
Reis, gekocht	200	3	168	16
Goudakäse, 45%	20	3	66	17
Roggenvollkornbrot	100	3	192	18
Kokosfett	10	3	90	19
Erdnüsse	30	3	169	20
Paranüsse	20	2	134	21
Amarantflocken	30	2	109	22
Walnusskerne	30	2	199	23
Tofu, roh	100	2	82	24
Frischkäse, 60%	30	2	102	25

Macht »sauer« lustig?

Was »rechnerisch« den Stoffwechsel vermutlich mit Säuren belastet, ist in diesen beiden Tabellen zu finden. Die »Potential Renal Acid Load«, kurz PRAL, bewertet das Verhältnis von Protein und Phosphor in Bezug zu Kalium, Magnesium und Kalzium.
- Belastet den Stoffwechsel und die Nieren
- Schwächt das Bindegewebe

Viele weitere Nahrungsmittel werden »verdächtigt«, den Stoffwechsel zu übersäuern, z. B. Zucker oder Kaffee. Es fehlen jedoch überprüfbare Theorien und erst recht Studien, welche diese Annahmen belegen.

Mischkost	Port.	PRAL	kcal	Rang
Karpfen, gebraten	160	32	259	1
Reh, Schulter, geschmort	150	30	287	2
Gänsefleisch, gebraten	150	25	357	3
Kaninchen, gekocht	150	24	309	4
Ziegenfleisch, gekocht	200	24	291	5
Atlantiklachs, wild, gedünstet	160	22	231	6
Lammfleisch, gekocht	160	22	309	7
Putenfleisch, gekocht	150	21	329	8
Hühnerfleisch, gekocht	150	20	257	9
Rinderhack, 5% Fett, gebraten	150	19	215	10
Regenbogenforelle, gebraten	160	17	240	11
Kabeljau, gekocht	160	16	168	12
Garnelen, gedämpft	150	15	149	13
Entenfleisch, gebraten	150	15	341	14
Schweineschnitzel, gebraten	150	13	156	15
Quinoa, gekocht	200	11	240	16
Speisequark, 20%	125	11	135	17
Urdbohnen, gekocht	180	9	189	18
Hüttenkäse, 5% Fett total	100	8	101	19
Dinkel, gekocht	200	8	254	20
Miesmuscheln, gekocht	150	7	258	21
Ziegenkäse, halbfest	40	7	146	22
Hirse, gekocht	200	6	238	23
Haferflocken, Vollkorn	60	6	208	24
Hühnerei, gekocht, gebraten	55	6	86	25

VITALRANG

WE ARE THE CHAMPIONS!

Gesünder geht's nicht! Diese Nahrungsmittel enthalten am meisten der wichtigen Vitalstoffe. Auf das Siegerpodest gelangen der Lachs, die Sojabohnen und der Spinat. Doch auch die Pilze, vertreten durch den Champignon, erzielen ein beachtliches Ergebnis. Es ist jedoch noch nicht geklärt, ob ein »mehr« an Vitaminen und Mineralien einen auch wirklich »gesünder« machen. Ein möglicher Mangel lässt sich natürlich mit Nahrungsmitteln mit einer hohen Vitalstoffdichte am schnellsten ausgleichen. Doch sind die in den Nähwerttabellen aufgeführten und durch Studien in ihrer Wirkung belegten Stoffe nur ein kleiner Ausschnitt von dem, was Lebensmittel enthalten!

Was gesund für den einen ist, braucht es noch lange nicht für den anderen sein. Die wichtigste Regel lautet weiterhin: lassen Sie es sich schmecken!

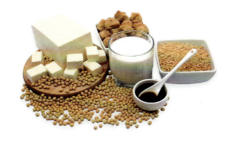

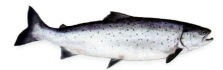

Vegetarisch	Port.	VR	kcal	Rang
Sojabohnen, gekocht	180	99	311	1
Spinat, gekocht	200	95	28	2
Champignons, gebraten	200	92	52	3
Grünkohl, gekocht	200	81	56	4
Kichererbsen, gekocht	180	79	295	5
Pastinaken, gekocht	200	75	142	6
Haferflocken, Vollkorn	60	75	208	7
Urdbohnen, gekocht	180	73	189	8
Brokkoli, gekocht	200	71	42	9
Kuhbohnen, gekocht	180	71	211	10
Mangold, gekocht	200	69	40	11
Zuckermais, gekocht	200	66	216	12
Bohnen, weiße, gekocht	180	66	137	13
Hühnerei, gekocht, gebraten	55	65	86	14
Erdnüsse	30	64	169	15
Rosenkohl, gekocht	200	64	60	16
Erbsen, gekocht	180	63	117	17
Süßkartoffel, gebacken	150	61	135	18
Mungbohnen, gekocht	180	60	189	19
Rotkohl, gekocht	200	58	58	20
Shiitake, gebraten	200	58	96	21
Buchweizen, gekocht	200	55	184	22
Speisequark, 20%	125	54	135	23
Spargel, gekocht	200	54	24	24
Linsen, gekocht	180	53	137	25
Dinkel, gekocht	200	52	254	26
Trinkschokolade mit Milch	200	50	154	27
Joghurt	150	48	104	28
Quinoa, gekocht	200	47	240	29
Hirse, gekocht	200	46	238	30
Kartoffeln, gekocht	250	45	175	31
Erdbeeren	150	45	48	32
Gartenbohnen, gekocht	200	44	70	33
Roggenvollkornbrot	100	43	192	34
Blumenkohl, gekocht	200	43	46	35
Möhren, gekocht	200	37	36	36
Okra, gekocht	150	37	33	37
Knollensellerie, gekocht	200	37	36	38
Mandeln	30	36	175	39
Milch	125	36	83	40
Kohlrabi, gekocht	200	36	58	41
Weißkohl, roh	100	36	24	42
Weizen, Bulgur gekocht	200	35	166	43
Kopfsalat	100	34	11	44
Avocados	80	34	176	45
Walnusskerne	30	33	199	46
Tofu, roh	100	33	82	47
Cashewnüsse	30	32	171	48
Gemüsepaprika	100	32	19	49
Ziegenmilch	200	31	134	50

Mischkost	Port.	VR	kcal	Rang
Atlantiklachs, wild, gedünstet	160	100	291	1
Sojabohnen, gekocht	180	99	311	2
Spinat, gekocht	200	96	28	3
Champignons, gebraten	200	92	52	4
Garnelen, gedämpft	150	92	149	5
Miesmuscheln, gekocht	150	85	258	6
Schweineschnitzel, gebraten	150	84	156	7
Grünkohl, gekocht	200	81	56	8
Kichererbsen, gekocht	180	80	295	9
Reh, Schulter, geschmort	150	78	287	10
Karpfen, gebraten	160	77	259	11
Rinderhack, 5% Fett, gebraten	150	76	257	12
Pastinaken, gekocht	200	75	142	13
Haferflocken, Vollkorn	60	75	208	14
Kabeljau, gekocht	160	74	168	15
Urdbohnen, gekocht	180	73	189	16
Gänsefleisch, gebraten	150	72	357	17
Brokkoli, gekocht	200	72	42	18
Kuhbohnen, gekocht	180	72	211	19
Mangold, gekocht	200	69	40	20
Hühnerfleisch, gekocht	150	68	329	21
Zuckermais, gekocht	200	66	216	22
Bohnen, weiße, gekocht	180	66	137	23
Hühnerei, gekocht, gebraten	55	65	86	24
Rosenkohl, gekocht	200	64	60	25
Erdnüsse	30	64	169	26
Erbsen, gekocht	180	63	117	27
Süßkartoffel, gebacken	150	61	135	28
Mungbohnen, gekocht	180	60	189	29
Entenfleisch, gebraten	150	60	341	30
Regenbogenforelle, gebraten	160	59	240	31
Rotkohl, gekocht	200	58	58	32
Shiitake, gebraten	200	58	96	33
Kaninchen, gekocht	150	57	309	34
Lammfleisch, gekocht	150	57	309	35
Buchweizen, gekocht	200	55	184	36
Speisequark, 20%	125	54	135	37
Spargel, gekocht	200	54	24	38
Linsen, gekocht	180	53	137	39
Ziegenfleisch, gekocht	150	52	215	40
Dinkel, gekocht	200	52	254	41
Trinkschokolade mit Milch	200	50	154	42
Joghurt	150	48	104	43
Quinoa, gekocht	200	47	240	44
Hirse, gekocht	200	46	238	45
Kartoffeln, gekocht	250	45	175	46
Erdbeeren	150	45	48	47
Gartenbohnen, gekocht	200	44	70	48
Roggenvollkornbrot	100	43	192	49
Blumenkohl, gekocht	200	43	46	50

NAHRUNGSMITTELPORTRAITS

Allgemein üblich sind Empfehlungen für eine »ausgewogene« Ernährung. Gemeint ist damit meist, dass wir möglichst viele uns zuträgliche Nahrungsmittel, möglichst abwechslungsreich und »bunt« miteinander kombinieren sollen. Unsere Gesundheit wird gestärkt und eine Überbelastung durch einseitige oder risikolastige Ernährungsformen minimiert. Der Gehalt an Vitaminen, Mineralien und sonstigen Inhaltsstoffen der Nahrungsmittel ist uns durch die Erkenntnisse von Ernährungsmedizinern und Ökotrophologen bekannt, doch auch vor tausenden von Jahren wussten die Menschen, was ihnen gut tut und was nicht. In den Schriften zum Ayurveda, der Unani- und Klostermedizin wie auch der TCM gibt es zahlreiche Beschreibungen für die heilende Wirkung der Nahrung bei bestimmten Krankheiten. Sie können die für die jeweiligen Nahrungsmittel verfügbaren Informationen vergleichen und so selbst bewerten, was Ihnen vielleicht helfen könnte, gesünder zu Leben oder was Sie besser meiden sollten.

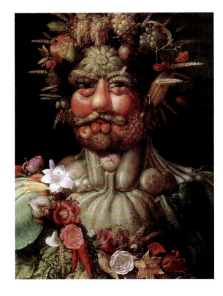

Gemälde Vertumnus, ein Porträt von Kaiser Rudolf II von Giuseppe Arcimboldo (um 1526 in Mailand bis 1593)

NAHRUNG DIE SCHADET – NAHRUNG DIE HEILT …

Auf den nächsten Seiten finden Sie eine Fülle an Informationen über Nahrungsmittel, welche in unserer alltäglichen Ernährung üblich sind. Für den einen mögen die Nährstoffangaben wichtig sein, für den anderen die Empfehlungen aus der Naturheilkunde. Leiden Sie an Krankheiten, seien Sie jedoch vorsichtig mit einer »Selbstmedikation«. Klären Sie mit Ihrem Arzt oder Heilpraktiker, ob nach neuesten Erkenntnissen die jeweils von der Naturheilkunde empfohlenen Nahrungsmittel unerwünschte Wirkungen haben können, welche ihrer Verwendung entgegen stehen.

DIE WIRKUNG DER NAHRUNG

Entsprechend dem Motto von Max von Pettenkofer aus dem Jahr 1873 dass »wenn wir überhaupt nur von dem leben könnten, was wir wissenschaftlich genau wissen, dass wir längst alle, die wir da sind, zu Grunde gegangen wären«, dienen die folgenden Angaben als Hinweis darauf, wie ein Nahrungsmittel auf die Gesundheit oder das persönliche Naturell wirken kann. Hierbei handelt es sich meist um ein Erfahrungswissen, welches nur in seltenen Fällen Versucht wurde, durch wissenschaftliche Forschung zu beweisen.

DAS WESEN DER NAHRUNG

Hildegard von Bingen und Rudolf Steiner nennen zu vielen Nahrungsmitteln deren Wirkung auf die Psyche. Vielleicht motivieren Sie diese Angaben, die eine oder andere Gewohnheit zu ändern. Von Ayurvedaärzten und -therapeuten wird häufig die aus der Samkhya Philosophie bekannte und in der Bhagavad Gita erwähnte Einteilung der Nahrung in die drei Mahagunas Sattva, Rajas und Tamas verwendet (siehe S. 21 und 29). Eine ausschließlich »satvische« Ernährung könnte jedoch für viele Menschen ungeeignet sein, da sie in der heutigen Welt auch die dynamischen Eigenschaften von »rajas« oder die dämpfenden Eigenschaften von »tamas« benötigen.

Eigenschaften der Nahrung

Der indische Arzt Vagbhata schrieb im 7. Jh. »Es gibt so viele Abweichungen und Ausnahmen, die man nur schwer beschreiben kann und Gründe, die wir kaum verstehen. Alle Dinge haben typische Eigenschaften, von denen einige genannt wurden. Wer diese kennt, kann mit seinem Verstand auch die anderen ahnen.
Niemand sollte sich nur streng an die Texte halten, sie aber auch nicht vollständig ignorieren.«
(aus der »Astanga Samgraha«)

Nahrungsmittelportraits

Hier finden Sie die Angaben zur Herkunft und Geschichte sowie nützliche Informationen zum Einkauf, der Lagerung, zur Zubereitung und den Kocheigenschaften der Nahrungsmittel.

In den Schriften des Ayurveda gibt es ausführliche Empfehlungen für eine typgemäße Ernährung. Die Wirkung der Nahrungsmittel wurde aus den englischen Übersetzungen der folgenden Schriften zusammengefasst:
Caraka Samhita (um 300 v. Chr.)
Susruta Samhita (um 300 v. Chr.)
Astanga Hrdayam (6. Jh.)
Astanga Samgraha (6. Jh.)
Gyud Shi der tibetischen Medizin (12. Jh.)
Madanapala Nighantu (14. Jh.)
Bhavaprakasa (16. Jh.)
Die Einschätzung zu Nahrungsmitteln, welche in diesen Schriften nicht aufgeführt sind, weil sie z. B. noch nicht in Indien bekannt waren wie z. B. Tomaten, Kartoffeln, Gemüsepaprika oder Chili stammen von heutigen Ayurveda-Ärzten und Therapeuten.

Bereits im »Gelben Kaiser« gibt es erste Beschreibungen der Wirkung von Nahrungsmitteln. Die hier aufgeführten Empfehlungen sind eine Zusammenfassung aus den Monografien, die von im Westen praktizierenden TCM-Ärzten veröffentlicht wurden.

Wollten Sie schon lange wissen, wie man das Lebensmittel auf Lateinisch, Englisch, Sanskrit, Mandarin, Tibetisch oder Arabisch nennt? Für einige jedoch gibt es keinen passenden Begriff.

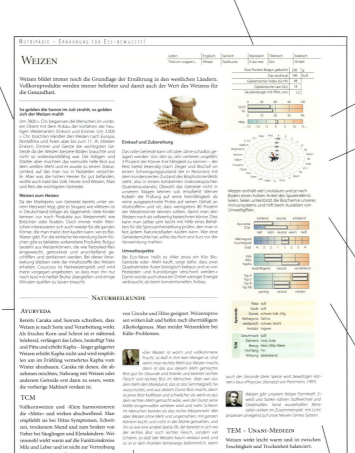

Hildegard von Bingen beschrieb in ihrem Werk »Physika« die Wirkungen vieler Nahrungsmittel. Zum Teil entsprechen diese dem damaligen Wissen der Griechischen Medizin oder ergänzen sie. Es gibt jedoch auch viele Angaben, welche heute nur schwer nachzuvollziehen sind oder den Angaben aus dem Ayurveda, der TCM oder der Griechischen Medizin widersprechen. Hildegards Empfehlungen dienen daher eher dem an der Medizingeschichte interessierten Leser.

Die Beschreibung der Wirkungen der Nahrungsmittel entsprechend der Traditionellen Europäischen oder Unani-Medizin stammen überwiegend von den Büchern des Sufi-Arztes Abu Abdullah, auch genannt Hakim Moinuddin Chishti.

Der Glykämische Index (GLYX) gibt den Anstieg des Blutzuckerwertes im Vergleich zu Weißbrot an. Bei der Glykämischen Last ist noch die übliche Verzehrsmenge berücksichtigt. Weitere Informationen hierzu finden Sie auf den Seiten 116 und 139.
Die potentielle Säurebelastung wird durch den PRAL angegeben. Weitere Informationen hierzu finden Sie auf den Seiten 116 und 140.

Hier können Sie sehen, wie viel eine Portion des Nahrungsmittels den Bedarf der angegebenen Vitamin, Mineralien, Fettsäuren, Ballaststoffe und Protein deckt (Vitalwert, S. 122). Die dunklen Balken zeigen diesen Wert im Verhältnis zu den kcal pro Portion (Vitalgewinn, S. 122).

Falls vorhanden, werden hier wichtige Informationen aus der aktuellen Ernährungsforschung aufgeführt.

In diesem Bereich finden Sie für viele Lebensmittel die Angaben zur Lagertemperatur und die Ethylenrate. Weitere Informationen hierzu finden Sie auf Seite 121.
Gibt es Angaben aus der Griechischen Medizin, dem Ayurveda oder der Chinesischen Medizin zu besonderen Wirkungen der Nahrungsmittel, werde dies hier zusammengefasst dargestellt.

Die Angaben zur Anthroposophischen Ernährungslehre basieren auf der Vorträgen von Rudolf Steiner aus den Jahren 1905 bis 1924 sowie Angaben aus der aktuellen Literatur zu diesem Thema. Der Schwerpunkt liegt hier auf der geistig-seelischen Wirkung der Nahrung.

Früchte

Träumen Sie auch noch gelegentlich vom Paradies, in dem so wunderbare, verlockende Früchte wachsen? Sie beißen in den Apfel … da fragt Sie Ihr Gewissen: hat er noch genügend Nährstoffe, ist er frei von Pestiziden, wird er mir auch gut tun? Und wie ist es mit den anderen Früchten, die manchmal von weit her kommen? Kann ich die Ökobilanz des Transports mit meinem »guten Gewissen« vereinbaren?

Hier werden uns unsere »Wertesysteme« immer wieder zu neuen Entscheidungen lenken. Hauptsache Sie behalten die Freude daran, sich immer wieder von den süßen Früchten verführen zu lassen.

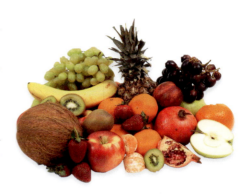

Früchte für jeden Geschmack!

Obst steckt voller Vitamine, Mineralien und sekundärer Pflanzenstoffe. Meist brauchen wir es nur zu waschen, um dann einfach genussvoll reinzubeißen. Da die meisten Menschen ausgereiftes Obst problemlos vertragen, eignet es sich zudem ausgezeichnet als unkomplizierte Zwischenmahlzeit. Gelegentlich gibt es jedoch bei säurereichem Obst Probleme mit der Verdauung, besonders in Verbindung mit Ballaststoffen oder Zucker. Hier hilft es, die Früchte zu dünsten oder zusammen mit den Mahlzeiten zu essen.

Exotische Früchte schmecken sehr gut und sie sind eine wunderbare Ergänzung, wenn die Erntezeiten der regionalen Früchte vorüber sind. Wer ökologisch korrekt kaufen will, sollte darauf achten, dass die Früchte mit dem Schiff transportiert wurden. Das ist bei Ananas, Avocados, Bananen, Limetten, Mangos und Papayas meist der Fall. Im Winter dürfen es auch mal Äpfel aus Neuseeland sein, da deren Ökobilanz günstiger ist als die von Äpfeln aus der Region, die aufwändig über längere Zeit gelagert wurden. Natürlich wäre es »ökologischer«, Äpfel nur im Sommer oder Herbst zu essen.

Aus anthroposophischer Sicht

Früchte wirken vor allem auf das Stoffwechsel-Gliedmaßen-System und damit auf die inneren Organe und das Blut. Somit helfen Obstkuren und Saftfasten zu entschlacken und regen den Stoffwechsel an. Die vitamin-, säure- und zuckerreichen Süd- und Überseefrüchte bringen auch im Winter die erforderliche Anregung. Der Zucker gelangt schnell ins Blut und die Säuren fördern die Lebensfreude und machen uns fit und dynamisch für das Arbeitsleben.

Aus ayurvedischer Sicht

Die meisten Früchte balancieren die drei Doshas. Mit ihrer Wasser-Äther-Energetik stillen sie den Durst und reinigen das Blut und die Energiebahnen. Süße Früchte mit wenig Säure wirken eher kühlend. Hierzu gehören süße Äpfel, Bananen, Birnen, Aprikosen, Honigmelonen, Wassermelonen und Feigen. Sie verlangsamen den Stoffwechsel und sollten daher von Menschen mit einem »kühlen« Naturell gekocht oder zusammen mit wärmenden Gewürzen kombiniert werden. Saure Früchte erhöhen das Feuer-Element.

Isst man oft und viele Früchte, kann die kühlende Wirkung und Äther-Eigenschaft die »Bodenhaftung« mindern. Dies macht uns empfindsam für die Belastungen des Stadtlebens und eines stressvollen Lebensstils. Die sattvische Eigenschaft der Früchte verbessert ein klares Denken, jedoch regt sie dieses nicht an.

Essen Menschen mit dem Wasser-Naturell Früchte in der morgendlichen »Kaphazeit«, würden sie damit ihre Wasser-Energetik erhöhen, was auf Dauer zu gesundheitlichen Problemen führen kann.

Aus Sicht der TCM

Früchte schmecken süß und sauer, selten bitter. In den warmen und heißen Zeiten des Jahres lindern sie Hitze, bauen Körperflüssigkeiten auf und befeuchten Trockenheit. Im Winter können Früchte mit stark kühlender Wirkung wie Zitronen, Orangen oder Bananen zu Kälte im Körper führen. Beim Zustand der »Fülle« (Yang) empfiehlt man Apfel, Zitrusfrüchte, Ananas und Mandarine. Bei »Mangel« oder Schwäche helfen Kirschen oder rote Weintrauben. »Hitze« kann man mit Zitrusfrüchten, Kiwi, Wassermelone, Ananas und Apfel kühlen. »Trockenheit« wird durch Birne, Banane und Kiwi befeuchtet.

Obstsalat

Viele Menschen mögen Obstsalat, haben jedoch nur selten Lust, ihn zuzubereiten. Was wäre wohl mit den Vitaminen und Antioxidanzien, wenn wir eine große Schüssel auf Vorrat hätten, aus der wir uns jeden Tag einfach ein paar Löffel nehmen könnten? Eine Gruppe von Wissenschaftlern untersuchte im Jahr 2006 wie sich die Qualität von Ananas, Mango, Cantaloupe, Wassermelone, Erdbeeren und Kiwi im Laufe von 9 Tagen ändert, wenn sie geschnitten bei 5 °C im Kühlschrank gelagert werden. Sie ermittelten die Werte von Vitamin C, Lutein, Carotinoiden, Phenolen und Anthocyanen. Entgegen ihren Erwartungen hatten die geschnittenen Früchte am Ende der Lagerzeit kaum einen Verlust bei den untersuchten Vitalstoffen. Nur das Aussehen der Früchte litt im Laufe der Tage.

Obst zubereiten

Vor dem Essen wäscht man die Früchte mit kaltem Wasser. Haben wir keine Biofrüchte gekauft, können wir auch mit heißem Wasser, Schrubben oder Abtrocknen kaum noch weitere Rückstände von Pestiziden entfernen. Nach dem Schälen von Zitrusfrüchten, Bananen oder Mangos wäscht man sich besser die Hände, um die Schadstoffe aus der Schale nicht mit zu essen. Sehr »convenient« ist ein Obstsalat, den wir gut gekühlt in einem Thermobehälter auch zu Freizeitaktivitäten mitnehmen können. Im Sommer sind pürierte Früchte, die wir mit Joghurt und eventuell Schlagsahne im Gefrierschrank haben anfrieren lassen, eine herrliche Erfrischung und ein Genuss. Die Qualität selbst hergestellter Säfte ist stark vom Entsafter abhängig. Zentrifugen-Entsafter drehen mit Geschwindigkeiten von bis zu 6.000 U/min. Dabei werden viele der Antioxidanzien gleich wegoxidiert. Geräte mit neuer Technik pressen den Saft bei 70-80 U/min, schonen die Inhaltsstoffe, kosten jedoch oft über 300 Euro. Da ist es wesentlich günstiger weiche Früchte durch eine Flotte Lotte zu passieren. Fruchtsäfte aus dem Handel wurden erhitzt, um sie haltbar zu machen, auch die aus dem Kühlregal. Sie enthalten deutlich weniger Enzyme und andere wichtige Inhaltsstoffe. Nach ayurvedischer Lehre sollten Säfte innerhalb von 30 Minuten nach dem Pressen getrunken werden, da sie sonst das Luft-Element erhöhen. Am besten sind daher frisch zubereitete Säfte und frische, reife und wohlschmeckende Früchte.

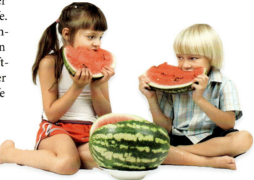

Obst-Einkaufs- und Erntekalender

	Januar	Februar	März	April	Mai	Juni	Juli	August	September	Oktober	November	Dezember
Ananas	+	+	+	+	+	-	-	-	+	+	+	+
Äpfel	+	+	+	+	+	-	-	D	D	D	+	+
Apfelsinen	+	+	+	+	+	+	-	-	-	-	+	+
Aprikosen						+	+	D	+			
Avocados	+	+	+	+	+	-	-	-	-	+	+	+
Bananen	+	+	+	+	+	+	+	+	+	+	+	+
Birne	-	-	-	-	-	-	-	D	D	D	+	+
Brombeere							+	D	D	+		
Erdbeere					-	+	D	D	-	-		
Grapefruit	+	+	+	+	+	-	-	-	-	+	+	+
Heidelbeere						+	+	D	D	+		
Himbeere						-	D	D	D	-		
Kiwis	+	+	+	+	+	+	+	+	+	+	+	+
Johannisbeere						-	D	D	D			
Pfirsiche					-	+	+	D	D	-		
Pflaume						-	-	D	D	D	-	
Sauerkirsche						+	+	D	+			
Süßkirsche					+	+	+	D	+			
Weintrauben	-	-	-	-	-	-	+	+	+	+	-	-
Zitronen	+	+	+	+	+	+	+	+	+	+	+	+
Walnüsse	+	+	-	-					D	D	+	+
Haselnüsse	-	-	-	-					D	D	+	+

nach aid Saisonkalender, + = gutes Angebot, - = geringes Angebot, D = aus heimischem Anbau

ÄPFEL

	Latein	Englisch	Sanskrit	Mandarin	Tibetisch	Arabisch
	Fructus malus, Pyrus malus	Apple	Seva, Sinjitika	Ping guo	Bse yab	Tuffäh

Mit der Menge an Vitalstoffen belegt der Apfel keinen der vorderen Ränge. Er ist aber das beliebteste Obst und »ständiger Begleiter« der meisten Deutschen.

Ein Apfel:	150	g
Das sind kcal:	79,5	kcal
Glykämischer Index (GLYX):	38	
Glykämische Last (GL):	6	
Basenlieferant mit PRAL von:	-3,3	

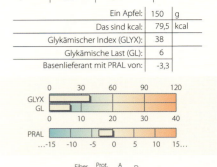

Wer schon in einen sauren Apfel gebissen hat, dem schmeckt der Süße umso besser!

Im Paradies wuchsen noch Granatäpfel am Baum der Erkenntnis, aber schon Ramses II. ließ Apfel- und Birnenbäume aus dem nahen Osten in seinen Gärten pflanzen. Alexander der Große brachte den Apfel nach Griechenland, von wo aus er bald nach ganz Europa gelangte. Der Apfel war ein Symbol des Weiblichen, der Liebe und der Fruchtbarkeit. Es stand in Verbindung mit der babylonischen Ischtar, der griechischen Aphrodite und der germanischen Idun. Bei den Germanen war er das Symobl für die Mutterbrust und die nährende Liebe. Der Apfelbaum gehört auch zum keltischen Baumkreis: wer zwischen dem 25. Juni bis 4. Juli oder 23. Dezember bis 1. Januar geboren ist, hat den Apfel als Lebensbaum.

Um 1880 unterschied man mehr als 20.000 Apfelzüchtungen weltweit und kannte allein in Preußen über 2.300 Sorten. Von den heute noch 1.500 existierenden Sorten sind noch 60 wirtschaftlich bedeutend. In Supermärkten hat man nur noch die Wahl zwischen etwa 6 Apfelsorten. Die statistischen 37,5 Kilogramm, die jeder Deutsche pro Jahr isst, sind etwa ein drittel des gesamten Obstverzehrs.

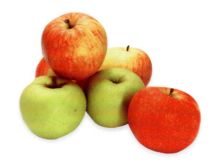

Einkauf und Zubereitung

Wer sich wundert, warum Äpfel noch so viele Monate nach der Ernte so gut aussehen, braucht sich nicht zu sorgen. Diese Äpfel waren perfekt in »kontrollierter Atmosphäre« gelagert. Bei 4 °C, hoher Luftfeuchtigkeit, wenig Sauerstoff- und hohem Kohlendioxidgehalt der Luft oder »Smart Fresh« mit dem unbedenklichen Gas Methyl-Cyclo-Propen, welches die Ethylenaufnahme und damit das Reifen des Apfels verhindert. Manche Apfelsorten schützen sich mit einer Wachsschicht vor dem Austrocknen. In Deutschland geerntete Äpfel dürfen nicht zusätzlich gewachst werden. Äpfel aus dem Ausland müssen gekennzeichnet sein, wenn sie gewachst wurden. E 901 ist echtes Bienenwachs, E 902 Wachs aus der Candelilla-Pflanze, E 903 Carnaubawachs und E 904 Schellack (aus harztigen Ausscheidungen der weiblichen Gummilackschildläuse) sind alle unbedenklich beim Verzehr. Waschen Sie die Äpfel kurz in lauwarmem Wasser und essen die Schale mit! In ihr gibt es die meisten sekundären Pflanzenstoffe und Vitamine. Haben Äpfel vom Transport braune Stellen, können Sie diese herausschneiden.

Umweltaspekte

Laut Greepeace 2007 waren nur die Äpfel aus Chile und Argentinien in keiner Probe über die erlaubten Mengen belastet. Die aus Belgien und Brasilien empfahl man nicht zu kaufen, weil in jeder zehnten Probe zu viel Pestizide gefunden wurden. Das BVL fand im Jahr 2004 in nur noch 10 Prozent der Proben keine Rückstände und gab an, dass sich die Situation zu den Vorjahren erheblich verschlechtert habe. Stiftung Warentest fand im Jahr 2006 nur 2 von 27 Proben mit zu hohen Werten. Wer sichergehen möchte, kauft Bio-Äpfel oder beim Obstbauern seines Vertrauens.

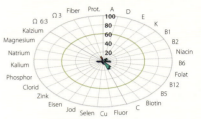

Das in der Apfelschale enthaltene Quercetin wirkt positiv auf die Lunge und kann den Cholesterinspiegel senken. Ein geriebener Apfel ist ein ein altes Hausmittel und hilft bei Durchfall. Das im Apfel enthaltene Pectin verdickt den Darm inhalt und kann auch Schwermetalle und Bakteriengifte im Darm binden. Im Apfelmus ist übrigens doppelt so viel Pectin enthalten wie in frtischen Quitten.

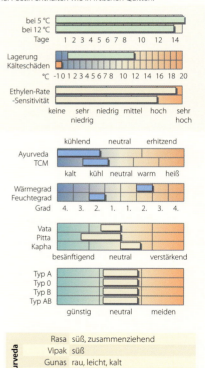

NATURHEILKUNDE

AYURVEDA

Äpfel stärken den Körper, sind aber schwer zu verdauen. Sie erhöhen Kapha und Samen. In der tibetischen Medizin bei durch vermehrtes Kapha verursachtem Fieber.

TCM

Äpfel tonisieren Qi und Blut, erzeugen Flüssigkeiten und befeuchten die Lunge. Sie kühlen Hitze nach übermäßigem Alkoholgenuss. Man empfiehlt sie bei Hämorrhoiden, Trockenheit der Haut, Akne und Hautflecken bei älteren Menschen. Ein geriebener leicht erwärmter Apfel behebt Yin-Mangel bei Verdauungsstörungen.

Es wird empfohlen, Äpfel bei kühler Schwäche der Funktionskreise von Milz und Magen zu meiden.

 »Aber die Frucht jenes Baumes ist zart und leicht verdaulich, und roh genossen schadet sie gesunden Menschen nicht, denn wenn der Tau in seiner Kraft steht, das heißt, weil seine Kraft vom Beginn der Nacht bis fast zum Tagesanbruch zunimmt, dann wachsen die Äpfel durch den Tau, das heißt sie werden reif. Und daher sind für gesunde Menschen die rohen (Äpfel) gut zu essen, weil sie aus starkem Tau gekocht sind. Den Kranken aber schaden rohe (Äpfel) eher, weil sie schwächlich sind. Aber die gekochten und gebratenen sind sowohl für Kranken als auch für die Gesunden gut. Aber wenn sie alt und runzlig werden, wie es im Winter geschieht, dann sind sie roh für Kranke und Gesunde gut zu essen.« (aus »Physica«, übersetzt von Portmann, 1997)

TEM – UNANI-MEDIZIN

Süße Äpfel sind warm und feucht im zweiten Grad, saure Äpfel kalt und trocken im zweiten Grad. Im »Tacuinum sanitatis« beschreibt man Äpfel als gut für das Herz. Man solle die süßen Äpfel zusammen mit Rosenzucker oder Rosenhonig essen und die sauren Äpfel mit Zitronatwein kombinieren.

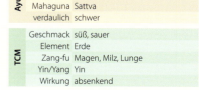

Ayurveda		
	Rasa	süß, zusammenziehend
	Vipak	süß
	Gunas	rau, leicht, kalt
	Mahaguna	Sattva
	verdaulich	schwer

TCM		
	Geschmack	süß, sauer
	Element	Erde
	Zang-fu	Magen, Milz, Lunge
	Yin/Yang	Yin
	Wirkung	absenkend

FRÜCHTE

BIRNEN

Latein	Englisch	Sanskrit	Mandarin	Tibetisch	Arabisch
Pyrus communis L.	Pear	Amrtaphala, Nasapati, Tanka	Li zi	Li	Kumatr

Fast jeder verträgt sie gut, vor allem gedünstet auch Babys und Kleinkinder. Der hohe Anteil an Fruchtzucker ist nahrhaft und führt zu einer geringen glykämischen Belastung. Ihre entwässernde Wirkung stärkt die Nieren und hilft bei erhöhtem Blutdruck.

Eine Portion Birnen:	150	g
Das sind kcal:	81	kcal
Glykämischer Index (GLYX):	38	
Glykämische Last (GL):	4	
Basenlieferant mit PRAL von:	-2,9	

Man sollte nicht Äpfel mit Birnen vergleichen.

Bereits um 800 v. Chr. berichtet Homer von den balsamischen Birnen in den Gärten des Alkinoos. Plinius erwähnt bereits 38 Sorten. Für die Germanen galten zu dieser Zeit Birnenbäume als Wohnstätte von Dämonen und Hexen. In Frankreich kennt man im 17. Jh. an die 300 Sorten und heute schätzt man die Zahl aller Sorten der Welt auf über 2000. Birnenbäume können bis zu 200 Jahre alt und 20 Meter hoch werden.

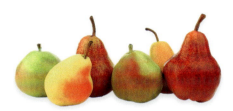

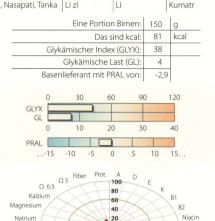

Einkauf und Zubereitung

Birnen werden geerntet, wenn sie noch hart sind, damit sie den Transport überstehen. Zu Hause werden sie schnell reif. Möchte man sie länger aufbewahren, sollten sie kühl gelagert werden.

Da Birnen gekocht bekömmlicher sind, gibt es viele Rezepte für geschmorte Birnen. Man findet sie häufig in Rotwein geschmort und mit Preiselbeeren gefüllt als Beilage zu Wildgerichten. Als Gewürze passen Nelken und Zimt.

Umweltaspekte

Jede fünfte Probe aus der Türkei und jede siebente aus Belgien überschritten bei den Tests von Greenpeace im Jahr 2007 die erlaubten Mengen an Pestiziden. Dafür glichen Chile, die Niederlande, Frankreich und Südafrika die Bilanz ohne Beanstandungen aus. Somit hat man gute Chancen nicht belastete Birnen zu bekommen. Spanien, Argentinien, Italien und Deutschland lagen im Mittelfeld.

Die süße Energie der Birne stammt vorwiegend aus Fruchtzucker.

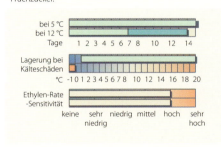

NATURHEILKUNDE

AYURVEDA

Susruta erwähnt, dass Birnen Vata erhöhen. Auch Dr. Tirtha empfiehlt sie bei Vata nur gekocht zu verzehren. Nach Bhavamisra besänftigen sie alle drei Doshas. Reife Birnen sind gut zu verdauen und wirken aphrodisierend.

TCM

Birnen kühlen Hitze, erzeugen Säfte, befeuchten Trockenheit und wandeln Schleim um. Man empfiehlt sie bei Hitze-Schleim-Erkrankungen der Lunge wie Husten oder Bronchitis. Birnen empfiehlt man auch bei Asthma, Hepatitis und Diabetes. Frischer Birnensaft lindert Heiserkeit mit gereizten Stimmbändern und besänftigt Wind-Hitze-Symptome im Herzen mit geistiger Unruhe, Nervosität und Schreckhaftigkeit.

Es wird empfohlen, Birnen bei kühler Schwäche im Magen, Durchfall oder Husten zu meiden.

 »Jedoch die Frucht des Birnbaumes ist schwer und gewichtig und herb; und wenn sie jemand roh zu reichlich ißt, verursacht sie Migräne im Kopf und macht die Brust dämpfen, weil in der Lunge etwas von seinem Saft angezogen wird und ein Ziemliches dorthin abgeleitet wird, so daß dieser Saft um die Leber und um die Lunge wie Bleisinter gleich Weinstein verhärtet, und daher entstehen in der Leber und in der Lunge oft schwere Krankheiten. Und wie auch der Mensch von Geruch des Weines zuweilen satter wird, so mischt sich auch der Atem mit dem Birnsaft und nimmt dessen Herbheit an. Daher zieht auch jener, nachdem er eine rohe Birne gegessen hat, (nur) schwer den Atem in sich ein, so daß auch bisweilen viele Krankheiten in seiner Brust daraus entstehen. Denn wenn die Kräfte des Taues bei Tagesanbruch zerfließen, dann wachsen die Birnen von jenem Tau, und daher verursachen sie auch schädliche Säfte im Menschen, weil sie im abfließenden Tau wachsen, wenn sie nicht gekocht werden. Wer daher Birnen essen will, soll sie in Wasser kochen oder am Feuer braten; jedoch sind die gekochten besser als die gebratenen, weil das warme Wasser den schädlichen Saft, der in ihnen ist, allmählich auskocht, aber das Feuer ist zu schnell und drückt beim Braten nicht den ganzen Saft aus ihnen aus. Und den, der gekochte Birnen ißt, beschweren sie ziemlich, weil sie die Fäulnis in ihm mindern, indem sie dieselbe aufsuchen und brechen, jedoch bewirken sie bei ihm eine gute Verdauung, weil sie die Fäulnis mit sich abführen.« (aus »Physica«, übersetzt von Portmann, 1997)

TEM – UNANI-MEDIZIN

Im Tacuinum sanitates beschreibt man Birnen als gut für einen schwachen Magen. Um die Galle nicht zu schwächen solle man anschließend etwas anderes essen.

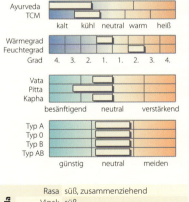

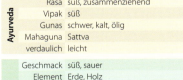

Ayurveda	Rasa	süß, zusammenziehend
	Vipak	süß
	Gunas	schwer, kalt, ölig
	Mahaguna	Sattva
	verdaulich	leicht
TCM	Geschmack	süß, sauer
	Element	Erde, Holz
	Zang-fu	Lunge, Magen, Herz
	Yin/Yang	Yin, Yang
	Wirkung	absenkend

147

WEINTRAUBEN

	Latein	Englisch	Sanskrit	Mandarin	Tibetisch	Arabisch
	Vitis vinefera L.	Grapes	Draksa, mardvika	Draksa, mardvika	Gun drum, (Rgun 'bru)	Rgun chan

Eine Portion Weintrauben:	120	g
Das sind kcal:	80,4	kcal
Glykämischer Index (GLYX):	46	
Glykämische Last (GL):	8	
Basenlieferant mit PRAL von:	-4,1	

Weintrauben sind für jedes Naturell geeignet. Achten Sie bei häufigem Verzehr auf die aktuellen Meldungen zur Belastung mit Pestiziden.

Man sollte die Weintraube vernaschen, bevor sie eine Rosine wird!

Bereits die Jäger und Sammler aus vorgeschichtlicher Zeit kannten wilde Weintrauben. Mit der Erzeugung von Wein begannen die Menschen um 3.500 v. Chr. die Weinreben zu kultivieren, jedoch wurde ein Teil der Trauben-Ernte wohl immer gleich genossen.

Heute verkauft man in Deutschland so viel Tafeltrauben, dass jeder 6,2 Kilogramm pro Jahr erhalten würde – natürlich essen einige mehr, ob mit oder ohne Kerne.

Einkauf und Zubereitung

Frische Trauben haben eine glatte feste Haut. Sind sie leicht gelblich, ist die Wahrscheinlichkeit hoch, dass sie süß schmecken. Bei roten Trauben ist dies abhängig von der Sorte. Weintrauben halten sich am längsten im Kühlschrank, ungewaschen in einer Plastiktüte oder Frischhaltebox. Die Trauben waschen Sie erst kurz vor dem Verzehr, ungefähr 15 Sekunden reichen, in kaltem Wasser. So können Sie laut aid 2006 auch einen Teil der möglicherweise vorhandenen Rückstände von Pestiziden reduzieren. Spülmittel oder andere Substanzen sowie Abtrocknen bringen dabei keinen Vorteil. Gelegentlich bleibt noch ein weißer Belag, der sich nicht abwaschen lassen will. Dies ist ein natürlicher Schutz von Weintrauben um die Haut vor Austrocknung und Verderb zu bewahren und gehört einfach dazu.

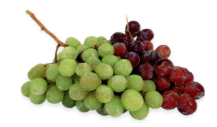

Umweltaspekte

Weintrauben aus konventionellem Anbau waren laut Greenpeace im Jahr 2007 sehr häufig über den Höchstmengen mit Pestiziden belastet. Zu oft gab es Probleme mit Trauben aus der Türkei, aus Griechenland, Spanien und Indien. 7 von 80 Proben waren so stark belastet, dass für Kinder bei einmaligem Verzehr eine Gefahr für die Gesundheit bestand. Um Kinder nicht zu gefährden, sind Bio-Trauben eine sichere Wahl. Auch die Stiftung Warentest fand im Jahr 2004 zu häufig zu viel Pestizide und riet zu Bio-Trauben als Alternative.

Getrocknete Weintrauben enthalten natürliche Antioxidazien, welche Karies und Parodontose verursachende Bakterien bekämpfen, bewies ein Forscherteam der Universität of Illinois. Damit wären sie, trotz des hohen Zuckergehalts, gut für die Zähne. Viele Kinder und auch Erwachsene dürfte diese Nachricht freuen!

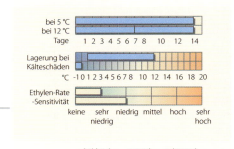

NATURHEILKUNDE

AYURVEDA

Nach Bhavamisra wirken Weintrauben aphrodisierend, abführend und sind schwer zu verdauen. Sie helfen bei Durst, Fieber, Atemnot, Gicht, Auszehrung und nach übermäßigem Alkoholgenuss. Sie wirken je nach Sorte auf die Doshas. Sie besänftigen Vata und können Kapha vermehren. Einige kernlose Sorten besänftigen Kapha und Pitta.

TCM

Weintrauben unterstützen Leber und Niere, bringen Säfte hervor, wirken harntreibend und stärken die Funktion der Muskeln, Sehnen und Knochen. Man verordnet sie bei Schlafstörungen, Nachtschweiß, Abgeschlagenheit, Bluthochdruck und Schmerzen beim Wasserlassen. Eine Abkochung aus Rosinen bildet Qi und Blut und tonisiert Leber und Nieren.

Es wird empfohlen, Weintrauben bei Hautproblemen zu meiden. Isst man zu viel, könne man unruhig werden sowie Beklemmungsgefühle und Durchfall bekommen.

»Und die Weinrebe ist ein der Erde abgerungenes Gehölz und ähnelt mehr den Bäumen. Und weil die Erde vor der Sintflut brüchig und malmig war, brachte sie keinen Wein hervor. Als (die Erde) jedoch durch die Sintflut begossen und gestärkt war, brachte sie Wein hervor, weil die jetzige Erde im Vergleich zur Erde vor der Sintflut sich so verhält, wie lockeres Gestein zum jetzigen Erdreich.« (aus »Physica«, übersetzt von Portmann, 1997)

TEM – UNANI-MEDIZIN

Die Weintrauben beschrieb Dioskurides noch als den Bauch beunruhigend und den Magen aufblähend. Er lobte eher die Wirkung der Rosine oder des Weins. Im Tacuinum beschreibt man sie als nahrhaft, reinigend und dick machend.

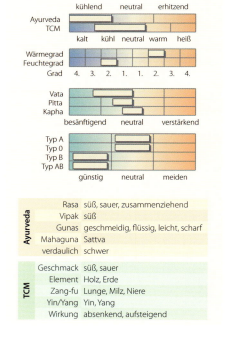

Ayurveda		
Rasa	süß, sauer, zusammenziehend
Vipak	süß
Gunas	geschmeidig, flüssig, leicht, scharf
Mahaguna	Sattva
verdaulich	schwer

TCM	
Geschmack	süß, sauer
Element	Holz, Erde
Zang-fu	Lunge, Milz, Niere
Yin/Yang	Yin, Yang
Wirkung	absenkend, aufsteigend

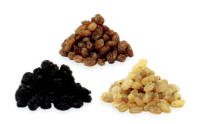

Kernlose Weintrauben gibt es bereits seit vielen hundert Jahren. Sie werden gerne zu Rosinen getrocknet. Korinthen (links) stammen von der Rebsorte Korinthiaki. Sultaninen (mitte) sind getrocknete Sultana-Trauben (Thompson Seedless).

FRÜCHTE

ERDBEEREN

Latein	Englisch	Mandarin	Tibetisch	Arabisch
Fragaria L.	Strawberries	Cao mei	Di ta sa sin	Far lah

Eine Hand voll Erdbeeren enthält schon die gesamte von der DGE empfohlene Tagesmenge an Vitamin C. Sie schmecken frisch gepflückt am besten. Achten Sie bei Erdbeeren auf aktuelle Meldungen zu Belastungen mit Pestiziden.

Eine Portion Erdbeeren:	150	g
Das sind kcal:	48	kcal
Glykämischer Index:	40	
Glykämische Last:	1	
Basenlieferant mit PRAL von:	-3,9	

Süße Früchte für die Sinne

Bereits in der Steinzeit aßen die Menschen Erdbeeren. Die waren jedoch klein und schmeckten vermutlich etwas anders als unsere heutigen Gartenerdbeeren. Die heutigen Sorten stammen von einer Züchtung im 18. Jh. durch zufällige Kreuzungen der amerikanischen Scharlacherdbeere mit der großfruchtigen Chile-Erdbeere. Die kleinen Walderdbeeren gibt es jedoch auch heute noch und sie schmecken vermutlich wie zu alten Zeiten.

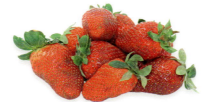

Einkauf und Zubereitung

Falls möglich kosten Sie erst, bevor Sie kaufen. Es gibt weit mehr als nur eine Sorte! Da Geschmack und Vitamingehalt schon 5 Stunden nach dem Pflücken anfangen nachzulassen, kaufen Sie besser nicht auf Vorrat. Grüne Früchte reifen nicht mehr nach und kleinere dunkle Erdbeeren schmecken häufig aromatischer. Waschen Sie Erdbeeren am besten erst kurz vor dem Essen.

Umweltaspekte

Laut Greenpeace waren importierte Erdbeeren häufig deutlich über den gesetzlichen Höchstmengen mit Pestiziden belastet. 2007 nennen sie Italien, Belgien, Marokko und Ägypten mit Überschreitungen von bis zu 26,7 Prozent.

Viele Wissenschaftler interessieren sich für die besonderen Wirkungen der Erdbeere. Ob ihre antioxidative Wirkung der Phenole und Anthocyane oder ihre Wirksamkeit gegen Makula-Degeneration oder ihr Schutz vor rheumatischer Arthritis – es wird geforscht und es gibt ständig Veröffentlichungen darüber, wie gesund die Erdbeere ist. Einig sind sich die Forscher darin, dass ihr hoher Gehalt an Vitaminen und Mineralien viele Vorgänge im Körper positiv beeinflusst.

NATURHEILKUNDE

AYURVEDA

Erdbeeren gehören zu den wenigen Früchten, die Pitta erhöhen. Bei Pitta-Störungen sind sie daher gekocht und in Verbindung mit Schlagsahne bekömmlicher. Vata und Kapha besänftigen sie mit ihrem Duft und Geschmack.

TCM

Erdbeeren befeuchten die Lunge, produzieren Körpersäfte, stärken Milz, Magen, Blut und Qi. Man empfiehlt sie bei trockener Lunge, Hämorrhoiden, Bluthochdruck, Arterienverkalkung und Bluterkrankungen.

Vermutlich zu den Walderdbeeren schreibt sie: »Auch die Früchte, nämlich die Erdbeeren, verursachen gleichsam einen Schleim im Menschen, der sie ißt, und sie taugen weder dem gesunden noch dem kranken Menschen zum Essen, weil sie nahe an der Erde wachsen und weil sie sogar in fauliger Luft wachsen.« (aus »Physica«, übersetzt von Portmann, 1997)

Ayurveda	
Rasa	süß, sauer
Vipak	süß
Gunas	leicht
Mahaguna	Sattva
Antidot	Kardamom
TCM	
Geschmack	süß, sauer
Wuxing	Erde
Zang-fu	Milz, Magen, Lunge
Yin/Yang	Yin, Yang
Wirkung	absenkend

Erdbeershake

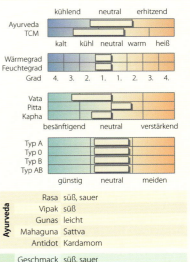

Ayurvedaärzte warnen vor der Kombination von Milch mit sauren Früchten, da bei der Verdauung Substanzen (Ama) entstehen, welche den Stoffwechsel belasten. Die Kombination von Lassi oder Takra (S. 211) mit süßen Früchten, außer Banane, wird als günstig angenommen. Wem der Fettanteil hierbei zu niedrig ist, kann diesen mit Crème fraîche auf ein cremig-charmantes Maß erhöhen.

500 g geputzte, gewaschene und abgetropfte Erdbeeren, 50 g Vollrohrzucker, das Mark einer Vanilleschote, 125 g Joghurt (vorzugsweise selbst gemacht), 125 g Eiswürfel, 60 g Crème fraîche und 2 EL Erdbeerkonfitüre im Mixer pürieren und mit Minzeblättern garnieren.

Dies ist eine wunderbare Erfrischung in der Sommerzeit.

Pflaumen

Latein	Englisch	Sanskrit	Mandarin	Tibetisch	Arabisch
Prunus domestica L.	Plum, Prune (getrocknet)	Alu Bokhara (Hindi)	Li zi	Li	Burq q

Pflaumen helfen zu verdauen. Sie sind für jedes Naturell geeignet.

Eine Portion Pflaumen:	120	g
Das sind kcal:	57,6	kcal
Glykämischer Index (GLYX):	39	
Glykämische Last (GL):	5	
Basenlieferant mit PRAL von:	-3,7	

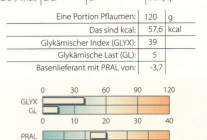

Wie ein Pflaumenaugust …

Pflaumen werden in Europa schon seit vielen tausend Jahren kultiviert. Man fand Pflaumenkerne in Pfahlbauten der Steinzeit am Bodensee. In China lehrte der Gelbe Kaiser, dass sie zu den fünf Baumfrüchten gehören. Alexander der Große brachte neue Sorten mit nach Europa und die Römer verbreiteten viele davon in ihren Kolonien. Die Mirabellen gelangten erst im 16. Jh. aus Syrien oder Arabien über Griechenland, Italien und Frankreich zu uns.

Man unterscheidet mehrere Gruppen von Pflaumen. Von den Zwetschgen sind vor allem die Bühler bekannt. Ihre Frucht ist blau, länglich und sie löst sich leicht vom Stein. Sie werden gerne zum Backen benutzt. Die Edelpflaumen werden bis zu 5 Zentimeter groß und können grüngelb, gelb, blau oder rot sein. Sie schmecken frisch gegessen am besten. Die Mirabellen sind die dritte wichtige Gruppe. Ihre Früchte werden bis zu 3 cm groß, schmecken sehr süß und lösen sich leicht vom Stein. Sie schmecken frisch gegessen, als Kompott, im Rumtopf, gedörrt oder Tiefgefroren.

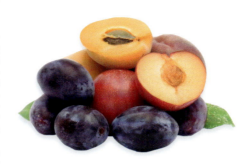

Einkauf und Zubereitung

Viele Pflaumenarten schützen ihre Haut vor dem Austrocknen mit einer weißlichen Wachsschicht. Waschen Sie diese erst kurz vor dem Verzehr ab. Zu harte oder grünlich-matte Früchte reifen nicht mehr nach. Reife Pflaumen halten sich im feuchten Tuch oder in der Frischhaltebox im Kühlschrank bis zu einer Woche.

Zum Kochen eignen sich am besten getrocknete Pflaumen.

Umweltaspekte

Nur Bio-Ware und die Pflaumen aus Argentinien waren laut Greenpeace im Jahr 2007 nicht über das erlaubte Maß belastet.

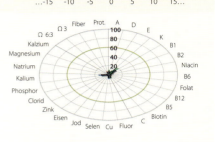

Die Farbstoffe der Pflaumen habe eine ähnlich hohe antioxidative Wirkung wie Orangen, die getrockneter Pflaumen liegt noch darüber.

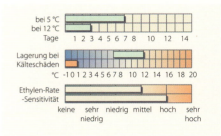

NATURHEILKUNDE

AYURVEDA

Der tibetische Arzt Namgyal Qusar erwähnt die abführende und die Ausscheidungen erleichternde Wirkung von Pflaumen und empfiehlt sie daher für Menschen mit Pitta- und Kapha-Konstitution. Menschen mit Vata- oder Pitta-Dosha sollten aber nicht zu viel Pflaumen essen.

Getrocknete Pflaumen

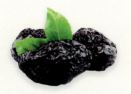

Pflaumen und Pflaumensaft helfen bei Verstopfung. Ihre Ballaststoffe sind Futter für die Darmbakterien. Das Stuhlvolumen erhöht sich und der Darm kommt in Bewegung. Außerdem enthalten sie Hydroxyphenylisatin welches den Darm direkt anregt, sich zu bewegen. Ein bewährtes Mittel sind fünf über Nacht eingeweichte Trockenpflaumen die man Morgens isst und das Wasser hinterher trinkt. In den ersten Tagen kann es zu Blähungen kommen, da sich die Darmbakterien erst auf die neue Kost einstellen müssen.

TCM

In China kennt man die chinesische Pflaume (Prunus salicina). Bereits im Suwen gehört sie zu den »Fünf Früchten«. Sie reinigt die Leber, kühlt Hitze, hilft bei Leberfeuer-Kopfschmerzen, Lebererkrankungen, wirkt harntreibend und löst Stauungen.

Isst man zu viele Pflaumen kann dies Schleim hervorbringen und die Funktionskreise Milz und Magen schwächen, was zu Durchfall oder Blähungen führen kann.

 »Jedoch die Frucht dieses Baumes ist sowohl für den gesunden wie auch den kranken Menschen schädlich und gefährlich zu essen, weil sie die Melancholie im Menschen erregt und die bitteren Säfte in ihm vermehrt, und alle Krankheiten, die in ihm sind, hervorsprudeln läßt, und daher ist sie für den Menschen so gefährlich zu essen wie Unkraut. Wer sie daher essen will, esse sie mäßig. Denn der Gesunde kann das Gegessene verkraften, den Kranken aber schädigt es.« (aus »Physica«, übersetzt von Portmann, 1997)

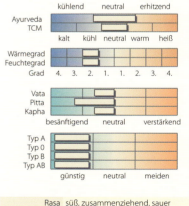

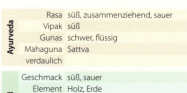

Kirschen

Latein	Englisch	Sanskrit	Mandarin	Tibetisch	Arabisch
Prunus cerasus L. (Sauerkirsche), Prunus avium L. (Süßkirsche)	Cherrys	Elavaluka (Sauerkirsche)	Ying tao	Sin tsha	Karaz

Für jeden, der sie mag, sind sie ein Genuss. Sie können helfen abzunehmen und fördern eine schöne Haut.

Eine Portion Kirschen:	120	g
Das sind kcal:	74,4	kcal
Glykämischer Index (GLYX):	22	
Glykämische Last (GL):	4	
Basenlieferant mit PRAL von:	-5,0	

Mit mir ist gut Kirschen essen …

Sauer- und Süßkirschen haben die Menschen Osteuropas und Westasien schon seit vielen Jahrtausenden gegessen. Die Kerne ausgewählter Sorten fand man bereits in keltischen Gräbern. Der griechische Philosoph und Naturforscher aus dem 4. Jh. v. Chr. Theophrast schreibt als erster über sie und der Römer Plinius unterscheidet schon 9 Arten, die zum Teil von den persischen Sorten stammen, die der Feldherr Lucullus mitgebracht hatte. Seit der Römerzeit baut man auch in Deutschland Kirschbäume an, Sauerkirschen aber erst seit dem 15. Jh. in größerem Umfang. Die saure Schattenmorelle gibt es schon seit 1650. Carl Mathieu fand 1889 über 5600 verschiedene Namen für Kirschen, allerdings mit vielen Mehrfachnennungen für die gleichen Sorten.

»Spargel tot, Kirschen rot.« – im Juni können wir mit dem Kirschenessen anfangen. Wenn Sie viele Kirschen gegessen haben trinken Sie lieber nur wenig Flüssigkeit hinterher. Das Pektin der Kirschen bindet besonders viel Flüssigkeit, quillt auf und kann so zu Bauchschmerzen und Durchfall führen.

Einkauf und Zubereitung

Da Kirschen nach der Ernte nicht nachreifen, lohnt

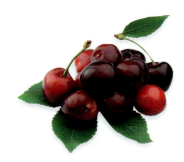

es sich beim Kauf eine zu probieren. Wenn Sie die Kirschen luftig im Kühlschrank aufbewahren, kann sich nicht so leicht Schimmel bilden. Knorpelkirschen mit festem Fleisch halten dann bis zu 10 Tagen.

Sauerkirschen nimmt man meist zum Einmachen, für Gelees, zum Backen usw. Besonders in den Kernen gibt es zuckerartige Verbindungen, die leicht Blausäure freisetzen und damit das typische Bittermandel-Aroma bewirken, welches wir auch vom Kirschwasser kennen.

Kirschsaft wird als Hausmittel bei Fieber empfohlen. Die Menge an Blausäure in Kirschkernen ist für den Menschen ungefährlich und wer das Aroma mag, darf auch die zerstoßenen Kerne z. B. bei der Saftzubereitung verwenden. Der Gehalt an Cyaniden läge dann bei ca. 23 mg pro Liter.

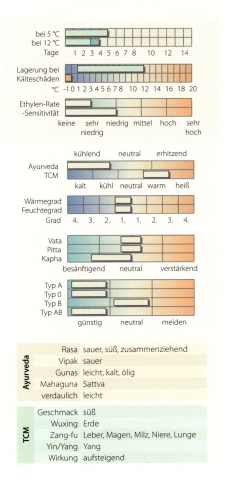

Naturheilkunde

Ayurveda

Kirschen sind leicht zu verdauen. Sie regen die Tätigkeit von Leber und Galle an, helfen bei Jucken und Entzündungen der Haut, Übelkeit, Appetitlosigkeit und Krankheiten des Herzens. Der Saft von Süßkirschen besänftigt Pitta. Sauerkirschen wirken kühlend, entgiftend, besänftigen Kapha und können Pitta erhöhen, wenn man zu viel davon isst.

 Hildegard über den Kirschbaum: »Und seine Frucht ist mäßig warm und ist weder sehr nützlich noch sehr schädlich, und dem gesunden Menschen schadet sie beim Essen nicht, dem Kranken jedoch und dem, der üble Säfte in sich hat, bereitet sie ziemlichen Schmerz, wenn er viel davon ißt.« (aus »Physica«, übersetzt von Portmann, 1997)

TCM

Sauerkirschen nähren und befeuchten die Funkionskreise Leber und Niere, beseitigen Wind-Feuchtigkeit und unterstützen Qi. Man empfiehlt sie bei Trockenheit von Mund, Zunge und Haut, verursacht durch Yin-Mangel im Funktionskreis Milz-Magen. Sie lindern Hautentzündungen und rheumatische Schmerzen. Süße Kirschen wirken kühlend.

Es wird empfohlen, Kirschen bei Hitze-Störungen zu meiden.

TEM – Unani-Medizin

Im Tacuinum sanitatis beschreibt man die Sauerkirschen als hilfreich bei phlegmatischem Magen. Man solle sie aber auf leeren Magen essen. Die Süßkirschen dagegen machen den Magen feucht und weich.

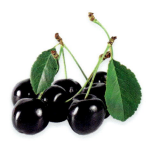

Es gibt helle und dunkle Süßkirschen, wobei das Fruchtfleisch der Knorpelkirschen fest und das der Herzkirsch weich und saftig ist.

Nutripädie – Ernährung für Ess-bewusste!

Brombeeren - Himbeeren

Latein	Englisch	Sanskrit	Mandarin	Arabisch
Rubus fruticosus. L., Rubus idaeus L.	Blackberry, Raspberry	Gauriphal	Shan mei	Aliq asuo, Chullayq

Eine Portion Himbeeren:	125	g
Das sind kcal:	41,2	kcal
Glykämischer Index (GLYX):	25	
Glykämische Last (GL):		
Basenlieferant mit PRAL von:	-4,0	

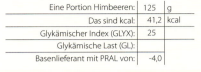

Brombeeren gibt es nur eine kurze Zeit im Spätsommer, aber die sollte man sich merken. Unser Körper weiß genau, was er mit ihren gesunden Inhaltsstoffen anfangen kann.

Am besten selbst gepflückt …

An Wald- und Wegrändern, Schuttplätzen, Zäunen oder an steilen Abhängen finden wir die Brombeersträucher mit ihren schmackhaften Beeren. Bei den Ägyptern, zu Zeiten von Hippokrates und in der Klostermedizin kannten die Heilkundigen die gesunden Eigenschaften der Blätter und Beeren. Brombeerblätter sind auch heute noch Bestandteil vieler Teemischungen.

In Europa und Asien und Amerika sammelten schon die Menschen der Steinzeit Himbeeren. Kultiviert werden sie seit ungefähr 400 Jahren. In der EU stieg die Produktionsmenge im Jahr 2006 auf 87 Millionen Kilogramm, wovon ein knappes Zehntel aus Deutschland stammt.

Ihr feines Aroma kann man genießen, indem man die samtig-saftig-weichen Früchte einzeln auf der Zunge zergehen lässt. Man kann ihre Aromen auch in Himbeeressig, Himbeergeist oder Himbeerkonfitüre konzentrieren. Im Mittelater destillierte man die Pressrückstände mit Wasser um das »aqua rubi idaei« zu erhalten, das man hauptsächlich in der Küche verwendete.

Einkauf und Zubereitung

In den deutschen Mittelgebirgen erntet man die meisten Brombeeren in Deutschland. Es gibt inzwischen auch Importe aus Tschechien, Rumänien oder Ungarn. Nach dem Pflücken reifen sie nicht nach und da man sie nur kurze Zeit aufbewahren kann, kann es gelegentlich sinnvoller sein, tiefgefrorene Beeren zu kaufen.

Himbeeren sind sehr druckempfindlich und werden schnell matschig. Wer sie waschen möchte,

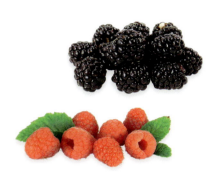

sollte dies nicht unter fließendem Wasser tun, sondern die Himbeeren in einem Sieb in lauwarmes Wasser tauchen und danach gut abtropfen lassen.

Umweltaspekte

Im Jahr 2007 fand Greenpeace alle 30 Proben von Brombeeren aus Deutschland empfehlenswert. Noch im Jahr 2006 fanden die Tester vom Bayerischen Landesamt für Lebensmittelsicherheit in 83 von 102 Proben bei Beerenobst Rückstände von Pflanzenschutzmitteln. Nur 10 Prozent der Beeren aus Deutschland waren nicht belastet, die Brombeeren brachten alle etwas mit. Immerhin lagen nur 13 Prozent der Proben über den gesetzlichen Höchstmengen im Vergleich zu 23 Prozent im Jahr 2004.

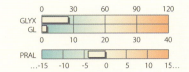

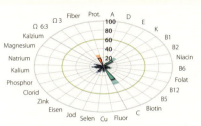

Brombeeren enthalten wertvolle Fruchsäuren, Vitamine und Pflanzenfarbstoffe die den Vitaminen helfen, unser Immunsystem zu stärken. Ist man heiser, kann es helfen, mit Brombeersaft zu gurgeln und ihn Schluckweise zu trinken. Die Gerbstoffe im Tee aus den Blättern helfen bei Durchfall. Himbeeren enthalten viele Phenole mit antioxidativer Wirkung. Eines davon, die Ellagsäure, ist als Extrakt Bestandteil einiger Nahrungsergänzungsmittel in den USA. Ihre Wirksamkeit ist aber noch nicht sicher bewiesen. Himbeeren sind gesund und für jeden verträglich.

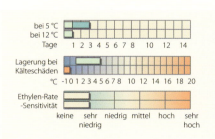

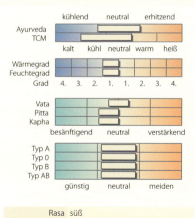

NATURHEILKUNDE

Ayurveda

Nach Dr. Tirtha besänftigen süße Brombeeren Pitta und Kapha und erhöhen Vata. Saure Früchte erhöhen Pitta. Sie bilden Blut und helfen bei Durchfall und Hämorrhoiden.

TCM

Brombeeren befeuchten die Lungen, tonisieren und kühlen das Blut und entgiften. Man empfiehlt sie bei Husten, Akne und Menstruationsstörungen.

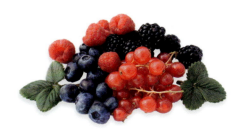

Himbeeren stärken die Nieren, Essenz und Sehkraft. Man empfiehlt sie bei Impotenz, Samenverlust, Reizblase, verschwommener Sicht, Schwindelgefühlen und Ohrgeräuschen.

 »Der Brombeerstrauch, an dem die Brombeeren wachsen, ist mehr warm als kalt. … Die Frucht aber, die Brombeere, nämlich die, welche am Brombeerstrauch entsteht, schädigt weder den gesunden noch den kranken Menschen, und sie wird leicht verdaut; aber ein Heilmittel wird in ihr nicht gefunden.« (aus »Physica«, übersetzt von Portmann, 1997)

TEM – Unani-Medizin

Die Gerbstoffe der Brombeerblätter helfen bei leichten Enzündungen der Mund- und Rachenschleimhaut.

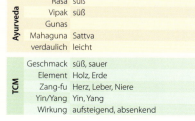

Ayurveda
Rasa	süß
Vipak	süß
Gunas	
Mahaguna	Sattva
verdaulich	leicht

TCM
Geschmack	süß, sauer
Element	Holz, Erde
Zang-fu	Herz, Leber, Niere
Yin/Yang	Yin, Yang
Wirkung	aufsteigend, absenkend

Orangen - Mandarinen

Latein	Englisch	Sanskrit	Mandarin	Arabisch
Citrus sinensis L, Citrus reticulata B.	Orange, Tangerine	Naranga, Kamala	Cheng zi, Ju zi	Naranj

Orangen stillen den Durst, beleben durch ihre Säure und schmecken köstlich.

Eine Portion Orangen:	120	g
Das sind kcal:	50,4	kcal
Glykämischer Index (GLYX):	42	
Glykämische Last (GL):	5	
Basenlieferant mit PRAL von:	-3,7	

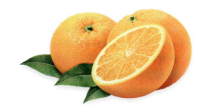

Orangen zum Essen und zum Pressen!

Orangen stammen vermutlich aus China oder Nordost-Indien. Der Name Apfelsine bedeutet Apfel aus China. Die Bitterorangen gelangten bereits im 9. Jh. mit den Mauren nach Spanien, die süßen Orangen etwa 500 Jahre später. Seit Anfang des 16. Jh. baut man Orangen auch in Florida an. Brasilien ist heute vor den USA Mexiko und China der mit Abstand größte Produzent.

Es sind drei wichtige Gruppen von Apfelsinen im Anbau. Valencia wird weltweit am meisten geerntet. Die Früchte sind mittelgroß, samenlos und von hervorragender Qualität. Die Navelorangen erkennt man an einer kleinen Tochterfrucht unter der nabelartigen Öffnung am oberen Ende. Die Früchte sind groß, samenlos und lassen sich sehr leicht schälen und zerteilen. Sie sind nicht zum Auspressen geeignet, da hierbei der Bitterstoff Limonin freigesetzt wird. Anthocyanine färben die Schale und das Fruchtfleisch der dritten Gruppe, der Blutorangen, die es seit 1850 gibt.

Mandarinen werden in Südchina schon seit tausenden von Jahren kultiviert. Erst 1805 gelangten sie nach Europa. Heute baut man sie im Mittelmeer-Raum und vielen subtropischen Gebieten der Welt an. China erzeugt ungefähr die Hälfte der Weltproduktion.

Mandarinen duften angenehm, süß und aromatisch. Die Schale ist dünn und man kann sie leicht entfernen. Clementinen sind meist kernlos und haben ein etwas bitteres Aroma.

Einkauf und Zubereitung

Winterorangen stammen meist aus den Mittelmeerländern und werden von November bis Juni verkauft. Sommerorangen überwiegend aus Überseeländern gibt es dann von Juni bis November. Der Glanz der Schale ist eigentlich ein Zeichen für den Reifegrad, doch werden viele mit einer künstlichen Wachsschicht überzogen. Grüne Stellen sagen nichts über die Qualität der Frucht. Navelorangen aus Spanien vertragen bis zu 4 Grad Celsius im Kühlschrank. Manche Überseesorten vertragen keine Temperaturen unter 10 Grad Celsius. Nach zu kalter Lagerung bilden sich braune Punkte auf der Schale und das Fruchtfleisch wird weich, glasig und bitter. Wenn Sie Orangen bei Raumtemperatur aufbewahren, halten sie fast genauso lange wie im Kühlschrank.

Mandarinen sind weicher als andere Zitrusfrüchte und verderben daher schneller. Spätreifende Sorten sind außerdem recht kälteempfindlich. Sie können schon ab 6 Grad matt, glasig und weich werden sowie braune Stellen bekommen, sobald man sie aus dem Kühlschrank nimmt.

Umweltaspekte

Laut BLV enthält fast jede ungeschälte Orange Rückstände von Pflanzenschutzmitteln. Falls Sie die Schale verwenden möchten, kaufen Sie auf jeden Fall Bio-Ware. Die Wachse, mit denen die Schalen behandelt werden, sind zwar oft harmlos (u. a. Bienenwachs E 901, Schellack E 904). Das Risiko ist aber zu groß, dass sich viele Rückstände von Pestiziden in der Schale befinden. Das Fruchtfleisch ist in der Regel wenig belastet, außer Sie waschen sich nach dem Schälen nicht die Finger und berühren die Orange wieder.

Naturheilkunde

Ayurveda

Orangen sind angenehm, geschmackvoll und schwer verdaulich. Nur süße Orangen sind sattvisch und für Pitta geeignet. Bei Gelenkbeschwerden und Blasenproblemen rät Dr. Tirtha auf Orangen zu verzichten.

Mandarinen löschen den Durst, sind gut für die Gesichtsfarbe, lindern brennendes Gefühl und Störungen des Blutes. Sie sind gut für das Herz und besänftigen Kapha und Pitta.

TCM

Orangen stillen den Durst, regen den Appetit an und befreien Qi. Man empfiehlt sie bei vermindertem Yin des Magens, Darmgeräuschen, Völlegefühl und nach übermäßigem Alkoholgenuss. Rebelliert das Magen-Qi aufgrund von Hitze hilft der abgekochte und mit Honig vermengte Saft von 1–2 Orangen.

Es wird empfohlen, Orangen bei durch »kühlen Wind« bedingtem Husten, allgemeinen Kälte-Problemen sowie bei starker Schleim-Belastung zu meiden.

Mandarinen stillen den Durst und befeuchten den Funktionskreis Lunge und tonisieren die Körperflüssigkeiten. Sie helfen nach übermäßigem Alkoholgenuss. Die Schale senkt und reguliert das Qi.

Es wird empfohlen, Mandarinen bei starker Schleim-Belastung und Schleim-Stagnation zu meiden.

TEM – Unani-Medizin

Orangen sind Ideal nach dem Essen, da ihre Säure hilft, zu verdauen und der Saft den Durst stillt. Orangen sind gut für das Gehirn, das Herz und den Magen.

Ayurveda		
Rasa	süß, sauer	
Vipak	süß	
Gunas	kalt, ölig, schwer	
Mahaguna	Sattva	
Antidot	schwer	

TCM		
Geschmack	süß, sauer	
Wuxing	Holz	
Zang-fu	Lunge, Magen, Leber	
Yin/Yang	Yin	
Wirkung	absenkend	

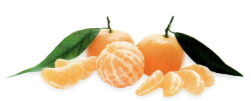

Zitronen

Latein	Englisch	Sanskrit	Mandarin	Tibetisch	Arabisch
Citrus limon L.	Lemon	Jambira, Dantasatha	Ning meng	Dzi ma bi ra, dzam bi ri	Utrujj, laym n

Eine Portion Zitronen:	40	g
Das sind kcal:	14	kcal
Glykämischer Index (GLYX):		
Glykämische Last (GL):		
Basenlieferant mit PRAL von:	-1,4	

Zitronen helfen zu verdauen und damit auch beim Abnehmen. Trotz ihres sauren Geschmacks wirken sie basisch.

Da haben sie wohl mit Zitronen gehandelt!

Vermutlich stammen Zitronen aus Indien oder China, wo sie heute noch wild wachsen. Händler brachten sie mit nach Ägypten und Palästina von wo sie mit den Kreuzfahrern nach Europa kamen. Christoph Columbus nahm sie mit auf seine Reise nach Amerika, wo sie seit dem 16. Jh. in Florida angebaut werden. Die meisten im Handel erhältlichen Zitronen kommen aus Mexiko, Argentinien, Spanien und der Türkei.

Die Bäume haben zwar im Frühling ihre Hauptblüte, blühen aber und tragen gleichzeitig Früchte das ganze Jahr über. In allen wärmeren Ländern gibt es daher viele Gerichte, die durch die fruchtige und leichte Säure der Zitrone ergänzt werden. Oft gibt es sie in handgerechten Stücken auf dem gut gedeckten Tisch, so dass jeder, der möchte nach Belieben »nachsäuern« kann. Außer dem Saft nutzt man noch die äußere Schicht der Schale, in der die meisten ätherischen Öle enthalten sind. In der westlichen Küche serviert man häufig Fisch mit Zitronenscheiben – die ursprüngliche Idee war, den Geschmack von nicht frischem oder tranigem Fisch zu überdecken. Zitronensaft ist ein ideales »Antioxidationsmittel« für Früchte wie Apfel oder Banane, um das Braunwerden an der Luft zu verhindern.

Einkauf und Zubereitung

Frische Zitronen bekommt man das ganze Jahr über zu kaufen. Kleine Früchte mit dünner, glatter Schale haben meist mehr Saft und Fruchtfleisch als größere Früchte mit dicker, grobgenarbter Schale.

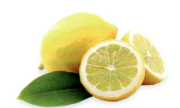

Zitronen mit grünen Flecken auf der Schale können genauso reif oder reifer sein, wie die gelben Früchte. Bei nicht gewachsten Früchten sind die mit glänzender Schale reif. Lagert man sie im Kühlschrank, können manche Sorten schon bei 8 bis 9 °C braunfleckig, bitter und matschig werden.

Umweltaspekte

Wer für ein Rezept geriebene Zitronenschale braucht, sollte sich besser nicht auf den Hinweis »unbehandelt« verlassen. Dies bedeutet nur, dass die Zitrone »nach der Ernte unbehandelt« blieb. Was davor geschah, ist Vertrauenssache. Wer sichergehen möchte, sollte Bio-Zitronen kaufen.

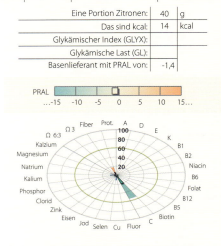

Auch wenn der Saft der Zitrone erst einmal recht sauer schmeckt, wirkt er bei der Verdauung wegen der vielen Mineralien und der Art der Umwandlung von Fruchtsäure deutlich basisch auf unseren Körper.

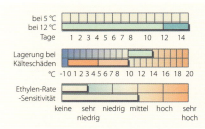

NATURHEILKUNDE

AYURVEDA

Susruta empfiehlt die Zitrone gegen Durst, Übelkeit verursacht durch Kapha, Erbrechen und Atemnot. Er beschreibt sie als besänftigend für Vata und Kapha und dass sie Pitta leicht erhöht. In der Astanga Hrdayam weist man auf die heiße Eigenschaft von unreifen Zitronen hin. Bhavamisra nennt noch ihre den Appetit und die Verdauung anregenden und Ama (Ansammlung von Unverdautem) verringernde Eigenschaft. Im der Ayurveda-Heilkunde verordnet man sie heute bei Verdauungsproblemen, Übersäuerung und Durchfall. Zitronensaft hilft bei Husten und Erkältung. Eine Zitronenscheibe im Mund vertreibt schlechtem Geschmack und schlechten Atem. Viele Gerichte kann man mit ein wenig Zitronensaft am Ende im Geschmack ausgleichen oder komplettieren, so dass alle sechs Geschmäcker vorhanden sind. Morgens ein Glas heißes Wasser mit Zitrone und Honig gilt als idealer Start in den Tag!

TCM

Zitrone kühlt Hitze, erzeugt Säfte, harmonisiert den Magen und wandelt Schleim um. Bei gestörtem Magen-Qi mit Übelkeit, Aufstoßen oder Brechreiz hilft warmes Wasser mit Zitrone. Bei Hitze-Symptomen oder Hitze im Magen hilft Zitronensaft mit Rohrzucker. Zitrone mit Salz lindert Hitze-Schleim-Störungen bei Erkältungen oder Bronchitis. Eine Abkochung aus Zitronenschalen und Grapefruitschalen reguliert und bewegt das Leber-Qi. Zitrone beruhigt den Fetus während der Schwangerschaft (z.B. heißes Zitronenwasser).

»Der Zitronenbaum, nämlich der, an dem die große Zitrone wächst, ist mehr warm als kalt, und er bezeichnet die Keuschheit. Und ein Mensch, der tägliches Fieber hat, koche die Blätter dieses Baumes in Wein, und er seihe diesen Wein durch ein Tuch, und er trinke es oft, und er wird geheilt werden. Aber wenn auch die Früchte dieses Baumes gegessen werden, unterdrücken sie das Fieber im Menschen.« (aus »Physica«, übersetzt von Portmann, 1997)

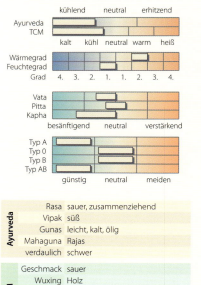

	Ayurveda	
	Rasa	sauer, zusammenziehend
	Vipak	süß
	Gunas	leicht, kalt, ölig
	Mahaguna	Rajas
	verdaulich	schwer

	TCM	
	Geschmack	sauer
	Wuxing	Holz
	Zang-fu	Lunge, Magen, Leber
	Yin/Yang	Yin
	Wirkung	absenkend

TEM – UNANI-MEDIZIN

Zitrone stärkt das Herz, vertreibt Traurigkeit, besänftigt den Hunger und verlangsamt den Fluss der Galle. Am besten nimmt man Zitronen 10 Minuten nach Beendigung der Mahlzeit zu sich.

Grapefruit

Latein	Englisch	Mandarin	Arabisch
Citrus aurantium	Grapefruit	You zi	Laym nu al anah

Eine Portion Grapefruit:	140	g
Das sind kcal:	51,8	kcal
Glykämischer Index (GLYX):	25	g
Glykämische Last (GL):	3	
Basenlieferant mit PRAL von:	-3,9	

Grapefruit sollen beim Abnehmen helfen.

Die »Traubenfrucht«!
Was wir als Grapefruit bezeichnen, ist eine Kreuzung aus Pampelmuse und Orange, die etwa um 1750 in Barbados entdeckt wurde. Heute wird sie hauptsächlich in Florida, Texas, Israel, Zypern und Spanien angebaut. Es gibt sie mit gelbem und roten Fruchtfleisch.

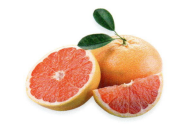

Einkauf und Zubereitung
Lagert man sie zu kalt, kann die Schale braune Flecken bekommen und sie können bitter schmecken und einen schlechten Geruch bekommen.

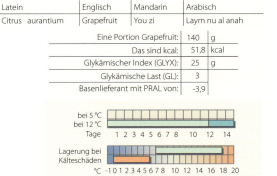

Naturheilkunde

Ayurveda
Nach Dr. Tirtha besänftigen Grapefruit Vata. Morgens gegessen fördern sie die Säfte und Verdauung und sind so auch für Kapha geeignet.

TCM
Grapefruit fördern die Säfte, lösen Schleim und stillen Durst. Ihr Fruchtfleisch hilft bei Magen-Yin-Mangel nach übermäßigem Alkoholgenuss und bei Nervosität. Eine mit Schale gekochte und mit Zucker oder Honig gesüßte Grapefruit hilft bei Übelkeit, Schmerzen im Magenbereich.

Es wird empfohlen, Grapefruit bei starker Schleim-Belastung und durch kühlen Wind bedingten Husten zu meiden.

Biochemische Wirkung
Ihre Wirkung auf den Zuckerstoffwechsel senkt den Blutzuckerspiegel so dass weniger Insulin produziert werden muss.

TCM		
	Geschmack	süß, sauer
	Wuxing	Holz, Erde
	Zang-fu	Lunge, Magen, Leber
	Yin/Yang	Yin
	Wirkung	absenkend

Kiwi

Latein	Englisch	Mandarin
Actinidia deliciosa	Kiwi	Mi hou tao

Eine Kiwi:	70	g
Das sind kcal:	35	kcal
GL-Portion:	120	g
Glykämische Last (GL):	6	
Basenlieferant mit PRAL von:	-4,5	

Inzwischen ist sie auch in Europa zu Hause. Ihr säuerlicher Geschmack stimuliert und hilft bei erhöhter Luft-Energetik.

Die Frucht, die wie ein Vogel heißt
Die Kiwi kannte man in China schon zur Zeit der Tang-Dynastie (618–909). Sie hieß ursprünglich Macao- oder Sonnen-Pfirsich. Die Neuseeländer bauen sie seit 1910 an und nannten sie aufgrund ihres Geschmacks Chinesische Stachelbeere. Um sie besser in den USA verkaufen zu können, gaben sie ihr 1959 den Namen Kiwi. Die Kiwi war viele Jahre ihr Exportschlager. Heute exportiert Italien die meisten Kiwis in der Welt.

Einkauf und Zubereitung
Kiwis sind ethylenempfindlich und sollten daher nicht neben Äpfeln, Birnen, Aprikosen, Pfirsichen, Mangos, Papayas oder Avocados gelagert werden. Rohe Kiwis enthalten das eiweißspaltende Enzym Actinidin, welches Milcheiweiß zersetzt und bitter werden lässt. Wenn Sie die Kiwis vorher mit etwas Zucker und Wasser oder Saft dünsten, schmecken sie auch in Kombination mit Milchprodukten.

Umweltaspekte
Nach Bananen und Heidelbeeren waren im Jahr 2007 Kiwis die Früchte, bei denen die erlaubten Mengen an Pestiziden am seltensten überschritten wurden.

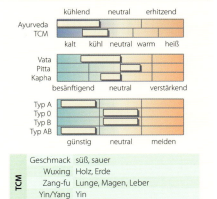

Naturheilkunde

TCM
Kiwis kühlen Hitze, harmonisieren den Magen und wirken harntreibend. Man empfiehlt sie bei Bluthochdruck, Herzproblemen, Hepatitis, Nieren- und Blasensteinen. Es wird empfohlen, Kiwi bei kühler Schwäche von Milz und Magen zu meiden.

Biochemische Wirkung
Kiwis haben unter den Früchten den höchsten Gehalt an Vitamin C. Ihr antioxidatives Potenzial liegt ungefähr im Mittelfeld.

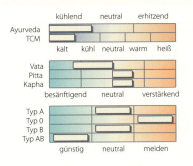

TCM		
	Geschmack	süß, sauer
	Wuxing	Holz, Erde
	Zang-fu	Magen, Blase
	Yin/Yang	Yin
	Wirkung	absenkend

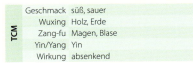

Nutripädie – Ernährung für Ess-bewusste!

Melonen

Latein	Englisch	Sanskrit	Mandarin	Arabisch
Citrullus lanatus var. lanatus, Cucumis melo L.	Water melon, melon	Kalinda, Kharbuja	Xi gua, Tian gua	Tarbuz, Battikh

Eine Portion Wassermelone:	150	g
Das sind kcal:	55,5	kcal
Glykämischer Index (GLYX):	72	
Glykämische Last (GL):	4	
Basenlieferant mit PRAL von:	-3,1	

Das orangefarbene Fruchtfleisch der Cantaloupe-Melonen enthält mit 2 bis 4 mg Beta-Carotin pro 100 g bereits den ganzen Tagesbedarf. Melonen enthalten außerdem noch viel Vitamin C, liefern aber nur wenig Kalorien. Wassermelonen enthalten mehr Lycopin als frische Tomaten. Auch ihr Gehalt an Vitamin B5 ist hoch.

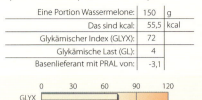

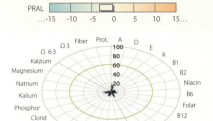

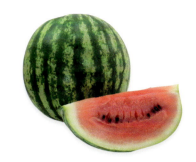

Ein nasses Vergnügen!

Melonen sind subtropische Kürbisgewächse, die man aber als Obst verwendet. Man kannte sie schon zur frühen Pharaonenzeit in Ägypten, im alten Indien, in Persien, Griechenland und im römischen Reich. In der italienischen Stadt Cantalup hat man um 1700 die heute wohl beliebteste Melone, die Cantaloupe, aus armenischen Samen gezogen.

Sie bekanntesten Sorten sind Cantaloupe-, Charantais-, Netz- und Galia-Melone.

Vermutlich stammen die Vorfahren der Wassermelone aus der Kalahari-Wüste und die Ägypter waren die ersten, die begannen sie um 2000 v. Chr. anzubauen. Im 10. Jh. begannen auch die Menschen in China mit dem Anbau und ernten heute die meisten Wassermelonen in der Welt. Mexiko und Spanien sind die wichtigsten Exportländer.

Auch bei uns gibt es heiße Tage im Sommer – dann ist es Zeit für ein gekühltes Stück Wassermelone.

Einkauf und Zubereitung

Duften sie süß und aromatisch ist das ein sicheres Merkmal für ihre Reife. Ein hohler Klang ist zusätzlich Zeichen dafür, dass sie noch nicht überreif oder zu weich sind. Im höchsten Grad der Reife enthalten sie die meisten Antioxidanzien. Reif oder angeschnitten lagert man sie am besten eingewickelt in Frischhaltefolie im Kühlschrank. Da Bakterien auf der Schale gedeihen können, ist es sicherer, die Melone vor dem Aufschneiden zu waschen.

Ein intensiv rotes Fruchtfleisch der Wassermelone ist ein Zeichen für gute Qualität. Wo die Melone auf dem Feld lag, hat sie eine helle Stelle. Fehlt diese, könnte sie unreif geerntet sein und schmeckt vermutlich nicht so gut und saftig. Klopft man mit dem Finger auf die Frucht klingen unreife Früchte sehr hell, reife voll mit Nachhall und überreife, mehlige klingen dumpf und hohl. Man lagert sie bei Raumtemperatur so dass ihr Gehalt an Lycopin und Beta-Karotin noch steigen kann. Aufgeschnittene Stücke kann man auch bis zu einer Woche im Kühlschrank aufbewahren. Bei einer amerikanischen Studie behielten diese bei 5 Grad Celsius in 6 Tagen ihren Gehalt an Carotinoiden und verloren 5 Prozent an Vitamin C. Kerne und Schale sind essbar – jedoch könnte die Schale von Nicht-Bio-Melonen behandelt sein..

Wassermelonen enthalten mehr Lycopin als frische Tomaten. Auch ihr Gehalt an Vitamin B5 ist hoch. Das orange Fruchtfleisch der Cantaloupe-Melonen enthält mit 2 bis 4 mg Beta-Carotin pro 100 g bereits den ganzen Tagesbedarf. Melonen enthalten außerdem noch viel Vitaminn C liefern aber nur wenig Kalorien.

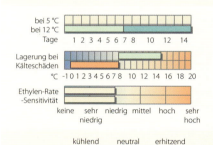

Naturheilkunde

Ayurveda

Nach Bhavamisra wirken Melonen aphrodisierend, harntreibend, stärkend, sind schwer zu verdauen, reinigen den Verdauungstrakt und besänftigen Vata und Pitta. Wassermelonen erhöhen Kapha und Vata.

TCM

Melone kühlt Hitze und Sommerhitze, produziert Säfte, wirkt harntreibend, entgiftend und befeuchtet die Haut.

Es wird empfohlen Melonen bei kühler Schwäche der Funktionskreise Milz-Magen oder bei Neigung zu Blähungen und Durchfall und in Kombination mit Erdnüssen zu meiden.

Wassermelone kühlt innere Hitze, lindert Sommerhitze, löscht den Durst und wirkt harntreibend. Daher empfiehlt man sie bei Hitze-Symptomen wie Fieber, Schwitzen und Kopfschmerzen und nach übermäßigem Genuss von Alkohol. Sie lindert Bluthochdruck und hilft bei Diabetes. Es wird empfohlen, Wassermelone bei kalter Schwäche der »Mitte« sowie Belastung im Körper durch Feuchtigkeit zu meiden.

TEM – Unani-Medizin

Je süßer eine Melone, umso wärmer ist ihre Eigenschaft. Grüne Sorten gelten meist als kalt, gelbe als warm. Im »Tacuinum sanitatis« gelten Melonen aus Indien und Palästina als kalt und feucht im zweiten Grad.

Melonen reinigen die Blase und den Magen, verbessern die Rückenmarksflüssigkeit und die Sicht. Man sollte sie nicht vor der Mahlzeit essen.

Wassermelonen eignet sich gut als kühlende Frucht im Sommer.

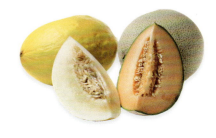

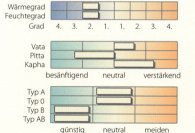

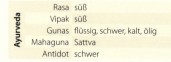

	Ayurveda	
	Rasa	süß
	Vipak	süß
	Gunas	flüssig, schwer, kalt, ölig
	Mahaguna	Sattva
	Antidot	schwer

	TCM	
	Geschmack	süß
	Wuxing	Erde, Wasser
	Zang-fu	Herz, Magen, Niere
	Yin/Yang	Yin, Yang
	Wirkung	

156

Früchte

Aprikosen, Marillen

Latein	Englisch	Sanskrit	Mandarin	Arabisch
Prunus armeniaca L.	Apricot	Urumana, Khuramani	Xing zi	Meschmesch

Besonders die getrockneten Früchte sind ideal gegen den Hunger zwischendurch. Dabei wirken sie basisch und versorgen uns mit vielen Vitaminen und Mineralien. Menschen mit Kapha-Konstitution sollten nicht zu viel Aprikosen essen.

Portion Aprikosen:	150	g
Das sind kcal:	64,5	kcal
Glykämischer Index (GLYX):	57	
Glykämische Last (GL):	5	
Basenlieferant mit PRAL von:	-7,6	

Süße Früchte für die Sinne

Auch heute noch finden wir in ihrem Heimatland China überall Aprikosenbäume. Das chinesische Zeichen für Aprikose gibt es bereits auf Orakelknochen der Shang-Dynastie (16. bis 11. Jh. v. Chr.). Heute kennen und mögen wir sie in ganz Europa. Der Aprikosenbaum ist ein kälteempfindliches Rosengewächs und Frost im Frühjahr mindert oft die Ernte in Deutschland. In Österreich, Südtirol und Teilen Bayerns nennt man sie Marillen. Leuchtend in gelb-roten Farben, weich und zart: so mögen auch Kinder und Jugendliche Aprikosen, die sonst kein Obst mögen. Aprikosenmus eignet sich außerdem als Babykost.

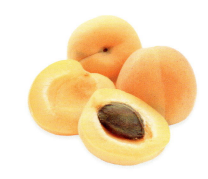

Einkauf und Zubereitung

Das beste Angebot finden Sie zwischen Juli und August. Reife Aprikosen duften blumig-aromatisch und geben etwas nach wenn man sie leicht mit den Fingern drückt. Wenn Sie festere Aprikosen kaufen können Sie diese zu Hause nachreifen lassen. Reife Aprikosen sollten Sie bald essen. Im Gemüsefach des Kühlschranks und nicht zu eng gelagert halten sie sich bis zu einer Woche. Auf natürliche Weise getrocknete Aprikosen sind braun. Um eine Braunfärbung zu vermeiden werden die Früchte häufig mit Schwefeldampf behandelt.

Kocheigenschaften

Aprikosen werden gerne für Knödel, Marmelade, Schnaps und Marillenlikör verwendet. Die Kerne schmecken bitter und nach Marzipan weshalb man sie in Italien zur Herstellung von Amaretto braucht.

Umweltaspekte

Auch bei Aprikosen fand Greenpeace im Jahr 2007 häufiger zu viel Pestizide. Im Schnitt lag jede 10. Probe über den erlaubten Werten und die aus Frankreich wurden mit einer Quote von 14,3 Prozent als nicht empfehlenswert eingestuft. Für Kleinkinder nimmt mann besser Bio-Aprikosen.

Aprikosen enthalten viel Zucker (Sacharose) aber auch viel Vitamin A und Kalium. Falls Sie so alt werden möchten wie viele Hunzukuc aus dem Hunzatal und glauben, dass es hilft zu essen, was auch dort die Menschen essen, dann sind getrocknete Aprikosen, Walnüsse und Mandeln genau das Richtige für Sie.

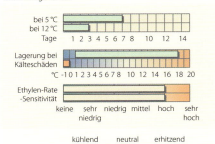

Naturheilkunde

Ayurveda

Die Eingenschaften süßer Aprikosen sind ausgewogen, saure Aprikosen wirken erwärmend. Aprikosen sind schwer zu verdauen. Sie helfen bei Vata-Beschwerden und bei Husten mit trockener Kehle, fördern den Haarwuchs und sorgen für eine feine Haut. Saure Aprikosen erhöhen Pitta.

TCM

Aprikosen bringen Säfter hervor, stillen Husten und Durst, befeuchten die Lunge und unterstützen das Wasserlassen. Sie helfen bei Grippe und Erkältung, asthmatischen Beschwerden und Verstopfung bei älteren Menschen oder nach der Entbindung.

Isst man zuviel, können Entzündungsprozesse verstärkt werden. Meiden Sie Aprikosen bei Durchfall.

TEM – Unani-Medizin

Im »Tacuinum sanitatis« empfiehlt man die Aprikosen aus Armenien. Jedoch erkälten diese den Magen, wenn man zuviel davon isst.

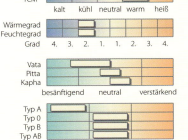

In Österreich isst man Marillen, in Deutschland Aprikosen

Ihr Name stammt vermutlich von ihrer italienischen Bezeichnung »armellino«. Die »Wachauer Marille« trägt das EU-Siegel für Produkte mit geschützter Ursprungsbezeichnung. Marillenknödel sind eine Spezialiät der böhmischen und österreichischen Küche. Mit Quark- oder Kartoffelteig umhüllte Marillen werden langsam in heißem Wasser gegart, anschließend in Butter mit Semmelbröseln gewälzt, mit Puderzucker bestäubt und warm serviert. Marillenmarmelade ist wichtiger Bestandteil der Sachertorte. Hauptsächlich in der Wachau verwendet man einem großen Teil der Ernte für Marillenbrand und auch für Marillenlikör.

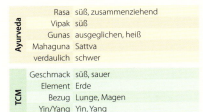

Ayurveda		
Rasa	süß, zusammenziehend	
Vipak	süß	
Gunas	ausgeglichen, heiß	
Mahaguna	Sattva	
verdaulich	schwer	

TCM		
Geschmack	süß, sauer	
Element	Erde	
Bezug	Lunge, Magen	
Yin/Yang	Yin, Yang	
Wirkung	aufsteigend	

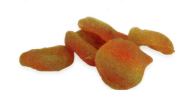

Pfirsiche

Latein	Englisch	Sanskrit	Mandarin	Tibetisch	Arabisch
Prunus persica	Peach	Aruka	Tao zi, Tao ren	Kham bu	Khu`kh ,durr q

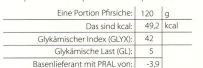

Eine Portion Pfirsiche:	120	g
Das sind kcal:	49,2	kcal
Glykämischer Index (GLYX):	42	
Glykämische Last (GL):	5	
Basenlieferant mit PRAL von:	-3,9	

Mit seinem hohen Gehalt an Niacin und Magnesium hat er durchaus das Zeug zum Stimmungsmacher.

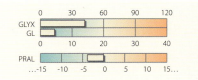

Ein Apfel mit Teppich drauf!

Schon um 2.700 v. Chr. hat man in Südwestchina und Tibet Pfirsichbäume kultiviert. So wurde der Pfirsich ein wichtiger Bestandteil der chinesischen Mythologie. Er gelangte im 1. Jh. v. Chr. über Persien nach Griechenland und mit den Römern weiter nach Mitteleuropa. Ungefähr zu dieser Zeit kannte man auch schon die Nektarine, ein Pfirsich mit glatter Haut. In Deutschland findet man die frostempfindlichen Pfirsichbäume nur gelegentlich in Gärten oder Weinbergen. Chinas Anteil an der Weltproduktion beträgt über 40 Prozent, die beiden nächstgrößten Produzenten Italien und Spanien bringen es zusammen auf 17 Prozent.

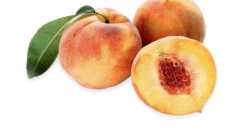

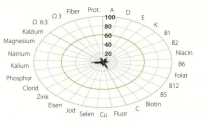

Einkauf und Zubereitung

Je nach Sorte haben Pfirsiche weißes oder gelbes Fruchtfleisch, das sich vom Stein löst oder fest mit ihm verbunden ist.

Nur reife Früchte haben das volle Pfirsicharoma. Sie lassen sich jedoch kaum transportieren und werden daher in der Regel noch im harten Zustand vom Baum genommen. So haben wohl viele noch nicht erfahren, wie gut ein Pfirsich schmecken kann. Nach dem Kauf sollten sie kühl gelagert und möglichst bald gegessen werden, sie können sonst trocken und mehlig werden.

Umweltaspekte

Auch bei Pfirsichen kann man laut Greenpeace nicht sicher sein, dass erlaubte Höchstmengen für Pestizide überschritten wurden. Sie empfahlen vorerst die Ware aus Griechenland und Frankreich zu meiden, da in mehr als 10 Prozent der untersuchten Proben Überschreitungen festgestellt wurden.

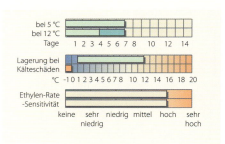

NATURHEILKUNDE

AYURVEDA

Dr. Tirtha empfiehlt Pfirsiche für Vata, maximal einen pro Tag für Kapha und wegen der Gefahr Hautirritationen zu verstärken besser nicht für Pitta. Sie helfen bei Fieber und Husten.

TCM

Der Pfirsich bringt Säfte hervor, befeuchtet die Därme, bewegt das Blut und löst Verhärtungen im Gewebe. Er lindert Müdigkeit, Nachtschweiß und Regelschmerzen.
Pfirsich behebt Mangel von Magen-Yin.

Es wird empfohlen, Pfirsiche bei innerer Hitze, Entzündungen oder hitzebedingten Hauterkrankungen zu meiden. Sie sollten nicht zusammen mit Krabben oder Krebsen gegessen werden.

 *Vermutlich waren die Pfirsiche zu Zeit Hildegards noch nicht so aromatisch wie unsere heutigen Varianten, denn sie schrieb »Und die Frucht dieses Baumes ist weder dem Gesunden noch dem Kranken bekömmlich, weil sie verursacht, daß die guten Säfte im Menschen preisgegeben werden und Schleim im Magen (entsteht) …«
(aus »Physica«, übersetzt von Portmann, 1997)*

TEM – UNANI-MEDIZIN

Pfirsiche sind gut für einen schwachen Magen. Die sauren stärken das Herz. Wegen der leicht abführenden Wirkung isst man sie besser vor als nach dem Essen. Im »Tacuinum sanitatis« spricht man von der Kälte der Pfirsiche. Vermutlich beschrieb man die sauren Wildpfirsiche.

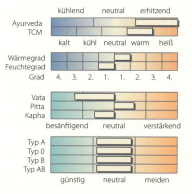

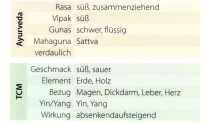

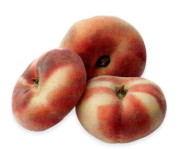

Plattpfirsiche werden im Handel gelegentlich auch als Wildpfirsiche, Bergpfirsiche oder Weinbergspfirsiche angeboten. Sie sind jedoch kaum »wilder« als die runden und werden auch nicht in den Bergen geerntet. Auch ihr Aroma ist abhängig vom Reifegrad beim pflücken.

Granatäpfel

Latein	Englisch	Sanskrit	Mandarin	Tibetisch	Arabisch
Punica grantum L.	Pomme granate	Dadimí, Dadima	Shi liu	Se du, (Se´u ´bru)	Rum n

Eine Portion Granatäpfel:	125	g
Das sind kcal:	92,5	kcal
Glykämischer Index (GLYX):		
Glykämische Last (GL):		
Basenlieferant mit PRAL von:	-5,3	

Es ist recht aufwändig an die leckeren Kerne zu kommen. Hat man es geschafft wird man reichlich belohnt.

Die Äpfel der Könige und Kaiser!
Die Menschen ernteten ihn schon vor tausenden von Jahren in den Gärten des Paradieses im Gebiet Mesopotamiens. Aus diesem Gebiet gelangte er in die anderen Mittelmeerländer und auch nach Indien.

Einkauf und Zubereitung
Die ledrige dicke Haut schützt die Granatäpfel. Da sie nicht nachreifen, können sie wochenlang im Kühlschrank gelagert werden. Schützen Sie bei der Verarbeitung Ihre Kleidung – früher hat man den Saft der Granatäpfel auch zum Teppichfärben benutzt! Schneiden Sie die Schale nur so tief ein, dass Sie die Kerne nicht verletzen und brechen Sie die Frucht auf. Jetzt müssen noch die Kerne vom weißen Fruchtfleisch getrennt werden. In einer Schüssel mit Wasser können Sie Spritzer am besten vermeiden. Die Kerne werden dort zu Boden sinken. Man verwendet oder isst die Kerne roh.

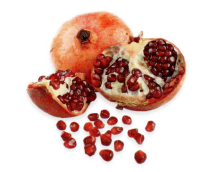

Mehrere Studien haben bestätigt dass die reichlich vorhandenen Polyphenole und Tannine im Granatapfel als Antioxidanzien gegen freie Radikale wirken. Er enthält davon fast dreimal so viel wie Blaubeeren. So finden wir seinen Extrakt in vielen »funktionellen« Lebensmitteln und Nahrungsergänzungen. Seine Inhaltsstoffe sollen auch Herz- Kreislauferkrankungen vorbeugen. 2007 starten weitere Studien die seine positive Wirkung bei verschiedenen Krebsformen und Diabetes belegen wollen.

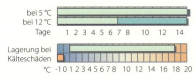

Naturheilkunde

Ayurveda
Es gibt drei Arten von Granatäpfeln: süße besänftigen alle drei Doshas, helfen bei schlechtem Geruch aus dem Magen, Hals oder Rachen und lindern Fieber. Sie fördern Stärke und Intelligenz. Süß-saure stärken die Verdauungskraft, verstärken leicht Pitta und sind leicht zu verdauen. Saure erhöhen Pitta und Ama (unverdaute Substanzen) und besänftigen Vata und Kapha.

TCM
Granatäpfel werden bereits seit dem 3. Jh. v. Chr. in China als Heilmittel verwendet. Sie bringen Säfte hervor, stillen den Durst und ihre zusammenziehende Eigenschaft hilft bei Durchfall.

Bei Durchfall im Anfangsstadium sollten Sie keine frischen Granatäpfel essen.

TEM – Unani-Medizin
Für Dioskurides ist jede Art Granatapfel wohlschmeckend, dem Magen bekömmlich, aber nicht nahrhaft. Der süße indes sei dem Magen zuträglicher und erzeugt eine gewisse Wärme. Der saure dagegen hilft dem erhitzten Magen, ist auch zusammenziehender und mehr urintreibend.

Ayurveda		
Rasa	süß, sauer, zusammenziehend	
Vipak	süß	
Gunas	geschmeidig, ölig	
Mahaguna	Sattva	
Antidot		

TCM		
Geschmack	süß, sauer	
Wuxing	Holz, Erde	
Zang-fu	Magen, Dickdarm	
Yin/Yang	Yang, Yin	
Wirkung	aufsteigend	

Kaktusfeigen

Latein	Englisch	Sanskrit	Arabisch
Opuntia ficus-indica Mill.	Prickly pear	Naagaphani	Naagphani

Sie sind in den Mittelmeerländern schon seit langer Zeit beliebt, und heutzutage in vielen Geschäften erhältlich.

Stachelig und gar nicht feige!
Vermutlich stammt der Feigenkaktus aus Mexiko, wird heute jedoch auch in Indien, Afrika und im Mittelmeerraum kultiviert. Ihr Fruchtfleisch schmeckt süß-sauer, ähnlich dem einer extrasüßen Wassermelone. Die kleinen Samen werden beim Essen mit heruntergeschluckt. Kaktusfeigen eignen sich auch zu Herstellung von Marmelade und Spirituosen.

Einkauf und Zubereitung
Der englische Name Prickly pear (stachlige Birne) kommt von den kleinen, kaum sichtbaren Stacheln, die von den im Handel erhältlichen Früchten bereits entfernt wurden. Unreife Früchte können bei Zimmertemperatur noch nachreifen. Reife Früchte geben auf leichten Druck nach. Sie werden vor dem Verzehr geschält.

Wirkungen
Die Früchte enthalten viel Kalium, Magnesium und Ballaststoffe.

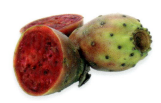

Datteln

Latein	Englisch	Sanskrit	Mandarin	Tibetisch	Arabisch
Phoenix L.	Date	Kharjuri	Zao	Kha su, Bra go	Nakhil, getrocknet Tamr

Datteln helfen mit ihrem hohen Zuckeranteil bei Leistungsabfall und Müdigkeit durch Energiemangel. Ein hoch qualifizierter Antwärter auf den Titel »idealer Zwischendurch-Proviant«.

Eine Portion Datteln	40	g
Das sind kcal	110,4	kcal
Glykämischer Index (GLYX)	103	
Glykämische Last (GL):	42	
Säureerzeuger mit PRAL von:	-5,1	

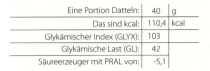

Süße Mineralien!

Dattelpalmen werden schon seit tausenden von Jahren kultiviert. Die Haupterzeugerländer sind heute Ägypten, Iran und Saudi-Arabient. Die Palmen werden bis zu 30 m hoch und tragen bis zu 120 kg Früchten pro Jahr. Im Koran steht geschrieben, dass die Jungfrau Maria zur Zeit der Geburt von Jesus frische Datteln gegessen haben soll. Der Prophet Mohammed soll gesagt haben: »Ein Haus ohne Datteln hat nichts zu Essen.« Auch heute noch ist die Dattel eine sehr wichtige Frucht in islamischen Ländern. So werden weltweit jährlich über 7 Millionen Tonnen geerntet.

Die Süße der Datteln liefert uns über 270 kcal pro 100 g. Daher können wir sie anstelle von Rosinen oder Sultaninen zum Kochen, Backen oder für Obstsalate verwenden.

Einkauf und Zubereitung

Datteln sind in drei Reifegraden im Handel erhältlich: »khlal« (unreif, ausgewachsen, bissfest), »rutab« (reif, weich) und »tamr« (reif, sonnengetrocknet). Farbe und Geschmack sind von der Sorte abhängig, von denen es viele hundert gibt.

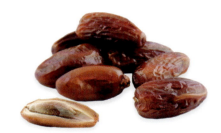

Umweltaspekte

In den letzten Jahren benutzt man häufiger Pestizide wie Demethoate, Endosulfan, Nogos oder Carbosulfan als Wurzel- oder Stamminjektion gegen Rüssel-, Mehl- und andere Käfer. Es gibt noch keine Untersuchungen über die Höhe der Rückstände von Pflanzenschutzmitteln in den Früchten. Wenn Sie sicher sein wollen, keine Rückstände davon in den Datteln zu haben, können Sie auch ökologisch angebaute oder kontrollierte Ware im Reformhaus kaufen.

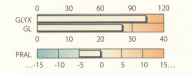

Es wird berichtet, dass Beduinen besser einschlafen, wenn sie vorher fünf getrocknete Datteln essen und wir es daher auch damit versuchen sollten. Möglicherweise steigert der Verzehr unsere Melatoninproduktion so dass wir besser einschlafen können. Ob dies, wie gelegentlich berichtet, durch die 20 Milligramm der Aminosäure Tryptophan erreicht wird, ist fraglich. Es dürfte eher an den 30 Gramm Zucker liegen, die einem so süß die Zunge schmeicheln.

Naturheilkunde

Ayurveda

Nach Bhavamisra sind Datteln gut für das Herz und geben Kraft, besänftigen Vata und Pitta, helfen bei Fieber, Durchfall, Hunger und Durst, Husten und Erkältung. Sie lindern die Folgen übermäßigen Alkoholkonsums. Datteln sind jedoch schwer zu verdauen. Getrocknete Datteln wirken rajasisch.

TCM

Getrocknete Datteln wirken warm, halten jung, fördern die Regeneration der Haut, fördernd den Aufbau von Qi, Blut und Körpersäften. Man empfiehlt sie bei Hypercholesterinämie, Anämie, Leukozyten- und Hämoglobinmangel und Hepatitis.

Es wird empfohlen, bei innerer Hitze täglich höchsten einige Datteln zu essen.

 »Aber wenn jemand die Frucht dieses Baumes kocht und so ißt, verschafft sie seinem Leib beinahe so viel Kraft wie das Brot, jedoch macht sie ihn leicht dämpfig und beschwert ihn, wenn er zuviel davon ißt.« (aus »Physica«, übersetzt von Portmann, 1997)

TEM – Unani-Medizin

Nach Dioskurides sind Datteln herb und zusammenziehend, die frischen mehr als die trockenen.

Sie lindern die Rauheit der Luftröhre. Nach der Unani-Medizin helfen Datteln mit Mandeln bei vielen Unannehmlichkeiten. Im »Tacuinum sanitatis« wird berichtet, dass man sie um der Brust und dem Hals nicht zu schaden, mit Honigwaben kombinieren solle.

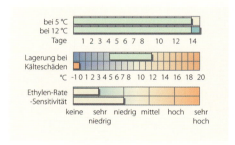

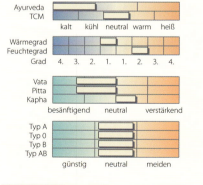

Ayurveda		
Rasa	süß	
Vipak	süß	
Gunas	schwer, trocken	
Mahaguna	Sattva	
verdaulich	schwer	

TCM		
Geschmack	süß	
Element	Erde	
Bezug	Milz, Magen	
Yin/Yang	Yin, Yang	
Wirkung	schwebend	

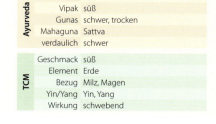

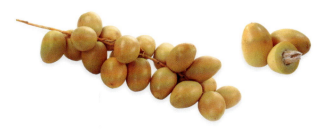

Reife Datteln können auch eine glatte Haut haben. Die Sorte Barhi hat eine leuchtend gelbe Farbe und ein weiches Fruchtfleisch.

FEIGEN

Latein	Englisch	Sanskrit	Mandarin	Arabisch
Ficus carica L.	Fig	Anjira, Phalgu phala	Wu hua guo	Tin

Getrocknete Feigen eignen sich gut für einen kleinen Basenschub zwischendurch.

Eine Portion frische Feigen:	50	g
Das sind kcal:	30,5	kcal
Glykämischer Index (GLYX):	15	
Glykämische Last (GL):	1	
Basenlieferant mit PRAL von:	-4,6	

Die Dreisten wirbeln den Staub auf - und die Feigen fegen den Boden!

Als eine der ältesten Kulturpflanzen der Welt ist sie die erste mit Namen erwähnte Frucht in der Bibel. Die Athleten Spartas aßen Feigen um zu siegen. Kleopatra soll sie geliebt haben. Heute liebt und produziert man sie vor allem in der Türkei.

Getrocknete Feigen sind eine sehr gute Alternative zu Pralinen. Ihre Süße stammt aus einer Mischung von Trauben- und Fruchtzucker, wie sie auch im Honig vorkommt.

Einkauf und Zubereitung

Frische Feigen dürfen nicht zu hart sein, denn dann sind sie unreif. Eine weiche und samtige Haut mit weißlichem Belag vom auskristallisierenden Zucker zeigt, daß sie jetzt am besten schmecken. Kaufen Sie nur soviel, wie Sie in den nächsten paar Tagen essen können. Die Feigen vertragen die tiefen Temperaturen des Kühlschranks, verlieren aber auch dort schnell ihr Aroma. Sie finden frische Feigen das ganze Jahr über auf Märkten und inzwischen immer häufiger im Lebensmittelhandel. Getrocknete Feigen können Sie bis zu vier Monaten aufbewahren – aber bitte gut verschlossen, denn Milben und Motten mögen sie auch.

Mischen Sie Feigen, Mandeln und Pistazien zu gleichen Teilen, würzen mit frisch gestoßenem Kardamon, Zucker und Safran und schäumen das ganze in Milch auf. Schon haben sie ein wunderbares Aphrodisiakum..

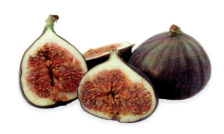

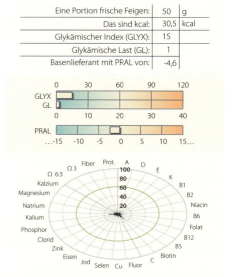

Getrocknete Feigen haben mit -16,1 den niedrigsten PRAL-Wert von allen Lebensmitteln. Basischer geht es nur noch mit der Biochemie. Die kleinen Samenkörnchen bilden Schleimstoffe im Darm, so dass alles besser rutscht. Sie Entschlacken, entgiften, befeuchten und helfen schlank zu bleiben.

NATURHEILKUNDE

AYURVEDA

Laut Madanapala besänftigen Feigen Pitta, Vata und Rakta (Blut). Sie verzögern die Verdauung. Dr. Tirtha nennt ihre hilfreichen Wirkungen bei Leber- und Nierenproblemen, chronischem Husten, Hämorrhoiden und schlechter Verdauung.

TCM

Feigen stärken den Magen, kühlen und befeuchten die Därme, wirken entgiftend und abschwellend. Man empfiehlt sie bei Verdauungsproblemen und zur Stärkung des Appetits. Sie lindern trockenen Husten (z. B. bei Rauchern), rote Augen, Mundgeruch, Heiserkeit und Hämorrhoiden.

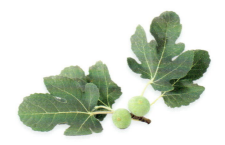

»Aber die Frucht dieses Baumes ist für einen Menschen, der gesund am Körper ist, nicht bekömmlich zu essen, weil sie bewirkt, daß er genießerisch und wankelmütig wird, was schlecksüchtig und lüstern ist, so daß er Ehren erstrebt, dem Geize zuneigt und eine unbeständige Wesensart haben wird, so daß er nicht in einem steten Sinn verharrt. Aber auch dem Körper des Menschen ist (die Frucht) zum Essen nicht bekömmlich, weil sie sein Fleisch zerfließend macht und weil sie allen Säften des Menschen widersteht, so daß sie diese zum Übel reizt, als wäre sie ihr Feind. Für den Kranken aber, der schwach am Körper ist, ist (die Frucht) gut zu essen, weil es ihm am Geist und Körper gebricht, und er esse sie, bis es ihm besser geht, und nachher soll er sie meiden. Wenn ein gesunder Mensch sie essen will, beize er sie zuerst in Wein oder in Essig, damit ihre Hinfälligkeit gemäßigt werde, und dann esse er sie, jedoch nur mäßig.

Aber es ist nicht notwendig, daß ein kranker Mensch sie auf diese Weise mäßigt, das heißt sie beize.« (aus »Physica«, übersetzt von Portmann, 1997)

TEM – UNANI-MEDIZIN

In der Unani-Medizin gelten frische Feigen als gesünder wie die getrockneten. Obwohl nahrhaft, wirken sie erwärmend. Dioskurides beschreibt die getrockneten Feigen als nahrhaft, erwärmend, mehr Durst machend und wohltuend für den Bauch.

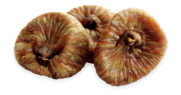

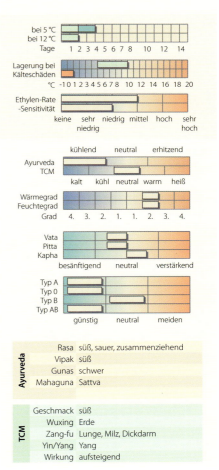

Ayurveda		
Rasa	süß, sauer, zusammenziehend	
Vipak	süß	
Gunas	schwer	
Mahaguna	Sattva	

TCM		
Geschmack	süß	
Wuxing	Erde	
Zang-fu	Lunge, Milz, Dickdarm	
Yin/Yang	Yang	
Wirkung	aufsteigend	

Bananen

Latein	Englisch	Sanskrit	Mandarin	Tibetisch	Arabisch
Musa paradisiaca L.	Banana	Kadali, Moca	Xiang jiao	Chu sin	Ma zah, mawz

Trotz ihres süßen Geschmackes erzeugen Bananen eine geringe glykämische Last. Ihre Erd-Eigenschaften geben Vata-Naturen den rechten Dämpfer.

Eine Banane:	120	g
Das sind kcal:	105,6	kcal
Glykämischer Index:	52	
Glykämische Last:	12	
Basenlieferant mit PRAL von:	-8,7	

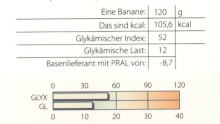

Warum ist die Banane krumm?

Den Ursprung der Bananen vermutet man in Südostasien. Es gibt noch viele Wildbananen in Indonesien, auf Malaysia und den Philippinen. Die Bewohner von Papaua-Neuguinea begannen vermutlich schon um 5000 v. Chr. Bananen anzubauen. Händler brachten die Pflanzen schon lange v. Chr. nach Afrika, Indien und China. Im 15. und 16. Jh. nahmen sie die Portugiesen mit nach Westafrika und Südamerika. In Indien produziert und isst man die meisten Bananen in der Welt. Die Länder mit der größten Ausfuhr sind Ecuador, die Phillippinen, Costa Rica, Kolumbien und Guatemala.

Weltweit handelt man fast ausschließlich Nachfahren von Bananen aus China, die der englische Herzog William Cavendish um 1830 in seinem Gewächshaus anpflanzte. 1953 entwickelte man aus ihnen die Sorte Cavendish. Die Variationen dieser Errungenschaft sind heute das zweitliebste Obst der Deutschen und statistisch gerechnet isst jeder Deutsche 11 Kilogramm Bananen im Jahr.

Einkauf und Zubereitung

Hat die gelbe Banane eine grüne Spitze, ist sie noch einige Tage haltbar. Wenn sich kleine braune Flecken zeigen, ist die Frucht vollreif und schmeckt am besten. Lagert man sie unter 15 Grad Celsius, kann sich die Schale verfärben und die Frucht hart,

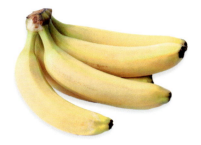

trocken und stumpf im Geschmack werden. Neben Äpfeln und Birnen reifen sie sehr schnell. Stoß- und Druckstellen lassen Bananen schnell verderben. Daher sollte man sie möglichst vorsichtig transportieren.

Umweltaspekte

Im Jahr 2002 waren noch über die Hälfte der geprüften Bananen ohne jegliche Rückstände von Pflanzenschutzmitteln. 2006 findet man sie in 80 Prozent der Proben, allerdings nach Ansicht des BVL in geringen Mengen. Damit sind Bananen eines der am geringsten belasteten Lebensmittel im konventionellen Anbau. Man sollte jedoch wissen, dass die Gesundheit der Arbeiter und Bauern in den Erzeugerländern durch den Einsatz von Pestiziden stark gefährdet ist.

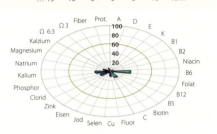

Bananen enthalten viel Zucker (Sacharose). Man kann sie aber essen ohne befürchten zu müssen dass sich der Blutzucker zu stark erhöht. Mit ihrem Gehalt an Biotin liegen sie an 11. sowie Vitamin B6 und PRAL an 10. Stelle der NutriLoad-Wertung.

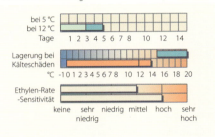

NATURHEILKUNDE

AYURVEDA

Bananen gelten in Indien als heilige Frucht und werden häufig als geweihte Speise (Prasad) verwendet. Bhavamisra beschreibt Kochbananen als nicht leicht zu verdauen, stopfend und Kapha erhöhend. Sie helfen bei durch Vata bedingten Krankheiten. Viele Sorten von Bananen erhöhen keines der Doshas und sind leicht zu verdauen. Laut Susruta schmecken und sättigen die reifen Früchte, wirken aphrodisierend und machen stark.

TCM

Bananen kühlen Hitze, stillen den Durst und befeuchten den Funktionskreis Dünndarm. Man empfiehlt sie bei Trockenheit in den Därmen mit Verstopfung oder Hämorrhoiden. Ihre kühlende Eigenschaft hilft bei Bluthochdruck und lindert die Folgen übermäßigen Alkoholkonsums.

Meiden Sie Bananen bei Neigung zu Durchfall, Schleim-Erkrankungen oder kühler Schwäche der »Mitte«.

TEM – Unani-Medizin

Laut Hakim Moinuddin Shisti helfen Bananen, zusammen mit Honig gegessen, bei sehr kühlem Temperament. Bananen gelten außerdem als gut für Menschen mit melancholischem Temperament.

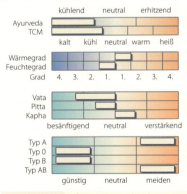

Ayurveda		
Rasa	süß, zusammenziehend	
Vipak	sauer	
Gunas	schwer, geschmeidig	
Mahaguna	Sattva	
verdaulich	schwer	

TCM		
Geschmack	süß, sauer	
Element	Erde	
Bezug	Magen, Milz, Lunge	
Yin/Yang	Yin	
Wirkung	absenkend	

Kochbananen

Kochbananen sind in vielen Regionen Amerikas, Afrikas und Asiens Grundnahrungsmittel, wie die Kartoffel in Europa. Im Englischen nennt man sie Plantain. Kochbananen werden in jedem Reifezustand gekocht, frittiert oder gebraten zubereitet und können ausgereift auch roh gegessen werden.

Kaufen kann man Kochbananen in den meisten Asien-Shops. Ob in Südindien, Südamerika oder in der Südsee – frittierte und gesalzenen Plantainscheiben, manchmal genauso dünn wie unsere Kartoffelchips, sind besonders beliebt.

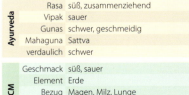

Früchte

Ananas

Latein	Englisch	Sanskrit	Mandarin	Arabisch
Ananas comosus L.	Pineapple	Bahunetra phalam, Anamnasa	Bo luo	Ananas

Portion Ananas:	150	g
Das sind kcal:	81	kcal
Glykämischer Index (GLYX):	59	
Glykämische Last (GL):	7	
Basenlieferant mit PRAL von:	-5,6	

Die von der TCM beschriebene abschwellende Wirkung macht die Ananas auch für Menschen mit Kapha-Störungen interessant. Wegen ihrer Enzyme kann man die frische Ananas auch Heilpflanze nennen. Um ihre Wirkung zu nutzen, sollte man für mehrere Tage mehrmals täglich frische Ananas essen.

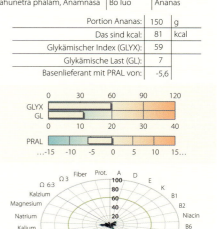

Ananas – Die Königin der tropischen Früchte!

Vermutlich hat man die Ananas schon lange vor der Entdeckung des Kontinents in Brasilien und Paraguay angebaut. Die Indios nannten sie Anana oder Nanas. Christoph Columbus brachte sie 1493 von Guadeloupe mit nach Europa. Portugiesen und Spanier nahmen sie mit nach Indien, Afrika und China. 1888 begann man Ananas in Dosen zu konservieren 1900 exportierte man aus Singapur bereits 500.000 davon in den Rest der Welt. Hauptanbauländer sind heute Brasilien, Thailand, die Philippinen, Costa Rica, China und Indien. Da Ananas frisch am besten schmecken, gelangt nicht einmal ein Drittel in den Export. Die Hälfte aller exportieren Ananas gelangt in Dosen in den Handel.

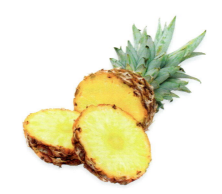

Der Duft der Ananas lässt uns von exotischen Inseln und Stränden träumen. Wir geraten in Urlaubsstimmung bei ihrem einzigartigen süß-sauer-aromatischen Geschmack. Heute gibt es die frischen Früchte im Standardangebot vieler Discounter, besonders im Winter. Manch einer verzehrt Ananas ohne es zu wissen in Form von pulverisiertem Ananas-Bromelain als Fleischzartmacher.

Einkauf und Zubereitung

Weil der Transport lange dauert, werden die Früchte meist unreif gepflückt. Diese Ananas haben dann weniger Aroma und Inhaltsstoffe, da sie nach der Ernte kaum nachreifen. Achten Sie darauf, dass die Frucht frische grüne Blätter hat, stark duftet, leicht rötlich ist und auf Druck etwas nachgibt. Sie ist vollreif, wenn Sie eines der Blätter mühelos herausziehen können. Reife Ananas kann man im Kühlschrank lagern, falls man gerade keinen Appetit darauf hat. Ananas in Dosen wurden erhitzt und enthalten daher weniger Enzyme und weniger Vitamine.

Umweltaspekte

Im Jahr 2004 waren ein Drittel der vom BVL untersuchten Proben ohne messbare Rückstände von Pflanzenschutzmitteln. Bei 192 Proben gab es nur 4 Überschreitungen der Höchstmengen eines Stoffes. Insgesamt waren die Gehalte gering.

Bromelain

Der Stamm der Ananaspflanze enthält ein Enzymgemisch welches man Bromelain nennt. Es hilft Eiweiß zu verdauen und wird daher auch in der Lebensmittelindustrie als Fleischzartmacher eingesetzt. Zusammen mit anderen Enzymen wie Amylase zur Verdauung von Stärke und Lipase zur Verdauung von Fett kann es helfen Magenverstimmung und Sodbrennen zu lindern. Vorhandene Studien belegen die Wirksamkeit des Bromelains in Präparaten, nicht für den Verzehr von frischer Ananas. Die Hersteller von Nahrungsergänzungsmitteln sagen, dass in frischer Ananas kaum Bromelain enthalten sei. Die Anteil an Bromelain im Stengel »kann« zehnmal mehr betragen, aber es ist wohl angenehmer 100 Gramm frische Ananas zu essen als an 10 Gramm Stengel zu kauen. Die Hersteller von Ananas-Produkten sagen, dass Bromelain hitzestabil wäre und eine deutlich höhere Wirkung habe, als die isolierten Substanzen. Aber nicht alle Bestandteile des Bromelains scheinen Hitzestabil zu sein, da frischer Ananassaft die Wirkung von Gelatine verhindert, indem er die Kollagen-Bindungen auflöst, erhitzter jedoch nicht. Auch ohne Studien kann man daher vermuten dass frische Ananas genauso wie Bromelain-Präparate bei Ödemen hilft, das Blut »entklumpt« und fließfähig macht, das Immunsystem stärkt und bei Hautverbrennungen hilft. Um die in Studien festgestelllte therapeutische Dosis von 3 bis 4 Mal täglich 40 Milligramm Bromelain einzuhalten, müsste man drei bis vier Mal täglich ungefähr 50 Gramm frische Ananas essen.

Traditionelle Verwendung

Ayurveda

Ananas beruhigt den Magen, regt den Appetit an, fördert die Verdauung, wirkt harntreibend, verleiht Herz und Kopf ein angenehm kühles Gefühl und vermehrt Kapha. Sie ist ein wirkungsvolles Wurmmittel. Saure Ananas erhöhen Pitta. Ananas ist nichts für Frauen mit Kinderwunsch und schwangere Frauen.

TCM

Erst Anfang des 17. Jh. brachten die Portugiesen die Ananas nach Macao. Ananas wird heute in China gerne zum Kochen verwendet.

Mit ihrem Vitamin-C-Gehalt landet sie auf Rang 25. Wichtiger als ihr Gehalt an Vitaminen ist ihr Enzym-Gemisch Bromelain (siehe »Biochemische Wirkung«)

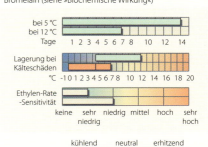

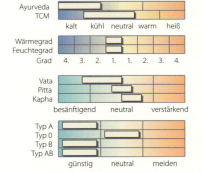

Ayurveda		
Rasa	süß, sauer	
Vipak	süß	
Gunas	kalt, ölig, scharf	
Mahaguna	Sattva	
verdaulich	schwer	

TCM		
Geschmack	süß, sauer	
Element	Holz, Erde	
Bezug	Magen, Milz, Blase	
Yin/Yang	Yin	
Wirkung	aufsteigend	

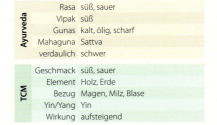

Sie lindert Sommerhitze, fördert die Verdauung, stillt den Durst, wirkt harntreibend und abschwellend. Meiden Sie Ananas bei Ekzemen und Hautgeschwüren!

Mangos

Latein	Englisch	Sanskrit	Mandarin	Tibetisch	Arabisch
Mangifera indica L.	Mango	Amra	Mang guo	A ma'i 'bras bu	Manju

Eine Portion Mangos:	120	g
Das sind kcal:	68,4	kcal
Glykämischer Index (GLYX):	51	
Glykämische Last (GL):	8	
Basenlieferant mit PRAL von:	-4,1	

Die exotischen Mangos bereichern mit ihrem Aroma auf wunderbare Weise die Vielfalt unseres Obst-Angebots – besonders im Winter – und ermöglichen so eine »noch gesündere« Ernährung.

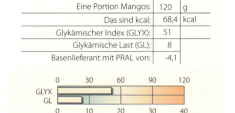

Äpfel mit Birnen vergleichen …

Die Pflanze stammt ursprünglich aus dem tropischen Regenwald Indiens. Man findet sie heute in fast allen tropischen Gegenden der Welt. Indien erzeugt mit mehr als 10 Millionen Tonnen mehr als die Hälfte der Weltproduktion.

Reife Mangos sind ein beliebtes Obst, dass man wie andere Früchte frisch isst oder zu Nachtisch, Marmelade, Torten und ähnlichem verarbeitet. Eine beliebte Beilage ist das meist aus grünen Mangos, Zucker und Chilis hergestellte Mango-Chutney.

Einkauf und Zubereitung

Wer schon einmal eine reife Mango vom Baum gegessen hat, wird sich wohl lange mit Sehnsucht daran erinnern. Import-Mangos werden unreif geerntet und haben ein wesentlich schwächeres Aroma, schmecken aber trotzdem noch sehr angenehm. Sie sind stark stoßempfindlich und verderben sehr schnell, wenn man sie nicht vorsichtig transportiert. Reife Mangos duften angenehm, geben auf Druck leicht nach und haben kleine bis mittelgroße schwarze Punkte.

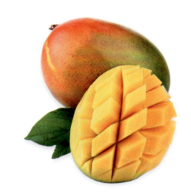

Umweltaspekte

Bei einer Untersuchung auf Pestizide im Auftrag von Greenpeace fand man in nur 2,7 Prozent der Proben eine Überschreitung der Höchstmenge an Pestiziden. Pestizidfrei waren 17 Prozent der konventionellen und 64 Prozent der Bio-Mangos.

Mangos haben mit über 1000 µg unter den hier erhältlichen Früchten den höchsten Anteil an Beta-Carotin. Sie enthalten mit 36 mg auch relativ viel Oxalsäure, so dass bei zu häufigem Verzehr die Eisenaufnahme behindert werden kann.

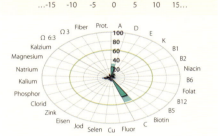

Naturheilkunde

Ayurveda

Nach Bhavamisra wirken reife Mangos aphrodisierend, geben Stärke und Fröhlichkeit, sind gut für das Herz und die Haut, unterstützen hervorragend die Verdauung, besänftigen Vata, sind neutral für Pitta und erhöhen Kapha. Die unreife Frucht erhöht alle drei Doshas. Der Saft ist einfach zu verdauen, sehr nahrhaft und kräftigend, besänftigt Vata und Pitta und erhöht Kapha. Harish Johari schreibt, dass uns der Verzehr von Mangos vor Abbau- und Alterserscheinungen schützt. Man solle sie nicht auf leeren Magen essen. Die saftige faserige Mangoart wäre leichter zu verdauen als die süße fleischige.

TCM

Mango stärkt den Funktionskreis Magen, beseitigt Übelkeit, stillt den Durst und wirkt harntreibend. Sie helfen bei niedrigem Qi des Magens und bei der Reisekrankheit.

Es wird empfohlen, Mangos zusammen mit scharfen Lebensmitteln wie Knoblauch oder Zwiebeln zu meiden.

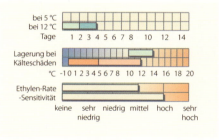

Mango-Chutney

Chutney nennt man Würzsaucen aus der indischen und südasiatischen Küche. Das Wort ist vom Sanskritbegriff catnī (lecken) abgeleitet. Chutneys schmecken häufig süß-sauer, mitunter auch nur scharf-pikant und können Frucht- oder Gemüsestücken enthalten. Üblicherweise werden unreife Mangos für das Mango-Chutney verwendet. Es schmeckt jedoch auch mit den hier im Handel erhältlichen Früchten. Für die Grundvariante 3 EL hellen Essig, den Saft einer Limette, 100 g braunen Zucker, 1 TL Salz, 20 g in feine Streifen geschnittenen Ingwer, 75 ml Wasser und 250 g gewürfelte Mango ca. 10 Minuten köcheln lassen. Zum würzen können je nach Belieben 1 EL feingehackte rote Chili, 5 Pfefferkörner, 2 Zimtstangen, 3 Nelken, 2 Lorbeerblätter, 3 Segmente Sternanis und 2 Knoblauchzehen mitgekocht werden. Das Chutney hält sich im Kühlschrank etwa 1-2 Wochen.

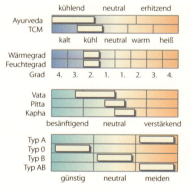

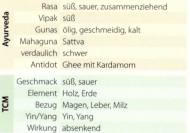

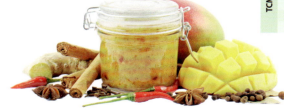

Früchte

Papaya

Latein	Englisch	Sanskrit	Mandarin	Arabisch
Carica papaya L.	Papaya	Brahmairandha, Erandakarkati	Mu gua	Amba-hindi

Eine Portion Papaya	120	g
Das sind kcal:	37,2	kcal
Glykämischer Index (GLYX):	59	
Glykämische Last (GL):	10	
Basenlieferant mit PRAL von:	-5,4	

Da sie günstig auf die Darmtätigkeit wirken, isst man sie häufig zum Frühstück. Achten Sie auf aktuelle Meldungen zur Belastung mit Pestiziden.

Aromatisch süß und butterweich!

Christoph Kolumbus nannte sie »Frucht der Engel«. Die Papaya hat ihre Heimat in Zentral- und Südamerika. Heute baut man sie in tropischen Gegenden wie Brasilien, Indien, Südafrika, Sri Lanka oder den Philippinen an.

Einkauf und Zubereitung

Reife Papayas sollten eine rot-orange Schale haben und sich leicht weicht anfühlen. Früchte mit gelben Flecken brauchen noch ein paar Tage zum Reifen. Einige schwarze Punkte sind normal, sind sie aber überall oder ist die Frucht sehr weich, lassen Sie lieber die Finger davon. Reife

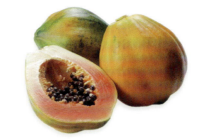

Papayas können Sie bis zu zwei Tage aufbewahren.

Umweltaspekte

Im Jahr 2007 erreicht die Papaya Rang 1 bei den häufigsten Belastungen über der Höchstmenge an Pestiziden.

Naturheilkunde

Ayurveda

Papayas beruhigen den Geist und Vata, sind leicht zu verdauen, fördern die Verdauung, verfestigen den Stuhl und helfen bei Hämorrhoiden. Vinod Verma empfiehlt Papaya zum Frühstück für alle, die abnehmen wollen.

TCM

Papayas beruhigen Leber und Magen, reduzieren innere Hitze, stärken das Verdauungssystem und regulieren das Magen-Qi. Man empfiehlt sie bei Ödemen, Verstopfung, Darmentzündung und Rheuma.

Bei Durchfall verzichten Sie lieber auf Papayas.

Ayurveda

Rasa	süß, scharf
Vipak	süß
Gunas	heiß, beweglich, schwer
Mahaguna	Sattva
verdaulich	leicht

TCM

Geschmack	süß, bitter
Wuxing	Holz, Erde
Zang-fu	Leber, Milz
Yin/Yang	Yin

Avocados

Latein	Englisch
Persea americana MILL.	Avocado

Eine Portion Avocados:	80	g
Das sind kcal:	176	kcal
Glykämischer Index (GLYX):		g
Glykämische Last (GL):		
Basenlieferant mit PRAL von:	-6,9	

Avocados kann man einfach lagern und zubereiten. Sie ergänzen eine ausgewogene Ernährung.

Die »Butter des Urwalds«

Aus Tehuacan in Mexiko stammen die ersten Funde von Avocadosamen. Um 750 v. Chr. begannen die Menschen Perus die Frucht zu kultivieren. Die Spanier entdeckten die Frucht Anfang des 16. Jh. Sie nahmen das aztekische Wort Ahuacatl und machten daraus Aguacate. Händler brachten sie nach Indonesien, Südafrika und Australien. Heute erzeugt Mexiko mit über einer Million Tonnen mit Abstand die meisten Avocados in der Welt und exportiert mit 218.000 Tonnen auch die meisten. Vermutlich isst man dort auch die meisten Avocados, denn sie gelten als Grundnahrungsmittel.

Einkauf und Zubereitung

Harte Avocados brauchen noch ein paar Tage zum Nachreifen. Da sie gleichzeitig Ethylen produziert aber auch dafür empfindlich ist, können Sie die Reifung beschleunigen, indem Sie die Avocado in einer Papiertüte lagern. Einige Sorten aus Spanien und Mexiko kann man auch im Kühlschrank aufbewahren, andere aus heißen tropischen Gegenden werden dort schnell schwarz und verlieren an Geschmack. Geben sie leicht nach, wenn man sie drückt, sind sie reif für den Verzehr.

Avocados isst man roh, da sie beim kochen bitter werden.

Naturheilkunde

Ayurveda

Wer gut verdauen kann, für den sind Avocados hilfreich, nahrhaft, aufbauend und befeuchtend, schreibt Amadea Morningstar. Sie besänftigen Vata, werden auch von Pitta vertragen, wenn man nicht zu viel isst und sie erhöhen Kapha.

TCM

Avocado befeuchtet die Gewebe und stützt das Yin.

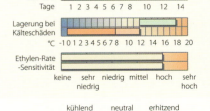

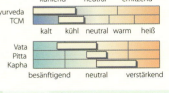

TCM

Geschmack	süß, bitter
Wuxing	Erde
Zang-fu	Leber, Galle
Yin/Yang	Yin
Wirkung	schwebend

165

Gemüse

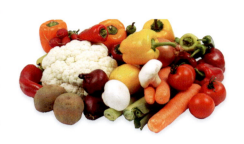

Sind auch Sie einer der fleißigen Helfer, die dazu beitragen, dass jährlich rund sieben Millionen Tonnen Gemüse auf deutsche Tische kommen? Dann weiter so! Die Hälfte dieser ungeheuren Menge Gelb-, Rot-, Weiß- oder Grünzeugs stammt übrigens von heimischen Böden, allen voran die Kartoffeln, die Möhren und der Kohl. Wollen wir nun ganzjährig über die ganze Bandbreite der bunten Gemüsevielfalt verfügen, müssen wir allerdings in Kauf nehmen, dass sie mit LKWs meist von weit her zu uns gefahren werden. Wir können uns freuen, dass es in Ländern wie Spanien, den Niederlanden oder Belgien mit großem technischen Aufwand gelingt Produkte zu erzeugen, die perfekt aussehen, einigermaßen gut schmecken und die wir äußerst preiswert erhalten. Jedoch fällt häufig auf, wie viel besser typische Gemüse aus unserer Region schmecken, die wir direkt von den Erzeugern kaufen.

Gemüse für jeden Geschmack!

Jedes Gemüse hat seine Saison. In der Haupterntezeit wird es reichlich angeboten und ist preiswert zu haben. Angewelktes Gemüse lassen Sie besser liegen und kaufen nur so viel, wie Sie in den nächsten paar Tagen verwenden können. Zu Hause gehört es gleich in den Kühlschrank. Die Zeiten von Gemüsekonserven sind bei vielen vorbei, da sie den Vitalstoffverlust beim hohen Erhitzen in Wasser nicht mehr akzeptieren. Eine Ausnahme gibt es noch, Tomaten zum Kochen. Die aus der Dose oder dem Tetrapak sind meist sehr aromatisch und zudem sehr preiswert. Es ist auch recht angenehm, einfach ein paar Blättchen Biospinat aus dem Gefrierschrank zu holen, um einige Gerichte mit etwas Grünem zu ergänzen.

Aus anthroposophischer Sicht

Nach anthroposophischer Anschauung stärkt es die Gesundheit, wenn wir täglich Wurzel-, Blatt- und Fruchtgemüse essen. Im Winter kann Fruchtgemüse auch durch Obst oder Samen wie Sesam ersetzt werden. Die Gemüse der jeweiligen Jahreszeit schmecken, sind ausgeglichen in ihren Nährstoffen und tragen Elemente der Jahreszeit, in der sie reifen, in sich. So sollte man im Frühjahr mehr Blattgemüse essen als im Herbst. Da sich der menschliche Körper wie auch die Pflanzen und Tiere den regionalen Einflüssen der Natur und des Klimas anpasst, fördern diese eine gesunde Ernährung.

Aus ayurvedischer Sicht

Bei erhöhtem Luft- oder Wasser-Element empfiehlt man die Gemüse zu kochen oder dämpfen und mit Öl und Gewürzen zu kombinieren. Menschen mit hoher Feuer-Energetik vertragen auch rohes Gemüse und Gemüsesäfte.

Aus Sicht der TCM

Es gibt Gemüse in allen Geschmacksrichtungen und Variationen des Temperaturverhaltens. Sie gelten als die ideale Ergänzung zu den Getreiden. Beim Zustand der »Fülle« empfiehlt man Sellerie, Salat, Spinat, Aubergine und Tomate. Bei »Mangel oder Schwäche helfen Fenchel, Süßkartoffeln, Kartoffeln, Möhren oder Kohl. »Hitze« kann man mit Tomate, Gurke, Sprossen oder Löwenzahn kühlen. Bei »Kälte« helfen Lauch, Zwiebel, Fenchel und Möhren. Bei »Feuchtigkeit« empfiehlt man Chicorée und bei »Trockenheit« Tomate oder Gurke.

Aus Sicht der TEM

Im 4. Jh. v. Chr. empfahl Diokles rohes Gemüse vor der Mahlzeit zu essen. Dann sollte das gekochte Gemüse folgen. Gurken und Rettiche waren für den Schluss der Mahlzeit vorgesehen.

Nachtschattengewächse

Auberginen, Tomaten, Kartoffeln, Paprika und Tabak gehören zur Familie der Nachtschattengewächse. Kartoffeln und unreife Tomaten enthalten Solanin, welches schwach giftig wirkt. Heute kommt es kaum noch zu Magenproblemen und Übelkeit, weil die neuen Zuchtsorten nur noch wenig Solanin enthalten.
In der anthroposophischen Medizin wird empfohlen, Tomaten und Kartoffeln in der Ernährung für Krebskranke zu meiden. Es gibt auch Studien, die belegen, dass das Meiden von Nachtschattengewächsen bei Arthritis die Gesundheit positiv beeinflusst. Einige Ayurvedaärzte sehen bei den Nachtschattengewächsen ein erhöhtes Allergiepotential für Menschen mit erhöhtem Luft-Element.

Nitrat

Pflanzen brauchen Nitrat, um Stickstoff aufzunehmen. Je nach Erntezeit sind größere Mengen Nitrat in den Blattgemüsen Eisbergsalat, Endivien, Feldsalat, Kopfsalat, Spinat und Mangold, in den Kohlsorten Weißkohl, Wirsingkohl, Chinakohl und Grünkohl sowie in den Wurzelgemüsen Rote Bete, Radieschen und Rettich enthalten. 50 bis 80 Prozent des Nitrats werden vom Körper wieder ausgeschieden. 15 bis 20 Prozent des verbleibenden Nitrats können über den Speichel in die Mundhöhle gelangen und dort durch die Bakterienflora zu Nitrit umgewandelt werden. Dieses ist in der Lage, die Sauerstoffversorgung zu beeinträchtigen. Der Grenzwert für Nitrat im Trinkwasser liegt bei 50 mg/l, der für frischen Spinat bei 2500 mg/kg. Bioware enthält meist weniger Nitrat, da auf die richtige Erntezeit geachtet und selten überdüngt wird. Nur Säuglinge und Kleinstkinder sollten keine stark nitrathaltigen Gemüse essen.

Gemüse zubereiten

Wenn es Ihre Verdauungskraft zulässt, verwenden Sie viele Gemüse roh. Blumenkohl, Rotkohl, Brokkoli, Zucchini, Fenchel und Champignons ergänzen diverse Salate. Jede Zerkleinerung zerstört das Gefüge und beschleunigt Abbauprozesse. Die geschnittenen Gemüse sollten daher möglichst rasch weiterverarbeitet oder mit Zitronensaft oder Salatsoße vor Oxidation geschützt werden. Lassen wir sie zwei Stunden liegen, können schon bis zu 30 % des Vitamin C verloren sein. Wenn wir Gurken schälen, kann es helfen, Pestizide zu vermeiden, damit entfernen wir jedoch auch gleich die meisten Vitamine und sekundären Pflanzenstoffe. Kocht oder dämpft man z. B. Blumenkohl, rote Bete oder Schwarzwurzeln im Ganzen dauert dies etwas länger, verstärkt jedoch die arteigenen Aromen.

▫ Blanchieren

Wenn wir das Gemüse für 10 bis 30 Sekunden in kochendes Wasser geben, nennt sich das Blanchieren. Dabei werden Enzyme deaktiviert, welche die Farbe des Gemüse unappetitlich ändern würden, die Zellstruktur gelockert, die Keimbelastung reduziert und bei Kohlarten unerwünschte Geschmacksstoffe entfernt. Danach taucht man das Gemüse in Eiswasser, um Farbe, Struktur und Geschmack zu bewahren. Viele bevorzugen es jedoch die Gemüse zu dämpfen, da hierbei mehr Vital- und Aromastoffe erhalten bleiben und man sie bis zur gewünschten »Bissfestigkeit« gleich weitergaren kann.

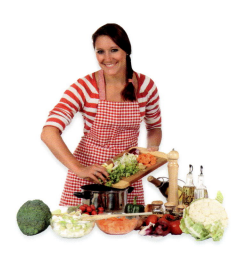

Gemüse-Einkaufs- und Erntekalender

	Januar	Februar	März	April	Mai	Juni	Juli	August	September	Oktober	November	Dezember
Auberginen	+	+	+	+	+	+	D	D	D	D	+	+
Blumenkohl	+	+	+	+	+	D	D	D	D	D	+	+
Brokkoli	+	+	+	+	+	D	D	D	D	D	D	+
Chicorée	D	D	D	D	D	D	D	D	D	D	D	D
Eisbergsalat	+	+	+	+	+	D	D	D	D	D	D	+
Erbsen	-	-	-	-	-	D	D	D	D	+	-	-
Fenchel	+	+	+	+	+	+	+	+	+	D	+	+
Gartenbohnen	+	+	+	+	+	+	D	D	D	D	+	+
Gemüsepaprika	+	+	+	+	+	+	D	D	D	D	+	+
Grünkohl	D	D	D	D	D					D	D	D
Gurken	+	+	+	+	+	D	D	D	D	D	+	+
Kohlrabi	+	+	+	+	+	D	D	D	D	D	+	+
Kürbis	-	-	-	-		-	D	D	D	D	-	-
Mangold	+	+	+	D	D	D	D	D	D	D	+	+
Möhren	D	D	D	D	+	+	+	+	+	D	D	D
Porree	D	+	+	+	+	+	+	+	+	D	D	D
Rettich	+	+	+	+	+	D	D	D	D	D	+	+
Rosenkohl	D	D	+	+	+	-	-		+	D	D	D
Spargel	-	-	-	+	+	D	D	+	-	-	-	-
Spinat	-	-	-	+	+	D	D	D	D	D	-	-
Tomaten	+	+	+	+	+	+	+	+	+	+	+	+
Zucchini	+	+	+	+	+	D	D	D	D	D	+	+

nach aid Saisonkalender, + = gutes Angebot, - = geringes Angebot, D = aus heimischem Anbau

KARTOFFELN

Latein	Englisch	Sanskrit	Mandarin	Tibetisch	Arabisch
Solanum tuberosum L.	Potato	Alu (Hindi)	Ma ling shu, yangyu	Sho kog	Bat t

Eine Portion Kartoffeln, gekocht:	250	g
Das sind kcal	175	kcal
Glykämischer Index (GLYX):	58	
Glykämische Last (GL):	17	
Basenlieferant mit PRAL von:	-15,1	

Die Kartoffel kam erst spät aus Südamerika zu uns. Heute gilt sie als Grundnahrungsmittel und wertvolle Quelle für Kalium. Sie macht satt, ist jedoch nicht für jedes Naturell gleich gut geeignet.

Rein in die Kartoffeln - raus aus den Kartoffeln!

Funde aus der Zeit um 400 v. Chr. zeigen, dass die Kartoffel in Bolivien und Peru schon lange vor den Inkas genutzt wurde Die Spanier entdeckten die Kartoffel 1539 in Peru und brachten sie mit nach Europa. Anfangs nutzte man sie häufig als Zierpflanze. In Deutschland erkannte erst Friedrich der Große ihren Wert für die Ernährung und befahl 1756 in einer »Circular-Ordre« ihren Anbau. Der Pharmazeut Antoine Parmentier schreibt 1779: »Die Knollen dieser Pflanze haben den Vorteil, der zerstörenden Wirkung des Hagels zu trotzen, das Brot im Wesen zu ersetzen, bei seiner Herstellung mitzuwirken, gleichgültig, ob sie gefroren oder ausgewachsen sind, und am Verbrauch von Mehl zu sparen, wenn ein außergewöhnliches Ereignis dieses Nahrungsmittel selten und teuer macht.« So wurde die Kartoffel sehr bald zu einem wichtigen Grundnahrungsmittel. Die Deutschen essen aber nur noch halb so viel Kartoffeln wie in den 50er Jahren und der Verbrauch nimmt weiter ab.

Festkochende Kartoffeln eignen sich gut für Bratkartoffeln, Gratins und Kartoffelsalat. Vorwiegend festkochende Sorten nimmt man für Salz- und Pellkartoffeln, Bratkartoffeln und Suppen. Die mehlig kochenden Speisekartoffeln sind für Eintöpfe oder Kartoffelpüree. Von den weltweit amtlich registrierten 2000 Sorten dürfen die deutschen Bauern nur jene 160 anbauen, die beim Bundessortenamt in Hannover zugelassen sind. Frühkartoffeln werden von Ende Mai bis Mitte August geerntet. Man isst sie meist mit Schale, die vor dem Kochen abgebürstet wird.

Einkauf und Zubereitung

Laut Vis Bayern enthalten die derzeit am Markt befindlichen Kartoffelsorten keine gesundheitlich bedenklichen Mengen an dem giftigen Solanin, wenn man sie gut behandelt hat. Das heißt dunkel, kühl, luftig und druckfrei lagert, so dass sich keine Keime bilden. Der in den USA angegebene Durchschnittswert ist 7,5 mg Solanin pro 100 g Kartoffeln. Das ist ungefähr ein Zehntel dessen, was Kartoffeln noch vor 50 Jahren hatten. Ab 2 mg pro kg Körpergewicht kann einem schon nach 8 bis 10 Stunden schlecht werden. Nur bei rund 1,5 kg Kartoffeln im Magen ginge es einem auch kaum besser, wenn sie geschält wurden. Kartoffelkeime, »Augen«, grüne Stellen oder grüne Schale können jedoch mehr davon enthalten als gewünscht und sollten entfernt werden. Damit reduziert man 30 bis 80 Prozent des Solanins, welches die Kochzeit übersteht. Bei Kartoffeln ist es also eher Geschmackssache, ob »mit oder ohne«. Kartoffeln brauchen Luft und am besten eine Lagertemperatur von 4 bis 12 °C. Unter 4 °C wandelt sich die Stärke in Zucker um und sie schmecken dann süß.

Mit Schale gekocht bleiben mehr Mineralien und Vitamine in der Kartoffel. Um Kartoffeln zu kochen reicht es, nur so viel Wasser zu verwenden, wie in den ungefähr 18 Minuten Kochzeit verdampft. So bleiben die meisten Inhaltstoffe in der Kartoffel. Das funktioniert aber nur mit einem Deckel auf dem Topf. Auch das Dämpfen ist eine gute Methode, besonders im Schnellkochtopf, wo die Kartoffeln schon nach 5 Minuten Kochzeit fertig sind.

Umweltaspekte

Kartoffeln biologisch anzubauen ist sehr aufwändig, daher resultiert auch der höhere Preis. An Nährstoffen liefern sie laut Forschungsinstitut für biologischen Landbau nur gelegentlich geringfügig bessere Werte. Bei konventionell angebauten Kartoffeln aus Frankreich, Italien oder Ägypten fand Greepeace keine Belastungen über den erlaubten Höchstmengen und bei den deutschen bei nur 1,3 Prozent der Proben.

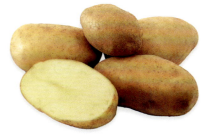

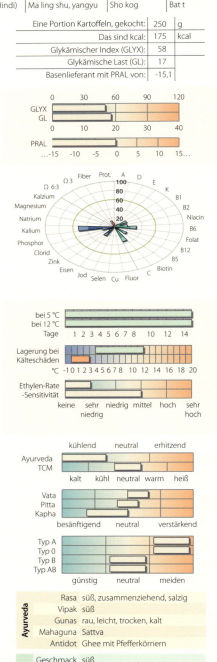

Ayurveda	
Rasa	süß, zusammenziehend, salzig
Vipak	süß
Gunas	rau, leicht, trocken, kalt
Mahaguna	Sattva
Antidot	Ghee mit Pfefferkörnern

TCM	
Geschmack	süß
Element	Erde
Bezug	Magen, Milz, Niere
Yin/Yang	Yin
Wirkung	aufsteigend

NATURHEILKUNDE

AYURVEDA

Es wird empfohlen bei Vata-Störungen nur selten Kartoffeln zu essen, außer man bereitet sie mit Bockshornkleesamen, Kreuzkümmel, Ingwer oder Knoblauch zu. Nach Ansicht des tibetischen Arztes Dr. N. Quasar biringen in der Schale gekochte Kartoffeln durch ihre Feuchtigkeit ausleitende Eigenschaft Kapha ins Gleichgewicht.

TCM

Vermutlich gelangte die Kartoffel bereits im 17. Jh. nach Taiwan. Im 18. und 19. Jh. brachten sie christliche Missionare nach ganz China. Sie Tonisiert Qi und Blut, kräftigt die Milz, lindert entzündliche Prozesse und Schmerzen im Bauchbereich und stärkt das Yin. Man empfiehlt sie bei Knochenbrüchen, Ekzemen, Verstopfung und Bluthochdruck.

»Wir müssen uns nun fragen: Was hat das für eine Bedeutung für den Menschen, daß er mit der Kartoffel, die nach Europa gebracht worden ist, lernt, vorzugsweise einen verdickten Stengel zu essen? … Die Wurzel der Pflanze ist mit dem Kopf verwandt. Wenn wir das bedenken, wird uns gewissermaßen ein Licht aufgehen über die Bedeutung der Kartoffel. Denn die Kartoffel, die hat Knollen; das ist etwas, was nicht ganz Wurzel geworden ist. Man ißt also, wenn man viel Kartoffeln ißt, vorzugsweise Pflanzen, die nicht ganz Wurzel geworden sind. … Und der Mensch muß sich klar sein darüber, daß, wenn er zuviel Kartoffeln ißt, sein Mittelhirn verkümmert und daß sogar, gerade durch den übermäßigen Kartoffelgenuß, die Sinne leiden können.« (Rudolf Steiner 1923/24)

Gemüse

Tomaten

Latein	Englisch	Sanskrit	Mandarin	Arabisch
Solanum lycopersicum L.	Tomato	Rakta vrntaka	Fan qie	Tamatem, Banadura, Banadhurah

Sie schmecken den meisten, doch Vorsicht! Isst man sie zusammen mit Kohlenhydraten, erhöht sich der Blutzuckerwert stärker als ohne sie.

Eine Portion Tomaten:	100	g
Das sind kcal:	17	kcal
Glykämischer Index (GLYX):	n. v.	
Glykämische Last (GL):	n. v.	
Basenlieferant mit PRAL von:	-4,2	

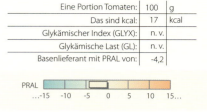

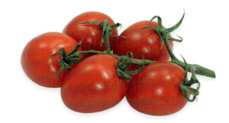

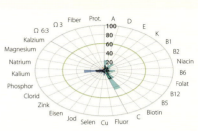

Du treulose Tomate!

Die Heimat der Tomate ist Mittel- und Südamerika. Schon die Azteken, Inkas und Mayas haben sie kultiviert. Christoph Kolumbus brachte sie 1498 mit nach Spanien und Portugal. Man nannte sie Goldener Apfel, Paradiesapfel oder Liebesapfel, aber es setzte sich das spanische Wort Tomate durch, das vom Wort tomatl der Azteken stammt. Das erste Kochbuch mit Tomatenrezepten aus Spanien wurde im Jahr 1692 in Neapel veröffentlicht. Im 18. Jh. begann man in Italien Tomaten für den Verzehr anzubauen. In der deutschen Küche verwendet man sie erst seit etwa 1900 als es gelang durch Züchtung den Solanin- und Tomatin-Gehalt zu senken, so dass man die Früchte auch roh essen konnte. Heute ist die Tomate in Deutschland und weltweit das beliebteste Gemüse. Von den rund 250 Millionen Tonnen Welt-Gemüseernte sind die Hälfte Tomaten. In Europa produziert Italien die meisten Tomaten und Spanien ist mit fast einer Million Tonnen weltgrößter Exporteur frischer Tomaten.

Statistisch betrachtet isst jeder Deutsche knapp 20 Kilogramm Tomaten pro Jahr, davon 7 Kilogramm frische Tomaten. Sie sind nicht nur so beliebt, weil man sie so vielseitig verwenden kann, sondern weil sie besonders »umami« schmecken. Eine reife Tomate enthält fast so viel freie Glutaminsäure wie ein Esslöffel voll Sojasauce.

Einkauf und Zubereitung

Über viele Jahre hat man es geschafft Tomaten schön rot, rund, transportfähig, lange haltbar aber gleichzeitig geschmacklos zu züchten. Seit 2003 werden Neuzüchtungen mit dem Zusatz »Geschmackstomaten« angeboten. Ob diese besser schmecken als gute Freilandtomaten ist Geschmackssache – vielleicht probieren Sie mal, wenn Sie eine deutsche »Rote Perle« oder holländische »Tasty Tom« entdecken. In der Küche lagert man sie getrennt von anderem Obst und Gemüse, welches Ethylen produziert und kühl, aber nicht im Kühlschrank. Schon ab 11 Grad können einige Sorten geschädigt werden, die meisten verlieren ihr Aroma. Viele Köche empfehlen Dosentomaten, weil diese reif geerntet werden und damit mehr Aroma haben als die frischen. Entfernen Sie auch bei diesen den Strunk. Er enthält Solanin und stört die Konsistenz von Suppen und Saucen. Wurden die ganzen Tomaten mit Schale verarbeitet kann der Körper bis zu 70 Prozent mehr Lycopin und 41 Prozent mehr Beta-Karotin aufnehmen.

Beim Kochen erhöht sich die antioxidative Wirkung von Tomaten um 20 bis 60 Prozent. Die Lycopine aus den Zellwänden kann man am besten freisetzen, wenn man die Tomaten vorher mit etwas Öl anbrät.

Umweltaspekte

Im Jahr 2007 empfahl Greenpeace lieber Tomaten aus Deutschland, Holland oder Belgien zu kaufen. 21 Prozent der Proben aus Italien waren über den erlaubten Werten mit Pestiziden belastet – eindeutig zu viel! Bio-Tomaten sind nicht belastet und enthalten höhere Mengen pflanzlicher Wirkstoffe. Bei einem 10-Jahres-Vergleich zwischen konventionellem und organischem Anbau fand Prof. Alyson Mitchell 79 Prozent mehr Quercetin und 97 Prozent mehr Kämpherol in den Bio-Tomaten.

Viele Studien weisen darauf hin, dass wer regelmäßig frische oder verarbeitete Tomaten isst, eher gesund bleibt und nicht an Krebs erkrankt. Die Forscher glauben dass dies die Wirkung des roten Farbstoffs Lycopin der Tomaten sei. Wer keine Tomaten mag kann es mit Wassermelonen versuchen. Diese enthalten fast die doppelte Menge Lycopin.

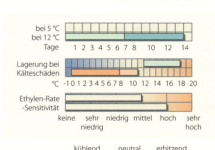

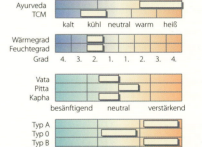

Naturheilkunde

Ayurveda

Die Früchte der Nachtschattengewächse können die Balance aller drei Doshas stören. Daher sollte man sie mit Gewürzen und Knoblauch oder Zwiebeln kombinieren und möglichst gekocht verzehren. Roh gegessen wirken sie mild abführend. Zu viel rohe Tomaten erhöhen Pitta und Kapha. Ketchup besänftigt Vata.

Nach Rudolf Steiner fördert die Tomate die Tendenz zum Herausfallen aus dem Zusammenhang zum Organismus. Sie kann also Bereiche des Gesamtorganismus isolieren. Dies könne man nutzen, um ein Organ wie die Leber zu stärken, die sehr selbständig im Organismus arbeitet. Beim Karzinom dagegen sei die Tomate gerade deshalb zu verbieten, weil sie die Tendenz des Tumors selbständig gegen den Organismus zu wuchern unterstützen würde.

TCM

Die Tomate kühlt und reinigt das Blut (Xue), erzeugt Säfte, stärkt den Magen und besänftigt den Funktionskreis Leber, indem sie das Leber-Yin stärkt. Man empfiehlt sie bei Hitze im Blut mit Symptomen wie Hautproblemen, Sonnenallergie, allergischen Erkrankungen im Frühjahr und auch Hitze in der Leber sowie Leber-Yin-Mangel mit Symptomen wie Kopfschmerzen, rote Augen, Sehprobleme, Schwindelgefühl und Bluthochdruck.

Es wird empfohlen, Tomaten bei kühler Schwäche der »Mitte« zu meiden. Ein hoher Verzehr im Winter kann den Körper abkühlen und schwächen. Sie sollten nicht auf leeren Magen gegessen werden.

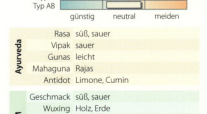

MÖHREN

Aus der Küche nicht mehr wegzudenken, bekömmlich für jeden und gesund obendrein.

Latein	Englisch	Sanskrit	Mandarin	Tibetisch	Arabisch
Daucus carota subsp. sativus H.	Carrot	Granjana, Grnjana	Hu luo bo	Lca ba ra mne	Fazar, jazar

Eine Portion Möhren, Karotten:	80	g
Das sind kcal:	20	kcal
Glykämischer Index (GLYX):	16	
Glykämische Last (GL):	1	
Basenlieferant mit PRAL von:	-4,6	

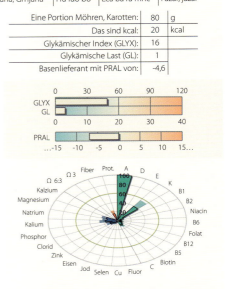

Möhren und Karotten, die lass ich nicht verrotten!

Die lila und weißen Vorfahren der heutigen Möhren hat man schon vor tausenden von Jahren in Zentralasien und im mittleren Osten kultiviert. Sie gelangten ins antike Griechenland und von dort in den restlichen Mittelmeerraum. Die Römer kochten mit carota und pastinaka. Auch Hildegard von Bingen berichtet von der Pastinak. Gelbe Möhren werden erstmals im 10. Jh. erwähnt und seit dem 12 Jh. mit dem lateinischen Namen »daucus« bezeichnet. Nach China gelangte die Möhre vermutlich im 13. oder 14. Jh. über Zentralasien. Unsere heutigen westlichen Kulturmöhren sind holländische Züchtungen aus dem 15.-16. Jh. In Deutschland werden zur Zeit rund 700 verschiedene Sorten angebaut.

Einkauf und Zubereitung

Möhren sollten fest und knackig sein. Beim Geschmack gibt es große Unterschiede. Möhren aus dem Demeter-Anbau haben hier einen besonders guten Ruf – aber auch bei anderer Bio-Ware lohnt die Probe – der Preisunterschied ist nicht mehr so groß. Damit sie nicht austrocknen, gehören sie im Kühlschrank ins feuchte Gemüsefach oder in einen Kunststoffbehälter.

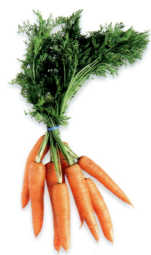

Da Carotin fettlöslich ist, sollte man Möhren zusammen mit Butter, Öl oder anderen Fetten essen.

Umweltaspekte

Laut Greenpeace 2007 enthielten 11,7 Prozent der italienische Möhren mehr Pestizide als erlaubt – Fazit: nicht empfehlenswert. Bei den deutschen Möhren lag die Quote noch bei 2,8 Prozent. Wer sicher gehen möchte kauft beim Bauer seines Vertrauens oder Bio-Ware.

Möhren sind die beste Quelle für Betacarotin. Der Gehalt an Betacarotin steigt beim Erhitzen. Möhrensaft wirkt entgiftend und harntreibend.

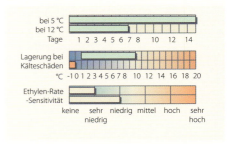

NATURHEILKUNDE

AYURVEDA

Nach Bhavamisra sind Karotten leicht zu verdauen und unterstützen die Verdauungskraft. Er empfiehlt sie bei Darmproblemen, Hämorrhoiden und bei Krankheiten verursacht durch Kapha und Vata. Gekocht senken sie Pitta.

TCM

Karotten unterstützen die Funktionskreise Milz und Leber, beseitigen Verdauungsblockaden und entgiften. Sie fördern das Wachstum, vor allem des Gehirns, bei Kindern. Ihr Temperaturverhalten beurteilen einige Autoren als warm, andere als neutral bis kühlend.

Bei kühler Schwäche von Magen und Milz sollte man sie nicht roh verzehren.

 Hildegard kannte noch keine Möhre, sondern nur die artverwandte Pastinake. Von ihr schreibt sie »Der Pastinak ist eine Erquickung des Menschen und nützt ihm weder zur Gesundheit, noch schadet er ihm; aber gegessen füllt er den Bauch.« (aus »Physica«, übersetzt von Portmann, 1997)

 »Und gerade bei den Gelben Rüben, bei den Möhren, da ist es so, daß die allerobersten Partien des Kopfes stark werden, also dasjenige, was man gerade braucht für den Menschen, damit er innerlich kräftig, steif wird, damit er nicht weichlich wird.« (Steiner 1924)

TEM – UNANI-MEDIZIN

Die Möhre vermehrt sexuelles Verlangen und das Wasserlassen. Die Garten-Möhre ist gut zum Essen, aber von geringerer Wirkung als die wilde.

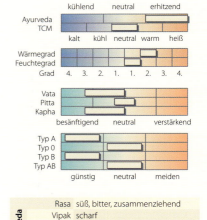

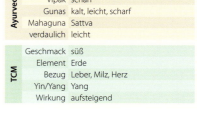

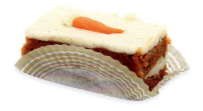

Auch als Süßspeise sind Möhren sehr beliebt.

ZWIEBELN

Latein	Englisch	Sanskrit	Mandarin	Tibetisch	Arabisch
Allium cepa	Onion	Palandu	Yang cong, Da Huang	Pa la nda	Basal, basalah

Besonders in gekochter Form sind sie für jeden bekömmlich und gesund.

Eine Portion Zwiebeln:	40 g
Das sind kcal:	10,8 kcal
Glykämischer Index (GLYX):	n. v.
Glykämische Last (GL):	n. v.
Basenlieferant mit PRAL von:	-0,9

Das zwiebelt aber …

Die Zwiebel wächst in allen gemäßigten Regionen. Sie wurde schon in der Bibel (4. Mose 11,5) erwähnt. Über auch noch heute angebaute Arten schrieben auch 79 n. Chr. Plinius und 210 n. Chr. Palladius, der Anweisungen über den Anbau des beliebten Gemüses gab. Es gibt weit über 100 Sorten von Zwiebeln. Die wichtigsten Gruppen sind die »normalen« Zwiebeln, die eine gelbe Schale haben, die roten Zwiebeln, die milder und süßer im Geschmack sind, die Gemüsezwiebeln, die rund, süß und mild sind und sich gut füllen lassen, die Lauchzwiebeln oder Schluppen sowie die weißen Zwiebeln, welche beide mild oder scharf sein können. Die Schalotten gehören auch zur Gruppe der Zwiebeln. Sie sind weniger scharf und haben ein feineres, süßlich-würzigeres Aroma.

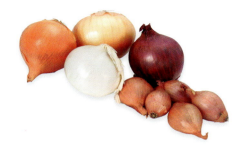

Einkauf und Zubereitung

Kaufen Sie feste Zwiebeln, die noch keine grünen Keime haben. Werden sie kühl und trocken gelagert, können sich so den ganzen Winter über halten. Nur rote Zwiebeln und Frühlingszwiebeln gehören in den Kühlschrank. Hat sich in den äußeren Bereichen Schimmel gebildet, gehört die ganze Zwiebel in den Müll oder Kompost! Trägt man beim Schneiden eine Schwimmbrille, haben die Augen nicht so sehr mit der schwefeligen Substanz zu kämpfen, welche die Tränen fließen lässt. Besser funktioniert noch, während des Schneidens den Mund voll Wasser zu behalten.

Man kann Zwiebeln einfach bei 190 °C für 90 Minuten im Backofen garen. Wenn man danach die Haut entfernt, hat man eine feuchte, süße und leckere Zwiebel.

Die Zwiebel enthält viele Bestandteile mit heilender Wirkung, darunter ein antiseptisches Öl, das Allyldisulfid und Zykloallin. Das Zykloallin verhindert, dass das Blut gerinnt und beugt damit Herzkrankheiten vor. Beim Kochen, Braten oder Backen bleiben die Heilwirkungen erhalten.

NATURHEILKUNDE

AYURVEDA

Susruta schreibt, dass die Zwiebel im Stoffwechsel (Virya) nicht zu heiß wäre, Vata besänftigen sowie Pitta und Kapha leicht erhöhen würde. Bhavamisra schreibt, dass sie Pitta nur leicht erhöht. Zwiebeln regen den Appetit an, wirken stärkend, fördern die Verdauung und regen die sexuelle Energie an. Sie bewirken Blähungen. Gekochte Zwiebeln haben süßes Rasa und senken Vata und Pitta.

TCM

Zwiebel kräftigt die Funktion von Magen und Darm, fördert den Appetit und macht die »Mitte« frei. Man empfiehlt sie bei Verdauungsstörungen, Hauterkrankungen und Bluthochdruck.

Es wird empfohlen, Zwiebeln bei einer Hitze-Symptomatik in den Funktionskreisen Magen und Lunge zu meiden.

 »Die Zwiebel (Anm.: nicht Bärlauch, da allium cepa) hat nicht die rechte Wärme, sondern scharfe Feuchtigkeit, und von jenem Tau (hat sie) Wachstum, der ungefähr bei Tagesanfang fällt, das heißt, wenn die Kräfte des Taus schon entwischen. Und roh ist sie so schädlich und giftig zu essen wie der Saft unnützer Kräuter. Gekocht ist sie gesund zu essen, weil durch das Feuer das Schädliche, das in ihr ist, vermindert wird. Gut ist sie gekocht für jene, die Schüttelfrost oder Fieber oder Gicht haben. Jenen aber, die magenkrank sind, bereitet sie sowohl roh als auch gekocht Schmerzen, weil sier feucht ist.«
(aus »Physica«, übersetzt von Portmann, 1997)

TEM – UNANI-MEDIZIN

Die Zwiebel wirkt säubernd, eröffnend und durchdringend. Sie verdünnt und zerteilt zähe, grobe Feuchtigkeiten. Sie mindert Störungen im Phlegma.

Dioskurides schreibt: »Die lange Zwiebel ist schärfer als die runde, die gelbe mehr als die weiße, die trockene mehr als die graue, und die rohe mehr als die gekochte und die eingemachte. Sämtlich sind sie aber beißend und blähend, reizen den Appetit, verdünnen, erregen Durst, … reinigen, sind gut für den Bauch, eröffnen den Weg zur Ausscheidung der übrigen Auswurfstoffe und für die Hämorrhoiden.«

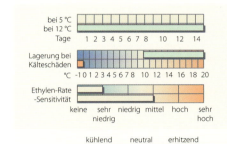

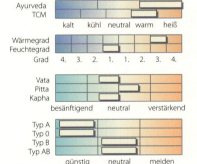

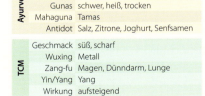

Ayurveda	Rasa	scharf
	Vipak	süß
	Gunas	schwer, heiß, trocken
	Mahaguna	Tamas
	Antidot	Salz, Zitrone, Joghurt, Senfsamen
TCM	Geschmack	süß, scharf
	Wuxing	Metall
	Zang-fu	Magen, Dünndarm, Lunge
	Yin/Yang	Yang
	Wirkung	aufsteigend

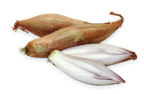

Die Schalotten gehören zur Familie der Zwiebeln und stammen vermutlich aus Mittelasien. Sie sind weniger scharfe und haben ein feineres, süßliches und würzigere Aroma. Sie werden besonders in Salaten und Marinaden verwendet. Schalotten enthalten meist mehr Flavonoide und Phenole als »normale« Ziebeln.

KNOBLAUCH

Die beste Medizin!

Latein	Englisch	Sanskrit	Mandarin	Tibetisch	Arabisch
Allium sativum L.	Garlic	Lasuna, Lashuna, Rasona	Da suan	Gog kya, sGog sKya	Thum

Eine Portion Knoblauch:	10	g
Das sind kcal:	13,8	kcal
Glykämischer Index (GLYX):		
Glykämische Last (GL):		
Basenlieferant mit PRAL von:	-0,5	

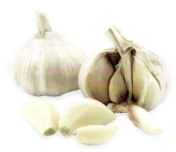

Echt dufte!

Im Alten Ägypten war der Knoblauch heilig und wurde als Heilpflanze verwendet. Auch Hippokrates, Dioskurides und Plinius beschrieben seine Wirkung. Vermutlich durch die Römer gelangte er in unsere Breiten, wo er schon bald Verwendung in der Klostermedizin fand. Heute wird er in der ganzen Welt angebaut und mit 12 Millionen Tonnen 2006 mit Abstand am meisten in China geerntet.

In Europa hat er, trotz und vor allem wegen seines Aromas, nicht nur Freunde, schließlich strömen Knoblauchesser sogar noch Stunden nach der Mahlzeit einen »leichten Geruch« aus. Die schwefelhaltigen Abbauprodukte gelangen dabei über die Lungenbläschen in die Atemluft. Hat man selber Knoblauch gegessen, nimmt man diesen Geruch nur schwach oder gar nicht wahr.

Einkauf und Zubereitung

Knoblauch wird meist nach der Ernte getrocknet. Sorten mit einer zart-lila Außenhaut haben oft ein besonders intensives Aroma. Man lagert ihn luftig, damit er nicht schimmelt und dunkel, damit er nicht anfängt zu keimen wobei er sein Aroma verlieren würde. Gegen Geruch an den Fingern vom Knoblauchschneiden helfen Edelstahlseifen oder das Berühren anderer Gegenstände aus Edelstahl – aber Vorsicht, Messer sind meist scharf!

Für Salatsaucen oder Zaziki benutzt man am besten eine Knoblauchpresse, damit möglichst viele Zellen gequetscht werden und sich damit das typische Aroma entwickeln kann. Verwendet man ihn nicht sofort, kann ein wenig Öl das entstandene Allicin schützen. Für Pfannengerichte oder kurz kochende Saucen wird er meistens klein gehackt verwendet. Bei Schmorgerichten, Suppen und Eintöpfen reicht es die ganzen Zehen mitzukochen und vor dem Servieren herauszufischen. Die Schärfe des rohen Knoblauchs verschwindet beim Kochen.

Wissenschaftlern gelang es, die antioxidative Wirkung des Knoblauch zu beweisen. Damit er wirkt, empfehlen sie 1 ml Knoblauchextrakt täglich pro kg Körpergewicht. Die gleiche Menge Schokolade fängt genauso viele freie Radikale, wird aber von den Mitmenschen eher toleriert. In therapeutischen Dosen von 2 bis 3 rohen Zehen oder 2 g Knoblauchpulver täglich wird Knoblauch zur Unterstützung der Therapie bei erhöhten Blutfettwerden und zur Vorbeugung vor altersbedingten Gefäßveränderungen eingesetzt.

NATURHEILKUNDE

AYURVEDA

Als Garuda das Gefäß mit Nektar Indra entriss, fiel ein Tropfen Nektar auf die Erde und wurde zum Knoblauch auf der Welt. Er hat fünf Geschmacksrichtungen, nur eine fehlt – der saure Geschmack: die Wurzeln und Blätter sind bitter, die Sprossen zusammenziehend und salzig und die Samen sind süß. Knoblauch hält jung und stark. Er verbessert die Intelligenz, regt den Appetit an, unterstützt eine zu schwache Verdauung und hilft bei Krankheiten, verursacht durch Vata und Kapha. Wer Knoblauch isst, soll Sport, Sonnenlicht, Ärger, zu viel Wasser, Milch und Zucker meiden – Wein, Fleisch und saure Dinge passen hingegen gut (Bhavaprakasha). Knoblauch ist sexuell anregend und daher denjenigen, die sexuell enthaltsam sind, nicht zu empfehlen. Schon Susruta kannte seine positive Wirkung bei Herzkrankheiten, chronischem Fieber, Husten, Bauchschmerzen, Husten, Hämorrhoiden und Ödemen.

TCM

Knoblauch bewegt das Qi, erwärmt die Mitte, kräftigt den Magen, neutralisiert Gifte und wirkt gegen Parasiten. Roher Knoblauch wirkt heiß während geschmorter Knoblauch einen süßen Geschmack entwickelt und warm wirkt. Bei Kältesymptomatik und Verdauungsblockaden hilft täglich eine halbe in Essig eingelegte Knoblauchzehe. Husten und Bronchitis lindert man mit einer Abkochung aus Knoblauch, Ingwer und Zucker.

Es wird empfohlen, Knoblauch bei vermindertem Yin und nach oben schlagender Glut zu meiden.

»Der Knoblauch hat die rechte Wärme, und er wächst aus der Stärke des Taues, und er hat Wachstum (›queck‹), das heißt vom Beginn der Nacht bis es schon beinahe zu tagen beginnt und wenn es schon Morgen ist. Für Gesunde und Kranke ist er heilsamer zu essen als der Lauch. Und er muß roh gegessen werden, denn wer ihn kochen würde, machte daraus sozusagen verdorbenen Wein, er würde ›seiger‹, weil sein Saft gemäßigt ist und die rechte Wärme hat. ... Aber er soll mäßig gegessen werden, damit das Blut im Menschen nicht übermäßig erwärmt werde.« (aus »Physica«, übersetzt von Portmann, 1997)

TEM – UNANI-MEDIZIN

Knoblauch wirkt durchdringend und dünn machend.

Er hilft gut bei kalten Störungen wie kaltem Magen. Knoblauch vertreibt Schleim, treibt den Harn und hilft gegen Wassersucht. Das Öl hilft bei Insektenstichen. Dioskurides schreibt: »Er hat eine scharfe, erweichende, beißende, windetreibende Kraft, regt den Bauch auf, trocknet den Magen aus, macht Durst ... treibt den Bandwurm aus und befördert den Harn ... macht die Stimme hell und bringt Linderung bei anhaltendem Husten, wenn er roh oder gekocht gegessen wird.«

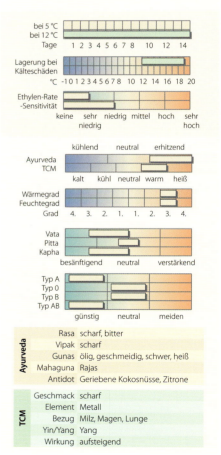

Porree

Wegen seiner verdauungsfördernden Wirkung gehört er zu Recht ins Suppengrün!

Latein	Englisch	Mandarin
Allium porrum L.	Leek	Jiu cong
Eine Portion Porree, gekocht:	200	g
Das sind kcal:	62	kcal
Glykämischer Index (GLYX):		
Glykämische Last (GL):		
Basenlieferant mit PRAL von:	−3,1	

Eure Durchlaucht …
Schon die Einwohner der sumerischen Stadt Ur bauten um 2100 v. Chr. Lauch an. Auch die Ägypter kannten ihn und für Griechen und Römer war er genauso wichtig wie Zwiebeln und Knoblauch. Vermutlich gelangte er im frühen Mittelalter über Italien nach Deutschland.

Porree gehört zum Suppengrün und prägt mit seiner Würze den Geschmack der deutschen Küche. Man verwendet ihn auch als Gemüsebeilage, in Aufläufen, Suppen und Salaten. Seine scharfe, typische Würze erhält er von schwefelhaltigen Aromastoffen.

Einkauf und Zubereitung
Porree kan man braten, dünsten, dämpfen, kochen, blanchieren und überbacken. Denken Sie daran, dass die grünen Teile etwas länger brauchen, um gar zu werden.

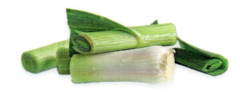

Umweltaspekte
Das BVL nennt in den Jahren 2001 und 2004 Porree als gering belastetet Lebensmittel. Allerdings fand Greenpeace im Jahr 2007 bei deutschem Porree in 6,6 Prozent der Proben überschrittene Höchstmengen an Pestiziden. Dort hält man ihn nur eingeschränkt für empfehlenswert und rät eher zu Bio-Ware.

Die schwefelhaltigen Stoffe des Lauchs fördern die Verdauung und wirkt gegen ungünstige Darmbakterien und Pilze. Die Senföle fördern Leber und Galle, wirken schleimlösend, harntreibend und helfen somit dem Körper zu entwässern. Da das antibakteriell wirkende Allizin über Nieren und Blase ausgeschieden wird, wird Porree in der Naturheilkunde auch bei Blasenentzündung empfohlen.

NATURHEILKUNDE

AYURVEDA
Porree kann Blähungen verursachen und damit das Luft-Element erhöhen.

TCM
Chinesischer Lauch, Jiu Cai oder Allium tuberosum, ist dem Schnittlauch ähnlich, ist den Elementen Holz und Metall zugeordnet, erwärmt die »Mitte«, stützt das Yang der Nieren, bewegt Qi und entgiftet. Der Porree ist deutlich milder.

Es wird empfohlen, Porree bei Hitze-Störungen und vermindertem Yin sowie Hautverletzungen und Augenerkrankungen zu meiden.

»Der Porree, der Lauch genannt wird, hat schnelle und unnütze Wärme in sich … Und dem Menschen verursacht er Beunruhigung in der Begierde. … Aber wer den Lauch roh essen will, der beize ihn zuerst in Wein oder in Essig unter Beigabe von Salz, so daß er im Wein oder im Salz solange liegt, bis er in ihnen so gemäßigt wird, daß er seine schlimmen Kräfte in ihnen verliert. So (liege er) vom Morgen bis zum Mittag, oder von der Non bis zur Vesper. Und so gemäßigt ist er gut zu essen für die Gesunden. Roh aber ist er besser auf diese Weise als gekocht für die Gesunden. Aber für die Kranken taugt er weder roh noch gekocht zum Essen, weil ihr Blut die rechte Wärme nicht hat und weil ihre Fäulnis aufgewühlt ist und weil ihre Säfte schäumend, das ist ›seymechte‹, sind.« (aus »Physica«, übersetzt von Portmann, 1997)

TEM – UNANI-MEDIZIN
Dioskurides zum Porree: »Der Gartenlauch … macht Winde und schlechte Säfte, verursacht böse Träume, treibt den Harn, ist gut für den Bauch, verdünnt, erzeugt Stumpfsichtigkeit, befördert die Monatsblutung, ist schädlich für eine mit Geschwüren behaftete Blase und für die Nieren.«

Im Tacuinum sanitatis gilt der Porree als harntreibend, die geschlechtliche Potenz steigernd und mit Honig vermischt lösend für Brustkatarrhe. Schäden für Gehirn und Sinne vermeide man, indem man ihn mit Sesamöl oder süßen Mandeln kombiniert.

Salat mit Porree und Huhn
500 g Hähnchenbrustfilet in kleine Stücke schneiden und in einer Mischung aus 3 EL Weißwein, 3 TL Speisestärke 1 Eiweiß marinieren. 1 kg Porree putzen und nur die hellen Teile in 2 cm lange Stücke schneiden. Diese in 3 EL Öl ca. 10 Minuten bis zur gewünschten Bissfestigkeit anbraten. 4 EL helle oder japanische Sojasauce mit 50 g Rohrzucker und etwas gemahlenen Pfeffer vermengen und über den Porree gießen. Dann 50-100 g Cashewkerne in einer Pfanne ohne Öl leicht anrösten und auf einem Teller abkühlen lassen. 3 EL Öl in der Pfanne heiß werden lassen, das Fleisch kurz anbraten, aus der Pfanne nehmen und abkühlen lassen. Alle Zutaten vermischen und mit Baguette und Butter servieren.

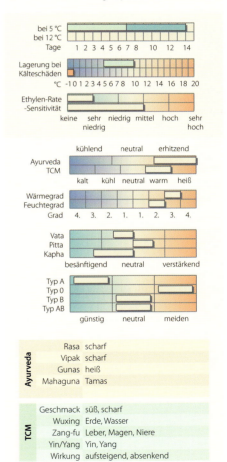

NUTRIPÄDIE – ERNÄHRUNG FÜR ESS-BEWUSSTE!

SPARGEL

Delikatessmedizin für Herz und Nieren.

	Latein	Englisch	Sanskrit	Mandarin	Tibetisch	Arabisch
	Asparagus officinalis L.	Asparagus	Shatavari (Wildspargel)	Lu sun	Ne´u sin	Halgun, Heyawn, helyun

Eine Portion Spargel, gekocht:	200	g
Das sind kcal:	24	kcal
Glykämischer Index (GLYX):		
Glykämische Last (GL):		
Basenlieferant mit PRAL von:	-2,6	

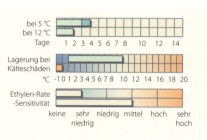

Veronika, der Spargel wächst …

Um 400 v. Chr. kannte man wilden Spargel in China, Persien und Griechenland als Heilpflanze. Um 300 v. Chr. entdeckten Griechen und Römer, dass man die Sprossen auch essen kann und 150 v. Chr. beschäftigten sie sich intensiv mit dem Anbau von Spargel. Die Kreuzritter brachten ihn mit ins nördliche Europa und im 16. Jh. baute man fast überall in Europa Spargel an. Im 18. Jh. begann man den weißen Spargel zu stechen. Lange Zeit wollten die Kunden nur noch weißen Spargel. In den letzten Jahren wird auch wieder mehr grüner gekauft.

Spargel ist eine mehrjährige Staude mit einem 35 Zentimeter unter der Oberfläche liegenden Wurzelstock. Im Frühjahr treibt er mehrere Sprosse, die man als Spargel erntet. Der »Durchschnittsdeutsche« isst davon im Schnitt rund 1,5 kg pro Jahr.

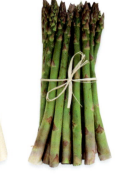

Ungefähr 40 Prozent der Spargelesser haben die genetisch bedingte Voraussetzung, den Schwefel aus der Asparagussäure zu lösen, so dass der Urin ähnlich dem von einem Kater oder Stinktier riecht. Dies ist nicht schlimm und die harntreibende Wirkung unumgänglich. Spargel sollte man nicht bei entzündlichen Nierenerkrankungen essen.

Einkauf und Zubereitung

Die Spargelsaison beginnt Mitte April und dauert traditionell bis zum Johannistag am 24. Juni. Man beendet die Ernte, damit die Pflanzen genügend Kraft sammeln können, um im nächsten Jahr wieder neue Sprosse bilden zu können. Am besten schmeckt der Spargel, wenn er direkt vom Feld in den Kochtopf kommt. Guter weißer oder violetter Spargel hat geschlossene Köpfe. Das Ende sollte nicht hohl oder eingetrocknet aussehen, aber manche Händler schneiden die Enden nochmals ab, bevor sie ihn anbieten. Frischer Spargel quietscht, wenn man die Stangen aneinander reibt. Muss er zu Hause doch gelagert werden, schlägt man ihn in ein feuchtes Tuch und packt ihn in das Gemüsefach des Kühlschranks. Grüner Spargel will auch dort noch weiterwachsen. Er hebt die Köpfe und wird krumm, was aber den Geschmack nicht beeinträchtigt. Man schält ihn vom Kopf zum unteren Ende hin. Guten grünen Spargel kann man auch ohne Schälen verwenden.

Spargel kann man natürlich auch roh essen, aber er schmeckt dann nicht nach Spargel und enthält auch nur die Hälfte an Antioxidanzien wie nach dem Kochen. Spargel enthält genug Wasser, so dass man ihn nur mit ein wenig Butter in einem Topf oder einer Pfanne mit Deckel dünsten kann.

Umweltaspekte

Bei Spargel aus Europa konnte man laut Greepeace im Jahr 2007 davon ausgehen, dass alle Produzenten die gesetzlichen Bestimmungen über Pestizide beachtet haben.

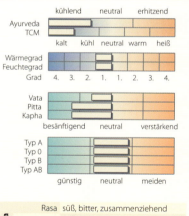

NATURHEILKUNDE

AYURVEDA

Nach Bhavamisra ist der Spargel leicht zu verdauen, hilft bei Hämorrhoiden und Auszehrung und besänftigt alle drei Doshas. Er wirkt aphrodisierend, verjüngend und steigert die Intelligenz. In der ayurvedischen Heilkunde verwendet man die Wurzeln einer windende Art des Spargels mit dem Namen Shatavari. Dies hat bis zu 7 Meter langen Sprossen.

TCM

Spargel fördert die Durchblutung, produziert Körpersäfte und nährt Yin von Lungen und Nieren. Man empfiehlt ihn bei Bluthochdruck, Herz-Problemen, Schwellungen und Wasseransammlungen sowie chronischer Blasenentzündung.

TEM – UNANI-MEDIZIN

In der griechischen und Kloster-Heilkunde verwendete man für Heilzwecke den Wurzelstock des Wildspargels.

Im »Tacuinum sanitatis« heißt es, dass in Salzwasser gekochter Spargel die geschlechtliche Potenz stärkt und Verstopfungen löst.

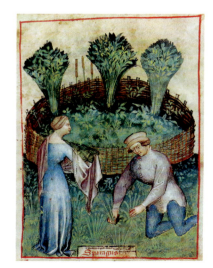

Spargel im »Tacuinum sanitatis«.

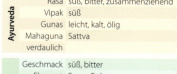

Ayurveda	Rasa	süß, bitter, zusammenziehend
	Vipak	süß
	Gunas	leicht, kalt, ölig
	Mahaguna	Sattva
	verdaulich	
TCM	Geschmack	süß, bitter
	Element	Feuer, Erde
	Bezug	Herz, Milz, Niere
	Yin/Yang	Yin
	Wirkung	

174

Gemüse

Spinat

Latein	Englisch	Sanskrit	Mandarin	Tibetisch	Arabisch
Spinacia oleracea L.	Spinach	Palakya, Upodik	Bo cai	Ped tsel, Skyabs	Asfanakh

Spinat ist ein sehr gesundes Grüngemüse mit einem hohen antioxidativen und basischen Potential, Vitaminen und Mineralien. Sein hoher Gehalt an Lutein könnte für viele Grund genug sein, ihn als Alltagsgemüse zu verwenden.

Eine Portion Spinat, gekocht:	200	g
Das sind kcal:	28	kcal
Glykämischer Index (GLYX):		
Glykämische Last (GL):		
Basenlieferant mit PRAL von:	-22	

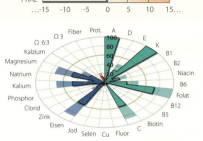

Spinat macht stark!

Vermutlich kultivierten die Perser die Ahnen des heutigen Spinats. Die Araber brachten ihn im 9. Jh. nach Spanien. Im Mittelalter verdrängte er nach und nach die Gartenmelde. Spinat wird heute weltweit angebaut, in Europa besonders in Italien, Frankreich und Deutschland.

In den 1930er Jahren begann Popeye den Kindern in den USA zu zeigen, welch ungeahnte Kräfte man entwickeln kann, wenn man Spinat isst. In den 1950er Jahren erreichte Poppeys Botschaft auch die deutschen Kinder und Erwachsenen. Einige Kinder mögen ihn zwar nicht, andere aber um so mehr.

Einkauf und Zubereitung

Ab März bieten die Händler auf den Märkten wieder den zarten jungen Spinat an. Diesen gibt es auch immer öfter in den Gemüseabteilungen, dort sogar im Winter. Der Herbst ist die Zeit für die großen kräftigen Blätter des Freilandspinats. Diese sollten beim Kauf dunkelgrün, knackig und weder welk noch zerdrückt sein. Falls nötig, lagert man ihn möglichst kurz im Gemüsefach des Kühlschranks.

Die bis zu 8 Zentimeter großen zarten Blätter von jungem Spinat kann man auch roh verzehren. Wird er älter, kann er viel Oxalsäure enthalten, die man besser durch Blanchieren reduziert. Etwas Käse, Sahne oder andere kalziumreiche Zutaten helfen einen Teil der verbleibenden Oxalsäure zu binden. So ist Spinat auch für Kinder verträglich. Babys und Kleinkindern sollte man wegen des hohen Nitratgehaltes keinen Spinat geben! Bleibt gekochter Spinat übrig, kann man diesen nach dem Abkühlen im Kühlschrank aufbewahren und ohne Risiko wieder aufwärmen. Die Warnung, wiederaufgewärmter Spinat sei giftig oder höchst unbekömmlich, stammt aus Zeiten ohne Kühlschrank. Wenn man ihn längere Zeit bei Raumtemperatur aufbewahrt, können Bakterien das Nitrat in Nitrit umwandeln, aus dem sich dann im Magen auch schädliche Nitrosamine bilden können.

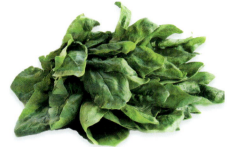

Umweltaspekte

Über 80 Prozent der Proben von Tiefkühlspinat waren laut BVL im Jahr 2005 ohne Rückstände von Pestiziden. Nitrat enthielt er im Schnitt nur die Hälfte von frischer Ware. Bei 3 von 114 Proben fand Greenpeace im Jahr 2007 Überschreitungen der Höchstmenge an Pestiziden und bewertet ihn damit als empfehlenswert.

Eine Portion gekochter Spinat enthält mehr Eisen als ein Rindersteak. Die Bioverfügbarkeit wurde in Studien unterschiedlich beurteilt und ist nach Ansicht einiger Studien bei einer normalen Mahlzeit ähnlich der von Rindfleisch. Man muss aber keinen Spinat essen, wenn man ihn nicht mag oder auf Nitrat oder Oxalsäure verzichten möchte. Alle Getreide, besonders Amarant und Hafer, sind auch gute Quellen für Eisen. Mit seinen 10 Milligramm Lutein pro 100 Gramm kann er helfen, der altersbedingten Makula-Degeneration entgegenzuwirken.

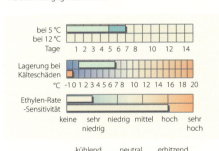

Naturheilkunde

Ayurveda

Nach Bhavamisra ist Spinat schwer zu verdauen, erhöht Vata und Kapha, wirkt leicht abführend und kann Blähungen erzeugen. Er wirkt entgiftend und besänftigt Pitta.

TCM

Spinat stillt Blutungen, befeuchtet Trockenheit, kühlt Hitze, senkt und harmonisiert Qi. Man empfiehlt ihn bei Analfisteln und Hämorrhoiden und Blutungen. Er befeuchtet den trockenen Mund nach übermäßigem Alkoholgenuss. Er wirkt gegen Schwindel, Kopfschmerzen und verschwommener Sicht aufgrund von Hitze im Funktionskreis Leber.

Es wird empfohlen, Spinat bei Schwäche des Funktionskreises Milz mit Neigung zu Durchfall sowie Kälte der »Mitte« zu meiden und nicht mit Tofu oder Schweinefleisch zu kombinieren.

TEM – Unani-Medizin

Spinat kann Lunge und Hals irritieren. Er besänftigt den Magen. Im »Tacuinum sanitatis« beschreibt man ihn als gut gegen Husten und für die Brust. Man könne ihn gut verdauen, wenn man ihn in Salzwasser kocht oder mit Essig und aromatischen Stoffen zubereitet. Er wäre hilfreich für Menschen mit warmer Komplexion, für Jugendliche, zu allen Jahreszeiten und in allen Gegenden.

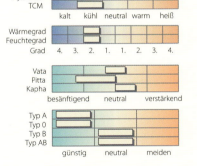

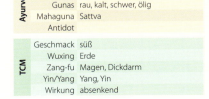

Ayurveda		
Rasa	zusammenziehend	
Vipak	scharf	
Gunas	rau, kalt, schwer, ölig	
Mahaguna	Sattva	
Antidot		

TCM		
Geschmack	süß	
Wuxing	Erde	
Zang-fu	Magen, Dickdarm	
Yin/Yang	Yang, Yin	
Wirkung	absenkend	

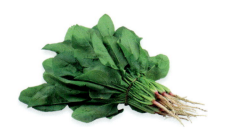

Junger Spinat eignet sich perfekt zum roh essen.

Kohl

Latein	Englisch	Sanskrit	Mandarin	Arabisch
Brassica oleracea L.	Cabbage	Band gobhi (Weißkohl)	Gan lan (Weißkohl)	Kurunb

Kohl macht schlank, ist preiswert und erhält die Gesundheit. Seine roter Farbstoff Anthocyan macht den Rotkohl noch »gesünder« als seinen Bruder, den Weißkohl.

Eine Portion Weißkohl, roh:	100	g
Das sind kcal:	24	kcal
Glykämischer Index (GLYX):		
Glykämische Last (GL):		
Basenlieferant mit PRAL von:	-4,3	

Kohle ist jedem zum Wohle!
Weißkohl wächst überall dort, wo es nicht allzu heiß oder trocken ist.
Kohl liefert uns reichlich Mineralien und auch Vitamine und er ist zum rohen Verzehr geeignet. Allerdings bewirkt er bei einigen Menschen Blähungen. Kohl sollte in keinem Ernährungsplan fehlen!

Einkauf und Zubereitung
Weißkohl gibt es das ganze Jahr über zu kaufen. Der erste wird im Mai, der letzte im Dezember geerntet und dann eingelagert. Weißkohl ist häufig stark gedüngt und mit Pestiziden belastet. Deshalb sollten sie besser die äußeren Blätter entfernen und den Kohl nach dem Scheiden kräftig waschen und spülen. Garen Sie den Kohl möglichst sanft und kurz, damit er seine wertvollen Inhaltsstoffe behält.

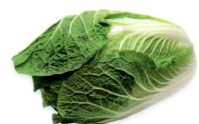

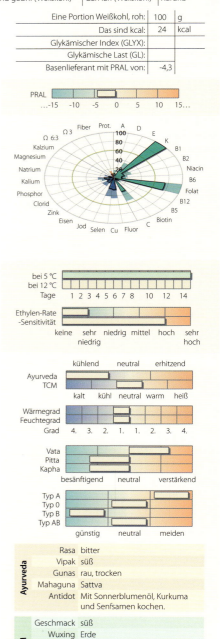

NATURHEILKUNDE

AYURVEDA
Alle Kohlsorten fördern die Verdauung.

Sauerkraut

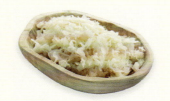

Sauerkraut ist gesund und bekömmlich. Es hat den ersten Platz beim Kalium/Kalorien-Verhältnis und den dritten Platz bei Vitamin K und in der Gesamtwertung pro Portion! Schon Hippokrates empfahl Sauerkraut als Heil- und gesundes Lebensmittel. Zur gleichen Zeit war es auch in China schon sehr geschätzt.
Fein geschnittener Weißkohl wird leicht gesalzen. Dadurch gelangt genug Flüssigkeit nach außen um den Kohl zu bedecken und vom Sauerstoff abzuschließen. Jetzt haben Milchsäurebakterien ihre Chance die Glukose in Milchsäure umzuwandeln. Je nach Jahreszeit und Gärtemperatur bilden sich innerhalb von sechs Tagen bis zu drei Monaten die typischen Geschmacks- und Aromastoffe.
Sauerkraut kauft man am besten frisch vom Fass (oder Plastik-Container) da nur so alle Enzyme und Vitamine enthalten sind. Fertig abgepacktes Sauerkraut ist blanchiert und meistens auch pasteurisiert, was seinen Wert unnötig mindert.

TCM
Alle Kohlsorten lindern akute Schmerzzustände und stützen die »Mitte«. Sie stärken das Yin des Magens und das Yang der Milz. Kohl regt den Stoffwechsel an und hilft, Fett abzubauen. Damit ist er hilfreich bei Übergewicht, Herz-Kreislauferkrankungne, Gelenkschmerzen, trockener Haut, Halsschmerzen und Erkrankungen des Zahnfleisch.

Da Kohl schwer verdaulich ist, wird empfohlen, ihn bei Durchfall zu meiden.

»›Kole‹ und ›Weydenkole‹ und ›Kochkole‹ sind von feuchter Natur, und ›kappus‹ ist etwas mehr kalt als warm, und ein wenig von trockener Natur, und sie wachsen von der Flüssigkeit des Taus und der Luft. Und davon haben sie sozusagen Kräfte und Eingeweide, und ihr Saft ist eher unnütz, und in den Menschen werden Krankheiten von ihnen erzeugt, und schwache Eingeweide werden verletzt. Aber wenn gesunde Menschen, die starke Adern haben und nicht sehr fett sind, diese essen, können sie dieselben durch ihre Kräfte bewältigen. Aber für fette Menschen sind sie schädlich, weil ihr Fleisch an Saft Überfluß hat, und gegessen sind sie ihnen fast so schädlich wie den Kranken.«

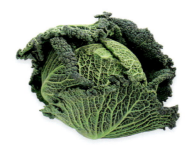

TEM – UNANI-MEDIZIN
Dioskurides schreibt: »Der Gartenkohl ist gut für den Bauch, wenn er nur oben aufgekocht genossen wird. …Gegessen hilft er denen, die an Stumpfsichtigkeit und Zittern leiden, auch beseitigt er, hinterher genossen, das von einem Rausche oder vom Wein herrührende schlechte Befinden.« Im Tacuinum sanitatis wird der Kohl als warm und trocken beschrieben. Damit er bekömmlich ist, solle man ihn mit viel Öl kochen.

Gemüse

Rotkohl

Latein	Englisch	Mandarin	Arabisch
Brassica oleracea var. capitata f. rubra L.	Red cabbage	Zi ye gan lan	Malfūf ahmar

Seine roter Farbstoff Anthocyan macht ihn noch »gesünder« als seinen Bruder, den Weißkohl.

Eine Portion Rotkohl, gekocht:	200	g
Das sind kcal:	58	kcal
Glykämischer Index (GLYX):		
Glykämische Last (GL):		
Basenlieferant mit PRAL von:	-9,1	

Rotkraut bleibt Rotkraut und Brautkleid bleibt Brautkleid!

Der Rotkohl hat den gleichen Stammbaum wie der Weißkohl. Zuerst wurde er als »rubeae caules« von Hildegard von Bingen erwähnt.

In den USA steht der Rotkohl weit oben auf der Liste der Lebensmittel mit Bioaktivstoffen gegen Krebs. Dies gilt aber nur, solange man ihn nicht kocht. Er schmeckt aber roh in Salaten ausgezeichnet.

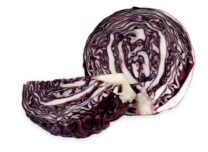

Einkauf und Zubereitung

Auch beim Rotkohl wird die Antikrebswirkung beim Kochen zerstört. Für einen Salat hobelt man ihn am besten sehr fein und würzt ihn mit mildem Weinessig. Rosinen passen auch gut dazu.

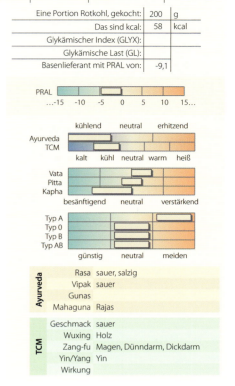

Ayurveda		
Rasa	sauer, salzig
Vipak	sauer
Gunas	
Mahaguna	Rajas

TCM		
Geschmack	sauer
Wuxing	Holz
Zang-fu	Magen, Dünndarm, Dickdarm
Yin/Yang	Yin
Wirkung	

Grünkohl

Latein	Englisch	Mandarin
Brassica oleracea convar. acephala var. sabellica L.	Kale, Collards	Wu tou gan lan

Grünkohl eine Gemüse mit einer sehr hohen Nährstoffdichte. Die Inhaltsstoffe sollen uns außerdem helfen Enzyme zu produzieren, welche unseren Organismus helfen zu entgiften.

Eine Portion Grünkohl, gekocht:	200	g
Das sind kcal:	56	kcal
Glykämischer Index (GLYX):		g
Glykämische Last (GL):		
Basenlieferant mit PRAL von:	-8,4	

Esskultur pur!

In Griechenland kannte man den Grünkohl schon im 4. Jh. v. Chr. Im Mittelalter baute man ihn in ganz Europa an, wo er vor allem im Winter als frisches Gemüse diente. In Deutschland gibt es auch heute noch viele traditionelle Grünkohlbräuche wie das öffentliche Grünkohlessen in Bremen, das man seit 1545 kennt.

Umweltaspekte

Leider finden die Lebensmittelprüfer auch beim deutschen Grünkohl Pestizidlasten über den erlaubten Höchstmengen. Laut Greenpeace 2007 gibt es eine Überschreitungsquote von 18,6 Prozent.

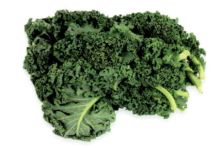

Gesundheit

Grünkohl ist ein Gemüse mit einer sehr hohen Nährstoffdichte. Die Inhaltsstoffe sollen uns außerdem helfen Enzyme zu produzieren, welche unseren Organismus helfen zu entgiften.

Grünkohl enthält sehr viel Betacarotin und am meisten Vitamin-K von allen Lebensmitteln. Ebenso enthält er mit 39 Milligramm pro 100 Gramm den höchsten Gehalt an dem Karotinoid Lutein. Mehrere Studien belegen, dass eine Ernährung mit zu geringem Anteil an Lutein die altersbedingte Degeneration der Makula begünstigt.

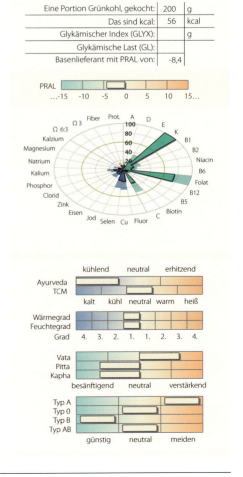

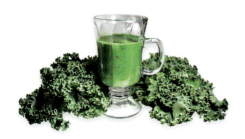

Als »Grüner Smoothie« ist Grünkohl eine geballte Vitamin-Mineral-Ladung.

Blumenkohl

Latein	Englisch	Sanskrit	Mandarin	Arabisch
Brassica oleracea var. botrytis	Cauliflower	Phuul gobhi (Hindi)	Hua cai	Qunnabit, qarnabiet

Blumenkohl schmeckt roh oder gekocht und ist leicht verdaulich. Er macht satt, hat dabei wenig Kalorien (außer man isst ihn mit reichlich Käse überbacken) und versorgt uns reichhaltig mit Nähr- und sekundären Pflanzenstoffen.

Eine Portion Blumenkohl, gekocht:	200	g
Das sind kcal:	46	kcal
Glykämischer Index (GLYX):		
Glykämische Last (GL):		
Basenlieferant mit PRAL von:	-2,7	

Lila Blumenkohl?
Vermutlich brachten die Kreuzfahrer den Blumenkohl nach Italien. Die Italiener nannten die ursprünglich grünen Köpfe Cavolfiore und ab dem 15 Jh. kreuzten sie die Pflanzen so lange, bis sie, der damaligen Mode entsprechend, weiß waren. Heute sind bei vielen wieder grüne Köpfe beliebt. China und Indien sind die größten Produzenten. In diesen Ländern werden auch viele Millionen Tonnen Blumenkohl gegessen. Die wichtigsten Exportnationen sind Spanien und Frankreich.

Einkauf und Zubereitung
Achten Sie darauf, dass der Blumenkohl frische grüne Blätter hat. Es gibt schneeweiße aber auch gelbweiße Sorten, die meist mehr Beta-Karotin enthalten. Wenn er weder gespritzt noch zu stark gedüngt ist, dann ist er zart und bekömmlich. Legen Sie den Kohl vor der Zubereitung eine viertel Stunde lang in Salz-Essig-Wasser, haben eventuelle »Bewohner« Zeit, sich aus ihm zu entfernen. Man

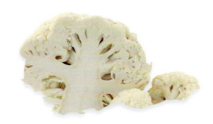

lagert ihn im Kühlschrank und damit er knackig bleibt am besten in Frischhaltefolie eingewickelt. Man genießt ihn am besten roh im Salat oder gedämpft.

Gesundheit
Wie auch bei anderen Kreuzblütlergewächsen weisen Studien darauf hin, dass der Verzehr von Blumenkohl hilft, vielerlei Krankheiten vorzubeugen, darunter auch Krebs. Beim Portion-Kalorien-Nährstoff-Vergleich liegt er an 12. Stelle.

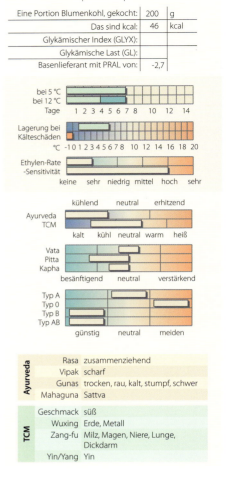

NATURHEILKUNDE

AYURVEDA
Blumenkohl fördert die Verdauung. Roher Blumenkohl kann Vata erhöhen. Dr. Tirtha empfiehlt ihn bei Diabetes.

TCM
Blumenkohl unterstützt die Verdauung, erzeugt Körpersäfte, stärkt das Qi der Lunge, kühlt Hitze im Magen und hilft bei Verstopfung und Diabetes. Man verordnet ihn bei Asthma und chronischer Bronchitis.

Ayurveda		
	Rasa	zusammenziehend
	Vipak	scharf
	Gunas	trocken, rau, kalt, stumpf, schwer
	Mahaguna	Sattva

TCM		
	Geschmack	süß
	Wuxing	Erde, Metall
	Zang-fu	Milz, Magen, Niere, Lunge, Dickdarm
	Yin/Yang	Yin

Rosenkohl

Latein	Englisch	Mandarin
Brassica oleracea var. gemmifera DC.	Brussels sprouts	Bao zi gan lan

Es ist schon etwas Besonderes, ein frisches Gemüse im Winter zu ernten.

Eine Portion Rosenkohl, gekocht:	200	g
Das sind kcal:	60	kcal
Glykämischer Index (GLYX):		g
Glykämische Last (GL):		
Basenlieferant mit PRAL von:	-6,2	

Kohl aus Brüssel
Den Rosenkohl hat man vermutlich im 13. Jh. im Gebiet des heutigen Belgiens gezüchtet. Im 16. Jh. wurde er erstmals schriftlich erwähnt. Wegen seiner Herkunft nennt man ihn in vielen Sprachen »Kohl aus Brüssel«.
Er gehört zur gleichen Familie wie Weißkohl, Rotkohl und Kohlrabi.

Einkauf und Zubereitung
Schneidet man nach dem Entfernen der äußeren Blätter ein Kreuz in den Strunk, gart er gleichmäßiger durch.
Rosenkohl eignet sich gekocht, gedämpft, gedünstet oder gebraten als Beilage und für Aufläufe oder Eintopfgerichte. Kocht man ihn zu lange, zieht ein schwefeliger Duft durch die Küche, den viele nicht mögen.

Gesundheit
Wie auch bei anderen Kreuzblütlergewächsen weisen Studien darauf hin, dass der Verzehr von Blu-

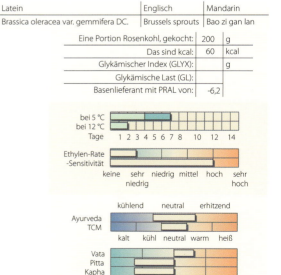

menkohl hilft, vielerlei Krankheiten vorzubeugen, darunter auch Krebs. Beim Portion-Kalorien-Nährstoff-Vergleich liegt er an 12. Stelle.

Gemüse

Brokkoli

Ob roh oder gekocht, er ist leicht verdaulich und gehört zu den Top 20 bei den Inhaltsstoffen.

Wer hat den Brokkoli erfunden?
Schon die Römer kannten die gesundheitsfördernde Wirkung des Brokkoli. Im 16. Jh. brachte Katharina von Medici ihn mit nach Frankreich und England. Von dort nahm ihn im 18. Jh. Thomas Jefferson mit in die USA, wo er heute so beliebt ist, dass seine Anbaufläche doppelt so groß ist, wie die des Blumenkohls. Viel Handarbeit ist nötig um ihn im Sommer und Frühherbst in Deutschland zu ernten. Hauptexportländer sind Italien und Spanien. Es gibt ihn auch als Gewächshausware aus Holland.

Einkauf und Zubereitung
Sie erkennen, dass Brokkoli frisch ist, wenn er ein kräftiges Grün und geschlossene Blüten hat. Im Sommerbrokkoli vom Feld können noch kleine Tierchen wohnen. Wässern Sie den Brokkoli 15 Minuten mit etwas Salz und Zitronensaft um die Bewohner aus den Knospen zu locken. In Frischhaltefolie gewickelt im Kühlschrank bleibt er ungefähr drei Tage lang frisch. Fängt er an zu blühen, wird er gelblich und kann unangenehm bitter schmecken.

Essen Sie Brokkoli am besten roh, gedämpft oder gedünstet, damit seine wertvollen Inhaltsstoffe möglichst erhalten bleiben.

Umweltaspekte
Broccoli gehört zu den 6 Gemüsen, bei denen Greenpeace im Jahr 2007 keine Überschreitung der Höchstmengen an Pestiziden fand. Das BVL urteilt im Jahr 2005 »Broccoli ist wieder einmal ein nur gering mit Schwermetallen, Nitrat und Pflanzenschutzmitteln kontaminiertes Gemüse.«

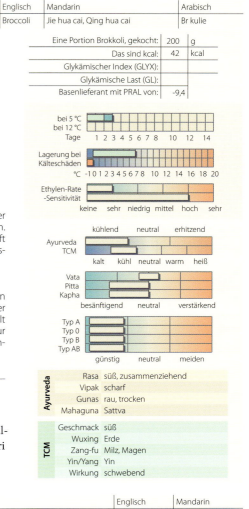

Naturheilkunde

TCM
Brokkoli unterstützt die Verdauung, erzeugt Körpersäfte und man verordnet ihn bei Verstopfung und Diabetes.

Biochemische Wirkung
Brokkolisprossen enthalten das Senföl Sulforaphan, welches gegen Helicobacter Pylori helfen soll.

Kohlrabi

Mit seinen vielen Nährstoffen bei wenig Kalorien ist er für viele eine ideale Knabberei für zwischendurch. Er entält genauso viel Vitamin C wie Orangen.

KohlrABI - wir machen uns vom Acker!
Der Kohlrabi stammt vermutlich aus Nordeuropa und ist eine Kreuzung aus wildem Kohl und der wilden weißen Rübe aus dem 16. Jh. Zu Hause ist er heute hauptsächlich in Deutschland, Österreich, Tschechien und der Schweiz.

Einkauf und Zubereitung
Sind die Blätter kräftig und frisch, ist es auch die Knolle. Kohlrabi aus dem Gewächshaus ist meist sehr hell, zart und schmeckt mild. Freilandkohlrabi erhält man von April bis Oktober. Man kann ihn länger lagern, er schmeck würziger, ist aber gelegentlich auch holzig. In einer Frischhaltebox oder in ein feuchtes Tuch gewickelt kann ihm die trockene Luft im Kühlschrank nichts anhaben.

Kohlrabi kann wie auch Blumenkohl über 1000 mg/kg Nitrat enthalten – auch Bio-Ware. Er ist daher nicht für Säuglinge unter 6 Monaten geeignet und sollte für Kleinkinder nicht zu lange warmgehalten oder wieder erhitzt werden.

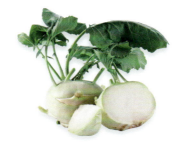

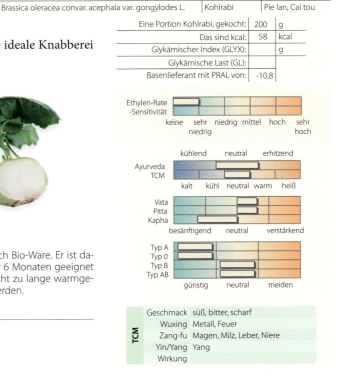

Naturheilkunde

TCM
Kohlrabi stärkt das Lungen- und Magen-Qi, harmonisiert Magen und Darm, wirkt blähungstreibend und reduziert Feuchtigkeit.

179

Kürbisse

Latein	Englisch	Sanskrit	Mandarin	Tibetisch	Arabisch
Cucurbita L.	Pumpkin	Kusmandi, Alabu (Flaschenkürbis)	Nan gua	Pag shi	Karch

Eine Portion Kürbis, gekocht:	200	g
Das sind kcal:	40	kcal
Glykämischer Index (GLYX):	75	
Glykämische Last (GL):	7	
Basenlieferant mit PRAL von:	-7,6	

Kürbisse sind preiswert, schmecken, haben eine hohe Nährstoffdichte und sind leicht zu verdauen.

Nicht nur zu Halloween!

Wie viele andere Gemüse, so stammen auch die heute angebauten Garten-Kürbisse aus Südamerika. Die Portugiesen brachten sie nach Europa und China. Bei den nordamerikanischen Indianern gehörten sie mit ihren »Schwestern« Mais und Bohnen zu den drei wichtigsten Nahrungspflanzen. Heute baut man weltweit etwa 800 Sorten an.

Die nordamerikanischen Indianer nannten ihn »Squash«. Heute unterscheidet man Sommer- und Winter-Kürbisse oder Squash. Zu den im Sommer geernteten Varianten gehört auch die Zucchini. Der Pumpkin ist eine Sorte der Winter-Squash. Seine Verwendung beim Halloween zur Vertreibung böser Geister geht auf indianische Traditionen zurück. Geröstete und gesalzene Kürbiskerne sind in vielen Mittelmeerländern eine beliebte Knabberei, jedoch erfordert es viel Übung das leckere Innere von der harten äußeren Schale zu befreien. Einfacher hat man es mit Züchtungen ohne Schale, z. B. aus der Steiermark.

Einkauf und Zubereitung

Im Herbst ist Kürbis-Saison. Auf den Märkten leuchten die Früchte in vielen Formen und Farben. Immer mehr Bauern bauen das fruchtige Gemüse auf ihren Feldern an. Bei einigen hundert Sorten lohnt es sich zu probieren. Schmeckt der Kürbis bitter, gehört er auf den Kompost, da er möglicherweise Giftstoffe enthalten kann. Von den großen Sorten bekommt man meist eine Scheibe in der gewünschten Dicke zu kaufen. Ganze Kürbisse sollten außen fest sein und beim Klopfen »gut klingen«. Man kann sie bei Temperaturen um 10 Grad mehrere Monate lagern. Damit der Kürbis nicht austrocknet, sollte er noch einen Stiel besitzen. Die Kerne und harte Schale werden vor dem Kochen entfernt.

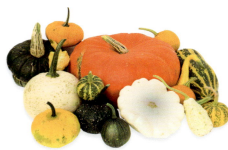

Kürbisse stärken das Immunsystem, fördern die Verdauung und hemmen Entzündungen im Körper.

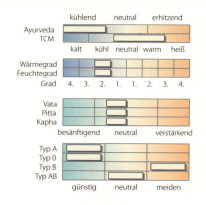

Naturheilkunde

Ayurveda

Kürbisse haben eine kühlende Energetik. Hokkaidokürbis wirkt aphrodisierend und besänftigt Pitta. Moschuskürbis ist schwer zu verdauen und besänftigt Kapha und Vata.

TCM

Moschuskürbis gelangte gegen Ende des 15. Jh. nach China. Er hat wie auch der Muskatkürbis ein orangfarbenes Fleisch mit einem süßlichen nussigen Geschmack. Moschuskürbis stärkt die »Mitte«, wandelt Schleim um und schützt die Leber. Er wirkt vorbeugend gegen Magen-Darm-Krankheiten, Organentzündungen, Diabetes, Bluthochdruck und Anämie. Kürbissamen tonisieren Nieren-Yang. Sie wärmen und stärken die Blase.

Es wird empfohlen, Kürbis bei Blähungen zu meiden, da er einen Feuchtigkeitsstau im Bauchbereich verursacht. Die Kombination mit Schaf- oder Lammfleisch gilt als ungünstig.

 »Die Kürbisse sind trocken und kalt und wachsen von der Luft. Und sie sind für Kranke und Gesunde gut zu essen.« (aus »Physica«, übersetzt von Portmann, 1997)

TEM – Unani-Medizin

Im »Tacuinum sanitatis« beschreibt man Kürbisse als zuträglich für Choleriker, junge Menschen, im Sommer in allen Gegenden, vor allem aber in südlichen.

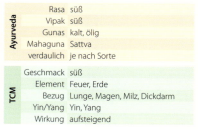

	Rasa	süß
	Vipak	süß
Ayurveda	Gunas	kalt, ölig
	Mahaguna	Sattva
	verdaulich	je nach Sorte
	Geschmack	süß
	Element	Feuer, Erde
TCM	Bezug	Lunge, Magen, Milz, Dickdarm
	Yin/Yang	Yin, Yang
	Wirkung	aufsteigend

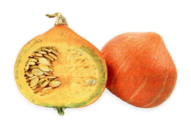

Ursprünglich von der japanischen Insel Hokkaido stammen die kleinen zwischen 1 und 2 kg schweren orangen Kürbisse, deren dünne Schale beim Kochen weich wird und mitgegessen werden kann.

Gemüse

Zucchinis

Latein	Englisch	Sanskrit	Mandarin	Tibetisch	Arabisch
Cucurbita pepo pepo L.	Zucchini, Summer squash	Kusmandi	Xi hu lu	Bum sa	Majdabah

Nicht mehr wegzudenken.

Kleiner Kürbis!
Wie alle Kürbisse hat auch die Zucchini ihre Vorfahren in Südamerika. Als Abkömmling des Riesenkürbis tauchte zuerst um 1900 in der Nähe von Milano auf. Man nannte sie »kleiner Kürbis«. Nach Deutschland brachten sie die italienischen Arbeiter in den 70er Jahren. Heute findet man sie in vielen deutschen Gärten und das ganze Jahr über in den Gemüseregalen und auf Märkten.

Einkauf und Zubereitung
Lagert man Zucchinis mehr als 12 Stunden unter 10 °C können sie bereits weich und bitter werden..

Naturheilkunde

TCM
Zucchinis kühlen das Blut, reduzieren Schleim und Hitze und wirken entwässernd. Man empfiehlt sie bei Neurodermitis, Diabetes und Herzerkrankungen.

Ayurveda
Zucchinis wirken kühlend. Sie lindern Pitta, werden von Menschen mit Vata-Dosha gut vertragen und können Kapha vermehren.

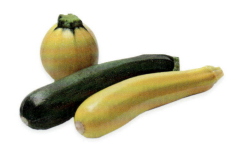

Gurken

Latein	Englisch	Sanskrit	Mandarin	Tibetisch	Arabisch
Cucumis sativus L.	Cucumber	Trapusa	Huang gua	Ga go na	Khiyar

Ideal für Hitzköpfe, die ein wenig Abkühlung brauchen.

Sie taugen nichts, sobald sie reif sind!
Die alten Kulturen Indiens und des Zweistromlandes kannten sie bereits. Gurken gelangten durch Handel mit den Griechen und Römern nach ganz Europa. Heute kennt und schätzt man sie in fast allen Ländern der Welt.
Die Deutschen essen genausoviel Gurken wie Möhren oder Zwiebeln.

Einkauf und Zubereitung
Salat- oder Schlangengurken wachsen meist im Gewächshaus oder unter Folientunneln um sie vor Kälte und Regen zu schützen. Man kann sie das ganze Jahr über kaufen. Die Einlegegurken werden im Freien kultiviert und sind teilweise nur einige Zentimeter lang. Normalerweise kommen die unreifen grünen Gurken in den Handel. Reife Gurken färben sich gelb oder braun. Lagert man sie

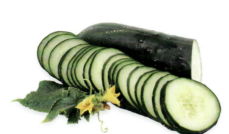

unter 7 °C können sich außen leicht eindrückbare wässrige Stellen bilden. Innen werden sie glasig und geschmacklos. Über 12 °C halten sie nur ein bis zwei Tage.

Umweltaspekte
Laut Greenpeace sind spanische Gurken zu häufig (12,5 %) mit Schadstoffen überlastet, während holländische mit 7,8 Prozent und deutsche mit 6,7 Prozent »mit Vorsicht« zu genießen sind.

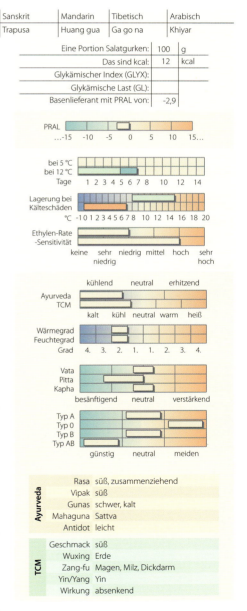

Eine Portion Salatgurken:	100	g
Das sind kcal:	12	kcal
Glykämischer Index (GLYX):		
Glykämische Last (GL):		
Basenlieferant mit PRAL von:	-2,9	

Naturheilkunde

Ayurveda
Nach Bhavamisra ist Gurke leicht zu verdauen, beseitigt Müdigkeit, brennende Missempfindungen und besänftigt Pitta.

»Die Gurken sind feucht und kalt und wachsen von der Feuchtigkeit der Erde, und sie bringen die Bitterkeit der Säfte in den Menschen in Bewegung, und für die Kranken taugen sie nicht zum Essen.« (aus »Physica«, übersetzt von Portmann, 1997)

TCM
Gurke reduziert feuchte Hitze, beseitigt Unruhe und Durst, wirkt abschwellend, entwässernd und entgiftet. Man empfiehlt sie bei Übergewicht und roten Augen. Sie mindert Bluthochdruck aufgrund von zu starkem Yang geschwächtem Yin. Somit hilft Gurke bei allgemeinen Hitzesymptomen wie Durst, Unruhe, Schwellungen und Schmerzen im Hals, Heiserkeit, roten Augen und Entzündungen der Haut.

Es wird empfohlen, Gurke bei kühler Schwäche der »Mitte« zu meiden und sie nicht zusammen mit Sellerie oder Rettich zu essen.

TEM – Unani-Medizin
Gurken entwässern den Körper und helfen damit bei Nieren- und Herzproblemen. Dioskurides schreibt: »Die zahme Gurke ist bekömmlich für den Bauch und Magen, sie kühlt, verdirbt nicht, ist gut für die Blase und ruft durch ihren Geruch aus der Ohnmacht zurück.« Im »Tacuinum sanitatis« empfiehlt man, sie zur Vermeidung von Magen und Lendenweh mit Honig und Öl zu kombinieren.

Salate

Latein	Englisch	Mandarin	Tibetisch	Arabisch
Lactuca sativa L.	Lettuce	Sheng Cai	Sngon-bu	Khass

Eine Portion Gartensalat:	100	g
Das sind kcal:	11	kcal
Glykämischer Index:		
Glykämische Last:		
Basenlieferant mit PRAL von:	-2,8	

Salate helfen bei einer erhöhten Wasser-Energetik. Sie enthalten im Verhältnis zu ihren Kalorien sehr große Mengen an Vitaminen, Mineralien und sekundären Pflanzenstoffen.

Jetzt haben wir den Salat!

Gartensalat oder Lattich ist eine Steppenpflanze, welche die Menschen in Südeuropa, Vorderasien, Nordindien und Nordafrika schon seit tausenden von Jahren nutzen. Ab etwa 2500 v. Chr. wurden auf ägyptischen Reliefs Lattiche ähnlich dem Römersalat abgebildet. Vermutlich kam der Lattich mit den Römern nach Deutschland.

Gartensalat gibt es heute in fünf Hauptzuchtformen. Als Spargelsalat, Pflücksalat, Schnittsalat, Römischer Salat und Kopfsalat.

Einkauf und Zubereitung

Gartensalate sind in der Lage auch bei geringer Düngung viel Nitrat aus dem Boden aufzunehmen und zu speichern – auch bei Bio-Anbau. Da Nitrat im Dunkeln angereichert und im Licht wieder abge-

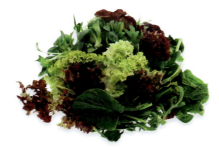

baut wird, enthält Sommersalat weniger Nitrat als Winter- oder Gewächshausware. Selbst angebauten Salat sollte man daher möglichst am späten Nachmittag ernten. Die äußeren Blätter und dicken Blattrippen enthalten mehr Nitrat und können daher entfernt werden..

Salate wirken beruhigend und krampflösend. Sie enthalten im Verhältnis zu ihren Kalorien sehr große Mengen an Vitaminen, Mineralien und sekundären Pflanzenstoffen.

Naturheilkunde

Ayurveda

Besonders die bitteren Salatsorten besänftigen Kapha.

TCM

Gartensalat kühlt innere Hitze und entwässert. Man empfiehlt ihn bei Müdigkeit, Verstopfung und Arterienverkalkung sowie Hitze in der Blase.

»Die Lattiche, die gegessen werden können, sind sehr kalt, und ohne Würze gegessen machen sie mit ihrem unnützen Saft das Gehirn des Menschen leer (und) füllen den Magen mit Krankheit. Wer sie daher essen will, der beize sie zuerst mit Dill oder mit Essig oder mit etwas anderem, so daß zweimal für kurze Zeit übergossen werde, bevor gegessen wird. Und wenn sie (der Kranke) auf diese Weise gemäßigt ißt, stärken sie das Gehrin und bereiten eine gute Verdauung.« (aus »Physica«, übersetzt von Portmann, 1997)

TEM – Unani-Medizin

Im Macer Floridus steht, dass der Lattich dem Magen gut tut, den Schlaf herbei führt und den harten Leib erweicht. Diese Wirkung habe er besonders, wenn man ihn vor dem Verzehren koche. Im Tacuinum sanitatis empfiehlt man ihn mit Sellerie zum mischen, damit er nicht die Potenz und Sehkraft schwäche.

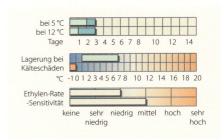

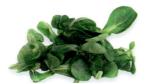

Der Feldsalat wird auch Rapunzel genannt. Die Blätter dieses Baldriangewächses haben ein nussiges Aroma und eine zarte Textur.

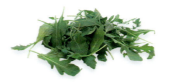

Die Rauke wurde schon von den Germanen gegessen und durch die Römer gelangte sie auch in den Mittelmeerraum. Sie schmeckt intensivwürzig.

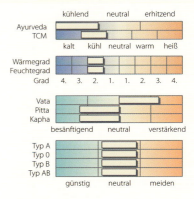

		Ayurveda
Rasa	zusammenziehend	
Vipak	scharf	
Gunas	leicht, rau, flüssig, stumpf	
Mahaguna	Sattva	
Antidot	Olivenöl mit Zitronensaft verhindern Blähungen.	

		TCM
Geschmack	bitter, süß	
Element	Feuer	
Bezug	Magen, Dünndarm	
Yin/Yang	Yang, Yin	
Wirkung	absenkend	

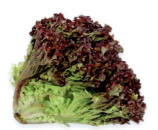

Der Lollo rosso ist ein typischer Schnittsalat, den es in Italien bereits im 19. Jh. gab. Er schmeckt kräftig, leicht bitter und etwas nussig.

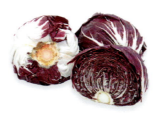

Auch Radicchio stammt aus Italien. Er schmeckt, wie alle Zichorienarten, leicht bitter. Er ist auch gut zum Kochen zu verwenden.

Gemüsepaprika

Soviel Vitamin C wie in der Gemüsepaprika finden wir in keinem anderen einheimischen Gemüse oder Obst. Besonders die roten Früchte können bis zu 400 mg pro 100 g Fruchtfleisch enthalten.

Latein	Englisch	Mandarin
Capsicum annuum L.	Peppers	Shi zi jiao

Eine Portion Gemüsepaprika:	100	g
Das sind kcal:	19	kcal
Glykämischer Index (GLYX):		
Glykämische Last (GL):		
Basenlieferant mit PRAL von:	-2,8	

Brat mich! Füll mich! Iss mich!
Die Bewohner Südamerikas kannten schon 7000 v. Chr. Paprika als Nutzpflanze. Um 3000 v. Chr. gab es bereits erste Zuchtformen. Die heute angebauten Gemüsepaprika sind ihre Nachkommen und seit ungefähr 1950 enthalten die meisten Sorten kaum noch den Scharfstoff Capsain.

Einkauf und Zubereitung
Gemüsepaprika ist stark geruchsempfindlich und trocknet schnell aus. Gut verpackt hält er im Kühlschrank bei 7 bis 10 Grad mindestens eine Woche. Legen Sie ihn nicht ins Null-Grad-Fach oder an die Rückwand des Kühlschranks, da er sonst leicht Kälteschäden bekommt.

Umweltaspekte
Auch Gemüsepaprika steht im Ruf häufig mit Rückständen von Pflanzenschutzmitteln belastet zu sein. Das Bayerische Landesamt für Gesundheit und Lebensmittelsicherheit fand zwischen Januar 2006 und April 2007 bei einem Viertel der Früchte mehr Rückstände als erlaubt! Dabei enthielten zwei spanische Proben 19 verschiedene Insektizide. Nur die Ware aus den Niederlanden schnitt gut ab. Dort war Viertel der Ware sogar rückstandsfrei. Dezember 2006 warnte das baden-württembergische Verbraucherministerium vor spanischer Paprika, weil man in jeder zweiten Probe in der EU verbotene Pestizide fand.

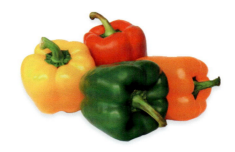

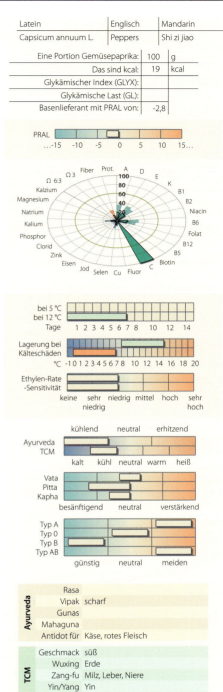

Naturheilkunde

TCM

Vermutlich gelangte der Paprika mit den Portugiesen oder Spaniern im 16. Jh. nach Südchina. Die meisten Anwendungen in der chinesischen Medizin beziehen sich auf schärfere Arten mit wärmendem Charakter. Der heutige Gemüsepaprika wirkt eher erfrischend. Er fördert die Verdauung und reguliert den Wasserhaushalt und hilft damit bei Verstopfung und Übergewicht. Gemüsepaprika harmonisiert das Leber-Qi und stärkt das Nieren-Yin und hilft bei dadurch verursachten Kopfschmerzen, Unruhe und Nervosität sowie Schlafstörungen.

Nachtschattengewächse

Die Herkunft des wissenschaftlichen Namens »Solanaceae« ist ebenso wie die des deutschen Namens »Nachtschatten« nicht geklärt. Kartoffeln, Tomaten, Auberginen, Paprika, Chilis, Tollkirschen, Stechäpfel, Bilsenkraut oder Tabak gehören mit ca. 2.700 anderen Arten zu einer Pflanzenfamilien, die fünfzählige Blüten mit verwachsenen Kelchblättern, teilweise verwachsenen Kronblättern, fünf Staubblättern und meist zwei miteinander verwachsenen Fruchtblättern haben. Die Früchte der Nachtschattengewächse sind meist Beeren oder Kapselfrüchte. Nachtschattengewächse sind auf der ganzen Welt verbreitet, einige sehr populäre stammen aus Südamerika und gelangten erst ab dem 15. Jh. durch die Portugiesen und Spanier in andere Kontinente und Länder. Viele Angehörige dieser Familie enthalten Alkaloide und Steroide und weitere sekundäre Pflanzenstoffe. Die für die Ernährung genutzten Pflanzen haben jedoch kein einheitliches Inhaltsstoffprofil und völlig unterschiedliche Wirkungen auf die Körper-Energetik. Eine generelle Warnung vor ihrer Verwendung ist daher nur schwer nachzuvollziehen. Anthroposophische und Ayurvedaärzte empfehlen jedoch bei einer Vielzahl von Krankheiten Nachtschattengewächse zu meiden.

Sellerie

Latein	Englisch	Sanskrit	Mandarin	Arabisch
Apium graveolens var. rapaceum L.	Celeriac, celery	Ajmoda, Ajamoda	Qin cai	Karafs

Eine Portion Knollensellerie, gekocht:	200	g
Das sind kcal	36	kcal
Glykämischer Index (GLYX):		
Glykämische Last (GL):		
Basenlieferant mit PRAL von:	-11,0	

Gesund, preiswert und vielseitig verwendbar - ob als Knolle oder Staude.

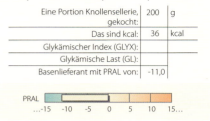

Preiswerte Gesundheit!

Man nimmt an, dass Sellerie schon um 1000 v. Chr. den Ägyptern, Chinesen und Griechen angebaut wurde. Über die Alpen in die deutschen Klöster gelangte er erst um 800. Die Italiener züchteten ihn im 17. Jh. als Gemüse und Würzpflanze.

Sellerie gehört in Deutschland vor allem ins Suppengrün.

Einkauf und Zubereitung

Sellerie hält sich sehr lange im Kühlschrank, am besten in einem Folienbeutel oder einer Frischhaltebox.

Die Blätter vom Knollensellerie schmecken sehr bitter und sollten daher nicht länger als eine Stunde mitkochen.

Als Bestandteil vom Suppengrün bereichert er den Geschmack vieler Gerichte. Beim Waldorfsalat ist er unentbehrlich. Aber auch als Sellerieschnitzel ist er bei vielen Vegetariern beliebt.

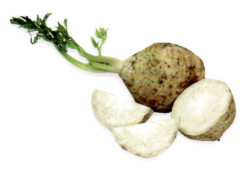

Der Staudensellerie heißt auch Bleichsellerie, weil er helle Blattstiele hat. Dazu wird er bei der Aufzucht mit Erde oder Folie bedeckt vor Sonne geschützt, damit sich kein Chlorophyll bilden kann.

Manchmal ist es nötig von den äußeren kräftigen Stängeln die äußeren Fasern abzuziehen oder mit dem Sparschäler zu schälen.

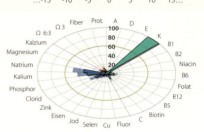

Ein Aufguss der Samen unterstützt die Nieren bei der Ausscheidung von Harnsalzen und anderen unerwünschten Abfallprodukten und wird daher in der Naturheilkunde zur Behandlung rheumatischer Beschwerden und Gicht eingesetzt. Außerdem sollen die in den Sellerieölen enthaltenen Terpene gegen Bakterien und Pilze in Darm, und Blase wirken.

NATURHEILKUNDE

AYURVEDA

Die Angaben in der Ayurveda-Literatur beziehen sich meist auf die bitteren und scharfen Sellerie-Samen (Ajowan). Diese wirken scharf, durchdringend, verbessern die Verdauungskraft, besänftigen Vata und Kapha, sind gut für das Herz, stärken und wirken aphrodisierend.

Bleichsellerie ist leicht verdaulich und besänftigt Pitta und Kapha. Er reinigt Geist, Emotionen und Wahrnehmung und hilft bei Schwindelgefühlen und Kopfschmerzen.

TCM

Der Knollensellerie kühlt Hitze von Leber- und Magen.

Bleichsellerie kühlt Hitze, stärkt Qi und schützt die Blutgefäße. Man empfiehlt ihn bei Qi- und Blut-Stagnation, Wind-Hitze, Leber-Qi-Stagnation durch Stress, innerer Unruhe und Sommerhitze.

Es wird empfohlen, Staudensellerie bei Durchfall nicht roh zu essen und bei kühler Schwäche von Magen und Milz nicht mit Möhren oder Gurken zu kombinieren.

 Hildegard beschrieb vermutlich den wilden Sellerie. »Der Sellerie ist warm, und er ist mehr von grüner als von trockener Natur. Er hat viel Saft in sich, und roh taugt er für den Menschen nicht zum Essen, weil er so üble Säfte in ihm bereitet. Gekocht aber schadet er dem Menschen nicht beim Essen, sondern er verschafft ihm gesunde Säfte. Auf welche Weise er aber auch gegessen wird, so versetzt er den Menschen in unsteten Sinn, weil sein Grün ihm bisweilen schadet, und ihn bisweilen traurig in der Unbeständigkeit macht.« (aus »Physica«, übersetzt von Portmann, 1997)

TEM – UNANI-MEDIZIN

In der Klostermedizin gilt der frisch gepresste Saft als besonders wirksam. Man zerkleinert dazu die geschälten Stücke im Mixer und presst anschließend den Saft durch ein Sieb oder Tuch. 4 Esslöffel davon vor dem Essen wirken reinigend und helfen bei Bluthochdruck, Gallenstauungen, Diabetes, Fettsucht, rheumatischen Beschwerden, Arthritis, Ödemen und Entzündungen von Blase oder Harnwegen. Nierenkranke sollten Sellerie nicht in großen Mengen zu sich nehmen.

Nach Dioskurides besänftigt das Kraut des Selleries den erhitzten Magen und treibt, roh oder gekocht genossen, den Urin.

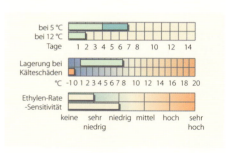

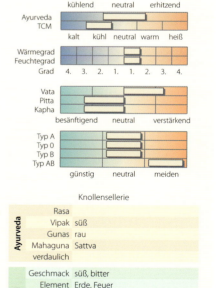

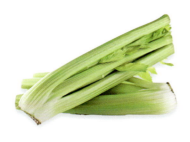

Der Staudensellerie eignet sich als Rohkost und auch für Suppen und Schmorgerichte.

Gemüse

Pilze

Latein	Englisch	Sanskrit	Mandarin	Tibetisch	Arabisch
Agaricus bisporus (Zuchtchampignon)	Cremini mushroom	Bhunicchatrasilindraka	Mo gu (Wiesenchampignon)	Sha mog	Futr

Gesund, das ganze Jahr über verfügbar, roh oder gekocht - Champignons sind eine echte Bereicherung für eine gesunde Ernährung.

Eine Portion Champignons, gebraten:	200	g
Das sind kcal:	52	kcal
Glykämischer Index (GLYX):		
Glykämische Last (GL):		
Basenlieferant mit PRAL von:	-6	

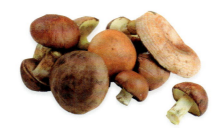

Das ist mir keinen Pfifferling wert!
Essbare Pilze gehörten schon zu den Mahlzeiten der Jäger und Sammler. Man kennt heute etwa 38.000 Pilzsorten, davon ungefähr 6000 in Deutschland, von denen mehr als 50 essbar sind. Im 17. Jh. entdeckte man in der Nähre von Paris die ersten Champignons. Zuchtchampignon sind heute der weltweit meist angebaute Speisepilz.

Pilze gehören das ganze Jahr zum Standardsortiment jeder Gemüseabteilung und werden auch auf Wochenmärkten angeboten.

Einkauf und Zubereitung
Nach dem Kauf bewahrt man Pilze möglichst kühl und luftig, etwa in einer Papiertüte auf. Sie enthalten viel Wasser und Eiweiß und Bakterien hätten in einer Plastiktüte oder einem verschlossenen Behälter zu gute Bedingungen. Wildpilze verwendet man möglichst innerhalb von 24 Stunden, Zuchtpilze spätestens nach 4 Tagen. Man reinigt sie erst kurz vor dem Verbrauch. Wäscht man Pilze, nehmen sie Wasser auf und verlieren viel von ihrem Geschmack. Daher benutzen Pilzliebhaber einen Pinsel oder Küchenpapier um Sand oder Erde zu entfernen.

Generell dürfen Wildpilze nicht roh verzehrt werden, außer es ist explizit angegeben. Sie können Hämolysine, das sind blutersetzende Stoffe, enthalten. Diese werden beim Garen unschädlich gemacht. Pilzgerichte kann man wieder aufwärmen wie andere Gerichte auch, wenn man sie im Kühlschrank aufbewahrt. Es gibt Warnungen vor dem Verzehr frischer Champignons, da Abbauprodukte des Agaritin möglicherweise krebserregend sein könnten. Es gibt jedoch keine Untersuchungen, welche dies bestätigen. Ein paar frische Champignons im Salat sind bei vielen beliebt und wenn sie frisch und nicht schimmelig sind, auch gesund.

Umweltaspekte
Zuchtpilze sind in der Regel weder mit Schwermetallen noch mit Pestiziden belastet. Für Wildpilze kann man keine allgemein gültige Aussage bezüglich Schwermetallen oder radioaktiven Isotopen treffen. Gelegentlicher Verzehr gilt jedoch als unbedenklich.

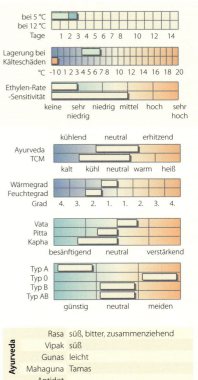

Champignons können bei entzündlichen Prozessen helfen, wirken antioxidativ und günstig auf den Cholesterinspiegel.

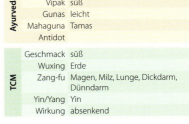

Naturheilkunde

Ayurveda
Weiße Pilze von sauberem Boden, Holz oder Bambus erhöhen die Doshas nur wenig. Susruta weist darauf hin, dass Pilze die Ausscheidungen erleichtern und Kapha besänftigen. Die meisten Pilze gelten als kalt, schleimig, schwer zu verdauen und ungünstig bei Krankheiten, verursacht durch Kapha.

»Die Pilze, die über der Erde entstehen, welcher Art sie auch seien, sind wie Schaum und Erdschweiß, und dem Menschen, der sie ißt, schaden sie etwas, weil sie Schleim und Schaum in ihm verursachen. Jedoch die Pilze, die in trockener Luft und in trockener Erde entstehen, sind mehr kalt als warm, und sie sind etwas besser als jene, die in feuchter Luft und in feuchter Erde entstehen, aber für die Heilkunde wird in ihnen nicht viel gefunden.«
(aus »Physica«, übersetzt von Portmann, 1997)

TCM
Pilze stützen und regulieren das Qi, harmonisieren den Magen, befeuchten Trockenheit und wandeln Schleim um. Verschiedene Pilzsorten haben jedoch abweichende Wirkungen. Bei Qi-Mangel von Milz und Magen mit Appetitlosigkeit, Müdigkeit oder Erbrechen helfen gekochte Pilze mit Hühner- oder Schweinefleisch.

Isst man größere Mengen Pilze, kann dies Yang und Wind der Leber verstärken und damit Kopfschmerzen sowie Symptome wie Hautjucken verursachen. Es wird empfohlen Shiitake bei Kälte-Durchfall, nach der Entbindung oder nach Windpocken zu meiden.

Ayurveda	Rasa	süß, bitter, zusammenziehend
	Vipak	süß
	Gunas	leicht
	Mahaguna	Tamas
	Antidot	
TCM	Geschmack	süß
	Wuxing	Erde
	Zang-fu	Magen, Milz, Lunge, Dickdarm, Dünndarm
	Yin/Yang	Yin
	Wirkung	absenkend

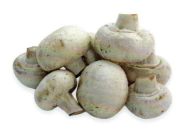
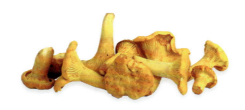

Rettich

Latein	Englisch	Sanskrit	Mandarin	Tibetisch	Arabisch
Raphinus sativus L.	Radish	Mulaka, Balamulaka	Luo bo, Yang hua lou bo (Radieschen)	La phug	Fujl

Eine Portion Rettich:	60	g
Das sind kcal:	9	kcal
Glykämischer Index (GLYX):		
Glykämische Last (GL):		
Basenlieferant mit PRAL von:	-5,0	

Rettich gehört nicht nur zur bayerischen Brotzeit, sondern hilft auch bei Erkältungen und besänftigt die Wasser-Energetik. Man kann ihn auch gut für viele Gerichte zum Kochen verwenden.

Radi hält jung!

Der Rettich stammt aus dem östlichen Mittelmeergebiet und dem Kaukasus. Vermutlich gelangte er schon um 500 v. Chr. nach China. Griechen und Römer der Antike erfreuten sich seiner wärmenden Wirkung und Theophrast nennt bereits im 4. Jh. v. Chr. mehrere Sorten. Vielleicht brachten ihn die Römer nach Deutschland. Das Radieschen erscheint erst ab dem 16. Jh. Heute gibt es viele verschiedene Sorten von Rettichen in fast allen Teilen der Welt und in China gehört er zu den wichtigsten Gemüsen.

Rettiche gibt es von Weiß bis Schwarz in vielen Farben und Formen. Man unterscheidet sie nach der Erntezeit in Frühlings- oder Sommer-Rettiche und Herbst- oder Winter-Rettiche. Einige sind mild und besonders in Bayern sehr beliebt, andere sind äußerst scharf. Die kleinen Radieschen wiegen nur ein paar Gramm während asiatische Winter-Rettiche wie der Daikon bei 10 Kilogramm geerntet wird aber bis zu 30 kg schwer werden kann.

Einkauf und Zubereitung

Frisch geerntet entfaltet er seinen vollen Geschmack. Die meisten Sorten schmecken weniger gehaltvoll, wenn sie dicker als 5-7 Zentimeter sind. Haftet noch Erde am Rettich verhindert diese, dass er austrocknet. Waschen Sie den ihn am besten erst vor dem Verzehr. Radieschen lassen sich nur wenige Tage im Kühlschrank aufbewahren, da sie schnell welk werden.

Rettich wird zarter und milder, wenn man ihn eine halbe Stunde vor dem Verzehr ein wenig salzt. Man kann Rettiche in Scheiben geschnitten oder geraspelt roh essen und gedämpft oder gedünstet auch als Gemüsebeilage verwenden.

Umweltaspekte

Greenpeace fand im Jahr 2007 Rettiche und Radieschen nicht empfehlenswert, da 6 von 42 Proben aus Deutschland über die erlaubte Menge mit Pestiziden belastet waren.

Rettich fördert Sekretionen im oberen Darmbereich, fördert die Darmbewegung und hilft zu verdauen. Man verwendet ihn auch bei Entzündungen der oberen Luftwege. In der Naturheilkunde empfiehlt man ihn auch gegen unliebsame Darmbakterien und -Pilze.

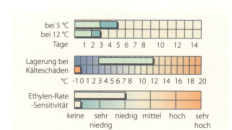

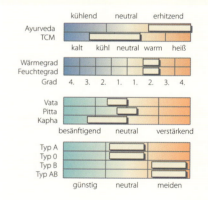

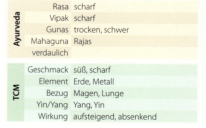

NATURHEILKUNDE

AYURVEDA

Schon Susruta schreibt über den Rettich. Kleinere Sorten sind einfach zu verdauen, helfen bei Fieber und Erkältung und besänftigen alle drei Doshas. Größere Sorten können alle drei Doshas erhöhen, wenn sie nicht mit Fett gekocht werden. Kombinieren Sie Rettich nicht mit Milch.

TCM

Roh gegessen kühlt Rettich und wandelt Schleim. Er stillt den Husten, erzeugt Säfte, wirkt entwässernd und neutralisiert Gifte, z. B. bei Alkoholvergiftung. Gegart stützt er den Funktionskreis Magen, senkt das Qi und beseitigt Blockaden bei der Verdauung. Radieschen treiben Schweiß, reduzieren innere Hitze und Gift und verbessern das Sehvermögen. Man empfiehlt sie bei Übergewicht, Nachtblindheit und schlechter Sehkraft.

Es wird empfohlen, Rettich bei Schwäche der Funktionskreise Milz und Magen zu meiden und Radieschen nicht zusammen mit Möhren, Gurken oder Ginseng zu essen sowie nach ihrem Verzehr kein Obst zu essen.

 »Der Rettich ist mehr warm als kalt. Aber nachdem er ausgegraben ist, soll man ihn unter der Erde an einem feuchten Ort für zwei oder drei Tage ausgegraben liegen lassen, damit sein Grün gemäßigt werde, auf daß es um so besser sei zu essen. Und gegessen reinigt er das Gehirn und vermindert die schädlichen Säfte der Eingeweide. Denn wenn ein starker und fetter Mensch Rettich ißt, heilt er ihn und reinigt ihn innerlich.«

 »Wenn man eine Anregung zum Denken braucht, so muß man insbesondere die salzige Anregung zum Beispiel von Rettichen brauchen. Wenn jemand nicht sehr regsam im Kopfe ist, so tut ihm das gut, weil ein bißchen die Gedanken in Bewegung gebracht werden, wenn er Rettich zu den Speisen hinzunimmt.« (Steiner 1923)

TEM – UNANI-MEDIZIN

Rettich wirkt öffnend, säubernd und entwässernd. Schon Dioskurides schreibt, dass der Rettich gut schmeckt, den Harn treibt, Blähungen erzeugt und erwärmt. Er sei besonders nach den Hauptmahlzeiten genossen dem Bauch bekömmlich, da er die Nahrungssäfte befördere. »Vorher genossen ist er auch bei denen angebracht, die erbrechen wollen. Er schärft aber auch die Sinne. Gekocht genossen ist er denen zuträglich, welche an chronischem Husten leiden und bei denen sich Verdichtungen in der Brust gebildet haben.«

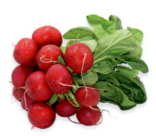

Gemüse

SPEISERÜBEN, STECKRÜBEN

Steckrüben liefern Energie für kalte Wintertage. Die Blätter von Speiserüben sind eine gute Quelle für Kalzium.

Latein	Englisch	Mandarin	Tibetisch
Brassica rapa ssp. rapa	Turnip	Man jing, Wu jing	Nung ma

Eine Portion Speiserüben gekocht:	200	g
Das sind kcal:	44	kcal
Glykämischer Index:		
Glykämische Last:		
Basenlieferant mit PRAL von:	-6,1	

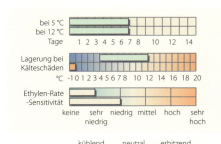

Hier sieht es aus wie Kraut und Rüben!

Schon 2.000 v. Chr. baute man im Nahen Osten Rüben an. Plinius der Ältere kannte bereits 12 verschiedene Arten, darunter die Weiße Rübe. Rüben galten für ihn als eines der wichtigsten Gemüse seiner Zeit. Bis in die Zeit hinein, da man in Europa begann Kartoffeln anzubauen, gehörten Rüben zu den wichtigsten Grundnahrungsmittel. Die Kohlrüben stammen vermutlich aus Sibirien und gelangten im 17. Jh. über Skandinavien nach Mitteleuropa. Während der beiden Weltkriege waren sie die Hungernahrung der Zivilbevölkerung in den Städten.

Heute findet man Rüben auch wieder auf den Speisekarten von Feinschmecker-Restaurants. Man nutzt den Vorteil, dass man ihren Geschmack durch die anderen Zutaten bestimmen kann.

Einkauf und Zubereitung

Das Äußere mancher Mairüben ist so scharf, dass man sie besser schälen sollte. Die Blätter können wie Spinat verarbeitet werden. Kleinere Kohlrüben sind seltener holzig. Sie sollten eine glatte und feste Schale ohne Wurmlöcher haben. Rüben lagert man wie Mohrrüben im Gemüsefach des Kühlschranks oder im kühlen Keller.

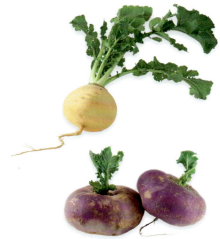

Alle Rüben kann man auch roh essen, besonders die zarten Teltower oder Mairübchen. Kohlrüben werden aber meist gegart gegessen. Herbstrüben schmecken gekocht, püriert, im Auflauf oder Eintopf..

Die Blätter der Speiserüben sind ein vitamin- und mineralreiches Grüngemüse, enthalten jedoch, wie Spinat, größere Mengen an Oxalsäure.

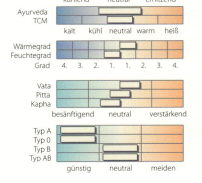

NATURHEILKUNDE

AYURVEDA

Dr. Tirtha empfiehlt Speiserüben zur Blut- und Lymphreinigung, bei durch Pitta oder Kapha verursachter Arthritis, saurem Harn, Nierensteinen, Gicht und bei Übergewicht.

 »Die Rübe … ist mehr warm als kalt, und sie liegt schwer im Magen des Menschen, aber dennoch kann sie leicht verdaut werden. Und wer sie roh essen will, der schäle die ganze äußere Rinde, die dick ist, weil ihr Grün dem Menschen schadet. Und wenn die Rinde entfernt ist, esse er das, was innen ist. Aber gekocht ist sie besser als roh, und sie bereitet keine üblen Säfte. Wenn aber bisweilen ein Saft in Geschwüren entsteht, esse (der Kranke) Rüben, und das Geschwür wird in Schranken gehalten. Aber wenn jemand in der Lunge dämpfig ist und er dann Rüben gekocht oder roh ißt, dann plagt es ihn etwas in der Lunge.« (aus »Physica«, übersetzt von Portmann, 1997)

TCM

Auch im nördlichen China isst man Rüben. Es gibt jedoch keine Erwähnung in den Schriften zur Heilkunde oder Diätetik.

TEM – UNANI-MEDIZIN

Dioskurides schreibt: »Die gekochte Wurzel der weißen Rübe ist nahrhaft, erzeugt Blähungen, bildet schwammiges Fleisch und reizt zum Liebesgenuss. … Mit Salz eingemacht verliert sie als Speise an Nährwert; den Appetit regt sie wieder an.« Im »Tacuinum sanitatis« heißt es, dass Kohlrüben Sperma vermehren und Schwellungen im Körper verhindern. Verstopfungen der Venen könne man verhindern, indem man sie zweimal kocht und mit sehr fettem Fleisch isst.

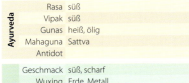

Ayurveda		
Rasa	süß	
Vipak	süß	
Gunas	heiß, ölig	
Mahaguna	Sattva	
Antidot		

TCM		
Geschmack	süß, scharf	
Wuxing	Erde, Metall	
Zang-fu	Lunge, Milz, Niere	
Yin/Yang	Yang	
Wirkung		

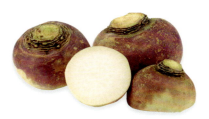

Steckrüben werden auch Kohlrübe, Butterrübe oder Schwedische Rübe und in Norddeutschland Wruke genannt.

Rote Bete

	Latein	Englisch	Mandarin
	Beta vulgaris subsp. vulgaris var. conditiva	Beetroot, Red beet	Tian cai

Die enthaltenen Betalaine wirken antioxidativ, entzündungshemmend und helfen zu entgiften.

Eine Portion rote Bete:	80	g
Das sind kcal:	32,8	kcal
Glykämischer Index (GLYX):	64	
Glykämische Last (GL):	4	
Basenlieferant mit PRAL von:	-5,5	

Besser als Eisen lutschen!

Ihre Vorfahren stammen vermutlich aus Nordafrika. Man hatte anfangs nur die Blätter gegessen und erst die Römer erkannten den Geschmack ihrer Knollen. Dass sie heute so gleichmäßig tiefrot sind die Erfolge von Züchtern aus dem 19. und 20. Jahrhundert.

Die Rote Bete ist mit der Zuckerrübe und dem Mangold verwandt und schmeckt roh, gekocht, sauer eingelegt oder in einem Eintopf wie Labskaus oder Borschtsch. Der von ihr stammende Farbstoff Betanin wird als E 162 benutzt um Fruchgelees, Essig, Saucen, Joghurt, Marmelade und andere Lebensmittel zu färben.

Einkauf und Zubereitung

Je kleiner sie sind, umso zarter sind sie und eignen sich zum raspeln für einen frischen Salat. Ihre rote Farbe haftet lange auf den Fingern und so werden es viele vorziehen bei der Verarbeitung Küchenhandschuhe zu tragen.

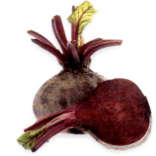

Die Blätter enthalten größere Mengen an Oxaläure und sollten vor der weiteren Verwendung erst blanchiert werden. Wer akute Nieren- oder Gallenprobleme hat, sollte auch die Knollen eine weile meiden. Vor dem Kochen schneidet man die Blätter ab, lässt vom Stängel noch zwei Zentimeter stehen, damit die Inhaltsstoffe nicht ins Kochwasser gehen. Aus dem gleichen Grund pellt man die Schale auch erst nach dem Kochen. Sehr gut zur Roten Bete passen Piment oder etwas Schärfe in Form von Senfkörnern oder Meerrettich.

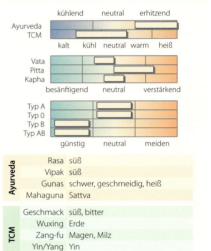

Die enthaltenen Betalaine wirken antioxidativ, entzündungshemmend und helfen zu entgiften.

Naturheilkunde

TCM

Rote Bete reguliert das Qi von Milz und Magen.

»Dagegen die Rote Rübe regt sehr stark das Denken an, weil sie eine richtige Wurzel ist. Sie regt sehr stark an zum Denken, aber sie regt so an, daß man eigentlich denken will, und wenn man nicht denken will, dann liebt man Rote Rüben nicht.« (Steiner 1923)

Ayurveda	Rasa	süß
	Vipak	süß
	Gunas	schwer, geschmeidig, heiß
	Mahaguna	Sattva
TCM	Geschmack	süß, bitter
	Wuxing	Erde
	Zang-fu	Magen, Milz
	Yin/Yang	Yin
	Wirkung	schwebend

Chicorée

	Latein	Englisch	Mandarin
	Cichorium intybus var. foliosum H.	Chicory	Ju ju

Eine Portion Chicorée:	120	g
Das sind kcal:	19,2	kcal
Glykämischer Index (GLYX):		g
Glykämische Last (GL):		
Basenlieferant mit PRAL von:	-3,8	

Mit seiner hohen Nährstoffdichte ist der Chicorée eine gesunde Ergänzung in der Salatschüssel, mit einer extra Portion Bitterstoffe. Wer leicht friert, besonders im Winter, sollte nicht all zuviel davon essen.

Für eine gute Verdauung!

Chicorée ist die Sprosse der Zichorienwurzel (Gemeine Wegwarte). Erst im 19. Jh. entdeckte man in Belgien, dass die Sprossen, wenn sie in völliger Dunkelheit treiben, kein Chlorophyll bilden und hell, zart und wohlschmeckend sind. Die Zichorienwurzeln enthalten den Ballaststoff Inulin und wurden lange Zeit für seine Produktion verwendet..

Chicorée enthält weniger Ballaststoffe als die meisten anderen Gemüse, aber sein Bitterstoff Intybin regt die Funktion der Galle an und wirkt harnfördernd. Bei wenig Kalorien enthält er viel Vitamine und Mineralien.

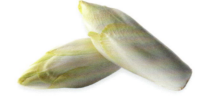

Einkauf und Zubereitung

Frische Sprossen sind fest, zartgelb und ohne braune Stellen, welche durch zu hohen Druck auf die Blätter entstehen. Da der Chicorée im Dunkeln wächst, ist er der ideale »Wintersalat«.

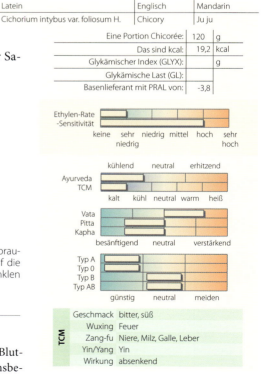

TCM	Geschmack	bitter, süß
	Wuxing	Feuer
	Zang-fu	Niere, Milz, Galle, Leber
	Yin/Yang	Yin
	Wirkung	absenkend

Naturheilkunde

TCM

Chicorée entgiftet, transformiert Feuchtigkeit und Schleim im Körper, kühlt Wind-Hitze, Leber-Hitze und Hitze im Blut. Man empfiehlt ihn bei Schwellungen, Bluthochdruck, Ekzemen und Menstruationsbeschwerden.

Gemüse

Pastinaken

Pastinaken sind ein gesundes Wurzelgemüse und geeignet für alle, die etwas Abwechslung suchen. Sie wirken entwässernd und erleichtern die Verdauung.

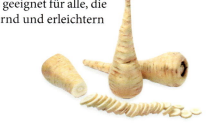

Latein	Englisch
Pastinaca sativa L.	Parsnip
Eine Portion Pastinaken, gekocht:	200 g
Das sind kcal:	142 kcal
Glykämischer Index (GLYX):	97
Glykämische Last (GL):	12
Basenlieferant mit PRAL von:	-10,5

Hammelmöhren mit Stärke!

Die Pastinake (auch der Pastinak) stammt aus dem Mittelmeergebiet und ist eine nahe Verwandte der Möhre. Samen der Pflanze fand man in Pfahlbauten der Stein- und Bronzezeit. Die Römer haben sie gemocht und ihre Verwendung in vielen Rezepten beschrieben. Vom 15. bis zum 19. Jh. war die Pastinake in Deutschland, England und Frankreich ein wichtiges Gemüse und auch Mastfutter. Sie wurde jedoch nach und nach durch Kartoffel und Möhre ersetzt und seit 1938 in Deutschland nicht mehr angebaut. Erst mit dem Beginn der Biolandwirtschaft wurde sie wieder entdeckt und Anbaufläche und Beliebtheit steigen seitdem ständig.

Sie schmeckt süßlich würzig, ähnlich der Petersilienwurzel – zwischen Sellerie und Karotte.

Einkauf und Zubereitung

Pasitnaken findet man ab September bis zum Frühjahr auf den meisten Wochenmärkten. Kleine Pastinaken schmecken meist feiner als die größeren und sehr große Exemplare können holzig sein..

Naturheilkunde

Ayurveda

Pastinaken besänftigen Vata und Pitta. Da sie sehr nahrhaft sind, können sie Kapha erhöhen, wenn man viel davon isst.

TCM

Die Pastinake reguliert den Magen, den Darm und die Lunge.

»Der Pastinak ist kalt und eine Erfrischung des Menschen und nützt ihm nicht viel zur Gesundheit noch schadet er ihm. Aber gegessen füllt er den Bauch.« (aus »Physica«, übersetzt von Portmann, 1997)

	Ayurveda	
	Rasa	
	Vipak	süß
	Gunas	
	Mahaguna	Sattva

	TCM	
	Geschmack	süß, bitter, scharf
	Wuxing	Feuer, Erde
	Zang-fu	Magen, Dünndarm, Lunge
	Yin/Yang	
	Wirkung	

Mangold

Mangold besänftigt die Feuer-Energetik. Er versorgt uns mit vielen Mineralien und Vitaminen bei wenig Kalorien. Somit liegt er auf einem der oberen Vitalränge.

Latein	Englisch	Mandarin	Arabisch
Beta vulgaris subsp. vulgaris var. vulgaris	Mangold, Swiss chard	Qing cai	Selq

Eine Portion Mangold:	200 g
Das sind kcal:	40 kcal
Glykämischer Index (GLYX):	
Glykämische Last (GL):	g
Basenlieferant mit PRAL von:	-24,75

Schweizer Spinat!

Der salzliebende Mangold ist mit der roten und der wilden Runkelrübe verwandt und wächst gern entlang der Küsten des Mittelmeers, des Atlantik und der Nordsee. Die Mangold-Rübe erwähnte man bereits in den Pflanzenlisten der babylonischen Königsgärten um 700 v. Chr. Die Römer brachten den Mangold mit nach Deutschland.

Die Blätter verwendet man ähnlich wie Spinat.

Einkauf und Zubereitung

Kaufen Sie nur knackigen Mangold mit frischen Blättern und lagern ihn möglichst kurz und feucht im Kühlschrank, höchstens zwei Tage. Die Stiele ohne Blätter halten bis zu einer Woche. Beim Blattmangold schneidet der Gärtner nur die äußeren Blätter ab, so dass die Pflanze weiter wachsen kann. Mangold kann bis 900 mg Oxalsäure enthalten, so dass man die grünen Blätter nur blanchiert verwenden sollte. Schütten Sie das Blanchierwasser weg, da sich ein Teil der Oxalsäure darin befindet. Wer Oxalsäure meiden möchte, kann ihre Wirkung durch Kombination mit Milchprodukten wie z. B. Sahne weiter abschwächen.

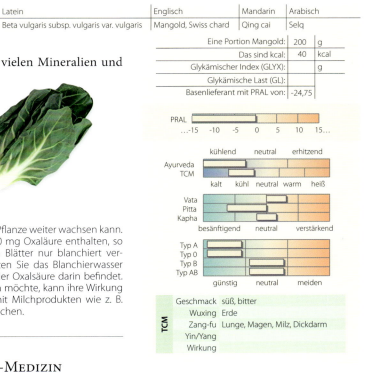

Naturheilkunde

TCM

Mangold unterstützt den Verdauungstrakt, reinigt den Darm und kühlt bei innerer Hitze. Man empfiehlt ihn bei Verstopfung, Hämorrhoiden, trockenen Augen und trockener Haut.

TEM – Unani-Medizin

Dioskurides beschreib den Mangold als nützlich für den Magen und den Stuhlgang.

	TCM	
	Geschmack	süß, bitter
	Wuxing	Erde
	Zang-fu	Lunge, Magen, Milz, Dickdarm
	Yin/Yang	
	Wirkung	

Auberginen

Latein	Englisch	Sanskrit	Mandarin	Tibetisch	Arabisch
Solanum melongena L.	Eggplant	Vartaka, Bhantaki	Qie zi	Du lum ma	B den n

Eine Portion Auberginen, gekocht:	200	g
Das sind kcal:	70	kcal
Glykämischer Index (GLYX):		
Glykämische Last (GL):		
Basenlieferant mit PRAL von:	-4	

Die Aubergine hilft beim Schlankbleiben und -werden. Selbst wenn die Zubereitung etwas Öl erfordert, ist sie für Kilobewusste Esser ein Idealgemüse. Beachten Sie, dass auch die Aubergine ein Nachtschattengewächs ist.

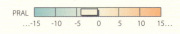
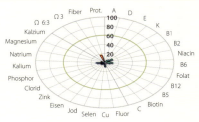

Die lila Eierfrucht!

Die aus Indien stammenden Früchte hat man ab dem 5. Jh. in China kultiviert. Händler brachten sie erst nach Afrika und im 14. Jh. nach Italien. Ihr Name stammt vom Persischen Bādingān. Weil die ersten Früchte die Farbe und Größe von Hühnereiern hatten, nannten die Engländer sie Eggplant (Eierpflanze). Die wichtigsten Länder im Welthandel mit Auberginen sind Spanien, Mexiko, Jordanien, die Niederlande und China.

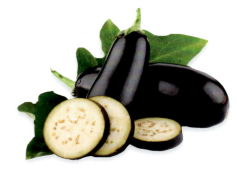

Die Aubergine gehört zu den Nachtschattengewächsen und ist nahe mit den Kartoffeln, Tomaten und Paprika verwandt. Es gibt sie in vielen Formen und Farben sowie auch mehr oder weniger bitter und intensiv im Geschmack.

Einkauf und Zubereitung

Kaufen Sie am besten junge, feste Auberginen mit 5–8 cm im Durchmesser. Sind das Innere und die Kerne dunkel, sind sie überreif. Man schält sie nicht, weil unter der dünnen Schale die meisten Aroma- und Inhaltsstoffe sind. Lagert man sie zu kühl, bilden sich eingesunkene Stellen auf der Oberfläche, die zu bräunlichen Flecken werden. Auberginen mit Kälteschäden gehören auf den Kompost.

Auberginen sind heutzutage nicht mehr bitter und brauchen daher auch nicht vor der Verwendung eingesalzen zu werden. Falls es nötig ist ihnen Flüssigkeit zu entziehen, kann man sie eine halbe Stunde bei 50 °C im Backofen erhitzen.

In Frankreich nimmt man sie fürs Ratatouille, in Griechenland fürs Moussaka, in der Türkei für Imam bayildi und in Indien für Baigan Bhartha. Einfach, schnell zuzubereiten und schmackhaft ist eine gebratene Scheibe Aubergine auf Joghurt, die man mit etwas Salz, Pfeffer und gemahlenem Kreuzkümmel würzen kann.

Einige in der chinesischen Medizin beschriebenen Wirkungen auf den Kreislauf und die Arterien konnte bereits in Tierversuchen nachgewiesen werden. Isst man sie regelmäßig hat man die Chance damit seinen Cholesterinspiegel deutlich zu senken. Einige Forscher sehen einen Zusammenhang mit dem Verzehr von Nachtschattengewächsen und Arthritis.

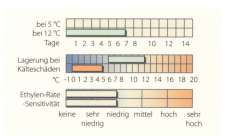

NATURHEILKUNDE

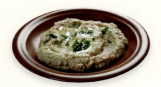

Baba Ghanoush

Baba Ghanoush ist ein Püree der arabischen Küche aus Auberginen und Sesampaste (Tahini) und wird als Dip oder Beilage zu orientalischen Gerichten serviert.

Für eine einfache Variante des Rezepts braucht man:
- 2 große Auberginen
- 3 Zehen Knoblauch, gepresst
- 3 EL Sesampaste (Tahini)
- 1 Zitrone oder 200 g Joghurt
- 3 EL Olivenöl
- 1/4 TL Kreuzkümmel, gemahlen
- Salz

Die Aubergine wird gegrillt oder im Backofen bei 250 Grad ca. 40 Minuten gebacken, so dass sich die Haut gut abziehen lässt. Das Fruchtfleisch wird püriert und mit den anderen Zutaten vermengt.

Ayurveda

Laut Susruta wirken Auberginen kühlend und besänftigen Kapha und Vata. Bhavamisra ergänzt, dass Auberginen Fieber lindern. Gegrillt erhöhen sie Pitta, lindern Kapha und Vata und sind leicht zu verdauen. In Öl gebraten und gesalzen wirken sie fettig und sind schwer zu verdauen.

TCM

Aubergine kühlt Hitze, lindert Schmerzen, heilt Schwellungen und bewegt die Säfte (Xue). Sie kühlt Hitze im Blut und hilft bei Bluthochdruck, Bluterkrankungen, Rheumaschmerzen und Hämorrhoiden.

Es wird empfohlen, Auberginen bei kühler Schwäche der »Mitte« und Neigung zu Durchfall zu meiden.

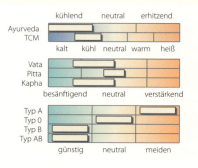

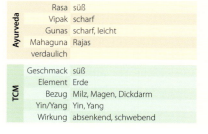

Ayurveda	
Rasa	süß
Vipak	scharf
Gunas	scharf, leicht
Mahaguna	Rajas
verdaulich	

TCM	
Geschmack	süß
Element	Erde
Bezug	Milz, Magen, Dickdarm
Yin/Yang	Yin, Yang
Wirkung	absenkend, schwebend

Gemüse

Fenchel

Latein	Englisch	Sanskrit	Mandarin	Arabisch
Foeniculum vulgare Mill.	Fennel	Misreya	Hui xiang cai	Hulba, farigah

Fenchel ist knackig und schmeckt leicht süß. So ist er eine erfrischende Bereicherung für die Mittelmeerküche.

Eine Portion Fenchel, roh:	100	g
Das sind kcal:	19	kcal
Glykämischer Index (GLYX):		
Glykämische Last (GL):		
Basenlieferant mit PRAL von:	-6,5	

Eine köstliche Knolle!

Die ersten Berichte über Fenchel sind über 4.000 Jahre alt und stammen aus dem Gebiet von Euphrat und Tigris. Im antiken Griechenland gab es große Fenchelfelder. Die Römer kannten schon mehrere Sorten und verwendeten ihr Lieblingsgemüse in vielen Gerichten. Der Benediktinerabt Walahfrid Strabo pries um 840 in seinem Gartengedicht den Fenchel:

»Auch die Ehre des Fenchels sei hier nicht verschwiegen; er hebt sich
Kräftig im Sproß, und er strecket zur Seite die Arme der Zweige,
Ziemlich süß von Geschmack und süßen Geruches desgleichen.
Nützen soll er den Augen, wenn Schatten sie trügend befallen,
Und sein Same mit Milch einer Mutterziege getrunken,
Lockre, so sagt man, die Blähung des Magens und fördere lösend
Alsbald den zaudernden Gang der lange verstopften Verdauung.
Ferner vertreibt die Wurzel des Fenchels, vermischt mit dem Weine,
Trank des Lenæus, und so genossen, den keuchenden Husten.«

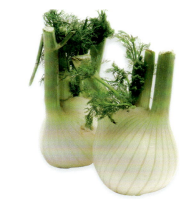

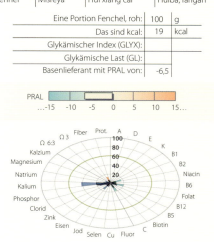

Einkauf und Zubereitung

In Deutschland erhalten wir meist die rundlichen, süß und mild schmeckenden Knollen, die in Italien finocchina heißen und aus finocchio dolce gezüchtet wurden.

Fenchel ergänzt sehr gut viele Salate und schmeckt auch gedünstet, gedämpft oder mit Käse überbacken.

Fenchel harmoniert mit Zitronensaft, Koriander, Olivenöl, Muskatnuss und sauren Früchten wie Orangen und Äpfeln.

In der Kräuterheilkunde verwendet man nur die Früchte und das Kraut des Bitterfenchel. In der chinesischen Medizin benutzt man auch Fenchelknollen aber die Wirkung des süßen Gemüsefenchel gegenüber dem Biterfenchel dürfte deutlich geringer sein.

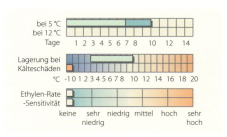

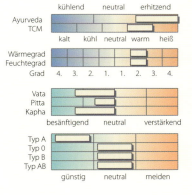

Naturheilkunde

TCM

Gemüsefenchel reguliert das Qi, harmonisiert die »Mitte«, vertreibt Wind und erwärmt den Funktionskreis Niere. Man empfiehlt ihn bei durch Kälte bedingten Blockaden mit Schmerzen im Unterbauch und Kühle im Magen mit Aufstoßen, Erbrechen und vermindertem Appetit.

Bei Hitze-Erkrankungen isst man nur kleine Mengen.

 *»Der (Bitter-) Fenchel hat angenehme Wärme und ist weder von trockener noch von kalter Natur. Wenn man ihn roh ißt, schadet er dem Menschen nicht. und wie auch immer er gegessen wird, macht er den Menschen fröhlich und vermittelt ihm angenehme Wärme und guten Schweiß; und er verursacht gute Verdauung. ... Aber wenn jemand gebratenes Fleisch oder gebratene Fische oder etwas anderes Gebratenes gegessen hat und davon Schmerzen leidet, dann esse er alsdann Fenchel oder seinen Samen, und es wird weniger schmerzen.«
(aus »Physica«, übersetzt von Portmann, 1997)*

TEM – Unani-Medizin

Das Fenchelkraut treibt den Urin und man empfiehlt es daher bei Nieren- und Blasenleiden. Dioskurides beschreibt auch die Verwendung des in der Sonne getrockneten Saftes der Stengel und Blätter als Augenmittel für eine schärfere Sicht. Im »Tacuinum sanitatis« empfiehlt man ihn zur Steigerung der Sehkraft und bei langanhaltendem Fieber.

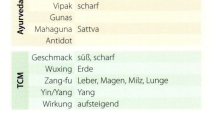

Ayurveda		
Rasa	süß, bitter
Vipak	scharf
Gunas	
Mahaguna	Sattva
Antidot	

TCM		
Geschmack	süß, scharf
Wuxing	Erde
Zang-fu	Leber, Magen, Milz, Lunge
Yin/Yang	Yang
Wirkung	aufsteigend

191

Oliven

Latein	Englisch	Mandarin	Arabisch
Olea europaea L.	Olive	Gan lan	Zayt

Eine Portion Oliven:	40	g
Das sind kcal:	54,8	kcal
Glykämischer Index (GLYX):		
Glykämische Last (GL):		
mit PRAL von:	-0,5	

Wer zu Übergewicht neigt, sollte darauf achten, nicht zu oft oder zu viele Oliven zu essen, da sie reichlich natürliche Fette enthalten.

Steinfrüchtchen

Die Frucht des Ölbaums kennt man im Gebiet des Mittelmeers schon seit tausenden von Jahren. Sie wird oft im Alten Testament erwähnt. Ägypter, Phönizier, Griechen und Römer nutzten ihre Früchte und das daraus gewonnene Öl.

Die Früchte werden grün und unreif oder reif, mit dunkler Farbe geerntet. Damit sie nicht so bitter schmecken, besser bekömmlich und angenehmer zu essen sind, werden sie in Salzlake oder Lauge eingelegt. Bei manchen Sorten wird dies durch eine Milchsäuregärung ergänzt. Fein gehackt oder püriert verstärkt sich ihr Geschmack.

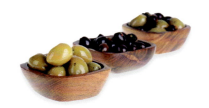
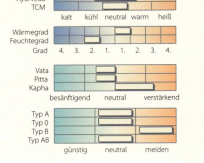

NATURHEILKUNDE

Ayurveda

Schwarze Oliven besänftigen Vata und Pitta.

TCM

Oliven reduzieren innere Hitze, entgiften, reduzieren Schleim, produzieren Körpersäfte, stärken den Magen und fördern die Verdauung. Man empfiehlt sie bei Kopfschmerzen, Unwohlsein, nach übermäßigem Alkoholgenuss, Herpes, Grippe und Hautallergien.

TEM – Unani-Medizin

Grüne Oliven sind am nahrhaftesten. Schwarze Oliven überstimulieren die Milz und liegen schwer im Magen.

Ayurveda		
	Rasa	
	Vipak	scharf
	Gunas	
	Mahaguna	Rajas

TCM		
	Geschmack	süß, sauer
	Wuxing	Erde, Metall
	Zang-fu	Lunge, Magen, Herz
	Yin/Yang	Yin, Yang
	Wirkung	

Artischocken

Latein	Englisch	Sanskrit	Mandarin	Arabisch
Cynara scolymus L.	Artichoke	Kunjor, Hatichuk	Ci cai ji	Churchûf

Eine Portion Artischocke:	100	g
Das sind kcal:	53	kcal
Glykämischer Index (GLYX):		
Glykämische Last (GL):		
Basenlieferant mit PRAL von:	-3,3	

Ihre Bitterstoffe helfen dem Fettstoffwechsel.

Machen dem Fett Beine!

Sie war schon bei den alten Griechen und Römern beliebt und wurde etwa ab dem 1. Jh. kultiviert. Man isst die unteren fleischigen Teile der Schuppenblätter und die Blütenböden. Der enthaltene Wirkstoff Cynarin soll die Leber schützen, den Gallefluss anregen sowie cholerinsenkend wirken. Damit unterstützt sie eine gute Fettverdauung.

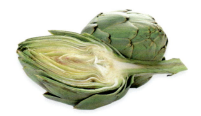
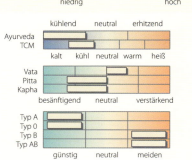

NATURHEILKUNDE

TCM

Bei schwäche von Leber und Galle durch feuchte Hitze bewegt sie das Leber-Qi, kühlt das Leber-Feuer, senkt aufsteigendes Leber-Yang und stärkt das Leber-Yin. Die Wirkung der Artischocke bewegt das Blut, tonisiert das Yang von Milz und Bauchspeicheldrüse. Sie beruhigt und wärmt den Magen. Man empfiehlt sie bei innerer Unruhe, geröteten Augen, Hypertonie, Verstopfung, Erkrankungen des Herzens und Mangel an Muttermilch.

Gemüse

Süsskartoffeln

Gesund durch ihren hohen Gehalt an Beta-Karotin.

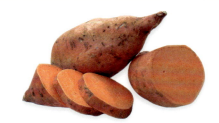

	Latein	Englisch	Sanskrit	Mandarin
	Ipomoea batatas L.	Sweet potato	Pindalu	Fanshu

Eine Portion Süßkartoffel, gebacken:	150	g
Das sind kcal:	135	kcal
Glykämischer Index (GLYX):	61	
Glykämische Last (GL):	17	
Basenlieferant mit PRAL von:	-12,3	

Mit der Kartoffel nur entfernt verwandt
Für die Menschen Südamerikas gehörten Süßkartoffeln schon 8000 v. Chr. zu ihrer Nahrung und um 3000 v. Chr. haben sie angefangen sie anzubauen. Die Spanier und Portugiesen brachten sie im 15. und 16. Jh. in viele andere tropische Länder der Welt.

Süßkartoffeln gibt es mit weißer, gelber, oranger, roter oder lila Schale. Innen können sie weiß, gelb oder orange sein. Es gibt sie in zwei Varianten. Sie können fest, trocken und mehlig oder weich und feucht sein. Sie enthalten alle viel Stärke und schmecken süß.

Einkauf und Zubereitung
Süßkartoffeln sollten fest sein, keine weichen Stellen haben. Man lagert sie luftig – nicht in der Plastiktüte – und kühl aber möglichst über 15 Grad, also nicht im Kühlschrank. Falls die Schale der Süßkartoffeln nicht gewachst oder gefärbt ist, was eher in den USA üblich ist, braucht man sie nur gründlich zu reinigen. Nach dem Schneiden muss man sie schnell verarbeiten, damit die Schnittflächen nicht anfangen zu oxidieren..

Süßkartoffeln eignen sich für Pürees, zum Dämpfen, Kochen und Backen. Gebackene Süßkartoffelscheiben kann man auch gut kalt als kleine Zwischenmahlzeit mitnehmen.

Naturheilkunde

Ayurveda
Süßkartoffeln sind heute in Indien beliebt, fanden aber noch keine Erwähnung in den alten Schriften zum Ayurveda. Aufgrund ihrer kühlenden Eigenschaft lindern sie Pitta und erhöhen Kapha. Süßkartoffeln sind schwer zu verdauen.

TCM
Süßkartoffeln unterstützen die »Mitte«, stärken Yang, erzeugen Flüssigkeit und Blut, stärken das Nieren-Yin und machen in rohem Zustand die Därme frei. Man empfiehlt sie bei Durchfall mit Anzeichen von Kälte, Kraftlosigkeit und Verstopfung.

Bei Völlegefühl und vermehrter Magensäure sollte man den Verzehr einschränken.

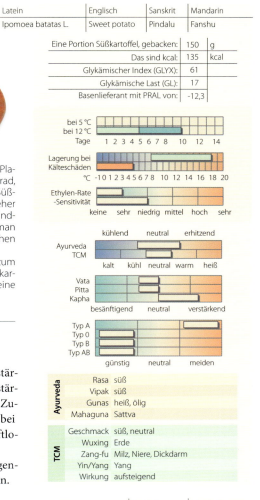

Ayurveda		
	Rasa	süß
	Vipak	süß
	Gunas	heiß, ölig
	Mahaguna	Sattva

TCM		
	Geschmack	süß, neutral
	Wuxing	Erde
	Zang-fu	Milz, Niere, Dickdarm
	Yin/Yang	Yang
	Wirkung	aufsteigend

Shiitake

Der Shitake gilt als gesündester Speisepilz überhaupt.

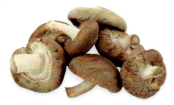

	Latein	Englisch	Mandarin
	Lentinula edodes	Shiitake	Xiang gu

Eine Portion Shiitake, gebraten:	200	g
Das sind kcal:	96	kcal
GL-Portion:		g
Glykämische Last (GL):		
Basenlieferant mit PRAL von:	-3,1	

Geballte Kraft!
Von den Shiitake berichtet man in China zuerst im Jahr 199 und züchtet sie ungefähr ab dem 10. Jh. Sie wachsen an abgestorbenen Bäumen. Da sie nur Holz als für die Kultivierung benötigen, produziert man sie heute weltweit, so das sie, nach dem Champignon, der zweithäufigste Speisepilz sind.

Sie enthalten Glutaminsäure und besitzen daher auch den Umami-Geschmack. So sind sie bei vielen sehr beliebt und geben asiatischen Gerichten, wie einer Miso-Suppe ein besonderes Aroma.

Einkauf und Zubereitung
Shiitake-Pilze erhält man inzwischen in fast jeder Gemüseabteilung. Die getrockneten bekommt man recht günstig in Asia-Shops. Dort sucht man gelegentlich vergeblich nach der Bezeichnung Shiitake auf der Verpackung, findet aber seinen lateinischen Namen Lentinula edodes. Die getrockneten Pilze können sie, je nach Rezept, 20 bis 120 Minuten in lauwarmem Wasser einweichen und wieder in Form bringen. In einigen Ländern verzichtet man auf die Verwendung der Stiele, da diese eine längere Garzeit benötigen.

Naturheilkunde

TCM
Shiitake-Pilze sind Bestandteil von vielen Rezepten der chinesischen Heilkost. Shiitake stärken die »Mitte« und mehren das Qi. Shiitake-Pilze verordnet man bei Kraftlosigkeit, Erkältungen, Anämie, Leberleiden, Diabetes, Karzinomen und beginnenden Masern. Zur allgemeinen Gesunderhaltung empfiehlt man 3-4 Gramm getrocknete oder 30-40 Gramm frische Shiitake-Pilze täglich.

In vielen Studien, Büchern und Sendungen im Fernsehen wurde bereits über die pharmakologischen Wirkungen des »König« der Speisepilze berichtet. Er ist der einzige Heilpilz unter den Speisepilzen. Shiitake-Pilze enthalten den Vielfachzucker Lentinan, der, wenn die Pilze nicht durchgegart sind, bei einigen Menschen eine allergische Hautreaktion hervorrufen kann. Das BfR schätzte im Jahr 2004 das Risikopotential als gering ein, da bis dahin noch keine direkten Meldungen über allergische Reaktionen eingegangen waren.

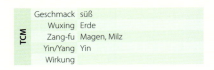

TCM		
	Geschmack	süß
	Wuxing	Erde
	Zang-fu	Magen, Milz
	Yin/Yang	Yin
	Wirkung	

HÜLSENFRÜCHTE

Hülsenfrüchte gehören seit tausenden von Jahren zur Ernährung des Menschen. Da ihre Samen einfach zu transportieren sind, brachten Händler sie in viele Länder und Kontinente. Einige Sorten stammen aus Afrika, andere aus Asien und und Südamerika. Hülsenfrüchte liefern Eiweiß und Kohlenhydrate, sättigen gut und sind sehr preiswert. In vielen Ländern der Welt sind sie die wichtigste Quelle für Eiweiß.

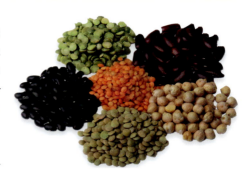

Bohnen für jeden Geschmack!

In der Grünreife erntet man grüne Bohnen und Schoten. Die reifen Samen gibt es getrocknet in vielfältigen Formen, Farben und Größen. Hülsenfrüchte sind sehr vital. Legt man sie in feuchte Watte, fangen sie bald an zu keimen. Anders als andere Pflanzen binden sie den Stickstoff der Luft und wandeln ihn zu Eiweiß. Der hohe Eiweißgehalt macht sie zu einem wichtigen Nahrungsmittel für jene, die sich ohne tierisches Eiweiß ernähren wollen. Hülsenfrüchte sind jedoch für viele Menschen schwer zu verdauen.

Aus anthroposophischer Sicht

Bohnen gelten als beschwerend und damit eher als belastend für geistiges und spirituelles Handeln. Linsen und Erbsen wirken »leichter« und verträglicher. Die erdende Wirkung der Hülsenfrüchte kann helfen, hektische und stressige Lebensphasen zu überstehen.

Aus ayurvedischer Sicht

Alle Hülsenfrüchte haben die Eigenschaft von Rajas, führen zu Blähungen und stören den Körper, den Geist, die Sinne und die Emotionen. Wer Yoga praktiziert, sollte sie eher meiden, weil sie Sattva vermindern und den Geist aufregen. Mungbohnen und Tofu wären die einzigen Ausnahmen. Hülsenfrüchte geben denen Kraft, die schwer arbeiten müssen. Einweichen und vorkochen vermindern einige negative Eigenschaften. Dabei helfen auch Gewürze wie Kreuzkümmel, Asafoetida, Chili und Salz, was jedoch Pitta erhöht.

Aus Sicht der TCM

Das Temperaturverhalten ist meist neutral. Viele von ihnen stützen die Nieren und helfen Feuchtigkeit auszuleiten. Im alten China waren Hülsenfrüchte weniger wegen ihres Geschmacks, sondern eher wegen des hohen Ernteertrags auch auf weniger fruchtbaren Böden sowie als Nahrungsmittel für Notzeiten geschätzt.

Darmwinde!

Der Spruch »Jedes Böhnchen ein Tönchen« weist klar darauf hin, dass viele Menschen Probleme bekommen, wenn sie Hülsenfrüchte essen. Einige Zuckermoleküle, die wir im Dünndarm nicht verdauen können, werden dann von den Bakterien im Dickdarm umgewandelt. Dabei entstehen leider Faulgase, die der Darm irgendwann loswerden möchte. Ist zu viel Luft im Darm, kann dieser auch leicht verkrampfen. Dann helfen Fenchel und Kümmel mit ihrer den Darm entspannenden Wirkung.

Einweich- und Kochzeiten

	Einweichen	Kochzeit	Schnellkochtopf
Pardina oder kleine Linsen	-	30 min	
Rote Linsen	-	10 min	
Tellerlinsen	-	45 min	10–15 min
Puylinsen		20 min	
Pinto- oder Wachtelbohnen	6 Std.	90–120 min	30–40 min ohne Einweichen
	12 Std.	45–60 min	
Kidneybohnen	6 Std.	90–120 min	45 min ohne Einweichen
	12 Std.	45–60 min	
Weiße Bohnen	-	90–120 min	40 min
	12 Std.	60 min	
Augen- oder Kuhbohnen	12 Std.	40 min	
Lang- oder Spargelbohnen	-	90–120 min	
Riesenbohnen	12 Std.	120–150 min	
Schwarze Bohnen	6 Std.	90–120 min	40 min ohne Einweichen
	12 Std.	60 min	
Palerbsen	6 Std.	120 min	45–60 min ohne
	12 Std.	60–90 min	12–15 min
Schälerbsen	-	60–90 min	15 min
Kichererbsen	6 Std.	120–180 min	30 min ohne
	12 Std.	30–40 min	

HÜLSENFRÜCHTE

BOHNEN

Getrocknete Bohnen sind einfach zu bevorraten und ein guter Eiweißlieferant.

Latein	Englisch	Mandarin
Phaseolus vulgaris L., Vicia faba L. (Ackerbohne)	Beans	Dòu zi

Weiße Bohnen, gekocht:	180	g
Das sind kcal:	136,8	kcal
Glykämischer Index:	29	
Glykämische Last:	5	
Basenlieferant mit PRAL von:	-7,7	

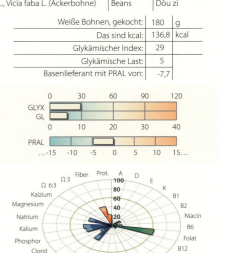

Das interessiert mich nicht die Bohne!
Bohnen, deren Vorfahren aus der Gegend um Peru stammen, bezeichnet man mit dem lateinischen Namen Phaseolus vulgaris. Sie können weiß, braun, schwarz und auch rot sein, wie die bekannte Kidney-Bohne. Durch spanische und portugiesische Händler gelangten diese Bohnen im 15. Jh. nach Europa, Afrika und Asien. Die aus Europa, dem vorderen Orient und Indien stammenden Ackerbohnen, auch Dicke Bohnen oder Saubohnen genannt, gehören zur Pflanzengattung der Wicken.

Einkauf und Zubereitung
Weiße Bohnen sind in Deutschland am bekanntesten. Sie haben eine weiche Schale und sind weich und mehlig. Die roten Kidneybohnen haben eine eher harte Schale und schmecken süß. Sie gehören, getrocknet oder gekocht in Dosen, zum Standardsortiment vieler Supermärkte. Getrocknete Bohnen weicht man am besten über Nacht in der dreifachen Menge Wasser ein. Das Wasser gießt man mit der Hoffnung fort, dass sich darin einiges von den die Blähungen verursachenden Zuckern gelöst haben. Vor dem Kochen spült man die Bohnen mit klarem Wasser. Sollte man nicht mehr ausreichend Zeit haben, um die Bohnen 12 Stunden einzuweichen, kann man sich damit behelfen, sie für 2 Minuten aufzukochen um sie dann 2 Stunden quellen zu lassen. Im Anschluss an dieses Schnellverfahren, können die Bohnen gewaschen und dann wieder nach dem jeweiligen Rezept verarbeitet werden.

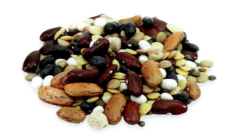

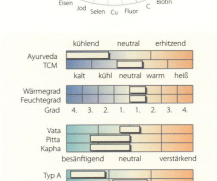

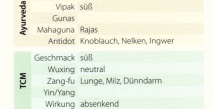

NATURHEILKUNDE

AYURVEDA
Rote (Kidney) weiße und schwarze Bohnen können Verstopfung verursachen, sind sonst aber leicht zu verdauen und besänftigen Kapha und Pitta.

»Die Bohne ist warm, und für gesunde und starke Menschen ist sie gut zu essen, und sie ist besser als die Erbse. Denn wenn die Kranken die Bohne essen, schadet sie ihnen nicht sehr, weil sie nicht soviel Flüssigkeit und Schleim in ihnen bereitet wie die Erbse dies tut. Das Bohnenmehl ist gut und nützlich für den kranken und den gesunden Menschen, weil es leicht ist und mühelos verdaut werden kann. Aber wer Schmerzen in den Eingeweiden hat, der koche die Bohne in Wasser unter Beigabe von etwas Fett oder Öl, und nach Entfernen der Bohne schlürfe er die warme Brühe. Dies tue er oft, und es heilt ihn innerlich.« (aus »Physica«, übersetzt von Portmann, 1997)

TCM
Azikibohnen (Chi Dou) unterstützen das Wasserlasssen, reduzieren Feuchtigkeit, fördern die Durchblutung und lindern Entzündungen. Es wird empfohlen, sie bei Bluthochdruck und Untergewicht zu meiden.

Auch Ackerbohnen reduzieren Feuchtigkeit. Es wird empfohlen, sie bei Flüssigkeitsmangel im Körper zu meiden.

Schwarzaugenbohnen (Mei Dou) stärken Milz und Nieren und produzieren Körpersäfte. Weiße Bohnen (Bai Dou) stärken die Milz, beruhigen den Magen und reduzieren Feuchtigkeit.

TEM – UNANI-MEDIZIN
Dioskurides schreibt, das die Dicken Bohnen Blähungen und Winde erzeugen, schwer zu verdauen sind und böse Träume verursachen.

Ayurveda	Rasa	
	Vipak	süß
	Gunas	
	Mahaguna	Rajas
	Antidot	Knoblauch, Nelken, Ingwer
TCM	Geschmack	süß
	Wuxing	neutral
	Zang-fu	Lunge, Milz, Dünndarm
	Yin/Yang	
	Wirkung	absenkend

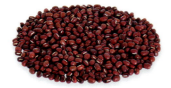

Die Adzukibohne wird seit Jahrtausenden in China, Korea und Japan angebaut. Adzukibohnenpaste nutzt man dort für viele Speisen, besonders für Süßwaren.

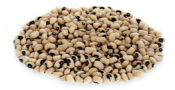

Bereits vor 4000 Jahren baute man im westlichen Afrika Augenbohnen an. Heute nutzt man sie nahezu weltweit. Sie eignen sich herzhafte wie auch süße Speisen.

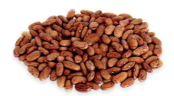

Pintobohnen sind die in den USA und im Nordwesten von Mexiko am häufigsten verwendete Form der Gartenbohne. Pintobohnenpaste ist eine gängige Füllung für mexikanische Burritos, das sind gefüllte Tortillas (Weizenfladen).

Gartenbohnen

Latein	Englisch	Mandarin	Tibetisch
Phaseolus vulgaris L.	Sting beans	Dao dou	Adas

Gartenbohnen, gekocht:	200	g
Das sind kcal:	70	kcal
Glykämischer Index:	79	
Glykämische Last:	12	
Basenlieferant mit PRAL von:	-4,2	

Gartenbohnen schmecken als Eintopf, als Beilage und auch gedämpft im Salat.

Dünn wie eine Bohnenstange!

In Südamerika hat man sie schon vor 8.000 Jahren kultiviert. Erst im 16. Jh. brachten die Spanier sie mit nach Europa. Früher hießen sie auch Fadenbohnen. Den namensgebenden Faden sucht man heute in den fadenlosen Neuzüchtungen allerdings vergeblich.

Einkauf und Zubereitung

Von Mai bis Oktober werden Freilandbohnen angeboten. Sonst kommen frische Bohnen aus Gewächshäusern oder sie werden aus warmen Ländern wie Ägypten oder Kenia importiert. Frische Bohnen brechen leicht und ziehen keine Fäden. Sie altern sehr schnell und einige Stunden ohne Kühlung kann sie gummiartig oder fleckig werden lassen. Man wäscht sie und knipst die Spitzen und Enden ab.

In frischen Gartenbohnen gibt es das unbekömmliche Lektin Phasin, das äußerst giftig wirken kann, weil es die roten Blutkörperchen verklumpen lässt. Man kann es unschädlich machen, indem man die Bohnen 15 Minuten lang kocht oder dämpft. Kürzer gegarte Bohnen werden auch von den meisten vertragen, jedoch sollte man das Kochwasser nicht verwenden. Zu lang gegarte Bohnen machen nur wenig Freude. Also fischen Sie nach 15 Minuten immer wieder eine heraus und probieren, ob sie schon gar genug und noch knackig ist. Für Salate schrecken Sie die Bohnen nach dem Kochen in Eiswasser ab, da sie sich bei Kontakt mit Säure verfärben können, solange sie noch warm sind..

Gedämpfte Bohnen können Sie auch gut für Salate verwenden wie z. B. Salat Nicoise mit Thunfisch und Kartoffeln oder Bohnensalat mit Speck.

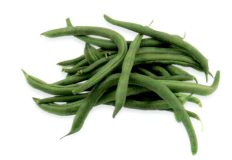

Auch Gartenbohnen enthalten nennenswerte Mengen an Carotinoiden wie Lutein, Beta-Carotin, Violaxanthin und Neoxanthin.

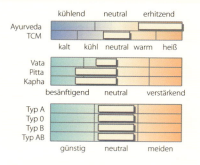

Naturheilkunde

Ayurveda

Nach Dr. Tirtha reinigen Gartenbohnen das Blut und die Leber. Sie helfen bei Gicht und Rheuma.

TCM

Gartenbohnen stärken die Milz, Qi und die Abwehrkraft, tonisieren die Nieren, harmonisieren den Stoffwechsel und verbessern das Gedächtnis. Man empfiehlt sie bei Schwäche der Nieren, Rückenschmerzen, Asthma und Magenbeschwerden wegen kalter Schwäche.

Es wird empfohlen, Gartenbohnen bei geringer Magenhitze zu meiden.

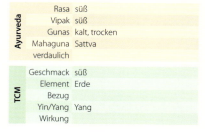

Ayurveda		
Rasa	süß	
Vipak	süß	
Gunas	kalt, trocken	
Mahaguna	Sattva	
verdaulich		

TCM		
Geschmack	süß	
Element	Erde	
Bezug		
Yin/Yang	Yang	
Wirkung		

Asia-Bohnensalat

500 g grüne Bohnen waschen, die Enden abschneiden, lange Bohnen halbieren und zugedeckt in einem Dämpfeinsatz über Wasserdampf bissfest garen. Dann kurz in kaltem Wasser abschrecken. 1-2 cm frischen Ingwer und 2 Knoblauchzehen fein hacken. ½ Bund Korianderblätter fein schneiden. Den Saft einer Limette mit 3 EL heller oder Japanischer Sojasauce und 1 EL Sesamöl verrühren und mit allen anderen Zutaten vermischen. 3 EL Sesam waschen und abtropfen lassen. Den feuchten Sesam bei mittlerer Hitze unter ständigem Rühren ohne Fett langsam rösten, bis er eine goldbraune Farbe annimmt und gleich über den Salat streuen.

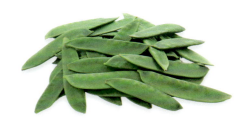

Zuckerschoten sind eine Erbsensorte, die besonders zart ist und süßlich schmeckt. Man verwendet sie ähnlich wie Gartenbohnen, also im ganzen, mit ihrer Hülle. Dies ist möglich, da sie sehr früh geerntet werden. Man kann sie auch roh für knackige Salate verwenden.

Hülsenfrüchte

Erbsen

Seit tausenden von Jahren bekannt und auch heute noch beliebt.

Ein richtiger Erbsenzähler!
Wahrscheinlich stammen sie aus dem Orient und gelangten mit der Verbreitung der Landwirtschaft um 5.000 v. Chr. nach ganz Europa. Erbsen hat man in der Bibel erwähnt und die Ägypter priesen ihre Vorzüge.

Einkauf und Zubereitung
Sobald die Schoten gepflückt sind, wird nach und nach der Zucker der Erbsen in Stärke umgewandelt. Bei Tiefkühlware wird dieser Prozess durch eine Schockfrostung unmittelbar nach der Ernte unterbrochen. Darum schmecken Bohnen aus dem Kühlregal oft ebenso süß wie knackfrisch geerntete.
 Erbsen enthalten viele Vitamine und Mineralstoffe. Um sie zu bewahren, verwenden Sie beim Kochen nur wenig Wasser oder einen Dämpfeinsatz für den Topf. Erbsen aus der Dose fehlen gleich zwei Drittel der Vitamine.

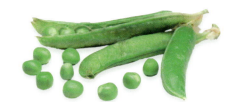

Latein	Englisch	Sanskrit	Mandarin
Pisum sativum L.	Pea	Khandira, Kalaya, Satina	Wan dou

Eine Portion Erbsen, gekocht:	180	g
Das sind kcal:	117	kcal
Glykämischer Index (GLYX):	68	
Glykämische Last (GL):	8	
Säurelieferant mit PRAL von:	1,2	

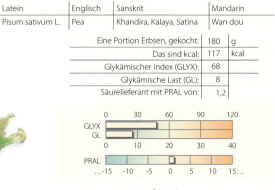

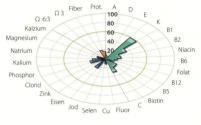

Naturheilkunde

Ayurveda

Erbsen besänftigen Kapha und Pitta, fördern Trockenheit und wirken kühlend.

»Die Erbse ist kalt und etwas schleimig. Die Lunge macht sie etwas dämpfig. Dennoch ist sie für den Menschen, der von warmer Natur ist, gut zu essen und macht ihn stark. Für jenen aber, der von kalter Natur ist (und) krank, taugt sie nicht, weil sie beim Essen in ihm Mundschleim erzeugt. Die Erbse ist auch für alle Kranken schädlich und hat keine Kräfte in sich, um die Krankheiten auszutreiben.« (aus »Physica«, übersetzt von Portmann, 1997)

TCM

Frische Erbsen hamonisieren die »Mitte«, tonisieren die Milz, senken Qi, unterstützen das Wasserlassen und entgiften. Man verordnet sie bei Ödemen, Durchfall und innerer Unruhe.
 Getrocknete Erbsen sind gekocht schwer verdaulich und können Verdauungsprobleme und Blähungen verursachen.

TEM – Unani-Medizin

Dioskurides beschreibt die Gartenerbse als gut für den Bauch, harntreibend und Blähungen erzeugend.

Erbsensuppe

Bereits Aristophanes erwähnte im 5. Jh. v. Chr., dass Erbsensuppe in den Straßen Athens verkauft wurde. Die Suppe aus der Erbswurst ist eines der ersten industriellen Fertiggerichte und kam seit 1867 bei der Verpflegung der Soldaten zum Einsatz.
150 g gelbe ungeschälte Erbsen in 1 bis 1½ l Wasser über Nacht im Topf einweichen und am nächsten Tag zum Kochen bringen. Nach einer halben Stunde etwa 100 g Bauchspeck und nach einer weiteren halben Stunde 1 Möhre, 1 kleine Stange Porree, 100 g Sellerie kleinschneiden und zusammen mit einer mit 2 Nelken gespickten Zwiebel und 1 Lorbeerblatt dazugeben. Nach belieben kommen auch noch einige Wurstscheiben von z. B. geräucherten Mettwürsten und eine kleingewürfelte, in Öl angebratene Zwiebel dazu. Nach einer weiteren halben Stunde Kochzeit mit Majoran, Salz und Pfeffer würzen.

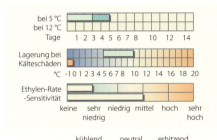

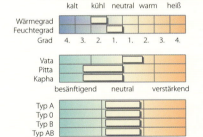

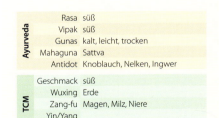

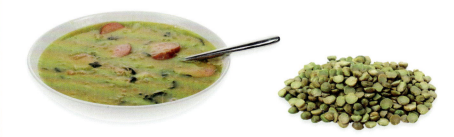

LINSEN

Latein	Englisch	Sanskrit	Mandarin	Tibetisch	Arabisch
Lens culinaris L.	Lentils	Mosura, masura	Bing dou, Bian dou	Adas	Chadas

Verglichen mit anderen Hülsenfrüchten sind Linsen sehr leicht zuzubereiten.

Eine Portion Linsen, gekocht:	180	g
Das sind kcal:	136,8	kcal
Glykämischer Index (GLYX):	29	
Glykämische Last (GL):	6	
Säurelieferant mit PRAL von:	5,0	

Egal, was mir vor die Linse kommt!
Im nahen Osten in der Gegend um Jericho 8.500 v. Chr. gehörten Linsen zu den ersten Feldfrüchten der Menschen. Im alten Ägypten und dem Gebiet des heutigen Palästina waren sie Bestandteil der täglichen Kost. Heute baut man Linsen hauptsächlich in Indien, Kanada und der Türkei an. In Indien nutzt man heute noch über 50 Sorten.

In Deutschland werden Linsen meist für Eintopf verwendet, im schwäbischen Raum auch mit Spätzle als Beilage. Die »kulinarischen« Sorten sind die kleinen braunen Linsen aus Umbrien in Italien und die kleinen grünen aus Le Puy in Frankreich.

Einkauf und Zubereitung
Viele Linsen wie die roten, die Paradina, Tellerlinsen und Puy Linsen kann man ohne Einweichen zubereiten. Schauen Sie auf die Angaben auf der Verpackung. Linsen halten sich trocken und dunkel bis zu 12 Monaten.

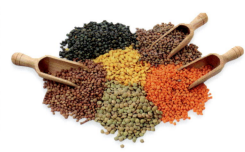

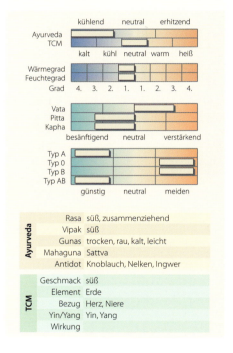

NATURHEILKUNDE

AYURVEDA
Nach Bhavamisra sind Linsen leicht zu verdauen, können jedoch Verstopfung verursachen. Sie besänftigen Pitta und Kapha, verursachen Trockenheit und erhöhen damit Vata.

TCM
Linsen tonisieren Qi, Blut und die Milz. Sie reduzieren innere Hitze und Feuchtigkeit. Linseneintopf mit Schweinefleisch tonisiert den Funktionskreis Niere.

»Die Linse ist kalt und vermehrt gegessen weder das Mark des Menschen, noch das Blut, noch sein Fleisch, und sie verleiht ihm auch keine Kräfte, aber sie sättigt nur den Bauch und füllt ihn mit Wertlosem. Sie reizt die kranken Säfte in den Menschen zum Sturm.« (aus »Physica«, übersetzt von Portmann, 1997)

TEM – UNANI-MEDIZIN
Linsen erzeugen Trockenheit.

Musoor Dal

200 g rote Linsen in 1 l Wasser zum Kochen bringen und den Schaum abschöpfen. Dann 1/4 TL Kurkuma, 1 1/2 TL gemahlenen Kreuzkümmel und 2 gewürfelte Tomaten dazugeben. Etwa 40 Minuten köcheln lassen, bis die Linsen weich sind. 1/2 TL Salz, 2 grüne Chilischoten und 1 EL gehackte Korianderblätter dazugeben und den Topf vom Herd nehmen. 3 EL Ghee in einer Pfanne erhitzen, eine in Ringe geschnittene Zwiebel und drei zerdrückte Knoblauchzehen darin anrösten und dann über die Linsen gießen. Dazu passt Reis.

	Ayurveda	
	Rasa	süß, zusammenziehend
	Vipak	süß
	Gunas	trocken, rau, kalt, leicht
	Mahaguna	Sattva
	Antidot	Knoblauch, Nelken, Ingwer

	TCM	
	Geschmack	süß
	Element	Erde
	Bezug	Herz, Niere
	Yin/Yang	Yin, Yang
	Wirkung	

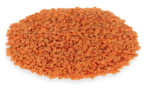

Rote Linsen stammen meist aus der Türkei oder Indien. Es sind geschälte braune oder lilafarbene Linsen. Sie kochen mehlig und können leicht zerfallen. Sie eignen sich gut für Suppen, Currys oder Dals.

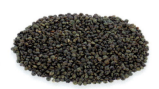

Puy Linsen stammen aus der Region Puy de Dôme in der Auvergne. Sie schmecken nussig und bleiben nach dem Kochen bissfest. Daher eignen sie sich gut für Salate.

Hülsenfrüchte

Kichererbsen

Latein	Englisch	Sanskrit	Mandarin	Arabisch
Cicer arietinum L.	Chickpea, garbanzo bean	Canaka	Ying zui dou	Hemmas

Kichererbsen machen schnell satt. Wegen ihrer trockenen Wirkung eignen sie sich besonders bei erhöhter Wasser-Energetik. Sie enthalten außerdem viele Ballaststoffe.

Eine Portion Kichererbsen, gekocht:	180	g
Das sind kcal:	295,2	kcal
Glykämischer Index (GLYX):		
Glykämische Last (GL):		
mit PRAL von:	4,6	

Gar nicht zum Lachen!

Kichererbsen erntete man schon vor 8.000 Jahren in der vermutlich ältesten Siedlung der Menschen, in Jericho. Bald gab es sie auch im Mittelmeerraum und in Indien. Die Römer kannten bereits mehrere Sorten. Im 17. Jh. gelangten sie auch nach Lateinamerika.

Einkauf und Zubereitung

Kichererbsen kann man getrocknet kaufen. Halbiert und für indische Dal-Gerichte heißen sie Chana-Dal. In vielen Geschäften erhält man sie schon gekocht in Dosen. Das Kichererbsenmehl verwendet man z. B. für Süßspeisen und Ausbackteige.

Je nach Kochmethode und Einweichzeit haben Kichererbsen unterschiedliche Garzeiten: 2 bis 3

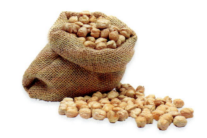

Stunden wenn man sie 6 Stunden einweicht, 30 bis 40 Minuten bei 12 Stunden Einweichzeit und ungefähr 30 Minuten im Schnellkochtopf ohne Einweichen. Gekochte Kichererbsen kann man in der Pfanne wie Nüsse rösten.

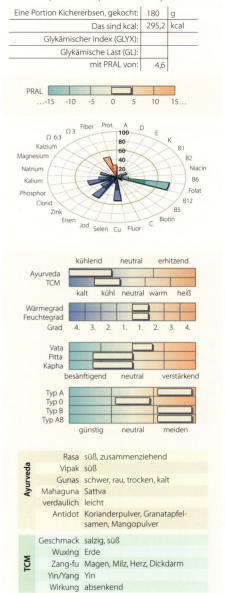

NATURHEILKUNDE

AYURVEDA

Nach Susruta verursachen Kirchererbsen Trockenheit und erhöhen Vata. Kombiniert mit Ghee besänftigen sie jedoch Vata. Bhavamisra ergänzt, dass sie gedämpft Pitta und Kapha reduzieren. Als Suppe verursachen sie Schwäche. Ihre kühle Eigenschaft hilft bei Fieber. Kichererbsen sind leicht zu verdauen, können aber zu Verstopfung führen. Harish Johari empfiehlt daher, sie mit kühlendem Gemüse wie Zucchini sowie mit Koriander- oder Mangopulver zu kombinieren.

TCM

Kichererbsen stärken Qi von Milz und Nieren. Man empfiehlt sie bei Störungen beim Wasserlassen, Beinödemen und Bluthochdruck.

Man meidet sie bei Kühle oder Schwäche der Funktionskreise Milz und Magen sowie bei durch die Konstitution bedingter Schwäche von Yang.

»Die Kichererbse ist warm und angenehm und leicht zu essen, und sie vermehrt dem, der sie isst, nicht die üblen Säfte. Wer aber Fieber hat, der brate Kichererbsen über frischen Kohlen und eße, und er wird geheilt werden.« (aus »Physica«, übersetzt von Portmann, 1997)

TEM – Unani-Medizin

In der Unani-Medizin empfiehlt man Kichererbsen zur Förderung der Menstruation. Daher sollten Frauen sie während der Schwangerschaft meiden.

Hummus

Man weicht 250 g getrocknete Kichererbsen über Nacht ein, und kocht sie anschließend ca. eine Stunde in frischem Wasser. Sie werden dann mit 3 gepressten Knoblauchzehen, 8 EL Olivenöl, Salz, etwas Chilipulver und 4 EL Zitronensaft im elektrischen Mixer püriert. Anschließend rührt man 4 EL Tahini darunter. Das ist eine Paste aus gerösteten und gemahlenen Sesamsamen, die maßgeblich zum angenehm nussigen Geschmack von Hummus beiträgt. Ist die Paste zu dick, kann man noch etwas vom Kochwasser hinzu geben.

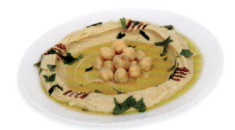

Hummus kann mit Korianderblättern garniert und mit etwas Olivenöl serviert werden. Man isst es meist als Vorspeise, zusammen mit Fladenbrot.

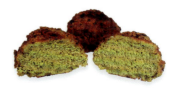

Falafel sind frittierte Bällchen aus pürierten Kichererbsen mit Kräutern und Gewürzen.

Mungbohnen

	Latein	Englisch	Sanskrit	Mandarin	Tibetisch
	Vigna radiata L	Mung bean, Green gram	Mudga	Lü dou	Sde´u´i ´dab ma

Viele kennen sie als »Soyasprossen«. Besonders in geschälter und halbierter Form sind sie als »Dal« Bestandteil vieler indischer Gerichte.

Eine Portion Mungbohnen, gekocht:	180	g
Das sind kcal:	189	kcal
Glykämischer Index (GLYX):	31	
Glykämische Last (GL):	11	
Basenlieferant mit PRAL von:	-0,1	

Aus indischen Gärten!

Die Mungbohne kultivierten in Indien bereits die Menschen der Harappa-Kultur vor 4.000 Jahren. Heute verwendet man sie auch in China und vielen Ländern Südostasiens.

Überwiegend erhält man geschälte Mungbohnen. Diese sind hellgelb und im Handel meist halbiert zu finden. Die grünen mit Schale sind schwerer zu verdauen und häufig Bestandteil süßer Zubereitungen. Am bekanntesten sind ihre Sprossen, die auch Sojakeimlinge genannt werden. Diese können auch roh gegessen werden. Sie sind kalorienarm sowie reich an Ballaststoffen, Folsäure und anderen Vitaminen.

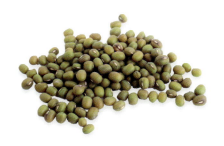

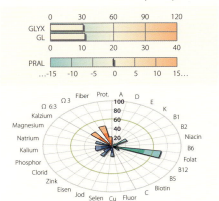

Die Mungbohnen sind leichter verdaulich als andere Hülsenfrüchte und verursachen kaum Blähungen.

NATURHEILKUNDE

AYURVEDA

Caraka und Susruta empfehlen die grünschaligen Varianten der Mungbohnen. Sie sind gut für alle Doshas, da sie einfach zu verdauen sind. Sie entwässern, senken Kapha und Pitta und erhöhen Vata nur leicht. Sie sind die einzigen Hülsenfrüchte, die keine Blähungen verursachen. Mungbohnensprossen besänftigen Vata.

TCM

Mungbohen kühlen Hitze, beseitigen Schwellungen, entwässern und entgiften. Sie lindern Unverträglichkeiten mit heißen Arzneimitteln und gehören zu vielen Rezepten der chinesischen Ernährungstherapie. Die Schale der Mungbohne ist kühl, die Frucht neutral. Mungbohnensprossen kühlen innere Hitze, beseitigen Schwellungen indem sie entwässern und harntreibend wirken. Sie helfen nach übermäßigem Alkoholgenuss und bei Hitze-Feuchtigkeits-Blockaden mit vermindertem Appetit und Abgeschlagenheit.

Es wird empfohlen, Mungbohnen bei Kühle oder Schwäche der Funktionskreise Milz und Magen sowie bei durch die Konstitution bedingter Schwäche von Yang zu meiden.

Mungbohnensprossen kühlen, beseitigen Feuchtigkeit und Schwellungen, wirken harntreibend und entgiftend. Man empfiehlt sie bei Müdigkeit, Fieber, Hypertonie, Übergewicht und Magen-Hitze-Mundgeruch.

Es wird empfohlen, die Sprossen bei kühler Schwäche zu meiden.

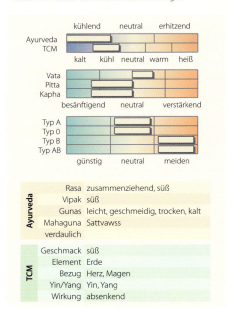

Ayurveda		
	Rasa	zusammenziehend, süß
	Vipak	süß
	Gunas	leicht, geschmeidig, trocken, kalt
	Mahaguna	Sattvawss
	verdaulich	

TCM		
	Geschmack	süß
	Element	Erde
	Bezug	Herz, Magen
	Yin/Yang	Yin, Yang
	Wirkung	absenkend

Mung Dal

200 g geschälte halbierte Mungbohnen in einem Topf bei ständigem Rühren rösten, bis sie hellbraun sind. Die Mungbohnen waschen und dabei mehrmals das Wasser wechseln. Mit 1,4 l Wasser zum Kochen bringen und den sich bildenden Schaum abschöpfen. Die Hitze reduzieren und ¼ TL Kurkuma, 1 TL im Mörser zerstoßenen Kreuzkümmel, 2 gewürfelte Tomaten und 1 TL Salz dazu geben. Halb zugedeckt gut eine Stunde köcheln lassen, bis die Mungbohnen weich sind. 1 EL Butterfett in einer kleinen Pfanne erhitzen und darin ¾ TL ganzen Kreuzkümmel, 2 getrocknete Chilischoten, 2 Lorbeerblätter, 2,5 cm Zimtstange und 4 Kardamomkapseln ca. eine Minute brutzeln lassen und dann unter die Linsen rühren. Dazu passen Reis und geschmortes Gemüse.

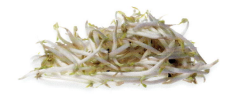

Mungbohnensprossen sind ein klassisches Wok-Gemüse, eignen sich jedoch auch für Suppen oder roh im Salat.

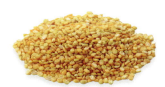

Geschälte und halbierte Samen bezeichnet man als »Dal«.

HÜLSENFRÜCHTE

SOJABOHNEN

	Latein	Englisch	Mandarin	Arabisch
	Glycine max L.	Soybean	Huang dou, Da dou	Fûl sûyah

Eine Portion Erdbeeren:	180 g
Das sind kcal:	311,4 kcal
Glykämischer Index:	18
Glykämische Last:	3
Basenlieferant mit PRAL von:	5,1

Die Verwendung von Sojabohnen wird sehr kontrovers diskutiert, da bei der Herstellung von Sojaprodukten häufig fragwürdige Methoden zum Einsatz kommen. Bei der Verwendung von getrockneten Sojabohnen hat man jedoch wenig zu befürchten.

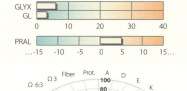

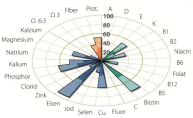

Gans ohne Fleisch!

Sojabohnen gehörten zur Ernährung der Menschen in Asien lange bevor man begann, Dinge aufzuschreiben. Im Gelben Kaiser gehören sie zu den fünf wichtigen Feldfrüchten. Nach Europa gelangte sie erst im 18. Jh. und im 19 Jh. begann man, sie als Ackerfrucht anzubauen. Den größten Anteil der Weltproduktion verwendet man für Sojaöl, die Pressrückstände als Futter für die Viehhaltung. Die USA bauen erst seit den 1920er Jahren Sojabohnen an und haben einen Anteil von 40 Prozent (Brasilien 24 Prozent und Argentinien 18 Prozent) der Weltproduktion.

Obwohl die Sojabohne eine Ölpflanze ist, enthält sie etwa 39 Prozent Eiweiß. Daher eignet sie sich für Tofu, Sojasauce, Miso, Tempeh und viele weitere Erzeugnisse.

Tofu kennt man in China vermutlich seit dem 2. Jh. v. Chr. Im 8. Jh. gelangte das Wissen über die Herstellung über Korea nach Japan, Vietnam und Thailand. In diesen Ländern gehört Tofu heute zu den Grundnahrungsmitteln.

Tofu stellt man her, indem man Sojamilch erwärmt und mit Hilfe von Magnesiumchlorid, Kalziumsulfat oder Zitronensäure gerinnen lässt. Für festen Tofu wird die geronnene Masse gepresst um noch mehr Wasser zu entfernen. Seidentofu wurde traditionell über Seidentüchern abgetropft. Er enthält viel Feuchtigkeit und wird meist mit Hilfe eines Löffels gegessen. Fester asiatischer Tofu hat die Konsistenz von rohem Fisch, kann zum Braten verwendet werden, ist aber noch recht weich. Festen westlichen Tofu bezeichnet man in China als getrockneten Tofu. Er besitzt ähnlich dem indischen Paneer eine gummiartige Konsistenz. Viele sehen es als Vorteil, dass Tufu nach »nichts« schmeckt, da sie seinen Geschmack durch die Art der Zubereitung selbst bestimmen können.

Einkauf und Zubereitung

Man erhält Tofu inzwischen in den meisten Lebensmittelgeschäften. Verpackter Tofu hält sich im Kühlschrank je nach Hersteller bis über einen Monat. Nach dem Öffnen der Packung geben sie ihn in ein Gefäß mit frischem Wasser. Das Wasser müssen Sie täglich erneuern. So hält sich der Tofu im Kühlschrank auch mehrere Tage.

Tofu kann man roh essen oder dämpfen, kochen und frittieren. Festen Tofu kann man auch in der Pfanne braten und grillen, ohne dass er gleich zerfällt. Wenn Sie Tofu essen weil Sie die gesunden Inhaltsstoffe nutzen wollen geben Sie es beim Kochen erst am Ende zu um die Wirkstoffe zu schonen.

Umweltaspekte

Wenn ein Hersteller für Tofu gentechnisch manipulierte Sojabohnen verwendet, muss auf der Verpackung darauf hingewiesen werden. Das BVL prüfte im Jahr 2002 erstmals Tofu und befand »Die in Tofu ermittelten Gehalte an Schwermetallen liegen in der Größenordnung anderer pflanzlicher und tierischer Lebensmittel und geben derzeit keinen Anlass zur Besorgnis.«

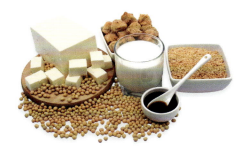

In den USA, Brasilien, Argentinien, Bolivien und Paraguay verwendet man bereits in großem Umfang gentechnisch verändertes Saatgut.

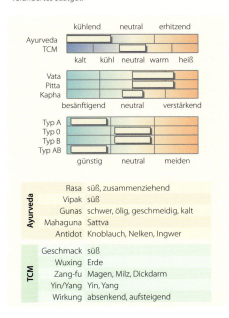

Ayurveda	Rasa	süß, zusammenziehend
	Vipak	süß
	Gunas	schwer, ölig, geschmeidig, kalt
	Mahaguna	Sattva
	Antidot	Knoblauch, Nelken, Ingwer
TCM	Geschmack	süß
	Wuxing	Erde
	Zang-fu	Magen, Milz, Dickdarm
	Yin/Yang	Yin, Yang
	Wirkung	absenkend, aufsteigend

NATURHEILKUNDE

AYURVEDA

Nach Dr. Qusar erzeugen Sojabohnen mit ihrer kühlen und schweren Eigenschaft Blähungen, und steigern, gut gekocht, Pitta und die Verdauungskraft.

TCM

Sojabohnen stützen Qi und Blut, stärken den Funktionskreis Milz, machen die »Mitte« frei, leiten Feuchtigkeit aus und fördern die Durchlässigkeit des Dickdarms. Damit helfen sie bei Müdigkeit, Kraft- und Appetitlosigkeit sowie kalten Händen und Füßen.

Wenn bei geschwächter »Mitte« Spannungsgefühle im Bauch und Verdauungsprobleme auftreten, werden verarbeitete Sojaproduktte empfohlen.

Tofu stützt Qi, harmonisiert die »Mitte«, befeuchtet Trockenheit, kühlt Hitze, wirkt harntreibend und entgiftet. Man empfiehlt ihn bei Erkältung durch Wind-Kälte-Übel, chronischem Durchfall, Verdauungs- und Menstruationsstörungen.

Es wird empfohlen, Tofu nicht zusammen mit Spinat zu essen.

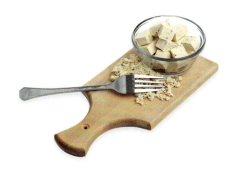

Probieren geht über studieren: Bei zahlreichen Gerichten ist Tofu der ideale Fleischersatz.

Getreide

Seit tausenden von Jahren sind Getreide die Grundnahrungsmittel der Menschen. Die Erzeugung ist preiswert, die Lagerung und der Transport einfach und die Erzeugnisse ernährungsphysiologisch sehr wertvoll. Im Zuge der Industrialisierung wurde das Mehl vermehrt in Großbetrieben gemahlen. Um es länger lagern zu können, setzte man mehr auf Auszugs-, Fein- oder Weißmehl. Weißes Mehl war wegen der aufwändigen Herstellung zuvor ein Luxusgut, welches sich nun alle Menschen leisten konnten. Heute gehören eher die Vollkornprodukte zu den »Luxusgütern«.

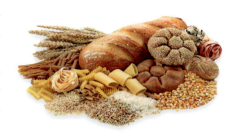

Getreide für jeden Geschmack!

Der Reis ist das Hauptnahrungsmittel des Ostens, der Mais das der westlichen Länder, der Hafer das der kälteren Regionen und die Hirsearten das Hauptgetreide Afrikas. In den mittleren Regionen bevorzugt man Weizen, Roggen und Gerste, hauptsächlich für das Backen von Brot. Getreide bildet das ganze Jahr die Basis für unsere Ernährung. Den Wechsel der Jahreszeiten erleben wir durch die jeweils wachsenden Gemüse und Früchte. Getreide passt mit jedem Gemüse gut zusammen. Es lässt sich auch gut mit Früchten kombinieren, was Millionen Müslifreunde weltweit zu schätzen wissen.

Aus anthroposophischer Sicht

Die Samen der Getreide sind dazu angelegt, eine neue Pflanze hervorzubringen. Wenn wir die Samen essen wollen, lösen wir sie aus dem Zustand der Ruhe, indem wir sie mit Wasser und Wärme aufschließen. So können wir die Samen vertragen und verdauen. Menschen mit schwacher Verdauung brauchen mehr Aufschluss als andere mit starker Verdauungskraft, welche auch Frischkornbrei vertragen. Gewürze steigern die Verträglichkeit. Fenchel, Kümmel, Anis und Koriander helfen auch beim Brot. Vollkorngetreide sollten nicht zusammen mit Zucker verzehrt werden, da dies zu Blähungen führen kann. Auch bei der Kombination mit Fleisch und gekochten oder gebratenen Eiern kann es Probleme geben. Reis, Hirse, Hafer, Grünkern und Maisgrieß sind leicht zu verdauen, Dinkel, Weizen und Gerste etwas schwerer und Roggen wie auch Mais erfordern einen guten Aufschluss.

Aus ayurvedischer Sicht

Getreide gelten als bestes Grundnahrungsmittel für alle Klimagebiete und alle Naturelle. Gedämpfte Vollkorngetreide balancieren und sind einfach zu verdauen. Vollkornnudeln gelten auch als geeignet. Brot ist schwerer zu verdauen und Hefebackwaren erhöhen die Luft-Energetik. Bei schwacher Verdauungskraft empfiehlt man, den Vollkornanteil zu verringern. Caraka empfiehlt bei Übergewicht die Menge von Getreideerzeugnisse zu reduzieren und sie erst dann zu essen, wenn die vorherige Mahlzeit verdaut ist. Bei erhöhter Wasser- oder Feuer-Energetik hilft Gerste abzunehmen.

Aus Sicht der TCM

Auch in der TCM gelten Getreide als Hauptbestandteil der täglichen Ernährung. Sie kräftigen, stärken die Ausdauer und führen zu psychischer und emotionaler Stabilität. Getreide balanciert den Aufbau von Qi, Yin und Yang. Bei Kältesymptomen oder überwiegend vegetarischer Ernährung empfiehlt man wärmende Getreidesorten wie Hafer oder Buchweizen. Bei »Fülle« helfen Weizen, Reis und Gerste. »Mangel« kann durch Hafer, Reis, Dinkel, Mais oder Hirse ausgeglichen werden. Hitze kühlen Weizen, Gerste oder Amarant. »Kälte« wird durch Hafer, Reis oder Mais gelindert. Hirse, Roggen, Buchweizen und Gerste vertreiben »Feuchtigkeit«.

Aus vollem Korn?

Die gesundheitlichen Wirkungen der Inhaltsstoffe von Getreiden werden meist nur für einzelne, isolierte Substanzen experimentell untersucht und quantifiziert. Von vielen Mineralstoffen ist bekannt, dass wir sie nach »pflanzlicher Vorverdauung« besser aufnehmen können. Im Körper ist jedoch immer ein komplexes Gemisch verschiedener bioaktiver Substanzen wirksam. So kann z. B. der Cholesterinspiegel im Blut durch die in fermentierten Lebensmitteln vorhandenen Milchsäurebakterien, durch Saponine, Sulfide sowie Phytosterine beeinflusst werden. Erst das Wissen über die komplexen Wirkungen von Vollkornprodukten erlaubt eine vollständige Beurteilung über gesundheitliche Wirkungen. Vollkornprodukte verlangen jedoch bei der Verdauung einen energetischen Kraftaufwand. Nur bei vorsichtiger Steigerung der Menge steigert der Körper seine Fähigkeit zu Verdauung. Wenn es beim Verzehr von

Getreideernte in Mio. T.		
Getreide	2006	1961
Mais	695	205
Reis	634	284
Weizen	605	222
Gerste	138	72
Sorghum	56	40
Hirse	31	25
Hafer	23	49
Roggen	13	35
Buchweizen	2,3	2,5
Quinoa	0,06	0,03

Vollkornprodukten zu Blähungen oder Völlegefühl kommt, sollten Sie besser die Menge verringern.

Brot

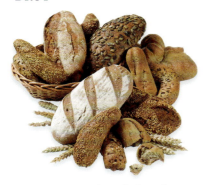

Vor etwa 9.000 Jahren haben die Menschen die ersten Brote gebacken. Es waren »Fladen« aus Weizen oder Gerstenmehl. In Deutschland gibt es heute mehr Brotsorten als irgendwo sonst auf der Welt. Jedoch können die meisten Bäcker mit Wasser, Mehl und Salz kaum noch etwas anfangen und vertrauen auf »Backmischungen«. Diese enthalten etliche Zusatzstoffe aus einem Fundus von über 1000 Feinchemikalien.

- Zuckerkulör um den Roggencharakter oder den Vollkorneindruck zu verstärken
- Calciumcarbonat um die Härte des zugesetzten Wassers zu regulieren
- Sorbinsäure oder Calciumsorbat um die Schimmelbildung zu verhindern
- Schwefeldioxid und Disulfite um die Farbe frisch und natürlich zu halten
- Essigsäure um den Natursauer zu ersetzen
- Milchsäure um den Geschmack von Weizenbroten abzurunden
- Lecithin um die Krume zu mürben
- Zitronensäure um die Schneidbarkeit und Haltbarkeit zu verbessern
- Kaliumtartrat um die Säuerung zu verfeinern
- Natriumorthophosphat um den Teig standfester machen
- Calciumorthophosphat als Käfer- und Mottenschutz
- Carboxymethylcellulose um das Altbackenwerden zu verzögern
- Mono- und Diglyceride von Speisefettsäuren um das Volumen zu vergrößern
- Maltol um das Backaroma zu verfeinern
- Candelillawachs für eine ansprechende Bräunung
- Amylasen um Volumen, Krustenbräunung, Krumenzartheit und Geschmack aufzupolieren
- Monostärkephosphat oder Stärkeacetat um auf tiefgefrorenen Waren »ofenfrischen« Glanz hervorzuzaubern

Wir können uns freuen, dass sich wenigstens einige Bäcker wieder dem »Sauerteig« widmen, diesem launischen Brei aus Säurebakterien und Hefen, der das Brot so wohlschmeckend, bekömmlich und haltbar macht.

Nudeln und Pasta

Die frühesten Hinweise auf die Herstellung getrockneter Teigwaren stammen aus der Zeit vor 4.000 Jahren in Ostasien. Auch die Menschen der griechischen Antike und die Etrusker kannten schon Nudeln. Sie werden überwiegend aus Hartweizengrieß hergestellt. Bei Weichweizen benötigt man noch Ei für die richtige Konsistenz. Es gibt auch Teigwaren aus Dinkel, Hirse, Buchweizen und Hülsenfrüchten, wie Mungbohnen, aus deren Stärke die »Glasnudeln« bestehen. Die Wirkung der Teigwaren auf das Naturell wird von den verwendeten Getreiden bestimmt.

Gluten

Ungefähr fünf bis sieben Prozent der Deutschen haben vermutlich Probleme mit dem Gluten, dem Klebereiweiß im Getreide.

Getreide und Kosmos

Nach anthroposophischer Anschauung stehen die kosmischen Kräfte der Planeten auch mit den Getreiden in Zusammenhang. Wir ernähren uns vielseitig und erfahren den Wochenrhythmus, wenn wir die entsprechenden Getreide an den zugehörigen Tagen verwenden.

Weizen	Sonne	Sonntag
Reis	Mond	Montag
Gerste	Mars	Dienstag
Hirse	Merkur	Mittwoch
Roggen	Jupiter	Donnerstag
Hafer	Venus	Freitag
Mais	Saturn	Samstag

Dieses führt bei ihnen zu Problemen mit der Verdauung. Festgestellt werden kann die Sensitivität zur Zeit nur durch ein Ausschlussverfahren - Gluten weglassen und schauen, ob die Beschwerden wie Blähungen, Bauchschmerzen oder Durchfall verschwinden. Wenn ja, sind Produkte aus Hirse, Mais, Reis, Quinoa, Amarant oder Buchweizen eine Alternative.

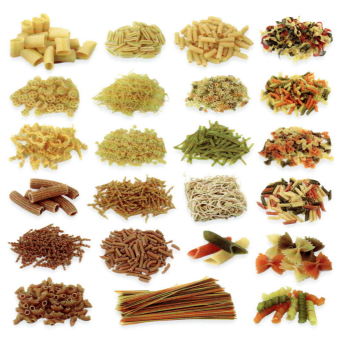

Ihre Form ist entscheidend - für diese gibt es in Italien an die 200 Bezeichnungen von A wie Abachini bis Z wie Zitoni.

Weizen

Latein	Englisch	Sanskrit	Mandarin	Tibetisch	Arabisch
Triticum vulgare L.	Wheat	Godhuma	X iao mai	Gro	Hintah

Eine Portion Bulgur, gekocht:	200	g
Das sind kcal:	166	kcal
Glykämischer Index (GLYX):	48	
Glykämische Last (GL):	18	
Säureerzeuger mit PRAL von:	1,2	

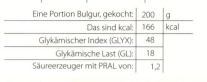

Weizen bildet immer noch die Grundlage der Ernährung in den westlichen Ländern. Vollkornprodukte werden immer beliebter und damit auch der Wert des Weizens für die Gesundheit.

So golden die Sonne im Juli strahlt, so golden sich der Weizen mahlt

Um 7800 v. Chr. begannen die Menschen im vorderen Orient mit dem Anbau der Vorfahren der heutigen Weizenarten: Einkorn und Emmer. Um 3.000 v. Chr. brachten Händler den Weizen nach Europa, Nordafrika und Asien aber bis zum 11. Jh. blieben Einkorn, Emmer und Gerste die wichtigsten Getreide da der Weizen bessere Böden brauchte und nicht so widerstandsfähig war. Die Adligen und Städter aber mochten das wertvolle helle Brot aus dem weißen Mehl und es wurde zu einem Statussymbol, auf das man nur in Notzeiten verzichtete. Aber was die hohen Herren für gut befanden, wollte auch bald das Volk. Heute sind Weizen, Mais und Reis die wichtigsten Getreide.

Weizen zum Heizen

Da der Marktpreis von Getreide bereits unter seinem Heizwert liegt, gibt es Slogans wie »Weizen ist in Deutschland billiger als Sägemehl«. Viele Kinder kennen nur noch Produkte aus Weizenmehl wie Brötchen oder Nudeln. Doch immer mehr Menschen interessieren sich auch wieder für die ganzen Körner, die man meist dort kaufen kann, wo es Bio-Waren gibt. Für die einfache Verwendung beim Kochen gibt es beliebte vorbereitete Produkte. Bulgur besteht aus Weizenkörnern, die wie Parboiled-Reis eingeweicht, getrocknet und anschließend geschliffen und zerkleinert werden. Bei dieser Verarbeitung bleiben viele der Inhaltsstoffe des Weizen erhalten. Couscous ist Hartweizengrieß und wird meist vorgegart angeboten, so dass man ihn nur noch kurz mit heißer Brühe übergießen und einige Minuten quellen zu lassen braucht.

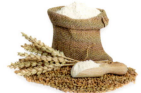

Einkauf und Zubereitung

Das volle Getreide kann oft über Jahre schadlos gelagert werden. Von Jahr zu Jahr verlieren ungefähr 3 Prozent der Körner ihre Fähigkeit zu keimen – der Rest bleibt lebendig (nach Zeiger und Bischof »in einem Schwingungszustand der in Resonanz mit dem kondensierten Zustand des Biophotonenfelds steht, also in einem kohärenten makroskopischen Quantenzustand«). Obwohl das Getreide nicht in unserem Magen keimen soll, empfiehlt Werner Kollath die Prüfung auf seine Keimfähigkeit als »eine ausgezeichnete Probe auf seinen Gehalt an Vitalstoffen« und rät, dass wenigstens 80 Prozent der Weizenkörner keimen sollten, damit man den Weizen noch als vollwertig bezeichnen könne. Dies kann man selber sehr leicht mit Hilfe eines Behälters für die Sprossenherstellung prüfen, den man in fast jedem Naturkostladen kaufen kann. Wer eine Getreidemühle hat, sollte das Korn erst kurz vor der Verwendung mahlen.

Umweltaspekte

Bei Eco-News heißt es »Wer etwa ein Kilo Bio-Getreide oder -Mehl kauft, sorgt dafür, dass zwei Quadratmeter Acker biologisch bebaut und so von Pestiziden und Kunstdünger verschont werden.« Damit würde auch etwa ein Drittel weniger Energie verbraucht, als beim konventionellen Anbau.

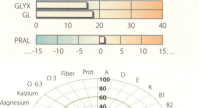

Weizen enthält viel Linolsäure und je nach Boden einen hohen Anteil des Spurenelents Selen. Selen unterstützt die Biochemie unseres Immunsystems und hilft beim Ausleiten von Umweltgiften.

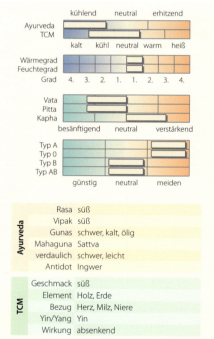

Naturheilkunde

Ayurveda

Bereits Caraka und Susruta schreiben, dass Weizen je nach Sorte und Verarbeitung wirkt. Als frisches Korn und Schrot ist er nährend, belebend, verlängert das Leben, besänftigt Vata und Pitta und erhöht Kapha – länger gelagerter Weizen erhöht Kapha nicht und wird empfohlen um im Frühling vermehrtes Kapha vom Winter abzubauen. Caraka rät denen, die abnehmen möchten, Nahrung mit Weizen oder anderem Getreide erst dann zu essen, wenn die vorherige Mahlzeit verdaut ist.

TCM

Vollkornweizen und -Kleie harmonisieren die »Mitte« und wirken abschwellend. Man empfiehlt sie bei Hitze-Symptomen, Schwitzen, trockenem Mund und zum Senken von Fieber bei Säuglingen und Kleinkindern. Weizenmehl wirkt warm auf die Funktionskreise Milz und Leber und ist nicht zur Vertreibung von Unruhe und Hitze geeignet. Weizensprossen wirken kalt und helfen nach übermäßigem Alkoholgenuss. Man meidet Weizenkleie bei Kälte-Problemen.

«Der Weizen ist warm und vollkommene Frucht, so daß in ihm kein Mangel ist. Und wenn man rechtes Mehl aus Weizen macht, dann ist das aus diesem Mehl gemachte Brot gut für Gesunde und Kranke und bereitet rechtes Fleisch und rechtes Blut im Menschen. Aber wer aus dem Mehl den Markdunst, das ist das Semmelgrieß, herausschüttet, und aus diesem Dunst Brot macht, dann ist jenes Brot kraftloser und schwächer als wenn es aus dem rechten Mehl gemacht wäre, weil der Dunst seine Kräfte einigermaßen verlieren wird und mehr Schleim im Menschen bereitet als das rechte Weizenmehl. Wer aber Weizen ohne Mehl und ungemahlen, mit ganzen Körnern kocht und nicht in der Mühle gemahlen, und ihn so wie eine andere Speise ißt, der bereitet in sich weder rechtes Blut noch rechtes Fleisch, sondern viel Schleim, so daß (der Weizen) kaum verdaut wird; und so ist er dem Kranken keineswegs bekömmlich, wenn auch der Gesunde diese Speise wird bewältigen können.« (aus »Physica«, übersetzt von Portmann, 1997)

Weizen gibt unserem Körper Formkraft. Eiweiß und Stärke nähren Stoffwechsel und Gliedmaßen. Seine wurzelhaften Mineralien wirken im Zusammenspiel mit Lichtprozessen anregend auf unser Nerven-Sinnes-System.

TEM – Unani-Medizin

Weizen wirkt leicht warm und ist zwischen Feuchtigkeit und Trockenheit balanciert.

DINKEL

In vielen Geschäften gibt es wieder Dinkelprodukte zu kaufen. Für die aufwändige Verarbeitung des Dinkels zahlt man mehr, erhält dafür jedoch zur Abwechslung einen etwas nussigeren Geschmack des Mehls, der Nudeln oder Backwaren.

Latein	Englisch
Triticum vulgare L.	Spelt
Eine Portion Grünkern, gekocht:	200 g
Das sind kcal:	254 kcal
Glykämischer Index (GLYX):	
Glykämische Last (GL):	
mit PRAL von:	7,7

Werte für GLYX und GL liegen nicht vor. Bei Brot und Mehl entsprechen diese denen des Weizens.

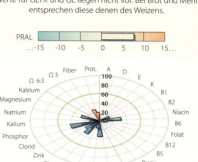

Dinkel ist das beste Getreide!

Ob vor 15.000 Jahren im südwestlichen Teil Asiens, vor 7.500 Jahren in Mitteleuropa, 1.750 v. Chr. in dem Gebiet der heutigen Deutschschweiz, der Dinkel ist eine der wichtigen Kulturpflanzen der Welt.

Dinkel ist teurer, weil er geringere Erträge als der Weizen bringt und weil jedes Korn eine Getreideschale (Spelz) hat, die nicht gedroschen, sondern beim Gerben in einem aufwändigen Schälvorgang vor dem Mahlen vom Korn getrennt werden muss. Die Spelzen nimmt man als Viehfutter oder als Füllung fürs Dinkelkissen. Viele kennen den Dinkel auch als Grünkern. Das Korn wird halbreif, milchig weiß und halbfest meist im Juli geerntet. Um es haltbar zu machen, muss es zuerst getrocknet (gedarrt) werden. Dadurch werden die Körner grünlich und erhalten ihren würzig-aromatischen Geschmack.

Einkauf und Zubereitung

Dinkel gibt es in preiswerteren Mischzüchtungen oder reinen Rückzüchtungen wie dem Frackenkorn, dem Oberkulmer Rotkorn oder dem Schwabenkorn der Universität Hohenheim.

Dinkelmehl enthält mehr Klebereiweiß als Weizen und eignet sich sehr gut zum Backen. Der Teig braucht mehr Ruhe und darf nicht zu intensiv in der Küchenmaschine bearbeitet werden, da er sonst seine Festigkeit verliert. Daher können Sie Weizenmehl nur bei festeren Teigen durch Dinkelmehl ersetzen. Grünkernmehl kann man nicht zum Backen verwenden. Körner, Graupen, Grieß und Mehl eignen sich aber gut für Saucen, Suppen und Bratlinge. Auch im Müsli finden einige Geschmack an ihm.

Dr. Wighard Strehlow berichtet, durch seine jahrzehntelange Erfahrung die Wirksamkeit von Dinkel bewiesen zu haben, da er glaubt mit Dinkel 80 Prozent der Heilung und Linderung bei über 20 Krankheiten, darunter Krebs, Aids und Multiple Sklerose, erzielt zu haben. Als Wirkmechanismus nennt er die antibiotische Wirkung des Vitaminoid Thiocyanat und Rhodanid. Eine Mengenangabe für Dinkel wurde bisher nicht genannt. Thiocyanat ist allerdings in größeren Mengen zwischen 1 und 8 mg/100 g in den Senfölen aller Kohlsorten enthalten. Die beschriebenen Wirkungen des Dinkels wurden von Heilkundigen, welche nicht der »Hildegard-Kost« anhängen, noch nicht entdeckt.

NATURHEILKUNDE

TCM

Dinkel stärkt und wärmt die »Mitte« bewegt das Leber-Qi und stärkt das Yang der Nieren.

 »Der Dinkel ist das beste Getreide, und er ist warm und fett und kräftig, und er ist milder als andere Getreidearten, und er bereitet dem der ihn isst rechtes Fleisch und rechtes Blut, und er macht frohen Sinn und Freude im Gemüt des Menschen. Und wie auch immer (die Menschen) ihn essen, sei es in Brot, sei es in anderen Speisen, er ist gut und mild. Und wenn einer so krank ist, dass er vor Krankheit nicht essen kann, dann nimm die ganzen Körner des Dinkels und koche sie in Wasser, unter Beigabe von Fett oder Eidotter, so daß man ihn wegen des besseren Geschmacks gern essen kann, und gib das dem Kranken zu essen, und es heilt ihn innerlich wie eine gute und gesunde Salbe.« (aus »Physica«, übersetzt von Portmann, 1997)

TEM – Unani-Medizin

Dioskurides schrieb über den Dinkel: »Es gibt zwei Sorten Dinkel, die eine wird die einfache, die andere die zweikernige genannt, welche den Samen in zwei Spelzen enthält. Er ist nahrhafter als Gerste, wohlschmeckend, für die Brotbereitung aber weniger Nahrung abgebend als der Weizen.« Auch im »Tacuinum sanitatis« meint man, dass er weniger nahrhaft als der Weizen sei und dem Magen schade, wenn man ihn nicht mit Anis essen würde. Er sei gut für die Brust, die Lunge und gegen Husten.

Grünkernbratlinge

300 g geschroteten Grünkern und 5 EL Vollkornhaferflocken mit 200 ml Gemüsebrühe aufkochen und ausquellen lassen. Mit 2 gewürfelten Zwiebeln, 2 gehackten Knoblauchzehen, 2 Eiern und 5 EL Paniermehl gut vermengen. Nach Belieben können noch Gemüse wie Porree, Möhren oder Sellerie klein geschnitten hinzugefügt werden. Dann mit Senf, Salz und Pfeffer nicht zu fade würzen. Daraus werden mit nassen Händen kleine Bratlinge geformt und mit etwas Öl in einer gut vorgeheizten Pfanne goldbraun gebraten.

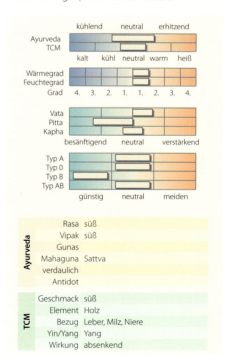

Reis

Latein	Englisch	Sanskrit	Mandarin	Tibetisch	Arabisch
Oryza sativa L.	Rice	Sali, Vrihi	Xian mi (Langkornreis)	De	Aruzz, Al ruzz

Polierter Reis, gekocht:	200	g
Das sind kcal:	168	kcal
Glykämischer Index (GLYX):	64	
Glykämische Last (GL):	24	
mit PRAL von:	3,3	

Ob als Beilage, als Milchreis, als Risotto, als Pilaw oder in unzähligen anderen Variationen – Reis ist das beliebteste Getreide der Welt.

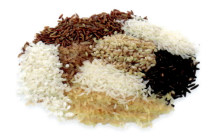

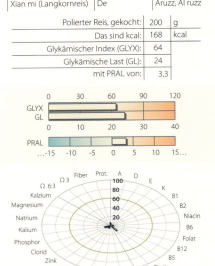

In China ist ein Sack Reis umgefallen!

Die Menschen Chinas begannen vermutlich zwischen 7.500-6.400 v. Chr. den Reis zu kultivieren. Ungefähr 1.500 Jahre später baute man Reis auch in einzelnen Gebieten Indiens an. Von Reiskuchen handeln schon die Verse der Rigveda. Arabische Händler brachten den Reis zu den Griechen und Römern und mit den Spaniern gelangte er im 17. Jh. auch nach Südamerika. Im Jahr 2006 stammten mit 576 Millionen Tonnen 90 Prozent der Welt-Reisernte aus asiatischen Ländern. Auch in den europäischen Mittelmeerländern baut man Reis für den europäischen Bedarf an. Insgesamt gelangen nur etwa 5 Prozent der Weltproduktion in den Export, mit Thailand, Indien, Vietnam, Pakistan und den USA als Hauptexportländer.

Reis ist heute das wichtigste Grundnahrungsmittel für die meisten Menschen in der Welt, hauptsächlich im asiatischen Raum. Man unterscheidet Rundkornreis wie den italienischen Arborio, den man für Risotto oder süße Gerichte verwendet und Langkornreis wie Basmati- oder Patna-Reis. Den nach der Ernte getrockneten und gedroschenen Reis nennt man Paddy. Beim Parboiled-Verfahren wird der Paddy eingeweicht um die Vitamine und Mineralien aus Keimling und Silberhäutchen zu lösen und anschließend mit Wasserdampf und hohem Druck ins Innere des Reiskorns zu pressen. Dann wird die Oberfläche der Reiskörner mit heißem Dampf gehärtet und der Reis getrocknet. Von da an geht es weiter wie beim normalen Reis. In der Reismühle entfernt man die Spelzen. Das Ergebnis heißt Natur- oder Braunreis. Meist werden aber auch noch Frucht- und Samenschale (Silberhäutchen) abgeschliffen, womit ungefähr die Hälfte seiner Mineral- und Ballaststoffe verloren gehen.

Einkauf und Zubereitung

Basmatireis ist wunderbar aromatisch, locker kochend und eignet sich als Beilage aber auch für Aufläufe und Pfannengerichte. Es gibt große Unterschiede in der Qualität – ausprobieren lohnt sich! Thai- oder Duft- oder Jasminreis klebt leicht und eignet sich gut für chinesische oder südostasiatische Gerichte, aber auch die mediterrane Küche. Weißreis kann man bis zu 28 Monate, Naturreis bei zu 12 Monate und Parboiled-Reis bis 18 Monate lagern.

Am einfachsten kocht man Reis, indem man ihn mit der doppelten Menge Wasser aufkochen lässt, mit geschlossenem Deckel und geringer Hitze 20 Minuten köchelt und anschließend je nach Vorliebe 5 Minuten oder länger nachquellen lässt. Natur-Reis braucht meist eine längere Nachquellzeit und bleibt meist hart zu kauen. Um die Bissfestigkeit der naturbelassenen Reiskörner zu mildern und zugleich die Mineralien- und Eiweißausbeute zu erhöhen, kann man den Reis 20 Stunden in 30-40 Grad warmem Wasser oder länger in kälterem Wasser keimen lassen. Das Wasser sollte dabei einige Male gewechselt werden, bevor es zu riechen anfängt. Der Reis sollte dann vor dem Kochen vorsichtig gewaschen werden. In Japan gibt es inzwischen mehrere Firmen, die vorgekeimten Reis verkaufen. In einigen Landesküchen ist es auch üblich den Reis vor dem Kochen in Öl zu rösten um einen nussigen Geschmack zu erhalten.

Umweltaspekte

Mögliche Schadstoffe werden bei der Verarbeitung des Reises entfernt. In den USA erntet man mit industriellen Methoden drei Mal mehr Reis pro Hektar als asiatische Reisbauern, die ohne Maschinen 40 Mal mehr Arbeitsstunden für die gleiche Fläche aufwenden müssen. Sie können oft nicht mehr mit den Marktpreisen der Amerikaner konkurrieren und müssen resigniert aufgeben.

Eine Portion Natur-Reis als Beilage einer Mahlzeit deckt bereits um 20 Prozent des täglichen Bedarfs an Magnesium, Phosphor, Vitamin B1 und Pantothensäure sowie noch höhere Mengen an Mangan und Selen. Polierter weißer Reis ist bekömmlicher enthält aber im Durchschnitt nur die Hälfte der Vitamine und Mineralien von Natur-Reis. Besonders gut verwertbar sind Vitamine und Mineralien von gekeimten Reis. Dieser enthält auch größere Mengen des hemmenden Neurotransmitters γ-Aminobuttersäure.

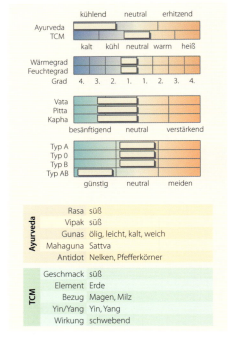

Naturheilkunde

Ayurveda

Reis ist einfach zu verdauen, wirkt aphrodisierend und kräftigt den Körper. Die Wirkung auf Vata, Pitta und Kapha ist abhängig von der Sorte und Kochweise. Der Reis, der ein oder mehrmals im Feld umgesetzt wurde, ist laut Susruta von bester Qualität und besänftigt alle drei Doshas. Vollreis wirkt kühlend. Nach tibetischer Medizin erhöht Reis die Lebendigkeit des Geistes und verbessert das Gedächtnis. Zusammen mit scharfen Gewürzen gekocht, wirkt er leicht und ist einfach zu verdauen, mit Fleischbrühe oder Milch gekocht ist er schwer zu verdauen.

TCM

Reis stützt das Qi, erwärmt die »Mitte« und festigt den Stuhl. Langkornreis hat eine Tendenz zur Wärme. Klebreis wirkt warm, fördert die Fähigkeit den Urin zu halten und führt leicht zu Verstopfung.

»Reis hat als einziges Getreide eine Beziehung zum Wasser, da er im Wasser wächst. Dadurch wirkt auch der Mond, welcher aufbauende vegetative Prozesse unterstützt, auf den Reis. Reis stärkt den Willen des Menschen ohne ihn zu stark anzufeuern. Reis ist das Getreide des Phlegmatikers.«

TEM – Unani-Medizin

Langkorn- und Basmati-Reis gilt in der Unani-Medizin als wärmend, brauner und Rundkorn-Reis als kühlend. Reis und Weizen nähren den Körper am besten von allen Getreiden. Es wird gesagt, dass Reis angenehme Träume schenkt und den Samen vermehrt. Als bester gilt der im Himalaya handgesäte, handaufgezogene und handgeerntete Basmati-Reis.

GERSTE

Latein	Englisch	Sanskrit	Mandarin	Tibetisch	Arabisch
Hordeum vulgare L.	Barley	Yava	Da mai	Ne, (Nas)	Shacir

Gerstengraupen, gekocht:	150	g
Das sind kcal:	184,5	kcal
Glykämischer Index (GLYX):	25	
Glykämische Last (GL):	11	
Säureerzeuger mit PRAL von:	0,7	

Gerste hilft bei erhöhtem Feuer- oder Wasser-Energetik. Vielleicht sollten es Einsteiger erst ein Mal mit japanischen Soba-Nudeln versuchen.

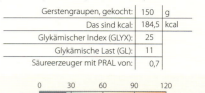

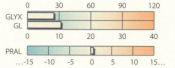

Hopfen und Malz, Gott erhalts!

Gerste, Einkorn und Emmer waren die ersten Getreide, die Menschen im östlichen Balkan und vorderen Orient säten und ernteten. Ab 5.000 v. Chr. gibt es die Gerste auch in Mitteleuropa. Sie benötigt weniger Feuchtigkeit als Hafer und weniger Nährstoffe als Weizen und gilt deshalb als anspruchslos. Gerste war das Hauptnahrungsmittel der Griechen und ist es noch heute für die Tibeter. Die Hälfte der heutigen Welt-Produktion füttert man an das Vieh, den größten Rest braucht man für Whisky und Bier.

Gerste ist wie der Dinkel mit dem Spelz verwachsen und kann nur aufwändig von ihm getrennt werden. Beim Bierbrauen ist dies nicht erforderlich und die Spelzen helfen sogar, die Maische zu filtern.

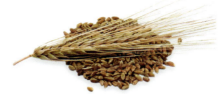

Einkauf und Zubereitung

Für ihr Tsampa rösten die Tibeter die Gerste vor dem Mahlen, um sie ohne langes Kochen mit Milch, Tee oder als Suppe zubereiten zu können. Diese Art Mehl kennt man auch in Equador als Machica, auf den kanarischen Inseln als Govio, in Finnland als Takkuna und in vielen Regionen Afrikas. In Deutschland ist es im Sortiment der meisten Bioläden.

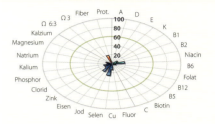

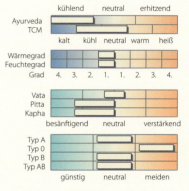

NATURHEILKUNDE

AYURVEDA

Gerste wird zum ersten Mal in der Rigveda erwähnt. Sie gilt als hilfreich für den Verstand und das Verdauungsfeuer. Sie wirkt kühlend, ist schwer zu verdauen und erzeugt mehr Gase und Stuhl. Gerste hält schlank und hilft bei Husten und Schnupfen. Fladen aus Gerstenmehl sind leicht zu verdauen, erhöhen Vata und helfen bei Krankheiten, verursacht durch Kapha.

TCM

Gerste kühlt Hitze, befeuchtet Trockenheit, harmonisiert den Magen, stillt den Durst und wirkt entwässernd. Man empfiehlt sie bei Durchfall, Reizblase, Wasseransammlungen im Körper und Hautentzündungen.

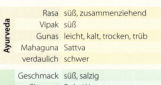

> »Die Gerste ist kalt, so daß sie kälter und schwächer ist als die vorgenannten Feldfrüchte (Anm.: Weizen, Hafer, Roggen). Und wenn sie als Brot oder als Mehl gegessen wird, schadet sie sowohl Gesunden als Kranken, weil sie nicht solche Kräfte hat wie die übrigen Arten der Feldfrüchte.« (aus »Physica«, übersetzt von Portmann, 1997)

> Der Mehlkörper ist stärker als bei anderen Getreiden von Mineralien durchdrungen. Die Gerste wirkt besonders auf das Nerven-Sinnes-System, regt aber auch die Formkräfte im Organismus an. Diese Kräfte stärken die Lungen und Bindegewebe.

TEM – UNANI-MEDIZIN

Gerste verschafft Linderung bei warmen Krankheiten und Fieber.

Graupensuppe

Geschälte und polierte Gersten- oder Weizenkörner werden Graupen genannt. Da sich Gerstenkörner lange lagern lassen, waren sie vom Altertum bis zum 19. Jh. ein wichtiger Bestandteil der Ernährung beim Militär und in der Seefahrt. Eine Graupensuppe enthält meist noch Schinken, Bohnen, Möhren, Sellerie und Kartoffeln.

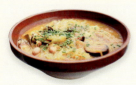

100 g Speck oder Bauchfleisch würfeln und in einem großen Topf anrösten. 200 g Graupen und 100 g Wurstscheiben oder Kasseler dazu geben und mit 2 Liter Wasser auffüllen. Ca. 1,5 Stunden köcheln lassen und dann kleingeschnittenes Gemüse wie z. B. 1 Möhre, 1 Stange Lauch und 1 Kartoffel hinzugeben. Noch eine halbe Stunde weiter köcheln lassen und dann mit Paprika, Salz und Pfeffer abschmecken.

Roggen

Latein	Englisch	Mandarin
Secale cereale L.	Rye	Hei mai

Eine Portion Roggenvollkornbrot:	100	g
Das sind kcal:	192	kcal
Glykämischer Index (GLYX):	34	
Glykämische Last (GL):	13	
Säureerzeuger mit PRAL von:	2,9	

Schweres dunkles Roggenbrot gilt als besonders gesund für Sportler und alle, die körperlich hart arbeiten müssen. Roggen hat von den Getreiden den höchsten Kaliumgehalt. Möglicherweise führt dieser zu der in der chinesischen Medizin beschriebenen entwässernden Wirkung.

Unser täglich Brot gib uns heute!

Roggen ist das jüngste der Brotgetreide. Die Römer hatten ihn noch nicht im Speiseplan. Aber schon vom 3. bis 11. Jh. aßen die meisten Europäer auch Brot aus Roggenmehl. Roggen wuchs auch auf einfachen Böden, brachte guten Ertrag und diente dem Acker zur Erholung. Früher war er eine beeindruckende Pflanze, deren Halme bis 1,80 cm hoch wuchsen. Heute wird Roggen nur noch in den Ländern angebaut, wo er gebraucht wird. Dazu gehören Russland, Polen Deutschland, Weißrussland, die Ukraine und noch einige weitere Länder.

In Deutschland wird der Roggenmehl meist für Misch- und Vollkornbrote verwendet. Es enthält wenig Klebereiweiß und braucht daher eine längere Teigführung mit Sauerteig oder Backferment. Roggenvollkornmehl wird auch zur Herstellung von Knäckebrot verwendet, das ursprünglich aus Schweden stammt.

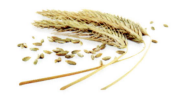

NATURHEILKUNDE

TCM

Roggen stärkt das Qi, trocknet Feuchtigkeit, wirkt harntreibend und unterstützt damit die Ausscheidung von Flüssigkeiten. Man empfiehlt ihn gegen Ansammlungen von Schleim, Ödemen und Gedunsenheit.

 »Der Roggen ist warm, aber doch kälter als der Weizen, und er hat viele Kräfte. Das aus ihm bereitete Brot ist für gesunde Menschen gut und macht sie stark. Und für jene ist es gut, die fettes Fleisch haben, weil es ihr Fleisch mindert, aber dennoch macht es sie stark. Aber für jene, die einen kalten Magen haben und dadurch sehr entkräftet werden, ist (er) nachteilig, weil ihre Schwäche ihn nicht zur Verdauung bewältigen kann, und daher bereitet er viel Sturm in ihnen, weil sie ihn kaum verdauen können.« (aus »Physica«, übersetzt von Portmann, 1997)

 Roggen kräftigt die Stützgewebe und Knochen. Seine Beziehung zum Licht wirkt auf den Kalkstoffwechsel. Die aufbauende Kraft des Kaliums wirkt positiv auf die Leber. Roggen ist schwer verdaulich, stärkt durch diese Anregung aber den Organismus.

Ayurveda
Rasa	süß, zusammenziehend
Vipak	süß
Gunas	trocken, leicht
Mahaguna	Sattva

TCM
Geschmack	bitter
Wuxing	Feuer
Zang-fu	Leber, Galle, Milz
Yin/Yang	Yin
Wirkung	aufsteigend

Buchweizen

Latein	Englisch	Sanskrit	Mandarin	Tibetisch	Arabisch
Fagopyrum esculentum Moench	Buckwheat	Kaspat (Hindi)	Qiao mai	Dao, Bra´o	Hentatun sa d

Eine Portion Buchweizen, gekocht:	200	g
Das sind kcal:	184	kcal
Glykämischer Index (GLYX):	54	
Glykämische Last (GL):	22	
Basenlieferant mit PRAL von:	2	

Mit Buchweizen kann man etwas Abwechslung in den Speiseplan bringen. Für Menschen mit erhöhter Wasser-Energetik sind Buchweizennudeln eine gute Alternative zu Weizen-Produkten.

Der Weizen, der kein Korn ist.

Den Buchweizen begannen die Menschen in China vermutlich um 6000 v. Chr. anzupflanzen. Von dort gelangte er um 4000 v. Chr. nach Tibet und über Zentralasien bis in den Balkan. Die Mongolen brachten ihn im 13. Jh. mit den nach Westeuropa. Der Name entstand, weil die Samen den Bucheckern ähnlich sind. Vom 4. Jh. bis zu Verbreitung der Kartoffel im 18. Jh. war Buchweizen in Deutschland eine wichtige Nahrungspflanze. Mitte des 20. Jh. wurde in Europa kaum noch Buchweizen angebaut. Heute findet man ihn wieder häufiger, auch in Deutschland.

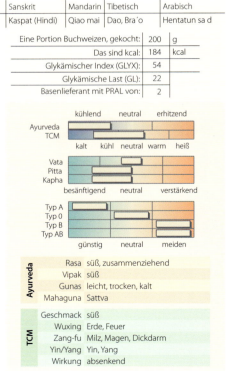

NATURHEILKUNDE

TCM

Buchweizen kräftigt die Milz, vertreibt Feuchtigkeit, öffnet den Magen, kühlt Hitze und entgiftet. Man verordnet ihn bei unbewegtem oder gegenläufigen Magen-Qi mit Übelkeit, Schmerzen und Spannungsgefühlen. Es wird empfohlen, Buchweizen bei Schwäche oder Kühle der »Mitte« zu meiden.

Ayurveda
Rasa	süß, zusammenziehend
Vipak	süß
Gunas	leicht, trocken, kalt
Mahaguna	Sattva

TCM
Geschmack	süß
Wuxing	Erde, Feuer
Zang-fu	Milz, Magen, Dickdarm
Yin/Yang	Yin, Yang
Wirkung	absenkend

HAFER

Viele Menschen in der Welt gelangen mit Hafer, ob als Müsli, Porridge oder Suppe, schwungvoll in den Tag.

Latein	Englisch	Sanskrit	Mandarin	Arabisch
Avena L.	Oat	Atiyav, Mundyav	Yan mai	Sch f n

Eine Portion Haferflocken, Vollkorn:	60	g
Das sind kcal:	208,2	kcal
Glykämischer Index (GLYX):	58	
Glykämische Last (GL):	20	
Säureerzeuger mit PRAL von:	5,7	

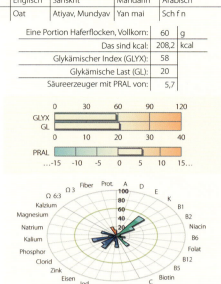

Den hat wohl der Hafer gestochen!

Hafer wird seit 3000 Jahren angebaut. Er stammt aus Mitteleuropa und wurde das Grundnahrungsmittel der Germanen und Kelten.

In vielen Ländern der Welt beginnen Menschen ihren Tag mit einer Schüssel Haferflocken-Müsli oder Haferbrei. In den USA sind sie das »In«-Getreide gegen Fettsucht und zur Senkung des Cholesterinspiegels.

Einkauf und Zubereitung

Verwenden können Sie den Hafer als volles Korn, Vollkornflocken »mit Biss«, zarten Flocken aus geschnittenen Körnern, Instant Flocken aus Hafermehl und als Hafermehl und -Kleie. Vor 30 bis 40 Jahren musste man die Haferflocken innerhalb von vier Wochen verbrauchen, da die enthaltenen Fette dann bitter wurden. Heute werden die Haferflocken erst mit heißem Dampf behandelt um sie haltbar zu machen und die meisten von uns vertragen diesen Flocken auch ungekocht. Rohhaferflocken kann man in einigen Bioläden kaufen oder man nimmt geschälten Hafer oder Nackthafer und quetscht die Flocken frisch mit der Handmühle. Achten Sie bei Hafer auf das Haltbarkeitsdatum und lagern es möglichst weniger als zwei Monate.

Hafer hellt das Gemüt auf und wirkt gegen Depressionen. Hormonartige Wirkstoffe wie Dopamin und Katecholamine werden mit im Hafer enthaltener Enzyme und des Tyrosin gebildet. Hafer enthält besonders viel Kieselsäure, Magnesium und Eisen. Haferbrei, Haferschleim und Hafersuppen schonen und helfen einem verdorbenem, kalten Magen. Bei zu hohem Cholesterinspiegel helfen die wasserlöslichen Beta-Glucane der Randschichten des Korns.

NATURHEILKUNDE

AYURVEDA

Nach Dr. Tirtha beruhigt und stärkt Hafer den Geist, ist jedoch schwer zu verdauen, besonders in Kombination mit Milch und Zucker. Hafer kann Hautirritationen und toxische Zustände verstärken. Er vermehrt die Gewebe, besonders Fettgewebe. Dr. Qusar empfiehlt Hafer wegen seiner warmen Eigenschaft bei Kapha-Störungen.

TCM

Hafer kräftigt die Muskeln, Sehnen und Nerven. Er befeuchtet den Darm und hält Schweiß zurück. Somit hilft er bei Verstopfung, übermäßigem Schwitzen. Er stärkt bei körperlicher Schwäche, besonders Kinder und ältere Menschen.

Es wird empfohlen, Hafer bei durch die Konstitution bedingter Schwäche mit Neigung zu Durchfall und wegen der die Wehen unterstützenden Wirkung in den ersten Monaten der Schwangerschaft zu meiden.

 »Der Hafer ist warm, von scharfem Geschmack und von starkem Rauch, und er ist eine beglückende und gesunde Speise für gesunde Menschen, und er bereitet ihnen einen frohen Sinn und einen reinen und klaren Verstand, und er macht ihnen eine gute Farbe und gesundes Fleisch. Auch für jene, die etwas und mäßig kränkeln, ist er gut zu essen sowohl als Brot als auch als Mehl, und schadet ihnen nicht. Für jene aber, die sehr krank und kalt sind, ist er zum Essen nicht bekömmlich, weil der Hafer immer Wärme sucht. Und wenn diese (Kranken) Haferbrot oder Hafermehl äßen, wälzte es sich gleichzeitig im Bauch (der Kranken) und würde Schleim in ihnen bereiten, und Kräfte würde es ihnen nicht geben, weil (sie) kalt sind.« (aus »Physica«, übersetzt von Portmann, 1997)

 Hafer stärkt die Bildekräfte der Jugend, erhöht die körperliche Kraft und die geistige Aufnahmefähigkeit. Er stärkt den Willen des Menschen und unterstützt daher das cholerische Temperament.

Müsli

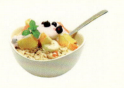

Auf einer Bergwanderung bekam der schweizer Arzt und Ernährungsreformer Maximilian Oskar Bircher-Benner (1867 bis 1939) eine traditionelle Mahlzeit aus Haferflocken, Äpfeln, Nüssen, Zitronensaft und gezuckerter Kondensmilch serviert.
Sie war die Grundlage für das Bircher Müsli, eine Vollwertdiät mit frischem Obst mit der er ab 1900 den Gästen in seinem Züricher Sanatorium zu einer besseren Verdauung verhalf. Heute steht der Begriff für fertige Mischungen aus Getreideflocken, Trockenobst und Nüssen, die mit Milch oder Joghurt vermengt gegessen werden. In Kombination mit selbst hergestelltem Kefir ist Müsli ein echtes »Powerfood«.

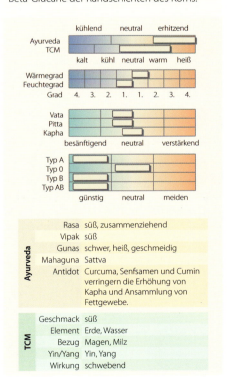

	Rasa	süß, zusammenziehend
	Vipak	süß
Ayurveda	Gunas	schwer, heiß, geschmeidig
	Mahaguna	Sattva
	Antidot	Curcuma, Senfsamen und Cumin verringern die Erhöhung von Kapha und Ansammlung von Fettgewebe.
	Geschmack	süß
TCM	Element	Erde, Wasser
	Bezug	Magen, Milz
	Yin/Yang	Yin, Yang
	Wirkung	schwebend

Hirse

Latein	Englisch	Sanskrit	Mandarin	Tibetisch
Panicum miliaceum L. (Rispenhirse)	Millet	Cinaka	Gao liang (Mohrenhirse)	Men chak

Neuere Züchtungen machen die Hirse auch für die Industrieländer wieder interessant und küchentauglich. Sie hilft bei überhöhter Wasser-Energetik.

Eine Portion Hirse, gekocht:	200	g
Das sind kcal:	238	kcal
Glykämischer Index (GLYX):	71	
Glykämische Last (GL):	34	150 g
Säurelieferant mit PRAL von:	5,9	

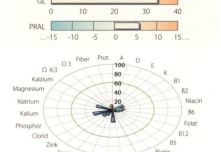

Wie im Schlaraffenland!

Im Schlaraffenland-Gedicht von Hans Sachs aus dem 16. Jh. mussten sich die Menschen durch einen Berg von Hirsebrei essen, um in das Land der sorgenfreien Sättigung zu gelangen. Als Hirse bezeichnet man mehrere Getreidearten, die alle kleinfruchtige Körner liefern. Hirse bringt weniger Ertrag, gedeiht aber auf trockenen und armen Böden, wo sonst kein anderes Getreide mehr wächst. Besonders Sorghum, die Mohrenhirse, hat heute in Afrika und teilen Asiens noch große Bedeutung. Rispenhirse wurde bis zum Beginn des 20. Jahrhunderts auch in Deutschland angebaut und gegessen. 100 Jahre später hat man sie wieder rekultiviert und es gibt wieder Spreewälder Hirsekorn zu kaufen.

Einkauf und Zubereitung

Kolben- und Rispenhirse kommen häufig aus den USA, auch aus kontrolliert-biologischem Anbau. Lagern Sie Hirse kühl und nicht zu lange, da sie Fette enthält, welche leicht ranzig werden können.

Man wäscht die Hirse in heißem Wasser und gart sie mit der dreifachen Menge Wasser. Für die meisten Sorten reicht es sie 7 – 10 Minuten zu ko-

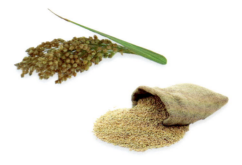

chen und anschließend 15 Minuten bei schwacher Hitze ausquellen zu lassen. Hirseschrot braucht man nur 5 Minuten zu kochen und 5 Minuten ausquellen zu lassen. Hirseflocken werden wie Haferflocken nur kurz aufgekocht und dann quellen gelassen.

Umweltaspekte

Berichte über Belastungen bei Hirse liegen nicht vor.

Gelegentlich ist vom hohen Kieselsäuregehalt der Hirse zu lesen. Diese befindet sich allerdings in der Spelze, die in der Mühle durch einen Schälvorgang abgetrennt wird. Der Gehalt an Magnesium bei Sorghum (Mohrenhirse) ist sechs Mal höher als bei Weizen oder Roggen. Bei Kolben- und Rispenhirse liegt er etwas höher als bei den anderen Getreiden. Hirse bietet Abwechslung und ist eine Alternative zu anderem Getreide, wenn sie einem bekommt.

NATURHEILKUNDE

AYURVEDA

Hirse ist schwer zu verdauen und führt zu Trockenheit. Sie erhöht Vata und besänftigt in starkem Maße Kapha. Sie hilft bei Knochenbrüchen.

TCM

In China nutzt man Hirse schon seit 2.500 v. Chr. Sie gehört zu den fünf heiligen Pflanzen. Kolbenhirse beseitigt Unruhe, Hitze und Durst, wirkt entgiftend und stärkt den Nieren-Funktionskreis. Sie hilft auch bei Verdauungsstörungen durch Erkrankungen der Galle. Rispenhirse wirkt warm, ist schwer verdaulich und man sollte daher nicht zu viel von ihr essen. Man empfiehlt sie bei Durchfall und zur Stärkung der »Mitte«.

Kolbenhirse sollte nicht mit bitteren Mandeln kombiniert werden, da dies zu Durchfall, Übelkeit und Erbrechen führen kann.

 »Die Hirse ist kalt, sie ist (auch) etwas warm, und ist nicht brauchbar zum Essen, weil sie weder das Blut noch das Fleisch im Menschen mehrt, noch ihm Kräfte verleiht, sondern sie füllt nur den Bauch und mindert nur den Hunger, weil sie den Geschmack des Erquickens nicht hat. Aber sie macht auch das Gehirn des Menschen wässerig. Und seinen Magen macht sie lau und träge und den Säften, die im Menschen sind, jagt sie einen Sturm ein, und sie ist fast wie Unkraut, und sie ist dem Menschen nicht gesund zu essen.« (aus »Physica«, übersetzt von Portmann, 1997)

 Hirse macht regsam und beweglich und unterstützt das sanguinische Temperament. Sie wärmt den Menschen.

TEM – UNANI-MEDIZIN

Im »Tacuinum sanitatis« gilt die Hirse als gut für jene, die eine Abkühlung des Magens und Austrocknung überflüssiger Säfte wünschen. Da sie für wenig nahrhaft erachtet wird, solle sie möglichst in Kombination mit energetisch höherwertigen Nahrungsmitteln gegessen werden.

Ayurveda	Rasa	süß
	Vipak	süß
	Gunas	leicht, trocken
	Mahaguna	Sattva
	verdaulich	schwer
TCM	Geschmack	süß, salzig
	Element	Erde
	Bezug	Magen, Milz, Niere
	Yin/Yang	Yin
	Wirkung	absenkend

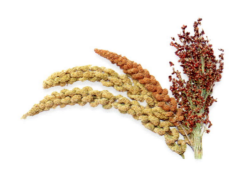

Kolben- und Rispenhirse gibt es in vielen Formen und Farben.

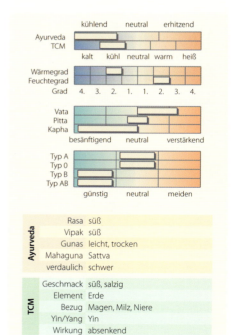

Mais

Latein	Englisch	Mandarin	Tibetisch	Arabisch
Zea mays subsp. mays L.	Corn	Yu mi	Ma gen	Durah

Eine Portion Mais, gekocht:	200	g
Das sind kcal:	216	kcal
Glykämischer Index (GLYX):	54	
Glykämische Last (GL):	27	
Basenlieferant mit PRAL von:	-1,5	

Den Mais nutzt man in Deutschland meist als Futter fürs Vieh, gekocht in Dosen, als Beigabe für Salate oder zum Frühstück als Cornflakes. Er ist das am meisten geerntete Getreide in der Welt. Für das Wasser-Naturell ist der Mais eine gute Alternative zu Weizen-Erzeugnissen.

Der Mais, das ist die Wurst am Stängel! (Chruschtschow, 50er Jahre)

Die Maispflanze stammt aus Zentralmexiko und wurde von den Ureinwohnern bereits vor vielen tausend Jahren kultiviert. Christoph Kolumbus brachte die Pflanze schon bei seiner ersten Fahrt mit nach Europa. In Spanien begann man gleich mit dem Anbau. Kurze Zeit später in Portugal und Italien. Bis zum 18. Jh. verdrängte er in vielen Gebieten Hirse und Gerste. Er galt als gut und nahrhaft. Die Armut der Bauern führte aber dazu, dass sie lange Zeit nichts anderes zu essen hatten außer Mais. Die Folge war ein Mangel an Niacin, der zur Krankheit Pellagra und mit ihr bei vielen tausend Menschen zum Tode führte. Erst Anfang des 20. Jh. fand man die Ursache für die Krankheit. Isst man außer Mais noch Fleisch oder Gemüse, ist er gesund. Den meisten Mais verbrauchen die Amerikaner. 2006 erzeugten sie gar 38 Prozent der Weltproduktion, davon jedoch ein Drittel als Viehfutter.

Ob Maisstärke, Glukosesirup, Maiskeimöl, Cornflakes, Popcorn, Polenta oder Tortillas aber auch zu Energiegewinnung in Biogasanlagen – Mais wird für vieles benötigt und ist daher mittlerweile die wichtigste Getreidesorte der Welt. Das liegt auch daran, dass er in fast allen Klimazonen und bis 3.600 Meter Höhe wächst.

Einkauf und Zubereitung

Als Gemüse verwendet man den Zuckermais, der im Gegensatz zu den anderen Sorten weniger Stärke, dafür mehr löslichen Zucker enthält. Die Kolben kann man 10 - 15 Minuten kochen und dann buttern und salzen oder in einer Pfanne mit Deckel in Butter dünsten. Für Klöße oder Polenta verwendet man Maisgrieß.

Umweltaspekte

Seit 2004 muss in der EU auf die Verwendung von gentechnisch verändertem Mais auf der Verpackung von Lebensmitteln hingewiesen werden. Bis zum Jahr 2007 gab es aber keine Vorschrift für chemisch veränderte Lebensmittelzusatzstoffe aus gentechnisch verändertem Mais wie modifizierte Maisstärke. Wer gentechnik-frei einkaufen möchte, sollte die aktuellen Ratgeber von Verbraucher- und Umweltschutz-Organisationen beachten. Auch wenn Tiere mit Gen-Mais gefüttert werden, braucht noch niemand darauf hinzuweisen.

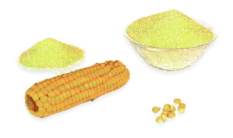

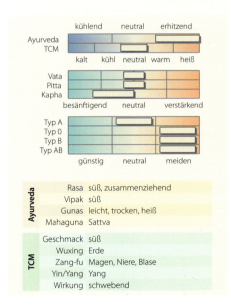

Mais ist mit seinem Gehalt an den Vitamin B1 und B5 an 4. und 5. Stelle der Wertung. Er enthält außerdem viele Ballaststoffe. Popcorn ohne Butter hat im Vergleich zu anderen Naschereien eine recht gute Nährstoffbilanz.

Ayurveda		
Rasa	süß, zusammenziehend	
Vipak	süß	
Gunas	leicht, trocken, heiß	
Mahaguna	Sattva	

TCM		
Geschmack	süß	
Wuxing	Erde	
Zang-fu	Magen, Niere, Blase	
Yin/Yang	Yang	
Wirkung	schwebend	

Naturheilkunde

Ayurveda

Gelb, süß und mild – so ist Mais das ideale Getreide bei Kapha-Störungen. Mais fördert die Verdauung.

TCM

Mais reguliert die »Mitte«, wirkt harntreibend, hält jung und stärkt den Geist. Man empfiehlt ihn bei Ödemen, Reizblase und Leberproblemen. Bei Nieren-Qi-Mangel kräftigt er, hilft bei kalten Beinen und Füßen und Impotenz.

Alles aus Mais …

Popcorn

Erhitzt man Puffmais-Mais auf über 250 Grad Celsius, dehnt sich das im Korn enthaltene Wasser so stark aus, dass die Hülle des Maiskorns platzt und die Stärke aufschäumt und erstarrt. Popcorn kann man mit heißem Öl in einer Pfanne oder einem Topf leicht selbst herstellen. In einer Heißluftmaschine geht es auch ohne Fett. Anschließend kann man das Popcorn nach Bedarf zuckern oder salzen.

Cornflakes

1894 empfahl Dr. John Harvey Kellogg seinen Patienten im Sanatorium Maisflocken zum Frühstück, um ihre sexuelle Lust zu dämpfen. 1906 begann sein Bruder Will Keith Kellogg Zucker hinzuzufügen und die Flakes für den Massenmarkt zu produzieren. Der hohe Verarbeitungsgrad macht Cornflakes aus Sicht der Vollwerternährung weniger empfehlenswert. Bis zu 42 Prozent Zuckerüberzug belastet den Stoffwechsel durch die hohe Insulinanforderung.

Tortilla Chips

In den 1940er Jahren hatte die Frau eines Tortilla-Fabrikanten aus Los Angeles die Idee, die Produktionsreste weiter zu verwenden und in Fett auszubacken. Für ihre Entdeckung erhielt sie 1994 im stolzen Alter von 88 Jahren den »Golden Tortilla Award«. Heute gibt es die Chips in vielen Restaurants und Bars als kleine Zwischenmahlzeit zusammen mit Avocado-Dip »Guacamole«, roten und grünen Soßen »Salsa« und vielen weiteren Dips. Vorsicht: auch die Tortilla-Chips enthalten bis zu einem Drittel Fett!

Milchprodukte

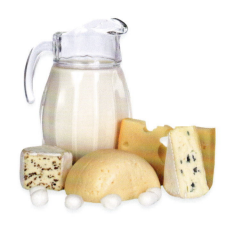

Milch zählt zu den ältesten Lebensmitteln der Menschen. Ursprünglich gaben Tiere nur Milch, solange sie ein Junges versorgen mussten. Durch Züchtung geben sie nun ständig Milch und auch die Menge konnte deutlich gesteigert werden. Milch entspricht in ihrer Zusammensetzung in idealer Weise den jeweiligen Bedürfnissen in den ersten Lebensmonaten. Milch und Milchprodukte sind wegen ihres hohen Gehalts an Proteinen und Kalzium jedoch auch für viele ausgewachsene Menschen noch eine wertvolle Nährstoffquelle. Mindestens ebenso viele Menschen wiederum, besonders in Südamerika, Afrika und Asien, können Milch und Milchprodukte nur sehr eingeschränkt verstoffwechseln, weshalb sie bei einigen Volksgruppen als Allround-Nahrungsmittel auch kaum bis gar keine Verwendung finden.

Milchprodukte für jeden Geschmack

In den Kühlregalen der Geschäfte finden sich so viel unterschiedliche Milchprodukte, dass vielen die Auswahl oftmals schwer fällt. Doch etliche schwören auf ihren »Lieblingskäse« oder ihr »Lieblingsjoghurt«. Oft enthalten die Produkte große Mengen Zucker oder Zutaten, welche wenig mit gesunder Ernährung zu tun haben.

Aus anthroposophischer Sicht

Das Eiweiß der Milch gilt im Vergleich zu anderen tierischen Produkten als leicht und nicht beschwerend. Sie gibt dem Menschen Festigkeit, ohne zu sehr zu belasten. Rudolf Steiner sagte »Die Milch ist nur halb ein tierisches Produkt, hat die astralische Kraft in der menschlichen und tierischen Natur nicht Anteil nehmen lassen, und so ist die Milch eines der vorzüglichsten Genußmittel. Sie ist geeignet für diejenigen Menschen, die auf den Fleischgenuß vollständig verzichten wollen, die aber nicht die Kraft haben, alles aus dem inneren astralischen Leib zu vollziehen«.

Aus ayurvedischer Sicht

Für Milchprodukte gilt: je frischer und naturbelassener sie sind, um so höher ist ihre Eignung für die Ernährung. Sie wirken süß und kühlend, besänftigen Pitta und Vata, und erhöhen Kapha. Milchprodukte gelten als sattvisch, nähren die Gewebe, beruhigen den Geist, die Nerven und die Emotionen. Sie unterstützen die Yogapraxis und Meditation. Saure Milchprodukte sollte man wegen ihrer erhitzenden Eigenschaft in heißen Jahreszeiten eher meiden. Käse verstärkt die Feuchtigkeit hervorbringende Wirkung von Winter und Frühling.

Aus Sicht der TCM

Milchprodukte werden in China deutlich weniger konsumiert als bei uns. Sie sind von süßem Geschmack und mit neutraler bis kühler Temperaturwirkung. Sie befeuchten Trockenheit und tonisieren das Yin. Ein Übermaß kann schnell zu Verschleimung führen. Dies gilt besonders für Kinder bis zum 12. Lebensjahr, da bei ihnen die Funktion des Mittleren Erwärmers noch unterentwickelt ist.

Milch meiden? Laktoseintoleranz

Milch ist das erste Nahrungsmittel von Säugetieren, einschließlich der Menschen. Es ist nicht vorgesehen, dass auch Erwachsene die Säuglingskost trinken. Mit dem Abstillen verloren unsere Vorfahren deshalb die Fähigkeit, die Milch komplett zu verdauen. Der Milchzucker muss im Darm vom Enzym Laktase in seine beiden Einfachzucker Glukose und Galaktose gespalten werden. Ist dieser Vorgang bei Mangel oder Fehlen des Enzyms behindert, kann es zu Durchfall, Blähungen, Völlegefühl und Übelkeit kommen.

Etwa 10-15 % aller Deutschen sind Laktoseintolerant, dass heißt, dass sie Milchzucker nur in einer für sie passenden Menge vertragen. Dies tritt meist erst im Laufe des Lebens oder unterschiedlichen Lebensphasen auf. Mit einer Laktoseintoleranz ist es für einige jedoch trotzdem möglich, Milch und Milchprodukte bis zu einer individuellen Menge zu konsumieren, ohne Symptome zu entwickeln.

Oft bleibt die Laktoseintoleranz über Jahre unerkannt, weil die wenigsten bei Völlegefühl und Blähungen gleich zum Arzt gehen. Dieser kann bei einem Belastungstest die Atemluft auf Wasserstoffgas untersuchen, um so eine Laktoseintoleranz zu diagnostizieren.

Wer sich völlig laktosefrei ernähren möchte, hat es schwer. Sie ist auch in vielen Süßigkeiten, Fertigprodukten, Brot, Brötchen oder Kuchen enthalten. Es ist jedoch auch möglich, gelegentlich mit Laktasekapseln oder -kautabletten die Verdauung von Milchzucker zu unterstützen.

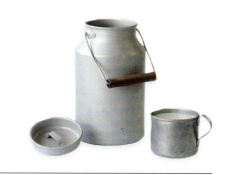

Milch

Milch wird nicht von jedem vertragen und kann die Wasser-Energetik erhöhen.

Die Milch machts!

Schon über 10.000 Jahre, seit die Menschen Tiere halten, gehört Milch zu unserer Nahrung. Man nutzte die Milch von Kühen, aber auch von Schafen, Ziegen, Eseln, Kamelen und Elefanten. Erst ab dem 14. Jh. war die Nachfrage nach Kuhmilch größer als die nach Schafmilch.

Einkauf und Zubereitung

Unbehandelte Milch vom Hof des Erzeugers nennt man Rohmilch, verpackt im Handel heißt sie Vorzugsmilch. Landmilch enthält das gesamte natürliche Fett, ist aber wie Voll-, fettarme oder Mager-Milch wärmebehandelt. Pasteurisierte Milch wird 15 bis 30 Sekunden auf 72 bis 75 °C erhitzt. H-Milch macht man keimfrei, indem man sie 2 bis 8 Sekunden auf mindestens 135 °C erhitzt. Diese ist dann mindestens 3 Monate haltbar. Ein neues Verfahren wendet man bei der ESL-Milch (extended shelf life) an. Sie wird so filtriert oder erhitzt, dass sie bei 8-10 °C 12 bis 21 Tage und bei 5 °C sogar 20 bis 40 Tage haltbar ist.

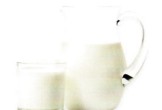

Der Rahm unbehandelter Milch setzt sich nach 12 bis 24 Stunden an der Oberfläche ab. Um dies zu verhindern, presst man die Milch unter hohem Druck durch feine Düsen, so dass sie mit über 300 km/h auf eine Metallplatte aufprallen. Dort zerspringen die Fettkügelchen auf eine Größe von 1 Mikrometer. Diese kleinen Fettkügelchen stehen im Verdacht, von einigen Kindern nicht vertragen zu werden, da sich dort Eiweiße anlagern können, die nicht mehr im Magen gerinnen, sondern mit in den Darm gelangen. Ein Vorgang, der möglicherweise bei der Entwicklung einer Milchallergie nicht unbeteiligt ist. Nicht homogenisierte Demeter-Milch darf nur einen Homogenisierungsgrad von bis zu 10 Prozent aufweisen.

Englisch	Sanskrit	Mandarin	Tibetisch	Arabisch
Milk	Dugdha, Ksira	Niuru	`O-ma	Halieb

Eine Portion Milch:	125	g
Das sind kcal:	82,5	kcal
Glykämischer Index (GLYX):	27	
Glykämische Last (GL):	2	
Basenlieferant mit PRAL von:	-0,2	

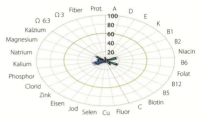

Entrahmte, erhitzte und homogenisierte »Turbomilch« erinnert nur noch schwach an die kostbare Ur-Nahrung. Ungefähr 10-15 Prozent aller Erwachsenen in Europa vertragen keine lactosehaltige Milch. Bei häufigem Durchfall, Blähungen, Völlegefühl, Magendrücken, Luftaufstoßen, Bauchschmerzen, Darmkrämpfen, Übelkeit, Migräne, Kreislaufproblemen oder Schwächeanfällen wäre eine Überprüfung auf Laktoseintoleranz sinnvoll.

NATURHEILKUNDE

AYURVEDA

Bereits in der Rigveda handeln hunderte von Verse von der Milch und ihrer Verwendung als Soma und Opfer für die Götter. Kuhmilch gehört zu den sattvischen Lebensmitteln und gilt als natürliches Verjüngungsmittel. Sie stärkt die Gewebe (Ojas), ist schwer zu verdauen, und wirkt abführend. Frische warme Milch, direkt vom Euter, ist wie Nektar, wirkt aphrodisierend, stärkt die Intelligenz, heilt Müdigkeit, Vergiftungen, Atemprobleme, Husten, langes Fieber und Blutungen. Ungekochte kalte Milch schwemmt auf und ist nur schwer zu verdauen. Zu lang gekochte Milch ist schlecht verdaulich. Kuhmilch besänftigt Vata und Pitta. Milch ist nicht gut bei erhöhtem Kapha, Übergewicht und bei schwacher Verdauung. Kalte Milch mit Zucker wirkt kühlend und hilft bei übermäßig gewürzten Speisen oder gegen einen sauren Magen. Im Winter wirkt warme Milch mit Safran regenerierend und bewahrt vor Erkältungen. Der Ayurvedaexperte Hans Rhyner ist der Ansicht, dass wenn Milch möglichst heiß und mit Gewürzen vermischt getrunken wird, kaum eine Verschleimung entstehen könne.

TCM

Milch hilft bei allgemeiner Schwäche von Qi und Blut mit Kraftlosigkeit, geistiger Abgeschlagenheit, Schwindelgefühlen und Überanstrengung. Sie wirkt positiv auf Lunge und Magen, fördert die Körpersäfte, befeuchtet den Darm und die Haut. Bei Magen-Yin-Mangel hilft mit Ingwersaft aufgekochte Milch. Ziegenmilch wirkt wärmend und hilft bei Kraftlosigkeit, Verdauungsschwäche und Abmagerung. Es wird empfohlen Milch bei Schwäche der Funktionskreise Milz und Magen mit Durchfallneigung sowie bei Belastung durch Feuchtigkeit und Schleim zu meiden. Zu viel Milch schwächt den Magen- und Milz-Funktionskreis und kann besonders bei Kindern die Konzentration schwächen sowie Müdigkeit, Durchfall und Erkältungen verursachen.

»Die Milch der Kühe und der Ziegen und der Schafe und alle Milch ist im Winter heilsamer als im Sommer, weil sie dann die Verschiedenheit der Säfte im Winter in sich nicht herauszieht, wie sie dies im Sommer tut. Denjenigen, die im Sommer Milch essen, schadet sie etwas, wenn sie gesund sind. Wenn sie aber krank und schwach sind, sollen sie etwas Milch essen. Wenn jedoch gesunde Menschen im Winter Milch essen wollen, dann sollen sie die Wurzel der Brennessel nehmen und diese trocknen und dörren und in Milch einlegen und essen, weil die üblen Säfte, die in der Milch sind, durch die Brennessel unterdrückt werden: Wenn aber Kranke und Schwache im Winter Milch wünschen, sollen sie diese kochen und gedörrte Brennesseln einlegen. Im Sommer aber taugt es nichts, Brennessel in Milch einzulegen, weil dann die Brennessel Säfte und Flüssigkeiten und Grünkraft in sich hat, und wenn sie dann auf diese Weise in Milch eingelegt würde, erlitte die Milch von ihrem frischen Saft Schaden.« (aus »Physica«, übersetzt von Portmann, 1997)

Milch regt bei Kindern die gestaltenden (plastischen) Kräfte für den Kopf an.

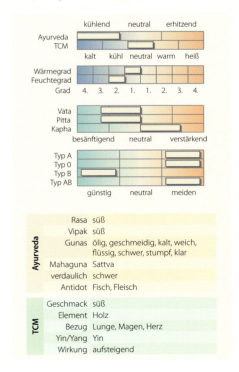

Ayurveda	Rasa	süß
	Vipak	süß
	Gunas	ölig, geschmeidig, kalt, weich, flüssig, schwer, stumpf, klar
	Mahaguna	Sattva
	verdaulich	schwer
	Antidot	Fisch, Fleisch
TCM	Geschmack	süß
	Element	Holz
	Bezug	Lunge, Magen, Herz
	Yin/Yang	Yin
	Wirkung	aufsteigend

TEM – UNANI-MEDIZIN

Der Prophet Mohammed mochte Milch. Er sagte »Trinkt Milch, sie vertreibt die Hitze des Herzens wie ein Finger den Schweiß von der Augenbraue. Sie stärkt den Rücken, nährt das Gehirn, steigert die Intelligenz, erneuert das Sehvermögen und vermindert die Vergesslichkeit.«

Buttermilch, Molke, Kefir

Englisch	Sanskrit	Tibetisch
Buttermilk	Takra, Kilata Mastu (Molke)	Dar ba

Ein Glas Buttermilch:	200	g
Das sind kcal:	112	kcal
Säureerzeuger mit PRAL von:	1,7	

Die probiotischen Wirkungen von Buttermilch, Molke und Kefir könnten durchaus helfen, das Leben zu verlängern.

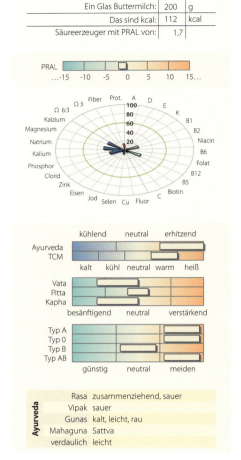

Gesund mit Buttermilch und Molke!

Bei der Käseproduktion gibt man zu der Milch Labenzyme oder Milchsäurebakterien. Beim anschließenden Schneiden und Rühren der dickgelegten Milch trennen sich die festen Bestandteile von den flüssigen. Man erhält den festen Käsebruch und die Molke. Süßmolke entsteht bei der Herstellung von Hart-, Schnitt- oder Weichkäse. Bei der Produktion von Frischkäse- und Sauermilchkäse erhält man Sauermolke, da ausschließlich Milchsäurebakterien verwendet wurden.

Aufgrund der gesundheitsfördernden Wirkung der Molke waren im 18. und 19. Jh. Molkekurorte in Deutschland, Österreich und der Schweiz vielerorts zu finden und sehr beliebt.

Auch die Buttermilch gehört zu den Sauermilchprodukten. Traditionell wird Buttermilch aus der beim Verbuttern anfallenden Flüssigkeit hergestellt. Möchte man diese haben, muss »Reine Buttermilch« auf der Verpackung stehen. Sonst es es eher ein Gemisch aus entrahmter oder teilentrahmter Milch, Milchsäurebakterien, Wasser, Magermilch oder Milchpulver.

Einkauf und Zubereitung

Da für eine Molke-Trinkkur nur selten frische Molke zu beschaffen ist, kann als Alternative »Diät-Kurmolke« verwendet werden. Bei dieser wird darauf geachtet, dass Anteil an L+ Milchsäurebakterien möglichst hoch ist, was besonders helfen kann, den Erfolg von Fastenkuren zu verbessern. Auch selbst hergestellter Kefir ist eine gute Alternative. Um einen besseren Geschmack zu erreichen, kann man die Original- als auch die »Diät-Kurmolke« mit Obstsaft mischen.

Bei Rezepten mit Buttermilch kann diese auch durch Kefir ersetzt werden.

Kefir

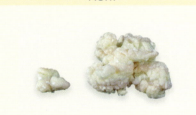

Kefirknollen oder »tibetischer Pilz« sind Gebilde, die aus Milchsäurebakterien, Hefen und Essigsäurebakterien bestehen. In Kuh-, Ziegen- oder Schafmilch angesetzt vergären sie den Milchzucker und es entsteht ein kohlensäure- und alkoholhaltiges Getränk. Nach ein bis zwei Tagen wird durch ein Kunststoffsieb abgeseiht und wieder mit Milch aufgefüllt. Nach etwa 14 Tagen hat die Knolle ihre Größe verdoppelt und eine Hälfte kann verschenkt oder für eine weitere »Aufzucht« verwendet werden.

Wie gesund Kefir ist, untersuchte und bewies bereits im Jahr 1908 der russische Immunologe und Nobelpreisträger Ilja Iljitsch Metschnikow. Er gilt als Begründer der »Probiotischen Ernährung«. Nach seiner Erkenntnis verdrängen milchsäureproduzierende Bakterien, die es in großer Anzahl in Joghurt, besonders jedoch in frischem Kefir gibt, die schädlichen Bakterien im Darm. Dies führt zu einer besonders »fitten« Darmflora, welche helfen kann, das Leben zu verlängern.

Rasa	zusammenziehend, sauer
Vipak	sauer
Gunas	kalt, leicht, rau
Mahaguna	Sattva
verdaulich	leicht

NATURHEILKUNDE

AYURVEDA

Bhavamisra schreibt, Buttermilch ist einfach zu verdauen, besänftigt das Verdauungsfeuer, wirkt entgiftend und anaphrodisisch. Sie erhöht Pitta nicht, besänftigt Vata und mit ihrer Trockenheit erzeugenden Eigenschaft auch Kapha. Er empfiehlt sie bei Ödemen, Vergrößerung des Bauches, Hämorrhoiden, Problemen im Zwölffingerdarm, Appetitlosigkeit, Vergrößerung der Milz und Anämie. Jene, die täglich Buttermilch trinken, werden von Krankheiten verschont bleiben. So wie Nektar für die Götter wirkt Buttermilch für den Menschen.

Molke wirkt ähnlich wie Buttermilch, ist aber zusätzlich abführend, reinigt die Poren und Gewebe und heilt Magenverstimmungen. Ist Buttermilch nicht mehr frisch, wirkt sie rajasisch.

TEM – UNANI-MEDIZIN

Kalte Buttermilch hilft bei schlechtem Temperament der Leber und Hitzesymptomen.

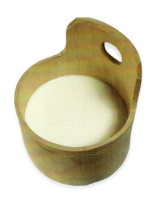

JOGHURT

Joghurt ist für viele Menschen bekömmlich, jedoch erhöht er die Wasser-Energetik.

	Englisch	Sanskrit	Mandarin	Tibetisch	Arabisch
	Youghurt, curds	Dadhi	Lao	Žo	Ra b, laban

Eine Portion Joghurt:	150	g
Das sind kcal:	103,5	kcal
Säurelieferant mit PRAL von:	0,1	

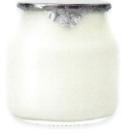

Dicke Milch!

Solange die Menschen Milch trinken, kennen sie auch Dickmilch. Die natürlich in der Milch enthaltenen Milchsäurebakterien lassen sie innerhalb von ein bis zwei Tagen sauer und dick werden. In chinesischen Schriften aus dem 6. Jh. wird bereits genau über die Herstellung von Joghurt berichtet. Seit 1906 begann man in Deutschland spezielle Bakterienkulturen zu verwenden und Joghurt industriell zu produzieren. In den 20er Jahren entdeckte man dass vom Milchsäurebakterium Acidophilus ein Teil die Magensäure überlebt und damit die Darmflora positiv beeinflussen kann. Joghurt wurde immer beliebter und die Kombination mit Marmelade 1933 in Prag patentiert. Fruchtjoghurt gab es bei uns seit den 60er Jahren und heute isst jeder Deutsche im Jahr durchschnittlich fast 15 Kilogramm Joghurt.

Ob der Joghurt, das Joghurt oder ohne »h« als Yogurt – alles ist durch Milchsäurebakterien verdickte Milch. Die Art und Zusammensetzung der Bakterien ist aber das Besondere. Wenn sie rechtsdrehende L(+)-Milchsäure produzieren, ist diese einfacher zu verdauen. Probiotika als Alternative zu Antibiotika, also Stoffe, die das Lebendige unterstützen und keine unerwünschten Nebenwirkungen hervorrufen, waren das Ziel der Forschung. So schuf man Nahrungsergänzungen in Form lebender Mikroorganismen, welche die Gesundheit in einer über die Eigenschaft des Lebensmittels als Nährstofflieferant hinausgehenden Weise positiv beeinflussen. Man kennt ungefähr 500 Arten von Darmbakterien. Die Probiotischen sind jedoch normalerweise nicht in der Milch zu finden und verringern sich während der Lagerung. Dass sie helfen gesund zu bleiben, können Studien der Hersteller belegen. Es gibt jedoch auch »probiotischen Joghurt« mit normalerweise in der Milch vorhandenen Bakterien, bei dem lediglich auf eine größere Anzahl dieser Bakterien im Joghurt geachtet wird.

Einkauf und Zubereitung

Sie können Joghurt mit Hilfe von Joghurtbereitern selbst herstellen. Man braucht sie, um eine Temperatur von etwas über 40 Grad für die Bakterien zu gewährleisten. Einfacher ist es selber Kefir herzustellen, da dies auch bei Raumtemperatur gut funktioniert, weil hierbei Hefen helfen. Ayran ist säuerlicher Joghurt gemischt mit Wasser. Man genießt ihn als Erfrischungsgetränk hauptsächlich im Kaukasus und Anatolien. Die Inder mögen Joghurt mit Milch und Wasser als Lassi. Man bekommt sie inzwischen auch bei uns natur oder als süße Frucht-Lassi z. B. mit Mango.

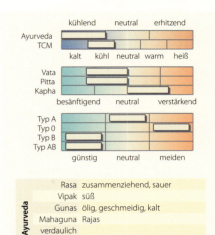

Ayurveda	
Rasa	zusammenziehend, sauer
Vipak	süß
Gunas	ölig, geschmeidig, kalt
Mahaguna	Rajas
verdaulich	
Antidot	Cumin und Ingwer vermindern die Ansammlung von Schleim

TCM	
Geschmack	süß, sauer
Element	Holz, Erde
Bezug	Lunge, Dickdarm, Dünndarm
Yin/Yang	Yin
Wirkung	absenkend

NATURHEILKUNDE

AYURVEDA

Schon in der Rigveda (1.800 – 1.200 v. Chr.) opfern die Menschen gesäuerte Milch den Göttern. Die meisten Eigenschaften von »Dadhi« in der ayurvedischen Literatur beziehen sich auf Dickmilch. Sie ist gut für die Gesundheit, regt den Appetit an, stärkt das Verdauungsfeuer, ist gut für das Herz und besänftigt Vata und erhöht Kapha. Saure Dickmilch wirkt wärmend, so dass sie Pitta erhöht. Aus gekochter Milch besänftigt sie Vata und Pitta, nährt die Gewebe, gibt Kraft und ist wohlschmeckend. Dickmilch aus Ziegenmilch besänftigt alle drei Doshas. Aus Sicht der tibetischen Medizin besänftigt und kühlt Joghurt aus Kuh- und Ziegenmilch mKhrispa (Pitta), erhöht Badkan (Kapha) und verschlimmert Wasseransammlungen im Körper. Der tibetische Arzt N. Qusar empfiehlt Joghurt auch zusammen mit Früchten, außer Bananen.

TCM

Joghurt kühlt Hitze, nährt das Yin, entspannt die Leber, befeuchtet Lunge und Därme und stillt den Durst. Man empfiehlt ihn bei Hitzesymptomen wie Unruhe, Nervosität, Schlafstörungen und Durst. Er lindert Magen-Hitze und hilft daher bei entzündlichen Prozessen im Magen sowie Sodbrennen. Er kühlt Hitze in der Leber und senkt aufsteigendes Leber-Yang und hilft damit bei Unruhe, Gereiztheit, Schwindel und geröteten Augen. Joghurt hilft auch bei Verstopfung durch Trockenheit und Hitze im Darm.

Es wird empfohlen, Joghurt bei Kühle oder Schwäche der »Mitte«, Neigung zu Durchfall oder innerer Belastung durch Feuchtigkeit zu meiden.

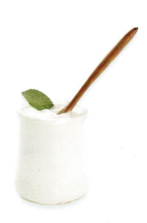

Käse

Englisch	Sanskrit	Tibetisch	Arabisch
Cheese	Paneer		

Eine Portion Goude, 45%:	20	g
Das sind kcal:	66	kcal
Säureerzeuger mit PRAL von:	3,1	

Käse aus Kuhmilch erhöht die Wasser-Energetik. Alter Käse erhöht die Feuer-Energetik und sollte bei Entzündungssymptomen gemieden werden.

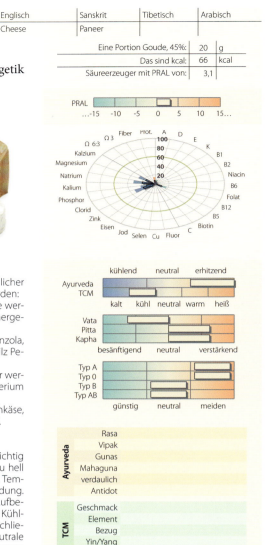

Alles Käse!

Die Milch von Ziegen, Schafen und Rindern nutzten vermutlich schon vor 10.000 Jahren die Menschen zur Herstellung von Käse. Dieser ist länger haltbar als Milch und besser zu transportieren. Heute ist Käse für viele Menschen ein »Kulturgut«, von dem es schätzungsweise 5.000 Sorten gibt.

Für die Herstellung von einem Kilogramm Käse werden je nach Käsetyp zwischen vier und sechzehn Liter Milch benötigt. Je nach Wassergehalt unterscheidet man:

Frischkäse, der Wassergehalt liegt über 73 Prozent wie bei Speisequark, Hüttenkäse oder Ricotta

Weichkäse, der Wassergehalt liegt über 67 Prozent wie bei Camembert, Brie, Romadur oder Feta

Sauermilchkäse, der Wassergehalt liegt zwischen 60 bis 73 Prozent wie bei Harzer Käse, Kochkäse oder Handkäse

- Halbfester Schnittkäse, der Wassergehalt liegt zwischen 61 bis 69 Prozent wie bei Butterkäse oder Edelpilzkäse
- Schnittkäse, der Wassergehalt liegt zwischen 54 bis 63 Prozent wie bei Edamer, Gouda oder Tilsiter
- Hartkäse, der Wassergehalt liegt bis 56 Prozent wie bei Bergkäse, Parmesan, Emmentaler, Pecorino oder Manchego

Käse wird auch nach seinem Fettgehalt in der Trockenmasse in folgende Fettgehaltsstufen eingeteilt:

- Magerstufe, unter 10 Prozent Fett i. Tr.
- Viertelfettstufe, ab 10 Prozent Fett i. Tr.
- Halbfettstufe, ab 20 Prozent Fett i. Tr.
- Dreiviertelfettstufe, ab 30 Prozent Fett i. Tr.
- Fettstufe, ab 40 Prozent Fett i. Tr.
- Vollfettstufe, ab 45 Prozent Fett i. Tr.
- Rahmstufe, ab 50 Prozent Fett i. Tr.
- Doppelrahmstufe, ab 60 Prozent Fett i. Tr.

Käse können auch mit Hilfe unterschiedlicher Schimmelpilze oder Bakterien hergestellt werden:

Weißschimmelkäse wie Camembert oder Brie werden mit dem Pilz Penicillium camemberti hergestellt

Blauschimmelkäse wie Roquefort, Gorgonzola, Blue Stilton oder Danablu werden mit dem Pilz Penicillium roqueforti hergestellt

Rotschmierkäse wie Romadur oder Limburger werden mit Hilfe der Schmierbakterien Brevibacterium linens, hergestellt

Eine weitere Besonderheit ist der Rohmilchkäse, der aus unbehandelter Milch hergestellt wird.

Einkauf und Zubereitung

Käse entwickelt sein bestes Aroma, wenn er richtig reif ist. Lagert man ihn zu kühl, zu trocken, zu hell oder zu luftig, bekommt ihm das gar nicht. Temperaturen unter 6 °C hemmen die Aromabildung. Originalverpackungen eignen sich für die Aufbewahrung am besten. Muss er doch in den Kühlschrank empfiehlt sich ein Holzbrett mit gut schließender Glasabdeckung oder eine geruchsneutrale Kunststoffbox. Alle Käse entfalten ihr Aroma besser, wenn man sie eine Stunde vor dem Verzehr aus dem Kühlschrank nimmt.

NATURHEILKUNDE

AYURVEDA

Käse, besonders alter Käse, vermehrt Feuchtigkeit in den Geweben und erhöht Kapha. Frischkäse ist einfach zu verdauen und wird von allen Doshas vertragen.

TCM

Weichkäse tonisiert und bewegt das Qi, nährt das Yin, erzeugt Feuchtigkeit und wirkt leicht abführend.

Junger Käse tonisiert und bewegt das Qi, nährt das Yin und befeuchtet die Lunge.

Ein zu hoher Käsekonsum, besonders bei Schimmelkäse, kann Feuchtigkeit im Körper vermehren und Schleim-Erkrankungen hervorrufen.

Schaf- oder Ziegenkäse hilft bei Verdauungsbeschwerden wegen Magen-Milz-Schwäche und bei Trockenheit im Dickdarm. Auch ein zu hoher Verzehr von Schaf- oder Ziegenkäse kann Feuchtigkeits- und Schleimerkrankungen begünstigen.

 »Daher können Milch und Butter und Käse, der aus Kuhmilch besteht, von Gesunden und Kranken, Kalten und Warmen mäßig gegessen werden. ... Aber einem Menschen, der gesundes und hartes und mageres Fleisch an seinem Körper hat, dem schadet harter und trockener Käse, wenn er gegessen wird, nicht viel. Jenem aber, der weiches, fettes und feuchtes Fleisch hat, dem schadet weicher und frischer Käse nicht.« (aus »Physica«, übersetzt von Portmann, 1997)

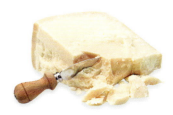

Parmesan wird in seiner Ursprungsregion und Norditalien seit mindestens 800 Jahren in nahezu unveränderter Form aus Rohmilch hergestellt. Er ist zwischen einem und sechs Jahren gereift. Sein kräftiges Aroma erhöht die Feuer-Energetik.

WEITERE MILCHPRODUKTE

Quark
Aus pasteurisierter Milch und Milchsäurebakterien entsteht Quark. Ähnlich wie bei der Käseherstellung, trennt sich das Kasein von der Molke. Der Käsebruch wird gesiebt und je nach gewünschtem Fettgehalt mit Sahne angereichert.

Schichtkäse
Schichtkäse besitzt ein fein milchsäuerliches Aroma und seine Konsistenz ist fester als die von Quark. Er wird weder glattgerührt noch zentrifugiert, sondern gelangt geschnitten in Schichten mit unterschiedlichem Fettgehalt in die Verpackung.

Ricotta
Der Name Ricotta bedeutet so viel wie »nochmal gekocht«. Erhitzter Molke wird Milchsäure und Zitronensäure zugesetzt, wodurch das Milcheiweiß ausflockt. Ricotta schmeckt mild und hat eine leicht körnige Konsistenz. Er hat mit ca. 13 Prozent einen Fettgehalt wie Vollfett-Frischkäse.

Crème fraîche
Crème fraîche besteht aus Sahne, bei der Milchsäurebakterien der Milchzucker zu Milchsäure umgewandelt haben. Sie hat einen feinen, leicht säuerlichen Geschmack und flockt bei Zugabe in heiße Speisen wie Saucen nicht aus.

Milchspeiseeis
Besonders Speiseeis aus Milch, welches meist viel Zucker enthält, vermehrt Schleim und Feuchtigkeit im Körper und erhöht damit die Wasser-Energetik.

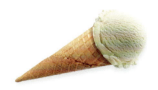

Lassi
Getränke, die mit Milch oder Joghurt und Wasser zubereitet werden, nennt man in Indien Lassi. Lassi aus Milch lindert übermäßige Hitze im Körper und kühlt bei heißem Wetter. Für kaltes Wetter oder die Winterzeit ist es daher weniger geeignet. Man verwendet ein Teil Milch und drei Teile Wasser. Es wird nicht oder nur wenig gesüßt.

Lassi aus Joghurt senkt die Luft- und erhöht die Feuer- und die Wasser-Energetik. Meist werden 1 Teil Joghurt und 3 Teile Wasser verwendet.

- Joghurt mit Zucker verrühren, Wasser und pürierte Früchte oder Rosenwasser dazu geben, mixen und servieren. Süßes Lassi senkt die Feuer-Energetik.
- Salziges Lassi: Joghurt salzen und pfeffern und aufschlagen. Wasser und gerösteten und danach im Mörser zerstoßenen Kreuzkümmel dazu geben und gut verrühren.

Lassi wird vorwiegend zu den Mahlzeiten getrunken und wenn möglich mehrere Stunden vor der Schlafenszeit, so dass es noch verdaut werden kann.

Takra
Diese Buttermilch wird hergestellt, indem frischer Joghurt mit der gleichen bis dreifachen Menge Wasser für etwa eine Minute in einem verschlossenem Gefäß geschüttelt wird, so dass sich die Butter trennt. Diese wird dann ausgesiebt. Takra ist einfacher zu verdauen als Lassi und wirkt ausleitend und entgiftend. Man kann es wie Lassi mit Früchten, geröstetem Kreuzkümmel, Koriander- oder Minzeblättern wie auch frisch geriebenem Ingwer oder Salz verfeinern.

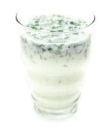

Ayran
Ayran ist ein Getränk aus dem Kaukasus und Anatolien. Es besteht meist aus zwei Teilen stark gesäuertem Joghurt, einem Teil Wasser und Salz. Gelegentlich gibt man noch Kräuter wie Zitronenmelisse, Minze oder Basilikum dazu.

Panir - selbst gemacht!

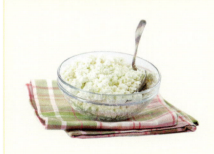

Panir ist ein Frischkäse mit krümeliger bis schnittfester Konsistenz. In gekochten Gerichten hat er die Konsistenz von Tofu. Man verwendet ihn häufig in der südasiatischen und indischen Küche. Im Unterschied zur Quarkherstellung wird beim Panir die Milch erhitzt und anstelle von Milchsäurebakterien oder Lab nimmt man Zitronensaft oder Essig, um die Molke vom Käsebruch zu trennen. Panir lässt sich sehr einfach selbst herstellen.

Dazu ein Liter Milch bis kurz vor dem Kochen erhitzen, den Saft einer halben Zitrone dazugeben und weiter rühren, bis die Milch gerinnt. Den Käsebruch mit einem Schaumlöffel in ein mit Mull, Tuch oder Käseleinen ausgelegten Durchschlag geben, das Tuch darüber zusammen falten und einen schweren Gegenstand darauf setzen, damit die restliche Molke abfließen kann. Nach zwei bis drei Stunden hat man eine perfekte Zutat für viele Rezepte, wie z. B. Palak Paneer.

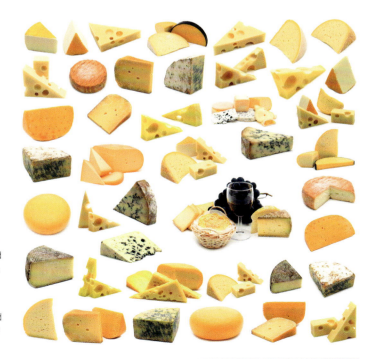

Käse gibt es in vielen hundert Sorten. In Europa gibt es über 160 Käsesorten mit geschützter Ursprungsbezeichnung. In Deutschland sind es der Allgäuer Bergkäse, der Allgäuer Emmentaler, der Altenburger Ziegenkäse und der Odenwälder Frühstückskäse. In Frankreich sind es 42 geschützte Bezeichnungen, unter ihnen der Camembert de Normandie, der Brie de Meaux, der Comté und der Roquefort. In Italien sind es 35, in Griechenland 20 und in Spanien 19 geschützte Bezeichnungen.

Fisch und Meerestiere

Die im Wissenschaftsmagazin Science im Jahr 2006 veröffentlichte Nachricht hat schockiert, dass wenn wir so weiter machen, die Meere im Jahr 2048 leergefischt sein würden. Auch wenn diese Ansicht wohl maßlos übertrieben scheint, steht wohl fest, dass es um die Fischbestände nicht gut steht. Daher stellt sich nicht die Frage ob, sondern welchen Fisch wir essen sollten,

Fisch für jeden Geschmack

Ob ein Fisch frisch ist, erkennen wir an der glänzenden Schleimschicht, den rosa Kiemen, den prallen, nach außen gewölbten Augen, der elastischen Haut und vor allem am verlockend frischen Geruch. Bei tiefgekühltem Fisch können wir davon ausgehen, dass er fangfrisch verarbeitet und gefroren wurde. Ob roh im Sushi, geräuchert, gebeizt, gedämpft, gekocht, gebraten oder gegrillt – Fisch verführt mit seinem feinen Geschmack. Vor einigen Jahren verkauften noch die Fischer ihren Fang auf den Märkten und man konnte in den Bottichen den besten Fisch auswählen. Heute ist das regionale Angebot eher begrenzt, dafür jedoch der Transport optimiert, so dass wir jederzeit frischen Fisch vom Atlantik kaufen können.

Nachhaltigkeit!

Welcher Fisch darf auf den Tisch? Es gibt nur noch wenige Arten, welche wir ohne Bedenken essen können, ohne uns an der drohenden Ausrottung ganzer Fischarten zu beteiligen. Die FAO der vereinten Nationen mahnte in ihrem Weltfischereibericht 2010, dass über ein Drittel aller Fischgründe überfischt sind. Um diese Entwicklung nicht zu unterstützen, können wir uns als erstes an das blaue MSC-Siegel halten. Der Marine Stewardship Council wurde 1997 vom Unilever-Konzern und dem Worldwide Fund for Nature (WWF) gegründet. Im Jahr 2010 waren es bereits ca. 100 zertifizierte Fischereibetriebe, im Juni 2012 über 160. Die Unternehmen müssen den Erhalt der Fischbestände gewährleisten, die Auswirkungen auf das Ökosystem minimieren und schnell auf veränderte Bedingungen reagieren können. Greenpeace geht das nicht weit genug und empfiehlt auch die sozio-ökonomischen Aspekte zu berücksichtigen, die Mindestanforderungen zu erhöhen und klarer zu formulieren. Greenpeace hält z. B. die Heringsfischerei in der Nordsee, die Hoki-Fischerei in Neuseeland sowie die Lachs- und Alaska-Seelachs-Fischerei für nicht nachhaltig und rät daher vom Kauf dieser Fische ab.

Aus anthroposophischer Sicht

Das Fleisch der Fische wirkt weniger erdend und festigend als das Fleisch der Landtiere. Aufgrund ihrer Lebensweise im Wasser sind die Fische beweglich und ihr Fleisch weich und nachgiebig. Ihre Nahrung macht das Fleisch der Raubfische »tierischer«.

Aus ayurvedischer Sicht

In den Ayurvedaschriften gibt es nur wenige Angaben zu den uns bekannten Speisefischen. Generell gilt, dass Fische das Luft-Element balancieren und Raubfische das Feuer-Element aus dem Gleichgewicht bringen. Das Fleisch der Fische soll nicht mit Eiern oder Milchprodukten kombiniert werden.

Aus Sicht der TCM

Das Fleisch der Fische mit seiner meist süßen Geschmacksrichtung und seinem warmen Temperaturverhalten ist leicht verdaulich und stärkt Qi, Blut, Yang und die Funktionskreise Magen, Milz/Bauchspeicheldrüse und Nieren. Die salzige Geschmacksrichtung und das kühle Temperaturverhalten der Meeresfrüchte wirken auf die Funktionskreise Leber und Nieren und nähren das Yin. Bei »Fülle« und »Hitze« empfiehlt man Tintenfisch. Bei »Mangel« helfen Aal, Sardinen, Miesmuschel und Austern. »Kälte« wird durch das Fleisch von Forelle, Lachs, Garnelen und Langusten gelindert. Bei »Feuchtigkeit« empfiehlt man Karpfen oder Makrele und bei »Trockenheit« Austern.

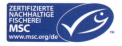

Empfehlungen des WWF

Gute Wahl!	Hering	NO-Atlantik
	Kabeljau	Östliche Ostsee
	Karpfen	Zucht
	Lachs	Ostpazifik
	Makrele	Nordatlantik
	Sardelle	Biskaya
	Seelachs	NO-Arktis
	Tilapia	Zucht
Zweite Wahl!	Alaska-Seelachs	NW-Pazifik
	Forelle	Nordeuropa
	Garnele	Kaltwasser, NO-Atlantik
	Heilbutt	NO-Arktis
	Lachs	Irland, Norwegen, Schottland
	Sardine	Mittelmeer
	Scholle	Ostsee
	Seelachs	NO-Atlantik
	Thunfisch	Pazifik
	Zander	Westeuropa
Lieber nicht!	Aal	Europa
	Dorade	Mittelmeer
	Haie	Weltweit
	Forelle	Chile, Türkei
	Garnele	Tropisch, NW-Atlantik
	Rotbarsch	Nordatlantik
	Seeteufel	Nordatlantik
	Schwertfisch	Weltweit

Süsswasserfische

Süßwasserfisch bekommt allen Naturellen. Nur Menschen mit erhöhter Feuer-Energetik sollten beim Verzehr etwas zurückhaltender sein.

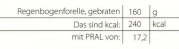

Englisch	Sanskrit	Mandarin	Tibetisch	Arabisch
Freshwater fish	Rohita (roter Karpfen)	Lu yu (Barsch)	Nya, Telecstei	Samak

Regenbogenforelle, gebraten	160	g
Das sind kcal:	240	kcal
mit PRAL von:	17,2	

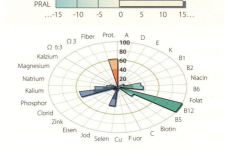

Fischers Fritz fischt frische Fische!

Zur Binnenfischerei zählen die Fluss- und Seenfischerei, die Teichwirtschaften sowie die Anlagen zur Aquakultur. Die wirtschaftlich wichtigsten Fischsorten in Deutschland sind die Regenbogenforelle und der Karpfen. Es gibt über 1.000 Fischereibetriebe im Haupterwerb und knapp 20.000 im Nebenerwerb. Bei den 23 Prozent der Seen- und Flussfischereibetrieben und der Angelfischerei werden überwiegend Rotauge, Aal, Hecht, Barsch, Brachse und Zander gefangen.

Einkauf und Zubereitung

Je frischer der Fisch, desto besser. Zu Hause sollte er im Kühlschrank bei maximal 7 °C höchstens einen Tag gelagert werden. Die »drei S-Regel« (säubern, säuern, salzen) stammt wohl aus Zeiten, in denen es aufgrund ungünstiger Lager- und Transportbedingungen nötig war, den Fischgeruch mit Säure zu unterdrücken. Auch wenn das Säuern bei vielen Rezepten noch angegeben ist, schmeckt der ohne Säure zubereitete Fisch feiner und bleibt saftiger.

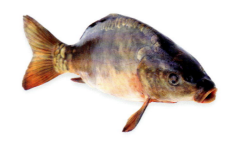

Umweltaspekte

Regenbogenforellen und Karpfen aus deutscher Zucht gelten beim WWF als »Gute Wahl«. In der Gemeinsamen Fischereipolitik der EU wurde im Jahr 2013 eine Stärkung des Nachhaltigkeitsprinzips beschlossen, die auch die Auquakultur mit einschließt. Dabei soll die nachhaltige Nutzung der Bestände die Grundlage einer wirtschaftlich tragfähigen Fischerei sichern.

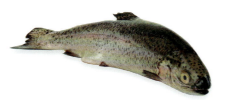

Die Regenbogenforelle gelangte erst Ende des 19. Jh. nach Deutschland.

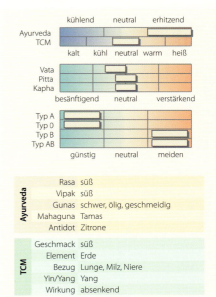

Ayurveda		
Rasa	süß	
Vipak	süß	
Gunas	schwer, ölig, geschmeidig	
Mahaguna	Tamas	
Antidot	Zitrone	

TCM		
Geschmack	süß	
Element	Erde	
Bezug	Lunge, Milz, Niere	
Yin/Yang	Yang	
Wirkung	absenkend	

Naturheilkunde

Ayurveda

Susruta beschreibt die Wirkungen der Fische aus Flüssen als schwer, besänftigend für Vata, wärmend, Pitta-Störungen hervorrufend, aphrodisierend und den Stuhl weichmachend und vermindernd. Als besten Süßwasserfisch empfiehlt Susruta den roten Karpfen.

Nach Dr. Tirtha ist das Fleisch der Forellen am einfachsten zu verdauen.

TCM

Das Fleisch der Süßwasserfische wärmt Qi und den Magen, befeuchtet die Haut und wirkt harntreibend. Man empfiehlt es bei Schwäche der »Mitte«, Trockenheit der Haut, Asthma, Schwellungen, Kopfschmerzen und Schwindel.

Der Karpfen gilt in China bis heute als »König der Fische«. Karpfen leitet Feuchtigkeit aus, wirkt harntreibend, behebt Schwellungen und unterstützt die Funktionskreise Milz und Magen. Damit hilft er bei Ödemen und Gedunsenheit aufgrund einer Schwäche des Milz-Funktionskreises. Man empfiehlt ihn bei Mangel von Qi und Xue und um nach der Geburt den Milchfluss zu verbessern.

Das Fleisch der Raubfische unterstützt Yang und den Magen, stärkt die Leber und Nieren. Barsch oder Forelle beruhigt den Fötus während der Schwangerschaft.

Generell sollte man Fisch bei Hautproblemen und Juckreiz meiden.

 »Der Karpfen ist mehr warm als kalt … sein Fleisch schadet einem gesunden Menschen beim Essen nicht, einem Kranken schadet es aber etwas.« Über den Aal: »Aber dennoch ist sein Fleisch etwas unrein, und es taugt beim gesunden Menschen nicht zum Essen, wie das Fleisch der Schweine, aber doch schadet es gesunden Menschen nicht viel. Die Kranken aber schüttelt es in allen Fiebern und schlechten Säften und in allen ihren Krankheiten, und die, die es essen, macht es bitter im Geist und schlau und arglistig.« (aus »Physica«, übersetzt von Portmann, 1997)

TEM – Unani-Medizin

Süßwasserfische sind die besten, besonders wenn sie sich von Wasspflanzen und nicht von Abfällen am Grund ernähren. Ungekochter Fisch ist schwer zu verdauen und stört das Phlegma.

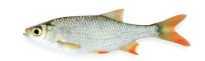

Aufgrund ihrer vielen feinen Gräten kann man die meisten Weißfische höchstens gebraten und dann sauer eingelegt genießen.

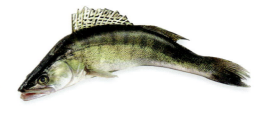

Der Zander ist ein delikater Genuss mit fettarmen und festen Fleisch.

Die Eigenschaften und Wirkungen von Nahrung und Getränken

MEERESFISCHE

Latein	Englisch	Sanskrit	Mandarin	Tibetisch	Arabisch
	Sea fish	Matsya (Fisch)	Qing yu (Hering)		

Wildlachs, gedünstet:	160	g
Das sind kcal:	291,2	kcal
Säurelieferant mit PRAL von:	22,2	

Lachs ist mit 16 µg pro 100 g eine ideale Quelle für Vitamin D und enthält, wie auch Makrele, Hering, Thunfisch oder Sardinen, größere Mengen an Omega-3-Fettsäuren.

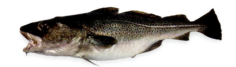
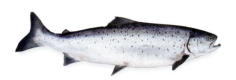
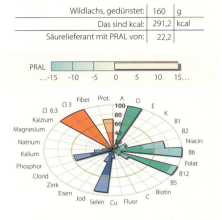

Lachs ist mit 16 µg pro 100 g eine ideale Quelle für Vitamin D.

Sich fühlen, wie ein Fisch im Wasser …
Auch wenn viele Bestände als »überfischt« gelten, sind die meisten Nutzfische nicht vom Aussterben bedroht und stark belastet sind sie auch nicht. Wer auf die Herkunft der Fische achtet, kann sie auch weiter mit gutem Gewissen als schmackhafte und gesunde Mahlzeit verzehren.

Einkauf und Zubereitung
Frischfisch wird beim Transport bei maximal 2 °C gelagert und gelangt, wie von der Werbung berichtet, oft im Flugzeug transportiert, innerhalb von 48 Stunden in die Auslagen der Geschäfte. Dass viele Fische dabei im Allgemeinen mindestens vor sechs Tagen, manchmal auch vor 15 bis 18 Tagen gefangen wurden, bevor die Schiffe anlanden, fehlt bei dieser Berechnung. Einen frischen Fisch erkennt man an glasklaren, durchsichtigen Schleim, der die Haut umhüllt, an den klaren, gewölbten Augen sowie an den glänzend roten Kiemen. Ein frischer Fisch hat keinen »Fischgeruch«. Er riecht etwas nach Meer und Seetang. Kauft man Fischteile wie Filets, ist es schwierig, die Frische zu beurteilen. Hier hilft bestenfalls die »Fingerprobe«. Das Fleisch von frischem Fisch ist elastisch und kehrt nach Druck schnell wieder in den ursprünglichen Zustand zurück.
Beim Lachs sind kaum Unterschiede beim Geschmack und der Textur zwischen Zucht- und Wildlachs feststellbar.

Umweltaspekte
Schwangere und stillende Frauen sollten wegen der möglichen Belastung mit Quecksilber ganz auf Hai, Thunfisch, Schwertfisch oder Heilbutt verzichten.

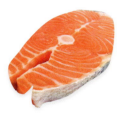

Lachs kann auch wie ein Steak geschnitten werden und eignet sich so ideal zum Grillen.

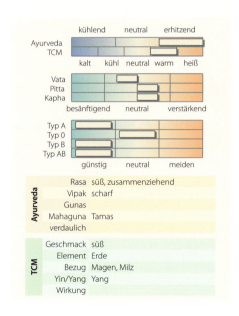

NATURHEILKUNDE

AYURVEDA
Meeresfische wie Lachs, Thunfisch, Schwertfisch, Heilbutt, Makrele usw. wirken erwärmend, besänftigen Kapha und erhöhen Pitta.

TCM
Lachs wirkt wärmend und tonisiert Qi und Blut. Hering wirkt neutral, beruhigt den Magen und reduziert Feuchtigkeit im Körper. Man empfiehlt ihn bei Qi-Schwäche, Gliederschmerzen verursacht durch Feuchtigkeit, Wind-Kälte-Kopfschmerzen, innerer Unruhe und Magenschmerzen.

Es wird empfohlen, bei Hauterkrankungen den Verzehr von Meeresfischen zu meiden.

Vermutlich »schaute« Hildegard den Lachs, welcher zum Laichen die Flüsse hinauf steigt: »Der Lachs stammt mehr von der kalten als von der warmen Luft, und er tummelt sich mehr in der Nacht als am Tage, und er liebt mehr den Mond als die Sonne. Und wenn der Mond erscheint, schwimmt er ganz besonders in seinem Glanz wie im Sonnenschein, und daher gleicht sein Fleisch ein wenig dem Mond, und er ist weich und schwach, und er ist für keinen Menschen gut zu essen, weil er alle üblen Säfte erregt, die im Menschen sind.« (aus »Physica«, übersetzt von Portmann, 1997)

TEM – UNANI-MEDIZIN
Es wird empfohlen, das Fleisch der Fische zu meiden, welche sich von Abfällen und toten Tieren am Meeresgrund ernähren.

Raubfische sind »tierischer« als die anderen. Die Sonne hat wenig Wirkung auf viele Meeresfische so dass sie eher wässrige und irdische Kräfte verstärken.

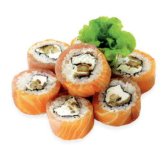

Sushi ist ein inzwischen weltweit beliebtes Gericht, bei dem auch roher Fisch verwendet wird.

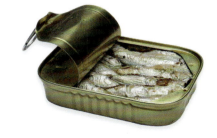

Auch in Fischkonserven gibt es die Omega-3-Festtsäuren, welche bei der Verarbeitung weitgehend erhalten bleiben.

MEERESFRÜCHTE

Wegen Belastungen mit Schwermetallen sollten Muscheln, wenn überhaupt, nur gelegentlich gegessen werden. Schwangere und stillende Frauen sollten ganz darauf verzichten.

Englisch	Sanskrit	Mandarin	Arabisch
Sea food		Ge li (Muscheln)	Ğambarie

Garnelen, gedämpft:	150	g
Das sind kcal:	148,5	kcal
Säureerzeuger mit PRAL von:	15,1	

Lust auf Mehr!
Als Meeresfrüchte bezeichnet man alle essbaren wirbellosen Meerestiere. Sie gehörten schon immer zur Nahrung der Menschen, die entlang der Küsten die Welt entdeckten.
Ob Bouillabaisse, Paella, Calamari fritti, Muscheln in Wein- oder Tomatensauce – es gibt unzählige Varianten sie zuzubereiten.

Einkauf und Zubereitung
Muscheln sollten beim Kauf geschlossen sein oder sich bei Berührung schließen sowie frisch riechen. Zum Entsanden gibt man die Muscheln für einige Stunden in das mit kaltem Wasser und 3-4 Esslöffeln Salz gefüllte Abwaschbecken. Danach müssen sie gut gereinigt und der eventuell vorhandene Bart entfernt werden. Wem das zu viel ist, der kauft tiefgefrorene Ware. Frische oder gegarte Muscheln können bis zu 2 Tagen im Kühlschrank aufbewahrt werden.

Umweltaspekte
Muscheln nehmen eventuell vorhandene Schadstoffe aus dem sie umgebenden Wasser auf. Sie dürfen 7,5 Mal soviel Blei und 20 Mal soviel Cadmium enthalten wie Meeresfische. Muscheln ohne Schwermetallverbindungen gibt es nicht. Wenn Sie glauben auf Schwermetalle empfindlich zu reagieren, sind Muscheln sicher nicht das Richtige für Sie. Garnelenzucht in Teichen hat in Asien eine lange Tradition und galt als sinnvolle Ergänzung zum Fischfang. Heute belasten riesige Monokulturen von Warmwassergarnelen die Umwelt und nehmen kleinen Fischern die Lebensgrundlage. Viele der Erzeugerländer wie Thailand, China, Indonesien, Ecuador und Indien, aber auch Vietnam, Bangladesh, Mexiko, Kolumbien und Honduras haben Probleme damit ökologisch sinnvoll zu produzieren. Mangrovenwälder werden zerstört, Süßwasservorkommen aufgebraucht und Böden versalzen. Auch Wildfang aus tropischen Gewässern schafft Probleme: pro Kilo Shrimps gehen im Schnitt noch über 5 kg Fische, Schildkröten, Pflanzen und Muscheln ins Netz, wovon die meisten sterben. Laut WWF sind Garnelen aus Bio-Zucht oder Kaltwassergarnelen aus dem Nordostatlantik eine gute Wahl.

Meeresfrüchte enthalten viel hochwertiges Eiweiß, das leicht verdaulich ist, da es kein Kollagen enthält. Sie sind auch eine hervorragende Quelle für das Vitamin B12. Mit 25 bis 30 Gramm Miesmuscheln hätte man schon seinen Tagesbedarf erreicht.

Ayurveda			
Rasa	süß, zusammenziehend		
Vipak	scharf		
Gunas	heiß		
Mahaguna	Tamas		
verdaulich			
Antidot			

TCM	
Geschmack	süß, salzig
Element	Erde
Bezug	Leber, Niere
Yin/Yang	Yang
Wirkung	schwebend

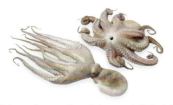

Die Kraken werden wegen ihrer acht Fangarme als häufig als Oktopus bezeichnet. Auch ihr Fleisch wird gelegentlich roh gegessen, z. B. als Sushi.

NATURHEILKUNDE

Ayurveda
Nach Dr. Tirtha stärken Meeresfrüchte mit ihrem salzigen Geschmack die Gewebe. Im Übermaß genossen schwächen sie diese.

TCM
Meerefrüchte stützen die Säfte (Xue). Tintenfisch und Muscheln wirken neutral bis kalt und salzig, bauen Blut auf, nähren Yin und kühlen bei innerer Hitze. Krabben, Garnelen und Langusten wirken warm. Sie stärken die Nieren und Yang und lassen die Lympfhflüssigkeit fließen. Austern wirken neutral und süß.

Bei Hitzesymptomen sollte man sie nicht fritiert, gebraten oder gegrillt verzehren. Die Kombination kalt und salzig kann zu allergischen Reaktionen mit Folgen wie Asthma, Nesselfieber, Ekzemen und anderen Hauterkrankungen führen.

Das Fleisch der Krustentiere wirkt positiv auf Qi, kräftigt das Yang der Nieren, beseitigt Wind, Kälte und Schleim. Man empfiehlt es bei Impotenz, Muttermilchmangel, Masern, Windpocken und Hautentzündungen.

Es wird empfohlen, das Fleisch der Krustentiere bei Yin-Mangel, Hautproblemen oder einem Überschuss an Hitze und Wind zu meiden.

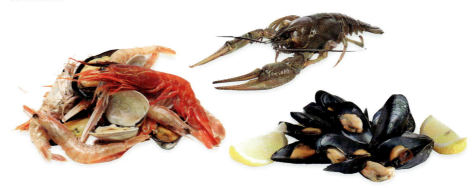

Viele der zehntausenden Arten von Schalen- und Krustentiere sind auch als Zutat für schmackhafte Speisen beliebt.

Das mittelhochdeutsche Wort »mies« für Moos führte zu ihrem Namen. Mit ihrem Moosbart halten sie sich an Pfählen und Steinen.

Fleisch und Geflügel

Ob als Hack oder Gulasch, Schwarzwälder Schinken, Thüringer Rostbratwurst - Fleischgerichte und Wurstwaren sind für viele Menschen ein wichtiger Bestandteil ihrer kulturellen Identität. Filme wie »Food, Inc.« oder »Unser täglich Brot« haben jedoch einem breiten Publikum den Appetit auf Fleisch aus der Massentierhaltung verdorben. Vielleicht führen weitere Filme sowie Hormon- und Futtermittelskandale zu mehr Achtsamkeit vor den Tieren und dazu, dass wir in Zukunft besser über die Aufzuchtbedingungen informiert werden. Auch das Handwerk des Metzgers würde wieder an Ansehen gewinnen.

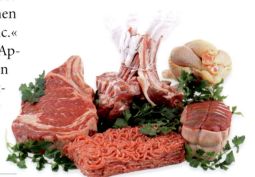

Fleisch für jeden Geschmack!

Terpene bilden das Aroma im Fleisch. Diese Stoffe sind schlecht wasserlöslich und im Fleisch hauptsächlich im Fettgewebe vorhanden. Durch sie erhält Fleisch sein typisches Aroma: Lammfleisch riecht nach Lamm, Rindfleisch nach Rind. Frisches, schön marmoriertes Fleisch sorgt für den authentischen Geschmack.

Öko! - Logisch?

Immer wieder wird darauf hingewiesen, dass die Viehzucht als Verursacher von CO_2 Treibhausgasen auf einem der obersten Ränge steht. Ein Missstand, an dem der Durchschnittsdeutsche allerdings nur eine geringe Schuld trägt. Männer essen hierzulande durchschnittlich 38 kg und Frauen 19 kg Fleisch, Wurstwaren und Fleischerzeugnisse pro Jahr (Nationale Verzehrsstudie aus dem Jahr 2008). Dies führt zu einem Fleischverbrauch von ca. 90 kg pro Jahr, wenn man die industrielle Verwertung und Verluste, einschließlich Knochen dazurechnet. Dieser verursacht eine Gesamt-CO_2-Belastung von 420 kg/Jahr. Das entspricht 5 Tankfüllungen beim Auto. Wenn wir die Strecke von 2.800 km als Ausgleich mit dem Fahrrad fahren würden, wäre die Ökobilanz ausgeglichen. Auch ein Verzicht auf eine Flugreise nach München hätten den gleichen Effekt

Aus anthroposophischer Sicht

Fleisch enthält Stoffe und Kräfte des Tieres, weshalb es erdender wirkt als pflanzliche Nahrung. Rudolf Steiner sagte »Der Mensch wird durch das Verhältnis zur Pflanzenwelt innerlich kräftiger. Durch Fleischnahrung gliedert er sich etwas ein, was nach und nach zu wirklichen Fremdstoffen wird, die eigene Wege gehen in ihm«. Menschen, die sich dem Spirituellen widmen, werden die Nahrung vom toten Tier als Belastung empfinden. Tierart und -rasse, Haltung, Fütterung, Schlachtbedingungen und Verarbeitung bestimmen die Wirkung. So genügen höchstens ökologisch erzeugte Fleischprodukte einer anthroposophisch orientierten Lebensweise. Rudolf Steiner wies darauf hin, dass die Verdauungskraft mancher Menschen zu schwach für eine rein vegetarische Ernährung wäre. Jedoch sollten auch diese Menschen nur wenig Fleisch und Wurstwaren essen.

Aus ayurvedischer Sicht

In den Ayurveda-Schriften finden sich keine allgemeinen Hinweise, auf Fleisch zu verzichten. Dies wird nur von Autoren empfohlen, welche die Lehren des Ayurveda mit spirituellen Lehren aus Indien wie Yoga, Dharma Shastra oder aus der Bhagavad Gita verbinden. Caraka und Vagbhata schrieben, dass kein anderes Lebensmittel so nahrhaft wäre wie Fleisch. Es hilft besonders bei Schwäche, bei der Genesung und bei erhöhter Luft-Energetik. Wichtig ist es, die Wirkungen auf das eigene Naturell der unterschiedlichen Fleischarten zu beachten. Caraka warnt jedoch davor, Rind, Schwein und Fisch für die alltägliche Ernährung zu verwenden.

Aus Sicht der TCM

Das Fleisch der meisten Tiere hat eine warme Energetik und stärkt Qi und Yang. Damit fördert es die Dynamik, was jedoch auch die Aggressivität steigern kann. Zu viel Fleisch belastet den Körper und fördert Schleimerkrankungen. Bei Symptomen der »Fülle« (Shi) wie lauter, trockener Husten, intensiver Mundgeruch, Aufstoßen, Reizbarkeit oder Blasenentzündung sowie »Hitze« und »Feuchtigkeit« sollte einige Wochen auf Fleisch verzichtet werden. Bei »Mangel« (Xu) empfiehlt man Rind, Huhn, Schwein und Wildfleisch. Bei »Kälte« helfen Hirsch, Lamm und Wildfleisch. Bei »Trockenheit« empfiehlt man Schweinefleisch.

CO_2-Äquivalente

Fleischart	CO_2	Auto	Flugzeug	Bahn
Rind- und Kalbfleisch	166 kg	1.109 km	438 km	4.160 km
Schweinefleisch	177 kg	1.179 km	466 km	4.423 km
Schaf- und Ziegenfleisch	3 kg	20 km	8 km	73 km
Geflügelfleisch	68 kg	451 km	178 km	1.693 km
sonstiges Fleisch	6 kg	37 km	15 km	140 km
Fleisch insgesamt	420 kg	2.797 km	1.104 km	10.489 km

Fleischverbrauch in kg/Einwohner/Jahr nach BLE 2010, Auto 7 l/100km

Schweinefleisch

Latein	Englisch	Sanskrit	Mandarin	Tibetisch	Arabisch
Sus scrofa domestica L.	Pork	Sukara, Vararaha (Schwein)	Zhu rou	Phag śa	Chenzier (Schwein)

Fettes Schweinefleisch ist aufgrund der Arachidonsäure für Menschen mit entzündlichen rheumatischen Erkrankungen nicht geeignet – sonstige allgemeine Bedenken lassen sich nur aus religiöser, ökologischer oder vegetarischer Sicht begründen. Aber auch hier gilt: nicht zu viel davon und Gemüse und Hülsenfrüchte können »noch gesünder« sein!

Schweineschnitzel, gebraten:	150	g
Das sind kcal:	156	kcal
Säurelieferant mit PRAL von:	13,2	

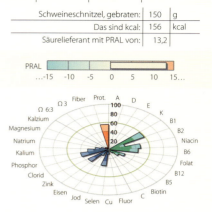

Auch ein Schwein braucht Schwein auf Erden, will's kein armes Würstchen werden

Vermutlich halten die Menschen schon seit 7000 v. Chr. Hausschweine. Heute steht Schweinefleisch bei den meisten Europäern und in Ostasien an erster Stelle. Deutschland liegt auf Platz drei der Weltproduktion, jedoch erzeugen die USA mehr als das Doppelte und China über zehnmal mehr als Deutschland. Schweine würden über 10 Jahre alt werden, aber man schlachtet sie nach 6 bis 7 Monaten bei etwa 90 bis 120 Kilogramm Gewicht.

Während in Europa und Asien Schweinefleisch die am häufigsten gegessene Fleischsorte ist, gilt Schweinefleisch im jüdischen und islamischen Glauben als unrein und wird daher gemieden.

Einkauf und Zubereitung

Schweinefleisch guter Qualität ist kräftig rot, von feinen Fettadern durchzogenes und hat einen trockenen Anschnitt. PSE-Fleisch ist blass (Pale, weich (Soft) und wässrig (Exudative), schrumpft beim Garen zusammen und schmeckt eher wässrig und fad. Dieses minderwertige Fleisch stammt meist von überzüchteten Schweinerassen mit besonders magerem Fleisch. Auch Stress bei Transport und Schlachtung führt zu einer erhöhten Produktion an Milchsäure, die das Muskelprotein im geschlachteten Fleisch denaturieren kann. Dadurch kann das Fleisch weniger Wasser halten und eignet sich nicht mehr zum Kurzbraten.

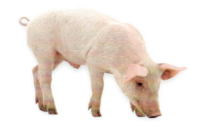

Kasseler und gepökeltes Schweinefleisch sollten nur gekocht werden, da beim Anbraten oder Grillen gesundheitsschädliche Nitrosamine entstehen können.

Umweltaspekte

Das meiste Fleisch stammt aus der agrarindustriellen Massentierhaltung. Immer wieder gibt es Probleme mit Krankheiten und Seuchen sowie Belastungen durch Pharmazeutika und Futterzusatzstoffe.

Schweinefleisch sowie Wurst und Schinken vom Schwein haben von allen Nahrungsmitteln den höchsten Gehalt an Vitamin B1 (Thiamin). Thiaminmangel kann zu Appetitverlust, Verdauungsstörungen, Reizbarkeit, Schwäche, Schlaflosigkeit und verminderter Produktion von Kollagen führen. Besonders wer auf Vollkornprodukte verzichtet und Nudeln, Weißbrot oder geschälten und polierten Reis isst, läuft Gefahr, auf Dauer zu wenig Vitamin B1 zu sich zu nehmen.

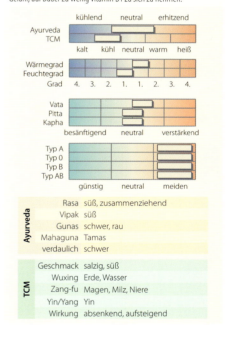

Naturheilkunde

Ayurveda

Bei Mandalapala heißt es, dass Schweinefleisch Vata besänftigt, erhitzend wirkt, den Appetit anregt und den Körper nährt. Vagbhata schreibt in der Astanga Hrdayam, dass man es nicht mit Joghurt kombinieren soll. Nach tibetischer Lehre wirkt Schweinefleisch leicht und kühl. Bei manifestieren Kapha-Störungen mit Hitze-Symptomen empfiehlt man gebratenes Schweinefleisch.

TCM

Vermutlich hielten die Menschen in China schon um 7.000 v. Chr. Hausschweine. Heute ist der Anteil von Schweinefleisch am Gesamtfleischkonsum 89 Prozent. Schweine sind dort sehr beliebt, weil man sie mit Küchenabfällen füttern kann. Die Vielfalt der Rezepte und Zubereitungsarten ist enorm. Schweinefleisch verbessert das Yin, stärkt Niere und Leber, befeuchtet Trockenheit und unterstützt die Säfte. Man empfiehlt es bei Trockenheit der Haut, Diabetes, Rückenschmerzen und Schwächezuständen.

Es wird empfohlen Schweinefleisch bei Schleim-Blockaden, Gicht, Fieber und Fettleibigkeit zu meiden. Speziell fettes Schweinefleisch kann Hitze-Prozesse unterstützen, Feuchtigkeit und Schleim fördern und Wind aktivieren. Zusammen mit Hirse gegessen, kann dies Haarausfall begünstigen.

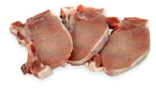

Koteletts sind Scheiben aus dem Rippenstück mit Knochen.

»Das Schwein ist warm und hat eine hitzige Natur in sich, und es ist schleimig, weil keine Kälte es reinigt. ... Aber es ist ein unreines Tier, weshalb sein Fleisch nicht gesund ist, sondern kompliziert, und es ist weder für gesunde noch für kranke Menschen gut zu essen, weil es im Menschen weder den Schleim noch andere Schwächen vermindert, sondern vermehrt, weil seine Wärme sich zur Wärme des Menschen hinzufügt, und (dies) erregt im Menschen Stürme in seinen Sitten und Taten, was schlecht ist. Aber ein Mensch, der sehr krank ist, so daß er an seinem Körper abnimmt und dürr ist, der esse mäßig von jungen Schweinchen, während er krank ist, damit er von ihrer Wärme Wärme dazugewinnt, und nachdem er genesen ist, esse er nicht mehr von den Schweinchen, weil dies wiederum Krankheiten in ihm vermehren würde.« (aus »Physica«, übersetzt von Portmann, 1997)

Nach anthroposophischer Lehre sind die beschwerenden und passiven Eigenschaften des Schweins zwischen der irdischen Massigkeit des Rinds und der erhöhten Beweglichkeit des Geflügels.

TEM – Unani-Medizin

Im Tacuinum sanitatis gilt Schweinefleisch als sehr nahrhaft und leicht umzuwandeln. Damit es nicht dem Magen schade solle man es braten und mit Senf würzen.

Ayurveda		
Rasa	süß, zusammenziehend	
Vipak	süß	
Gunas	schwer, rau	
Mahaguna	Tamas	
verdaulich	schwer	

TCM		
Geschmack	salzig, süß	
Wuxing	Erde, Wasser	
Zang-fu	Magen, Milz, Niere	
Yin/Yang	Yin	
Wirkung	absenkend, aufsteigend	

Rindfleisch

Latein	Englisch	Sanskrit	Mandarin	Tibetisch	Arabisch
Bos taurus taurus	Beef	Vrsabha, Balivarda, surabhi	Niu rou	Skom sa	Ta r

Frikadellen, 5% Fett, gebraten:	150	g
Das sind kcal:	256,5	kcal
Säurelieferant mit PRAL von:	18,8	

Rindfleisch stärkt den Körper und ist gut für jene, die Muskeln, Sehnen und Knochen aufbauen wollen, weil sie besonders kräftig sein wollen. Nach anthroposophischer Lehre schwächt es die Fähigkeit unseres Körpers, die Nahrung aus Pflanzen umzuwandeln. Aus ökologischer Sicht belastet die Produktion von Rindfleisch die Umwelt.

Kommt der Ochs in fremdes Land, wird er doch als Rind erkannt

Die ursprüngliche Heimat der heutigen Hausrinder ist Anatolien und der Nahe Osten. Schon 8300 v. Chr. brachten Ackerbauern Rinder mit nach Zypern. Während der Steinzeit gelangten die Rinder bis in das nordöstliche Europa und verdrängten im Laufe der Jahrtausende die dort lebenden Auerochsen. In asiatischen Ländern hält man meist die an das tropische Klima angepassten Zebus oder Buckelrinder. Von den 1,3 Milliarden Rindern weltweit leben mit 400 Millionen die meisten in Indien. Von den weltweit 61 Millionen Tonnen Rindfleisch produzierten die USA im Jahr 2006 mit 11,9 Millionen Tonnen das meiste, gefolgt von Brasilien mit 7,8 und China mit 7,2 Millionen Tonnen.
Nach Schweine- und Hühnerfleisch steht Rindfleisch an dritter Stelle der Verzehrsmenge weltweit.

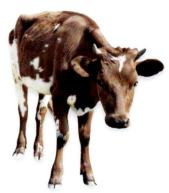

Einkauf und Zubereitung

Drückt man frisches Fleisch mit dem Finger leicht ein, sollte die Delle nach kurzer Zeit verschwunden sein. Die Schnittfläche von frischem Fleisch sollte glänzen. Kalbfleisch ist rosa bis hellrot, Jungbullenfleisch hellrot bis mittelrot, Ochsen- und Färsenfleisch mittel- bis kräftigrot und meist marmoriert. Zart marmoriertes Fleisch enthält etwas Fett, bleibt bei der Zubereitung saftig und schmeckt besonders aromatisch, da das Fett die Geschmacksstoffe überträgt. Rohes Fleisch lagert man wenn möglich nahe 0 Grad C, so dass es nicht friert. Fleisch, das man braten möchte, trocknet man nach dem Waschen mit einem Papiertuch.
Auch für Rindfleisch gibt es von roh über gebraten oder langsam gegart viele Methoden der Zubereitung. Jeder »Liebhaber« von Rindfleisch hat oft eine besondere Vorliebe. Eine Zubereitungsart für »gesundheitliche Zwecke« braucht in der Regel etwas länger. Für eine Brühe oder Suppe ist es besser, das Fleisch in kaltem Wasser langsam zu erhitzen, da so mehr Geschmack in die Brühe gelangen kann. Soll auch noch etwas Geschmack im Fleisch verbleiben kann man nach der Hälfte der Garzeit salzen, sonst am Ende.

Umweltaspekte

Rinder erzeugen bei ihrer Verdauung das Gas Methan, welches die Erdatmosphäre 21 Mal stärker erwärmt als die (gewichtsmäßig) gleiche Menge CO_2. Sie haben den größten Anteil an den 18 Prozent der Treibhausgas-Emissionen durch Viehzucht. Die Viehzucht beeinflusst damit die Erdatmosphäre mehr als der öffentliche Nahverkehr. Isst man seltener Rindfleisch, ist das besser für die Umwelt und das so eingesparte Geld ließe sich gut in den Kauf von Fleisch aus ökologischer und artgerechter Haltung investieren. Ökologische Aufzucht verringert auch die Gefahr für BSE oder andere mögliche Gefahren der Zukunft, da die Tiere überwiegend mit hofeigenem Futter aufgezogen werden.

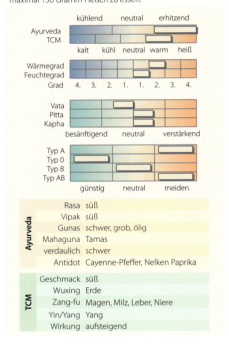

Die Leiter vieler Studien kommen zu der Erkenntnis, dass wer täglich Fleisch von Säugetieren wie Rind, Lamm oder Schwein isst, sein Risiko für viele Krebs- und Herz-Kreislauf-Erkrankungen erhöht. Daher lauten ihre Empfehlungen, möglichst nur wenige Male in der Woche bis jeweils maximal 150 Gramm Fleisch zu essen.

Naturheilkunde

Ayurveda

Nach vedischer Tradition sollen Kühe wegen der Milch die sie geben wie Mütter geachtet werden. Viele Hindus betrachten es als weise, die Rinder nur wegen ihrer Milch zu halten und nicht für ein paar Mahlzeiten zu töten. Entsprechend den alten Schriften wirkt Rindfleisch stärkend, heilt periodisches Fieber von Vata und Pitta (Qusar), hilft bei Schnupfen und trockenem Husten, bei überhöhter Verdauungkraft und überhöhtem Stoffwechsel, wirkt reinigend und besänftigt Vata (Susruta).

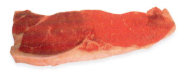

Die Qualität von Rindfleisch zeigt sich in einem hohen Fettanteil.

TCM

Rindfleisch unterstützt die »Mitte«, stärkt Muskeln, Sehnen und Knochen. Man empfiehlt es bei allgemeinem Mangel an Qi und Xue, geistiger Müdigkeit, Rückenschmerzen sowie kalten Händen und Füßen.

Vorsicht! Nicht bei Störungen mit feuchter Hitze. Es kann bei Hautproblemen wie Ekzemen oder Juckreiz zu Verschlechterungen führen.

»Das Rind ist kalt in seiner Beschaffenheit, und es ist trocken, aber mit den Luftgeistern ist es dem Menschen nicht feindlich, und diese (Luftgeister) können nicht viele Täuschungen machen an jenem Ort, wo das Rind ist, weil das Rind rein ist, und daher wurde es auch beim Opfer oft Gott in der Antike dargebracht. Aber sein Fleisch taugt wegen der Kälte, die es in sich hat, für den kalten Menschen nicht zum Essen. Für den warmen aber, der von Natur aus warm ist, ist es wegen der Kälte, die im Fleisch ist, gut zu essen.« (aus »Physica«, übersetzt von Portmann, 1997)

Das Eiweiß des Rindes wirkt passiv, ganz irdisch, schwer und kompakt. Das Fleisch der Jungtiere gibt mehr Dynamik.

TEM – Unani-Medizin

Kalb- und Rindfleisch beschreibt man im Tacuinum sanitatis als gut für Menschen, die körperliche Arbeit verrichten. Möglichen Schaden könne man durch Bewegung und Bäder verhüten. Das Fleisch von Ochsen soll kühler und leichter verdaulich sein.

Fleisch und Geflügel

Lammfleisch

	Latein	Englisch	Sanskrit	Mandarin	Tibetisch	Arabisch
	Ovis gmelini aries L.	Lamb	Mesa, Edaka (Schaf)	Yang rou (Schaf- und Ziegenfleisch)	Lug (Schaf)	Char f

Lammfleisch ist bei vielen nicht nur zu Ostern sehr beliebt. Das gefrorene Fleisch dieser in freier Natur aufgewachsenen Tiere erhält man schon recht preisgünstig. Die wärmende Eigenschaft des Fleischs hilft bei kühlem Naturell, besonders im Winter.

Eine Portion Lammfleisch, gekocht:	150	g
Das sind kcal:	309	kcal
Säurelieferant mit PRAL von:	20,3	

PRAL
…-15 -10 -5 0 5 10 15…

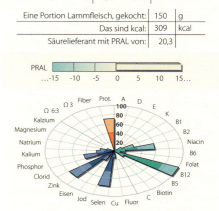

Beim Eiweißanteil, Zink-, Nikotinsäur- und Vitamin B12-Gehalt ist Lammfleisch auf den vorderen Rängen. Es enthält von allen Fleischsorten den höchsten Anteil von L-Carnitin und wird könnte nach Ansicht einiger Mediziner auch beim Abnehmen helfen.

Auch der wohlerzogene Wolf wird kein Lamm

Vor ungefähr 10.000 Jahren begannen die Menschen in Anatolien Mufflons zu halten. Aus ihnen züchtete man Hausschafe, die auch nach Westeuropa und Mesopotamien gelangten. In China züchtet man Schafe und Ziegen seit 5000 bis 3000 v. Chr. Heute werden dort mit 2,5 Millionen Tonnen fast ein Drittel der Weltproduktion erzeugt – mehr als doppelt so viel wie die nächstgrößten Produzenten Australien und Neuseeland zusammen. Das männliche Tier nennt man Bock oder Widder, das weibliche Mutterschaf. Lämmer sind jünger als ein Jahr, Milchlämmer zwischen acht Wochen und sechs Monaten alt. Ein kastriertes, über ein Jahr altes Tier nennt man Hammel. Sein Fleisch ist kräftig im Geschmack, dunkelrot, fest und marmoriert.

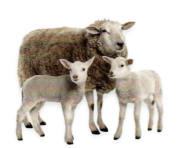

Einkauf und Zubereitung

In Deutschland stammt ungefähr die Hälfte des Angebots aus einheimischer Produktion und ein Drittel des Angebots von neuseeländischen Weidelämmern. Auf über 29.000 Schaf-Farmen wachsen dort die Tiere in freier Natur auf.

Umweltaspekte

Schaf- und Lammfleisch ist durch die extensive Haltung der Tiere kaum belastet.

Naturheilkunde

Ayurveda

Bhavamisra beschreibt das Fleisch vom Schaf als nahrhaft, schwer zu verdauen, gut für das Herz, aphrodisierend und hilfreich bei Erschöpfung. Es erhöht leicht Pitta und heilt Vata-Krankheiten. Nach tibetischer Medizinlehre besänftigt es Vata und Kapha, nährt die Körpergewebe und ist besonders schmackhaft.

TCM

Lammfleisch erwärmt die »Mitte« und den Funktionskreis der Nieren, unterstützt Qi und ist damit ideal für die Wintermonate. Ein gutes Rezept zur Stärkung des Nieren-Yang ist Ziegen- oder Schaffleisch gekocht mit Knoblauch, frischem Ingwer, chinesischem Lauch oder Schnittknoblauch und Walnüssen. Lammfleisch hilft auch bei einer kühlen Störung der Funktionskreise Milz und Magen mit vermindertem Appetit, Durchfall, kalten Händen und Füßen, Kraftlosigkeit und geistiger Abgeschlagenheit sowie bei chronischem Husten und Asthma.

Man sollte Lammfleisch bei Hitzestörungen, chronisch-entzündlichen Erkrankungen oder Zahnschmerzen meiden.

 »Das Schaf, ob Widder oder Lamm, ist kalt, aber dennoch wärmer als das Rind. Und es ist auch feucht und einfach und hat keine Bitterkeit und Herbheit. Und sein Fleisch ist für gesunde und kranke Menschen gut zu essen. … Und dieses Fleisch ist im Sommer gut zu essen, weil die Hitze es wärmt, im Winter aber taugt es nicht zum Essen, weil es kalt ist, und weil auch der Winter kalt ist.« (aus »Physica«, übersetzt von Portmann, 1997)

TEM – Unani-Medizin

Hakim Moinuddin empfiehlt das Fleisch von Schafen und besonders die Schulter eines männlichen einjährigen Lamms als das beste Fleisch von den Landtieren. Er empfiehlt Lammfleisch zur Stärkung der Zeugungskraft, bei Wassersucht, bei Tinnitus und zur Stärkung nach Koliken.

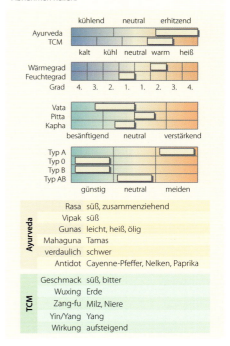

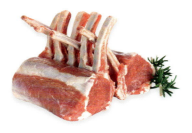

Der Lammrücken besteht aus einem Kotelett- und zwei Filetstücken. Bei jüngeren Tieren wird der Rücken meist als Doppelrücken angeboten.

Osterlamm

Agnus Dei (lat. Lamm Gottes) gilt bei den Christen als Symbol für Jesus Christus. Zusammen mit der Siegesfahne ist das Lamm zu Ostern ein Symbol für die Auferstehung Jesu Christi. Man backt ein Osterlamm und bringt es mit zur Speisenweihe bei der Ostermesse am Morgen des Oster-Sonntag. Die geweihten Speisen werden dann beim Osterfrühstück gegessen.

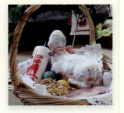

Hase und Kaninchen

	Latein	Englisch	Sanskrit	Mandarin	Tibetisch	Arabisch
	Oryctolagus cuniculus (Kaninchen)	Rabbit	Sasa, a aka	Tu rou	Re bong	Arnab

Eine Portion Kaninchen, gekocht:	150	g
Das sind kcal:	309	kcal
mit PRAL von:	24,3	

Besonders die kühlende und gleichzeitig kräftigende Wirkung von Hasen- oder Kaninchenfleisch macht dies für viele überhitzte Temperamente interessant.

Da liegt der Hase im Pfeffer!

Hasen und Kaninchen hält man schon seit der Römerzeit. Sehr beliebt waren sie dann später bei den Mönchen, weil diese vom Papst die Zustimmung erhielten, Kaninchen auch als Fastenspeise verzehren zu dürfen, da es es sich um keine richtigen warmblütigen Tiere handele. Auch heute mag man sie in vielen Ländern. 600 Millionen Kaninchen wurden im Jahr 2006 allein in China gezüchtet, das damit 38 Prozent der der Weltproduktion erzeugte.

Wild- und Hauskaninchen sind von der gleichen Art, nur die unterschiedliche Lebensweise bewirkt, dass Wildkaninchen dunkleres Fleisch mit einem Wildgeschmack haben. Das Aroma vom hellen Fleisch von Hauskaninchen ähnelt dem von Geflügel. Hasenfleisch ist dunkel und hat einen kräftigen Geschmack.

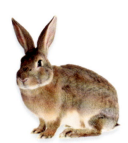

Einkauf und Zubereitung

Das Fleisch von jüngeren Tieren wird meist gebraten oder kurzgebraten, das von älteren Tieren am besten geschmort..

Naturheilkunde

Ayurveda

Nach Bhavamisra ist Hasenfleisch leicht zu verdauen, führt zu Trockenheit, da es entwässert, verbessert die Verdauungskraft und ist immer gut für die Gesundheit. Es besänftigt Kapha und Pitta und erhöht Vata nur leicht oder ist laut Susruta für Vata neutral. Nach tibetischer Lehre ist Hasenfleisch gut bei Störungen von Vata, stärkt die Verdauungskraft und lindert Durchfall.

TCM

Hasenfleisch unterstützt die »Mitte« und das Qi, kühlt Hitze und entgiftet. Man empfiehlt es bei Abgeschlagenheit, vermindertem Yin in Magen und Milz, vermehrter Hitze im Magen und Därmen und bei Diabetes. Es wirkt vorbeugend gegen Herz-Kreislauferkrankungen.

Ayurveda		
Rasa	süß, zusammenziehend	
Vipak	scharf	
Gunas	leicht, trocken, rau, kalt	
Mahaguna	Tamas	
verdaulich	leicht	

TCM		
Geschmack	süß, scharf	
Wuxing	Metall, Erde	
Zang-fu	Leber, Dickdarm	
Yin/Yang	Yin	
Wirkung	aufsteigend	

Ziegenfleisch

	Latein	Englisch	Sanskrit	Mandarin	Tibetisch	Arabisch
	Capra L.	Goat	Chaga, Aja	Shanyang	Ra sha	Ra, 'anz

Ziegenfleisch, gekocht:	150	g
Das sind kcal:	214,5	kcal
Basenlieferant mit PRAL von:	18	

Ziegenfleisch ist leicht zu verdauen und für alle Naturelle geeignet.

Du alte Ziege!

Die Hausziege ist zusammen mit dem Schaf vermutlich das erste wirtschaftlich genutzte Haustier. Heute gibt es sie, außer in extrem kalten Regionen, auf der ganzen Welt. In vielen Kulturen galt der Ziegenbock als Sinnbild der Fruchtbarkeit und so auch häufig als Verkörperung einer Gottheit der Fruchtbarkeit.

Einkauf und Zubereitung

Je nach Alter der Ziege unterscheidet man Milchzicklein (bis 6 Monate) oder Jungziegen (bis 12 Monate). Bei den jungen Tieren ist das Fleisch hellrosa und bei älteren dunkelrot. Das Fleisch ausgewachsener Ziegen gilt als zäh und spielt in der europäischen Küche kaum eine Rolle.

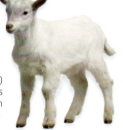

Naturheilkunde

Ayurveda

Nach Bhavamisra ist Ziegenfleisch leicht zu verdauen und besänftigt alle drei Doshas. Es wirkt nur gering kühlend, hilft bei Schnupfen, wirkt stärkend, gibt einen kräftigen Körper und vermehrt Samen. Das Fleisch alter Ziegen erhöht Vata.

TCM

Ziegen und Schafe züchtet man in China bereits seit 5.000 bis 3.000 v. Chr. Die Wirkung des Ziegenfleisches gilt als ähnlich dem des Lammfleisches.

Es wird empfohlen, bei Hitzestörungen oder chronisch-entzündlichen Erkrankungen auf Ziegenfleisch zu verzichten.

 »Der Ziegenbock hat sehr plötzliche Wärme und eine unbeständige Art, und sein Fleisch ist für gesunde und kranke Menschen gut zu essen, und wenn es oft gegessen wird, heilt es die zerbrochenen und zerquetschten Eingeweide, und es heilt und stärkt den Magen dessen, der es ißt.« (aus »Physica«, übersetzt von Portmann, 1997)

TCM	
Geschmack	süß
Wuxing	Erde
Zang-fu	Herz, Lunge, Magen, Niere
Yin/Yang	
Wirkung	

FLEISCH UND GEFLÜGEL

WILDFLEISCH

Englisch	Sanskrit	Mandarin	Tibetisch
Game	Mrgamatrika (Rotwild)	Lu rou (Hirsch)	Ri dag

Reh, Schulter, geschmort:	150	g
Das sind kcal:	286,5	kcal
Säurelieferant mit PRAL von:	30	

Das Fleisch der Wildtiere kann helfen, eine erhöhte Feuer- oder Wasser-Energetik zu senken.

Das macht mich noch ganz wild!
Wildfleisch ist arm an Fett und reich an Eiweißen, Mineralstoffen und Vitaminen. Das Fleisch von in Gattern gehaltenem Wild hat einen etwas erhöhten Gesamtfettgehalt. Zu den Wildtieren in Deutschland gehören Rotwild, Damwild, Schwarzwild, Rehwild, Gamswild, Muffelwild, Hasen, Kaninchen, Fasane, Rebhühner, Schnepfen, Wildgänse, Wildenten und Ringeltauben.

Einkauf und Zubereitung
Kaufen Sie Wildfleisch am besten direkt beim Jäger oder Fachhändler Ihres Vertrauens. Auch gefrorenes Wildfleisch vom Lebensmittel-Discounter ist oft von guter Qualität.
Früher wurde das Wild mariniert oder gebeizt, um den Wildgeruch und Wildgeschmack zu entfernen.

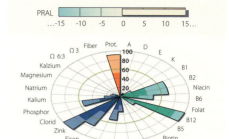

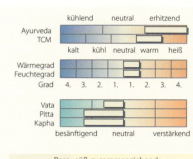

Das war nötig, weil die Kühlung nicht so optimal war, wie heute und es zu warm oder zu lange abgehangen wurde. Besonders der zarte Eigengeschmack von jungem Wild wird durch das Marinieren überdeckt. In vielen traditionellen Rezepten steht jedoch der Geschmack der Marinade im Mittelpunkt.

Umweltaspekte
Die Belastung durch Radioaktivität waren auch 27 Jahre nach der Reaktorkatastrophe von Tschernobyl im Wildfleisch nachweisbar. So lagen beispielsweise im Pfälzerwald die Werte bei 202 von 2366 untersuchten Tieren über dem Grenzwert von 600 Becquerel Radiocäsium pro Kilogramm Fleisch. Schwangere oder Menschen mit erhöhtem Risiko für Erkrankungen sollten daher zurückhaltend beim Verzehr von Wildfleisch sein.

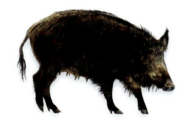

Wildschweine werden vom Jäger als »Schwarzwild« bezeichnet.

Ayurveda			
Rasa	süß, zusammenziehend		
Vipak	scharf		
Gunas	leicht, heiß, trocken, rau		
Mahaguna	Tamas		
verdaulich	leicht		

TCM	
Geschmack	süß, bitter
Wuxing	Erde
Zang-fu	Magen, Milz, Niere
Yin/Yang	Yang
Wirkung	schwebend, aufsteigend

NATURHEILKUNDE

AYURVEDA

Das Fleisch der Wildtiere besänftigt Pitta und Kapha. Es ist gut für das Herz und gut verdaulich. Susruta schreibt, dass Rotwild leicht und duftend ist, alle drei Doshas besänftigt, die Verdauungskraft stärkt und hilft, den Harn zu halten. Das Fleisch des Wildschweins ist wie das des Büffels: es ist schmackhaft, hilft bei Erschöpfung, produziert Samen und gibt Kraft (A. Samgraha)

TCM

Das Fleisch von Reh und Hirsch unterstützt Qi, stärkt den Funktionskreis der Nieren und reguliert die Säfte (Xue). Man empfiehlt es bei Müdigkeit, Muttermilchmangel und Nieren- und Nieren-Yang-Schwäche mit ständigem Frieren, Schmerzen im unteren Rücken, schwacher Libido, Impotenz und Samenmangel.

Es wird empfohlen, Wildfleisch bei Hitze-Störungen oder in der heißen Jahreszeit sowie nach oben wirkendem Yang aufgrund einer Schwäche von Yin zu meiden und nicht zusammen mit Fisch, Meerestieren oder Hühnerfleisch zu kombinieren, da dies zu Erkrankungen der Haut führen kann.

 »Das Reh ist gemäßigt und sanft und hat eine reine Natur, und es steigt gern auf Berge, und es verlangt Luft, und es ist nicht zu warm und nicht zu kalt, sondern gemäßigt. Und auf den Bergen sucht es jene Kräuter, die von der dortigen Luft wachsen, und diese frißt es, und so verbraucht es gutes und gesundes Futter. Und sein Fleisch ist für gesunde und kranke Menschen gut. Der Hirsch hat plötzliche Wärme in sich, und er ist weniger kalt, sondern mehr warm, und er frißt reines Futter. Sein Fleisch ist für Gesunde und Kranke gut zu essen. … Aber auch der Mensch, der in seinem Körper schon ganz schwach ist, der esse oft von der gekochten Schweinsleber, und dies erquickt ihn, das heißt, es labt und stärkt ihn. Und das Wildschwein hat dieselbe Natur (vom Hausschwein), ausgenommen, daß das Wildschwein reiner als das Hausschwein ist. Das übrige, das im Schwein ist, taugt nicht viel zu Heilmitteln.« (aus »Physica«, übersetzt von Portmann, 1997)

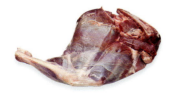

Reh- oder Hirschkeule eignen sich zum Schoren oder Braten.

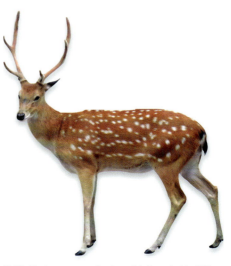

Die Sika-Hirsche stammen aus Ostasien und sind heute in vielen Wäldern Europas zu Hause.

NUTRIPÄDIE – ERNÄHRUNG FÜR ESS-BEWUSSTE!

HÜHNERFLEISCH

	Latein	Englisch	Sanskrit	Mandarin	Tibetisch	Arabisch
	Gallus gallus domesticus L.	Chicken	Kukkuta, Viskira	Ji rou	Khyim-bya	Dajaj

Hühnerfleisch, gekocht:	150	g
Das sind kcal:	328,5	kcal
Säurelieferant mit PRAL von:	19,6	

Die Wirkung der Hühnersuppe gegen Erkältung ist schon lange bekannt. Hühnerfleisch hilft auch bei erhöhter Luft-Energetik.

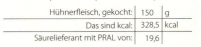

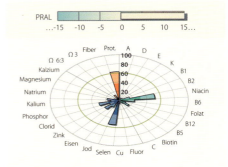

Ich wollt ich wär ein Huhn und hätt nicht viel zu tun …

Vermutlich haben die Menschen in China schon im 6. Jahrtausend und die der Induskultur um 2.500 v. Chr. angefangen Hühner zu züchten. Heute produzieren die USA mit 16 Milliarden Kilogramm mit Abstand am meisten Hühnerfleisch in der Welt. Im Schnitt isst aber auch jeder Amerikaner 53 Kilogramm davon pro Jahr. Das ist fast fünf Mal mehr als in Deutschland üblich.

Einkauf und Zubereitung

Stubenküken wiegen zwischen 200 und 600 Gramm und sind nicht älter als einen Monat. Masthühner oder -hähnchen leben in der »Turbomast« zusammen mit bis zu 30.000 anderen Hühnern nur 34 Tage und wiegen dann zwischen 800 und 1.200 Gramm. Über 1.200 Gramm heißen sie Pouларden. In bis zu zwölf Wochen werden diese bis zu 2.500 Gramm schwer. Ein Suppenhuhn ist eine 15 bis 18 Monate alte Legehenne, die nach Ende der Legeperiode geschlachtet wird. Sie wiegt ein bis zwei Kilogramm.

Umweltaspekte

Mastgeflügel wird überwiegend in intensiver Bodenhaltung aufgezogen. In einer freiwilligen Vereinbarung beschränken sich die Züchter bei Masthühnern auf 35 Kilogramm Lebendgewicht pro Quadratmeter. Falls Sie das für zu eng halten, haben Sie auch die Möglichkeit andere Haltungsformen zu unterstützen. Die EU hat diese mit festen Begriffen gesetzlich geregelt: »Extensive Bodenhaltung« mit 12 Tieren pro Quadratmeter, »Auslaufhaltung« mit einem Huhn pro Quadratmeter und

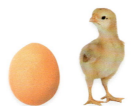

»Bäuerliche Auslaufhaltung«, bei der es pro Tier 12,5 Quadratmeter Auslauffläche und einen Stall gibt.

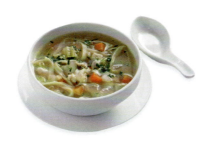

Eine Hühnersuppe ist eines der wenigen Mittel, welche bei Erkältungen helfen.

Bereits im alten Ägypten empfahl man Hühnersuppe gegen Erkältungen und auch Avicenna beschrieb ihre Wirkung. 1978 konnten Forscher in Miami die Wirksamkeit der Hühnersuppe bestätigen. Sie fanden aber keine Erklärung dafür. Manche Wissenschaftler glauben, das enthaltene Zink-Histidin wäre verantwortlich, da es unsere Immunkraft stärkt. Andere vermuten die Aminosäure Cystein helfe, da sie dem Schleim lösenden Medikament Acetylcystein ähnelt. Wahrscheinlich ist es die Kombination aus Nährstoffen und Vitaminen, welche weiße Blutkörperchen aktiviert. Das haben im Jahr 2000 Wissenschaftler von der Universität von Nebraska berichtet. Am besten schlürfen Sie die Suppe in kleinen Schlückchen – guten Appetit und gute Besserung!

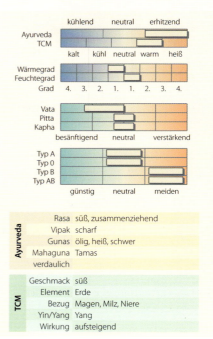

NATURHEILKUNDE

AYURVEDA

Hühnerfleisch macht stark, vermehrt Sperma und Kapha, wirkt aphrodisierend und besänftigt Vata. Das Haushuhn wirkt laut Susruta beschwerend und lindert Vata-Störungen wie Schwäche, Erbrechen und unregelmäßiges Fieber.

TCM

Hühnerfleisch wärmt die »Mitte«, ergänzt das Knochenmark, treibt Kälte aus, unterstützt Yang, baut Qi und Blut auf und tonisiert Yin und Yang der Nieren. Bei Schwäche nach langer Krankheit, bei vermindertem Appetit oder Durchfall stärkt Hühnerfleisch den Körper. Man empfiehlt es bei Reizblase, Hautverbrennungen und -entzündungen.

Es wird empfohlen Hühnerfleisch bei Überschuss- oder Hitze-Störungen und am Beginn von Erkältungskrankheiten zu meiden.

»Der Hahn und die Henne haben beide eine kalte und trockene Natur und fliegen nicht hoch, weil sie vornehmlich (etwas) von der Luft der Landtiere (haben). Und ihr Fleisch ist für gesunde Menschen gut, aber gegessen macht es sie nicht fett, die Kranken aber erquickt es ein wenig. … Und die Henne ist zur Speise für die Kranken besser als der Hahn, weil das Fleisch der Henne zarter ist als das Fleisch des Hahns. Aber wer im Körper gesund ist, der kann von beiden essen;« (aus »Physica«, übersetzt von Portmann, 1997)

TEM – UNANI-MEDIZIN

Hühnerfleisch liegt leicht im Magen und ist leicht zur verdauen und daher das beste aller Geflügel, besonders das von Hennen, welche noch kein Ei gelegt haben.

Hühnerfleisch balanciert die Säfte und ist gut für das Gehirn und die Gesichtsfarbe. Zu viel Hühnerfleisch könnte zu Gicht führen.

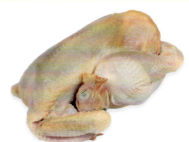

Qualitativ hochwertiges Hühnerfleisch stammt von Tieren, die hochwertiges Futter erhielten, genügend Platz hatten und bei der Schlachtung mehrere Monate alt waren – dieses ist auch am Preis zu erkennen.

EIER

Englisch	Sanskrit	Mandarin	Arabisch
Egg	Kukkutanda	Ji dan	Baydah

Ein Hühnerei, gekocht, gebraten:	55	g
Das sind kcal:	85,8	kcal
Säurelieferant mit PRAL von:	5,5	

Die große Cholesterinhysterie der vergangenen Jahrzehnte hat sich als weitestgehend unbegründet erwiesen und das Ei am Sonntag kann wieder ohne schlechtes Gewissen genossen werden.

PRAL …-15 -10 -5 0 5 10 15…

Wie aus dem Ei gepellt!

In vielen Schöpfungsmythen verkörpert das Ei den Ursprung des Lebens. Auch die Auferstehung Christi feiert man Ostern mit dem Schenken von Eiern.

Einkauf und Zubereitung

Es sind 4 Gewichtsklassen im Angebot: S (klein) mit unter 53 g, M (mittel) mit 53 g – 63 g, L (groß) mit 63 g – 73 g und XL (sehr groß) mit mindestens 73 g. Die Farbe der Eier hat nichts mit ihrem Geschmack zu tun und hängt von der Rasse der Legehenne ab. Erhalten die Hühner Mais und Grünfutter führt dies zu hellgelben Dotter. Diese findet man auch bei den meisten Bio-Eiern. Paprika, Krustentiere und Farbstoffe führen zu rötlichen Dottern. Riecht ein Ei nach Fisch, liegt das am Trimethylamin das bei einzelnen Hennen von Bakterien im Dickdarm produziert wird. Es wird versucht diese Hennen in Zukunft aus der Zucht zu nehmen. Eier sind mindestens 28 Tage haltbar. Wenn das Legedatum nicht auf dem Ei steht, erhalten Sie das Legedatum, indem sie vom Mindesthaltbarkeitsdatum 28 Tage abziehen. Spätestens 18 Tage nach dem Legedatum sollten Eier gekühlt werden. Wie frisch ein Hühnerei ist, können Sie im Wasserglas testen, weil die Luftblase im Ei allmählich größer wird:

- liegt das Ei flach am Boden ist es noch ganz frisch,
- liegt es am Boden und die Spitze steht leicht nach oben ist es einige Tage alt,
- steht es senkrecht oder fast senkrecht, ist es zwei bis drei Wochen alt und sollte bald verbraucht werden,
- schwimmt es an der Oberfläche und ragt aus dem Wasser, so ist es etwa zwei Monate alt und nicht mehr genießbar.

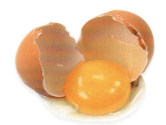

Umweltaspekte

Verbraucher können durch das Kaufverhalten mitbestimmen, wie die Hühner gehalten werden. Damit uns die Orientierung dabei leichter fällt, ist jedes Ei gestempelt. Die erste Ziffer für die Haltungsweise:

- 0 = Bio-Eier: Tagsüber Auslauf im Freien, Ställe mit 6 Hennen pro Quadratmeter, Futter aus ökologischem Anbau
- 1 = Freilandhaltung: 10 Quadratmeter für jedes Huhn
- 2 = Bodenhaltung: maximal neun Hühner pro Quadratmeter
- 3 = Käfighaltung in Kleinvolieren: ca. 1100 cm² (550 cm² bis 2006) ca. etwas weniger als ein DIN A3 Blatt pro Huhn

Zwei Buchstaben für das Herstellungsland (z.B. DE für Deutschland, DK für Dänemark, FR für Frankreich, IT für Italien, NL für Niederlande) und eine Nummer für den Legebetrieb. Für viele der Legebetriebe erhalten Sie unter www.was-steht-auf-dem-ei.de anhand der »Ei-Nummer« sogar ein Foto. Immerhin kauften im Jahr 2007 bereits 7 Prozent der Verbraucher Bio-Eier.

Viele Ernährungsexperten haben lange davon abgeraten Eier zu essen, weil sie glaubten, weil sie annahmen, dass das im Ei enthaltene Cholesterin den Cholesterinspiegel dramatisch erhöhe. Dass diese Theorie nicht stimmt, konnte zum Glück in mehreren Studien in den USA bewiesen werden. Haben Sie weiterhin viel Freude am Ei!

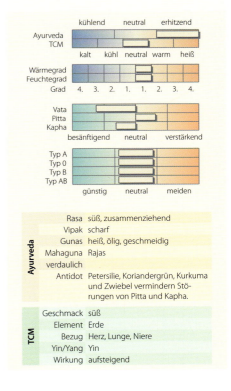

NATURHEILKUNDE

AYURVEDA

Eier nähren und helfen zu regenerieren. Sie besänftigen Vata, erwärmen Kapha und können Pitta erhöhen. Roh gegessen vermehren Eier die Eigenschaften von Kapha. Das Eiweiß wirkt leicht und kühlend und balanciert damit das Feuer-Element.

TCM

Hühnerei tonisiert Qi, das Blut und Yin, befeuchtet die Lunge und harmonisiert die »Mitte«. Man empfiehlt es bei Muttermilchmangel, Schwindel, Nachtblindheit, Schlafstörungen, Unruhe und Herzklopfen. Hühnerei beruhigt den Embryo während der Schwangerschaft. Die neutrale Temperatur von Hühnerei schützt vor Hitze- und Kältestörungen und hilft bei Schwäche den Körper langsam aufzubauen. Eiweiß befeuchtet die Lunge, wirkt kühlend und hilft somit bei Halsschmerzen, geröteten Augen und Durchfall.

»Die Eier von Geflügel sind mehr von kalter als von warmer Natur und sind schädlich zu essen, aber die Eier von Hühnern, die zahm sind, können gegessen werden, aber dennoch mäßig, weil sie für die schwachen Eingeweide des Menschen so schädlich sind wie nicht gemäßigtes und ungekochtes Mehl, weil sie ihnen wie etwas Klebriges anhaften und Schleim und Fäulnis im Magen des Menschen bereiten. Aber ein Mensch, der gesunde Eingeweide hat, wird sie verkraften können, wenn er sie isst; jedoch soll er mäßig essen, weil er von ihnen leicht krank wird. Und auch für einen gesunden Menschen taugen mehr weiche Eier als harte, die ihm Magenschmerzen machen, einem kranken aber taugen weder weiche noch harte zum Essen. … Und das Eidotter ist heilsamer zu essen als das Eiweiß, und auch das Eidotter, mäßig hart, ist heilsamer zur Speise als ganz weich. Aber wenn ein Mensch ein rohes Ei isst, schadet es ihm sehr, weil es Fäulnis in ihm erzeugt.« (aus »Physica«, übersetzt von Portmann, 1997)

TEM – UNANI-MEDIZIN

Weich gekochte Eier sind am besten bekömmlich. Sie wirken aphrodisisch.

Ayurveda		
	Rasa	süß, zusammenziehend
	Vipak	scharf
	Gunas	heiß, ölig, geschmeidig
	Mahaguna verdaulich	Rajas
	Antidot	Petersilie, Korianderngrün, Kurkuma und Zwiebel vermindern Störungen von Pitta und Kapha.

TCM		
	Geschmack	süß
	Element	Erde
	Bezug	Herz, Lunge, Niere
	Yin/Yang	Yin
	Wirkung	aufsteigend

Zu einem perfekten Sonntag gehört für viele ein gutes Frühstück mit einem leckeren Ei.

NUTRIPÄDIE – ERNÄHRUNG FÜR ESS-BEWUSSTE!

ENTENFLEISCH

	Latein	Englisch	Sanskrit	Mandarin	Tibetisch	Arabisch
	Anas domestica L.	Duck	Cakravaka (rote Wildentenart)	Ya rou	Ngang skya	Batah (Ente)

Entenfleisch, gebraten:	150	g
Das sind kcal:	340,5	kcal
Säurelieferant mit PRAL von:	14,5	

Entenfleisch ist entsprechend den alten Lehren das Fleisch mit der kühlendsten Wirkung und daher besonders günstig für hitzige Naturen.

Lahme Ente!

Die Stockente ist die Vorfahrin unserer heutigen Hausentenrassen. Enten wurden bereits sehr früh im alten Ägypten und in China domestiziert. In Europa züchtet man heute am häufigsten die weiße Peking-Ente. In Frankreich hält man immer häufiger Flugenten. Sie haben eine rote Warze am Schnabel und heißen deshalb Warzen-Enten oder auf Französisch sehr viel eleganter: Canard de Barberie. Werden Enten artgerecht gehalten, müssen sie freien Zugang zum Wasser haben, um ihr Federkleid zu reinigen.

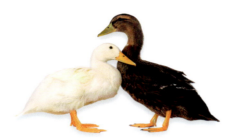

Einkauf und Zubereitung

Entenfleisch hat ein feines Aroma und schmeckt einfach nur gebraten am besten. Für einen richtigen Entenbraten wählt man ein drei Monate altes Tier, das ungefähr 3 kg wiegt. Dieses Fleisch hat ein kräftigeres Aroma, welches bei Schmorgerichten sehr gut mit Organgen, Äpfeln oder Kirschen zur Geltung kommt. Wer die Entenbrust gerne saftig mag, serviert die Brust zuerst und lässt die Schenkel noch weitere 10 bis 15 Minuten garen.

Umweltaspekte

Der Bund Naturschutz Bayerns nannte die Aufzucht beim im Jahr 2000 größten deutschen Erzeuger »tierquälerische Massentierhaltung«. Heute werden im Nachfolgebetrieb auch Enten nach der EG-Öko-Verordnung gezüchtet. Frühmastenten werden vor der ersten Mauser, also ungefähr nach 2 Monaten Aufzucht geschlachtet.

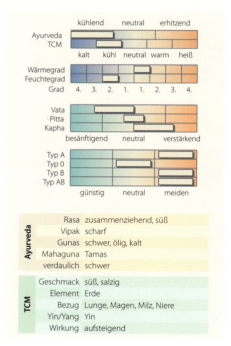

Ayurveda			
Rasa	zusammenziehend, süß		
Vipak	scharf		
Gunas	schwer, ölig, kalt		
Mahaguna	Tamas		
verdaulich	schwer		

TCM	
Geschmack	süß, salzig
Element	Erde
Bezug	Lunge, Magen, Milz, Niere
Yin/Yang	Yin
Wirkung	aufsteigend

NATURHEILKUNDE

AYURVEDA

Entenfleisch besänftigt Vata und erhöht Pitta und Kapha. Es ist nahrhafter jedoch auch schwerer zu verdauen als Puten- oder Hühnerfleisch (Thirta). Im Gushi gilt das Fleisch der roten Wildente als hilfreich gegen Krämpfe in der Wade.

TCM

Die Wirkung von Wildentenfleisch entspricht weitestgehend der von Hausentenfleisch. Entenfleisch nährt den Magen, stärkt Yin, wirkt harntreibend und beseitigt Schwellungen. Man empfiehlt es bei Yin-Mangel mit Hitzesymptomen wie Nachtschweiß und trockenem Husten, bei Milz-Schwäche mit Ödemen und Yin-Mangel mit emporschießendem Yang mit Schlafstörungen, Kopfschmerzen und Knochenschmerzen.

Es wird empfohlen, Entenfleisch bei Schwäche des Funktionskreis Milz und bei Qi-Blockaden zu meiden.

»Die Ente, die zahm ist, hat schwere Wärme und (hat) etwas von der Luft der Wildtiere, aber doch mehr von Natur aus von der wässerigen Luft. ... Und diejenigen, die gesund sind, können ihr gegessenes Fleisch verkraften, für die Kranken aber taugt es nicht. Alles übrige taugt nichts. Aber wer eine Ente essen will, der esse sie nicht in Wasser gekocht, sondern, wie vorhin von der Gans gesagt, er brate sie am Feuer. Die Wildente hat dieselbe Natur wie die zahme. ... Aber die wilde ist heilsamer zur Speise des Menschen als die zahme, weil sie sich immer im Wasser aufhält.« (aus »Physica«, übersetzt von Portmann, 1997)

Gebratene Honigente

Eine 2-2,5 kg Ente mit einem feuchten Tuch abreiben und dann innen und außen mit ein wenig Salz einreiben. Den Backofen auf 180° C vorheizen. Zwei zerdrückte Knoblauchzehen und 2-3 feingehackte Frühlingszwiebeln mit 3 EL Sojasauce und 3 EL Sherry vermischen. Die Hälfte davon mit 2 EL Honig vermischen, die Ente mit einem Teil davon einreiben und ein paar Minuten warten, bis die Haut trocken ist. Mit dem Rest der Sojamischung die Bauchhöhle bestreichen. Die Ente auf einem Rost über einer mit 2 cm hoch mit Wasser gefüllten Fettpfanne ungefähr knapp zwei Stunden garbraten. Während dieser Zeit die Ente mit dem Rest der Honigmischung, welche mit 0,25 l kochendem Wasser ergänzt wurde, immer wieder bestreichen.

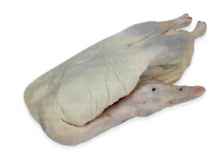

Je artgerechter die Aufzucht der Enten, desto besser ist ihre Qualität! Enten sind von Natur aus Dauerläufer. Wenn sie im Freien gehalten werden, ist ihr Fleisch entsprechend muskulös und fettarm, ihr Geschmack kräftig und würzig. Hoch im Ansehen der deutschen Verbraucher stehen die Entenprodukte aus Frankreich. Besonders gefragt ist die Barbarie-Ente, eine von der Moschus-Ente abstammende Art einer südamerikanischen Wildente, die Christoph Columbus von seinen Reisen mitbrachte.

Fleisch und Geflügel

Putenfleisch - Truthahn

Latein	Englisch	Arabisch
Meleagris gallopavo L.	Turkey	Gerger

Putenfleisch, gekocht:	150	g
Das sind kcal:	231	kcal
Basenlieferant mit PRAL von:	20,8	

Putenfleisch mindert die Luft-Energetik und ist auch für die tägliche Ernährung geeignet.

Dumme Pute!
Schon die Azteken züchteten Truthühner. Spanische Seefahrer brachten sie im 16. Jh. nach Europa. Die größten Erzeugerländer im Jahr 2011 waren die USA (2,58 Mio. t), Deutschland (532 Tsd. t), Brasilien (489 Tsd. t), Frankreich (450 Tsd. t) und Italien (316 Tsd. t). Putenfleisch ist fett- und kalorienarm.

Einkauf und Zubereitung
Da nie mit Sicherheit auszuschließen ist, dass Geflügel mit krankheitserregenden Keimen (z.B. Salmonellen) belastet ist, muss streng auf Hygiene geachtet werden. Geflügel sollte daher auch immer gut durchgaren!

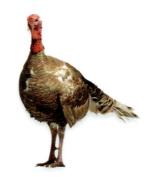

Umweltaspekte
In der intensiven Geflügelmast werden die Tiere vielfach vorbeugend, also ohne erkrankt zu sein, mit Medikamenten behandelt - auch mit Antibiotika. In der ökologischen Tierhaltung der vorbeugende Arzneimitteleinsatz verboten.

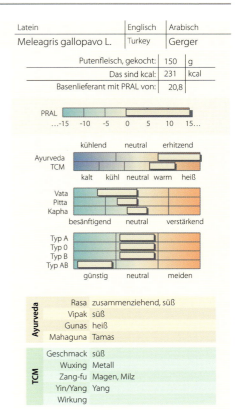

Ayurveda
Rasa	zusammenziehend, süß
Vipak	süß
Gunas	heiß
Mahaguna	Tamas

TCM
Geschmack	süß
Wuxing	Metall
Zang-fu	Magen, Milz
Yin/Yang	Yang
Wirkung	

Naturheilkunde

Ayurveda
Nach Dr. Tirtha fördert Truthahnfleisch die Verdauung, ist nahrhaft und gibt Kraft. Es besänftigt Vata, verlängert das Leben, verbessert den Intellekt, die Haare, die Sicht und die Haut. Weißes Fleisch vom Truthahn ist gut für Pitta (Lad) und für Kapha (Tirtha).

TCM
Mit seinem warmen Temperaturverhalten tonisiert Truthahnfleisch Qi und Yang.

Gänsefleisch

Latein	Englisch	Sanskrit	Mandarin	Tibetisch	Arabisch
Anser anser	Goose	Madgu	E rou	Ngang-pa	Uazah

Eine Portion Gänsefleisch, gebraten:	150	g
Das sind kcal:	357	kcal
mit PRAL von:	25	

Wegen des hohen Fettanteils sollte der Gänsebraten möglichst nur in der Weihnachtszeit aufgetischt werden – aber da schmeckt er sowieso am besten.

Eene jut jebratene Jans is ne jute Jabe Jottes!
Schon 1.500 v. Chr. hielten die Vorfahren der Kelten und Germanen Gänse als Hausgeflügel. In Deutschland, Skandinavien und weiteren Ländern Mitteleuropas ist die Gans noch immer der traditionelle Weihnachtsbraten.

Einkauf und Zubereitung
»Schnellmastgänse« wiegen schon nach neun Wochen 4,5 bis 5,5 kg. Bei der Intensivmast brauchen sie etwa 4 Monate um ihr Schlachtgewicht von 5,5 bis 6,5 kg zu erreichen. Bei der Weidemast wiegen die Gänse nach 5 bis 8 Monaten zwischen 6,5 bis 7,5 kg.

Gans wird oft im Ofen gebraten, eignet sich aber auch sehr gut für Schmorgerichte. Denken Sie aber daran das Fett abzuschöpfen um Leber und Galle zu schonen. Meist verwendet man Äpfel in den Rezepten, aber auch Birnen oder getrocknete Pflaumen passen sehr gut.

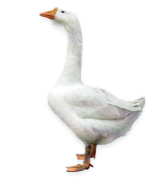

Umweltaspekte
Da Gänse auch in nördlichen Regionen gut draußen leben können weil sie Kälte vertragen eignen sie sich sehr gut für die ökologische Landwirtschaft.

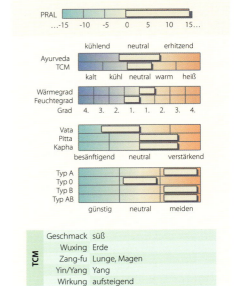

TCM
Geschmack	süß
Wuxing	Erde
Zang-fu	Lunge, Magen
Yin/Yang	Yang
Wirkung	aufsteigend

Naturheilkunde

TCM
Gänsefleisch stützt das Qi, harmonisiert den Magen, hilft bei Abmagerung, Kraftlosigkeit, Mangel an Yin und Diabetes.

Nüsse und Samenfrüchte

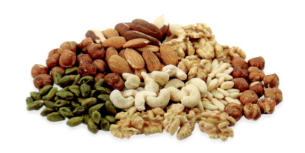

Nüsse enthalten viel Fett, Eiweiß und B-Vitamine. Als Studentenfutter waren sie »Schleckerey deutscher Gymnasiasten und Burschen« und halfen schon seit dem 17. Jh. beim »Studieren«. Mit ihrer hohen Nährstoffdichte liefern sie zehn Mal so viel kcal wie Weintrauben. Ein paar Hände voll Nüsse beim Fernsehen können so trotz aller Vitalstoff-Tugenden schnell zum Dickmacher werden.

Nüsse und Samen für jeden Geschmack!

Nüsse zählen zu den ältesten Nahrungsmitteln des Menschen. Schon vor der Nutzung von Getreidesamen dienten sie als wichtiges Grundnahrungsmittel. Kultiviert wurden Nussbäume bereits um 10.000 v. Chr. Durch ihren hohen Fettgehalt helfen Nüsse, den Geschmack vieler Speisen abzurunden. Nüsse enthalten bis zu einem Viertel unterschiedlicher Proteine, welche bei einer vegetarischen Ernährung die Proteine der Gemüse und Getreide ideal Ergänzen. Auch im Rahmen einer vollwertigen Ernährung gelten Nüsse und Ölsamen als gesund, jedoch nur in mäßigen Mengen.

Aus anthroposophischer Sicht

Nüsse und Samen speichern das Licht der Sonne besonders konzentriert und übertragen ihre Wärme beim Verzehr auf die Organe des Menschen. Sie sind besonders reich an Phosphor, welcher mit seiner Fähigkeit sich in Licht und Wärme aufzulösen und im Gehirn zu verdichten das Denken unterstützt.

Aus ayurvedischer Sicht

Nüsse vermehren Fettgewebe, Knochenmark, Nervengewebe sowie die Gewebe der Fortpflanzungsorgane. Sie bilden Blut und Muskeln, verbessern das Gedächtnis und die Kreativität. Ihre sattvische Eigenschaft unterstützt die Praxis von Yoga und Meditation. Man sollte nicht zu viel davon essen und sie gut kauen. Zusammen mit Ingwer oder Salz und geröstet unterstützen sie das Vata-Dosha. Besonders im Frühling vermehren Nüsse Kapha und im Sommer Pitta. Man sollte sie nicht mit Bohnen oder stärkehaltigen Nahrungsmitteln wie Kartoffeln kombinieren. Zum Ausgleich ihrer Wirkung eignen sich milde Gewürze wie Ingwer oder Kardamom.

Aus Sicht der TCM

Das warme Temperaturverhalten der Nüsse ist geeignet Qi und Yang im Körper aufzubauen. Sie eignen sich zum Ausgleich von Energiedefiziten. Erdnüsse und Haselnüsse dienen vorrangig der Stützung der Funktionskreise Milz und Magen, Sesam und Walnüsse der Funktionskreise Leber und Nieren. Ölreiche Nüsse und Samenfrüchte befeuchten die Därme und erleichtern ihre Peristaltik.

Aus Sicht der Unani-Medizin

Nüsse und Samen wie Sesam, Mandeln, Pistazien, Walnüsse und Pinienkerne gelten als erwärmend. Samen wie Kürbissamen, Sesam oder Sonnenblumenkerne gelten als entgiftend. Zur Erhöhung der Empfängnisbereitschaft werden Walnüsse und Pistazien empfohlen.

Aflatoxine

Nüsse können mit Schimmelpilzen belastet sein. Einige dieser Aflatoxine gelten als krebserregend und können Nervensystem und Leber schädigen. Festzustellen ist Schimmelpilzbefall nicht nur optisch sondern auch durch einen muffigen, ungewöhnlichen Geruch oder bittern Geschmack. Backen zerstört die hitzestabilen Aflatoxine nicht. Die Möglichkeit einer Belastung mit diesen Schimmelpilzen ist bei einheimischen Nüssen eher gering, das sich die Toxine erst ab 30 °C bilden.

Nuss-Allergien

Wer auf Pollen der Birke oder der botanisch verwandten Hasel, Erle oder Buche allergisch reagiert, kann auch Probleme beim Verzehr von Haselnüssen, Mandeln oder Walnüssen haben. Verantwortlich für solch eine Kreuzallergie sind Proteine, mit denen sich die Bäume gegen Viren und Bakterien schützen und welche in ähnlicher Form auch in den Nüssen vorkommen. Es gibt jedoch auch Menschen, die auf die Hasel- oder Erdnuss selbst allergisch reagieren.

Wann gibt es die besten Nüsse?

Die frischsten Nüsse bekommt, wer selber sammelt. Walnüsse und Haselnüsse haben bei uns von September bis November Saison. Die auf den Boden gefallenen Nüsse sind mit Sicherheit reif. Walnüsse entfernt man aus der grünen Schale und reinigt sie mit einer Bürste, ohne Wasser, da die Feuchtigkeit die Schimmelpilzbildung begünstigt. Getrocknet werden die Nüsse warm und dunkel, jedoch nicht im Backofen, da sie sonst schneller ranzig werden.

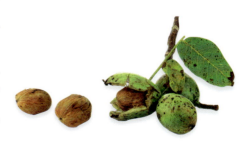

Im Herbst ist es Zeit für die Walnuss-Ernte.

NÜSSE UND SAMENFRÜCHTE

MANDELN

Latein	Englisch	Sanskrit	Mandarin	Arabisch
Prunus dulcis Mill.	Almond	Vatada, Badama	Xing ren, Bian tao	La z, Lawz

Eine Portion Mandeln:	30	g
Das sind kcal:	174,9	kcal
Säureerzeuger mit PRAL von:	0,7	

Außer für Übergewichtige oder Menschen mit erhöhter Wasser-Energetik sind Mandeln eine sehr gesunde Ergänzung, besonders bei einer vegetarischen Ernährung.

Hunger wandelt Bohnen zu Mandeln!

Mandelbäume stammen vermutlich aus der Gegend des heutigen Syrien, Libanon und Jordanien. Sie gehören zu den ältesten Kulturfrüchten der Menschen. Die alten Ägypter gaben sie ihren Pharaonen mit ins Grab. Große Erzeuger sind heute die USA, Spanien, Italien, Syrien und Iran. Aus den USA, hauptsächlich Kalifornien, kamen im Jahr 2006 40 Prozent der Weltproduktion.

Am bekanntesten und beliebtesten ist sie bei uns als Marzipan oder gebrannte Mandeln auf dem Jahrmarkt. Man benutzt sie für vielerlei Kuchen, Gebäck und Konfekt. Als Mandelmilch sind sie ein hochwertiger Ersatz für Kuhmilch.

Einkauf und Zubereitung

Mandeln sollten frisch und nussig duften. Gerade preiswerteren und gemahlenen Mandeln entströmt jedoch oft ein muffiger, stechender Geruch. Am besten erstmal eine Probepackung kaufen!

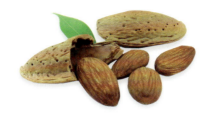

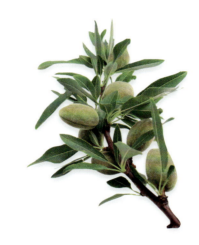

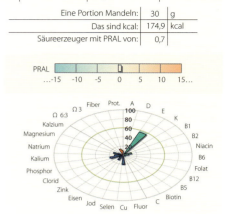

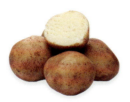

Marzipankartoffeln sind eine beliebte Leckerei, besonders zur Weihnachtszeit.

Untersuchungen der Tufts Universität haben ergeben, dass sich in der braunen Mandelhaut mehr als 20 Flavonoide befinden von denen einige auch in grünem Tee oder Zitrusfrüchten vorkommen. In Kombination mit dem hohen Gehalt an Vitamin E können sie die LDL-Oxidation verhindern und so vor Herz- und Kreislauferkrankungen schützen..

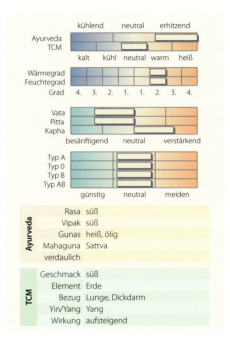

NATURHEILKUNDE

AYURVEDA

Mandeln wirken laut Bhavamisra aphrodisierend, vermehren den Samen, besänftigen Vata und Pitta, erhöhen Kapha und sollten bei Pitta-Blut-Krankheiten gemieden werden. Harish Johari nennt als beste Art Mandeln zu essen, sie über Nacht einzuweichen, am nächsten Morgen zu schälen, dann zu einer feinen Paste zu zerreiben und mit Honig vermischt zu essen. Werden Mandeln nicht sorgfältig gekaut, können ihre Wirkstoffe nicht von Magen und Darm aufgespalten werden. Süße Mandeln wirken sattvisch und sind eine wichtige Ergänzung für eine vegetarische Ernährung.

TCM

Mandeln befeuchten die Lunge, lindern Husten, wandeln Schleim um und befeuchten den Dickdarm. Man empfiehlt sie bei Asthma, trockenem Hals, Verstopfung und Hämorrhoiden. In der chinesischen Küche sind Mandeln häufig Zutat von Hauptgerichten, Kuchen und Gebäck.

Es wird empfohlen, Mandeln bei Feuchtigkeits- und Schleim-Symptomatik sowie Durchfall wegen Schwäche der Milz zu meiden.

»Aber wer ein leeres Gehirn hat und ein Gesicht von schlechter Farbe, und daher Kopfweh hat, esse oft die inneren Kerne dieser Frucht, und es füllt das Gehirn und gibt ihm die richtige Farbe. Aber wer lungenkrank ist und einen Schaden an der Leber hat, esse diese Kerne oft, ob roh oder gekocht, und sie geben und bringen der Lunge Kräfte, weil sie den Menschen in keiner Weise dämpfig noch trocken machen, sondern sie machen ihn stark.«
(aus »Physica«, übersetzt von Portmann, 1997)

TEM – UNANI-MEDIZIN

Schon Dioskurides sagt, dass Mandeln bei Husten und Blähungen helfen und fünf oder sechs Mandeln vorher genommen die Trunkenheit verhindern. Dieser Vorteil wird auch im »Tacuinum sanitatis« beschrieben. Dass man sie aber mit bestem Wein kombinieren soll, damit sie nicht schaden, sagt uns wohl eher etwas über die Vorliebe (und Wünsche) des Vervielfältigers der Schrift.

Mandelmilch

Mandel-Milch kann man pur genießen oder als Grundlage für süße Getränke, Müslis, Desserts, süße Soßen, Kuchen-Cremes, Fruchtshakes und vieles mehr verwenden. Eine halbe Tasse Mandeln in einem elektrischem Mixer pürieren, 0,5 l Wasser hinzufügen und weiter mixen, bis eine milchig-cremige Flüssigkeit entsteht. Je nach gewünschter Süße geben Sie 5 bis 12 entsteinte Datteln dazu und mixen noch einmal so lange weiter, bis eine "Milch" von schaumig-homogener Konsistenz entstanden ist.

Walnuss

Latein	Englisch	Sanskrit	Mandarin	Tibetisch	Arabisch
Juglans regia L.	Walnut	Akschota, Aksoda phala	Hu tao ren, He tao	Star ga	Juz

Eine Portion Walnusskerne	30	g
Das sind kcal	198,6	kcal
Säurelieferant mit PRAL von	2,3	

Wer sich die Kilokalorien leisten kann, kommt mit Walnüssen in den unkomplizierten Genuss einer großen antioxidativen Wirkkraft.

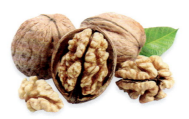

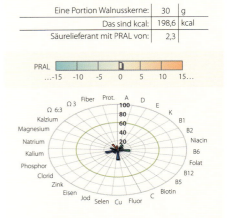

Wir müssen alle harte Nüsse knacken!

Walnussbäume gibt es schon seit Millionen von Jahren. Vermutlich überstanden sie die letzten Eiszeiten im Nahen Osten. Walnussbäume findet man auch im Himalaya bis zu 3.300 Metern Höhe. Die Römer haben sie kultiviert. Die Walnuss galt als Symbol für Fruchtbarkeit und der Bräutigam warf Walnüsse unter die Hochzeitsgäste. Die Germanen übernahmen diesen Brauch und weihten die Walnuss »Fro«, der Göttin der Liebe. In China werden die meisten Walnüsse geerntet – aber auch gegessen. Mit Abstand die meisten Walnüsse exportieren die USA, gefolgt von China und der Ukraine.

Besonders beliebt sind sie zur Weihnachtszeit – man nutzt das Innere zum Backen und die Schalen zum Basteln.

Einkauf und Zubereitung

Gute Walnüsse haben große Samen, eine dünne Schale und schmecken gut und nicht ranzig. Einige sind immer dabei, die beim Schütteln klappern. Diese braucht man gar nicht erst zu öffnen. Da sie noch atmen, brauchen sie Luft und sollten nicht in der Nähe von stark riechenden Dingen liegen. Walnusskerne sollte man möglichst kurz und dunkel lagern, da Licht sie schneller ranzig werden lässt.

Umweltaspekte

Walnüsse gelten als gering belastet.

Walnüsse sind die beste Wahl als Quelle für Antioxidanzien – sie enthalten mehr davon als Granatapfelsamen und drei Nüsse enthalten mehr, als ein Glas Orangensaft. Studien weisen darauf hin, dass wenn man täglich ungefähr 40 Gramm Walnüsse isst, gesünder lebt, weil man den Schutz gegen Herz-Kreislauferkrankungen erhöht. Dies könnte auch an ihrem hohen Anteil an Omega-3- und Omega-6-Fettsäuren liegen, die außerdem im idealen Verhältnis von etwa 1:5 vorhanden sind.

NATURHEILKUNDE

Ayurveda

Walnüsse besänftigen Vata, erhöhen Kapha und Pitta, nähren, geben Kraft, beruhigen die Nerven und wirken aphrodisierend. Man soll sie nicht zusammen mit Milch essen.

TCM

Walnüsse unterstützen den Funktionskreis Nieren, festigen damit den Samen und helfen bei Impotenz. Sie wärmen die Lunge und beruhigen bei Asthma und Husten, verursacht durch Nierenschwäche. Sie wirken abführend und man empfiehlt sie bei Bauchschmerzen und Durchfall durch Kälte im Dickdarm oder Schwäche und Kälte des Dünndarms.
Es wird empfohlen, Walnüsse bei Hitzeproblemen mit Schleimbelastung, Yin-Mangel und Fieber zu meiden.

»Der Nußbaum (Anm. Walnussbaum) ist warm und hat Bitterkeit, und bevor er Früchte hervorbringt, ist seine Bitterkeit und Wärme im Stamm und in den Blättern, und diese Bitterkeit gibt Wärme ab und bringt Nüsse hervor. ... Aber in einem Menschen, der viel Nüsse ißt, seien sie frisch oder alt, entsteht leicht Fieber, jedoch gesunde Menschen können es überstehen, kranke dagegen nehmen Schaden. Das aus (den Nüssen) gepreßte Öl ist warm, und es macht das Fleisch der davon Essenden fett und macht sie fröhlich; aber davon nimmt der Schleim zu, so daß er die Brust des Menschen mit Sekret, das heißt Schleim, füllt. Jedoch Kranke wie auch Gesunde werden diese Kost überstehen und ertragen können; aber die kranke Brust macht sie ziemlich dämpfig.« (aus »Physica«, übersetzt von Portmann, 1997)

TEM – Unani-Medizin

Die Walnuss wirkt zusammenziehend und hat die wärmste Eigenschaft aller Nüsse. Sie ist schwer verdaulich und hilft bei Erkältungen im Winter.

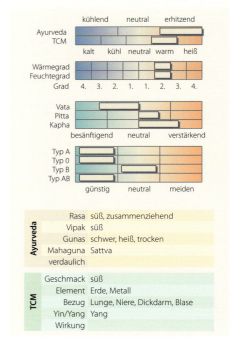

Maronen

Latein	Englisch
Castanea sativa Mill.	Sweet chestnut

Alle Jahre wieder ein Genuss zur Weihnachtszeit.

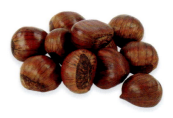

Wer soll jetzt die Kastanien aus dem Feuer holen?

Die Edelkastanien werden bereits seit der Antike im gesamten Mittelmeerraum angebaut. Es gibt mehrere hundert Sorten, von denen allein in Frankreich 700 registriert sind. Mehl aus getrockneten Kastanien gehörte in einigen Gebieten Europas zu den Hauptnahrungsmitteln. Maronen schmecken zart-süß, nussig und etwas mehlig.

Einkauf und Zubereitung

Esskastanien werden meist gekocht oder geröstet verwendet.

Nüsse und Samenfrüchte

Haselnuss

Latein	Englisch	Mandarin	Arabisch
Corylus avellana L.	Haselnut	Zhen zi	Bunduq

Eine Portion Haselnüsse:	30	g
Das sind kcal:	193,2	kcal
mit PRAL von:	-0,3	

Besonders als Nougat oder Nuss-Nougat-Creme machen sie viele Menschen glücklich.

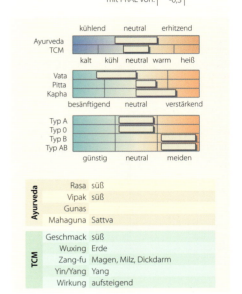

Schwarzbraun ist die Haselnuss!
Die Hasel wächst in Europa seit Millionen von Jahren. Um 6.000 v. Chr. war sie das dominierende Gehölz in Europa. Die Haselnuss hatte viele Bedeutungen. Sie galt als Symbol für Sexualität und Fruchtbarkeit, langes Leben, Frühling und Neuanfang, Wunscherfüllung und Glück. Heute produzieren rund 50.000 türkische Kleinbauern etwa 85 Prozent der Welthaselnussernte. Der Rest kommt aus Italien, den USA und weiteren Ländern.

Als Nougat im Konfekt, Krokant für Backwaren, Nuss-Nougat-Creme als Brotaufstrich, die Haselnuss ist bei vielen beliebt. Nutella gibt es bei uns seit 1965 und jährlich werden davon in Deutschland etwa 100 Millionen Gläser verkauft.

Einkauf und Zubereitung
Gemahlene Haselnüsse, auch Bio, sind leider häufig mit Keimen oder Schimmelpilzgiften belastet. Sie sollten auf keinen Fall muffig oder ungewöhnlich riechen.

Ayurveda

Rasa	süß
Vipak	süß
Gunas	
Mahaguna	Sattva

TCM

Geschmack	süß
Wuxing	Erde
Zang-fu	Magen, Milz, Dickdarm
Yin/Yang	Yang
Wirkung	aufsteigend

Naturheilkunde

TCM
Haselnuss harmonisiert und reguliert die »Mitte«, baut Qi auf und regt den Appetit an. Man empfiehlt sie bei geistiger Müdigkeit und verschwommener Sicht.

»... Die Früchte aber, nämlich die Nüsse, schaden einem Gesunden nicht sehr, wenn er sie ißt, aber nützen ihm auch nicht, aber dem Kranken schaden sie, weil sie ihn in der Brust dämpfig (= schweratmend) machen.« (aus »Physica«, übersetzt von Portmann, 1997)

Sonnenblumenkerne

Latein	Englisch	Mandarin	Tibetisch	Arabisch
Helianthus annuus L.	Sunflower seeds	Xiang ri kui zi	Nyima medok	Abbâd esh shams

Eine kleine Portioni:	20	g
Das sind kcal:	116	kcal
Basenlieferant mit PRAL von:	1,3	

Sonnenblumenkerne sind für alle Naturelle geeignet, vorausgesetzt, man isst sie nicht in großen Mengen. Sie bereichern viele Salatkompositionen.

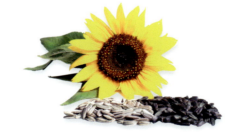

Sonnenblumenkerne, die ess ich gerne!
Bereits um 1.000 v. Chr. bauten die Menschen Südamerikas Sonnenblumen an. Die Spanier brachten sie im 16. Jh. mit nach Europa. Ab dem 19. Jh. nutzt man ihre Kerne auch zu Herstellung von Sonnenblumenöl.

Man nennt sie Sonnenblume, weil sich ihre Blätter und Knospen zur Sonne richten und ihrem Verlauf am Himmel folgen.

TCM

Geschmack	süß, neutral
Wuxing	Erde
Zang-fu	Lunge, Dickdarm
Yin/Yang	Yang
Wirkung	aufsteigend

Naturheilkunde

Ayurveda
Nach Dr. Tirtha besänftigen Sonnenblumenkerne alle drei Doshas. Er empfiehlt sie bei fiebrigen Krankheiten und Infekten. Sonnenblumenkerne reinigen die Lungen und die Lymphe.

TCM
Sonnenblumenkerne unterstützen die Milz, befeuchten den Dickdarm und nähren Yin. Sie helfen gegen Darmparasiten, Arteriosklerose und Bluthochdruck. Sie helfen auch bei trockenen Lippen, trockenen Schleimhäuten und rissiger Haut. Geröstete Sonnenblumenkerne wirken trocken und heiß.

Es wird empfohlen, Sonnenblumenkerne moderat zu konsumieren, da sich bei übermäßigem Verzehr eine nach oben schlagende Glut entwickeln kann. Diese erkennt man an einer Trockenheit des Mundes, Zahnschmerzen und trockenem Stuhl. Daher macht es Sinn, sie mit kühlenden Lebensmitteln wie Salat zu kombinieren.

Die Sonnenblume ist eine sehr harmonische und ausgeglichene Pflanze.

Pinienkerne

Latein	Englisch	Mandarin	Arabisch
Pinus pinea L. (Pinien-Baum)	Pine nut	Song zi ren	Sanawbar

Eine Portion Pinienkerne:	20	g
Das sind kcal:	134,6	kcal
Basenlieferant mit PRAL von:	-1,7	

Pinienkerne schmecken wunderbar süß und aromatisch, besonders wenn sie leicht geröstet sind.

Aromatisch süß und butterweich!

Pinienkerne gab es schon in prähistorischen Zeiten und sie gehören zu den ältesten Nahrungsmitteln des Menschen.

Jeder Pinienzapfen trägt ungefähr 20 Kerne welche groß genug für den Handel sind. Da man Pinien nicht in Plantagen kultivieren kann müssen die Zapfen in wildwachsenden Pinienwäldern gesammelt werden. Pinienkerne sind eine raffinierte Ergänzung für viele Salate und wichtiger Bestandteil vom Pesto all genovese, einer Paste aus Pinienkernen, Basilikum, Parmesan, Knoblauch und Olivenöl.

Einkauf und Zubereitung

Chinesische Pinienkerne schmecken eher neutral, spanische und portugiesische sehr harzig und die pakistanischen sehr würzig.

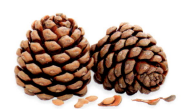

Die Nussaromen verstärken sich noch, wenn man sie behutsam in der Pfanne anröstet. Nehmen Sie die Kerne nachdem sie hellbraun sind gleich aus der Pfanne, da sie sonst nachrösten und eventuell zu dunkel und bitter werden.

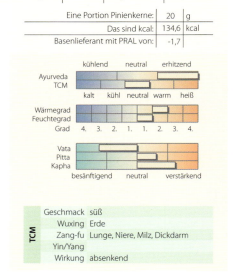

TCM
Geschmack	süß
Wuxing	Erde
Zang-fu	Lunge, Niere, Milz, Dickdarm
Yin/Yang	
Wirkung	absenkend

NATURHEILKUNDE

TCM

Pinienkerne nähren die Organe und Muskeln. Sie lindern Trockenheit und Schwäche der Lunge, helfen bei Schwindel, Sehschwäche, Nachtschweiß und Herzklopfen.

Ein zu reichlicher Verzehr kann Feuchtigkeit und Schleim im Körper zur Folge haben.

TEM – Unani-Medizin

»Pityiden« nennt DiosKurides die Samen der Zapfen. »Sie haben verdauende und einigermaßen erwärmende Kraft. Sie helfen auch gegen Husten und Brustleiden für sich allein oder mit Honig genommen.« Im Tacuinum sanitatis gelten die Pinienkerne als anregend für die Blase, die Nieren und die Libido.

Pistazien

Latein	Englisch	Sanskrit	Arabisch
Pistacia vera L.	Pistachio nut	Abhisuka	Fastaq

Eine Portion Pistazien:	30	g
Das sind kcal:	174,3	kcal
mit PRAL von:	0,4	

Auch Pistazien können helfen, eine erhöhte Luft-Energetik zu beruhigen, jedoch erhöhen sie die Wasser-Energetik.

Je grüner die Farbe, desto besser die Qualität!

Die Steinfrüchte stammen vom immergrünen Pistazienbaums, der aus Zentralasien und dem mittleren Osten stammt. Die Bäume tragen nur alle 2 Jahre Früchte, weshalb die Qualität der angebotenen Ware recht unterschiedlich ist. Die heute wichtigsten Anbaugebiete sind Griechenland, der Iran, die USA und die Türkei. Pistazien schmecken süßlich, mandelartig und gleichzeitig kräftig würzig.

Einkauf und Zubereitung

Sie kommen meist geröstet und gesalzen als Knabberei in den Handel. Pistazien verwendet man auch für Süßwaren wie Mozartkugeln, Pralinen oder Ba-

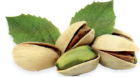

klava und für die Wursterzeugung wie z. B. bei der Mortadella.

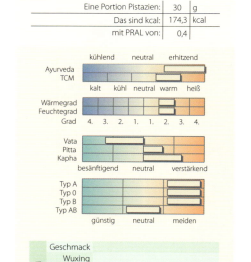

TCM
Geschmack	
Wuxing	
Zang-fu	
Yin/Yang	
Wirkung	

NATURHEILKUNDE

Ayurveda

Pistazien bauen das Blut auf, stärken das Herz und beruhigen die Nerven. Man sollte sie nur mäßig essen.

TEM – Unani-Medizin

Dioskurides schreibt »Die Pistacien, sie sind nämlich ein Produkt Syriens, sind ähnlich den Piniennüssen, dem Magen wohlbekömmlich.«.

NÜSSE UND SAMENFRÜCHTE

ERDNUSS

Latein	Englisch	Sanskrit	Mandarin	Arabisch
Arachis hypogaea L.	Peanut, Groundnut	Bhucanakah	Hua sheng	Fúlún südäney

Eine Portion Erdnüsse:	30	g
Das sind kcal:	168,9	kcal
Glykämischer Index (GLYX):	14	
Glykämische Last (GL):	1	
Säurelieferant mit PRAL von:	2,6	

Isst man regelmäßig größere Mengen Erdnüsse, so steht der gesundheitliche Nutzen zu den möglichen Risiken in einem ungünstigem Verhältnis.

Wozu brauchte man eigentlich Erdnüsse, als es noch kein Fernsehen gab?

Die Erdnuss stammt aus den Anden Südamerikas. Athropologen fanden dort die Nüsse, Maniok und Baumwolle in den Böden und an Feuerstellen einer Siedlung der Jungsteinzeit, etwa um 7.600 v. Chr. Die Erdnuss gelangte von Südamerika erst nach Afrika und mit den Portugiesen und Spaniern in die ganze Welt. Sie wird heute weltweit in warmen Gebieten wie Westafrika, China, Indien sowie Nord- und Südamerika angebaut. Im Jahr 2012 war laut FAO China vor Indien der mit Abstand größte Produzent weltweit.

Die Erdnuss ist eigentlich ein Hülsenfrucht-Gemüse. Man kann sie aber, im Gegensatz zu den anderen Hülsenfrüchten, auch roh essen. Dies sollte man jedoch nur in Maßen tun. 100 Gramm Erdnüsse enthalten fast 600 kcal und liegen damit nur knapp hinter reiner Butter. Die Erdnüsse reifen drei bis fünf Zentimeter unter der Erde und werden ähnlich wie Kartoffeln geerntet.

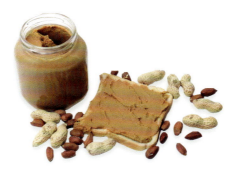

Einkauf und Zubereitung

Bei Erdnüssen brauchen Sie keine Angst vor Pestiziden haben. Allerdings kann Schimmel ziemlich giftige Aflatoxine produzieren. Sollte eine Nuss mal ungewöhnlich schmecken oder aussehen: nicht schlucken, sondern spucken!

Wer viel und regelmäßig Erdnüsse isst, sollte darauf achten, auch Leinöl oder Seefisch zu essen, um das Verhältnis von den reichlich enthaltenen Omega-6-Linolsäure zu den Omega-3-Fettsäuren auszugleichen. Laut einer amerikanischen Studie mit 8.865 Teilnehmern zum Thema Übergewicht haben jene, die zwei Mal in der Woche ein paar Nüsse aßen weniger zugenommen als jene, die darauf verzichtet haben. Geröstete Erdnüsse enthalten übrigens ähnlich viele Antioxidanzien wie Brombeeren oder Erdbeeren.

NATURHEILKUNDE

AYURVEDA

Erdnüsse gelangten frühestens im 16. Jh. mit den Jesuiten nach Indien und man begann erst im 18. Jh. damit, sie auf größeren Flächen anzubauen. Daher findet man in den alten Schriften keine Angaben zu ihrer Wirkung. Im Jahr 2012 kultivierten die Inder Erdnüsse auf einer Fläche von 4,9 Millionen Hektar und hatten damit weltweit die größte Anbaufläche.

TCM

Erdnüsse befeuchten die Lunge, stillen Husten, harmonisieren den Magen und stärken die Milz. Man empfiehlt sie bei Verstopfung und vermindertem Milchfluss. Die rote Innenhaut reduziert die Neigung zu blauen Flecken, Nasen oder Zahnfleischbluten (tägl. 200-300 g Erdnüsse mit Haut).

Vorsicht bei kühlen Blockaden und Neigung zu Durchfall oder Blähungen. Isst man zu viel, kann dies zu Feuchtigkeit, Schleim und Durchfall führen.

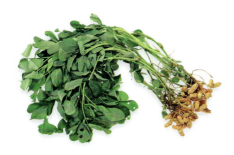

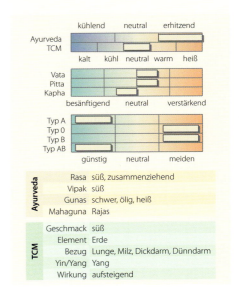

Ayurveda		
Rasa	süß, zusammenziehend	
Vipak	süß	
Gunas	schwer, ölig, heiß	
Mahaguna	Rajas	

TCM		
Geschmack	süß	
Element	Erde	
Bezug	Lunge, Milz, Dickdarm, Dünndarm	
Yin/Yang	Yang	
Wirkung	aufsteigend	

PEKANNUSS

Latein	Englisch
Carya illinoinensis (Wangenh.) K.	Pecan nut

Nicht nur für die »Pecan Pie«! Pekannüsse besänftigen die Luft-Energetik.

Aromatisch süß und butterweich!

Pekannüsse gibt es schon lange in Nordamerika, aber erst seit den 1880er Jahren begann man sie dort auch kommerziell anzubauen. Heute erzeugen die USA mehr als 80 Prozent der Weltproduktion. Der Geschmack von Pekannüssen erinnert an Walnüsse, ist jedoch weniger dominant und milder.

Einkauf und Zubereitung

Frische und ungeschälte Pekannüsse sind bei kühler und trockener Lagerung bis zu einem Jahr haltbar. Geschälte Kerne bleiben im Kühlschrank bis zu sechs Monate frisch. Einmal angebrochene Originalverpackungen, sollten anschließend im Kühlschrank aufbewahrt und bald verbraucht werden. Man verwendet sie als Füllung für den Thanksgiving-Puter, für Cremes und Desserts, für Eiscreme, Salate und zum Backen.

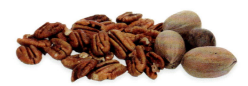

Kokosnuss

Latein	Englisch	Sanskrit	Mandarin	Tibetisch	Arabisch
Cocos nucifera L.	Coconut	Narikela	Ye zi	Rgya star	Arğielah

Kokosnuss hilft bei erhöhter Luft- oder Feuer-Energetik. Viele Menschen schätzen sie als wichtigen Bestandteil indischer und asiatischer Gerichte.

Eine Portion Kokosnussfleisch, roh:	40	g
Das sind kcal:	124	kcal
Glykämischer Index (GLYX):	145,2	
Glykämische Last (GL):	14	
Basenlieferant mit PRAL von:	-1,4	

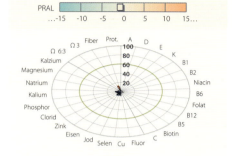

Wo ist die Kokosnuss … ?

Die Kokosnuss gibt es schon seit Millionen von Jahren. Ihre Heimat ist Indien und Südostasien. Seefahrer brachten sie in die anderen tropischen Gebiete der Welt. Indonesien, die Philippinen und Indien sind heute die Hauptanbauländer.

Einkauf und Zubereitung

In Deutschland werden sie meist ohne die bis zu 6 cm dicke äußere Faserschicht verkauft. Frische Früchte enthalten ungefähr ein Drittel Kokoswasser. Ist kaum noch Flüssigkeit vorhanden könnte das innere schon muffig schmecken. Eines der drei »Augen« lässt sich leicht durchstechen, um an das Kokoswasser zu gelangen. Mit der schmalen Seite eines Hammers oder dem Messerrücken klopft man leicht ringsum im oberen Drittel auf die Schale, bis sie einen Sprung bekommt und man die Frucht auseinander brechen kann. Jetzt kann man das Fruchtfleisch in Streifen schneiden und mit einem Löffel heraushebeln. Kokosmilch kann leicht selbst hergestellt werden, indem das Fruchtfleisch mit Wasser püriert und die Mischung dann durch ein Tuch ausgepresst wird. Die aromatische, milchige und wohlschmeckende Flüssigkeit kann man auch in Dosen oder im Tetrapack kaufen. Für die meisten Rezepte eignen sich auch Kokosraspeln oder Kokoscreme in Blöcken.

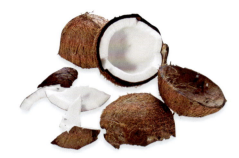

Kokos-Milch, -Creme und -Raspeln enthalten viel gesättigte Fette. Essen Sie daher besser nicht zu viel oder zu oft davon.

Naturheilkunde

Ayurveda

Nach Bhavamisra ist das Fruchtfleisch der Kokosnuss schwer zu verdauen und kann Verstopfung verursachen. Es besänftigt Vata und Pitta. Sehr reife Früchte können Pitta erhöhen und brennende Gefühle bei der Verdauung verursachen. Ihr Wasser ist gut für das Herz, stärkt die Verdauungskraft und ist ideal um die Blase zu reinigen. Kokosnuss sollte nicht mit Milch kombiniert werden.

TCM

Das Fruchtfleisch der Kokosnuss stützt die »Mitte« und treibt Wind aus. Kindern hilft es mit seinen Ballaststoffen und antiparasitischen Wirkung bei chronischen Verdauungsblockaden. Das Kokoswasser neutralisiert Sommerhitze, stillt den Durst und wirkt harntreibend und abschwellend.

TEM – Unani-Medizin

Kokos stärkt die Sexualkraft und lindert Beschwerden im Rücken.

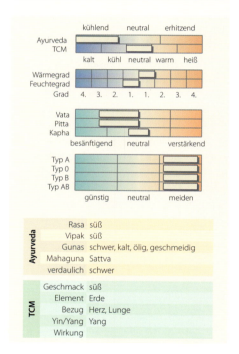

Cashewkerne

Latein	Englisch	Sanskrit	Arabisch
Anacardium Occidentale L.	Cashew nut	Shoephahara	Kaaju

Ihr mildes Aroma ist eine Bereicherung für viele Speisen.

Eine Portion Cashewkerne:	30	g
Das sind kcal:	173	kcal
Glykämischer Index (GLYX):	22	
Glykämische Last (GL):	2	
Säurelieferant mit PRAL von:	1,5	

Ganz besondere Apfelkerne!

Im 16. Jh. kam der Cachewbaum mit Hilfe der Portugiesen von Brasilien nach Afrika und Indien. Nigeria und Indien sind heute die größten Produzenten. An dem 10 bis 12 m großen Baum wachsen die 5 bis 10 cm langen Cashewäpfel, an deren Unterseite die Cashewfrucht hängt. Die Schale der Nuss enthält ein toxisches Öl, dass zunächst durch Röstung unschädlich gemacht werden muss. Anschließend wird die Cashew meist in Handarbeit geknackt. Zum Schluss wird noch die Haut der Nuss entfernt. Auch dies geschieht meist in Handarbeit. Daher gehört die Cashew zu den teuren Nüssen und Früchten.

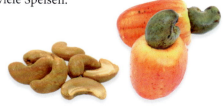

Einkauf und Zubereitung

Der Stärkeanteil von bis zu 10 Prozent macht aus Cashewnüssen eine schmackhafte Alternative zum Andicken von Suppen, Saucen und Desserts. Geröstet und gesalzen wie auch ungeröstet sind sie eine leckere Knabberei.

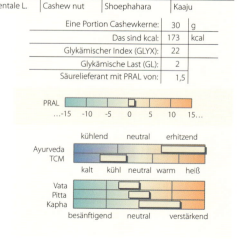

Nüsse und Samenfrüchte

Sesam

Latein	Englisch	Sanskrit	Mandarin	Tibetisch	Arabisch
Sesamum indicum L.	Sesame	Tila, Krsna tila	Zhi ma, zhima	Ti la	Sem sem

Eine Portion Sesamsamen:	10	g
Das sind kcal:	56,5	kcal
Säurelieferant mit PRAL von:	0,3	

Sein angenehmes mild-nussiges Aroma ergänzt den Geschmack und die Textur vieler Gerichte auf überraschende Weise.

Sesam öffne dich!

Die ersten Nachweise, dass Menschen Sesam nutzten stammen aus der Indus-Kultur um 3.000 v. Chr. und aus Mesopotamien um 2.000 v. Chr. Die Samen und das daraus gewonnene Öl werden für therapeutische und kulinarische Zwecke verwendet. Die größten Produzenten sind China, Indien und Myanmar.

Einkauf und Zubereitung

»Tahini« ist Sesampaste und wichtiger Bestandteil von »Hummus«. Sesamsamen benutzt man auch für Süßspeisen wie »Halva« oder als Ergänzung in der asiatischen Küche. Das in Japan beliebte Go-

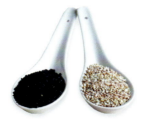

masio kann auch leicht selbst hergestellt werden, indem leicht geröstete Sesamsamen im Verhältnis 7:1 zusammen mit Meersalz im Mörser verrieben werden.

NATURHEILKUNDE

AYURVEDA

Susruta beschreibt den Sesam als gut für die Intelligenz, den Haarwuchs, die Zähne und die Haut. Er kräftigt, ist aber schwer zu verdauen. Er besänftigt Vata und erhöht Pitta. Madanapala gibt an, dass er auch Kapha erhöht. Der schwarze Sesam gilt als der beste, dann der weiße, der gelbe, der grüne und der rote Sesam.

TCM

Sesam unterstützt Leber und Nieren, produziert Blut, und Unterstützt die Regeneration von Haut und Haaren. Schwarzer Sesam wirkt neutral.

Es wird empfohlen, Sesam bei Durchfall zu meiden. Gerösteter Sesam tendiert zur Wärme und ist daher kontraindiziert bei Hitzeerkrankungen, Ekzemen und anderen Hautkrankheiten.

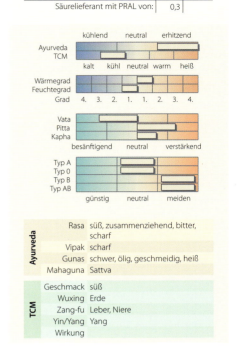

Sesam wächst heran mit den Kräften des Lichtes und der Wärme.

Leinsamen

Latein	Englisch	Sanskrit	Tibetisch	Arabisch
Linum usitatissimum L.	Linnseed	Atasi, Uma	Zar ma´i me tog	Kittan

Eine Portion Leinsamen:	10	g
Das sind kcal:	37,5	kcal
Säurelieferant mit PRAL von:	1,9	

Leinsamen hilft dem trägen Darm.

Wer an Christian säet Lein, bringt schönen Flachs in seinen Schrein.

Leinsamen hat sich als nebenwirkungsarmes, mild abführendes Mittel zur Pflege der Gesundheit des Magen-Darm-Trakts bewährt. Er wird deshalb auch vielen Lebensmitteln wie Brot und Müsli beigemischt. Zerstoßener Leinsamen hat einem Ballaststoffanteil von 36 Prozent und ist eine gute Quelle für Omega-3-Fettsäuren. Außerdem enthält er Phytoöstrogene, unter anderem Lignane, von denen angenommen wird, dass sie der Entstehung von Prostata- und Brustkrebs vorbeugen.

Einkauf und Zubereitung

Ein Bereicherung für eine gesunde Ernährung sind Leinsamensprossen.

Umweltaspekte

Leinsamen können Cadmium speichern. Das BVL empfiehlt darauf zu achten, dass die Leinsamen von Cadmiumarmen Böden stammen.

Die Hüllen der Leinsamen enthalten größere Mengen an Lignanen mit phytoöstrogener Wirkung. Um davon zu profitieren müsste man 15 bis 30 Gramm Leinsamen täglich z. B. mit einer Gewürzmühle mahlen. Angeblich kann es Beschwerden in den Wechseljahren lindern, sowie das allgemeine Risiko an Krebs zu erkranken senken, was jedoch in Studien noch nicht einheitlich bestätigt werden konnte.

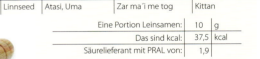

NATURHEILKUNDE

AYURVEDA

Leinsamen besänftigen Vata und verschlechtern das Blut, schreibt Madanapala. Gemäß Bhavamisra reduzieren sie Samen, die Kraft der Augen und Vata, Pitta und Kapha. Bei Susruta besänftigen sie Vata und erhöhen Pitta, in der Astanga Hrdayam steht geschrieben, dass sie Kapha und Pitta erhöhen.

Die Gestalt der Leinpflanze ist zart und fein so dass sie dem Luft- und Lichtbereich anzugehören scheint.

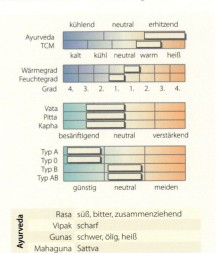

Öle und Fette

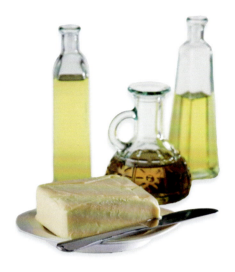

Oft heißt es, dass Fett ungesund sei. Essen wir jedoch Fett, regen wir damit unser Belohnungssystem an. Das Essen macht uns zufrieden! Auch der Hypothalamus, welcher den Stoffwechsel steuert, ist aktiviert. Das Gehirn signalisiert dem Körper, wie er mit der fettreichen Mahlzeit zurecht kommt. Ob Light-Produkte, außer dass sie vielleicht eine gewisse Unzufriedenheit hervorrufen, auf Dauer eine Alternative sind, ist noch nicht abschließend geklärt. Unser Körper braucht Fett! Nur die Menge sollte entsprechend der individuellen Stoffwechsel-Energetik angepasst sein.

Öle und Fette für jeden Geschmack!

Die Zufriedenheit hat für viele einen weit größeren Einfluss auf die Gesundheit als die Tatsache, fettarm gegessen zu haben. Die Zeiten radikaler Fettvermeidung scheinen vorüber und in der Spitzengastronomie wie auch bei neuen Koch- und Backrezepten wird wieder mit Fettmengen wie zu »guten alten Zeiten« hantiert. Fette verbessern das Gefühl von Speisen im Mund und sind Träger von Geschmacks- und Aromastoffen. Sie übertragen die Hitze beim Anbraten und unterstützen damit die Bräunung, welche bei vielen Gerichten einen Großteil des Geschmacks ausmacht.

Aus anthroposophischer Sicht

Dynamisches Zellfett regt die Ätherkräfte an und ist in den Blättern der Pflanzen und der Leber der Tiere enthalten. Das statische und träge Substanzfett befindet sich in den Samenfrüchten, im Fruchtfleisch von Oliven, Ölpalmenfrüchten und Avocado sowie im Fettgewebe der Tiere. Bei den Fetten gibt es keinen wesensmäßigen Unterschied zwischen Pflanze und Tier. Tierische Fette wirken jedoch schwerer und erdender, wobei das Fett der Meeresfische noch Dynamik neben der Substanz zeigt.

Aus ayurvedischer Sicht

Öle und Fette gelten im Ayurveda als schwer verdaulich. Die meisten von ihnen balancieren die Luft-Energetik. Die Favoriten in der Ayurveda-Diätetik sind Butterfett und Sesamöl. Es wird empfohlen, die unterschiedlichen Wirkungen der einzelnen Öle und Fette auf die jeweiligen Naturelle zu beachten.

Aus Sicht der TCM

Das Erhitzen der Öle und Fette verändert ihre Temperaturwirkung in Richtung warm bis heiß. Sie befeuchten »Trockenheit« und nähren das Yin. Ein Übermaß führt zu Feuchtigkeit und Schleim. Bei Yin-Mangel werden Butter und Sahne, bei »Trockenheit« zusätzlich Öle empfohlen.

Heiss und fettig!

Das Braten und Frittieren dient der Bräunung und Bildung von Röst- und Aromastoffen. Kaltes Brat- oder Fritierfett würde sich kaum jemand freiwillig aufs Brot streichen. Palm- oder Kokosfett, gehärtetes Rapsöl, Sonnenblumen- oder Sojaöl schmecken und riechen einfach nur neutral. Sie müssen in erster Linie hohe Temperaturen aushalten können. Butterfett, Palmfett oder Kokosfett sind dafür ideal geeignet. Mit Sonnenblumenöl und Olivenöl, eventuell mit etwas Butter dazu, können wir auch noch anbraten, ohne dass es allzu sehr spritzt. Die Brateigenschaften von Rapsöl sind nur Mittelmaß, dafür enthält es jedoch die mehrfach ungesättigte Alpha-Linolensäure. Raffinierte Rapsöle unterscheiden sich nicht in der Zusammensetzung der Fettsäuren, so dass wir mit beiden bis zu 90 Prozent unseres Omega-3-Bedarfs decken können. Die nativen eignen sich besser in der Pfanne, weil sie noch schützende Fettbegleitstoffe enthalten. Jedoch ergänzen sie das Bratgut mit einem oft unangemessen dumpfen Geschmack. Wichtig ist es, bei allen Ölen und Fetten sie nur unterhalb ihres Rauchpunkts zu erhitzen, weil sich sonst, eben unter Rauchentwicklung, die Triglyzeride zersetzen und schädliches Acrolein entsteht. Natürlich leidet auch der Geschmack der ganzen Mahlzeit unter verbranntem Öl oder Fett. Der Rauchpunkt von Butter beträgt 150 °C, der von nativen Pflanzenölen 140 °C bis 190 °C, der von kaltgepresstem Olivenöl 130 °C bis 180 °C, der von Kokosfett bei 185 °C bis 205 °C und der von Butterfett bei 205 °C.

Raffiniert oder kaltgepresst?

Kaltgepresste Öle werden ohne Hitzeanwendung gepresst und Zentrifugiert. Es erfolgt keine Entschleimung, Entsäuerung, Bleichung oder Dämpfung. Dadurch bleiben wertvolle Inhaltsstoffe wie Fettsäuren, Vitamin E, Phytosterine oder Phosphatide weitgehend erhalten. Durch die Raffination von Ölen ändert sich unter anderem die räumliche Anordnung der Fettsäuren. So kann es z. B. die bei der Raffination veränderte Linolsäure den Bedarf an der biologisch aktiven cis-cis-Linolsäure erhöhen. Ein weiterer Vorteil der Kaltpressung ist, dass die Rohstoffe von höherer Qualität sein müssen, da eine nachträgliche Schönung durch Raffination nicht möglich ist.

Butter

Englisch	Sanskrit	Mandarin	Tibetisch	Arabisch
Butter	Navanita	Su	Mar gsar	Zubdah

Lassen Sie sich nicht die Butter vom Brot nehmen! Nach den vielen Jahren, in denen vor Butter gewarnt und Margarine empfohlen wurde, weiß man (wieder) dass Butter gesund ist. Sie enthält ein gutes Gemisch aus gesättigten und ungesättigten Fettsäuren die insgesamt leicht verdaulich sind. Nach chinesischer und ayurvedischer Lehre sollten Menschen mit viel Feuchtigkeit im Körper bei der Menge an Butter allerdings aufpassen.

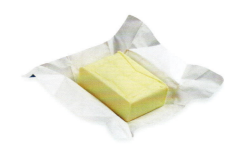

Ayurveda	
Rasa	süß, zusammenziehend
Vipak	süß
Gunas	schwer, rau
Mahaguna	Tamas
verdaulich	schwer

TCM	
Geschmack	salzig, süß
Wuxing	Erde, Wasser
Zang-fu	Magen, Milz, Niere
Yin/Yang	Yin
Wirkung	absenkend - aufsteigend

Alles in Butter!

Vermutlich kennen die Menschen Butter seit den Anfängen der Viehzucht. Man ließ die Milch zwei Tage stehen um dann den Rahm oben abzuschöpfen. Beim Buttern wird der Rahm geschlagen um die Fettkügelchen aufzubrechen. Das Fett verbindet sich dann mit etwas Wasser und Milcheiweiß zu Butter. Übrig bleibt das Milchserum, die Buttermilch.

Für die Sauerrahmbutter lässt man den Rahm 7 bis 10 Stunden von Milchsäurebakterien bearbeiten. Dies ergibt einen frischen, herzhaften Geschmack. Die Süßrahmbutter reift ohne Bakterien. Sie schmeckt feiner und süßer und eignet sich daher gut für feines Gebäck oder Süßspeisen. Für mildgesäuerte Butter gibt man am Ende der Reifung Milchsäurebakterien dazu. Sie hat die rahmige Konsistenz der Süßrahmbutter und etwas vom herzhaften Aroma der Sauerrahmbutter.

Einkauf und Zubereitung

Aussehen, Geruch, Geschmack, Textur und Streichfähigkeit bestimmen die Qualität von Butter. Inzwischen gibt es in der EU auch Butter mit geschützter Bezeichnung der Herkunft und vielleicht schmeckt der eine oder andere ja sogar die Seeluft heraus, welche die Kühe der Normandie atmen. Damit die Butter ihr feines Aroma behält, lagert man sie kühl und dunkel, also am besten im Kühlschrank.

Möchte man wegen des Aromas Butter zum Anbraten nehmen, verbrennt sie nicht so leicht, wenn sie mit etwas Öl ergänzt wird. In vielen Rezepten wird Olivenöl empfohlen.

NATURHEILKUNDE

AYURVEDA

Susruta schreibt »Frische (Sauerrahm-) Butter ist leicht, weich, süß, zusammenziehend, leicht sauer, kühl, fördert den Intellekt und Appetit, stärkt das Herz, wirkt aphrodisierend, besänftigt Vata und hilft bei Schwäche, Auszehrung, Wunden, Hämorrhoiden und Falten im Gesicht. Butter die man länger aufbewahrt hat ist schwer, erhöht Kapha, vermehrt Fettgewebe und Körpergewicht, gibt Kraft, lindert Auszehrung und ist besonders gut für Kinder. Bhavamisra empfiehlt Süßrahmbutter besonders für Kleinkinder und ältere Menschen sowie ihre förderliche Wirkung für die Sehkraft. Im »Gushi« heißt es, dass Butter die Haut verbessert und durch Pitta verursachte Fieber lindert. Gesalzene Butter erhöht Pitta und Kapha.

Bhavamisra (16. Jh.) schreibt zum Butterschmalz: »Ghee wirkt verjüngend, ist süß im Geschmack, gut für die Augen und beruhigt das Verdauungsfeuer.« Auch im »Gushi« heißt es, dass Ghee die Intelligenz und ein gutes Gedächtnis fördert, Kraft gibt und das Leben verlängert. Es wäre das beste aller Fette und hilft auf tausenden von Wegen. Ghee besänftigt alle drei Doshas.

TCM

Butter stärkt Qi und die Säfte (Xue). Man empfiehlt sie bei Qi-Mangel mit Müdigkeit, Erschöpfung und geistiger Abgeschlagenheit und hilft bei Yin-Mangel, indem sie die Trockenheit von Mund, Kehle, Lunge, Haut und Därmen befeuchtet.

Es wird empfohlen, Butter bei einer Schwäche der »Mitte«, Neigung zu Durchfall oder Belastung durch Feuchtigkeit zu meiden.

 »Die Kuhbutter ist besser und heilsamer als Schaf- oder Ziegenbutter. Und ein Mensch, der dämpfig ist, oder der hustet, oder der am Körper dürr ist, der esse Butter, und sie heilt ihn innerlich und erquickt ihn, das heißt, sie erlabt den, der krank und dürr ist. Und für einen gesunden Menschen oder einen, der mäßig Fleisch am Körper hat, ist die Butter gut und gesund zu essen. Wenn er aber fettes Fleisch am Körper hat, esse er mäßig, damit nicht sein krankes Fleisch noch dicker werde.« (aus »Physica«, übersetzt von Portmann, 1997)

Butterfett - Ghee

Bei der industriellen Herstellung von Butterfett zentrifugiert man die 50 Grad warme Butter um sie vom Milcheiweiß, Wasser und Milchzucker zu trennen. Verbleibendes Wasser verdampft man bei 60 Grad im Vakuumkessel. Damit es weicher und geschmeidiger wird schlägt man es abschließend noch mit Luft auf. Außerhalb des Kühlschranks hält es bis zu neun, im Kühlschrank bis zu 15 Monate. Verschließen Sie Schalen und Becher gut, da das Butterschmalz leicht Gerüche aus der Umgebung annehmen kann.

Sie können Butterschmalz leicht selber herstellen. Geben Sie ein oder zwei Päckchen Butter in einen Topf, lassen sie schmelzen und noch etwa 30 Minuten bei geringer Hitze weiter köcheln, bis alles Wasser verdampft ist. Da sich am Topfboden das Kasein das Eiweiß absetzt, darf die Temperatur nicht zu hoch sein, da es sonst verbrennen und das Aroma des Butterschmalz verschlechtern würde. Ein leicht nussiger Geschmack kommt ganz von allein. Den entstehenden Schaum können Sie abschöpfen. Zum Schluss gießen Sie die Butter ab, so dass die Rückstände im Topf bleiben oder filtern Sie mit einem Kaffeefilter oder einem Sieb mit Küchenpapier.

Olivenöl

Die Berichte über die gesunden Eigenschaften des Olivenöls häufen sich, so dass man sagen kann, dass jeder es gelegentlich zum Kochen oder für Salate verwenden sollte. Da es in so vielen Geschmacksvarianten erhältlich ist, wird auch jeder »sein« Olivenöl finden.

Englisch	Arabisch
Olive oil	Zayt nh, Zaytūnh

Olivenöl enthält einfach ungesättigte Fettsäuren, die Cholesterin im Blut entgegen wirken.

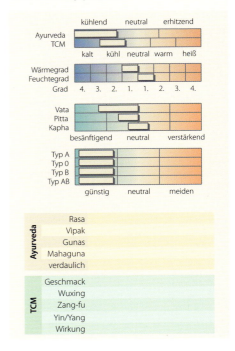

Olivenöl

Die Menschen des Nahen Ostens stellten vermutlich bereits vor vielen tausend Jahren Olivenöl her. Dies diente außer für die Küche auch für die Verwendung in Ritualen, der Medizin, zur Herstellung von Seife oder als Öl für die Beleuchtung. Erste Berichte über die Gewinnung von Olivenöl finden sich in der Bibel und stammen der Zeit des 13. Jh. v. Chr. Einige der Ölmühlen aus der Römerzeit sind noch heute in Betrieb.

Einkauf und Zubereitung

In Deutschland gibt es überwiegend Nativ Extra Olivenöl im Angebot. Diese Öle erster Güteklasse müssen in Geruch und Geschmack fehlerfrei sein. Sie sind kalt gepresst, das heißt bei Temperaturen bis maximal 27 °C. Bei kühler und dunkler Lagerung, hält sich Olivenöl zwei bis drei Jahre. Die Öle verlieren jedoch von Monat zu Monat an Frische und Fruchtigkeit. Laut Stiftung Warentest sind öfter Öle im Handel, die bereits mehrere Jahre gelagert waren. Die Tester weisen darauf hin, dass Discounter wie Aldi oder Lidl ihre Öle besser kontrollieren als manch Bio-Label. Olivenöl, das im Kühlschrank aufbewahrt wird, flockt bei niedrigen Temperaturen naturgemäß aus. Dies ist ein Zeichen seiner Naturbelassenheit. Bei Zimmertemperatur lösen sich die Flocken rasch wieder auf.

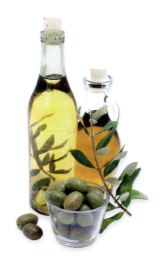

Natives Olivenöl extra ist zum Braten kaum geeignet, da die enthaltenen Aromastoffe hierbei unangenehm bitter werden können. Möchte man bei etwas höheren Temperaturen braten, kann man das Olivenöl mit Butterschmalz mischen. Gibt man es erst kurz vor dem Servieren dazu, werden damit die feinen Aromen bewahrt. Da Olivenöl auch gut mit mediterranen Kräutern harmoniert, kann man es gut aromatisieren, indem man einen Rosmarin-, Lavendel-, Estragon- oder Thymianzweig mitbrät.

Naturheilkunde

Ayurveda

Nach Dr. Tirtha besänftigt Olivenöl Vata und Pitta, erhöht Kapha und wirkt günstig auf Leber und Galle. Es fördert Zellulite. Olivenöl mit einem kräftigen und scharfen Geschmack kann Pitta erhöhen.

Chinesische Medizin

Olivenöl wirkt befeuchtend und stärkt Qi und das Blut.

TEM – Unani-Medizin

Frisches Öl ist kalt und trocken im 1. Grad. Je älter es wird, um so wärmer ist seine Wirkung. Altes Olivenöl wirkt warm und feucht im zweiten Grad.

Olivenöl ist sehr gut für die Haare und die Haut. Es erhält die Schönheit.

Olivenöl für jeden Geschmack!

Der Markt für Olivenöl wächst ständig. Schon jetzt gibt es Olivenöl aus Äthiopien und Japan. Einen Überblick über die besten Öle aus 43 Ländern in fünf Kontinenten gibt der Guide »Floss Olei«. Für jene, die das über 800 Seiten umfassende Werk beim Einkauf nicht zur Hand mit sich tragen wollen, jedoch ein iPhone besitzen, gibt es für Europa oder die Welt die passende App.

Generell wird der Geschmack von Olivenöl bezüglich der Geschmackskomponenten fruchtig, bitter und scharf in die Kategorien »intensiv«, »mittel« und »leicht« unterteilt. So darf auf dem Etikett stehen: Fein-fruchtig, Mittel-fruchtig und Intensiv-fruchtig. Ein feinfruchtiges Olivenöl ist sehr mild, hat nur eine leichte Bitternote und wenig Schärfe. Der Anteil der bitteren und pfeffrigen Komponenten nimmt bei Mittel-fruchtig und Intensiv-fruchtig zu und lassen das Öl eindeutig kräftiger schmecken. Ein Olivenöl mit der Bezeichnung »ausgewogen« muss die drei Geschmackskomponenten fruchtig, bitter und scharf in ähnlichen Anteilen enthalten. Ein Olivenöl mit der Bezeichnung »mild« hat in allen drei Komponenten eine schwache Ausprägung.

Für weniger als 10 Euro je Liter wird man laut Stiftung Warentest nur selten ein erstklassiges Olivenöl kaufen können. Jedoch sind deutlich höhere Preise bis zu 57 Euro pro Liter kein Garant für einen besseren Geschmack. Für unter 10 Euro je Liter gab es viel Öle mit einem gleich »befriedigendem« Geschmack wie bei den teuren.

ÖLE UND FETTE

SONNENBLUMENÖL

Englisch	Sanskrit	Mandarin	Tibetisch	Arabisch
Sunflower oil	Suryamukhi	Xiang ri kui zi	Nyima medok zanum	'Abbâd esh shams

Für viele gilt es als Allround-Öl für die kalte und warme Küche.

Sonnenblumenöl

Als die Spanier die ersten Samen aus Südamerika mitbrachten, schätzte man die Blumen als Zierpflanze. Erst seit dem 19. Jahrhundert werden die Kerne auch zur Ölgewinnung genutzt. Große Anbaugebiete gibt es in Frankreich und Osteuropa.

Seit den 1990er Jahren werden auch High-Oleic-Sonnenblumen angebaut. Das sind Züchtungen mit einem Ölsäure-Anteil von etwa 75-93 Prozent in den Triglyceriden. Die daraus gewonnenen Öle können bis 210 °C erhitzt werden und eignen sich gut zum Frittieren. Andere kaltgepresste Sonnenblumenöle sollten nur bis etwa 160 °C erhitzt werden, was z. B. für Pommes frites völlig ausreichend ist. Bei höheren Temperaturen können schädliche Transfettsäuren entstehen.

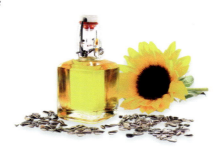

Einkauf und Zubereitung

Lagert man Sonnenblumenöl kühl und lichtgeschützt, hält es bis zu einem Jahr nach der Produktion..

Um ein günstiges Omega-3 zu Omega-6-Verhältnis in der Ernährung zu erreichen, sollte es nicht regelmäßig oder zu reichlich verwendet werden, da es nur einen sehr geringen Anteil an Omega-3 Fettsäuren und bis zu 75 Prozent Omega-6 Fettsäuren enthält.

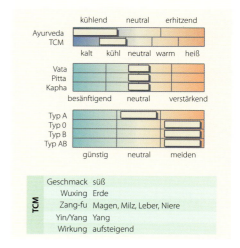

NATURHEILKUNDE

AYURVEDA

Wegen seiner neutralen Eigenschaft eignet sich Sonnenblumenöl besonders für innere und äußerliche Anwendungen bei erhöhtem Pitta-Dosha.

TCM

Sonnenblumenöl wirkt befeuchtend und tonisiert Yin.

RAPSÖL

Englisch	Sanskrit	Mandarin	Tibetisch	Arabisch
Rapeseed oil, canola olil	Siddhaarthaka	Cai you	Nyima medok zanum	Kaali Sarson

Wegen des günstigen Omega3:6-Verhältnis und der Möglichkeit es hoch zu erhitzen, ist es für viele das »Standardöl« in der Küche.

Rapsöl

Der Raps stammt aus dem östlichen Mittelmeerraum und war schon den Römern bekannt. Ab dem 16. Jh. wurde er auch vermehrt in Deutschland angebaut. Das Öl schmeckte jedoch wegen des hohen Gehalt an Erucasäure bitter und wurde deshalb vorwiegend für Öllampen verwendet. In beiden Weltkriegen wurde der Rapsanbau forciert, um ihn für technische Zwecke und die Herstellung von Margarine zu nutzen. Erst in den 1970er Jahren gelangen Züchtungen, welche keine Erucasäure und nur noch geringe Mengen von Senfölglykosiden enthielten. Die Kanadier vermarkteten ihre Züchtung als »Canola« (**Can**adian **o**il, **l**ow **a**cid) und Rapsöl wird in den USA allgemein nur noch Canola oil genannt.

Raffinierte Rapsöle schmecken eher neutral und kaltgepresste haben einen nussigen Geschmack. Im Jahr 2009 befand die Stiftung Warentest jedoch 9 von 26 getesteten Ölen als Zumutung

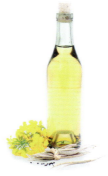

für den Gaumen. 8 Öle erhielten das Qualitätsurteil GUT.

Einkauf und Zubereitung

Kaltgepresstes Rapsöl passt mit seinem nussigen Aroma gut zu Salaten, kann jedoch auch zum Braten verwendet werden. Einige kaltgepresste Rapsöle haben sogar bessere Brateigenschaften als die raffinierten Öle. Allerdings werden sie leicht bitter, wenn sie zu hoch erhitzt werden.

1 Esslöffel Rapsöl enthält mit seinem hohen Anteil an Alpha-Linolensäure über 1g Omega-3-Fettsäure und damit schon das Doppelte, der von der DGE empfohlenen Tagesmenge.

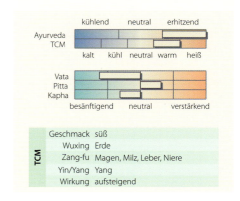

NATURHEILKUNDE

AYURVEDA

Dr. Tirtha empfiehlt Rapsöl wegen seiner wärmenden Eigenschaft bei Vata und Kapha-Dosha als gute Alternative zu anderen Ölen.

TCM

Rapsöl nährt Yin, vertreibt Wind, wirkt befeuchtend und abführend. Nutzt man es erhitzt, wärmt es die »Mitte«.

Es wird empfohlen, Rapsöl bei Hitzebefunden, Augenerkrankungen und nach der Entbindung zu meiden.

Sojaöl

Sojaöl ist eher ein »Exot« unter den Ölen und in Europa kennen wir bessere Alternativen.

Englisch	Mandarin
Soy oil	Dou you

Unraffiniertes Sojaöl ist in Bio-Läden erhältlich. Mit einem Anteil von 1,8 bis 3,2 Prozent enthält es von allen Ölen am meisten Lecithin, einem wichtigen Bestandteil der Zellmembran.

Sojaöl

Sojaöl wird häufig für die Herstellung von Margarine, Speise- und Tafelölen sowie Back- und Fritierfett verwendet. Die Öle sind überwiegend mit Hexan extrahiert, chemisch entharzt, raffiniert, gebleicht, desodoriert und zum Teil auch hydriert, wobei ungesunde Transfettsäuren entstehen. Die 7 Prozent Omega-3 Fettsäuren werden bei den meisten Verfahren umgewandelt, um eine bessere Haltbarkeit zu erreichen.

Einkauf und Zubereitung

Sojaöl schmeckt mild. Es eignet sich zum Backen und mit seinem Rauchpunkt von 213 °C auch zum Braten.

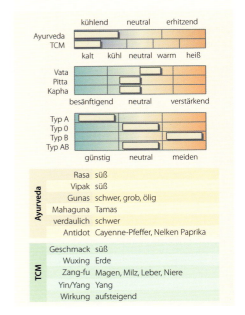

Ayurveda		
Rasa	süß	
Vipak	süß	
Gunas	schwer, grob, ölig	
Mahaguna	Tamas	
verdaulich	schwer	
Antidot	Cayenne-Pfeffer, Nelken Paprika	

TCM		
Geschmack	süß	
Wuxing	Erde	
Zang-fu	Magen, Milz, Leber, Niere	
Yin/Yang	Yang	
Wirkung	aufsteigend	

Naturheilkunde

Ayurveda

Amadea Morningstar empfiehlt, nur kalt gepresstes Sojaöl zu verwenden. Es ist günstig für Vata und in kleinen Mengen auch für Pitta geeignet. Dr. Tirtha empfiehlt es für Pitta und Kapha und ist der Ansicht, dass es Vata erhöht.

TCM

Sojaöl befeuchtet die Därme, beseitigt Blut-Stagnation, wirkt abführend und antiparasitisch. So kann es bei Verstopfung helfen.

Sesamöl

Sesamöl ist eine wichtige Zutat für viele asiatische Gerichte.

Englisch	Sanskrit	Mandarin	Tibetisch	Arabisch
Sesame oil	Tila taila	Ma you		Sem sem

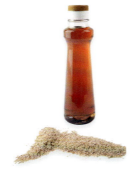

Sesam öffne dich!

Sesamöl wird aus den weißen oder schwarzen Samen der tropisches Sesampflanze gewonnen. Das helle Öl presst man aus den naturbelassenen Samen. Es schmeckt neutral. Für das dunkle Öl nimmt man geröstete Sesamkörner. Es schmeckt nussartig, eignet sich für Salate und ist fester Bestandteil vieler asiatischer Gerichte.

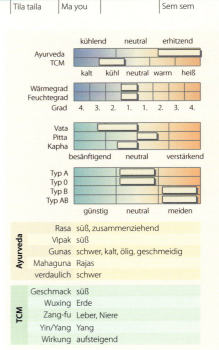

Ayurveda	
Rasa	süß, zusammenziehend
Vipak	süß
Gunas	schwer, kalt, ölig, geschmeidig
Mahaguna	Rajas
verdaulich	schwer

TCM	
Geschmack	süß
Wuxing	Erde
Zang-fu	Leber, Niere
Yin/Yang	Yang
Wirkung	aufsteigend

Naturheilkunde

Ayurveda

Nach Susruta fördert Sesamöl die Verdauung, ist jedoch selbst nicht einfach zu verdauen. Es ist gut für den Intellekt, wirkt aphrodisierend, abführend, öffnet die feinen Kanäle und führt zu einer gesunden Gesichtsfarbe. Sesamöl besänftigt Vata und Kapha. Bhavamisra schreibt, dass es nicht so gut zum Kochen, sondern eher für medizinische Anwendungen geeignet sei.

TCM

Sesamöl stärkt Qi, Leber und Niere, befeuchtet Trockenheit, reduziert feuchte Hitze, wirkt abführend und entgiftend. Man verwendet es bei Knochen- und Sehnenschmerzen, frühzeitigem Ergrauen, Bauchschmerzen und Verstopfung.

Es wird empfohlen, Sesamöl bei einer Schwäche der »Mitte« mit Neigung zu Durchfall zu meiden.

TEM – Unani-Medizin

Sesamöl wirkt abführend, reizlindernd, erweichend und nährend. Es ist ähnlich dem Olivenöl, aber nicht so angenehm und nicht so leicht zu verdauen.

ÖLE UND FETTE

LEINÖL

Englisch	Sanskrit
Linnseed oil,	Atasi taila, Uma taila

Leinöl enthält über die Hälfte an Omega-3-Fettsäuren und ergänzt damit ideal eine Omega-6-lastige Ernährung.

Die Hüllen der Leinsamen enthalten größere Mengen an Lignanen mit phytoöstrogener Wirkung. Um davon zu profitieren müsste man 15 bis 30 Gramm Leinsamen täglich frisch z. B. mit einer Gewürzmühle per Hand zu mahlen. Dies könnte Beschwerden in den Wechseljahren lindern sowie das Krebsrisiko senken, was jedoch in Studien noch nicht einheitlich bestätigt werden konnte.

Leinöl

Leinen, auch Flachs genannt, stammt aus dem Mittelmeer-Raum. Die Vorfahren des heutigen Ölleins hat man schon im alten Mesopotamien kultiviert. Die Pharaonen hüllte man zur Mumifizierung in Tücher aus Faser-Lein, welche Licht und göttliche Reinheit symbolisierten. Bis zum 18. Jh. war Flachs in Europa die wichtigste Pflanzenfaser. Gegen Ende der 1970er Jahre wurde der Leinanbau in Deutschland dann vollends eingestellt, Mitte der 1980er Jahre jedoch wieder mit Agrarbeihilfen aus Brüssel rekultiviert. Der Lein war 2005 Heilpflanze des Jahres.

Aus den leicht erwärmten Leinsamen gewinnt man durch Pressen das Leinöl.

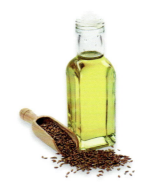

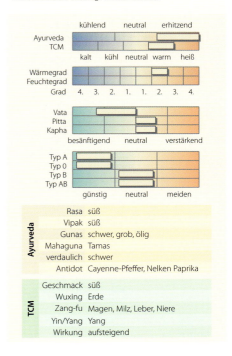

Einkauf und Zubereitung

Auf den Leinölflaschen steht in der Regel »kalt gepresst«. Da die Verarbeitungsbedingungen nur für Olivenöl genau vorgeschrieben sind, kaufen sie lieber beim Ölfabrikant ihres Vertrauens. Beim »Kaltpressen« wird die Leinsaat nur vorher nicht erhitzt. Trotzdem sind beim Pressvorgang Temperaturen von 70 Grad und mehr nicht selten. Wenn Sie eine gute Qualität wünschen, fragen Sie, ob 40 Grad Ölaustrittstemperatur nachweislich nicht überschritten wurden. Leinöl ist sehr empfindlich und Sie sollten es daher kühl, am besten im Kühlschrank aufbewahren. Dort hält es ungefähr 8 bis 10 Wochen. Haben Sie eine größere Menge gekauft, können Sie es auch für 4 bis 6 Monate einfrieren. Leinöl sollte nicht bitter schmecken.

Leinsamen enthalten Amygdalin welches in Verbindung mit heißem Wasser Blausäure freisetzen kann. Gemahlen oder geschrotet sollten sie daher nur im Salat oder Müsli gegessen werden.

NATURHEILKUNDE

AYURVEDA

Nach Madanapala stärkt Leinöl die Verdauungskraft und besänftigt alle drei Doshas. Bhavamisra schreibt, dass es Pitta und Kapha erhöht, Vata lindert, schwer zu verdauen ist und verstopfend wirkt. Man benutzt es zur Besänftigung von Vata in der Küche und für äußerliche Anwendungen wie Einläufe, Massagen und Tropfen für die Ohren.

TCM

Leinöl erwärmt, befeuchtet und stärkt die »Mitte« und baut Yin auf. Die Leinsamen befeuchten den Dickdarm.

TEM – UNANI-MEDIZIN

Leinöl ist warm im 1. - 2. Grad und zwischen trockener und feuchter Qualität. Es wirkt erweichend, zerteilend, lindernd, subtil machend.

KOKOSFETT

Englisch	Sanskrit	Tibetisch	Arabisch
Ghee, butterfat	Ghrta	Shu mar	Samn, zubdah

Ideal zum scharfen Anbraten, jedoch nur wenn ungehärtet.

Kokosfett

Heute stammen etwa drei Prozent der Produktion an Pflanzenöl in der Welt aus Kopra, dem Fruchtfleisch der Kokosnuss. Die größten Kokosölproduzenten sind die Philippinen, Indonesien und Indien.

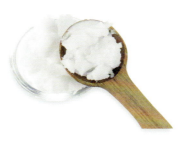

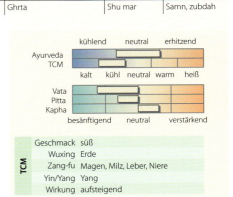

Einkauf und Zubereitung

Kokosfett gibt es in Deutschland unter dem Markennamen Palmin schon seit 1894. Hier sind noch gehärtete Fette enthalten. Beim Biskin, das auch zum Teil aus Kokosöl besteht, wird seit 2007 auf Transfettsäuren verzichtet. Beide werden heute von Kölln produziert und vermarktet. Ungehärtetes Kokosfett ist auch ohne Markenname erhältlich. Die Stiftung Warentest empfiehlt, Lebensmittel zu meiden, auf deren Zutatenverzeichnis »Pflanzenfett, gehärtet« oder »teilweise gehärtet« aufgelistet ist.

Kräuter und Gewürze

Zu einer gesunden und ausgewogenen Ernährung gehört mehr als nur das »Salz in der Suppe«. Die richtigen Kräuter und Gewürze in der richtigen Menge zur rechten Zeit dazu gegeben, können den Wert einer Mahlzeit gewaltig steigern. Mit den passenden Kräutern und Gewürzen lassen sich auch effektiv Imbalancen der Körper-Energetik ausgleichen.

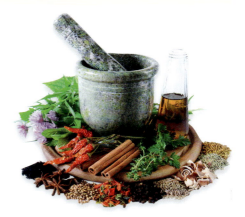

Kräuter und Gewürze für jeden Geschmack!

Es gibt eine Vielzahl von Kräutern und Gewürzen, von denen die meisten zu den folgenden Pflanzenfamilien gehören:

- Doldenblütler regen den Körper an »Luftprozesse« wie Blähungen oder Aufstoßen zu ordnen. Zu ihnen gehören Anis, Dill, Fenchel, Kerbel, Koriander, Kümmel, Liebstöckel und Petersilie.
- Lippenblütler nehmen viel Wärme auf und bilden viel ätherische Öle. Sie wirken entkrampfend und haben ein leicht feuriges Aroma. Zu ihnen gehören Basilikum, Bohnenkraut, Majoran, Pfefferminz, Rosmarin, Salbei und Thymian.
- Korbblütler regen mit ihrem leicht bitteren Aroma Leber und Galle an und verbessern damit die Fettverdauung und den Stoffwechsel. Zu ihnen gehören Beifuß, Estragon und Wermut.
- Kreuzblütler enthalten scharf schmeckende Schwefelverbindungen und unterstützen die Eiweißverdauung. Zu ihnen gehören Kresse, Meerrettich und Senf.
- Nachtschattengewächse liefern Gewürze mit roter oder orangener Farbe welche mit ihren Scharfstoffen die Körperflüssigkeiten anregen. Dies ist besonders in wärmeren Klimazonen notwendig. Zu ihnen gehören die Arten der Gattung Paprika wie Chili, Peperoni, Cayenne und Jalapeño.
- Tropische Gewürze wie Ingwergewächse, Pfeffergewächse oder Myrtengewächse prägen den Geschmack der Speisen mit intensiven Aromen, Süße und Schärfe. Zu ihnen gehören Ingwer, Kurkuma, Kardamom, Schwarzer Pfeffer, Gewürznelken und Piment.

Aus anthroposophischer Sicht

Das Wachstum der Pflanzen wird durch die Kräfte der Erde, des Wassers und den kosmischen, von außen einstrahlenden Kräften des Lichts und der Wärme bestimmt. Um ihr Aroma und feine, luftige Gestaltungen zu bilden nehmen, Kräuter und Gewürze viel von den kosmischen Kräften in sich auf. Da die Ernährung immer mehr erdende Wirkung enthält, sind Gewürze besonders hilfreich dabei, das Gleichgewicht der vier Kräfte zu erhalten.

Aus ayurvedischer Sicht

Im Ayurveda machen Kräuter und Gewürze das Essen nicht nur wohlschmeckend, sie regen auch den Appetit an und helfen der Verdauung, befördern die Aufnahme der Nahrung im Darm, verringern die Gasbildung und beeinflussen die Doshas.
Zu den Gewürzen, welche überhöhtes Vata dämpfen zählen Ajowan, Anis, Basilikum, Fenchelfrüchte, Ingwer, Kardamom, Kreuzkümmel, Muskat, Salbei, Salz, Süßholz und Zimt. Zu den Gewürzen, welche überhöhtes Pitta dämpfen zählen Fenchelsamen, Koriander, Kreuzkümmel, Oregano, Safran und Zimt. Zu den Gewürzen, welche überhöhtes Kampha dämpfen zählen so gut wie alle Gewürze, außer Salz.
Gewürze wie Bockshornklee, Korianderfrüchte, Kreuzkümmel oder Schwarzkümmel intensivieren ihren Geschmack, wenn sie geröstet werden. Dies geschieht, je nach Rezept, mit oder ohne Öl oder Ghee.

Aus Sicht der TCM

Gewürze haben meist einen scharfen Geschmack und ein warmes bis heißes Temperaturverhalten. Ihre wärmende Wirkung unterstützt den Mittleren Erwärmer und dynamisiert die Verdauungsorgane. Gewürze geben kühlen oder kalten Speisen ein wärmeres Temperaturverhalten und helfen daher besonders in der kalten Witterungszeit oder bei einem Qi- und Yang-Mangel der Verdauungsorgane.

Aus Sicht der Unani-Medizin

Die wärmende Eigenschaft der Gewürze stärkt die Verdauung und den Stoffwechsel. Sie hilft beim Ausgleich der kühlenden Eigenschaften vieler Gemüse. Die Wirkung der Gewürze ist abhängig von der Menge und dem Zeitpunkt, an dem man sie beim Kochen verwendet. Gewürze sollten regelmäßig und in der angemessenen Menge verwendet werden. Zur Stärkung des Gehirns werden Ingwer und Gewürznelken, zur Stärkung des Herzens Tamarind, Minze, Korianderfrüchte, Zimt, Safran, Kardamom und Minze, zur Stärkung der Leber Muskatnuss, Zimt und Gewürznelken, zur Stärkung des Magens Zimt, Gewürznelken, Kardamom und Minze empfohlen. Gewürze wie Zimt, Pfeffer, Fenchelfrüchte, Ajowan, Sesam oder Ingwer werden in Unani-Kliniken für die Zubereitung von Medizin verwendet.

Bestrahlt und Haltbar

Elektronen- und Röntgenstrahlen aus Teilchenbeschleunigern oder Gammastrahlen dürfen entsprechend einer EU-Richtlinie seit dem Jahr 2000 auch in Deutschland eingesetzt werden, um Kräuter und Gewürze länger haltbar zu machen. Die verwendeten Elektronenstrahlen bis 10 Megaelektronenvolt erzeugen nur eine geringe Radioaktivität, welche den Konsumenten der Produkte nicht belasten wird. Die Gefahren sieht man eher bei der Möglichkeit einer Veränderung der DNA oder bei Zell-

und Gewebeschäden bei den bestrahlten Produkten. In Deutschland müssen bestrahlte Lebensmittel gekennzeichnet sein. Selbst wenn beispielsweise bestrahlter Pfeffer in einer Gewürzmischung auf einer unbestrahlten Pizza verwendet wird, muss dies im Zutatenverzeichnis beim Namen dieser Zutat durch die Angabe »bestrahlt« oder »mit ionisierenden Strahlen behandelt« angegeben werden.

Salz

Latein	Englisch	Sanskrit	Mandarin	Tibetisch	Arabisch
Sal	Rock salt, Sea salt	Saindhava (Steinsalz), Samudra (Meersalz)	Yan	Lan tsha (Steinsalz), Rgya mtsho´i tshwa (Meersalz)	Milh, melh

Einige nennen es »Quelle ewiger Jugend und Schönheit«, »Elixier des Lebens« oder »Weißes Gold aus dem Himalaya«. So erlangte Salz in den letzten Jahren eine noch nie da gewesene Stellung in der Ernährung. Es gelang »Himalaya-Kristallsalz« aus dem Karakorum in Pakistan für bis zu 30 Euro pro Kilogramm zu verkaufen. Ein gutes Geschäft, da dieses Salz in Europa einen Einkaufspreis von ca. 600 Euro pro Tonne, also 60 Cent pro Kilo hat. Viele Bücher sind bereits zum Thema Salz erschienen. Auch hier sollen sie etwas mehr darüber erfahren, wie gut es als »Quelle ewiger Jugend« taugt.

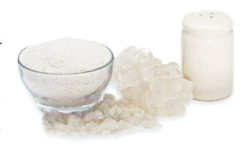

Salzgewinnung

Das Wort Salz stammt vom indogermanischen Wort sal. Das Wort Sole ist seit dem 14. Jh. bezeugt und stammt von Sule, was Morast, Sumpf, Sediment oder Ablagerung bedeutet. Das Wort Hall stammt vom griechischen Halogen, dem Salzbildner (altgriechisch hals »Salz« und geniao »erzeugen«) und wurde im Westgermanischen als Neuschöpfung übernommen. Salzgestein oder Steinsalz bezeichnet man auch mit dem Namen Halit. Hat der Halit nur wenige Verunreinigungen ist er hell und klar, Spuren von Hämatit lassen ihn rötlich erscheinen.

Wie vor tausenden von Jahren gibt es heute »Salzgärten«, in denen das Meerwasser verdunstet, das Salz kristallisiert und dann von Hand geerntet wird. Jedoch waschen heute die meisten Produzenten ihr Salz in gesättigter Salzlösung, trocknen es und geben noch Zusatzstoffe wie Kalium- oder Natriumjodat, Bleichmittel und Rieselhilfen dazu. Wer möchte, kann auch Öko-zertifizierte Salze ohne Nachbehandlung kaufen.

Bis zum 16. Jh. wurde das Salz an vielen Orten Europas aus Sole gesiedet. Diese stammte aus Salzbrunnen oder Salzquellen und hatte einen Salzgehalt unter 5 Prozent, weshalb man sehr viel Brennholz brauchte. Daher entwickelte man die Technik die Sole über Stroh und später über Schwarzdorn zu leiten um den Salzgehalt durch Verdunstung einige »Grade« zu erhöhen. Die Gradierwerke waren bis über einen Kilometer lang und bis zu 12 Meter hoch und erzeugten gesättigte Sole mit einem Salzgehalt von 25-28 Prozent. In diesem Stadium kristallisiert das Salz aus. Bei der heutigen Siedesalzherstellung wird Wasser in die Salzstöcke gepumpt, die entstandene Sole gefördert und dann gesiedet und gereinigt. Nur in der Saline Luisenhall in Göttingen wird das Salz noch von Hand gesiedet und natürlich belassen verkauft.

Steinsalz wird bergmännisch abgebaut. Bis in die fünfziger Jahre konnte man in den Salzbergwerken noch bis zu 1 kg schwere Handsalzbrocken kaufen. Bis Ende der achtziger Jahre war ungereinigtes Steinsalz als Speisesalz im Handel erhältlich. Heute gibt es wieder welches im Bioladen zu kaufen – etwas teurer als vor 50 Jahren, aber dafür wie eh und jeh ohne Rieselhilfen.

440.000 Tonnen, das sind drei Prozent der deutschen Salzproduktion, werden für Speisesalz und die Nahrungsmittelindustrie verwendet, der Rest hauptsächlich für die chemische Industrie. In Pakistan hat man im Jahr 2006 fast eine Million Tonnen Steinsalz abgebaut. Die Minen der Salt Range liegen auf einem Plateau in ca. 500 m Höhe, 150 km vom Karakorum-Gebirge entfernt. Das meiste im Handel erhältliche »Himalaya Kristallsalz« stammt von hier.

Salz der Hoffnung

Viele Menschen waren fasziniert von den Möglichkeiten der Gesunderhaltung und Heilung, welche mit »Himalaya-Kristallsalz« zu erreichen wären. Der Körper soll mit Hilfe dieses Salzes in der Lage sein, sich selbst zu regulieren und Krankheiten zu besiegen. Solche oder ähnliche Behauptungen aus Büchern zum Thema Salz, sind weder durch Studien belegt, noch auf altes Erfahrungswissen gegründet. Salz wurde noch nie als Allheilmittel bezeichnet. Nach wie vor gilt es in der Küche als wichtigstes Gewürz. Ein zu hoher Salzkonsum kann die Entstehung von Krankheiten begünstigen. Sicher würde es helfen, jeden Morgen ein Glas Wasser zu trinken und beim Hinzufügen von einem Teelöffel Sole an die heilsame Wirkung dieses besonderen Ereignisses zu denken. Je nach Jahreszeit hätten vermutlich Wasser mit Zitrone, Honig oder Ingwer einen besseren Effekt!

Gesalzene Preise

Die Preise für Salz aus Pakistan sind deutlich gesunken, seit es nicht mehr Himalayasalz genannt werden darf. Dafür gibt es jetzt neue Möglichkeiten über 50 Euro für ein Kilo Salz zu bezahlen. Persisches Blausalz gibt es für 32 Euro und Kalahari-Salz für 20 Euro pro Kilo. Fleur de Sel (Blüte des Salzes) besteht aus groben, feuchten Kristallflocken. Es wird als Salzkruste von Hand aus Meerwasserbuchten abgeschöpft und getrocknet. Für diesen hohen Aufwand bezahlt man 40 bis 55 Euro pro Kilo. Bei manchen Speisen entwickelt das Fleur de Sel auf der Zunge und im Gaumen ein besonderes »Salzgefühl«. Auf dem Frühstücksei schaffen es auch Feinschmecker selten, es von anderem Salz zu unterscheiden. Die Stiftung Warentest hat im Jahr 2013 36 Salze getestet und vorwiegend die preiswerten Siedesalze für »gut« befunden. Wer naturbelassenes Salz bevorzugt, kann dieses im Bioladen für 5 Euro pro Kilo kaufen und die grobe Variante für ein besseres »Mundgefühl« mit Hilfe einer Salzmühle mahlen.

Gesalzenes …

Gelegentlich war zu lesen, dass gereinigtes Salz gar giftig auf den Körper wirkt. Ob die Autoren wirklich einer Infusion mit physiologischer Kochsalzlösung widersprechen würden, weil sie daran glauben? Ideen wie »Erst durch Druck werden die Elemente in eine spezifische Teilchengröße gebracht, so dass sie in einen ionalen bzw. kolloidalen Zustand übergehen. … Deshalb können wir auch keine Mineralien aus dem Mineralwasser aufnehmen, da sie viel zu grobstofflich sind, als dass sie in die Zellen eindringen könnten.« verwirren und sind unbegründet. Entweder ist etwas kolloidal, das heißt 1 bis 100 Nanometer groß und wasserunlöslich wie Kolloide in Blut, Milch, Seife oder Leim oder eben ional, das sind positiv oder negativ geladene Atome oder Moleküle, welche im Wasser gelöst sind. Es wird sogar behauptet, dass aus Salz mit seinen enthalten 84 Elementen und der Hilfe von Licht als Energieform »hochgradig geometrisch strukturierte Verbindungen entstehen, die - biochemisch betrachtet - identisch mit unseren Vitaminen und Eiweißbausteinen sind«. Bräuchten wir Mineralien wie Kalzium, Kalium und Magnesium genau so »wie es in seiner natürlichen Form im Salz enthalten ist, um diese Mineralien und Spurenelemente optimal aufnehmen und verwerten zu können«, hätten wir es wirklich schwer, genügend dieser Mineralien aufzunehmen. Unser Körper kommt mit organisch gebundenen (Orotate, Citrate, Gluconate) oder proteingebundenen (Chelate, Aspartate) Mineralien sehr gut zurecht!
Gelegentlich wird auf wichtige andere Mineralien im Himalayasalz hingewiesen. Hier lohnt es sich beim Hersteller oder Importeur nachzufragen, welche dies sind. Wenn in einem Gramm Kristallsalz noch 3 Milligramm Schwefel, 1,7 Milligramm Kalzium und 1 Milligramm Aluminium enthalten sind, wäre dies wohl kaum die erste Wahl für eine gesunde Ernährung.

Salz im Ayurveda

Für Caraka (3. Jh. v. Chr.) ist Steinsalz (Saindhava) das Beste aller Salze. Es macht das Essen schmackhaft und erhöht den Appetit, fördert Fröhlichkeit, stärkt die Gedanken, ist nicht scharf, vermindert alle drei Doshas und hat einen süßen Geschmack.
Meersalz ist wegen der Feinheit seines Korns, seiner Hitze produzierenden Eigenschaft, seiner Leichtigkeit und seiner aromatischen Qualität fähig, das Essen schmackhaft zu machen und Fälle von Verstopfung zu lindern. Weiterhin fördert es die gute Laune und lindert Brechreiz und Erbrechen.
Weiter schreibt er, dass wenn man Salz regelmäßig und in größeren Mengen isst, es Schmerzen fördert, die Muskeln und Glieder erschlaffen lässt sowie zu Schwäche und Krankheiten führt.
Dort, wo man Salz übermäßig benutzt, sind die Menschen freudlos und ihr Fleisch und Blut ist schwach. Diesen Menschen fällt die kleinste Anstrengung schwer. Darum sollte Salz nie in großen Mengen gegessen werden.
Die zu viel Salz essen, leiden an Haarausfall und Glatzenbildung, weißen Haaren und hängendem Fleisch. Dies geschieht lange bevor diese Menschen alt werden und deshalb sollten sie von ihrem Tun ablassen. Eine langsame Änderung ihrer Gewohnheiten würde ihnen entweder nicht oder wenn, dann nur wenig schaden.

Salz in der Chinesischen Medizin

Das in China gewonnene Salz stammt aus Meerwasser, Salzbrunnen, Salzseen oder Salzquellen. Zum Salzen der Speisen verwendet man eher Sojasoßen und andere salzhaltige Produkte. Salz wird vor allem zur Konservierung von Gemüse, Fisch, Krabben usw. verwendet. In der Medizin verwendet man es bei Verdauungsstillstand, Spannungs- und Völlegefühlen in der Leibesmitte, Schleim-Verhärtungen im Brust- und Oberbauchbereich, bei erschwertem Stuhlgang oder erschwertem Harnlassen, emporschlagender Glut aufgrund von vermindertem Yin, Verstopfung, Hals- oder Zahnschmerzen, Zahnfleischbluten, Geschwüren, geröteten Augen oder Schleiern vor den Augen, vermindertem Yin oder vermindertem Yang der Nieren.

Empfehlungen zum Salzkonsum

Lange zeit waren sich viele Ernährungsexperten einig, dass Salz zu erhöhten Blutdruckwerten führt und der Salzkonsum eingeschränkt werden solle. Seit jedoch bekannt wurde, dass natriumreiche Mineralwässer bei Trinkwasserkuren den Blutdruck senken konnten, ist die Lage nicht mehr so klar und die Stimmen mehren sich, dass die aktuellen Empfehlungen zum Salzkonsum doch etwas zu streng sind. Zu beachten ist jedoch, dass nur rund ein Zehntel des Salzverzehrs aus dem Salzstreuer kommt. Salz ist in den meisten Lebensmitteln enthalten wie etwa in Brot und Backwaren, Fleisch- und Wurstwaren, Käse oder Frühstücksflocken. Unnötig viel Salz enthalten Fertiggerichte, auch wenn sie in Konserven oder tiefgekühlt verkauft werden. Den Salzkonsum zu reduzieren, indem man das Essen nur schwach salzt bringt also vermutlich wenig, außer einen faden Geschmack der Speisen. Spitzenköche wundern sich, dass ihre Kandidaten in den Kochsendungen so zurückhaltend mit dem Salz sind. Achten Sie darauf, dass es am Ende gut schmeckt – Salz ist das wichtigste aller Gewürze!

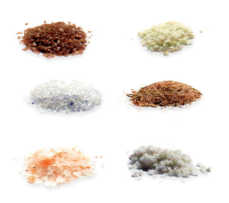

Eisenhydroxid färbt Salz rosa, Veränderungen im Salzkristallgitter können es blau erscheinen lassen.

Kräuter und Gewürze

Essig

Latein	Englisch	Sanskrit	Arabisch
Acetum	Vinegar	Sukta, Cukra, Kanjika	Karawyah

Ein angenehm saurer Geschmack kann verführerisch sein, jedoch sollte die Menge an Essig dem jeweiligen Naturell angepasst werden.

Sauer macht lustig!

Ägypter, Babylonier, Perser, Griechen und Römer wussten wie man Essig macht. Die Babylonier vergoren Dattelwein zu Essig und behandelten damit Kopf- und Ohrenschmerzen. Hippokates empfahl Essig bei Atemwegserkrankungen und Verdauungsbeschwerden und auch in der Klostermedizin fand er in unzähligen Rezepturen seinen Platz.

Essigsäurebakterien brauchen Alkohol für ihre Arbeit. Wein, Apfelmost, Bier, Reiswein oder zuckerhaltige Flüssigkeiten mit Hefe geben ihnen Nahrung. Nachdem die Bakterien ihre Arbeit beendet haben, kann der Essig noch mit Kräutern, Rosenblättern oder Früchten aromatisiert werden.

Einkauf und Zubereitung

Was ist geschehen, wenn sich im Essig nach einiger Zeit Schlieren oder Eintrübungen bilden? Dann haben sich Essigbakterien zusammengefunden um noch im Essig verbliebene Hefen in Essigsäure umzuwandeln. Diese Gebilde werden auch Essigmutter genannt und es ist vollkommen harmlos, auch wenn man sie mitverzehrt. Natürlich kann man den

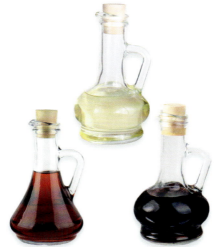

Essig auch durch ein sauberes Leinentuch gießen, damit er wieder ansehnlich wird.

1949 schrieb Cyril Scotts sein Buch »Cider Vinegar« das 1969 mit dem Titel »Für deine Gesundheit - Apfelessig« nach Deutschland kam. 1961 erschien in Deutschland »4 x 25 Jahre Leben« des amerikanischen Arztes D. C. Jarvis. Mit diesem Buch wurde der Apfelessig hier berühmt. Es folgten etliche Bücher über Apfelessig von weiteren Autoren. Auch wenn es noch keine wissenschaftlichen Studien über die Wirkung von Apfelessig gibt, so kann man sie auch nicht schlüssig widerlegen. Die Empfehlung als tägliche Routine ein Glas Wasser mit, je nach eigener Vorstellung, einem Teelöffel, Esslöffel, einem oder zwei Finger breit oder einem Drittel Apfelessig zu trinken, kann helfen, gesünder zu leben und wird kaum schaden. Alle Autoren empfehlen dazu unfiltrierten Apfelessig aus ganzen Äpfeln (vorsorglich aus Bio-Anbau), also nicht aus Trester.

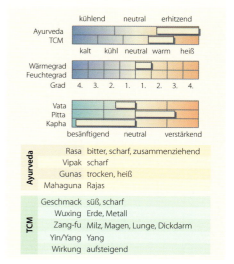

Ayurveda		
Rasa	bitter, scharf, zusammenziehend	
Vipak	scharf	
Gunas	trocken, heiß	
Mahaguna	Rajas	

TCM		
Geschmack	süß, scharf	
Wuxing	Erde, Metall	
Zang-fu	Milz, Magen, Lunge, Dickdarm	
Yin/Yang	Yang	
Wirkung	aufsteigend	

Naturheilkunde

Ayurveda

Bereits Caraka erwähnt die Pitta erhöhende Wirkung von Essig. Madanapale ergänzt, dass Essig den Appetit anregt, abführend wirkt und Kapha besänftigt.

TCM

In China gibt es genaue Beschreibungen seine Verwendung seit dem 2. Jh. und über seine Herstellung seit dem 6. Jh. Essig fördert die Durchblutung, entgiftet, verteilt Stauungen der Säfte (Xue), entspannt die Leber, stillt Blutungen und beseitigt Verdauungsblockaden. Er löst die Stagnation von Qi und Blut und lindert Bauchschmerzen wenn mann zu fett oder zu viel Fleisch oder Fisch gegessen hat.

Es wird empfohlen, Essig bei Feuchtigkeits-Blockaden im mittleren Erwärmer, Muskelkrämpfen und beginnender Erkältung zu meiden.

TEM – Unani-Medizin

Essig vertreibt Feuchtigkeit im Körper. Dioskurides beschreibt ihn als gut für den Magen und anregend für den Appetit. Im »Regimen Sanitas Salernitanum« heißt es »Essig verkühlet dich ziemlich und mehr noch trocknet er aus dich. Ja, er kältet, entkräftet, betrübet, er mindert den Samen, ausgetrocknete Nerven verstört er und dörrt die Fetten.«

»Der Essig kommt vom Wein und taugt zu allen Speisen, so daß er den Speisen auf solcher Art beigegeben wird, daß er ihnen den Geschmack nicht wegnimmt, sondern mit ein wenig Essig in ihnen wahrgenommen wird, und so reinigt der Essig, mit etwas Speise genommen, den Unrat im Menschen, und er mindert die Säfte in ihm, und die Speise nimmt den rechten Weg in ihm. Wenn aber soviel Essig der Speise beigegeben wird, daß der Geschmack des Essigs den Geschmack der Speise übertrifft, so daß jene Speise mehr nach Essig schmeckt als nach Speise, dann schadet es so dem der sie ißt, weil seine Wärme die Speise im Menschen noch einmal kocht und ihn so hart macht, daß er kaum verdauen kann.« (aus »Physica«, übersetzt von Portmann, 1997)

Essig für jeden Geschmack!

Für die Herstellung von Essig eignen sich viele alkoholische Grundstoffe. Die populären sind Branntwein, Weißwein, Rotwein, Sherry, vergorener Apfelsaft, vergorene Himbeeren und Reiswein. Mancher Essig wird mit Gewürzen, Kräutern oder Früchten ergänzt. Eine Besonderheit ist der Aceto Balsamico di Modena, dessen Bezeichnung mit einer EU-Verordnung aus dem Jahr 2009 geschützt ist, bei der auch das Herstellungsverfahren festgelegt ist. Die Preise für Balsamicos reichen von 85 Cent für einen halben Liter bis 430 Euro für 100 ml. Der beim Test von Stiftung Warentest aus dem Jahr 2011 im Geschmack beste Balsamico kostet knapp 50 Euro für 250 ml. Dieser bekam zwar nur ein »Mangelhaft«, jedoch erfolgte die Abwertung aufgrund einer angeblich falschen Deklaration. Zur besseren Orientierung für den Käufer verwenden einige Hersteller die vom italienischen Balsamicopanel von Modena entwickelte Weinblattklassifizierung, die nach einem Urteil vom Landgericht Wiesbaden aus dem Jahr 2012 auch in Deutschland zulässig ist:
Ein Weinblatt: leicht und fein säuerlich im Geschmack.
Zwei Weinblätter: vollmundig und ausgewogen im Geschmack.
Drei Weinblätter: mild und vollmundig im Geschmack mit einem ausgewogenen süße-säure-Spiel am Gaumen.
Vier-Weinblätter: üppige Fruchtnoten und intensive Aromen von Trauben und traditionell eingekochtem Most bestimmen den Geschmack.

Kümmel

	Latein	Englisch	Sanskrit	Arabisch
	Carum carvi L.	Carraway seed	Krsnajiraka	Karawyah

Eines der wenigen warmen Gewürze aus dem Norden. Seine Hitze fördert die Verdauung.

Gut für den Bauch ist er auch!

Der Kümmel stammt vermutlich aus Mitteleuropa. Die Hauptanbaugebiete liegen in Finnland, Holland, Deutschland und Osteuropa, aber es gibt ihn auch in Nordafrika, vor allem in Ägypten.

Viele mögen den Kümmel nicht nur als Gewürz, sondern auch als Kümmelschnaps, der in Skandinavien als »Akvavit« getrunken wird.

Einkauf und Zubereitung

Für Gäste, die den Kümmelgeschmack aufdringlich oder unangenehm empfinden, kann man ein we-

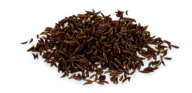

nig frisch gemahlenen Kümmel verwenden oder die Früchte in Leinensäckchen oder Teebeuteln mitkochen, die man vor dem Servieren entfernen kann.

Wie der »Anis« in den Mittelmeerländern als täglicher Digestif war es der »Kümmel« in Norddeutschland. Zusammen mit Anis und Fenchel ist er Bestandteil vieler Milchbildungstees. Der Kümmel fördert die innere Ruhe und Duldsamkeit, mit der es gelingt, leichter zu »verdauen«, was einem auf den Magen schlägt.

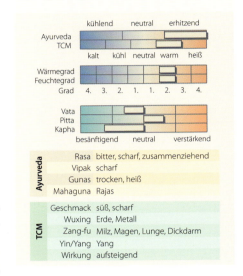

Naturheilkunde

Ayurveda

Kümmel fördert die Verdauung, macht blähende Gerichte und Brot bekömmlicher, erhöht die Galleabsonderung, besänftigt Kapha und erhöht Vata und Pitta.

TCM

Die warm-süße Qualität des Kümmels wirkt stark anregend und erwärmend auf das Element Erde. Man empfiehlt ihn bei Kälte und Verkrampfungen in den Därmen, tonisiert das Qi von Milz, Bauchspeicheldrüse und Lungen, bewegt das Leber-Qi, stabilisiert den Geist (Shen) und erwärmt den kalten, schwachen Magen.

TEM – Unani-Medizin

Bereits Dioskurides beschreibt ihn als harntreibend, erwärmend, gut für den Magen, angenehm für den Mund und förderlich für die Verdauung. Nach der Humoralpathologie hilft er bei Blähungen, Magenschmerz, Schluckauf, Aufstoßen und Grimmen im Darm. Kümmel stärkt die Leber und hilft der schmerzenden Milz. In der Unani-Medizin verwendet man häufig das destillierte Öl.

»Der Kümmel ist von gemäßigter Wärme und trocken. Für den Menschen, der dämpfig ist, ist er gut und nützlich und gesund zu essen, auf welche Weise auch immer er gegessen wird. Aber jenem, der Schmerz im Herzen leidet, schadet er, wenn er ihn isst, weil er das Herz nicht vollkommen erwärmt, das immer warm sein muss. Für den Gesunden ist er jedoch gut zu essen, weil er ihm einen guten Verstand bereitet und jenem milde Wärme einbringt, der zu warm ist. … Ein Mensch, der gekochten oder gebratenen Käse essen will, streue Kümmel darauf, damit er nicht davon Schmerzen leidet, und so esse er.« (aus »Physica«, übersetzt von Portmann, 1997)

Fenchelfrüchte

	Latein	Englisch	Sanskrit	Mandarin	Tibetisch	Arabisch
	Foeniculum vulgare Mill.	Fennel seeds	Misreya	Xiao Hui Xiang	Ma tog brgya pa, su ti	Shamar, Hulba, farigah

Viele kennen seine gute Wirkung für den Bauch schon seit Babytagen. Sein süßer und aromatischer Geschmack macht ihn in der chinesischen Küche unentbehrlich.

Fenchelfrüchte

Fenchel ist eines der ältesten Gewürze aus dem Mittelmeergebiet. Für die Römer war er »Lieblingsgewürz« zu fast allen Gerichten.

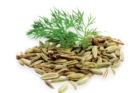

Naturheilkunde

Ayurveda

Fenchelfrüchte wirken durchdringend, verbessern die Verdauung, erhöhen Pitta und lindern Vata und Kapha. Bhavamisra empfiehlt sie zur Linderung von Magenschmerzen, Husten und Erbrechen.

TCM

Fenchelfrüchte treiben Kälte aus, wärmen die Nieren und harmonisieren den Magen. Sie bewegen das Leber-Qi, tonisieren das Lungen-Qi, tonisieren das Herz-Qi und wirken äußerlich erwärmend und lösend. Fenchel vermittelt jene innere Gestimmtheit, das Yin und Yang der Nahrung reibungslos umzuwandeln und das Nahrungs-Qi harmonisch zu verteilen.

»Auch sein Same ist von warmer Natur und nützlich für die Gesundheit des Menschen, wenn er andern Kräutern beigegeben wird in Heilmitteln. Denn wer Fenchel oder seinen Samen täglich nüchtern ißt, der vermindert den üblen Schleim oder die Fäulnisse in ihm und er unterdrückt den üblen Geruch seines Atems, und der bringt seine Augen zu klarem Sehen.«

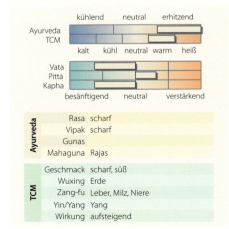

Unani Tibb

Fenchelfrüchte wirken leicht zusammenziehend, öffnend, subtil machend, ablösend und zerteilend. Sie fördern die Bewegungen der Därme und helfen bei Schleimhautentzündungen der oberen Atemwege. Für die Atemwege wird auch Fenchelhonig empfohlen.

Anis

Anis hilft zu verdauen.

Anis für Pastis!

Schon die Erbauer der Pyramiden aßen in ihren Arbeitspausen mit Anis gebackenes Brot. Plinius fand ihn vortrefflich da er die »Esslust« weckt. Die Anispflanze braucht viel Sonne und wird heute in Italien, Spanien, Indien, China und Japan angebaut.

Die größte Verwendung für den Anis gibt es heute bei der Herstellung alkoholischer Getränke. Auch in Mundwasser oder Halstabletten wird die antibakterielle Wirkung seiner ätherischen Öle ge-

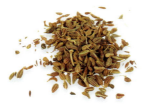

nutzt. Sein blumig mildes und süßliches Aroma ist bei Erwachsenen und auch bei Kindern beliebt.

Einkauf und Zubereitung

Die Samen können Sie ungefähr ein Jahr lagern und bei Bedarf im Mörser zerstoßen.

Latein	Englisch	Sanskrit	Mandarin	Arabisch
Pimpinella Anisum L.	Anise, Aniseed	Satapuspa	Xiao hui xiang	Yansün

Anis fördert die Produktion von Gallenflüssigkeit. Damit hilft er uns vor allem fetthaltige Speisen gut zu verdauen. Ein Gläschen Sambuca, Raki, Ouzo oder Pastis vor oder nach der Mahlzeit sind die beliebtesten Formen der »Einnahme«. So beruhigt der Anis, macht friedvoll und bereichert mit seiner warmen Süße Körper und Geist.

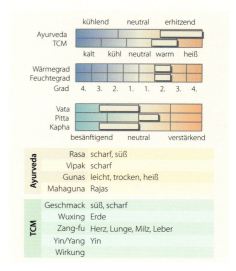

Naturheilkunde

Ayurveda

Anis fördert die Verdauung, ist einfach zu verdauen, durchdringend, erhöht Pitta, lindert Vata und Kapha und verhindert Blähungen. Deshalb wird er oft nach dem Essen als Mischung mit Kardamom, Korianderfrüchten und Kokosnuss gereicht. Harish Johari empfiehlt Anis bei durch Pitta verursachten Erkrankungen.

TCM

Mit seiner Erde-Qualität nährt der Anis alle übrigen Organsysteme. So hilft er uns zu kommunizieren (Feuer), mildert Spannungen (Holz) reinigt die Atmosphäre (Metall) und vertreibt Ängste (Wasser). Man empfiehlt ihn bei Verdauungsstörungen, Magenschmerzen, Übelkeit und Erbrechen, Rückenschmerzen, Inkontinenz und Hodenschmerzen.

TEM – Unani-Medizin

Anis lindert innere Schmerzen, vertreibt Blähungen und vermehrt die Monatsblutung. Dioskurides nennt noch eine verteilende, harntreibende und aphrodisierende Wirkung und dass er das Atmen erleichtert.

Kreuzkümmel

Inzwischen weltweit ein Standardgewürz.

Auch Pfefferkümmel genant

Der Kreuzkümmel wird bereits seit biblischen Zeiten kultiviert. Die alten Ägypter verwendeten ihn nicht nur als Gewürz, sondern auch als Heilpflanze. In der Antike und im frühen Mittelalter wurde er in jedem Kräuterbuch erwähnt. Heute spielt Kreuzkümmel auch in der mittel- und südamerikanischen Küche eine wichtige Rolle.

Einkauf und Zubereitung

Kreuzkümmelsamen enthalten 2 bis 5 Prozent ätherische und auch andere Öle, Harze und Gerb-

Latein	Englisch	Sanskrit	Mandarin	Tibetisch	Arabisch
Cuminum cyminum L.	Cumin	Jiraka, Jirana	Kuming, Xiao hui xiang	Zi ra	Kammun

Es gibt Hinweise, dass Kreuzkümmel den Fettstoffwechsel günstig beeinflusst.

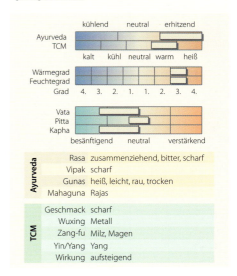

stoffe. Ihr Aroma ändert sich beim Braten oder Rösten. Am besten zerreibt man die Samen kurz vor der Verwendung zusammen mit etwas Salz im Mörser oder verwendet eine Gewürzmühle.

Naturheilkunde

Ayurveda

Kreuzkümmel regt den Appetit an, wirkt gegen Durchfall, lindert Beschwerden bei der Verdauung, fördert die Intelligenz. Er lindert durch Vata bedingte Krankheiten wie Erbrechen oder Durchfall. Kreuzkümmel lindert auch Übelkeit während der Schwangerschaft.

TCM

Kreuzkümmel stärkt die »Mitte«, bewegt Qi, wirkt trocknend indem er hilft Feuchtigkeit auszuleiten und hilft zu verdauen.

TEM – Unani-Medizin

Kreuzkümmel hilft zu verdauen. Vermischt mit Honig und Pfeffer wirkt er aphrodisisch und steigert die Sexualkraft. Es wird berichtet, das es das einzige Gewürz ist, welches ohne Schaden durch den Magen bis zur Leber gelangt. So findet man es als Bestandteil fast aller früheren Rezepturen. Es reinigt den Schleim und kuriert Verstopfung..

SENFSAMEN

Latein	Englisch	Sanskrit	Mandarin	Arabisch
Brassica alba, Sinapis alba L.	Mustard seeds	Rajika (braun), Sarsapa (schwarz)	Jie cai	Saljam, Khardal (brauner Senf)

Innerlich wie äußerlich eine Wohltat und weltweit bekannt.

Jetzt gib Du auch noch Deinen Senf dazu!

Senfsamen schätzte man schon 1.000 v. Chr. in China als Gewürz. Im Mittelmeerraum kennt man den schwarzen Senf auch schon seit tausenden von Jahren. Die Römer verbreiteten ihn später im nördlichen Europa. Zusammen mit Meerrettich gehörte er zu den schärfsten Gewürzen, die aus dem mittelalterlichen Europa stammten.

Senf gibt es in drei Varianten. Schwarzer Senf ist besonders scharf, kann aber nicht maschinell geerntet werden und wird in Europa kaum noch angebaut. Weißer Senf wird meist zu Tafelsenf oder Mostrich verarbeitet. Den braunen bezeichnet man auch als indischen Senf. Der französische Dijon- und der Düsseldorfer Löwensenf sind aus braunen Senfkörnern hergestellt. Traditionell hatte man Senf zusammen mit Traubenmost zu einer Paste verarbeitet und lat. mustum arden, brennenden Most, genannt wovon man das Wort Mostrich abgeleitet hat.

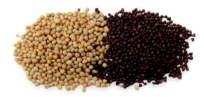

Einkauf und Zubereitung

Senfsamen können zum Kochen und zum Braten verwendet werden. In heißem Öl werden Senfsamen zusammen mit anderen Gewürzen sowie Knoblauch und Zwiebel angebraten. Danach fügt man die anderen Zutaten wie Gemüse oder Fleisch hinzu.

Die sonst mild-nussig schmeckenden Samen werden erst während des Schrotens, Garens oder Einlegens mit der Zeit immer schärfer.

Senfsamenpulver ist ein bewährtes Hausmittel und wird für Breiumschläge bei Katarrhen der Luftwege sowie bei Gelenkerkrankungen verwendet.

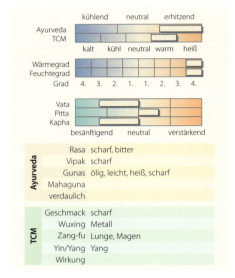

NATURHEILKUNDE

AYURVEDA

Senfsamen fördern die Verdauung und neutralisieren Gifte und Darmparasiten. Sie besänftigen Kapha und Vata und können Pitta erhöhen (Bhavamisra).

TCM

Senfsaat regt die Verdauung an, besonders von Fett, aktiviert Qi, wirkt erhitzend, austrocknend, aktiviert das Aufsteigen des Yang der Leber und stärkt den Funktionskreis Lunge.

»Der schwarze Senf ist von warmer und etwas trockener Natur, und er wächst in gemäßigter Wärme und Kälte, das heißt in gemäßigter Luft, und er hat die Kräfte der Bäume oder Kräuter, weil er aus jenem Wind wächst, der die Früchte hervorbringt, und weil er auch von dem Grün der Erde wächst, hat er daher etwas Saft. ... Aber sein Samen verleiht anderen Speisen Geschmack. Dem kranken und schwachen und kalten Magen ist er nicht bekömmlich, weil er ihn beschwert und nicht reinigt. Aber ein starker Magen wird mit ihm fertig. Aber gegessen macht er die Augen klar, aber er bereitet Rauch im Gehirn und eine gewisse Schärfe im Kopf, so daß er eine gewisse Feuchtigkeit aus dem Kopf herauszieht. Aber dennoch bringt er ein größeres Übel und mehr Schaden in den Kopf hinein. Und gute und rechte Verdauung bereitet er nicht, aber mit Schmerz zieht er die Verdauung heraus, und er macht sozusagen einen Rauch im Menschen. Aber jeder Mensch esse ihn mäßig, weil er die Kranken schädigt, da diese die Kräfte nicht in sich haben, um ihn zu meiden. Die Gesunden aber kann er nicht sehr schädigen, weil ihre Stärke sie wieder herstellt.« (aus »Physica«, übersetzt von Portmann, 1997)

TEM – UNANI-MEDIZIN

Senfsamen wirken stimulierend, tonisierend, entwässernd, abführend, irritierend, windtreibend und erweitern die Gefäße. Dioskurides nennt seine Kraft, zu erwärmen, zu verdünnen, zu reizen und gegessen, den Schleim abzuführen.

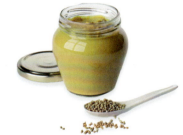

MEERRETTICH

Latein	Englisch
Armoracia rusticana G.	Horseradish

Nicht so stark wie Wasabi, jedoch für die meisten schon scharf genug.

Ein richtiger »Scharfmacher«!

Vermutlich stammt der Meerrettich aus Osteuropa. Er wird seit dem 12. Jh. angebaut und war vor der Verbreitung der exotischen Gewürze als »Scharfmacher« geschätzt.

Einkauf und Zubereitung

Die unverletzte Wurzel ist ganz harmlos. Erst beim Schneiden, Schaben oder Reiben verflüchtigen sich die Senföle und lassen unsere Augen tränen. Dieser Aufwand lohnt aber gelegentlich, denn der frische Meerrettich hat ein volleres Aroma. Wenn man ihn nach dem Reiben mit Zitronensaft beträufelt behält er seine helle Farbe. Damit er auch sein Aroma behält sollte man sollte ihn möglichst bald verbrauchen und auf keinen Fall mitkochen.

Wirkung

Meerrettich hilft bei Erkältung mit Entzündung der Luftwege, treibt den Harn und unterstützt damit die Therapie bei Infekten der Harnwege.

Nach der Chinesischen wirkt Medizin Meerrettich erwärmend, stärkt das Lungen-Qi und hilft bei Yang-Mangel der Nieren. Es wird empfohlen, ihn bei innerer Fülle und Hitze zu meiden.

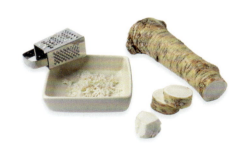

Kräuter und Gewürze

Lorbeerblätter

Latein	Englisch	Mandarin	Arabisch
Laurus nobilis L.	Bay leaf	Yue gui	Gâr, Warq gjaar

Für den Lorbeer sind keine Heilwirkungen bekannt.

Lorbeerblätter hilft bei Imbalancen des Wasser-Naturells.

Wer sich auf seinen Lorbeeren ausruht, trägt sie an der falschen Stelle.

Der Lorbeerbaum ist eine Pflanze des Mittelmeer-Raums. In der Antike war es nur erlaubt, die Apollo geweihten Blätter für rituelle Zwecke zu nutzen. Aber sehr bald waren sie in der altrömischen Küche ein gefragtes Gewürz.

Lorbeer gibt vor allem Schmorgerichten einen kräftig herzhaften Geschmack.

Einkauf und Zubereitung

Frische Lorbeerblätter haben ein starkes, aber auch sehr bitteres Aroma. Getrocknete Lorbeerblätter guter Qualität riechen stark und haben eine leuchtend grüne Farbe. Sind sie älter als ein Jahr, sehen sie eher braun aus, riechen kaum noch und schmecken überwiegend bitter. Kaufen Sie daher nur soviel, wie Sie in einem halben Jahr verbrauchen können.

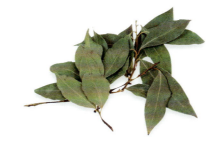

Lorbeerblätter sind oft Bestandteil vom bouquet garni. Man kann sie für Brühen auch lange Zeit mitkochen lassen. Generell braucht es einige Zeit, bis sie ihren Geschmack entfalten. Man kann sie auch zusammen mit Kreuzkümmel oder anderen Gewürzen in Öl oder Ghee anbraten um anschließend ein Dal zu aromatisieren oder Gemüse oder Fleisch anzubraten.

Ayurveda		
	Rasa	scharf, bitter, zusammenziehend
	Vipak	scharf
	Gunas	
	Mahaguna	

TCM		
	Geschmack	süß, scharf
	Wuxing	Metall
	Zang-fu	Lunge, Milz, Niere
	Yin/Yang	Yang
	Wirkung	

Naturheilkunde

Ayurveda

Die Verwendung des Lorbeers ist im Ayurveda unbekannt.

TCM

Lorbeerblätter wirken erwärmend, austrocknend, tonisieren Qi, stärken das Yang und fördern die Verdauung.

TEM – Unani-Medizin

Dioskurides beschreibt die Verwendung des Lorbeers nur für äußerliche Anwendungen.

Wacholderbeeren

Latein	Englisch	Sanskrit	Mandarin	Tibetisch	Arabisch
Juniperus communis L.	Juniper berries	Hapusha dvaya, Vapusha	Du song	Spa ma´i bras bu	`Ar `Ar

Die Kombination ihrer erwärmenden und entwässernden Wirkung hilft bei Imbalancen des Wasser-Naturells.

Wacholderkuren sollte man wegen der stark entwässernden Wirkung nicht bei akuten entzündlichen Nierenerkrankungen oder während der Schwangerschaft durchführen.

Zauberholz gegen böse Geister

Bereits im alten Ägypten gehörte der Wacholder zu den Heilpflanzen. In Europa galt er als Zauberholz, mit dem man böse Geister vertreiben kann. Die Menschen glaubten, sich mit seiner Hilfe vor Ansteckung zu schützen. Es gibt viele Arten von Wacholder, die in den gemäßigten Gebieten Europas und Asiens wachsen.

Viele mögen Wacholderbeeren als Gin, Genever oder Bestandteil von Kräuterlikören wie dem westfälischen Steinhäger. Sauerkraut, Sauerbraten und Wildgerichte ergänzen sie mit ihrem harzigen und süßlichen Geschmack.

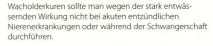

Einkauf und Zubereitung

Wacholderbeeren können mindestens zwei bis drei Jahre aufbewahrt werden.

Die ganzen Beeren können lange mitkochen, in einem Teebeutel oder Teesieb oder vor dem Servieren herausgesammelt, da es wenig Freude bereitet, auf sie zu beißen. Für schnelle Soßen oder zum Aromatisieren vom Bratöl werden sie erst zerdrückt.

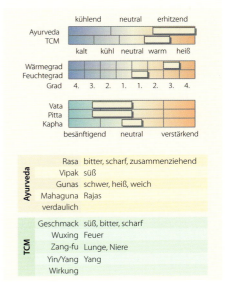

Ayurveda		
	Rasa	bitter, scharf, zusammenziehend
	Vipak	süß
	Gunas	schwer, heiß, weich
	Mahaguna	Rajas
	verdaulich	

TCM		
	Geschmack	süß, bitter, scharf
	Wuxing	Feuer
	Zang-fu	Lunge, Niere
	Yin/Yang	Yang
	Wirkung	

Naturheilkunde

Ayurveda

Wacholderbeeren fördern die Verdauungskraft, beseitigen Blähungen, helfen bei Hämorrhoiden durch Vata-Störungen sowie Darm-Krankheiten.

TCM

Wacholderbeeren wirken erwärmend, trocknend, entwässernd, entzündungshemmend, antirheumatisch und antiseptisch. Sie tonisieren Qi und Yang der »Mitte« und fördern damit die Verdauung. Ebenso tonisieren sie das Herz-Qi, bewegen das Leber-Qi und Blut, tonisieren das Nieren-Yang und helfen damit bei Problemen mit dem Wasserlassen.

TEM – Unani-Medizin

Der Wacholder ist warm und zerteilt groben Schleim. Er reinigt Leber und Niere, treibt den Harn und hilft bei Bauchgrimmen und gegen böse Feuchtigkeit im Leib.

Die Eigenschaften und Wirkungen von Nahrung und Getränken

Pfeffer

Latein	Englisch	Sanskrit	Mandarin	Tibetisch	Arabisch
Piper nigrum L.	Black pepper	Marica, Teksnaka	Hu jiao, Wuh jiu	Na le sham	Murch siah,

Neben dem Salz ist Pfeffer das Hauptgewürz in der Küche. Bei überhöhter Feuer-Energetik sollte man ihn eher sparsam verwenden.

Bleib doch wo der Pfeffer wächst!

Der schwarze Pfeffer wird in Südindien bereits seit tausenden von Jahren kultiviert. Der Name stammt vom Sanskritwort für den langen Pfeffer, Pippali. Den Mittelmeerraum hat der Pfeffer mit Alexander dem Großen im 4. Jh. v. Chr. erreicht, so dass schon im Corpus hippocratikum von ihm berichtet wird. Heute produziert Indien zusammen mit Indonesien die Hälfte der Welternte.

Grüner Pfeffer sind die unreifen in Wasser oder Essig eingelegten Pfefferbeeren. Trocknet man die unreifen Beeren, ergibt dies schwarzen Pfeffer. Dieser ist die weltweit am häufigsten verwendete Sorte. Weißen Pfeffer erhält man aus den reifen geschälten und getrockneten Beeren.

Einkauf und Zubereitung

Pfeffer sollte man möglichst frisch gemahlen verwenden, um die aromatischen ätherischen Öle zu genießen.

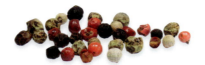

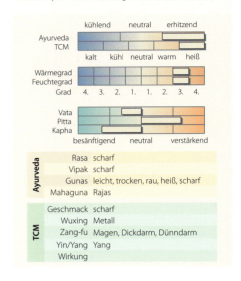

Laut einer koreanischen Studie könnte das im Pfeffer enthaltene Piperin die Neubildung von Fettzellen hemmen.

Naturheilkunde

Ayurveda

Nach Bhavamisra fördert Pfeffer die Verdauungskraft, führt zu Trockenheit, besänftigt Vata und Kapha und erhöht Pitta. Grüner Pfeffer führt zu Schleimabsonderung und erhöht Pitta nicht. Susruta weist auf die anaphrodisierende Eigenschaft von Pfeffer hin. Weißer Pfeffer sei nicht zu heiß, nicht zu kalt, von hervorragender Qualität und besonders gut für die Augen.

TCM

Pfeffer erwärmt die »Mitte«, zerstreut Kälte, senkt und bewegt Qi, beseitigt Schleim und entgiftet. Man empfiehlt ihn bei Gelenk- Muskel- und Magenschmerzen, Juckreiz, Zahnschmerzen und Durchfall.

Es wird empfohlen, Pfeffer bei Hitze aufgrund von geschwächtem Yin, Augenerkrankungen, Halsschmerzen, Hämorrhoiden sowie während der Schwangerschaft zu meiden. Ein übermäßiger Genuss von Pfeffer kann Hitze (Glut) erzeugen, das Qi schädigen und die Säfte erschöpfen.

 »Der Pfeffer ist sehr warm und trocken und hat ein gewisses Verderben in sich, und schadet, viel gegessen, dem Menschen … und bereitet üble Säfte in ihm.« (aus »Physica«, übersetzt von Portmann, 1997)

TEM – Unani-Medizin

Schon Dioskurides schreibt über den Pfeffer, kennt die Pflanze jedoch nur von den Berichten der Händler. Er nennt seine erwärmende, harntreibende, die Verdauung befördernde, reizende, zerteilende, die Verdunkelungen auf den Augen vertreibende Kraft. »Mit Rosinen gegessen treibt er den Schleim ab; er stillt Schmerzen, macht Schlaf und Appetit. Als Zusatz zu Brühen unterstützt er die Verdauung.«

Piment

Latein	Englisch	Mandarin	Arabisch
Pimenta officinalis	Allspice	Gan jiao, Duo xiang guo	Bahar halu

Nicht nur zu Weihnachten ein Genuss.

Der Schatz der Karibik

Piment nennt man die Früchte eines 6-15 m hohen immergrünen Baumes, der in Mittel- und Südamerika, der Karibik und besonders auf Jamaika kultiviert wird. Cristoph Columbus brachte das Gewürz als erster von den Antillen nach Europa. Die Engländer begannen 1737 mit dem regelmäßigen Import, daher ist Piment in vielen Ländern auch als Englisches Gewürz bekannt.

Der englische Name Allspice (Allgewürz) bezieht sich auf den komplexen Geschmack, der einer Mischung von Gewürzen wie Pfeffer, Zimt, Muskat und Nelken gleicht. Piment ist fester Bestandteil der karibischen Küche, wird aber auch sehr gerne in Mexiko, den USA und England verwendet. In Deutschland verwendet man ihn vor allem in Wurst und Weihnachtsgebäck.

Einkauf und Zubereitung

Piment passt in Suppen, Eintopf, zu gekochtem Fisch und (Weihnachts-) Gebäck. Er sollte frisch gemörsert werden, um die Wirkung der ätherischen Öle zu erhalten.

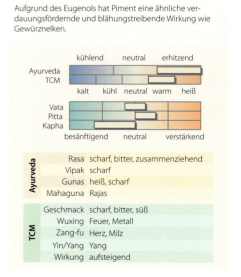

Aufgrund des Eugenols hat Piment eine ähnliche verdauungsfördernde und blähungstreibende Wirkung wie Gewürznelken.

Naturheilkunde

Ayurveda

Piment fördert die Verdauung. Seine scharfe Eigenschaft besänftigt Kapha und kann Pitta erhöhen.

TCM

Piment wirkt trocknend und erwärmend.

Es wird empfohlen, ihn bei Nieren-Yin-Mangel zu meiden.

KRÄUTER UND GEWÜRZE

ZIMT

Latein	Englisch	Sanskrit	Mandarin	Tibetisch	Arabisch
Cinnamomum zeylanicum (Ceylon-Zimt)	Cinnamon	Darusita, Tvak	Rou gui	Sin tsha	Dar chini, Qarfah

Die Wirkung des Zimt balanciert alle Naturelle.

Streut darüber Zucker und Zimt, und es mundet euch bestimmt!

Zimt ist bereits in den Schriften des alten Testaments oft erwähnt und wurde vermutlich seit 3.000 v. Chr. aus China nach Ägypten importiert. Er zählte zu den beliebtesten Gewürzen des Altertums. Bereits Dioskurides unterschied zwischen dem Zimt aus Sri Lanka und der Kassie-Rinde aus China. Im Jahr 1518 eroberten die Portugiesen Teile Ceylons und übernahmen einen großen Teil des Handels mit Zimt. Heute erzeugen Indonesien, China, Sri Lanka und Vietnam 98 Prozent der Weltproduktion.

Meist mit Beginn der kalten Jahreszeit steigt bei vielen der Appetit auf Zimt. Einige verwenden ihn das ganze Jahr als Schmuck auf dem Milchschaum ihres Milchkaffees. Ob Süßspeisen oder Fleischgerichte, den Zimt mögen viele Menschen in aller Welt. Im Handel findet man heute den Ceylon-Zimt mit seinem stark aromatischen, angenehm süßen und kaum bitteren Aroma, den indonesischen Zimt mit einem ähnlichen, etwas dumpferen Aroma und den China-Kassie-Zimt mit einem etwas bitteren und scharfen Geschmack, der bei Süßspeisen dem Ceylon-Zimt deutlich unterlegen ist.

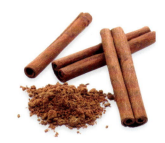

Einkauf und Zubereitung

Kauft man Zimtpulver besteht dies meist aus dem preiswerteren China-Zimt und verliert schon innerhalb kurzer Zeit viel von seinem Aroma. Zimtstangen können unterschiedlich viel Zimtöl enthalten – meist sind die dünnen vor besserer Qualität. Kaneel-Stangen aus Sri Lanka sind schlank, hell und bestehen aus papierdünnen Rindenschichten. Indonesischer Zimt ist wesentlich dicker und von zwei Seiten her aufgerollt, Kassia-Stangen nur von einer. Man kann Zimtstangen in einem gut verschlossenen Gefäß mehrere Jahre aufbewahren und bei Bedarf im Mörser oder in der Gewürzmühle zerkleinern.

Die Stangen kann man mitkochen und vor dem Servieren herausnehmen.

Zimtrinde hilft bei Appetitlosigkeit, Blähungen, Völlegefühl, leichten Magen- und Darmkrämpfen, Darmträgheit. Die Tagesdosis von 2 bis 4 Gramm kann man als Tee zubereitet zu sich nehmen. Zimt meidet man wenn man empfindlich auf ihn reagiert und während der Schwangerschaft. Indonesischer und Ceylonesischer Zimt enthalten nur sehr wenig des natürlichen Aromastoffs Cumarin, dessen hohen Werte in manchem Zimtpulver und -Gebäck beanstandet wurden. Cumarin steht im Verdacht, Krebserkrankungen zu begünstigen. Zimtgebäck ist laut Ökotest im Jahr 2007 nicht mehr belastet, weil die Hersteller weniger Kassie-Zimt oder Zimtaroma verwenden.

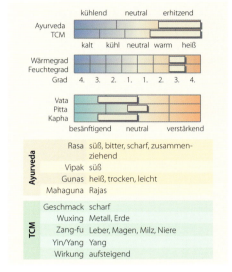

	Ayurveda / TCM				
	kühlend	neutral	erhitzend		
	kalt	kühl	neutral	warm	heiß
Wärmegrad / Feuchtegrad / Grad	4. 3. 2. 1. 1. 2. 3. 4.				
Vata / Pitta / Kapha	besänftigend	neutral	verstärkend		

Ayurveda	Rasa	süß, bitter, scharf, zusammenziehend
	Vipak	süß
	Gunas	heiß, trocken, leicht
	Mahaguna	Rajas

TCM	Geschmack	scharf
	Wuxing	Metall, Erde
	Zang-fu	Leber, Magen, Milz, Niere
	Yin/Yang	Yang
	Wirkung	aufsteigend

NATURHEILKUNDE

AYURVEDA

Zimtrinde gehört zu den am häufigsten verwendeten Gewürzen in der ayurvedischen Küche. Der Ceylon-Zimt lindert Durst und regt die Speichelabsonderung an, fördert die Fettverdauung und besänftigt Vata. In der tibetischen Medizin gilt er als maßvoll wärmend, Kapha besänftigend und hilfreich bei durch Kälte verursacht Krankheiten des Magens und der Leber.

TCM

Zimt erwärmt die »Mitte«, stärkt die Säfte (Xue). Man verordnet ihn bei Schmerzen durch Stagnation, Kälte oder Wind-Kälte, bei Verdauungsstörungen, Schwäche der Nieren, Rücken-, Bauch- und Magenschmerzen sowie Impotenz. Als hilfreich gilt eine Abkochung aus 6 bis 9 Gramm Zimt mit einer beliebigen Menge braunem Zucker. Zimt ist in China ein beliebtes Gewürz zum Kochen und Bestandteil des »Fünf-Düfte-Pulvers«.

Es wird empfohlen, Zimt bei Hitze-Symptomen aufgrund von schwachem Yin zu meiden und während der Schwangerschaft nur in geringem Maße zu verwenden.

 »Der Zimt ist auch sehr warm und hat starke Kräfte und hält auch mäßige Feuchtigkeit in sich; aber seine Wärme (ist) so stark, daß sie jene Feuchtigkeit unterdrückt, und wer ihn oft ißt, (dem) mindert er die üblen Säfte und bereitet gute Säfte in ihm. … Und ein Mensch, dem der Kopf schwer und stumpf ist, so daß er den Atem schwer durch die Nase ausstößt und einzieht, der pulverisiere Zimt und esse dieses Pulver oft mit einem Bissen Brot, oder er lecke es in seiner Hand, und es löst die schädlichen Säfte, durch die sein Kopf stumpf ist, auf.« (aus »Physica«, übersetzt von Portmann, 1997).

TEM – UNANI-MEDIZIN

Zimt wirkt erwärmend, eröffnend, dünn machend und stärkt alle inneren Glieder.

Schon Dioskurides schreibt: »Sämtlicher Zimt hat erwärmende, harntreibende, erweichende, die Verdauung beförderne Kraft.« Im Macer floridus steht, dass Zimt überflüssige Säfte im Magen trocknet, ihn stärkt und dadurch bewirkt, dass er aufgenommene Speise geschwinder verdaut. Ferner soll Zimt die Leber heilen, die Säfteverfassung des Körpers reinigen, indem er für reichlichen Harnfluss und Monatsfluss sorgt und den feuchten Husten wie auch den Katarrh beruhigen. In der heutigen Unani-Medizin gilt Zimtöl als eine gute Medizin bei Verdauungsstörungen.

VANILLE

Latein	Englisch	Mandarin	Arabisch
Vanilla planifolia J.	Vanilla	Xiāngcǎo	Fānielyā

Sie hat ein wunderbares Aroma und ist in aller Welt beliebt!

Früchte einer Orchidee!

Vanille ist ein Gewürz aus den fermentierten Schoten verschiedener Arten der Orchideen-Gattung Vanilla. Bereits die Azteken schätzten ihr süßaromatisches, weiches und angenehmes Aroma. Die Bourbon-Vanille aus Réunion und Madagaskar hat einen intensiven, harmonischen Geschmack und wird am höchsten geschätzt. Das aus Holzabfällen der Papierindustrie hergestellte Vanillin bietet nur einen Teil des vielschichtigen Geschmacks der echten Vanille und kann diese nicht ersetzen, was wohl jeder beim Vanilleeis leicht feststellen kann.

Das Fruchtmark gibt man direkt an die Speisen, den Rest der Schoten nutzt man zum Aufkochen oder Marinieren.

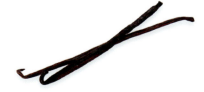

In der Chinesischen Medizin hat die Vanille eine warme Temperaturwirkung, regt die Verdauung, die Milz und die Bauchspeicheldrüse an und stärkt das Milz-Qi,

Muskatnuss

Latein	Englisch	Sanskrit	Mandarin	Tibetisch	Arabisch
Myristica fragans Houtt.	Nutmeg	Jatiphala	Rou dou kou	Dza ti, Dza ti pha la	Bisbasah

Muskatnuss besänftigt die Wasser- und Lufternergetik. Um ihre ätherischen Öle zu genießen, sollte man sie erst kurz vor Gebrauch reiben.

Muskatnuss in Wein und du bist mein!
Muskatbäume wuchsen ursprünglich nur auf den indonesischen Molukken. Heute werden sie auch auf der Antilleninsel Grenada wirtschaftlich genutzt, von wo aus die Ernte vornehmlich in die USA exportiert wird.

Von der Muskatfrucht werden die Samen als Muskatnuss und den Samenmantel als Muskatblüte verwendet.

Einkauf und Zubereitung
Muskatnüsse kauft man am besten ganz. Dann kann man sicher sein, dass keine gefährlichen Schimmepilzgifte enthalten sind. Ganze Nüsse enthalten etwa 10 Prozent ätherisches Öl. Daher reibt

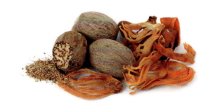

man sie direkt vor der Verwendung auf der Muskatreibe oder zerstößt sie im Mörser. Die Muskatblüte oder Macis verliert gemahlen auch schnell ihr Aroma. Vor ihr kann man in Brühen oder Soßen auch ein Stück mitkochen.

Sollten Kleinkinder mehrere Gramm Muskatnuss essen, kann dies zu lebensgefährlichen Vergiftungserscheinungen führen. Ab 4 Gramm können bei Erwachsenen halluzinogene Wirkungen eintreten, die allerdings mit unangenehmen Nebenwirkungen verbunden sind. In geringeren Mengen wird sie sowohl in Asien als auch in Europa als Aphrodisiakum benutzt.

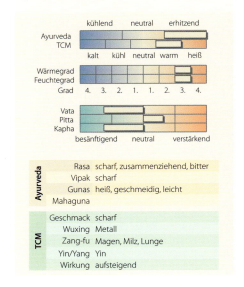

NATURHEILKUNDE

Ayurveda
Laut Bhavamisra unterstützt Muskatnuss die Verdauung, ist gut für die Stimme, besänftigt Kapha und Vata, hilft bei Mundgeruch, Schnupfen und Herzproblemen. Zusammen mit Milch stärkt Muskatnuss Gehirn und Herz und wirkt beruhigend.

TCM
Muskatnuss erwärmt die »Mitte«, senkt Qi und beseitigt Verdauungsblockaden. Ihre zusammenziehende Wirkung hilft bei Durchfall. Sie lindert innere Unruhe, Kopfschmerzen, rote Augen und Schwächen des Immunsystems.

Es wir empfohlen Muskatnuss bei Hitze der »Mitte« oder im Funktionskreis Dünndarm zu meiden.

 »Die Muskatnuß hat große Wärme und eine gute Mischung in ihren Kräften. Und wenn ein Mensch die Muskatnuß ißt, öffnet sie sein Herz und reinigt seinen Sinn und bringt ihm einen guten Verstand: Nimm, wie auch immer, Muskatnuß und in gleichem Gewicht Zimt und etwas Nelken und pulverisiere das. Und dann mach mit diesem Pulver und mit Semmelmehl und etwas Wasser Törtchen, und iß diese oft, und es dämpft die Bitterkeit des Herzens und deines Sinnes und es öffnet dein Herz und deine stumpfen Sinne, und es macht deinen Geist fröhlich und reinigt deine Sinne und es mindert alle schädlichen Säfte in dir, und es verleiht deinem Blut einen guten Saft und macht dich stark.« (aus »Physica«, übersetzt von Portmann, 1997)

TEM – Unani-Medizin
Muskatnuss regt den Appetit an und stärkt die Verdauungssäfte, wie auch die Verdauung.

Gewürznelken

Latein	Englisch	Sanskrit	Mandarin	Tibetisch	Arabisch
Syzygium aromaticum L.	Clove	Lavanga	Ding xiang	Li shi	Qaranful

Gewürznelken geben vielen Brühen und Saucen den letzten Pfiff.

Gewürznelken haben eine extrem starke antioxidative Wirkung.

Nelken, die nie verwelken!
Gewürznelken sind die getrockneten Früchte des von den Molukken stammenden Gewürznelken-Baumes. Bei uns kennt man sie seit dem frühen Mittelalter. Heute stammen noch 80 Prozent der Weltproduktion von den indonesischen »Gewürzinseln«. In Indonesien verbraucht man auch 50 Prozent der Welternte, allerdings nicht zum Kochen sondern für die mit Nelken aromatisierten Zigaretten »Kretek«. Man sagt Nelke, weil ihre Form an Nägel erinnert und so findet man sie auch als »Nagelgewürz« in anderen Sprachen. Ihre englische Bezeichnung clove stammt vom lateinischen clavus (Nagel).

Einkauf und Zubereitung
Gute und frische Nelken fühlen sich fettig an. Sind sie frisch, schwimmen sie in Wasser senkrecht mit dem Kopf nach oben. Gehen sie unter oder liegen waagerecht im Wasser, sind sie stark entölt und daher arm an Aroma.

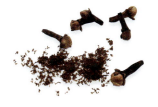

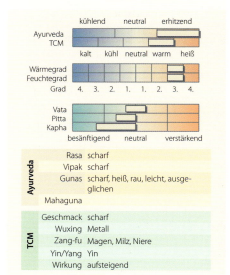

Eine mit einigen Gewürznelken gespickte Zwiebel gibt Brühen ein feines Aroma. Gewürznelken bestimmen auch den Geschmack der anglo-indischen Worcester Saucen die meist noch Tamarinde, Paprika, Zuckersirup, Essig und Fischextrakt enthalten.

Naturheilkunde

Ayurveda

Gewürznelken sind Bestandteil vieler Currymischungen und gehören auch zum nordindischen Garam Masala. Sie fördern die Verdauung, wirken blähungstreibend und sind gut für die Augen. Bhavamisra empfiehlt sie bei Bauchschmerzen, Verstopfung, Übelkeit, Husten, Atemnot und Schluckauf. Eine Messerspitze Nelkenpulver in Ingwertee lindert Vata und Kapha.

TCM

Gewürznelken gehören auch zum »Fünf-Düfte-Pulver«, einer der wichtigsten Gewürzmischungen in der chinesischen Küche. Sie erwärmen die »Mitte« und die Nieren. Sie stützen das Yang der Milz. Man empfiehlt sie bei Herz-, Bauch- und Hodenschmerzen, Übelkeit, Impotenz und Problemen mit der Kopfhaut.

Es wird empfohlen, Gewürznelken bei Hitze-Störungen oder innerer Hitze aufgrund von schwachem Yin zu meiden.

Die Gewürznelke ist sehr warm und hat auch eine gewisse Feuchtigkeit in sich, durch die sie sich angenehm ausdehnt wie die angenehme Feuchtigkeit des Honigs. ... Und wenn jemand Kopfschmerzen hat, so daß ihm der Kopf brummt, wie wenn er taub wäre, esse er oft Nelken, und das mindert das Brummen, das in seinem Kopf ist. ... Und wenn kranke Eingeweide zuweilen im Menschen anschwellen, ... esse jener oft Nelken, und sie unterdrücken die Krankheit, weil ihre Kraft in die Eingeweide jenes Menschen übergeht und ihre Geschwulst mindert und die Wassersucht so in die Flucht schlägt und sie nicht weiter zunehmen läßt. ...« (aus »Physica«, übersetzt von Portmann, 1997)

TEM – Unani-Medizin

Gewürznelken helfen vor allem bei Entzündungen in Mund und Rachen sowie bei Zahnschmerzen.

Koriander

Latein	Englisch	Sanskrit	Mandarin	Tibetisch	Arabisch
Coriandrum sativum L.	Coriander	Dhyanyaka, Ardraka	Hu sui	´U su	Kuzbarah (Früchte)

In vielen Ländern der Welt ist Koriander eines der wichtigsten Kräuter und Gewürze. Die Früchte geben den Gerichten ein feines Aroma und das Grün ergänzt ihren Geschmack.

Die Petersilie des Ostens

Schon die alten Ägypter verwendeten Koriander als Gewürz. Sie gaben ihn auch den Toten mit ins Grab. Auch bei den Persern und Römern war er sehr beliebt. Im 1. Jh. empfahl Apicius ihn für über 70 Rezepte. Bei den Römern, Ägyptern und auch in Palästina gilt er als Aphrodisiakum und Liebesmittel. Angebaut wird er heute in vielen europäischen Ländern, in Nordafrika sowie West-, Zentral- und Südasien.

Früchte und Blätter schmecken deutlich anders. Korianderfrüchte sind Bestandteil vieler Gewürzmischungen für Brot, Wurst oder fürs Weihnachtsgebäck. Ihr Aroma ergänzt auch den Geschmack vieler Kräuterliköre. Am Geschmack frischer Korianderblätter scheiden sich besonders in europäisch geprägten Küchenkulturen nicht selten die Geister, dennoch ist er heute fast überall auf der Welt zu Hause, besonders in Asien, wo er an die meisten Gerichte mit Fisch oder Meerestieren gehört.

Einkauf und Zubereitung

Korianderblätter verlieren ihr Aroma beim Trocknen oder Einfrieren und werden daher frisch verwendet. Man erhält sie in jedem Asia-Shop. Die Früchte

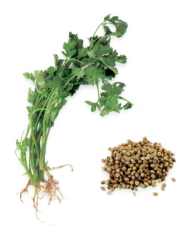

enthalten ätherische Öle und sollten daher kurz vor der Verwendung in einer Gewürzmühle oder im Mörser zerkleinert werden. Im Handel erhält man den indischen Koriander und die europäische Sorte »microcarpum«, welche kleinere Früchte hat, die aber mehr ätherisches Öl enthalten.

Koriander hilft bei Beschwerden des oberen Bauches, Blähungen, Völlegefühl und krampfartigen Magen-Darm-Störungen. Besonders nach dem Genuss von Knoblauch erfrischt er den Atem. 1995 entdeckte der Arzt Dr. Yoshiaki Omura dass Koriandergrün hilft Schwermetalle auszuleiten. Es wird seitdem von naturheilkundlich orientierten Ärtzten zur Unterstützung von ausleitenden Therapien eingesetzt. Koriander ist auch ein potentes Antibiotikum welches in der Lage ist, Salmonellen zu töten.

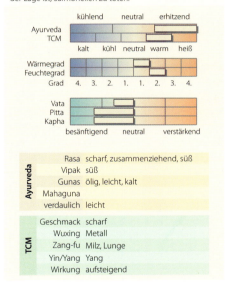

Naturheilkunde

Ayurveda

Susruta empfiehlt frische Korianderblätter um die Speisen köstlich und aromatisch zu machen, so dass sie einem gefallen. Korianderfrüchte fördern die Verdauung, lindern Sodbrennen, Übelkeit und Husten und reinigen die feinen Kanäle. Koriander besänftigt alle drei Doshas. Bhavamisra erwähnt noch die anaphrodisische Wirkung und dass Korianderblätter Pitta in besonderem Maße besänftigen.

TCM

In Chinesischen Büchern wird der Koriander seit dem 6. Jahrhundert erwähnt. Er wirkt schweißtreibend, löst Verdauungsblockaden und senkt das Qi. Koriander verbessert den Appetit. Bei Wind-Kälte-Erkältungen mit Grippe-Symptomen, wenig Fieber und wenig Schweiß hilft eine Abkochung aus Frühlingszwiebeln, Koriander und Ingwer. Man meidet ihn bei starkem Mundgeruch, Karies, übel riechender Schweißabsonderung und Augenkrankheiten.

Unani Tibb

Korianderfrüchte vertreiben Winde und lindern Fieber. Sie helfen auch bei schlechtem Atem und bringen sanften Schlaf. Man verwende sie nicht bei bestehenden Hauterkrankungen.

Ingwer

Latein	Englisch	Sanskrit	Mandarin	Tibetisch	Arabisch
Zingiber officinale L.	Ginger	Adi, Adrak (frisch), Sonth (getrocknet)	Jiang, Sheng jiang	Sga smug	Zanjabil

Schärfe für jedes Naturell.

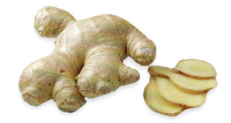

Ein Geschenk der Natur!

Ingwer stammt vermutlich aus Südchina und verbreitete sich durch den Handel schon sehr früh im gesamten asiatischen Raum. Um 900 erreichte er auch Deutschland. Die Hälfte der Weltproduktion von 1,3 Millionen Tonnen stammt aus Indien und China, aber auch Nigeria ist ein großer Produzent und man baut ihn auch in tropischen Gegenden Nord- und Südamerikas an.

Der Ingwer aus Jamaica soll das beste Aroma haben, der aus Malabar nach Zitrone schmecken und der aus Westafrika besonders scharf sein.

Ingwer verwendet man in Curry-Pasten, zum Marinieren von Fleisch, zur Herstellung von Ginger Ale, als kandierter Ingwer, in Chutneys sowie für Brühen und Suppen. Getrockneten Ingwer verwendet man für Curry-Gewürzmischungen oder im Weihnachtsgebäck. Er kann frischen nicht ersetzen.

Einkauf und Zubereitung

Frischer Ingwer hat eine glatte und glänzende Haut. Ist die Haut schrumpelig hat er vermutlich schon viel von seinen ätherischen Ölen und damit an Aroma verloren. Man lagert ihn am besten im Gemüsefach des Kühlschranks. Packt man ihn in einen Folienbeutel, kann er leicht anfangen zu schimmeln.

Asiatische Köche verwenden den Ingwer oft ohne ihn zu schälen. Falls Sie die dünne Haut stört, können Sie diese am besten mit einem Löffel abkratzen. Gibt man ihn roh gerieben oder fein gehackt am Ende des Kochvorgangs in Topf oder Pfanne, schmeckt er frisch, würzig und scharf. Kocht man ihn länger, steigt seine Schärfe und das frische Aroma geht zurück.

Laut Zulassung des Bundesinstituts für Arzneimittel und Medizinprodukte wird Ingwer bei Verdauungsbeschwerden und zur Verhütung der Reisekrankheit angewendet. Er wirkt gegen Übelkeit und fördert die Absonderung von Speichel, Magensaft und Gallenflüssigkeit.

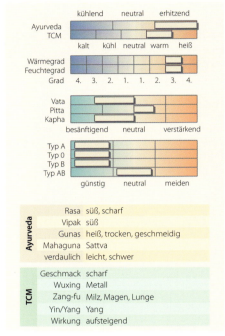

NATURHEILKUNDE

AYURVEDA

Ingwer besänftigt Vata und Kapha, ist scharf aber süß nach der Verdauung. Er stärkt die Verdauungskraft, hilft bei Husten und Halsproblemen. Frischer Ingwer hilft bei Schwellungen, Hämorrhoiden, Übelkeit und wirkt aphrodisierend. Ingwer wirkt immer gut vor dem Essen. Kaut man ihn, eingelegt in Steinsalz und Essig vor der Mahlzeit, ist dies gut für die Gesundheit, stärkt die Verdauungskraft, verbessert den Geschmack und reinigt Zunge und Rachen. Ingwer ist ideal zur Besänftigung von Kapha. In modernen Ayurvedabüchern wird häufig empfohlen, den Tag mit Ingwerwasser zu beginnen. Kochen Sie dafür 2 Centstück-dicke Scheiben frischem Ingwer in 1/2 bis 3/4 Liter Wasser. Bei Vata-Konstitution können Sie das Wasser vor dem Trinken mit Honig süßen. Bei Pitta-Konstitution kochen Sie noch 5 grüne Kardamomkapseln mit und nehmen nur 1 Scheibe Ingwer die Sie, falls Sie die Schärfe noch weiter verringern wollen, auch nur zu überbrühen brauchen. Bei Kapha-Konstitution kochen Sie noch 5 Pfefferkörner mit.

TCM

Viele Chinesen glauben, Ingwer sollte zu jeder Mahlzeit gehören. Er unterstützt Yang, wandelt Schleim um, beseitigt Übelkeit, wirkt schweißtreibend und entgiftend. Er reguliert das Magen-Qi, vertreibt Wind-Kälte, Kälte in der Lunge und Kälte-Schleim. Frischen Ingwer empfiehlt man bei Erbrechen, Husten, Hauterkrankungen und erschützt vor Kälte-Übel-Erkrankungen.

Es wird empfohlen, Ingwer bei vermindertem Yin, Augenkrankheiten und Hämorrhoiden zu meiden und bei Bluthochdruck nur wenig zu verwenden.

 »Der Ingwer ist sehr warm und ausgedehnt, das heißt zerfließlich, und sein Genuss schadet einem gesunden und fetten Menschen, weil er ihn unwissend und unkundig und matt und zügellos macht. Aber wer in seinem Körper trocken ist und schon fast stirbt, der pulverisiere Ingwer und nehme nüchtern dieses Pulver mäßig in Suppen und esse es bisweilen mäßig mit Brot, und es wird ihm besser. Aber sobald es ihm besser geht, esse er es nicht mehr, damit er davon nicht Schaden nimmt.« (aus »Physica«, übersetzt von Portmann, 1997)

TEM – UNANI-MEDIZIN

Ingwer hilft gegen Übelkeit, vermehrt die Verdauungssäfte, verbessert die Bewegung des Darms und stärkt die Sexualkraft. Er ist am besten, um Schleim zu besänftigen. Dioskurides schreibt: »Wegen leicht eintretender Fäule werden sie von Einigen eingemacht und in irdenen Behältnissen nach Italien gebracht; sie sind zur Speise sehr geeignet und werden mit der Sauce genommen. Sie haben erwärmende, die Verdauung befördernde Kraft, regen den Bauch milde an und sind gut für den Magen. Sie wirken auch gegen Verdunkelungen auf der Pupille, werden den Gegengiften zugemischt und gleichen überhaupt in ihrer Kraft dem Pfeffer.«

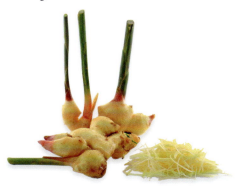

Kräuter und Gewürze

KURKUMA

Gesünder als für lange Zeit geglaubt.

Latein	Englisch	Sanskrit	Mandarin	Tibetisch	Arabisch
Curcuma longa L.	Turmeric	Haridra, Marmarii	Huang jiang	Gaser, Sga ser	Kurkum, Uqdah safra

Safran light!

Woher die Gelbwurzel stammt, weiß man heute nicht. Sie wurde schon im Altertum gehandelt. Nach Europa gelangte sie erst zu Zeiten Marco Polos, so dass vielleicht er es war, der die Kurkuma zu uns brachte. Heute produziert Indien den größten Teil der Welternte und verbraucht davon das meiste im eigenen Land. Der Rest kommt aus anderen asiatischen Ländern und der Karibik und Lateinamerika. Viele Inder verwenden eine Paste aus dem Pulver als Antiseptikum bei Schnittwunden und Verbrennungen. In der Ayurveda-Medizin ist Kurkuma Bestandteil vieler Rezepturen. Der durchschnittliche pro Kopf Verbrauch in Südostasien liegt zwischen 1,5 und 3 Gramm täglich.

Der aromatisch-pfeffrig-frischer Geruch erinnert an Orangenschalen und Ingwer. Kurkuma schmeckt scharf und bitter. Ist einmal E 100 unter den Zutaten eines Produktes aufgelistet, war der Hersteller so umsichtig und verbraucherfreundlich mit Gelbwurz und nicht mit künstlichen Farbstoffen zu färben.

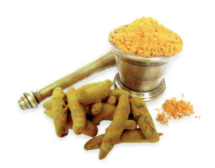

Einkauf und Zubereitung

In den meisten Asia-Shops erhalten Sie auch frische Gelbwurz. Holz- und die meisten Kunststoffschneidebretter wie auch Finger oder Fingernägel würden beim Kontakt mit der Gelbwurz für einige Zeit gelb werden. Also tragen Sie besser einen Latex- oder Putzhandschuh beim Schneiden.

In den USA haben Wissenschaftler in den letzten Jahren hunderte von Arbeiten zu Gelbwurz veröffentlicht. Der Verkauf von Nahrungsergänzungsmitteln mit Kurkuma hat deutlich zugenommen und es laufen mehrere klinische Studien zur Überprüfung seiner Wirksamkeit. Gelbwurz regt vom Dickdarm aus die Leber an Galle zu produzieren. Dabei produziert die Leber nicht nur mehr, sondern auch »bessere« Galle. Diese scheint die Entstehung von Dickdarmkrebs zu verhindern, der in Südostasien fast unbekannt ist. Über die Förderung der Eiweißverdauung hilft Gelbwurz auch bei durch Eiweißunverträglichkeiten bedingten Hautproblemen. Schuppenflechte und Melanome scheinen auch durch Gelbwurz beeinflussbar zu sein. Er soll soll auch bei Diabetes helfen, indem er den Blutzucker- und Cholesterinspiegel senkt, während der HDL-Cholesterin-Anteil steigt. Wenn nur einige der Erwartungen zuträfen, hätte man mit Gelbwurz eine wirkungsstarke, wohlschmeckende und nebenwirkungsfreie Ergänzung bei der Behandlung von Krankheiten. Da er gut mit anderen Gewürzen zu kombinieren ist, scheint es sinnvoll, ihn auch zu Präverntion öfter einmal beim Kochen zu verwenden.

	kühlend	neutral	erhitzend
Ayurveda TCM			
	kalt	kühl	neutral	warm	heiß
Wärmegrad Feuchtegrad					
Grad	4.	3.	2.	1.	1.	2.	3.	4.

	besänftigend	neutral	verstärkend
Vata			
Pitta			
Kapha			

	Rasa	bitter, scharf, zusammenziehend
Ayurveda	Vipak	scharf
	Gunas	heiß, trocken
	Mahaguna	verdaulich
TCM	Geschmack	bitter, scharf
	Wuxing	Metall
	Zang-fu	Leber, Milz
	Yin/Yang	Yin
	Wirkung	

NATURHEILKUNDE

AYURVEDA

Eiweißreiche Speisen werden mit Kurkuma verdaulicher und führen seltener zu Blähungen. Kurkuma aktiviert den Gallefluss. Bhavamisra empfiehlt sie bei Hautkrankheiten, Diabetes, Krankheiten des Blutes, Ödemen, Anämie und Geschwüren.

TCM

Die Gelbwurzel wirkt erwärmend, trocknend, öffnend und tonisisierend. Sie leitet Hitze aus und besänftigt inneren Wind. Gelbwurzel hilft bei Leber-Yin-Schwäche indem sie die Gallenproduktion erhöht. Sie bewegt das Leber-Qi, kühlt Leber-Feuer, senkt das hochsteigende Leber-Yang, stärkt die Gallenblase und tonisiert das Qi von Milz und Pankreas. Ebenso kühlt sie Herz-Feuer und bewegt Qi und Blut.

Es wird empfohlen, Kurkuma bei Verschluss der Gallenwege zu meiden und ihn bei Yin-Mangel nicht in der Yin-Phase des Tages am Abend zu verwenden.

TEM – UNANI-MEDIZIN

Die warme Eigenschaft der Gelbwurzel hilft bei kalten Schwächen von Magen, Leber und Milz. Sie treibt den Harn und hilft bei Nieren- und Blasenschmerz.

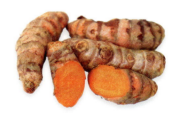

GALGANT

Latein	Englisch	Sanskrit	Mandarin
Alpina Officinarum H.	Galangal	Sugandha vaca, Mahabharivaca	Kulanja, Kulinjan,

Schon zu Hildegards Zeiten sehr beliebt!

Das Gewürz aus dem Mittelalter

Galgant gehört zu den Ingwergewächsen und stammt ursprünglich aus Südostasien. Im Mittelalter war er auch in Europa ein begehrtes Gewürz, findet seitdem jedoch nur noch selten Verwendung. Heute schätz man ihn besonders in der Thailändischen Küche.

Einkauf und Zubereitung

Frischer Galgant ist eine wichtige Zutat für Currypasten. Getrockneter Galgant schmeckt würziger, jedoch weniger frisch.

»Der Galgant ist ganz warm und hat keine Kälte in sich und ist heilkräftig. Ein Mensch, der ein hitziges Fieber in sich hat, pulverisiere Galgant und trinke dieses Pulver in Quellwasser, und er wird das hitzige Fieber löschen. ... Und wer Herzweh hat und wer im Herz schwach ist, der esse bald genügend Galgant, und es wird ihm besser gehen.« (aus »Physica«, übersetzt von Portmann, 1997)

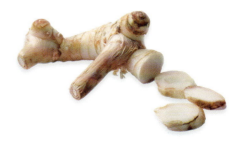

Kardamom

Latein	Englisch	Sanskrit	Mandarin	Tibetisch	Arabisch
Elettaria cardamomum L.	Cardamom	Elā, Suksmaila	Bai dou kou	Sug smel	Qaqullah

Kardamom macht den Kaffee bekömmlich und schmackhaft. Probieren Sie es aus!

Das drittteuerste Gewürz!

Kardamom sind die Samen einer ingwerähnlichen Pflanze aus den Regenwäldern Indiens, Sri Lankas, Chinas und Sumatras. Die Fruchtkapseln schneidet man kurz vor der Reife ab und trocknet sie in der Sonne. In der Antike gelangte er über Kabul und Kandahar bis nach Babylon und ins Römische Reich. Er war Ärzten der Klöster wohlbekannt. Heute gehört Kardamom in viele indische Curry-Mischungen, wird aber auch in arabischen Ländern gerne dem Kaffee zugefügt. In Europa nutzen wir ihn schon lange bei Lebkuchen und Spekulatius.

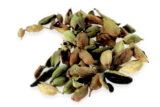

Einkauf und Zubereitung

Die grüne Kapsel schützt die Aromen der kleinen schwarzen Samen ideal. Frisch im Mörser zerstoßen, haben sie ein wunderbares Aroma. Für Gebäck kann man auch den fertig gemahlenen Kardamom verwenden.

Kardamom mit Honig im Kaffee beschreibt der Ethnopharmakologe Christian Rätsch als Aphrodisiakum.

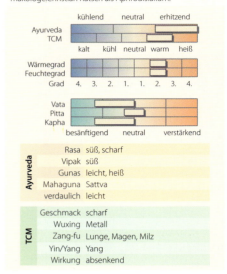

Naturheilkunde

Ayurveda

Laut Bhavaprakasha stärkt grüner Kardamom die Verdauungskraft Agni, besänftigt Vata und Kapha, wirkt schleimlösend, sorgt für geistige Frische, ein gutes Gedächtnis, erfrischt den Atem und wirkt kühlend. Nach tibetischer Lehre und Einschätzung moderner Ayurveda-Ärzte wärmt grüner Kardamom die Nieren, lindert damit häufiges Wasserlassen und hilft auch bei Beschwerden mit der Verdauung.

TCM

Kardamom wandelt Feuchtigkeit und Schleim um, erwärmt die »Mitte«, bewegt und senkt Qi. Man empfiehlt ihn bei Spannungen und Beklemmungsgefühlen in Brustbereich und Bauchgegend sowie Übelkeit und Erbrechen durch Kühle im Funktionskreis Magen.

TEM – Unani-Medizin

Kardamom ist von warmer und trockener Natur.

Er erwärmt den Magen, hilft gegen Aufstoßen und Verdauungsbeschwerden, besonders erfolgreich in Kombination mit Kümmel- und Fenchelfrüchten. Bei Gallensteinen nur nach Rücksprache mit dem Arzt anwenden. Dioskurides nennt auch seine Eigenschaft zum Beischlaf zu reizen.

Bockshornkleesamen

Latein	Englisch	Sanskrit	Arabisch
Trigonella foenum graecum	Fenugreek	Methi	Hulbah, farigah

Durchaus gesund – einen Versuch ist es wert!

Lassen Sie sich nicht ins Bockshorn jagen!

Im alten Ägypten und Persien verwendete man den Bockshornklee als Heilmittel oder Kosmetikum für die Haut. In der Klosterheilkunde galt er innerlich wie äußerlich angewendet als wichtige Medizin. In Deutschland hat man ihn häufig angebaut, weil er dem Boden Stickstoff gibt.

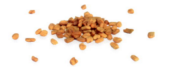

Eine Abkochung des Pulvers kann helfen, die verschleimten und von der Luftverschmutzung belasteten Lungen und Bronchien zu reinigen. Zur Behandlung oder Linderung von Diabetes verwendet man in der Pflanzenheilkunde bis zu 25 g Samenpulver pro Tag um die Blutzucker- und LDL-Cholesterinwerte zu senken.

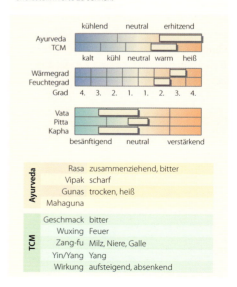

Naturheilkunde

Ayurveda

Bockshornkleesamen fördert die Verdauung und stärkt Körper und Geist. Seine Schärfe hilft gegen kalte Hände und Füße und feuert ruhige Gemüter an.

TCM

Bockshornkleesamen wärmt und stärkt das Yang der Nieren und von Milz und Bauchspeicheldrüse. Er wärmt auch den Magen und lässt das Magen-Qi sinken. Damit hilft er bei Aufstoßen von Saurem durch hochsteigendes Magen-Qi, ständigem Hunger sowie Schmerz und Blutungen des Zahnfleisch.

TEM – Unani-Medizin

Es ist überliefert, dass der Prophet einst sagte: »Wenn ihr den Wert des Bockshornkleesamens kennt, so würdet ihr ihn mit Gold aufwiegen.«

Bockshornkleesamen wirkt beruhigend, stärkend und aphrodisisch. Innerlich angewendet lindert er Husten und Schmerzen.

 »Der Bockshornklee ist mehr kalt als warm. Und ein Mensch, der tägliche Fieber hat, die ihm oft den Schweiß austreiben und den das Essen anwidert, das heißt schädigt, der nehme das Kraut vom Bockshornklee im Sommer und erwärme seinen Samen in Wein und trinke dies oft warm in nüchternem Zustand, und es wird im besser gehen« (aus »Physica«, übersetzt von Portmann, 1997)

Kräuter und Gewürze

Chili und Paprika

Latein	Englisch	Sanskrit	Mandarin	Arabisch
Capsicum frutescens L.	Chili	Yvasaka	La jiao	Filfil ah

Chilis helfen, den Grundumsatz zu erhöhen. Wer von Natur aus ein hitziger Typ ist, sollte sie lieber meiden, damit keine dauerhafte Überwärmung entsteht.

Echt scharf!
Die scharfen kleinen Schoten nutzt man in Südamerika schon seit 7.000 Jahren. Die Azteken gaben ihnen den Namen Chili. Da sie leicht anzubauen sind, haben sie die Portugiesen und Spanier im 16. Jh. in der ganzen Welt verbreitet.

Die schärferen Varianten des Paprika nennen wir Chili. Es gibt Jalapenos, Cayenne, Tabasco, Habanero, Piri Piri und nocht viele weitere Arten. Die Schärfe der Chilis nehmen wir mit einem speziellen Capsaicin-Rezeptor wahr. Jeder hat seine eigenen Toleranz, wieweit er ein Essen noch als angenehm scharf empfindet. Feinschmecker haben oft einen »Liebling« unter den Scharfmachern. Frische Chilis, besonders die grünen, schmecken eher kratzend oder beißend, getrocknete eher gewürzhaft und harmonisch-scharf.

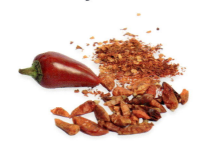

Paprika ist das Pulver aus den getrockneten und gemahlenen Schoten. Das scharfe Capsaicin ist in sehr unterschiedlichen Mengen enthalten.

Einkauf und Zubereitung
Fragen Sie den Händler, wie scharf die Chilis sind. Die Unterschiede sind gewaltig. Entfernt man die samentragenden Scheidewände der Chilis, wirken sie weniger scharf. Bei den sehr scharfen Sorten sollte man diese Operation nur mit Handschuhen vornehmen.

Die Scharfstoffe der Chilis sind fettlöslich. Brät man getrocknete Chilis in Fett an, kann sich ihr Aroma gut im Essen verteilen. Gerichte mit Chilis ohne Fett schmecken eher unausgewogen.

Im Handel gibt es gebräuchliche Bezeichnungen für drei Sorten Paprika. Delikatess-Paprika mit leuchtend roter Farbe schmeckt fruchtig, mild und aromatisch. Die Farbe des Edelsüß-Paprika ist nicht ganz so leuchtend und er ist ein wenig schärfer. Rosen-Paprika ist die schärfste Variante.

Milden Paprika kann man löffelweise verwenden, aber probieren sie lieber vorher, ob er auch wirklich mild ist. Er kann kurz mit angebraten werden. Bei zu heißem Fett verbrennt er und wird bitter. Wenn Sie scharf anbraten, ist es daher besser, die Pfanne erst vom Feuer zu nehmen, den Paprika kurz unterzurühren und gleich danach abzulöschen. Größere Mengen Paprika machen die Sauce schön sämig, so dass man auf Mehl verzichten kann.

David Graham hat mit seinen Experimenten festgestellt, dass die Inhaltsstoffe der Chilis die Magenschleimhaut nicht angreifen und auch nicht zu Entzündungen führen. Studien anderer Wissenschaftler konnten keinen Zusammenhang vom Verzehr von Chilis und Magenerkrankungen finden. Chilis helfen bei Erkältungen, Bronchitis, Asthma und ähnlichen Lungenproblemen indem sie Flüssigkeit in den Atemwegen erzeugen, den Schleim lösen und den Auswurf fördern. Dr. Ziment von der Universität von Kalifornien meint dass es bei verschleimter Lunge besser wäre eine Salsa zu essen als einen Menthol-Bonbon zu lutschen.

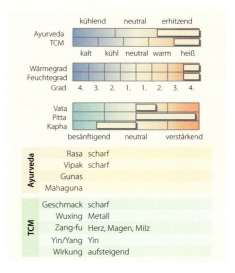

Naturheilkunde

Ayurveda
In der Bhavaprakasha aus dem 16. Jh. sind Chilis noch nicht erwähnt. Die tibetische Medizin kennt Chili und Paprika vermutlich seit der Zeit des »Blauen Beryll« aus dem Jahre 1703, wo sie abgebildet und ihre Eigenschaften beschrieben sind.

Chilis stimulieren, wirken schweißtreibend, fördern die Verdauung und wirken abschwellend (Tirtha).

TCM
Erst im 16. Jh. brachten die Portugiesen und Spanier Chilies nach Südchina. Seine Vorteile schätzte man schon bald in anderen Teilen des Landes. Chili erwärmt die »Mitte«, öffnet den Magen, löst Verdauungsblockaden und wirkt schweißtreibend. Chilischoten helfen bei Kälte-Wind-Erkältungen und Schüttelfrost.

Es wird empfohlen, Chilis bei vermindertem Yin, nach oben gerichteter Hitze (Glut), Husten, Hämorrhoiden, Augenkrankheiten, Zahnfleischentzündung, Bronchitis, Herpes sowie Entzündungen im Verdauungstrakt zu meiden.

Paprika erwärmt die „Mitte", zerstreut Kälte, regt den Appetit an, löst Blockaden in der Verdauung, wirkt austrocknend und schweißtreibend.

Es wird empfohlen, Paprika bei vermindertem Yin, Husten, Geschwüren im Darm und Hämorrhoiden zu meiden..

Langer Pfeffer

Latein	Englisch	Sanskrit	Mandarin	Tibetisch	Arabisch
Piper longum L.	Long pepper	Pippali	Bi bo, Chang jiao	Pi pi lin	Filfil Daraaz

Eine Alternative zum scharfen Würzen bei erhöhter Feuer-Energetik.

Da liegt der Hase im Pfeffer!
Langer Pfeffer stammt aus Indien und gehört zu den Pfeffergewächsen. Bereits die Griechen und Römer importierten ihn und bis zum 17. Jh. war er in Europa ein wichtiges Gewürz. Das Aroma von Langem Pfeffer ist scharf, mit einem süßlichen Charakter.

Einkauf und Zubereitung
Langen Pfeffer gibt es in Bio- und Asia-Geschäften zu kaufen. Er sollte frisch gemörsert verwendet werden.

Wirkung
Laut Bhavamisra wirkt langer Pfeffer verdauungsfördernd, abführend, aphrodisisch und verjüngend. Er ist einfach zu verdauen, besänftigt Vata und Kapha und erhöht Pitta, hat jedoch nur eine mittelheiße Wirkung und das Vipaka ist süß. Zur Linderung von Fieber, Husten, Verdauungsproblemen

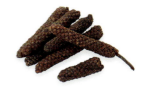

und zur Förderung des Appetits empfiehlt er ihn mit Honig oder Rohrzucker (Jaggery) zu mischen. Nach tibetischer Lehre ist die Wirkung von langem Pfeffer auf Pitta neutral.

Thymian

Latein	Englisch	Sanskrit	Mandarin	Arabisch
Thymus vulgaris	Thyme	Banajwain, Qar (Hindi)	Bai li xiang	Satr, Zachtar

Thymian hilft zu verdauen und ist vielleicht deshalb fester Bestandteil des »Bouquet garni«.

Thymian ist wegen seiner auswurffördernden und krampflösenden Eigenschaften ein wichtiges Heilkraut zur Linderung von Erkältungskrankheiten, besonders Husten.

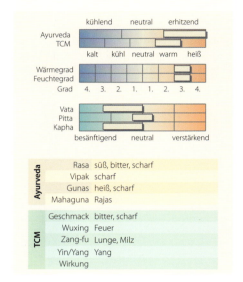

Für Mut und Kraft!

Der Thymian stammt aus dem Vorderen Orient und dem Mittelmeerraum. Die Griechen der Antike würzten Wein und Käse damit und verwendeten ihn zum Räuchern von Fleisch. Vom griechischen thymiama – Räucherwerk – stammt auch sein Name. Zur Ritterzeit galt er als Symbol für Mut und Kraft. Die Hofdamen steckten ihren Favoriten vor einem Turnier einen Thymianzweig an die Rüstung.

In vielen europäischen Küchen gehört Thymian zu den Grundgewürzen. Als Bestandteil vom Bouquet garni prägt er das Aroma der meisten Brühen, Suppen und Eintöpfe. Er ist ein typisches Gewürz für fette Speisen.

Einkauf und Zubereitung

Frischer Thymian würzt sanft und harmonisch. Daher passt er gut zu Gemüsegerichten wie Ratatouille. Beim Trocknen verstärken sich die Aromen. Für die meisten Rezepte kann man wahlweise frischen oder getrockneten Thymian verwenden.

Thymian kann mitgekocht werden. Für einen Thymian-Tee übergießt man einen Teelöffel Thymiankraut mit 1/4 Liter kochendem Wasser und seiht es nach 10 Minuten ab.

Naturheilkunde

Ayurveda

Thymian wird in den alten vedischen Schriften nicht erwähnt und wird in Indien nur wenig verwendet. Thymian fördert die Verdauung, hilft bei schwerem Husten, Blähungen und schlechtem Atem (Tirtha).

TCM

Thymian tonisiert das Qi von Lunge, Herz, der »Mitte« und Leber sowie Wei-Qi. Man verordnet ihn bei Wind-Kälte, die die Lunge befällt wie bei beginnenden Infekten, Husten und Halsschmerzen sowie bei Kältemustern des Magens, rebellierendem Magen-Qi und Appetitlosigkeit. Indem Thymian das Nieren-Yang anregt, belebt er den Stoffwechsel, wirkt harntreibend, nervenstärkend, aphrodisierend und beseitigt Kälte-Stagnation im Unteren Erwärmer. Thymian ist sehr dem Yang verbunden und regt damit die Lebenskraft an, stärkt die Nerven, Mut, Kraft und Ausdauer. Er lindert durch Yin-Überschuss entstehende Lethargie und emotionale Unausgeglichenheit.

Es wird empfohlen, Thymian bei übersteigertem Yang oder bei Hitze-Symptomen zu meiden.

 Hildegard beschreibt die Verwendung des warmen und trockenen Thymians für Bäder und Salbungen. Außerdem heißt es: »Der Thymian ist warm und trocken. Und wenn jemand gute Kräuter und Gewürze beifügt, nimmt er durch seine Wärme und seine Stärke die Fäulnis dieses Schmerzes weg.« (aus »Physica«, übersetzt von Portmann, 1997)

TEM – Unani-Medizin

Zur Zeit des Propheten brannte man Thymian und Weihrauch zur Räucherung des Hauses.

Thymian hilft sehr gut schweres Essen zu verdauen.

Er zerteilt und verdünnt grobe und zähe Feuchte im Körper. Thymian verhilft zu einer schönen Haut, wirkt blähungstreibend, wärmt den Magen und die Leber. Thymian wirkt desinfizierend, krampflösend und ist ideal zum Lösen von Schleim bei Lungen- und Bronchialinfekten. Schon Dioskurides erwähnt seine vorzügliche Verwendung als Gewürz für die Gesunden.

Ajowan

Latein	Englisch	Sanskrit	Mandarin
Trachyspermum ammi L.	Ajowan	Yavani	Yin du zang hui xiang

Ajowan kann bei vielen Gerichten den Thymian ersetzen.

Auch Königskümmel genannt

Botanisch ist Ajowan mit dem Kümmel verwandt, er schmeckt jedoch ähnlich wie Thymian, nur deutlich stärker. In vielen Teilen Indiens gehört er zu den Standardgewürzen.

Einkauf und Zubereitung

Ajowan ist in Asia-Geschäften erhältlich und wird im Ganzen oder zerstoßen verwendet. Er harmoniert mit Ingwer, passt zu Speisen mit hohem Stärkegehalt wie Kartoffeln, Gebäck und Brot sowie zu Hülsenfrüchten und Wurzelgemüse, deren Verdaulichkeit durch Ajowan erheblich verbessert wird.

Wirkung

Ajowan enthält Thymol, jedoch in Mengen, die bei einer Verwendung als Küchengewürz als unbedenklich gelten.
Bhavamisra beschreibt Ajowan als förderlich für die Verdauung, Pitta erhöhend, Vata und Kapha besänftigend und hilfreich bei Blähungen.

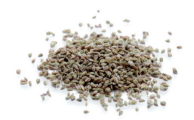

Rosmarinblätter

Latein	Englisch	Mandarin	Arabisch
Rosmarinus officinalis L.	Rosemary	Mi die xiang	Iklil al jabal

Rosmarin passt mit seinem starken Armoma zu deftigen Gerichten. Er hilft bei Beschwerden mit der Verdauung.

Rosmarin hilft bei Beschwerden mit der Verdauung wie krampfartigen Störungen von Magen, Darm und Galle.

Immergrüner »Meertau«

Im antiken Griechenland war Rosmarin der Aphrodite, der Göttin der Schönheit und Liebe geweiht. Zu Zeiten des alten Roms war er ein beliebtes Küchengewürz. Rosmarin galt früher als Lebens- und Fruchtbarkeitssymbol. In Oberbayern findet man die Zweige noch heute im Braustrauß. Rosmarin stand auch für den Fortbestand des Lebens, wenn er als Grabbeigabe verwendet oder um die Gräber herum gepflanzt wurde.

Rosmarin schmeckt harzig und bitter-würzig und riecht ähnlich wie Weihrauch. Er gehört in Frankreich zu den Kräutern der Provence und ins »Bouquet garni«. Auch in Italien verwendet man ihn häufig. Er passt gut zu Fisch, Lamm, Schwein und dunklem Fleisch. Zartem Hühnerfleisch gibt er eine kräftige Note.

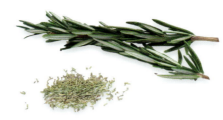

Einkauf und Zubereitung

Wenn möglich verwendet man die frischen Zweige, z. B. zum Aromatisieren von Bratöl. Rosmarin kann auch lange mitgekocht werden. Getrocknete Nadeln schmecken dumpfer und stärker und sollten vorsichtig dosiert werden. Ganze frische Zweige lassen sich auch gut einfrieren.

NATURHEILKUNDE

AYURVEDA

Rosmarin wirkt wärmend, mindert Vata und Kapha und kann Pitta erhöhen. Es hilft bei Kopfschmerzen und harmonisiert das Herz und die Gefühle.

TCM

Rosmarin wirkt erwärmend, trocknend, entschleimend, eröffnend und bewegt das Blut. Er fördert die Verteilung der Nahrung, kräftigt die »Mitte«, tonisiert Herz- und Leber-Qi und fördert die Säfte. Rosmarin festigt und belebt den Geist (Shen) und auch die Wanderseele (Hun). Man empfiehlt ihn bei Überlastung und geistiger Erschlaffung.

Wegen der zerteilenden Wirkung sollt man ihn unbedingt bei Herz-Blut-Leere meiden und vorsichtig sein bei Fülle-Hitze-Zuständen wie Bluthochdruck oder Überfunktion der Schilddrüse.

TEM – UNANI-MEDIZIN

Der warme und trockene Rosmarin zerteilt alle grobe Feuchtigkeit.

Für Heilzwecke empfiehlt man in der Klostermedizin eine Tagesdosis von 4 bis 6 Gramm Rosmarinblätter als Teezubereitung.

Estragon

Latein	Englisch	Mandarin	Arabisch
Artemesia dracunculus L.	Tarragon	Ai hao, Yin chen hao	Tarkhun

Estragon harmonisiert den Magen und fördert die Verdauung. Wenn möglich, sollte man ihn frisch verwenden.

Estragon regt den Appetit an und fördert die Verdauung.

Gegen Schlangen und Drachen

Seine Heimat sind die sibirischen, mongolischen und nordamerikanischen Steppen. Von dort gelangte er nach China und zu den Arabern, die ihn vermutlich erst im 12. Jh. nach Europa brachten. Nach Deutschland gelangte er vermutlich erst gegen Ende des 19. Jahrhunderts.

Einkauf und Zubereitung

Versuchen Sie frischen Estragon zu bekommen. Dann haben Sie besonders Freude an den 3 Prozent ätherischen Ölen. Der russische Estragon verträgt auch kälteres Klima und man findet ihn deshalb oft in unseren Gärten. Ihm fehlt aber das angenehm süße Aroma des Estragols vom französischen Estragon.

Die meisten Franzosen kennen den Estragon und verwenden das frische Kraut in der Küche. Er gehört zu den Kräutern der Provence, Fines herbes und Bouquet garni. Estragon-Senf, -Essig und -Öl oder Sauce Bernaise sind nur einige Beispiele für seine Verwendung.

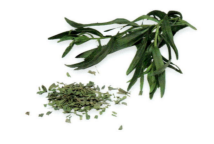

NATURHEILKUNDE

TCM

Estragon wärmt, tonisiert Qi und stärkt das Element Erde. Frischer Estragon wirkt kühlend.

Basilikum

Latein	Englisch	Sanskrit	Tibetisch	Arabisch
Ocimum basilicum L.	Basil	Barbari, Tuvari	Pha ni dza	Shahfaram, rayhan

Frische Basilikumblätter passen gut zu Tomaten mit Mozarella und eignen sich gut für Pesto.

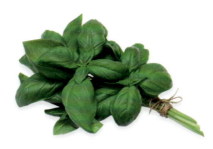

Ärztliche oder klinische Berichte über die Verwendung von Basilikum oder Basilikumöl liegen nicht vor.

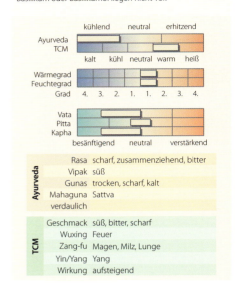

Wenn Basilikum auch welkt, das Aroma er behält!

Basilikum stammt ursprünglich vom afrikanischen Kontinent und vermutlich hat man es erstmals in Indien kultiviert. Heute wächst es in Asien, Afrika sowie Mittel- und Südamerika. Nördlich der Alpen kommt es nicht im Freien vor, wächst jedoch gut in Gärten. Den Namen gaben ihm die Griechen wegen seines königlichen Duftes (basilikos = königlich).

Basilikum gehört zu Tomaten mit Mozarella und ist auch typischer Bestandteil vom Pesto.

Einkauf und Zubereitung

Frisches Basilikum kauft man am besten im Töpfchen. So kann man nach Bedarf auch ein einziges Blättchen für die Deko abzwicken. Für thailändische Gerichte wird häufig eine Art des süßen Basilikums verwendet, die es in den meisten Geschäften mit asiatischen Lebensmitteln zu kaufen gibt. Werden nicht gleich alle Blätter benötigt, können sie abgezupft auf einem Teller eingefroren und dann in einer Plastiktüte oder in einem Behälter im Gefrierschrank gelagert werden.

Werden die Basilikumblätter mitgekocht, mitgebraten oder überhaupt lange erhitzt, verlieren sie schnell ihr schönes Aroma.

Naturheilkunde

Ayurveda

Basilikum ist gut für das Herz, fördert die Fettverdauung, neutralisiert Gifte, hilft bei Husten und Mundgeruch. Es besänftigt Vata und Kapha. Das nah Verwandte Ocimum sanctum, das heilige Basilikum, riecht intensiv süß-kampferartig. Es ist Vishnu geweiht und symbolisiert seine Frau Lakshmi.

TCM

Basilikum unterstützt Yang, transformiert Feuchtigkeit, neutralisiert Gifte und beruhigt den Geist (Shen).

Es wird empfohlen, Basilikum bei Qi-Mangel oder trockenem Blut (Xue) zu meiden.

TEM – Unani-Medizin

Der Duft des Basilikums stärkt das Herz.

 »Das Basilikum ist kalt. Aber ein Mensch, der an seiner Zunge die Lähmung hat, so daß er nicht sprechen kann, der lege Basilikum unter seine Zunge, und er wird die Sprache wiedererlangen. Aber auch wer starke Fieber hat, entweder Dreitage- oder Viertagefieber, der koche Basilikum in Wein und gebe Honig bei, und er seihe das, und er trinke das oft nüchtern und nach dem Essen des Abends, und die Fieber in ihm werden weichen.« (aus »Physica«, übersetzt von Portmann, 1997)

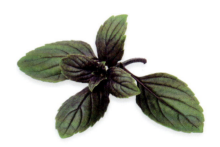

Auch Basilikum gibt es in vielen Varianten, teils mit zimt- oder zitronenartigem Duft. Das Thai-Basilikum hat lila Stengel und ein unverwechselbares, lakritzartiges Aroma.

Frische Kräuter

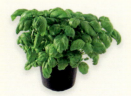 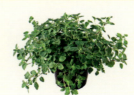 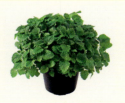

Die meisten frischen Kräuter schmecken viel intensiver als die getrockneten. Die Deutschen kauften davon im Jahr 2011 rund 9.200 Tonnen. Allerdings waren sie in der Vergangenheit sehr stark mit Pestiziden belastet. Dies hat sich laut Stiftung Warentest im Jahr 2012 deutlich gebessert. Bei Kräutern im Topf, geschnittener und verpackter Ware wie auch Tiefgekühlten Kräutern gab es nur noch wenig zu beanstanden. Die Testet empfehlen auf die Herkunft zu achten, da z. B. Schnittlauch aus Südafrika eine schlechte Klimabilanz hat. Der Duft sollte intensiv sein, das Grün satt und die Stengel fest. Kräuter im Topf brauchen genügend Licht und sollten täglich gewässert werden, indem man Wasser in den Untersetzer gießt. Geschnittene und gewaschene Kräuter halten sich im Kunststoffbeutel drei bis vier Tage im Kühlschrank. Topfkräuter sollten erst kurz vor dem Gebrauch gepflückt werden.

Majoran

Latein	Englisch	Sanskrit	Mandarin	Arabisch
Origanum majorana L.	Marjoram	Marubaka, Phanijjaka	Ma yue lan hua	Bardaqush, Marzanjūsh

Majoran erdet und hilft damit bei Nervosität und Sprunghaftigkeit.

Die Wirkungen im naturheilkundlichen Bereich gelten laut Bundesinstitut für Arzneimittel und Medizinprodukte als nicht belegt, weshalb eine therapeutische Anwendung von Majorans nicht befürwortet wird.

Der Duft der Aphrodite!

Majoran stammt aus Kleinasien. Nach der griechischen Mythologie erschuf Aphrodite den Majoran aus dem Körper des Amarakos. So glaubte man dass er auch die Liebesfähigkeit steigern und die Potenz fördern könne. Seit der Antike wird er in den Mittelmeerländern zum Kochen verwendet. Ab dem Mittelalter baut man ihn auch im Norden Europas an.

Sein kräftiges Aroma passt besonders gut zu Wurst, Fleisch und kräftigen Suppen.

Einkauf und Zubereitung

Frischen Majoran bekommt man von Mai bis August in vielen Lebensmittelgeschäften und auf Märkten. Er ist wesentlich aromatischer als der ge-

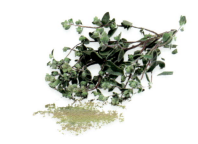

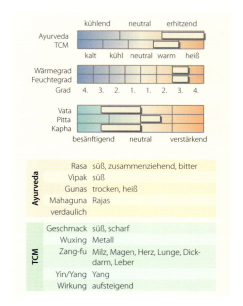

trocknete.

Die ätherischen Öle des frischen Majorans nutzt man am besten, indem man ihn erst im letzten Drittel der Garzeit hinzufügt. Je nach Rezept und Geschmack kann bis zu einem Teelöffel pro Person verwendet werden.

Naturheilkunde

Ayurveda

Majoran fördert die Fettverdauung, ist gut für das Herz, erhöht Pitta und besänftigt Kapha-Vata und erzeugt Trockenheit im Körper.

TCM

Majoran wirkt erwärmend, trocknend, beruhigend, schmerzstillend, krampflösend, erweichend, zerteilend und Yang tonisierend. Er harmonisiert und stärkt die »Mitte«, bewegt das Leber- und Herz-Qi, leitet kalten, zähen Schleim aus der Lunge, stärkt das Yang der Nieren und dämpft das sexuelle Verlangen.

TEM – Unani-Medizin

Für Dioskurides ist die Abkochung als Trank ist ein gutes Mittel bei beginnender Wassersucht, bei Harnverhaltung und Krämpfen. Im »Tacuinum sanitatis« gilt der kleinwüchsige und gut duftende Majoran als hilfreich für einen kalten und feuchten Magen und gut für Menschen mit kalter und feuchter Komplexion, Greise sowie gut im Herbst, Winter und in kalten Gegenden.

Oregano

Latein	Englisch	Sanskrit	Mandarin	Arabisch
Origanum vulgare	Oregano	Sathra (Hindi)	Ao le gang, Niu zhi	Satar barri, Anrar

Oregano eignet sich gut für die mexikanische und die Mittelmeerküche.

Die Wirkungen im naturheilkundlichen Bereich gelten laut BfArM als nicht belegt, weshalb eine therapeutische Anwendung von Oregano nicht befürwortet wird.

Im Mittelalter »Dost« genannt

Die Ursprung des Oregano ist das Mittelmeergebiet. Heute wird Oregano weltweit in warmen und gemäßigten Breiten angebaut und ist fester Bestandteil internationaler Gerichte.

Besonders beliebt ist der Oregano in der italienischen Küche. Pizza, Tomatensaucen, Osso bucco und viele Gemüsegerichte brauchen Oregano und zusammen mit Thymian, Basilikum oder Rosmarin gibt er vielen europäischen Gerichten den typischen Geschmack.

Die Intensität von Oregano liegt zwischen betäubend stark und unbefriedigend schwach, je nach Sorte und Wachstumsbedingungen.

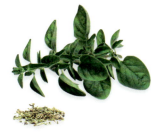

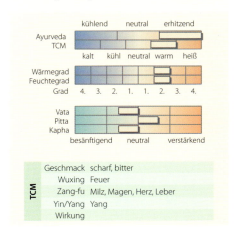

Naturheilkunde

Ayurveda

Dr. Tirtha empfiehlt Oregano bei Erkältungen, Husten, Übelkeit, Blähungen und Verdauungsbeschwerden.

TCM

Oregano regt die Verdauung an, stärkt die »Mitte« und das Yang der Nieren und Milz.

Salbei

Latein	Englisch	Mandarin	Arabisch
Salvia officinalis	Sage	Shu wei cao	Marameeah, Maramiah

Aromatisch und leicht bitter, ein vielseitig begabter Begleiter unserer Gesundheit.

Wer auf Salbei baut - den Tod kaum schaut!

Salbei stammt ursprünglich aus dem Mittelmeerraum und Kleinasien. Der lateinische Name Salvia stammt von lat. salvare, heilen, und deutet auf den medizinischen Wert. Er galt in Europa viele Jahrhunderte als die wichtigste Pflanze zum Erhalt und zur Pflege der Gesundheit und als geeignet, das Leben zu verlängern.

Salbei gedeiht in unseren Gärten und auch auf dem Balkon mit nicht allzu viel Sonne.

Einkauf und Zubereitung

Nur frischer Salbei hat das würzig bittere duftige Aroma – getrocknet schmeckt er eher so streng wie Medizin. Man bekommt ihn auf Märkten und in Gemüsegeschäften. Frische Blätter kann man auch gut einfrieren.

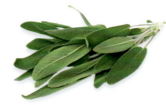

Das thujonreiche ätherische Öl des Salbeis wirk gegen Entzündungen der Mund- und Rachenschleimhaut. Heiß und in großer Menge getrunken, wirkt Salbeitee schweißtreibend, abgekühlt und gering dosiert schweißhemmend. Das ätherische Öl und alkoholische Extrakte vom Salbei sollten während der Schwangerschaft gemieden werden.

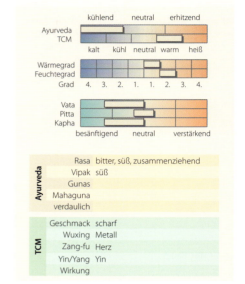

Naturheilkunde

Ayurveda

Salbei hemmt die Absonderung von Flüssigkeiten wie Schweiß oder Schleim. Daher hilft er gut bei Erkältungen. Als heißer Tee wirkt er jedoch schweißtreibend, Auswurf fördernd und lindert Kapha und Vata. Kalt eingenommen wirkt er zusammenziehend und harntreibend und ist auch für Pitta geeignet.

TCM

Die Blätter des Salbei tonisieren Lungen-Qi, Wei-Qi, Herz-Qi, das Qi von Magen und Milz, die Nieren-Yin-Essenz, Nieren- und Blasen-Qi und bewegen das Leber-Qi.

»Der Salbei ist von warmer und trockener Natur, und er wächst mehr infolge der Sonnenwärme als infolge der Feuchtigkeit der Erde. Und er ist nützlich gegen die kranken Säfte, weil er trocken ist. Denn roh und gekocht ist er gut für jenen zu essen, den schädliche Säfte plagen, weil er diese unterdrückt. Nimm aber Salbei und pulverisiere ihn, und iss dieses Pulver mit Brot, und es vermindert den Überfluß der schlechten Säfte in dir.« (aus »Physica«, übersetzt von Portmann, 1997)

TEM – Unani-Medizin

Im Tacuinum sanitatis beschreibt man den Salbei als gut gegen Lähmungen und gut für die Nerven.

Beifuß

Latein	Englisch	Sanskrit	Mandarin	Tibetisch	Arabisch
Artemisia vulgaris L.	Mugwort	Damanaka, Nagadamani	Ai Ye	Dha ma na ga	Swaila

Beifuß eignet sich mit seinem süßaromatischem Geschmack nicht nur für den Gänsebraten. Er reduziert sowohl eine erhöhte Wasser-, wie auch Luft- oder Feuer-Energetik.

Wehrt böse Mächte ab!

Beifuß wurde bereits im antiken Griechenland kultiviert. Dioskurides empfiehlt ihn eher für äußerliche Anwendungen. Hildegard von Bingen nennt seine die Verdauung fördernde Wirkung. Vor zweihundert Jahren war Beifuß das beliebteste und am meisten verwendete Würzkraut in den Küchen Europas, vermutlich weil sehr häufig mit viel Fett gekocht oder fettes Fleisch gegessen wurde.

Einkauf und Zubereitung

Getrockneter Beifuß wird mit Vorliebe für Gänse- und Entenbraten, Schweinebraten und Schmalz, Salate sowie Kräutersuppen verwendet. In der chinesischen und tibetischen Medizin dient er zur Herstellung der Brennkegel für die Moxa-Therapie (Wärmebehandlung an bestimmten Hautstellen).

In der Naturheilkunde verwendet man den Beifuß bei Menstruations-Störungen und unregelmäßiger Periode. Er wirkt bestätigend, stabilisierend und stärkend auf die Seele und damit rhythmisierend und ordnend. Wer es probieren möchte – für einen Beifuß-Tee übergießt man einen gehäuften Teelöffel Beifußkraut mit einem viertel Liter kochendem Wasser, lässt es 1 bis 2 Minuten ziehen und seiht es dann ab..

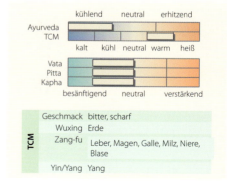

Naturheilkunde

Ayurveda

Beifuß ist gut für das Herz, wirkt aphrodisierend. Sein bitterer Geschmack vertreibt Feuchtigkeit. Er bersänftigt alle drei Doshas. Er hilft besonders bei Kapha-Störungen, Neigung zu Bequemlichkeit und Gewichtszunahme.

TCM

Beifuß wärmt und entschleimt den unteren Erwärmer, tonisiert die »Mitte«, bewegt und kräftigt das Leber-Qi und wirkt entkrampfend. Man verordnet ihn bei Nässe-Kälte der Blase, zur Kräftigung des Vaginalbereichs und zur Reinigung des Blutes.

TEM – Unani-Medizin

Beifuß wirkt dünn machend, durchdringend und zerteilend. Indem er den Gallefluss anregt, hilft er die Verdauung zu fördern und macht damit fette Speisen bekömmlicher.

KRÄUTER UND GEWÜRZE

PETERSILIE

Latein	Englisch	Mandarin	Arabisch
Petroselinum spp.	Parsley	Xiang cai	Karafs, Baqdūnas

Wer keine Bio-Petersilie kauft, sollte sich wegen des Risikos einer Pestizidbelastung auf geringe Mengen beschränken. Petersilie hat so viele gute Eigenschaften, dass sich ein Versuch mit einem Töpfchen auf der Fensterbank lohnen kann.

Nur 10 Gramm Petersilie enthalten 300 Milligramm Rutin, welches die Venen und Kapillargefäße stärkt sowie das Kollagen im Bindegewebe schützt. Sie hat nach Grünkohl den höchsten Vitamin-K-Gehalt und hilft damit selbst in kleinen Mengen beim Knochenaufbau und bei Osteoporose. Schwangere sollten Petersilie wegen des enthaltenen ätherischen Öls Apiol nicht in größeren Mengen essen. Bei Verwendung als Gewürz besteht keine Gefahr. Kauen Sie einen Zweig frische Petersilie wenn Sie etwas gegen Mundgeruch nach dem Verzehr von Knoblauch oder Zwiebeln tun möchten. Dadurch neutralisieren Sie die Schwefelverbindungen, bevor ihr Atem »verdorben« werden kann.

Petersilie wollen wir Euch noch geben, damit neue Würze kommt ins Eheleben.

Die Petersilie hat man im Mittelmeergebiet schon vor 5000 Jahren kultiviert. Im Mittelalter nutzte man sie eher als Heilpflanze.

Einkauf und Zubereitung
Petersilie wäscht man am besten gleich nach dem Kauf. Nachdem verwelkte Blätter und Stiele entfernt wurden, kann das Bund in einem feuchten Küchentuch oder einem verschlossenen Plastikbehälter im Kühlschrank aufbewahrt werden.
Petersilie verliert beim Kochen viel von ihrem Geruch und Geschmack. Man gibt sie daher am

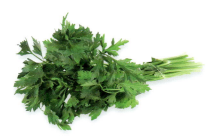

besten kurz vor dem Servieren ans Essen. Als Bestandteil vom Bouquet garni kann sie aber auch mitgekocht werden.

NATURHEILKUNDE

AYURVEDA

Petersilie wird von allen Doshas vertragen, bei Pitta-Störungen sollten man wegen der erhitzenden Wirkung nicht zu viel davon essen (Tirtha).

TCM

Petersilienblätter stärken die »Mitte«, fördern die Verdauung, vertreiben Kälte, bauen Blut auf und wirken Harntreibend.

TEM – UNANI-MEDIZIN

Sie hilft bei zu viel Feuchtigkeit im Körper, bei Verstopfungen von Magen, Leber, Niere und Blase sowie bei schmerzenden Därmen und erkaltetem Magen.

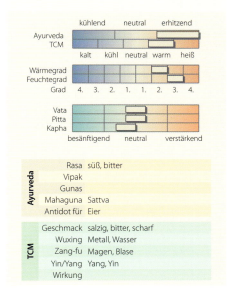

Ayurveda		
	Rasa	süß, bitter
	Vipak	
	Gunas	
	Mahaguna	Sattva
	Antidot für	Eier

TCM		
	Geschmack	salzig, bitter, scharf
	Wuxing	Metall, Wasser
	Zang-fu	Magen, Blase
	Yin/Yang	Yang, Yin
	Wirkung	

DILLKRAUT

Latein	Englisch	Sanskrit	Mandarin	Arabisch
Anethum graveolens L.	Dill, Dillweed	Misreya	Ou zhou shi luo	Shabat

Dill passt besonders gut zu sauer Eingelegtem oder Fisch.

Dillkraut wird zur Vorbeugung und Behandlung von Erkrankungen und Beschwerden im Bereich des Magen-Darm-Traktes, der Niere und ableitenden Harnwege, bei Schlafstörungen sowie bei Krämpfen angewendet. Die Wirksamkeit gilt als nicht belegt.

Ein frisches Kraut für frischen Fisch!
Dill stammt vermutlich aus Zentralasien. Von dort gelangte er schon früh ins alte Mesopotamien. Im ägyptischen Papyrus Ebers (1.500 v. Chr.) und im Matthäus-Evangelium ist von ihm die Rede. Die Römer verwendeten Dill zum Würzen von Geflügel und Wein. Benediktinermönche brachten den Dill auch in den Norden und Osten Europas, wo er den Ruf hatte, Gewitter und Hexen zu besänftigen. In Skandinavien ist er heute eines der wichtigsten Kräuter in der Küche.
Dill schmeckt frisch-würzig und leicht süß. Heute können wir ihn schon als das klassische Fischge-

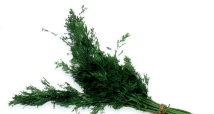

würz bezeichnen. Kochen Sie ihn aber nicht mit, sondern geben ihn ganz am Ende an die Soße..

Einkauf und Zubereitung
Getrockneter Dill schmeckt eher wie Heu. Wenn man ihn nicht frisch kaufen kann, bekommt man ihn gehackt und streufähig eingefroren.

NATURHEILKUNDE

AYURVEDA

Dill ist gut für das Herz und besänftigt Vata und Kapha. Die Früchte helfen bei Verstopfung und besänftigen Vata und Pitta.

TCM

Dillsamen helfen bei Appetitlosigkeit, Völlegefühl, saurem Aufstoßen, schlechtem Mundgeruch, Übelkeit und Schlafstörungen. Ihre Wärme stärken das Yang der Nieren.

TEM – UNANI-MEDIZIN

Dillfrüchte wirken erwärmend, eröffnend, säubernd, dünn machend und zerteilend.
Sie helfen Krämpfe zu lösen, wirken windtreibend, regen den Appetit an und hemmen die

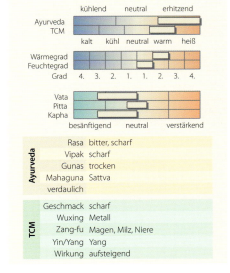

Ayurveda		
	Rasa	bitter, scharf
	Vipak	scharf
	Gunas	trocken
	Mahaguna	Sattva
	verdaulich	

TCM		
	Geschmack	scharf
	Wuxing	Metall
	Zang-fu	Magen, Milz, Niere
	Yin/Yang	Yang
	Wirkung	aufsteigend

Vermehrung von Bakterien. Im »Tacuinum sanitatis« ist zu lesen, dass auch das Dillkraut dem kalten und windigen Magen hilft. Um Magen und Nieren zu schonen, kombiniere man es mit Limonen.

Minze

Latein	Englisch	Sanskrit	Mandarin	Arabisch
Mentha spicata L.	Mint	Pahari pudina, Putiha	Liu lan xiang	Nachnách, Na'na'

Die kühlende Eigenschaft der Minze passt ideal zur warmen Jahreszeit und besänftigt eine erhöhte Feuer-Energetik.

Nicht nur für Mojito!

Die Minze gehört zu den ältesten Aroma- und Heilpflanzen und wurde bereits im alten Ägypten kultiviert. Sie war auch im antiken Griechenland bekannt und Matthäus erwähnt sie in seinem Evangelium.

Über 25 Arten verwendet man heute in den Küchen der Welt. In Europa verbreitet sind die Pfefferminze, Orangenminze, Ackerminze, Rossminze, Grüne Minze und die Ananasminze. Sie schmecken von rein, erfrischend und scharf über mentholartig bis zu zitrus- oder ingwerartig.

Einkauf und Zubereitung

Als Gewürz schmeckt frische Minze am besten. Man bekommt sie auf vielen Märkten und auch in kleinen Töpfchen für die Fensterbank. Man kann auch die Blätter in Folie packen und einfrieren. Frische Minze gibt man meist erst kurz vor dem Servieren an das Essen.

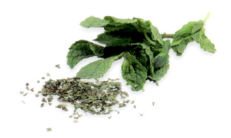

Pfefferminztee entspannt die Darmmuskeln und wirkt blähungstreibend. Bei Erkrankungen der Galle oder Leber sollten Sie Ihren Arzt fragen, ob Sie Minze verwenden dürfen. Für die längerfristige Anwendung bei Verdauungsbeschwerden verwenden Sie besser Kümmel. Pfefferminzöl ist für Babys und Kleinkinder giftig.

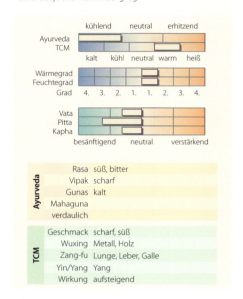

Naturheilkunde

Ayurveda

Minze vermindert das Verdauungsfeuer und beseitigt Pitta-Hitzezustände. Pfefferminze macht den Kopf klar und lindert Anspannung und erleichtert das loslassen können.

TCM

In der TCM verwendet man überwiegend die aus China und Indien stammende Ackerminze, die der europäischen Pfefferminze ähnelt. Die Pfefferminze wirkt erwärmend, trocknend, zusammenziehend, schleimlösend, entkrampfend und schmerzstillend. Bei aufsteigendem Leber-Yang oder Leber-Feuer bewegt sie das Leber-Qi, entspannt die Gallenblase und lässt die Galle fließen. Sie kühlt Hitze, stärkt die »Mitte« und entkrampft den mittleren Erwärmer. Man empfiehlt Minze bei Erkältungen, Husten und Kopfschmerzen und auch bei rebellierendem Magen-Qi mit Aufstoßen, Sodbrennen und Durchfall.

»Die Krauseminze ist von mäßiger und scharfer Wärme, ist aber doch etwas gemäßigt. … Und wie das Salz, mäßig beigefügt, jede Speise mäßigt, weil es schlecht ist, wenn zuviel oder zu wenig der Speise beigefügt wird, so gibt die Krauseminze, wenn sie dem Fleisch, den Fischen oder Speisen oder dem Mus beigefügt wird, jener Speise einen guten Geschmack und eine gute Würze und so erwärmt sie auch gegessen den Magen und verschafft eine gute Verdauung.« (aus »Physica«, übersetzt von Portmann, 1997)

TEM – Unani-Medizin

In den alten Kräuterbüchern nennt man viele Minzarten. Sie wirken warm und trocken bis in den dritten Grad. Pfefferminzöl wirkt krampflösend, blähungstreibend, schleimlösend, stimulierend und kühlend.

Minze stärkt den Magen und fördert die sexuelle Aktivität..

Zitronengras

Latein	Englisch	Sanskrit	Mandarin
Cymbopogon citratus	Lemon grass	Bhutrna, Dhyamaka	Xiang mao

Ihr unverkennbares Aroma bereichert den Geschmack vieler Speisen.

Ein Hauch von Zitrone!

Zitronengras ist eine immergrüne Pflanze, die eine Höhe von ein bis zwei Metern erreicht. Das Aroma ist frisch und zitronenartig, mit einem Hauch von Rosenduft. Zitronengras wird in den Küchen Sri Lankas und Südostasiens verwendet. Es ist Bestandteil vieler Currypasten und harmoniert besonders gut mit Geflügel, Fisch und Meeresfrüchten.

Einkauf und Zubereitung

Zitronengras ist inzwischen in den meisten Lebensmittelgeschäften erhältlich. Es eignet sich auch gut für die Zubereitung durstlöschender Tees. Damit das Zitronengras sein frisches Aroma besser an die Speisen abgeben kann, können die Stiele längs halbiert und weich geklopft werden, bevor man sie mitkocht oder mit kochendem Wasser überbrüht.

Ayurveda

Nach Bhavamisra fördert Zitronengras die Verdauungskraft, erzeugt Trockenheit, wirkt anaphrodisierend und erhöht Pitta und Blut (Rakta).

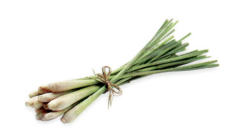

Kräuter und Gewürze

Safran

Latein	Englisch	Sanskrit	Mandarin	Tibetisch	Arabisch
Crocus sativus L.	Saffron	Kesara, Kumkuma	Fan Hong Hua	Gur gum	Zafran, Zachfarän

Safran ist sehr teuer, jedoch reichen bereits kleinste Mengen für eine unverwechselbare Safrannote der Speisen.

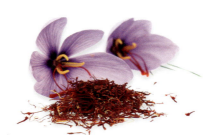

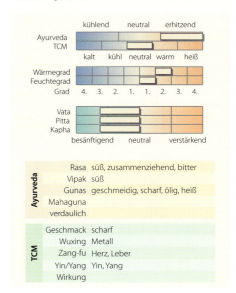

Safran beruhigt die Nerven und wird bei Krämpfen und bei Asthma angewendet.

Safran macht den Kuchen gehl!

Schon vor 50.000 Jahren verwendeten die Menschen aus dem Gebiet des heutigen Irak Safranpigmente für ihre Malereien. Gehandelt wurde er schon 2.000 v. Chr. und für medizinische Zwecke nutzt man ihn in Mesopotamien mindestens seit 1.500 v. Chr. Aus dieser Zeit stammt die semitische Wurzel seines heutigen arabischen Namens Zafran, was »gelb sein« bedeutet. Man baute diese besondere Krokus-Art später im gesamten Gebiet des Mittelmeers, aber auch in England, Deutschland und der Schweiz an. Aus dem Iran stammen heute mit über 240 Tonnen ungefähr 80 Prozent der Weltproduktion. Safran wird auch in Spanien, Indien, Griechenland, Aserbaidshan, Marokko und Italien gewonnen..

Safran verfeinert das Aroma von Speisen, gibt ihnen eine schöne gelbe Farbe und einen angenehmen Duft. Man benötigt ungefähr 150 Blüten auf 2 Quadratmetern Anbaufläche um die Fäden für ein Gramm Safran per Hand zu sammeln. Daher kostet er zwischen 4 und 14 Euro pro Gramm und ist somit das teuerste Gewürz der Welt.

Einkauf und Zubereitung

Für das Aroma des Safrans gibt es keinen Ersatz.

Man unterscheidet nach ISO 3632 vier Qualitäten. Die Kategorie I hat den höchsten Gehalte des Farbstoffs Crocin, des Geschmacksstoffes Picrocrocin und des ätherischen Öls Safranal. Günstiger als 4 Euro pro Gramm ist er verdächtig billig und möglicherweise nicht nur Safran. Gemahlen verliert er schnell an Aroma – guter Safran wird immer als Fäden verkauft.

Meistens weicht man einige Fäden eine halbe Stunde oder länger in lauwarmem Wasser oder lauwarmer Milch ein und gibt sie kurz vor dem Servieren ans Essen. Wenn man ihn lange mitkocht, verliert er an Aroma.

NATURHEILKUNDE

Ayurveda

Safran hilft bei Kopfschmerzen und Übelkeit. Er wirkt erwärmend und besänftigt alle drei Doshas und macht zufrieden. Er gibt eine gute Gesichtsfarbe und soll auch bei farbigen Flecken im Gesicht verwendet werden. In der tibetischen Medizin gilt Safran als Hilfreich bei allen Leberproblemen, indem er die kleinen Kanäle der Leber öffnet. Er gehört zu den besten sechs Heilmitteln für das Herz, die vitalen Kanäle, die Nieren, die Milz, die Leber und die Lunge.

TCM

Safran wird bereits in alten Texten über Medizin aus dem 3. Jh. v. Chr. erwähnt, wird aber heute nicht mehr für die Therapie eingesetzt.

TEM – Unani-Medizin

Safran wirkt kräftig zerteilend, erweichend, ist gut für das Blut und stärkt die Seele und das Herz. Bei jungen Männern kann er das sexuelle Verlangen erhöhen.

Safran lindert Schmerzen in den Gelenken. Dioskurides beschreibt den frischen etwas länglichen, ganz unverletzten, vollen, beim Reiben wohlriechenden und die Hände färbenden, hübsch farbigen, etwas bitteren Safran als harntreibend, zusammenziehend und wirksam gegen den Rausch.

Kaffirlimettenblätter

Latein	Englisch	Mandarin
Citrus hystrix DC.	Kaffir lime, makrut lime	Suan gan

Ihr unverkennbares Aroma bereichert den Geschmack vieler Speisen.

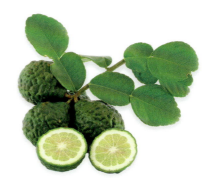

Gut für neue Geschmackserlebnisse!

Der Kaffirlimettenbaum stammt aus Südostasien und wird heute in vielen tropischen Regionen der Welt kultiviert. Die Hauptkomponenten des ätherischen Öls von Kaffernlimettenblättern sind Citronellal (80 Prozent) und Citronellol (10 Prozent). Das sehr starke und würzige Aroma der Kaffirlimette kann nicht durch andere Zutaten ersetzt werden, jedoch lohnt es sich zu experimentieren, wo sie andere Zutaten ersetzen kann!

Einkauf und Zubereitung

Die Blätter sind gekühlt oder gefroren in den meisten Asia-Geschäften erhältlich und können getrocknet oder gefroren gelagert werden. Sie werden bei thailändischen Gerichten oft im Ganzen mitgekocht, um Suppen und Saucen ihr charakteristisches Aroma zu geben. Sie eignen sich hauchfein geschnitten auch für Salate und Pfannengerichte oder als Ergänzung für einen Ingwertee. Ihr Geschmack harmoniert gut mit Knoblauch, Galgant, Ingwer und (Thdddddddai-) Basilikum.

Zucker und Süßwaren

Seit unserer Geburt ziehen wir Süßes allen anderen Geschmacksrichtungen vor. Je öfter wir Süßes essen, um so mehr gewöhnen wir uns an diesen Geschmack (Mere Exposure Effekt) und wissen auch, dass wir damit auf der »sicheren Seite« sind, weil süße Lebensmittel normalerweise nicht giftig sind. Wir lernen aber auch salzig, bitter und scharf kennen und gewöhnen uns auch daran. Ist das Essen zu einseitig oder haben die Speisen nur eine Geschmacksrichtung, haben wir es dann irgendwann »satt«, noch mehr davon zu essen. Uns schmecken auf einmal ganz andere Sachen, bis wir dann wieder zuviel von denen gegessen haben. So wäre es, wenn wir uns nur nach unserem Geschmack und unseren Vorlieben richten würden. Viele haben aber ständig »Süßhunger« und das aus Gründen, die gar nichts mehr mit Geschmack und Vorlieben zu tun haben.

La dolce vita - das süße Leben

Früher galten beleibte Menschen als wohlhabend, ausgeglichen und gemütlich. Heute ist es »in« schlank zu sein. Deshalb sind besonders Frauen »streng« mit sich und bis zu 40 Prozent von ihnen bekommen allein deshalb Hunger auf Süßes. Kinder werden mit Süßigkeiten »belohnt«, wenn sie artig waren. Heute ist überall zu lesen, dass der Verzehr von Zucker dick macht, Vitamine und Mineralstoffe raubt, die Zähne schädigt und nur »leere Kalorien« enthält. Wie kann etwas, das gut schmeckt seit der Geburt großer Beliebtheit erfreut, so schlecht sein?

Die Pros und Kontras bergen großes Konfliktpotential und die tatsächlich entstehenden Konflikte führen dann schließlich zu Problemen oder gar Störungen im Essverhalten.

Wer Süßigkeiten isst, dem geht es gleich besser! Dies wird von vielen Wissenschaftlern bestätigt und es scheint auch hier so zu sein, dass die Gründe für ein schlechtes Gewissen meistens nicht ausreichen und viele der »Warnungen vor Süßem« nicht ausreichend bewiesen sind. Gäbe es diese überzogenen Warnungen nicht, hätten wohl viele weniger Probleme mit Süßigkeiten.

Bei der Auswertung von 85.000 Ernährungstagebüchern zeigte sich, dass diejenigen, die mehr Süssigkeiten gegessen hatten, deshalb nicht dicker waren. Am meisten Zucker, Kuchen, Kekse, Schlagsahne, Eiskrem, Puddings, Bonbons, Pralinen, Schokolade und Schokoriegel hatten die »schlanken Männer« gegessen.

Der Ernährungspsychologe Volker Pudel nennt drei Strategien, um weniger Süßes zu essen:
1. Deutliche Relativierung des Stellenwertes von Süßigkeiten und Schokolade für die Genese des Übergewichts
2. Training in flexibler Verhaltenskontrolle, die nicht unmittelbar die Gegenregulation auslöst
3. Vermittlung ernährungsphysiologischer Kenntnisse, dass nicht einzelne Lebensmittel nach »gesund« oder »ungesund« kategorisiert werden können, sondern dass allein die Dosis und Kombination von Lebensmitteln über den gesundheitlichen Wert der Ernährung entscheiden.

Aus anthroposophischer Sicht

Süßes spricht den Menschen mit seinem Aroma an und wirkt damit auf das Nerven-Sinnes-System. Süßes macht geistig wach und wird gebraucht, um »selbstbewusst« zu sein. Das Ich des Menschen muss im Umgang mit dem Zucker Aktivität entfalten, um sich in seine Erdenaufgaben besser hineinzufinden. Jedoch gewinnt der Organismus seine höchste Kraft, wenn er den Zucker aus der Stärke selbst bereitet.

Aus ayurvedischer Sicht

Im Ayurveda werden Süßigkeiten nach den Regeln der Diätetik bewertet, das heißt eine zur Konstitution passende Auswahl, Menge, Zubereitung zum passenden Zeitpunkt ist zuträglich für die Gesundheit und das Wohlbefinden. Süßes besänftigt Vata und Pita und erhöht Kapha. Kekse und andere trockene Süßwaren würden jedoch auch Vata erhöhen. Süßes im Übermaß erhöht alle drei Doshas.

Aus Sicht der TCM

Übermäßige geistige Tätigkeit kann die Milz schwächen und damit einen Heißhunger auf Süßes erzeugen, da die Milz dem Erdelement zugeordnet ist. Süßigkeiten wirken stark tonisierend und können, maßvoll genossen, eine intellektuelle Beanspruchung unterstützen.
Zucker und Trockenfrüchte sind Bestandteil vieler Rezepturen der Ernährungstherapie.

Zucker als Gift?

Die Diskussion um Zucker wird oft sehr emotional geführt. Unterstellt uns die Zeitung »Die Zeit« wenn sie von der Zuckermafia spricht, kriminelle Neigungen, wenn wir Zucker kaufen und damit die Zuckermafia unterstützen? Im Buch »Zucker - der süße Verführer« wird der Zucker als Gefahr beschrieben. Ist dies recht oder wird er doch nur denunziert? Der Verfech-

...ter der Vollwerternährung Dr. Bruker ist sogar der Ansicht, dass vom Wissen um die Gefährlichkeit des Zuckers die zukünftige Gesundheit der Völker abhängt. Allerdings bezieht sich auch heute noch ein Großteil der Autoren in ihren aktuellen Büchern auf Studien und Forschungsergebnisse aus den 1950er und 1960er Jahren. Dass einzelne Nahrungsmittel ungesund sein können, wenn man zuviel davon isst, weiß man schon seit tausenden von Jahren. Zu viele Ballaststoffe, zuviel Fleisch, zuviel Pfefferminz- oder Kamillentee, Orangen usw. Da so sehr vor Zucker gewarnt wird, bekommen viele ein schlechtes Gewissen, meiden ihn so gut es geht und essen danach umso mehr davon. Halten Sie sich doch einfach daran, den süßen Geschmack als das zu nehmen, was er ist: angenehm.

Hauptsache süß!

Zuckeraustauschstoffe verhindern einen zu starken Blutzuckeranstieg und damit die Insulinreaktion. Zu ihnen gehören:

- Fruchtzucker – liefert genausoviel Energie wie weißer Zucker.
- Sorbit (E 420) – ist auch in vielen Früchten enthalten. Industriell wird er aus Maisstärke gewonnen. Bei manchen Menschen wirken auch kleinere Mengen abführend.
- Xylit (E967) – kommt auch in Früchten, Beeren, Gemüsen und Pilzen vor. Er wird aus Xylose (Holzzucker) gewonnen. Auch Xylit kann abführend wirken.
- Mannit (E 421) – ist auch häufig in der Natur zu finden. Früher wurde er aus dem süßen Saft der Manna-Esche gewonnen, heute häufig aus Braunalgen. Bereits ab 10 g pro Tag kann es zu Durchfall kommen.
- Isomalt (E 953) – wird aus Haushaltszucker gewonnen. Er wir im Magen kaum und im Dünndarm etwa zwölfmal langsamer aufgespalten, so dass nur ein Drittel resorbiert werden kann. 30 g als Einzeldosis gelten noch als gut verträglich.
- Maltit (E 965) – wird aus Mais- oder Kartoffelstärke hergestellt. Er ist fast so süß wie Zucker und wirkt weniger abführend als Sorbit.

Weiterhin gibt es synthetisch Süßstoffe, welche in der Natur so nicht vorkommen. Zu ihnen zählen Saccharin (E 954), Cyclamat (E 952), Acesulfam (E 950) und Aspartam (E 951). Ihre Verwendung wird von den Gesundheitsbehörden weltweit als unbedenklich eingestuft, wenn die empfohlenen Mengen beachtet werden. Die Hypothese aus dem Jahr 1986 dass Süßstoff zu verstärktem Hungergefühl führt und damit zu Übergewicht führt, konnte in weiteren Studien nicht bestätigt werden.

»Ich will keine Schokolade«

Das sagen zwar viele, aber den meisten schmeckt sie doch. Und es muss auch wirklich Schokolade sein, wie der Ernährungspsychologe Paul Rozin in seinen Versuchen festgestellt hat: Wenn »richtige« Schokolade im Mund schmilzt, erleben wir ihren Geschmack, genießen das Erlebnis und fühlen uns anschließend zufriedener. Kakaokapseln haben dagegen kaum einen Effekt.

Auch bei Schokolade gilt, dass die Menge, die Häufigkeit des Verzehrs und die persönliche Konstitution bestimmen, ob sie uns gut oder schadet. Wer sich Schokolade total verbietet, stärkt damit eventuell sein Bedürfnis nach ihr und kommt es einmal zum »Übertreten« des Verbots, haben sich viele nicht mehr unter Kontrolle. Essen Sie also, wenn Sie Lust darauf haben, gelegentlich ein paar Stückchen Schokolade und genießen es!

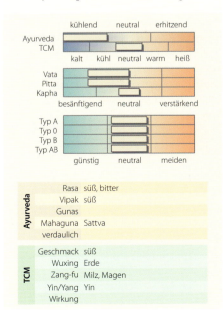

Ahornsirup

Ahornsirup ist eine recht teure Süße, gefällt jedoch mit seinem komplexen Aroma.

Bei den Kelten ein Zeichen für die Ganzheit und innere Reinheit!

Die Indianer Nord-Amerikas kannten die Herstellung von Ahorn-Sirup lange vor der Ankunft europäischer Siedler. Die Irokesen bereiteten ihr erlegtes Wild traditionell mit Ahorn-Sirup. Französische Siedler lernten die Technik von den Indianern.

Im Herbst speichert der Zucker-Ahorn die Süße in seinen Wurzeln. Im Frühling steigt der Saft nach oben zu den Ästen. Man bohrt die Bäume an und leitet einen Teil des Saftes nach außen, ohne die Bäume zu schwächen. Ahornsirup enthält unter 4% Sacharose (Haushaltszucker). Die 30 bis 50 Liter Saft die ein Baum in etwa 2 Wochen hervorbringt kocht man dann zu etwa einem Liter Sirup.

Einkauf und Zubereitung

In Europa bedeutet Grade A, dass dieser Sirup hell ist und mild aromatisch schmeckt. Grade AA ist sehr hell und schmeckt fein-mild und Grade B ist dunkler, mit einem kräftigen Geschmack.

Latein	Englisch
	Maple syrup

Ahornsirup ist eine gute Quelle für Zink und Mangan.

	kühlend	neutral	erhitzend
Ayurveda TCM			
	kalt	kühl	neutral	warm	heiß
Vata Pitta Kapha			
	besänftigend	neutral	verstärkend
Typ A Typ 0 Typ B Typ AB			
	günstig	neutral	meiden

Ayurveda	Rasa	süß, bitter
	Vipak	süß
	Gunas	
	Mahaguna verdaulich	Sattva

TCM	Geschmack	süß
	Wuxing	Erde
	Zang-fu	Milz, Magen
	Yin/Yang	Yin
	Wirkung	

Naturheilkunde

Ayurveda

Laut Dr. Tirtha gehört Ahornsirup zu den besten Süßungsmitteln. Aufgrund seiner kühlenden und befeuchtenden Wirkung empfiehlt er ihn bei Husten, Fieber und Brennen.

TCM

Wie Zucker wirkt auch Ahornsirup befeuchtend und fördert das Yin.

Rohrzucker

Latein	Englisch	Sanskrit	Mandarin	Tibetisch	Arabisch
Saccharum officinarum Linn.	Cane sugar	Sarkara, Iksu (Zuckerrohr)	Hong tang	Ka ra dkar po	Sukkar

Rohrzucker bereichert die Speisen, je nach Sorte, mit einem weichen und komplexen Aroma.

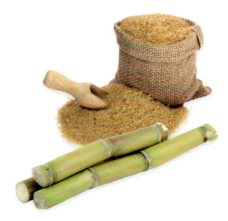

Gib ihm Zucker!

Bereits um 3.000 v. Chr. kannte man kristallisierten Zucker in Indien. Die Pflanze verbreitete sich aus dieser Region in den gesamten asiatischen Raum und bis zum 1. Jh. in den Nahen Osten. Arabische Händler brachten im 8. Jh. das Zuckerrohr nach Spanien. Mit den Spaniern gelangte das Zuckerrohr im 16. Jh. nach Südamerika. Auch die Portugiesen ließen Zuckerrohr in ihren Kolonien anbauen. Viele der 10 bis 15 Millionen in die Sklaverei verschleppten Schwarzafrikaner brauchte man für den Zuckeranbau. Brasilien produziert heute mit 455 Millionen Tonnen fast ein Drittel der Welternte, verwendet davon aber ein Drittel für die Produktion von Ethanol. Indien liegt mit 281 Millionen Tonnen auf dem zweiten Platz.

Zuckerrohr ist weltweit noch vor der Zuckerrübe Rohstoff für Industriezucker – in der EU findet man aber fast nur Rüben-Zucker. Man verwendet Zuckerrohr auch zur Herstellung von Schnäpsen wie Cachaça oder Rum, der aus den Pressrückständen entsteht.

Einkauf und Zubereitung

Vollrohrzucker ist eingedickter Zuckerrohrsaft. In Indien wird dieser durch langes Erhitzen hergestellt und Jaggery genannt. Beim Vollrohrzucker aus dem Bioladen setzt man schonendere Verfahren ein. Er enthält ca. drei Prozent Mineralien wie Kalzium, Eisen, Magnesium sowie B-Vitamine und schmeckt karamelartig. Roh-Rohrzucker ist teilweise raffiniert und enthält 0,3 bis 1 Prozent Melasse. Der Begriff »brauner Zucker« ist eher für Industriezucker aus Rüben oder Zuckerrohr üblich, der mit karamelisiertem Zucker gefärbt wurde.

Umweltaspekte

Vollrohrzucker wird zur Zeit nur aus Bio-Anbau angeboten. Dies ist auch sinnvoll, da bei der üblichen Zuckerrohr-Produktion sehr viel Pestizide eigesetzt werden.

Vollrohrzucker könnte man fast als Mineralpulver zur Nahrungsergänzung anbieten. Bei der Ernährung von Kindern und Kleinkindern ist Vollrohrzucker sicher die bessere Wahl. Untersuchungen des schweizer Arztes Dr. Béguin ergab, dass die Karies-Rate um die Hälfte sank.

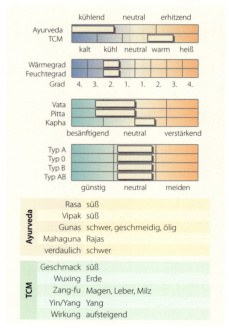

Naturheilkunde

Ayurveda

Zuckerrohr und Rohrzucker wirken kühlend, aphrodisierend, harntreibend und stärkend. Susruta empfiehlt gekochten Zuckerrohrsaft auch für Vata und Kapha. Vollrohrzucker (Jaggery) hat die besten Qualitäten und eine warme Potenz. Je mehr der Zucker gekocht und gereinigt ist, umso süßer, geschmeidiger, schwerer und kälter wirkt er. Bhavamisra ergänzt dass Rohrzucker schwer zu verdauen ist, Säure im Magen erzeugt, Stuhl und Urin zurückhält sowie Fettgewebe und Kapha vermehrt.

TCM

Rohrzucker kennt man in China seit dem 5. Jh. Er unterstützt Yang, fördert Qi, harmonisiert die »Mitte« und lindert akute Schmerzzustände. Man empfiehlt ihn bei Schwäche der Funktionskreise Milz und Magen mit Magenschmerzen, Brechreiz und Aufstoßen sowie bei lang anhaltendem Durchfall.

Zucker verschlimmert Feuchtigkeits- und Schleimbelastungen und er ist schlecht für die Zähne. Verwendet man ihn zu viel und zu oft, kann das Yin geschädigt werden.

»Den Zucker, wenn er noch roh ist, so daß er noch zu keinem Gebrauch des Menschen bereitet ist, soll (der Kranke) im Sommer in der Sonne oder im Winter auf einem erhitzten Stein trocknen, und wenn er trocken ist und (der Kranke) ihn dann ißt oder trinkt, erquickt es ihn. Und wer im Gehirn oder in der Brust Schmerzen leidet und so beengt ist, daß er sich nicht reinigen kann und nicht ausspeien kann und wenn er (Zucker) ißt oder trinkt, reinigt das sein Gehirn und seiner Brust bringt es die Lösung der Reinigung.« (aus »Physica«, übersetzt von Portmann, 1997)

TEM – Unani-Medizin

Die kalte und feuchte Eigenschaft des Zuckers benutzt man oft, um die Wirkung anderer Kräuter und Arzneien bis in die letzten Bereiche der Organe zu bringen. Wer zu viel Zucker isst, schafft damit die Basis für feuchte Krankheiten. Im »Tacuinum sanitatis« empfiehlt man den weißen, reinen, da er den Körper reinige, gut für die Brust, Nieren und Harnblase sei. Man solle ihn mit sauren Granatäpfeln essen, damit er nicht durstig macht oder den Gallensaft errigt. Er ist gut für alle Komplexionen, alle Altersstufen, in jeder Jahreszeit und allen Gegenden.

Für medizinische Zwecke nutzt man unraffinierten Zucker oder, wenn dieser nicht erhältlich ist, Honig. Zucker ist nicht gut bei Verstopfung. Hakim Moinuddin Shishti empfiehlt, auf raffinierten weißen Zucker zu verzichten – völlig und für immer.

Stevia

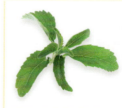

Die Steviapflanze stammt ursprünglich Paraguay und wird dort schon seit Jahrhunderten zum Süßen der Speisen und Getränke verwendet. Schon 1973 produzierte Korea die chemisch extrahierten Steviaside für den japanischen Markt. In der EU ist Stevioglycoside seit 2011 mit der Bezeichnung E 960 zugelassen. Aktuell wird Stevia für Süßwaren verwendet, meist jedoch zusammen mit Zucker, da Stevia noch einen bitteren, lakritzartigen Beigeschmack hat. Die Eignung für Getränke wird noch geprüft.

Zucker und Süßwaren

Honig

Englisch	Sanskrit	Mandarin	Tibetisch	Arabisch
Honey	Madhu, Ksaudra, Maksika	Feng mi	Sbran rtsi	Asal, Chasal

DHonig bietet sehr viel mehr als nur seinen süßem Geschmack. Er eignet sich besonders bei überhöhter Feuer- oder Wasser-Energetik.

Willst du mir Honig ums Maul schmieren?

Bienen gibt es schon seit mindestens 40 Millionen Jahren auf der Erde. Die ersten Zeugnisse, dass Menschen Honig essen, gibt es in Malereien mit »Honigjägern« aus der Steinzeit. Mit dem Ackerbau begannen die Menschen auch Bienen in die Nähe ihrer Felder zu holen. In der Bibel berichtet man vom Land, wo Milch und Honig fließen. Im 4. Jahrtausend v. Chr. gab es Bienenzucht in Ägypten. Honig spielte in allen Ländern und Kulturen in Bräuchen und in der Medizin von Anfang an eine wichtige Rolle. Der Honigwein der Germanen »Met« ist auch heute noch bei vielen beliebt. Mit dem Beginn der Zuckerproduktion im 19. Jh. verlor er seine Bedeutung als Süßungsmittel.

In Deutschland kümmern sich rund 81.000 Imker um etwa 800.000 Bienenvölker, die für uns den Honig sammeln. Jedes Volk produziert ungefähr 15 bis 20 kg Honig im Jahr, was aber gerade einmal für ein Fünftel des Verbrauchs in Deutschland reicht. Den höchsten Verbrauch pro Einwohner gibt es in Griechenland. Die Deutschen sind auch vorn mit dabei. Blütenhonig wie Raps- oder Akazienhonig stammt aus dem Blütennektar der Pflanzen. Für Honigtauhonig wie Tannenhonig sammeln die Bienen die Ausscheidungen der kleinen Insekten, die sich vom Pflanzensaft der Bäume oder Blätter ernähren.

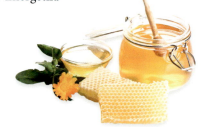

Einkauf und Zubereitung

Suchen Sie sich am besten einen »Imker ihres Vertrauens«. Ob Honig beim Abfüllen nur bis höchstens 40 Grad und möglichst kurz erhitzt wurde, kann man am Gehalt von Hydroxymethylfurfural (HMF) feststellen. Die Honig-Verordnung erlaubt maximal 40 Milligramm HMF pro Kilogramm Honig, die EU-Ökoverordnung macht keine Vorgaben. Steht auf dem Etikett zusätzlich »kalt geschleudert«, »wabenecht«, »naturbelassen« oder ähnliches, darf der Wert höchstens 20 Milligramm betragen. Der Deutsche Imkerbund lässt 15 Milligramm zu und einige Bioverbände wie AGÖL oder Demeter beschränken den Wert auf 10 Milligram HMF. Also auch Bio-Honig aus dem Ausland muss nicht schonend verarbeitet sein. Bewahren Sie Honig möglichst unter 20 °C auf.

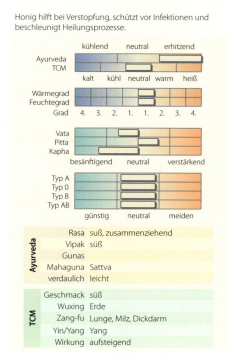

Honig hilft bei Verstopfung, schützt vor Infektionen und beschleunigt Heilungsprozesse.

Naturheilkunde

Ayurveda

Bereits in vielen Versen des Rig-Veda ist vom Honig die Rede: »Honigreich sollen die Pflanzen, die Himmel, die Gewässer sein, honigreich soll die Luft für uns sein. Der Herr der Flur soll uns honigreich sein. … Glück soll Parjanya durch Honig und Milch bringen.« Honig wird auch bei Caraka und Sushruta erwähnt. Bei Bhavamisra heißt es, dass Honig kühlt, ist einfach zu verdauen ist, gut für die Augen sei, feste Stoffe löst, die feinen Kanäle im Körper reinigt, bei Atemproblemen hilft sowie Husten und Durchfall lindert. Er stärkt den Intellekt, wirkt aphrodisierend und fördert eine gesunde Gesichtsfarbe. Honig verstärkt die Wirkung vieler Arzneien. Die Honigsorten enthalten auch die Wirkung der Pflanzen, von denen die Bienen gesammelt haben. Laut Sushruta beleben und besänftigen die meisten Honigarten alle drei Doshas. Er warnt davor Honig mit heiß wirkenden Arzneien zu kombinieren oder bei heißen Störungen zu verwenden. Charaka erwähnt, dass Honig Vata erhöht und nichts so ungünstig wäre wie Ama (unverdaute Substanz), durch falschen Gebrauch von Honig. Er warnt vor der Kombination von Honig mit aus Samen gewonnenem Öl. Moderne Ayurvedaexperten sind der Auffassung, dass die meisten Honige eine warme Potenz haben.

TCM

In China hat man noch bis ins 17. Jh. 80 Prozent des Honig von Wildbienen gesammelt. China ist mit über 21 Prozent der Weltproduktion der größte Honigproduzent, aber die Chinesen essen selbst nur wenig davon. Honig tonisiert die »Mitte«, lindert Schmerzen, befeuchtet die Lunge und neutralisiert Gifte. Er fördert den Appetit, kräftigt und Hilft bei Bauchschmerzen. Honig ist Bestandteil vieler Rezepte und wird gerne als Würzmittel verwendet.

Es wird empfohlen, Honig bei Belastungen durch Schleim oder Feuchtigkeit, Durchfall oder in Kombination mit Frühlingszwiebeln zu meiden.

 »Der Honig, den die Bienen bereiten, ist sehr warm. Und ein Mensch, der fett ist und fettes Fleisch hat und der oft Honig ißt, bereitet Fäulnis in sich. Wer aber mager und trocken ist und ihn kocht, wird von ihm geschädigt. Wenn aber jemand die Honigwabe mit dem Wachs ißt, dann erregt er die Melancholie in sich, und das schadet ihm und bereitet Schwere in ihm und läßt die Melancholie in ihm zunehmen.« (aus »Physica«, übersetzt von Portmann, 1997)

TEM – Unani-Medizin

Der Prophet Mohammed trank jeden Morgen auf nüchternen Magen ein Glas Wasser mit Honig. Man bezeichnet ihn als die beste Nahrung von allen, das beste Getränk und die beste Medizin. Der beste Honig ist der vom Frühling, der zweitbeste der vom Sommer.

Honig macht Appetit, stärkt den Magen und vertreibt Schleim. Dioskurides bevorzugt den Frühjahrshonig, danach den Sommerhonig und warnt beim dickeren Herbsthonig, dass er Ausschlag erzeugen könne.

 »… wenn wir den Honig nehmen und genießen ihn als älterer Mensch, dann gibt er uns für das, was jetzt mehr von außen die gestaltenden Kräfte geben muß, dieselbe Macht und Gewalt, die uns die Milch für den Kopf während des kindlichen Alters gibt. … brauchen wir im späteren Alter noch plastizierende Kräfte, dann müssen wir Honig essen, und wir brauchen ihn nicht in furchtbaren Quantitäten zu essen, weil es nur darauf ankommt, die Kräfte zu haben von ihm. … Und wenn man ein Land ausdenken wollte, wo es schöne Kinder und schöne alte Leute gibt, was müßte das für ein Land sein? Das müßte ein Land sein, wo Milch und Honig fließen!« (Rudolf Steiner 1923)

Wasser und andere Getränke

Bei den Hethitern hieß es watar, die Inder nennen es jala und im lateinischen sagt man aqua. Es ist längst nicht mehr ein Quell der Reinheit. Wasser wird verbraucht, verschmutzt, vergiftet und zerstört. Es muss gereinigt werden, entkeimt, gefiltert, enthärtet, gesäuert oder gechlort. Manche Gesundheitsexperten empfehlen, dass wir mindestens 2 Liter davon am Tag trinken müssen, anderen meinen, dass wir nur dann so viel trinken bräuchten, wenn wir uns viel bewegen oder schwitzen. Die Nahrung würde reichen, unseren Körper mit genügend Flüssigkeit zu versorgen. Bei keinem anderen Nahrungsmittel gibt es so unterschiedliche Meinungen wie beim Wasser. Nachfolgend finden Sie einige Informationen zu diesem Thema, welche Sie »glauben« können oder auch nicht.

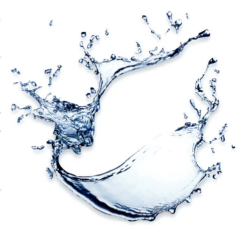

Aus anthroposophischer Sicht

Rudolf Steiner sagte »Wenn nicht früher das Wasser in Wein verwandelt worden wäre, so hätte der Mensch nicht alles aufgenommen, was unten im irdischen Tale ist. … Das nächste ist, dass der Wein wieder in Wasser verwandelt wird. … Alles, könnte man sagen, ist Gift und Heilmittel. Denn natürlich, wenn Sie zum Beispiel ein paar Eimer Wasser auf einmal austrinken, so ist es ein Gift, während es in der entsprechenden Menge ein Nahrungsmittel ist, und wenn man es gar in merkwürdig kleinen Mengen einführt, kann es sogar ein Heilmittel sein. Wasser ist überhaupt ein starkes Heilmittel durch allerlei Methoden, die man dabei anwendet.«

Tao des Wassers

»Das höchste Gut gleicht dem Wasser. Wasser kommt den zehntausend Dingen zugute und kämpft nicht; es fließt an Orten, die die Menschen vermeiden; so ist es nahe dem Weg ... Der Weg erzeugte eins, eins erzeugte zwei, zwei erzeugte drei, und drei erzeugte die zehntausend Dinge ... Nichts auf der Welt ist nachgiebiger und schwächer als Wasser. Doch gibt es nichts Besseres, um das Feste und Starke anzugreifen. In der Tat: es gibt nichts, das seinen Platz einnehmen könnte. Das Schwache kann das Starke besiegen, das Zarte kann das Steife bezwingen. Es gibt niemanden in der Welt, der das nicht weiß, doch niemand übt es aus.«
(aus Lao-tse, Tao te King)

Aus ayurvedischer Sicht

Der Ayurveda-Arzt Vagbhata schrieb im 7. Jh. »Belebend, sättigend, gut für den Verstand, erfrischend, den Geist belebend, leicht, ohne erkennbaren Geschmack, von süßer Natur, kühl, klar, von der Eigenschaft wie Nektar, leicht zu verdauen weil es von der Sonne erst aufgenommen und dann wieder losgelassen wurde, Vata und Kapha besänftigend, Krankheiten verursacht durch Pitta, Blut und Gift heilend, durch seine kalten, belebenden und kühlen Eigenschaften, sind die Qualitäten von Regenwasser, welches vom Himmel kommend mit der Sonne, dem Mond und dem Wind in Kontakt kam.« Wenn gutes Regenwasser nicht verfügbar ist, nimmt man das Wasser aus der Erde gut, da es dem Regenwasser ähnlich ist.

Weiter sagt er, dass wer viel Wasser auf einmal trinkt, auch wenn er sehr durstig ist, dies Kapha und Pitta erhöht. Wasser wirkt süß und kalt nach der Verdauung, auch wenn man es heiß trinkt. Warmes Wasser hilft, die Rückstände, welche bei schlechter Verdauung entstehen, zu beseitigen. Wer große Mengen Wasser trink, schwächt damit seine Verdauung. Auch Wasser vor der Mahlzeit zu trinken, schwächt die Verdauung und kann auf Dauer zu Abmagerung führen. Trinkt man Wasser am Ende der Mahlzeit, wird man leichter zunehmen und den Kapha-Anteil in den Bereichen oberhalb des Magens erhöhen. Trinkt man Wasser während der Mahlzeit, wird dies die Gewebe bewahren und verdauen helfen. Die Empfehlung, Wasser vor der Verwendung zu kochen, berücksichtigt wohl vorwiegend die hygienischen Bedingungen der damaligen Zeit. Wichtig scheint der Hinweis, dass wenn wir eine bestimmte Art von Wasser getrunken haben, dieses erst verdauen sollen, bevor wir anderes Wasser trinken. Vagbhata schreibt weiter, dass Wasser nicht gut wäre, nur weil es gekocht oder ungekocht, heiß oder kalt ist. Wenn wir das richtige Wasser in der richtigen Menge trinken, wirkt es wie Nektar, sonst wie Gift, wenn wir dies nicht beachten. Zur Besänftigung von Vata und Kapha wird warmes oder heißes Wasser, zur Besänftigung von Pitta leicht kühles Wasser empfohlen. Zu viel Wasser kann Kapha vermehren. Wasser mit Kohlensäure erhöht Vata und lindert Pitta und Kapha.

Aus der Sicht der TCM

Wasser vermehrt Yin. Trinkt man zu viel Wasser, sammelt sich das Wasser im Körper und kann zu innerer und äußerer Kälte führen. Das Temperaturverhalten von Wasser kann man beeinflussen, indem man es kocht und warm trinkt oder kühlt und eventuell Eiswürfel dazu gibt.

Aus der Sicht der Unani-Medizin

Der Prophet Mohammed sagte »Das beste Getränk in dieser Welt und der nächsten ist Wasser«. Es ist leicht kühlend, erhält die innere Feuchtigkeit des Körpers und hilft zu verdauen. Trinkt man Wasser zu schnell, schwächt dies die Leber.«

Mineralwasser

Die Deutschen trinken immer mehr Mineralwasser. 1970 waren es noch 12,5 l, 1980 39,6 l, 1990 82,7 l, 2000 100,3 l und im Jahr 2013 140 l Pro-Kopf-Verbrauch. Im Jahr 2013 füllten die deutschen Erzeuger 10,4 Milliarden Liter Wasser in Flaschen, knapp 85 Prozent davon mit Kohlensäure versetzt.

- Quellwasser, Tafelwasser
  Diese Wässer werden aus unterirdischen natürlichen oder künstlich erschlossenen Quellen gefördert. Tafelwasser darf noch mit Salz oder anderen zugelassenen Zusatzstoffen angereichert werden.

- Natürliches Mineralwasser
  Solch ein Wasser ist entsprechend der Trinkwasserverordnung »von ursprünglicher Reinheit und gekennzeichnet durch seinen Gehalt an Mineralien, Spurenelementen oder sonstigen Bestandteilen und gegebenenfalls durch bestimmte, insbesondere ernährungsphysiologische Wirkungen«. Seine Zusammensetzung und wesentlichen Merkmale müssen im Rahmen natürlicher Schwankungen konstant bleiben.

- Heilwasser
  Diese Wässer besitzen auf Grund ihrer Mineralstoffe und Spurenelemente zusätzlich eine nachgewiesene heilende, lindernde oder vorbeugende Wirkung.

Bei Mineral- und Heilwässern gibt es drei Haupttypen:

- Chlorid-Wässer
  mit einem überwiegendem Anteil an Natrium-Chlorid, Calcium-Chlorid oder Magnesium-Chlorid

- Sulfat-Wässer
  mit einem überwiegendem Anteil an Natrium-Sulfat, Calcium-Sulfat, Magnesium-Sulfat oder Eisen-Sulfat

- Hydrogencarbonat-Wässer
  mit einem überwiegendem Anteil an Natrium-Hydrogencarbonat, Calcium-Hydrogencarbonat oder Magnesium-Hydrogencarbonat.

Es stellt sich die Frage, warum es überhaupt nötig ist, Mineralwasser in Flaschen zu kaufen. Ein Grund könnte sein, dass das Leitungswasser zu viele oder eine nicht gewünschte Zusammensetzung von Mineralien enthält. So enthalten z. B. Münchener oder Berliner Leitungswasser mehr

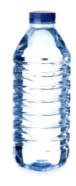

Wenn Wasser in PET-Flaschen fruchtig-süß schmeck, hat es der Hersteller versäumt, Acetaldehyd-Blocker zu verwenden. Laut Stiftung Warentest ist dieser Stoff jedoch unkritisch für die Gesundheit.

als das doppelte an Mineralien als viele preiswerte Flaschenwässer. Ein anderer könnte sein, dass das Leitungswasser zu wenig Mineralien enthält. Ob es jedoch sinnvoll ist, Mineralien über das Wasser aufzunehmen, ist bei Wasserexperten umstritten. Einige Autoren bezeichnen Mineralien als anorganisch, wenn sie direkt aus dem Erdreich kommen, also dort vom Wasser aus den Gesteinen gelöst wurden. Organisch gebundenen Mineralien sind jene, die bereits in Pflanzen oder Tieren verstoffwechselt und organisch gebunden wurden. Wichtige ist auch das Verhältnis der im Wasser enthaltenen Mineralien in Bezug zum unserem individuellen Mineralhaushalt. Mehrere Forscher kamen schließlich zu dem Ergebnis, dass mineralarmes Wasser, wie z. B. von Gletschern, aus der Umkehr-Osmose oder der Dampfdestillation, den günstigsten Effekt auf die Gesundheit hätten.

Reines Wasser

Es gibt so einiges, was es einem verleiden kann, regelmäßig Leitungswasser zu trinken: Schwermetalle, Pestizide, Medikamentenrückstände, Chlor- und Chlorabbauprodukte, Organische Verbindungen, Bakterien, Nitrat/Nitrit, Kalk, Mineralzusammensetzung oder Asbestfasern.

Natürlich liefern die Wasserwerke das Wasser in einer Qualität, welche die Gesundheit »nachweislich« nicht gefährdet. Jedoch sind in vielen Wässern die genannten Stoffe nachweisbar, wenn auch in geringsten Mengen. Die Möglichkeit von Schäden an den Leitungen bis zum Endverbraucher sowie die Verwendung von nicht zugelassenen Kupferrohren in der Hausinstallation ergeben weitere Gründe, unser Leitungswasser von all diesen Stoffen zu befreien, bevor wir es trinken.

- Kannenfilter

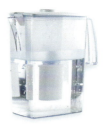

Kannenfilter sollen in erster Linie den Geschmack und das Aussehen von Leitungswasser verbessern. Das darin enthaltene Kalzium verändert bei Getränken wie Tee oder Kaffee den Geschmack und das Aussehen. Das Kalzium wird mit Ionenaustauschern entfernt. Um ein Verkeimen dieser Systeme zu verhindern, werden diese mit Silber ergänzt. Die meisten Kartuschen können jedoch eine unkontrollierte Abgabe von Keimen nicht verhindern. Zusätzlich wird der pH-Wert des Wassers deutlich in den sauren Bereich verschoben. Die Kapazität der Filterkartuschen ist sehr gering, so dass sie häufig gewechselt werden müssen.

- Aktivkohle-Blockfilter

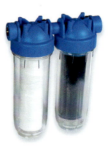

Diese Filter bestehen aus verschmolzener Aktivkohle und verhindern so ein Verkeimen. Sie entfernen organische Verbindungen wie Chlor, Pestizide und Düngemittel jedoch keine Mineralien.

- Umkehrosmose

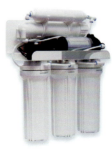

Bei der Umkehrosmose muss das vorgefilterte Wasser durch eine Membran mit mikroskopisch kleinen Poren hindurch. Diese sind so klein, dass sie zu etwa 98 Prozent nur Wassermoleküle passieren lassen. Im Wasser gelöste Stoffe wie Mineralien werden zurückgehalten und mit dem nachfließenden Wasser weggespült. Die Effektivität ist abhängig vom Wasserleitungsdruck und der Härte des Wassers. Das Ergebnis ist ein mineralarmes Wasser, welches als Lebensmittel und als »Lösungsmittel« für die entschlackende Funktion der Nieren sehr gut geeignet ist. Der Hydrologe Vincent stellte fest, dass bei weichem Wasser Herz und Kreislauf weniger gefährdet sind. Die Systeme sind häufig mit einer Aktivkohlefiltrierung kombiniert, welche auch Chlor und Ozon eliminiert.

Lebendiges Wasser

Um Wasser in seiner Entstehung, seinem Wesen, seiner Struktur, seinen Eigenschaften, seinen Anomalien und seinen Wirkungen ausführlich zu beschreiben, wären umfangreiche Bücher erforderlich. Nach den Forschungen des Biophysikers Karl Trincher hat Wasser neben den Aggregatzuständen fest, flüssig und gasförmig im Bereich 30° bis 45° Celsius die Zustände sowohl flüssig wie auch kristallin. Die 37,5 °C unseres Körperwassers sind damit optimal für homotherme Lebewesen. Wasser hat hier die Fähigkeit Informationen aufzunehmen, zu speichern und weiterzugeben. Diese Eigenschaft beruht auf der Struktur des Wassers, mit der es elektromagnetische Frequenzen übertragen kann. Für Trincher ist Intrazellullarwasser gleichzeitig flüssig und kristallin und damit lebende Materie. Die Qualität des Wassers ist damit wichtig für ein gesundes Leben. Was heißt jedoch Qualität?

Belebung - Energetisierung

Es scheint unmöglich, die Vorgänge, die sich bei der Wasserbelebung vollziehen genau zu beweisen. Ein Umstand, der einige Wissenschaftler dazu angeregt hat, das Gegenteil, nämlich die Unmöglichkeit einer »Belebung« oder »Energetisierung« von Wasser nachzuweisen. Jedoch berichteten zahlreiche Wissenschaftler, Ingenieure und Anwender wie Betriebsleiter über ihre positiven Erfahrungen mit der Wasserbelebung. Es gibt auch zunehmend weitere positive Bewertungen aus der Praxis der Anwendung. Nur was ist eigentlich unter »Belebung« oder »Energetisierung« zu verstehen? Wasserforscher aus vielen Nationen kamen zu der Erkenntnis, dass Wasser in der Lage ist, bestimmte Eigenschaften auf anderes Wasser zu übertragen. Wie genau dies geschieht, bleibt noch ein Rätsel. Allgemein angenommen wird, dass Wasserstoffstrukturbrücken innerhalb von Picosekunden wieder aufbrechen. Dass jedoch ein Telefonat mit dem Handy das Körperwasser bis zu 30 Minuten zu verändern vermag, ist rein visuell bei der Betrachtung von aufgetrockneten Speichelproben erkennbar. Nun mag mancher gerne darüber diskutieren wollen, dass dies nicht durch Wasserstoffstrukturbrücken bewirkt sein kann, da diese ja, »wie man weiß«, innerhalb von Picosekunden aufbrechen. Erkennbar ist jedoch, dass Wasser etwas, das allgemein »Information« genannt werden kann, über einen weitaus längeren Zeitraum behalten kann. Viele Bräuche handeln von der Übertragung von »Lebensenergie« durch die Vermittlung von Wasser. Schon in der Caraka Samhita (3. Jh. v. Chr.) wird empfohlen, das Essen mit geheiligtem Wasser zu benetzen. Wasser wird bebetet, besprochen oder besungen, um es zu geweihtem Wasser zu wandeln. Solch ein Wasser kann als belebt oder energetisiert bezeichnet werden. Heute sind weitere Verfahren bekannt, Wasser dauerhaft zu »informieren«. Hierzu gehören Verwirbelung, Magnetisierung, die Verwendung »heiliger« geometrischer Maße, Edelsteine, Symbole oder Modulation mit Hilfe der von Wilhelm Reich entdeckten Orgonstrahlung. Bekannte Anbieter von Geräten zur Wasserenergetisierung sind Grander, UMH, Ingenieurbüro Kern oder Leva Quell.

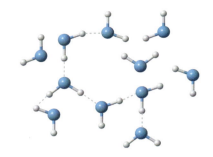

Wassermoleküle sind in der Lage, sich über tetraedische Wasserstoffbrücken zu verbinden, um »Informationen« zu speichern.

Sichtbar belebt!

Die Fotos unten entstanden mit Hilfe eines Mikroskops mit Dunkelfeldkondensor. Es wäre auch ausreichend, ein kleine runde Blende wie z. B. eine Münze in die Mitte des Kondensors zu legen. Das Objektiv vergrößert 10-fach. Die Wassertropfen wurden jeweils mit einer neuen Spritze und Kanüle auf einen gereinigten Objektträger aufgebracht. Nach der Trocknung des Tropfens wurden die Fotos erstellt, um die Formation der Mineralien, die während der Trocknung entstand, vergleichen zu können.

Fazit

Das Wasser sollte einem schmecken! Wer sauberes Wasser bevorzugt, ist mit Aktivkohleblockfiltern eher auf der sicheren Seite. Die Umkehrosmose liefert mineralarmes Wasser, welches idealerweise noch mit Symbolen, Worten oder anderen Verfahren »informiert« werden kann.

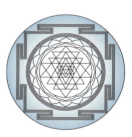

Das Shri-Yantra

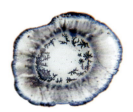

Leitungswasse, welches auf dem Shri-Yantra stand, invers

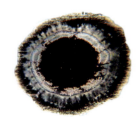

Leitungswasse, welches auf dem Shri-Yantra stand, 2. Probe

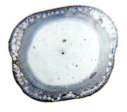

Leitungswasser, mit UMH-Technologie energetisiert

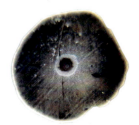

Volvic

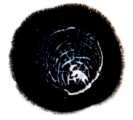

Leitungswasser aus Berlin

Wasser und andere Getränke

ERFRISCHUNGSGETRÄNKE

Für jene, die eine »Abkühlung« brauchen, sind auch Erfrischungsgetränke geeignet.

Schenkt dir das Leben Zitronen, mach Limonade daraus!

Die meist kohlensäurehaltigen, süß-sauer aromatisierten Kaltgetränke werden auch Softdrink oder Limonade genannt. Schon wegen ihres Zuckergehalts gelten sie als nicht für den häufigen Genuss geeignet. Eine besondere Form der Limonade sind Colagetränke. Coca-Cola wird seit 1886 nur mit natürlichen Aromen hergestellt. Die Hauptgeschmacksnote stammt von Vanille und Zimt. Diese wird vermutlich durch Orangenöl, Limonenöl, Muskatnussöl, Korianderöl und Neroliöl ergänzt. Dazu gehören noch Kokablattextrakt, Koffein, Zucker, Karamell und Phosphorsäure. Colagetränke werden wegen ihrer perfekten Geschmacksbalance von Menschen in aller Welt gemocht.

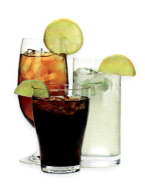

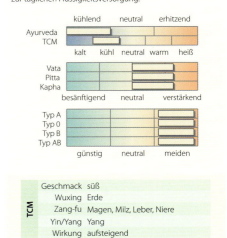

Der Zuckergehalt und die Glykämische Last von Cola-Getränken entspricht in etwa der von Apfelsaft. Damit eignen sie sich nur bedingt zum »Durstlöschen« und kaum zur täglichen Flüssigkeitsversorgung.

TCM	
Geschmack	süß
Wuxing	Erde
Zang-fu	Magen, Milz, Leber, Niere
Yin/Yang	Yang
Wirkung	aufsteigend

NATURHEILKUNDE

AYURVEDA

Nach Dr. Tirtha passen Cola und andere Erfrischungsgetränke nicht zu den Mahlzeiten, weil sie die Verdauungskraft (Agni), die Milz und die Bauchspeicheldrüse schwächen und den Zucker- und Wasserstoffwechsel ungünstig beeinflussen. Sie helfen bei heißem Klima oder großem Durst.

TCM

Aufgrund ihrer kühlenden Eigenschaft durch den Zucker begünstigen Erfrischungsgetränke Feuchtigkeits- und Schleimerkrankungen, besonders bei Kindern, da die Funktion des »Mittleren Erwärmers« bis ca. zum 12. Lebensjahr noch unterentwickelt ist.

SÄFTE

Am besten frisch gepresst und gleich getrunken!

Mit Saft und Kraft!

Frisch gepresste Säfte sind vorzügliche Nahrungsmittel und können viel zum körperlichen und geistigen Wohlbefinden beitragen. Die Glykämische Last eines Glas Saft ist jedoch ähnlich hoch, wie die von Softdrinks oder einer Portion Nudeln. Säfte sind daher eher als kleine Mahlzeit, als zum Durst löschen geeignet.

Einkauf und Zubereitung

Fruchtsäfte bestehen zu 100 Prozent aus Früchten. Sind es keine Direktsäfte, wird der Fruchtsaft meist im Herstellungsland konzentriert und im Verkaufsland rückverdünnt, wobei das abgetrennte Aroma und Fruchtfleisch nach Bedarf zugegeben werden. Bei Fruchtnektar beträgt der Fruchtsaftanteil je nach Fruchtart zwischen 25 und 50 Prozent, bei Fruchtsaftgetränken zwischen 6 und 30 Prozent. Damit diese noch schmecken, werden sie meist mit Zucker ergänzt. Zur Haltbarmachung werden Säfte für wenige Sekunden bei ca. 85 °C pasteurisiert. Direktsäfte aus dem Kühlregal werden weniger erhitzt und sind daher kürzer haltbar. Jedoch fehlt laut Stiftung Warentest auch diesen Säften das Aroma frischer gepresster Säfte.
Am besten genießt man Fruchtsäfte als Schorle, d. h. mit Wasser gemischt.

NATURHEILKUNDE

AYURVEDA

Fruchtsäfte können Kapha und Vata erhöhen. Süße Fruchtsäfte können Pitta senken und z. B. Tomatensaft Pitta erhöhen. Die Wirkung wird vorwiegend von den verwendeten Früchten und Gemüsen bestimmt. Säfte saurer Früchte passen am besten zu den Mahlzeiten. Oft reicht es jedoch, die Mahlzeit mit etwas frisch gepresstem Zitronensaft zu verfeinern.

TCM

Fruchtsäfte haben ein eher kühles Temperaturverhalten. Sie sind daher zur Morgenzeit weniger geeignet. Säfte von Äpfeln, Birnen, Ananas, Orangen, Melonen, Zitronen oder kühlenden Gemüsesorten wie Tomaten oder Gurken helfen, Sommerhitze zu lindern.

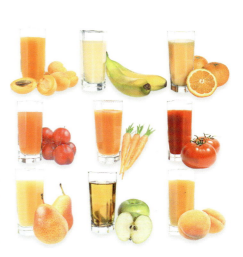

Die Wirkung auf die Körper-Energetik wird auch von den verwendeten Früchten beeinflusst.

Nutripädie – Ernährung für Ess-bewusste!

Früchte- und Kräutertees

Früchte- und Kräutertees sind ideale Getränke für den täglichen Genuss.

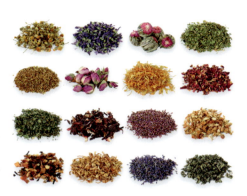

Gegen Dummheit ist kein Kraut gewachsen!
Da Früchte- und Kräutertees auf die individuelle Energetik wirken, sollten sie zum eigenen Naturell und dem Klima passen. Am besten ist es, mehr als einen Tee zu verwenden oder die Sorten oder Mischungen regelmäßig zu wechseln.

Gesundheitliche Risiken?
Kräutertees können auch mit Pestiziden belastet sein. Bei 47 im Jahr 2012 untersuchten Proben von Kamillentee fand das Bundesamt für Verbraucherschutz und Lebensmittelsicherheit 7 mit Gehalten über der Höchstgrenze. Nur bei 6 Proben waren kein Pestizide nachweisbar.
Im Jahr 2013 gab es eine Meldung des Bundesinstituts für Risikobewertung über Pyrrolizidinalkaloide (PA) in Kräutertees. PA sind sekundäre Pflanzenstoffe, die als gesundheitsschädlich gelten. Es gibt noch keine gesetzlichen Grenzwerte für PAs. Beim Trinken von Kräutertee sei eine akute gesundheitliche Gefährdung durch Aufnahme von PA unwahrscheinlich. Besonders Kinder sowie schwangere und stillende Mütter sollen Kräutertee abwechselnd mit anderen Getränken konsumieren.

Naturheilkunde

Ayurveda

Laut Dr. Thirta Kräutertees besser als Alltagsgetränk geeignet als Wasser, da sie den Körper zusätzlich mit wichtigen Mineralien versorgen.

Für Vata eignen sich Einzelaufgüsse oder Mischungen aus Ajowan, Anis, Eibischblättern, Eukalyptus, Färberdistelblüten, Gewürznelken, Hagebuttenschalen, Ingwer, Kardamom, Kümmel, Malvenblüten, Muskatblüten, Orangenschalen, Rosmarin, Salbei, Süßholz, Thymian, Vanille, Zimt, Zitronenschalen und zur Beruhigung vor dem Einschlafen Baldrianwurzel.

Für Pitta eignen sich Einzelaufgüsse oder Mischungen aus Apfelstückchen, Brennesselblättern, Brombeerblättern, Dillfrüchten, Eibischblättern, Eisenkraut (Verbene), Enzian, Erdbeerblättern, Färberdistelblüten, Hibiskus, Holunderblüten, Hopfen, Jasminblüten, Johanniskraut, Kamillenblüten, Königskerzenblüten, Kokosnuss, Lavendelblüten, Löwenzahn, Malvenblüten, Melissenblättern, Minzeblättern, Pfefferminzblättern, Ringelblumenblüten, Schafgarbe, Schlüsselblumenblättern, Süßholzwurzel, Wermut, Zitronengras und Zitronenschalen.

Für Kapha eignen sich Einzelaufgüsse oder Mischungen aus Ajowan, Angelikawurzel, Anisfrüchten, Apfelstückchen, Birkenblättern, Bockshornkleesamen, Borretsch, Brombeerblättern, Eisenkraut (Verbene), Enzian (mindert das Verlangen nach Zucker und Fett), Erdbeerblättern, Eukalyptus, Färberdistelblüten, Gelbwurz, Gewürznelken, Granatapfelsamen, Hibiskus, Himbeerblätter, Holunderblüten, Ingwer, Jasminblüten, Kamillenblüten, Kardamom, Kümmel, Löwenzahn, Mate, Melissenblättern, Minzeblättern, Muskatblüte, Orangenschalen, Ringelblumenblüten, Rosmarin, Salbei, Thymian, Vanille, Zimt, Zitronengras und Zitronenschalen.

TCM

Kräutertees werden in der Chinesischen Medizin in der Regel nach individuellen Indikationen angewendet. Beispielsweise reguliert Hagebuttentee mit seiner warmen Eigenschaft und seinem sauren Geschmack die Verdauung, fördert die Durchblutung und reduziert Feuchtigkeit. Er wird bei Bauchschmerzen, Verdauungsstörungen, Völlegefühl und Durchfall empfohlen. Kamillentee mit seiner kühlenden Eigenschaft und seinem süß-bitteren Geschmack reduziert inneren Wind und Hitze, kühlt die Leber und stärkt die Sehkraft. Er wird bei Wind-Hitze in Kopf und Augen mit Symptomen wie Kopfschmerzen und geröteten Augen, Schwindelgefühlen, Bluthochdruck und Allergien empfohlen. Pfefferminztee mit seiner kalten Eigenschaft und seinem scharfen Geschmack reduziert inneren Wind und Hitze und treibt den Schweiß. Er wird bei Fieber, Kopf- und Halsschmerzen durch äußere Ursachen, Rippenschmerzen und als Vorbeugung gegen Erkältung empfohlen. Mit Salzwasser gekochter Fencheltee mit seiner warmen Eigenschaft und seinem scharfen Geschmack stärkt das Yang, reduziert Kälte-Übel und harmonisiert das Magen-Qi. Er wird bei Übelkeit, Erbrechen, Kälte-Übel-Bauchschmerzen, Magenschmerzen und Appetitlosigkeit empfohlen.

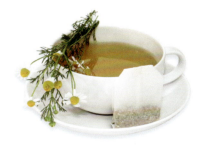

TEM – Unani-Medizin

Teezubereitungen zählen auch in der TEM und Unani Medizin zu den ältesten Anwendungen von Heilpflanzen. Im allgemeinen gelten die Empfehlungen zu den einzelnen Heilpflanzen.

Beispielsweise wirken Tees aus grünen Kräutern wie Pfefferminz oder Kamille entgiftend. Die Wirkstoffe mancher Heilpflanzen werden durch Hitze zerstört, so dass bei ihnen ein Kaltwasserauszug empfohlen wird. Wurzeln und schwer lösliche Stoffe werden bis zu 15 Minuten lang gekocht. Für die meisten Kräuter ist jedoch das Überbrühen mit kochendem Wasser und ziehenlassen ausreichend. Beispielsweise werden gegen Schlaflosigkeit und Nervosität beruhigende und entspannende Heilpflanzen wie Baldrianwurzel, Hopfen, Melissenblätter, Lavendelblüten oder Johanniskraut empfohlen. Gegen Kopfschmerzen helfen Pfefferminze, Lavendel und Weidenrinde.

Als ideale Pflanzen für den Sanguiniker gelten Brombeerblätter, Eibisch, Schachtelhalm, Spitzwegerich und Süßholzwurzel. Für den Choleriker werden Baldrian, Birkenblätter, Hopfen, Huflattich, Koriander, Löwenzahn, Malvenblüten und Ringelblumenblüten empfohlen. Dem Phlegmatiker helfen Anis, Brennnesselblätter, Holunderblüten, Kamille, Kümmel, Pfefferminze, Rosmarin und Thymian. Dem Melancholiker werden Fenchelfrüchte, Gewürznelken, Ingwer, Johanniskraut, Kardamom, Melissenblättern wie auch Schlüsselblumenwurzeln und -blüten.

Tee

Latein	Englisch	Sanskrit	Mandarin	Tibetisch	Arabisch
Camellia sinensis L.	Tea	Krishna caya	Caj, Chaye, Chai	Chab tsha	Shay

Der Tee weckt den guten Geist und die weisen Gedanken.

Ein Bad erfrischt den Körper, eine Tasse Tee den Geist.

Schon Laotse soll über den Tee berichtet haben. Aus dem Jahr 59 v. Chr. stammt die erste schrifliche Erwähnung des chinesischen Gelehrten Wang Bo. Zu dieser Zeit war es noch üblich den Tee aus gepressten und pulverisierten Blättern mit Salz zuzubereiten. Erst in der Ming-Zeit (1368-1644) begann man die Teeblätter wie heute üblich mit Wasser aufzubrühen. China ist heute mit ca. 1,5 Millionen Tonnen der größte Teeproduzent, gefolgt von Indien mit ca. eine Million Tonnen und Kenia mit 0,4 Millionen Tonnen pro Jahr.

Bei Grüntee werden die frischen Blätter kurz erhitzt, geröstet oder gedämpft, um das Oxidieren zu verhindern. Daher bleiben die meisten im frischen Blatt enthaltenen Wirkstoffe erhalten. Beim Schwarzen Tee ist die Oxidation, auch Fermentation genannt, gewünscht, weil dadurch das typische Aroma entsteht. Dazwischen gibt es noch halbfermentierten Tee wie den Oolong, mit seinem feinen Aroma.

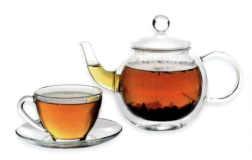

Einkauf und Zubereitung

Tee in Teebeuteln muss nicht unbedingt schlechter sein als loser Tee. In den neuen durchsichtigen Pyramidenbeuteln aus Polylactidfaser gibt es auch Spitzentees zu kaufen, die jedoch wegen der aufwändigen Verpackung meist doppelt so teuer sind, wie die losen Blätter.

Für kräftige Schwarztees nimmt man sprudelnd kochendes Wasser. Für Grüntees, halbfermentierte Tees und feine Schwarztees lässt man das Wasser auf 90 bis 65 Grad Celsius abkühlen. Je nach Sorte, Zweck und Vorliebe lässt man Tee zwischen 20 Sekunden und 5 Minuten ziehen. In den ersten 2 bis 3 Minuten löst sich das anregende Koffein. Erst danach lösen sich die Tannine und wandeln das Koffein so um, dass unser Körper es nicht aufnehmen kann, also der Tee weniger anregend wirkt.

Umweltaspekte

Die Situation hat sich gebessert. 1999 wurden von der Stiftung Warentest noch bei über der Hälfte von 68 Tees zu viele Rückstände entdeckt. Im Jahr 2006 wurden erneut 30 Grüntees auf Rückstände von Pestiziden getestet und nur noch 4 Tees waren deutlich und 3 Tees stark belastet. Ein Tee für 17 Euro pro 100 Gramm war stark und einer für 1,50 Euro pro 100 Gramm nicht belastet. Alle Bio-Tees waren im »grünen« Bereich. Beim Aufbrühen werden die meist nur noch geringen Rückstände von Spritzgiften abgebaut.

Eine Tasse grünen Tees kann mit einem ORAC von 3500 die gleiche Menge Antioxidanzien enthalten wie Kaffee, welcher an 6. Stelle aller Nahrungsmittel steht. Die Werte können je nach Sorte auch nur ein viertel davon betragen. Eine Tasse schwarzen Tees hat ORAC-Werte von 500 bis 1600.

Das Koffein von Tee ist an Aminosäuren gebunden und wirkt über die Anregung des Nervensystems auf die Adrenalinproduktion. Es wirkt mit Verzögerung und damit sanfter als das Koffein bei Kaffee.

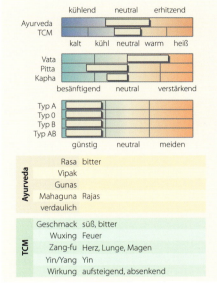

NATURHEILKUNDE

AYURVEDA

In den alten Schriften des Ayurveda gibt es noch keine Angaben zum Tee. Nach tibetischer Lehre besänftigt schwarzer Tee Pitta.

TCM

In China bevorzugen die Menschen für Genuss und Heilzwecke grünen Tee. Er kühlt Hitze (besonders im Kopfbereich), senkt das Qi, transformiert Feuchtigkeit und Schleim, beseitigt Verdauungsblockaden, wirkt harntreibend und entgiftend. Er hilft auch nach übermäßigem Alkoholgenuss und bei Mundgeruch. Schwarzer Tee wirkt wärmend, harntreibend und kräftigt den Magen.

Es wird emphfohlen, Tee bei übermäßiger Hitze oder Schwäche der »Mitte« zu meiden und wenn man ihn auf nüchternem Magen trinkt, eher schwächer zu brühen. Übermäßiger Genuss kann zu Schlafstörungen führen.

»Zum Beispiel bei einem Kaffeeklatsch, da bleiben die Gedanken so lange an einem Gegenstand hängen, bis er ganz durchgehechelt ist. Und das ist nicht bloß ein Witz, sondern liegt in der Wirkung des Kaffees. In ganz anderer Weise wirkt der Tee, er wirkt entgegengesetzt; namentlich bei etwas stärkerem Genuß werden die Gedanken auseinandergetrieben und hell gemacht. Das Starkwirkende des Tees ist, sagen wir, witzige Gedanken, blendende Gedanken aufglänzen zu lassen, die aber in ihrer Einzelheit eine gewisse leichte Kraft haben.« (Rudolf Steiner 1909)

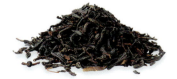

Keemun gehört zu den berühmtesten Schwarztees aus China und hat einen fruchtig-blumigen Geschmack.

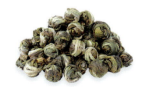

Jasminperlen stammen aus Südchina und werden von Hand gerollt. Der Tee hat eine zarte Süße gepaart mit einem feinen Jaseminaroma.

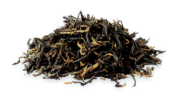

Der Tan Yang Gongfu stammt aus Fujian im Südosten Chinas. Er hat einen kräftigen, komplexen und lang anhaltenden Geschmack.

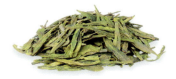

Der Long Jing gehört zu den besten Grüntees aus China und hat einen intensiven Duft und und schmeck kaum bitter.

Kaffee

Latein	Englisch	Mandarin	Arabisch
Coffea L.	Coffee	Ka fei	Bunn, qahuah (Kaffeebohne)

Kaffee wird von vielen Menschen gemocht. Mit seiner hohen antioxidativen Wirkung kann er sogar einen positiven Beitrag zur individuellen Gesunderhaltung leisten.

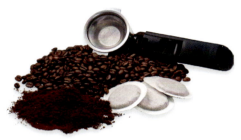

Der Kaffee ist fertig!

Das Wort Kaffe stammt vom Namen der Provinz Kaffa in Äthiopien. Dort berichtete man bereits im 9. Jh. über die Verwendung der berühmten Bohne. Händler brachten ihn erst nach Arabien. Das erste Kaffeehaus gab es in Persien und das erste europäische Café gab is 1554 in Istanbul. Nach der Erbeutung von 500 Sack Kaffee von den Türken öffneten 1683 auch die Wiener ihr erstes Kaffeehaus. Die Seefahrer brachten den Kaffeestrauch in die Kolonien nach Asien, in die Karibik und nach Südamerika. In nur 50 Jahren war er eine der verbreitetsten Kulturpflanzen in den tropischen Regionen der Welt. Heute erzeugt Brasilien knapp ein Drittel der Weltproduktion.

Die Deutschen trinken mit 146 Litern pro Person und Jahr mehr Kaffee als Mineralwasser, Bier oder andere Getränke. Für viele ist es einfach nur »Kaffee« – für andere ein Genuss. Die Österreicher kennen über 40 verschiedene Variationen Kaffee zuzubereiten und zu servieren. Auch woher der Kaffee stammt, spielt für immer mehr Menschen eine Rolle. Es ist bereits Kaffee im Handel, der nur von einer bestimmten Lage einzelner Plantage stammt und so entsteht allmählich eine ähnliche Genusswissenschaft, wie man sie vom Wein, vom Käse oder auch vom Whisky schon seit langem kennt. Frisch geröstet schmeckte Kaffee am besten und so gibt es inzwischen in vielen deutschen Städten kleine Kaffeeröstereien, wo man den herrlichen Duft erleben kann, den das Rösten verströmt..

Einkauf und Zubereitung

Die Arabica-Bohne ergibt einen Kaffee mit einem fruchtigen, milden und säurebetonten Aroma. Die Schatten liebenden Pflanzen liefern 60 Prozent der Weltproduktion. Der Robusta-Kaffee enthält ungefähr doppelt so viel Koffein, ist voller und bitterer im Geschmack und wird zusammen mit Arabica für viele italienische Espressomischungen verwendet. Die beste Aufbewahrung ist bei 10 bis 18 °C in der Originalverpackung in einem luftdicht abschließenden Gefäß. Die feuchte Luft im Kühlschrank ist eine Gefahr für den Kaffee und das Einfrieren nur von Vorteil, wenn man ihn frisch geröstet kauft und nicht innerhalb einer Woche verbrauchen möchte.

Es gibt nicht »die« Methode, wie man Kaffee zubereiten muss. Dem einen bekommt kein Filterkaffee, der andere mag ihn gerne in der Tasse aufgebrüht. Für die meisten Methoden gilt aber: Achten Sie auf die Wassertemperatur! Sie sollte zwischen 92 und 96 °C liegen. Nimmt man kochendes Wasser, lösen sich zu viel Bitterstoffe und ist das Wasser zu kalt, fehlt es an Aroma. Die Warmhalteplatten mancher Kaffemaschinen sind zu heiß, so dass nach nur kurzer Zeit nicht mehr viel vom Aroma übrig ist. Generell verliert er schon nach 20 Minuten das meiste von seinem Aroma. Benutzt man Filterpapier oder Espressomaschinen, landen weniger Fettsäuren der Kaffeeöle im Kaffee und somit ist er für viele bekömmlicher. Der ideale Härtegrad des Wassers für gut schmeckenden Kaffee liegt zwischen 5 und 7, so dass z. B. Mineralwasser mit um die 60 mg Calcium und 6 mg Magnesium geeignet wäre. Während der kurzen Brühzeit bei Espresso löst sich weniger Koffein, weshalb viele den Espresso besser vertragen.

Umweltaspekte

Kaffeebohnen kommen nicht in Kontakt mit Pestiziden. Dafür aber viele Landarbeiter in den Kaffeeplantagen, die häufig keine Schutzkleidung haben, was auch durch den niedrigen Weltmarkt-Preis bedingt ist. Der Kauf von FAIRTRADE Kaffee oder Kaffee mit Biolabel kann dies verhindern. Die Hälfte der großen Produzenten des Weltkaffeesektors haben sich auf einen »Common Code for the Coffee Community«, auch kurz »4C« genannt, geeinigt. Zu 4C gehören zum Beispiel auch Dallmayr, Melitta, Tschibo. Sie wollen die sozialen, ökologischen und wirtschaftlichen Bedingungen im Kaffeesektor verbessern. Bereits 3,5 Prozent des weltweiten Kaffeeangebots 2007 werden nach den 4C Kriterien produziert.

Es gibt klinische Studien deren Ergebnis Ernährungsexperten zum Anlass nahmen, vor Kaffeekonsum zu warnen. Vor einigen Jahren hieß es dann bis zu 2 Tassen wären in Ordnung. Nach Auswertung von bis zu 400 Studien zu Kaffee kamen im Jahr 2007 Teilnehmer des »Experimental Biology« Kongress zum Ergebnis, dass die heutige Wissensbasis nicht ausreiche jedem zum Kaffeetrinken zu raten. Dass Kaffee wirkt haben die meisten schon erfahren. Je nach Typ, Verfassung, Mange oder Art der Zubereitung bekommt er dem einen und führt beim anderen zu Magenproblemen, Herzrasen und weiteren unangenehmen Erscheinungen. Generell abraten könne man laut Dr. Lenore Arab aber nur noch in Einzelfällen wie z. B. schwangeren Frauen, Kindern oder bei bestimmten Herz-Kreislauf-Erkrankungen. Eine Tasse Kaffee wirkt doppelt so antioxidativ wie ein Glas Orangensaft und steht an 6. Stelle in der Antioxidanzien-Rangliste. Kaffee erhöht laut Studien am australischen Institute of Sport die Fettverbrennung bei sportlicher Betätigung und verbessert die Leistung.

Achten Sie darauf Kaffee nicht regelmäßig in Verbindung mit Ihren Mahlzeiten zu trinken, da er die Aufnahme von Eisen behindert!

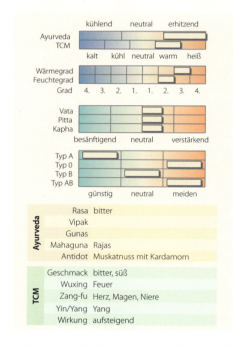

Naturheilkunde

Ayurveda

Kaffee regt an, belastet jedoch die Nieren und hat eine dämpfende Nachwirkung.

TCM

Kaffee kam erst im 17. Jh. nach China. Als Getränk hat er dort keine Bedeutung und in Büchern über Diätetik findet man eher westliche Erkenntnisse. Kaffee stärkt das Herz, wirkt harntreibend, stärkt die geistigen Kräfte, regt an und löst die Giftigkeit von Alkohol.

Es wird empfohlen, Kaffee bei Schlafstörungen, Suchtgefahr, Diabetes und Herz-Kreislauf-Erkrankungen zu meiden.

 1906 sagt Rudolf Steiner noch »Will der Mensch folgerichtig denken, dabei aber unselbständig bleiben, so mag er viel Kaffee trinken. Wenn er aber die Denktätigkeit selbständig vollziehen will, dann muß er sich gerade von den Dingen freimachen, die auf das Untere wirken; er muß die Kräfte in sich ausbilden, die von der Seele ausgehen.« 1913 lehrt er »… es wird durch den Kaffeegenuß der Mensch sozusagen auf physischem Wege in seiner logischen Folgerichtigkeit gefördert, in einem folgerichtig den Tatsachen sich anschließenden Denken. Und man kann sagen, wenn es auch gesundheitliche Bedenken haben mag, viel Kaffee zu trinken, daß es gerade für Menschen, welche in höhere Regionen des geistigen Lebens hinaufsteigen wollen, gar nicht so uneben ist, daß es ganz gut sein kann, die logische Folgerichtigkeit aus der Anregung durch den Kaffee zuweilen zu ziehen. Man möchte sagen, es erscheine einem ganz natürlich, daß der, der berufsmäßig zum Beispiel zu schreiben hat und nicht recht die logische Folge von einem Satz zum anderen findet und so alles aus der Feder herauskauen möchte, daß der sich anregt durch den Kaffeegenuß.«

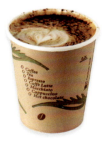

»Coffee to go« wird Kaffee im Pappbecher genannt. Weltweit landen jährlich rund 23 Milliarden Becher auf dem Müll.

Alkoholische Getränke

Es bleibt unumstritten, dass regelmäßiger und gleichzeitig hoher Alkoholkonsum der Gesundheit schadet. Viele groß angelegte Studien zeigen jedoch, dass moderates Trinken von Alkohol die Lebenserwartung verlängert. Dennoch sind positive und negative Effekte von Alkohol und den Inhaltsstoffen alkoholischer Getränke nur unvollständig bekannt. Das führt weiterhin zu Unsicherheiten und kontroversen Meinungen und Diskussionen, so dass es keine letztgültigen und allgemeinen Empfehlung« zum regelmäßigen Alkoholkonsum gibt.

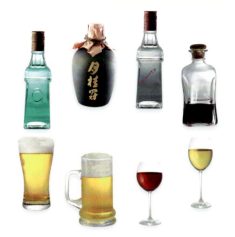

Prosit Mahlzeit!

Bereits seit dem 16. Jh. wünschen die Menschen mit »Prosit!« (lat. »es möge nützen, zuträglich sein«) dem anderen etwas Gutes, wenn er denn auch einen Schluck Alkohol trinkt. Alkohol hat schließlich schon seit tausenden von Jahren einen guten Ruf. Dass man ihn »vernünftig« verwenden soll, wurde auch schon in den Schriften des Ayurveda erwähnt. Doch was heißt »vernünftig«? In der Ernährungsmedizin gelten 20 bis 40 g Alkohol pro Tag international als »moderates Trinken«. 1 ml Alkohol wiegt 0,8 Gramm. Ein Liter Wein mit 12 Vol.% Alkohol enthält 120 ml Alkohol, das sind 96 Gramm. Das ergibt ca. zwei 0,2 l Gläser Wein für Männer und ein Glas für Frauen pro Tag. Bei Bier wären ein Liter pro Tag für Männer und ein halber Liter pro Tag für Frauen noch ein »moderater Konsum«, der helfen kann, das leben zu verlängern, wie in vielen Studienergebnissen behauptet wird.

Aus anthroposophischer Sicht

Rudolf Steiner sagte »Nun ja, da reden die Leute gegen den Alkohol; aber viel mehr Leute sind durch Wasser zugrunde gegangen als durch Alkohol! … Aber man muss anders denken. Man muss wissen, dass der Alkohol nach und nach bis ins Knochenmark hineingeht und nach und nach das Blut ruiniert.«

Aus ayurvedischer Sicht

Bereits in der »Atharvaveda« berichtet man von alkoholischen Getränken. Caraka nennt 84 Arten alkoholischer Substanzen und beschreibt ihre Verwendung. Er schreibt dass Alkohol im allgemeinen stärkt und belebt sowie Angst, Trauer und Erschöpfung beseitigt. Für gute Menschen, die alle Regeln beachten wirkt er wie ein Elixier. Nach Susruta fördern alle Arten von Wein den Appetit und den Geschmack der Speisen, erhöhen das Pitta-Dosha, besänftigen gestörtes Vata- und Kapha-Dosha, machen zufrieden wie auch gut gelaunt und wirken harntreibend. In der »Astanga Hradyam« wird noch erwähnt, dass Alkohol gut für die Stimme, die Gesundheit, die Intelligenz und die Haut ist und bei Schlafproblemen hilft. Er ist in der Lage in die »feinen Kanäle« zu dringen und sie zu reinigen. Alle guten Eigenschaften treffen nur dann zu, wenn man Alkohol in vernünftigem Maß verwendet, sonst wirkt er wie Gift.

Aus Sicht der TCM

Vermutlich kannten die Menschen in China bereits um 3.000 bis 2.000 v. Chr. fermentierte alkoholische Getränke. Während der Yin-Dynastie von 1411 bis 1122 v. Chr. begann man mit der Herstellung von Reiswein und Reisbier. Im Buch »Lingshu« des »Gelben Kaiser« heißt es »Beim Trinken von Wein wird sich das Qi des Weines zunächst mit dem Abwehrqi verbinden und die Haut durchfließen. Danach tritt die Verbindung in die Luo-Leitbahnen ein, um sie zu durchfließen, wobei diese Luo-Leitbahnen in ihrem ganzen Fassungsvermögen damit angefüllt werden. Damit kommt es zu einem Überschuß an Abwehrqi, in der Folge kommt es damit auch zu einem überreichlichem Ausmaß an Nahrungsqi und damit auch zu einem Überschuß an Qi und Blut in den Hauptmeridianen.«. Auf die Frage, warum betrunkene Menschen mutig werden antwortet der Gelbe Kaiser »Wein ist die Essenz von Wasser und Getreide; er ist auch die Flüssigkeit von gekochten Getreide. Sein Qi wirkt stark und schnell. Gelangt der Wein zum Magen, so schwillt dieser an, dann steigt das Qi nach oben und füllt den Brustkorb an, während andererseits das Qi der Leber zu fließen anfängt und das der Gallenblase stark und in Bewegung gerät. Zu einem solchen Zeitpunkt wird sich ein ansonsten feiger Mensch auch wie ein mutiger Mensch verhalten, aber wieder in sein altes Naturell bei Nüchternheit zurückkehren. So wirkt an der Oberfläche wie ein äußerst mutiger Mensch, in Wirklichkeit ist es aber nur die Kraft des Weines, die diesen Eindruck hervorruft.« (übersetzt von W. Schmidt 2001)

Alkohol bewegt Qi und Blut, zerstreut Kälte und bewegt das Leber-Qi. Es wird empfohlen, Alkohol bei Leber-Yin-Mangel, Hitzesymptomen und feuchter Hitze zu meiden. Regelmäßig überhöhter Genuss von Alkohol schwächt das Qi, schädigt den Geist (Shen) und zerstört das Yin.

Aus Sicht der Unani-Medizin

Alkoholische Getränke galten schon bei Hippokrates als Medizin. Galen nannte die nährenden Eigenschaften von Wein. Avicenna beschreibt in seinem »Kanon der Medizin« umfangreich die Eigenschaften und Auswirkungen von Wein. Auch in der Klostermedizin weiß man um die Vor- und Nachteile alkoholischer Getränke. Zu Zeiten Mohammeds trieb man noch Handel mit alkoholischen Getränken. Die Muslime genossen sie gerne und freuten sich auf die »Bäche mit Wein« im Paradies. In der Sure 16:67 wird der Wein noch als eine der guten Gaben Gottes genannt. Heute ist jedoch die Sure 5:90 maßgebend für die Muslime, in der Wein als Gräuel und Teufelswerk bezeichnet wird. So verloren alkoholische Getränke ihre Bedeutung für die heutige Unani-Medizin.

Bier

Ob als Durstlöscher, mildes Beruhigungsmittel oder appetitanregendes Bittermittel – Bier ist das zweitliebste Getränk der Deutschen.

Englisch	Sanskrit	Mandarin	Tibetisch	Arabisch
Beer	Yava madya	Pi jiu	Zan chan	Bierah

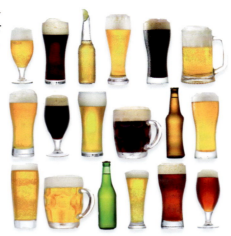

Auch Wasser wird zum edlen Tropfen, mischt man es mit Malz und Hopfen!

Mit dem Anbau von Getreide im Vorderen Orient begannen die Menschen vermutlich auch Bier zu brauen. In Ostasien brauten Sie Hirse- und Reisbier und später in Amerika Maisbier. In Mesopotamien verwandten die Sumerer über ein Drittel der Getreideernte für die Produktion des »flüssigen Brots«. Bier war Zahlungsmittel und Bestandteil des Lohns. Bereits der Codex Hammurabi (18. Jh. v. Chr.) regelte die Bierqualität und das Schankwesen im alten Babylon. Die Römer nannten ihr Bier Cervisia, nach der Göttin der Feldfrüchte, Ceres. Bis zum 16. Jh. wurde das Bier meist aus Getreide und Kräutermischungen (Grut, Grutbier) gebraut. Doch schnell entdeckte man die Vorteile des Hopfens und bereits 1487 gab es in München die erste Brauordnung, nach der Bier nur aus Wasser, Hopfen und Malz herzustellen sei.

Weltweit gab es in Tschechien im Jahr 2012 mit 145 l im Schnitt pro Einwohner den höchsten Bierkonsum, gefolgt von Österreich mit 108 l und Deutschland mit knapp 100 l. Bier ist nach dem Kaffee das zweitliebste Getränk der Deutschen.

Obergärige Biere reifen bei Temperaturen von 15 °C bis 22 °C und haben oft einen fruchtigen Geschmack und waren früher für den baldigen Genuss gebraut. Zu ihnen gehören z. B. Altbier, Berliner Weiße, Kölsch und Weizenbier. Untergärige Biere benötigen Temperaturen von unter 10 °C und eine längere Reifezeit. Zu ihnen gehören z. B. Exportbier, Helles, Lagerbier, Märzen, Pils, Schwarzbier und Rotbier.

In deutschen Bieren sind mehr als 2.000 Inhaltsstoffe bekannt, die überwiegend aus den Rohstoffen Hopfen und Malz stammen oder beim Brauvorgang entstehen. Dazu gehören Kohlenhydratverbindungen, Proteine und freie Aminosäuren, Mineralstoffe und Spurenelemente sowie viele Vitamine, insbesondere die des B-Komplexes. Die »Rückstände« aus dem Brauprozess gibt es auch in Tablettenform zu kaufen. Man müsste schon über 100 l Hefeweizenbier trinken, um die empfohlene Tagesdosis von 7,5 g Trockenhefe zu erreichen – oder 15 Tabletten schlucken. Ein Liter Bier würde auch die Hälfte des Tagesbedarfs eines Erwachsenen an Magnesium, 40% des Bedarfs an Phosphor und 20% des Kaliumbedarfs decken.

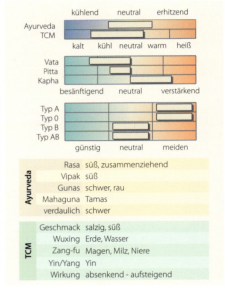

Naturheilkunde

Ayurveda

Nach tibetischer Lehre besänftigt frisches Bier aus Gerste Vata und stärkt die Verdauung. Saures Bier regt den Appetit an und besänftigt alle Doshas.

TCM

Der bittere Geschmack des Bieres nährt das Herz-Yin und wirkt dadurch beruhigend. Etwas Bier am Abend stützt das wachsende Yin. Weizenbier hat trotz seines Alkoholgehaltes eine ausgeprägt kühlende Wirkung auf die Leber und vermag das Yin gut zu tonisieren. Es lindert Sommerhitze.

 »Das Bier aber macht das Fleisch des Menschen fett und gibt seinem Antlitz eine schöne Farbe durch die Kraft und den guten Saft des Getreides. Das Wasser aber schwächt den Menschen und erzeugt zuweilen, -falls dieser krank ist, um die Lunge herum Schleim, weil das Wasser schwach ist und keine große Kraft besitzt. Wenn aber der Mensch gesund ist und dann hier und da einmal Wasser trinkt, so wird ihm das nicht schaden.« (aus »Physica«, übersetzt von Portmann, 1997)

TEM – Unani-Medizin

Dioskurides nennt zwei Sorten Bier. Der Zythos wird aus Gerste bereitet, treibt den Harn, greift die Nieren und Nerven an und am meisten sei er der Hirnhaut schädlich. Er verursacht Blähungen, macht schlechte Säfte und bewirkt Lymphödeme. Weiter nennt er das sogenenannte Kurmi, welches aus Gerste bereitet wird, und welches man an Stelle von Wein als Getränk verwendet. Es verursacht Kopfschmerzen, bildet schlechte Säfte und greift die Nerven an. Es werden aber auch ähnliche Getränke aus Weizen gemacht, wie im westlichen Iberien und Britannien.

 »Deshalb haben diejenigen Menschen, die zu viel Bier trinken, eine krankhafte, eine ganz anders aussehende Leber, als diejenigen, die wenig trinken oder sich gar mit dem bißchen Alkohol begnügen in den menschlichen Gedärmen selber, das eigentlich in der Hauptsache schon genügt. Die entartete Leber und das entartete Herz sind eine Folge von zu großem Alkoholgenuß. Daher das Bierherz, das eine große Anzahl der Münchner Bevölkerung hat.«

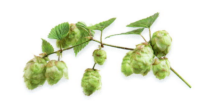

Alkoholfreies Weizenbier

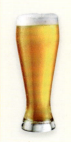 Kühlt, löscht den Durst, hat wenig Kalorien – jedoch eine geschmacklich allzu große Nähe zu alkoholhaltigem Weizenbier sollte niemand erwarten. Die Stiftung Warentest bewertete im Jahr 2010 von 20 getesteten alkoholfreien Weizenbieren 12 mit der Note GUT. Die geprüften Weizenbiere schmeckten jedoch im Vergleich zu den alkoholhaltigen wässriger, weniger bitter und weniger hopfig. Die Biere sind zwar isotinisch, das heißt sie werden schnell im Darm aufgenommen, jedoch als »Sportlergetränk« wegen ihres hohen Kalium- und niedrigen Natriumgehalts weniger geeignet.

Wein

Englisch	Sanskrit	Mandarin	Arabisch
Wine	Mārdvīkam	Pu tao jiu	Wayn

Vermutlich macht seine antioxidative Wirkung den Wein so gesund für viele. Er erhöht jedoch die Feuer-Energetik und fördert daraus resultierende Störungen.

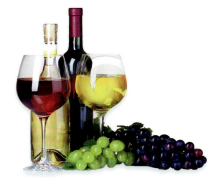

Im Wein liegt Wahrheit!

Archäologen glauben, dass die großen Mengen Traubenkerne im nahen Osten aus der Zeit um 8.000 v. Chr. belegen, dass die Menschen Wein erzeugten. In der Gegend des heutigen Georgien begannen Menschen um 5.000 v. Chr. die wilden Reben zu kultivieren. Um 3.500 v. Ch. begannen auch die Babylonier, Ägypter und Inder mit dem Weinbau und fanden auch Gefallen am vergorenen Traubensaft. Um 1700 v. Chr. befahl der babylonische König Hammurabi in seinen Gesetzen »Der Wein gehört zu den kostbarsten Gaben der Erde. So verlangt er Liebe und Respekt, wir haben ihm Achtung zu erweisen.« Griechen und Römer verwendeten Wein, teilweise vermischt mit Kräutern und Mineralien, auch für Heilzwecke. Die römisch-katholische Kirche brachte den Wein zu den Germanen, die aber überwiegend bei ihrem »barbarischen« Brauch Bier zu trinken blieben. Die Franzosen gaben dem römischen vinum den Vorzug und sind heute das Land mit der höchsten Erzeugung und nach den Luxemburgern mit dem höchsten Verbrauch.

Man braucht die Trauben nur zu zerdrücken und eine Zeit lang zu warten – sie enthalten Zucker, Säure und Enzyme sowie die nötigen Hefen auf ihrer Schale, damit die Gärung beginnt und Wein entsteht. Heute gibt es wieder Winzer, die ihren Wein herstellen wie vor tausenden von Jahren und die Trauben mit den Füßen pressen lassen. In einigen Weinfabriken in den USA, Australien oder Südafrika nutzt man die Erfindungen der »Zukunft«. Die Aromastoffe mit den bananenartigen Estern, den fruchtigen Terpenen und den duftigen Pyrazinen trennt man in einem mehrstufigen Raffinationsverfahren in einem Schleuderturm, löst noch den Alkohol und vermischt den lauwarmen Rest mit den herausgetrennten Substanzen zum »gewünschten« Endprodukt. Den Vanilleton erhält man umweltverträglich indem man Säcke mit Holzspänen im Wein lagert, anstelle den Wein im Holzfass. In einigen Regionen Deutschlands ist es häufig, dass die Winzer anstelle der klassischen Maischegärung die Maische kurzfristig hoch erhitzen. Dabei entsteht ein anderes Aromaprofil, da die Aromastoffe durch Wasser anstelle durch Alkohol extrahiert werden – nichts für Rohköstler.

In der EU ist zugelassen, gentechnisch veränderte Enzyme bei und nach der Gärung von Wein zu verwenden, um mehr Aromastoffe zu lösen oder das Klären und Filtern des jungen Weins zu erleichtern. In die EU importierte Weine dürfen auch nach Kennzeichnung mit gentechnisch veränderter Hefe erzeugt sein. Im Zweifel fragen Sie den Winzer Ihres Vertrauens oder kaufen Bio-Wein.

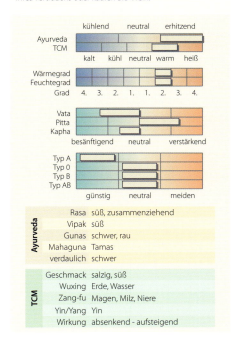

Ayurveda		
Rasa	süß, zusammenziehend	
Vipak	süß	
Gunas	schwer, rau	
Mahaguna	Tamas	
verdaulich	schwer	

TCM		
Geschmack	salzig, süß	
Wuxing	Erde, Wasser	
Zang-fu	Magen, Milz, Niere	
Yin/Yang	Yin	
Wirkung	absenkend - aufsteigend	

Naturheilkunde

Ayurveda

Im allgemeinen erhöhen alkoholische Getränke Pitta und besänftigen Vata und Kapha. Susruta beschreibt den Wein aus Weintrauben als sanft und süß und es gäbe daher keine Gründe, ihn nicht zu verordnen. Er wäre leicht zu verdauen, leicht im Stoffwechsel (Vipaka), leicht abführend und lindere Auszehrung und Wechselfieber. Nach Bhavamisra führt junger Wein zu Feuchtigkeit in den Geweben und erhöht alle Doshas. Älterer Wein verstärkt den Geschmack, besänftigt Kapha und Vata und reinigt die Kanäle der Gewebe. Menschen mit sattvischem Temperament singen und lachen, wenn sie Wein trinken. Menschen mit rajasischem Temperament regt er zu Abenteuer und Aktivitäten an. Menschen mit tamasischem Temperament führt er zu unwichtigen und ungesunden Aktivitäten oder tiefem Schlaf.

TCM

Wein aus Trauben, besonders Rotwein, unterstützt und dynamisiert Qi und die Körpersäfte, macht die Leitbahnen durchlässig, zertreut Kälte, stärkt den Funktionskreis der Nieren, behebt Müdigkeit, entfaltet und leitet die Wirkkraft von Arzneimitteln.

Es wird empfohlen, Wein bei Hitze-Symptomen, Mangel an Yin, Mangel an Körpersäften (Xue) oder feuchter Kälte zu meiden. Regelmäßiger Genuss unterstützt Hitze-Prozesse, mindert das Yin, schwächt den Geist (Shen) und erschöpft das Qi. Wein gilt als »giftig« und sollte nur in geringen Mengen und nach genauer Anweisung getrunken werden.

 Hildegard preist den Wein als »Blut der Erde«. Er ist »in der Erde wie das Blut im Menschen«. Wein ist der »neue Saft der Erde, ein Saft, in dem Tod und Leben ist«. (aus »Homo patiens«, Schipperges, 1985)

»Ein Wein von der Rebe, wenn er rein ist, macht dem Trinker das Blut gut und gesund. Ein trüber (Wein) indessen macht (das Blut) schlecht und wie mit Asche vermischt. Der Frankenwein ist stark und macht fast Stürme im Blut, und daher soll der, der ihn trinken will, ihn mit Wasser mischen. Aber es ist nicht nötig, daß der Ungarwein mit Wasser vermischt wird, weil er von Natur aus wässerig ist.« (aus »Physica«, übersetzt von Portmann, 1997)

TEM – Unani-Medizin

Der Wein gilt im Tacuinum sanitatis als durstlöschend. Er schadet wenn man ihn unmäßig trinkt, besonders wenn man nichts dazu isst.

 »Die indischen, persischen und ägyptischen Initiierten brauchten keinen Wein. Was bei den heiligen Handlungen eine Rolle spielte, war lediglich Wasser. ... Wer Wein genießt, kann nicht zum Spirituellen kommen. Er kann nichts wissen von Atma, Buddhi, Manas, von dem was bleibt, was sich wiederverkörpert. ... Der menschliche Körper mußte prepariert werden zum Materialismus durch die Dionysos-Kultur, deshalb mußte eine Religion auftreten, die das Wasser in Wein verwandelt. ... Das nächste ist, daß der Wein wieder in Wasser verwandelt wird.« Rudolf Steiner in »Ernährung und Bewusstsein«

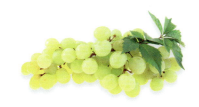

Das Balance-Prinzip

Wollen Sie mit Ihren wichtigsten Problemen ein Leben lang auskommen oder möchten Sie diese Beziehung nur als »Ehe auf Zeit« betrachten? Welches sind eigentlich Ihre wichtigsten Probleme und was wollen Sie als erstes tun, damit Sie am Ende sagen können »das war gut für mich«?

Beim »in sich hinein spüren« kommt manch einer schnell auf etwas, was ihm nicht passt und was sich lohnen würde, zu ändern. Nur zeigt die Erfahrung, dass Vorhaben oder Änderungen im Leben häufig auch mit Nachteilen verbunden sind oder nicht annähernd zu dem gewünschten Ergebnis führen. Da wäre es hilfreich, möglichst gut abschätzen zu können, was eine Veränderung unseres Verhaltens »wirklich« bewirkt. Wer dabei ergänzend zu seinem »Bauchgefühl« auch seinen Verstand einsetzen möchte, profitiert enorm davon, wenn er sich einmal mit den Grundlagen von Wirkungszusammenhängen beschäftigt hat!

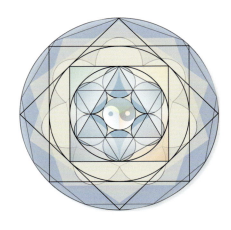

In dieser Grafik werden die Zahlen von eins bis zehn durch entsprechende geometrische Formen dargestellt. Die sich überlagernden Objekte ergeben neue Formen. Erst aus einer »Metaperspektive« lassen sich die Zusammenhänge erkennen.

Willkommen in Kybernetien

Die Kybernetik ist eine Forschungsrichtung, die sich mit Regelungs- und Steuerungsmechanismen in Systemen beschäftigt. Mit Hilfe kybernetischer Modelle ist es möglich, Zusammenhänge und Wirkungsketten bei Lebewesen und organisierten Systemen zu betrachten und auch zu simulieren. Evolutionsbiologen, Chronobiologen, Ökotrophologen, Psychologen, Soziologen usw. bieten uns aus ihrer Perspektive biokybernetische Modelle zur Abbildung eines Teils der »Wirklichkeit«. Doch wie gut lassen sich die von diesen Modellen formulierten Theorien auf den »ganzen« Menschen übertragen? Jede Theorie mag auf ihre Art recht haben, mit dem was sie sagt. Da sich die Theorien jedoch in vielen Punkten widersprechen, bleibt uns nur der Schritt in eine höhere Ebene der Betrachtung. Aus der Metaperspektive können wir uns dann einen Überblick über die aus der Nähe oft schwer zu erkennenden Wirkungsmuster verschaffen und dann das Modell wählen, das mit unserer (aktuellen) Problemwirklichkeit kompatibel zu sein scheint und unseren »scharfen Verstand« beim Lösen unseres Problems bestmöglich unterstützt.

Die Art und Weise, wie wir denken und handeln hängt jedoch davon ab, wie wir die Welt wahrnehmen. Können wir überhaupt all die Dinge wahrnehmen, welche hinter jeder Erscheinung als Muster in einem untrennbaren Netz von Beziehungen stehen? Es gibt Verzögerungen, Schwingungen, Phasen – alles ist im Fluss!

Das Kurieren von Symptomen führt selten zu fundamentalen Lösungen, sondern häufig zum »Leben auf Pump«. Meist müssen wir auch kurzfristige Nachteile in Kauf nehmen um dauerhafte Vorteile zu erreichen – auch wenn dies erst einmal unlogisch erscheint und den Schluss nahe legt »das ist ja völlig paradox«. Dieselben Dynamiken können also unter bestimmten Bedingungen Chaos zeigen und unter anderen Bedingungen Stabilität und Ordnung.

Eine spezifische Art und Weise der Wahrnehmung und des Erkennens von Zusammenhängen, welche auch Paradoxien zulässt, verbessert somit unsere Fähigkeit, ganzheitlich zu denken und letztlich erfolgreiche Entscheidungen zu treffen.

Komplex oder kompliziert?

Von unserer Metaperspektive aus fällt es uns vielleicht schwer, jemand anderem unsere Entscheidungen zu erklären, und so könnten wir sagen, dass »die Sache« nicht

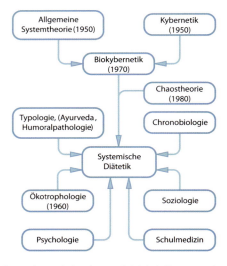

Für eine »Systemische Diätetik« ist es erforderlich, die Erkenntnisse vieler Wissenschaftsdisziplinen zu integrieren.

> ### Aus dem Daodejing
>
> »Will man nehmen, muß man vorher gegeben haben. Will man schwächen, muß man vorher gekräftigt haben. Will man beschränken, muß man Ausdehnung abwarten. Will man messen, muß man Maßstab wissen. Dies erkennen, heißt die geheimen Zusammenhänge erkennen. Wahre Härte ist nur ein Grad von Zartheit. Wahre Zartheit ist nur ein Grad von Härte. Wie der Fisch nicht leben kann ohne Wasser, so ist nicht Leben, wo nicht Gesetzmäßigkeit herrscht.«
> (Übersetzt von Walter Jerven, 1928)

so einfach sei und ziemlich komplex. Es würde wohl längere Zeit brauchen, bis der andere versteht, was wir gerade meinen und wir verwickeln uns immer wieder in Widersprüche.

Haben wir es mit einem eher komplizierten als komplexen Sachverhalt zu tun, verhält es sich anders. Das Komplizierte, lässt sich zuverlässig mit Geduld, Mühe und Intelligenz entwirren, erklären und schließlich anderen Menschen vermitteln.

Komplexität hingegen bedeutet, dass etwas nicht nur kompliziert ist, sondern sich im Verlauf der Zeit oder in bestimmten Situationen anders darstellt oder verhält. Dies gilt besonders für Sachverhalte aus dem »normalen Leben« oder wenn wir unsere Gesundheit betrachten.

Was könnte uns also helfen, mit komplexen Sachverhalten umzugehen? Die Systemtheorie bietet hierfür einige Ansätze, die Sie »beherzigen« können.

Metanoia

Den Kern »systemischen Denkens« bezeichnet der Experte für Organisationsentwicklung Peter M. Senge als »Metanoia«. Dieses altgriechische Wort ist schon ein Grundbegriff der Bibel und bedeutet einen fundamentalen Sinneswandel, bei dem man alte Denkmuster aufgibt und durch neue ersetzt. Anstelle die Dynamik des Ganzen aus den Eigenschaften seiner Teile zu verstehen betrachtet man die Grundmuster der Organisation und versucht die Teile aus der Dynamik des Ganzen zu verstehen.

Wenn Sie auch nur im Ansatz berücksichtigen, wie einzelne Faktoren, welche Ihre Gesundheit beschreiben, auf recht unterschiedliche Art und Weise miteinander in Beziehung stehen, sind Sie ein gutes Stück näher an einer »lückenlosen« Erfassung Ihrer augenblicklichen Situation.

In guter Beziehung!

In der »Wirklichkeit« beeinflussen sich viele Dinge auf recht unterschiedlich Weise. Wenn-Dann-Analysen sollten diese Unterschiede unbedingt berücksichtigen.

◦ Lineare Beziehungen

Bei linearen Beziehungen verändert sich die Wirkung in gleichem Maß wie die Ursache. Betrachtet man z. B. den statistischen Mittelwert, stehen Körpergewicht und Körpergröße in annähernd linearer Beziehung. Früher lautete eine einfache Formel: Körpergröße (cm) - 100 = Normalgewicht (nach Paul Broca, 1824-1880).

◦ Einfache nicht-lineare Beziehungen

Verengen sich Blutgefäße, verringert sich die Durchblutung mit der 4. Potenz des Gefäßdurchmessers. Ist die Hälfte der Arterie verkalkt, fließt nur noch 1/16 an Blut!

Bereits 1990 konnte der amerikanische Mediziner Ornish nachweisen, dass eine Änderung der Ernährungs- und Verhaltensgewohnheiten die Gefäßverengung um 2,2% verringert. Das klingt zwar zunächst wenig, lässt aber deutlich mehr Blut durch die Adern fließen. Bei exponentiellem Verlauf wie bei der Vermehrung von Pilzsporen kann die Wirkung explosionsartig eintreten. Weitere Formen nichtlinearer Beziehungen sind solche mit Sättigungswerten. Gibt man als Autofahrer Gas, beschleunigt man bei niedriger Geschwindigkeit weitaus mehr, als wenn man bereits schneller fährt.

Klassisch-mechanisch oder Systemisch-dynamisch

Klassisch-mechanisch	Systemisch-dynamisch
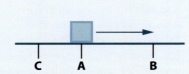	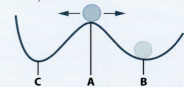
Von »außen« gesteuert: Eine Kraft von außen bewirkt, dass sich etwas in die »gewünschte Richtung« im »gewünschten Maße« verändert.	**Von »innen« reguliert**: Die Umgebung (Kräfte, welche die Kurvenlandschaft bewirken) gibt Anlass, sich in eine bestimmte Richtung zu einem neuen Gleichgewicht hin (Kugel von A nach C oder von A nach B) zu bewegen.
Vorbestimmtheit (Determinismus): Die »Dosierung« der Kraft bestimmt, was geschieht und man versucht dem Zufall alle Möglichkeiten zu nehmen.	**Wahlfreiheit**: Minimale Einflüsse bewirken, ob wir uns nach A oder nach B bewegen und führen somit zu großen Veränderungen.
Stabile »Gleich-Gültigkeit«: Alle Positionen von C bis B sind gleich gültig und nur die Wirk-Kraft bestimmt die Position.	**Instabilität**: Die instabile Lage (A) ist mit verantwortlich dafür, ob wir eine neue Ordnung finden (C oder B)
Aufbau von Ordnung: Komplizierte Zustände von Ordnung werden aus einfachen Ordnungszuständen zusammengesetzt (Baukastenprinzip)	**Ordnung durch Vereinfachung**: Reduzieren wir die Komplexität, gelangen wir zu einer höheren Stufe der Ordnung
Statische Wirkung: Das System verharrt im »geordneten« Zustand	**Zirkuläre Wirkung**: Ordnung erzeugt Ordnung
Lineare Ursache-Wirkung: Je größer der Einfluss (Ursache), desto größer die Veränderung (z. B. die Entfernung von A nach B)	**Kein lineares Verhältnis von Ursache und Wirkung**: Je nach Zustand und »Geschichte« des Systems, bewirken »dieselben« Ursachen unterschiedliche Veränderungen (die gleiche Ursache wird bei Position B kaum, bei Position A große Veränderunge bewirken)
A-historisch: Die Ursache wirkt linear, egal wo das System sich befindet oder dort hingekommen ist. (ob von A nach B oder von B nach A: die gleiche Arbeit bewirkt eine gleich große Veränderung)	**Trägheit oder Geschichtlichkeit**: Je länger etwas wirkt, desto weniger Kraft muss man aufbringen, d. h. dieselben Ursachen können unterschiedlich stark wirken (von A führt eine kleine Veränderung nach B, von B aber nur eine große zurück nach A)

nach Jürgen Kriz, 2003

- Beziehungen höherer Ordnung

Bei nicht-linearen Beziehungen kann es recht kompliziert werden. Wenn in einen See vermehrt Abwässer fließen, so wächst zunächst seine Selbstreinigungskraft. Diese wächst jedoch nicht unaufhörlich. Wenn die Abwässer nicht reduziert werden, so verschlechtert sich die Wasserqualität. Wenn die Selbstreinigungskraft einen bestimmten Punkt unterschreitet, reicht es nicht einmal, die Verunreinigung zu stoppen – der See kippt um und wird zum toten Gewässer.

- Wirkungen mit Grenz- und Schwellenwerten

Wer seinen Heißhunger nicht befriedigt, bleibt missgelaunt. Bekommt man nur eine Kleinigkeit vom Gewünschten, ändert sich dies kaum. Je mehr man bekommt, desto zufriedener wird man. Isst man jedoch zu viel, ist einem der Appetit verdorben und man mag in Zukunft vielleicht nie wieder davon essen.

- Wirkungen mit Rückkopplung

Wirkungen können sich verstärken, abschwächen oder in einem stabilen Gleichgewicht halten. Bei positiver Rückkopplung verstärken sich Wirkung und Rückwirkung, wie beim Wachstum der Weltbevölkerung. Bei der negativen Rückkopplung verlaufen Wirkung und Rückwirkung entgegengesetzt. Übersteigt die Bevölkerungsdichte ein bestimmtes Maß, leiden die Menschen vermehrt unter Stress, werden krank und zunehmend unfruchtbar. Dies kann, wie heute in den Industrieländern, zu einer drastischen Verringerung der Bevölkerung führen. Teile eines Systems können jedoch auch gleichzeitig mehreren Rückkopplungskreisen angehören. Dies kann zu einem steten Wechsel von positiver und negativer Rückkopplung führen, wie bei dem Esel, der wenn es ihm zu gut geht, aufs Glatteis tanzen geht und dabei ausrutscht und stürzt.

- Wirkungen mit zeitlicher Verzögerung

Die Zeit, nach der eine Wirkung einsetzt, hat mindestens die gleiche Bedeutung wie die Art der Wirkung selbst. Eine zu schnelle oder eine zu langsame Korrektur können auch den gegenteiligen Effekt zur Folge haben. Wenn das Auto plötzlich von allein kurz die Fahrtrichtung ändert und wir zu spät gegensteuern, so korrigieren wir erst dann, wenn es schon wieder in die andere Richtung fährt. Aus dem Schlenker wird ein Schlingern, aus diesem ein Schleudern, bis wir schließlich im Graben landen.

Die Logik des Misslingens

Neue Denkmuster brauchen jedoch Zeit und Erfahrung, um zu erfolgreichem Handeln zu führen. Der Psychologe Dietrich Dörner hat in seinem Buch »Die Logik des Misslingens« auf mehrere Aspekte hingewiesen, die uns davon abhalten können, unsere Ziele zu erreichen.

- Falsche Zielbeschreibung

Wir reparieren ohne zu beachten, ob sich die Gesamtsituation verbessert. Anstelle ruhig und umschauend zu analysieren, was wir tun müssen, um eine ganzheitliche Verbesserung zu erzielen, fokussieren wir meist nahezu reflexartig auf den zuerst gefundenen Mangel, beheben ihn isoliert und wenden uns dann dem nächsten Teil-Fehler zu.

- Unvernetzte Situationsanalyse

Wir sammeln Daten, ohne diese sinnvoll unter Berücksichtigung der Ordnungsprinzipien und zeitlichen Entwicklung auszuwerten, zum Beispiel wenn wir auf Kalorien, Vitamine, Mineralien und Blutwerte achten, ohne unseren gesamten Zustand zu betrachten und ohne eventuellen Bewegungsmangel oder möglichen Arbeitsstress mit in die Rechnung zu nehmen.

- Irreversible Schwerpunktbildung

Wir konzentrieren uns auf bestimmte Aufgaben, ohne die Gründe hierfür regelmäßig zu hinterfragen und vernachlässigen andere Dinge, die vielleicht wichtiger wären. Zunächst erkennen wir den Schwerpunkt richtig, haben erste Erfolge, glauben auf dem absolut richtigen Weg zu sein und merken dann nicht, dass es längst woanders »brennt«.

- Unbeachtete Nebenwirkungen

Wir versäumen es, an die Nebenwirkungen zu denken und mit Wenn-Dann-Szenarien zu arbeiten. Wir gehen also sofort zielstrebig voran, erreichen erste Erfolge und achten nicht auf die Folgen: »es wird schon alles werden, die anderen sind mir egal«.

- Tendenz zur Übersteuerung

Allzu oft greifen wir schon zum »Holzhammer«, noch bevor die ersten, zurückhaltenden und punktuellen Eingriffe ihre Wirkung zeigen können. Kleine Änderungen bei der Ernährung oder beim Verhalten zeigen oft erst später die erhoffte Wirkung. Wir handeln nach dem Motto »viel hilft viel«, um Erfolge zu sehen. Zu spät stellen wir dann fest, dass wir damit weit über das Ziel hinaus gelangt sind.

- Tendenz zu autoritärem Verhalten

Wir wollen »die Sache durchziehen«, anstelle den Dingen ihren Lauf zu lassen. Natürlich sind wir stark motiviert, etwas zu ändern und glauben zu wissen, was richtig ist! Die Haltung »Zähne zusammen beißen und durch« macht uns weniger sensibel und verständnisvoll, die Dinge wahrzunehmen, die unser Vorhaben behindern.

SelbstManagement

Seien Sie Ihr eigener Manager! Die Grundprinzipien für ein systemisches Management des Physikers und Philosophen Frietjof Capra dienen als Gliederung für die folgenden Empfehlungen für bessere Entscheidungen für ein gesundes Leben:

- Wir können unseren Körper nicht beherrschen – er beherrscht sich selbst!

Mit zu strengen Vorgaben oder gravierenden Änderungen erreichen wir häufig das Gegenteil von dem, was wir eigentlich wollten.

- Unsere Gesundheit wird entscheidend durch die Beziehung zu der jeweils relevanten Umwelt bestimmt!

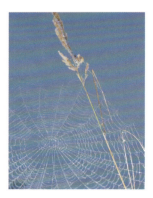

Der texanische Drehbuchautor und Theaterwissenschaftler der Universität von Texas Ted Perry verfasste im Winter 1970 eine Rede für einen Fernsehfilm über Ökologie, von der viele Menschen lange Jahre glaubten, dass Häuptling Seattle sie im Jahr 1854 gehalten habe. In ihr heißt es jedoch treffend: »Wir haben das Netz des Lebens nicht geknüpft – wir sind nichts weiter als ein Faden darin. Was auch immer wir dem Netz antun, tun wir uns selbst an.«

GRUNDLAGEN

Unser Fähigkeit mit kaltem oder stürmischem Wetter, Problemen mit Freunden oder in der Familie, Stress am Arbeitsplatz, belasteten Nahrungsmitteln oder eingeschränkter Verfügbarkeit umzugehen, beeinflusst unsere Gesundheit.

- Körper, Geist und Seele sind unsere »innere Umwelt«!

Wir sind mehr als die Summe unserer Körperteile und -Funktionen, gesteuert durch unser Gehirn. Sie bilden die Grundlage für unser Handeln und für Handlungsmuster. Grundlegende Veränderungen können nur durch eine Veränderung unseres Handelns herbeigeführt werden.

- Widersprüche gibt es in jedem System!

Wir bestehen aus einer Vielfalt von Organisationsbereichen und Untersystemen, die unterschiedlich komplexe Aufgaben in verschiedenen Situationen bewältigen müssen. Diese Vorgänge scheinen oft widersprüchlich. Beide Tendenzen eines Widerspruchs können jedoch von Bedeutung sein, um die uns innewohnenden Eigenschaften im Gleichgewicht zu halten. Auf Widersprüchen basierende Konflikte sind oft funktional und ermöglichen es uns anpassungsfähig zu bleiben und uns zu entwickeln.

- Es muss etwas geschehen, damit die Dinge gleich bleiben!

Jahreszeiten, Reisen, älter werden – ständig gibt es Veränderungen in unserem Leben. Um die inneren Strukturen zu bewahren müssen wir – auch wenn dies widersprüchlich klingt – etwas tun und unser Verhalten ständig ändern oder anpassen. Je dynamischer wir uns verändern können, umso größer ist unsere Stabilität.

- Wir sollten unsere Situation immer wieder neu betrachten und unser Handeln anpassen!

Wir lösen ständig Probleme, erkennen sie jedoch manchmal zu spät, weil wir Teil des Geschehens sind. Wenn wir ausschließlich schnell und intuitiv handeln, versäumen wir es, Distanz zu gewinnen und verlieren leicht den Überblick. Sich die nötige Zeit geben, Distanz zu gewinnen und verschiedene Perspektiven zu berücksichtigen, verbessert die Qualität unserer Entscheidungen.

- Der Weg ist das Ziel!

Wenn wir systemisch denken, betrachten wir eher die Abläufe als die Ziele,

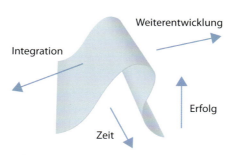

Je höher wir uns auf der Welle befinden, desto gesünder leben wir, weil wir flexibel entscheiden können, wann wir rückwärts und wann wir vorwärts schauen.
(Grafik nach Kai Neumann, »KNOW WHY - Model Dein Glück«)

stellen das »Lernen des Lernens« in den Vordergrund und versuchen die Prozesse bewusst zu gestalten. Gesundheit und Zufriedenheit sollten wir ständig neu definieren, denn sie sind der Weg, der sich bildet, wenn wir ihn gehen.

SAG MIR WARUM … - KNOW WHY!

Der Entwickler der KNOW-WHY-Denkweise Kai Neumann hat klar gezeigt wie wichtig es ist, dass wir bewusst reflektieren, »warum« uns etwas gut tut oder gut tun würde. Am Ende würden wir nicht glauben müssen, dass etwas funktioniert, sondern begreifen, warum es tatsächlich nur so sein kann.

Als wichtige Punkte nennt er:

- mehr Zusammenhänge sehen
- häufiger nach dem WARUM fragen
- das Muster von Erfolg erkennen
- die Triebfedern menschlichen Handelns berücksichtigen
- Ursachen und Wirkungen modellieren

Gut wäre es jetzt, ein Modell zur Verfügung zu haben, mit dessen Hilfe sich die genannten Punkte umsetzen ließen. Dazu erfahren Sie mehr im Abschnitt »Das metaBalance-Modell«.

INTEGRATION UND WEITERENTWICKLUNG

Wären unsere »Bauchentscheidungen« immer richtig, bräuchten wir uns kaum Gedanken um die Gesundheit zu machen. Wir handeln jedoch nur dann auf Dauer »gesund« und erfolgreich, wenn wir sowohl unsere Erfahrungen integrieren als auch neue Ziele entwickeln, also nach vorn wie auch nach hinten schauen.

Erst wenn klar wird, warum der dauerhafte Konsum von Fast Food die Gesundheit geschwächt hat, können wir nach vorne schauen und überlegen, was uns mit ähnlich geringem Aufwand selbst und vor allem frisch zuzubereiten gelingt. Später können wir wieder zurückblicken und bewerten, ob sich diese Veränderung gelohnt und wie sie sich ausgewirkt hat.

So erlangen wir eine Balance zwischen Integration und Weiterentwicklung. Und nur in dieser Balance ist es uns möglich, dem Ziel gesünder zu leben in der richtigen Geschwindigkeit und – vor allem – auf den richtigen, nämlich der Individualität angepassten Wegen entgegenzugehen.

BALANCE HALTEN

Die Balance bewahren wir also am erfolgreichsten durch einen stetigen Wechsel der Perspektive. Eine optimistische Perspektive wird nur dann helfen unser Gleichgewicht zu erhalten, wenn wir rechtzeitig genug in der Lage sind, unsere Situation kritisch zu überprüfen und unser Verhalten, wenn nötig, anzupassen. Wie jeder Einzelne Integration und Weiterentwicklung fühlt und gestaltet, ist individuell so unterschiedlich, dass »Gesundheitsrezepte«, welche dies übersehen, vermutlich eher zur Krankheit führen.

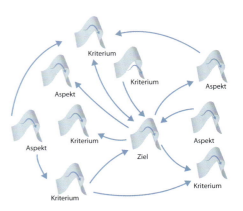

Einzelne Aspekte eines Problems integrieren und entwickeln sich durch viele Kriterien, welche somit auch ihren Anteil am Erfolg oder Misserfolg haben.
(Grafik nach Kai Neumann, »KNOW WHY - Model Dein Glück«)

Eine »Landkarte« der Gesundheit

Wir sind ein Ganzes in Bezug zu unseren Teilen und gleichzeitig Teil anderer Ganzheiten. Unsere Zellen werden zu Geweben, die Gewebe zu Organen, die Organe bilden unseren Organismus, welcher in Gesellschafts- und Ökosystemen existiert. Wir erscheinen nur deshalb stabil, weil wir flexibel auf Einwirkungen von außen reagieren. Da es jedoch dynamische Prozesse sind, mit denen unser Organismus auf Veränderungen von außen reagiert, seine Organisation ändert und sich damit anpasst, scheint die Idee des einheitlichen Zustandes, für den der Physiologe Walter Canon 1929 den begriff Homöostase (griechisch für Gleichstand) prägte, überholt zu sein.

Die Wissenschaftler Varela und Maturana nannten daher den Komplex der Zusammenhänge »Homöodynamik«.

Was müssen wir also tun, um so zu bleiben, wie wir sind und was können wir tun oder lassen, um uns so zu verändern, wie wir es gerne hätten? Ein Systemmodell bietet hierbei eine Orientierung für erfolgreiches Handeln.

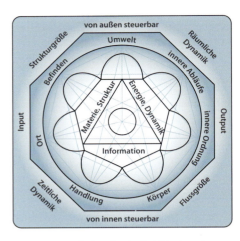

Nach Frederic Vester soll jedes vollständige Modell Angaben zu den gezeigten Kategorien enthalten.

Ganzheitlich!

Unsere Gesundheit wird von unzähligen Faktoren beeinflusst. Um den Überblick zu bewahren, empfiehlt der Biochemiker Frederik Vester zur Beschreibung biologischer oder ökologischer Systeme maximal 20 bis 40 Variablen zu verwenden. Sind es mehr, hilft es, Subsysteme zu erstellen. Außerdem nennt er 4 Kategorien mit insgesamt 18 Kriterien, welche auf jeden Fall bei der Beschreibung eines Systems vorkommen sollen, da diese sonst unvollständig wäre. Eine vollständige Betrachtung ist jedoch die Basis für ein »ganzheitlich« orientiertes Handeln.

1. Die sieben Bereiche der Wirkung

- Die Körperstruktur - Morphologie: Welche Eigenschaften hat unser Körper?
- Die Vorgänge im Körper - Physiologie: Was geht in unserem Körper vor?
- Der Ort, die Umgebung - Umwelt: Wie beeinflusst uns der Ort, an dem wir leben?
- Das Befinden - Emotionen: Wie fühlen wir uns dabei?
- Unsere Beziehung zur Umwelt - Humanökologie: Was beschreibt unseren Ressourcenhaushalt und die Wechselwirkungen zwischen uns und unserer Umwelt?
- Die inneren Abläufe - Transport- und Regelfunktionen: Welche inneren Abläufe bestehen und wie werden diese geregelt?
- Die innere Ordnung - Regulation und Rhythmus: Welche innere Ordnung und welche Regeln gelten?

2. Die drei physikalischen Kategorien

- Materie, Struktur, Yang: Variablen, welche Gewebe und Strukturen beschreiben und damit hauptsächlich einen materiellen Charakter haben.
- Energie, Dynamik, Yin: Variablen, die vorwiegend den Austausch von Energie beschreiben und einen dynamischen Charakter haben.
- Information: Variablen, welche die geistigen, seelischen und emotionalen Eigenschaften beschreiben.

3. Die vier Bereiche der Dynamik

- Flussgröße: Variablen, welche vorwiegend Stoffwechsel- und Transportvorgänge im Körper beschreiben.
- Strukturgröße: Variablen, welche hauptsächlich unseren körperlichen Zustand beschreiben.
- Zeitliche Dynamik: Variablen, die sich mit der Zeit verändern.
- Räumliche Dynamik: Variablen, die vom Ort abhängig sind.

4. Die vier Wirkungen auf das System

- Öffnet das System durch Input: Variablen, die uns von außen beeinflussen wie Wetter, Reaktionen von Partner oder Familie.
- Öffnet das System durch Output: Variablen, die unsere Wirkung auf die Umwelt oder andere Menschen beschreiben.
- Von innen steuerbar: Variablen, die wir durch unsere Entscheidungen und unser Handeln beeinflussen können. Diese Variablen zeigen das Maß unserer Selbstständigkeit.
- Von außen steuerbar: Variablen, die sich abhängig von Entscheidungen und vom Handeln anderer verändern. Diese Variablen zeigen das Maß unserer Abhängigkeit.

Ein Modell der Gesundheit

In der nebenstehenden Kriterientabelle wird in der unteren Zeile ersichtlich, mit welchen Werten die Variablen, welche unsere Gesundheit beeinflussen, Vesters Kategorien zuzuordnen sind. Hierbei zeigt sich, dass unser Empfinden mit einem Wert von 30,5 die größte Rolle spielt. Mehr dazu erfahren Sie auf der Website des Buchs.

Eine »Landkarte« der Gesundheit

Regelkreise	18 Kriterien / Variablen zur vollständigen Beschreibung des Modells	Lebensbereiche							Phys. Kat.			Dyn. Kat.				Systembez.			
		Morphologie	Physiologie	Umwelt	Befinden	Ressourcen	Innere Abläufe	Ordnung	Materie	Energie	Information	Flussgröße	Strukturgröße	zeitl. Dynamik	räuml. Dynamik	Input	Output	Innen steuerbar	Außen steuerbar
Lebensraum	Klima		0,5	1,0	1,0	0,5	0,5	0,5		0,5	0,5	1,0		1,0	1,0	1,0			
	Wetter		0,5	1,0	1,0	0,5	0,5	0,5		1,0	0,5	1,0		1,0	1,0	1,0			
	Luftqualität		0,5	1,0	1,0	0,5	0,5			1,0	0,5	1,0			1,0	1,0			0,5
	Raumklima		0,5	1,0	1,0	0,5	0,5			1,0		1,0		0,5	1,0	1,0			0,5
	Licht		0,5	1,0	1,0	0,5	0,5	1,0		1,0	0,5	1,0		0,5	1,0	1,0			1,0
	Umweltbelastung		0,5	1,0	1,0	0,5	0,5		1,0	0,5	0,5	1,0		0,5	1,0	1,0			0,5
	Lärm		0,5	1,0	1,0	0,5	0,5					1,0		0,5	1,0	1,0			1,0
Ernährung	Nährstoffe		1,0			1,0	0,5		1,0	1,0		1,0		1,0					
	Vitalstoffe		1,0			0,5	0,5		1,0	0,5		1,0		1,0					
	Insulinwirkung		1,0			0,5	0,5			1,0		1,0		1,0					
	Säure-Basen-Balance		1,0			0,5	0,5		0,5	0,5		1,0		0,5					
	Typgemäße Ernährung		1,0		1,0	0,5	0,5					1,0							
Rhythmus	Erholsamer Schlaf		1,0	0,5	1,0	1,0	0,5	1,0		0,5				1,0					
	Regelmäßige Mahlzeiten		1,0		1,0	0,5	0,5	1,0						1,0					
	Stetigkeit		0,5		0,5	0,5	0,5	1,0						1,0					
	Veränderungen		0,5		1,0	0,5	0,5	1,0						1,0			1,0		2,0
Kräftehaushalt	Leistungsvermögen	1,0	0,5		0,5	1,0	0,5			1,0		1,0	0,5	1,0				1,0	
	Entspannung		0,5		1,0	1,0	0,5	1,0		1,0		1,0		1,0					
	Ausdauer	0,5	1,0		0,5	1,0	0,5			1,0		1,0		1,0					
	Kraft und Beweglichkeit	1,0	0,5		0,5	1,0	0,5		1,0	1,0				1,0					
	Arbeitsbelastung	0,5	1,0	0,5	1,0	1,0	0,5	1,0		1,0		1,0	0,5	1,0				0,5	1,0
	Verletzungen	1,0	0,5	0,5	0,5	0,5	0,5		1,0	0,5				1,0				0,5	
Körperkultur	Körperpflege	0,5	0,5		1,0	0,5	0,5			0,5	1,0		0,5				1,0	1,0	
	Körperwahrnehmung		0,5		1,0		0,5				1,0							1,0	
	Sexualität		0,5		1,0	0,5	0,5				0,5					0,5	0,5	1,0	0,5
	Ausscheidungen		1,0		1,0	1,0	1,0	0,5	1,0	0,5		1,0						1,0	
	Entschlackung	0,5	0,5			1,0			1,0	0,5				0,5				1,0	
Psyche	Sinn und Werte			0,5	1,0						1,0						1,0	1,0	
	Wissen und Verstehen				0,5		1,0				1,0						1,0	1,0	
	Klugheit				0,5						1,0						1,0	1,0	
	Selbstmotivierung				1,0		1,0				1,0						1,0		
	Sicherheit, Versorgung				1,0						1,0			1,0				1,0	
	Familie			1,0	1,0						1,0						1,0	1,0	1,0
	Freunde				0,5						1,0						1,0	1,0	
	Soziales Umfeld			1,0	0,5						1,0					1,0	1,0	1,0	
	Stressempfindung				1,0	1,0	0,5		1,0		1,0					1,0	0,5	1,0	1,0
	Psychische Belastungen				0,5	1,0	0,5				1,0					1,0		1,0	1,0
	Körperl. Gesundheit	1,0	0,5		1,0				1,0			1,0							
	Biochem. Gesundheit	0,5	1,0		1,0	0,5		0,5		1,0		1,0							
	Psychosoz. Gesundheit		0,5		1,0			0,5			1,0	1,0							
	Summe	6,5	20,5	12,5	30,5	18,0	14,5	12,5	8,5	16,5	16,0	19,0	5,0	16,5	8,0	13,5	9,0	15,0	9,0

Das metaBalance-Modell

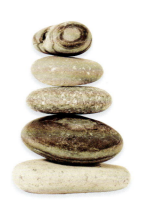

In diesem Abschnitt betrachten Sie Ihre Gesundheit aus der Metaperspektive. Alle gesundheitsrelevanten Bereiche aus dem Kapitel »Anthropopädie« sind berücksichtigt. Dies ermöglicht es Ihrem Verstand, einzelne Zusammenhänge zu analysieren und ihrem Bauchgefühl, eine passende Bewertung zu finden. So fällt es Ihnen leichter, mit Hilfe der Gesamtheit Ihrer Lebenserfahrungen eine Strategie für ein »gesünderes Leben« zu entwickeln, die Ihre eigenen Werte, wie auch die Erwartungen und Wünsche anderer berücksichtigt.

Expertenwissen oder Bauchgefühl?

Ein Blick auf die Waage und der Eine oder Andere weiß, dass etwas nicht stimmt. Auch Haut und Haare zeigen, wenn der Körper »schlecht drauf« ist. Manche fühlen sich einfach nur schlapp und unbeweglich. Der Bauch fühlt sich komisch an, die Lippen sind trocken, es ist zu warm oder zu kalt. Solche Probleme entstehen, weil wir entscheidende Zusammenhänge nicht erkannt, falsch eingeschätzt oder unzureichend darauf reagiert haben. Komplexe und dynamische Wechselwirkungen können wir nur dann verstehen, wenn wir sie vernetzt betrachten. Das Bauchgefühl führt jedoch gelegentlich nur zu Bauchschmerzen, das Expertenwissen führt zu Erkenntnissen, welche die Nebenwirkungen nicht beachten. Ursache-Wirkungs-Modelle erweitern hier den Überblick und ermöglichen am Computer sogar eine Simulation der Auswirkungen für die zukünftigen Veränderungen aller entscheidenden Faktoren! Doch nicht jeder ist mit ihrer Verwendung vertraut oder verlässt sich sowieso lieber auf sein Bauchgefühl. Doch Vorsicht! Wenn wir z. B. auf Hülsenfrüchte verzichten, weil die Blähungen lästig sind, dann sollten wir nicht vergessen, gleichzeitig für eine andere Eiweissquelle zu sorgen. Wenn wir deswegen mehr Milchprodukte essen, dann könnte das jedoch zu Verschleimung führen. Wenn wir deswegen mehr Fleisch essen ... usw.

Um solch komplexe Wenn-Dann-Beziehungen aufzulösen hilft es, sie erst einmal raus aus den Gedanken zu holen. Suchen Sie sich eine freie Fläche auf dem Boden und fangen Sie an, die wichtigen Aspekte auf Zettel oder Karteikarten zu schreiben und diese dann an für Sie passende Stellen auf den Boden zu legen. Jetzt bilden Sie die Wenn-Dann-Beziehungen mit Karten, auf denen Pfeile die Wirkrichtung angeben. Betrachten Sie nun die Situation mit »Abstand«. Wie »erhaben« können Sie sich in Ihrer Metaposition fühlen? Lassen Sie das Ganze auf sich wirken. Dies ist der Zeitpunkt, an dem sich wieder Ihr Bauchgefühl meldet und Sie seiner Entscheidung vertrauen können.

In metaBalance!

Während Sie sich in Ruhe Antworten zu den folgenden Fragen vorstellen oder überlegen, wie es Ihnen damit geht, haben Sie während dieses Vorgangs bereits den einen oder anderen Aspekt Ihres inneren »Selbst« moduliert!

Sie können als »Übung« jeden Aspekt auf einen Zettel schreiben und auf einer Skala

Darstellung im CONSIDEO MODELER: Die Wirkungsbeziehungen zwischen den 6 Regelkreisen als Subsysteme mit ihrer Wirkung auf die Gesundheit von 0 bis 10 bewerten, wobei 10 bedeutet, dass bei diesem Punkt alles bestens ist und 0 bedeutet, dass fast nichts mehr so ist, wie Sie es gerne hätten. Am besten zeichnen Sie eine Skala und markieren den Wert mit der entsprechenden Zahl.

Die Zettel können Sie anschließend nach den Regelkreisen gruppiert am Boden auslegen. So erhalten Sie eine »Landkarte« Ihrer Gesundheit.

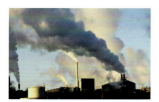

Regelkreis Lebensraum

Wie geht es mir dort, wo ich lebe und arbeite?

▫ Klima

Lebe ich genau am richtigen Ort oder ist hier kein ideales Klima, weil es mir oft zu feucht, zu trocken, zu kalt oder zu warm ist? Leide ich bereits sehr unter Föhn, Smog oder Luftdruckschwankungen?

▫ Wetter

Fühle ich mich unbehaglich bei Regen, Wind, Hitze, Kälte oder Wetterwechsel? Leidet die Konzentration, spricht man von einer »Wetterreaktion«. Bei Kopfschmerzen heißt es »Wetterfühligkeit« und bei heftigen Schmerzen oder Anfällen »Wetterempfindlichkeit«.

▫ Luftqualität

Kann ich an diesem Ort gut und frei atmen oder belastet mich die schlechte Luft? Manch einen hat die schlechte Luft schon längst krank gemacht.

▫ Raumklima

Empfinde ich zu Hause oder am Arbeitsplatz ein »Wohlfühlklima« oder spüre ich schon, wie mich die manchmal zu kalte, manchmal zu warme, dann zu feuchte wie auch zu trockenen Luft und auch die Klimaanlage belasten? Das unpassende Raumklima wird wohl Schuld daran sein, dass viele meiner Kollegen so oft krank sind.

▫ Licht

Bin ich auch im Winter oft genug draußen und ist mein Arbeitsplatz gut beleuchtet?

▫ Elektrosmog

Bin ich in keiner Weise von der Nähe zu elektrischen und elektromagnetischen Feldern wie Sendeanlagen oder Hochspannungsleitungen betroffen oder könnte meine Elektrosensibilität die Ursache dafür sein, dass ich schlecht schlafe oder mich kaum noch konzentrieren kann. Es gibt Menschen, die es in der Nähe von Elektrogeräten oder Handys nicht lange aushalten.

▫ Lärmbelastung

Macht mir der Lärm der Großstadt wirklich gar nichts aus? Für manche Menschen ist es an vielen Orten zu laut und sie glauben, dass sie dieser »Höllenlärm« noch um den Verstand bringt.

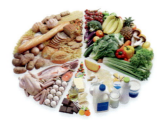

Regelkreis Ernährung

Wie geht es mir mit dem, was ich esse und trinke?

▫ Nährstoffe

Esse ich genug und leide nicht ständig unter Hungergefühlen? Es gibt Menschen, die essen zu viel (Hypertrophie) und welche, die zu wenig essen (Mesotrophie).

▫ Vitalstoffe

Esse ich täglich frisches Obst und Gemüse sowie die richtigen Nahrungsmittel um meinen persönlichen Bedarf an Vitaminen, Mineralstoffen, Spurenelementen, sekundären Pflanzenstoffen, Fettsäuren, essentiellen Aminosäuren, Enzymen, Co-Enzymen und sekundären Stoffen zu decken? Manche Menschen versuchen, das was fehlt mit Nahrungsergänzungsmitteln auszugleichen. Andere glauben, dass ihr Kantinenessen, Fast-Food oder die Fertigprodukte schon ausreichen werden.

▫ Insulinwirkung

Verzichte ich auf ständige »Zwischenmahlzeiten« und achte darauf, dass das zuvor Gegessene nicht mehr im Magen ist? Für manche Menschen ist die glykämische Wirkung sehr wichtig, andere haben stän-

in metaBalance

Lebensraum	Klima	
	Wetter	
	Luftqualität	
	Raumklima	
	Licht	
	Elektrosmog	
	Lärmbelastung	
Ernährung	Nährstoffe	
	Vitalstoffe	
	Insulinwirkung	
	Säure-Basen-Balance	
	Typgemäße Ernährung	
Chronobiologie	Erholsamer Schlaf	
	Regelmäßige Mahlzeiten	
	Stetigkeit	
	Veränderungen	
Kräftehaushalt	Leistungsvermögen	
	Entspannung	
	Ausdauer	
	Kraft und Beweglichkeit	
	Arbeitsbelastung	
	Sportverletzungen	
Körperkultur	Körperpflege	
	Körperwahrnehmung	
	Sexualität	
	Ausscheidungen	
	Entschlackung	
Psyche	Sinn und Werte	
	Wissen und Verstehen	
	Klugheit, Weisheit, Vernunft	
	Selbstmotivierung	
	Versorgung	
	Familie	
	Freunde	
	Soziales Umfeld	
	Stressempfindung	
	Psychische Belastungen	
	Summe:	
	Summe / 3,7:	

Bewerten Sie die Fragen von 10 (alles perfekt) bis 0 (nichts geht mehr). Die Summe der Bewertungen geteilt durch 3,7 ergibt Ihr Gesundheitspotential in Prozent. Eine Auswertung, welche auch die Wechselwirkungen berechnet, finden Sie auf der Buch-Website.

dig Appetit auf Süßes und werden fast jedes Mal »schwach«.

◻ Säure-Basen-Balance

Verhindere ich eine Verschlackung des Bindegewebes, indem ich auf meine Säure-Basen-Balance achte? Manche Menschen essen so viel Eiweiß und so wenig Gemüse, dass der Körper am Ende echt »sauer« ist.

◻ Typgemäße Ernährung

Ernähre ich mich entsprechend meinem Naturell, der Umwelt und der Arbeitsbelastung oder spüre ich schon, dass mir vieles nicht gut tut, esse es jedoch trotzdem, weil es mir schmeckt oder ich es so gewohnt bin?

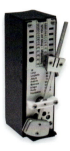

Regelkreis Chronobiologie

Wie achte ich auf die Rhythmen meines Lebens?

◻ Erholsamer Schlaf

Schlafe ich tief, lang genug und wache erholt wieder auf oder fühle ich mich ständig müde, unausgeschlafen oder leide bereits unter einem chronischen Erschöpfungssyndrom?

◻ Regelmäßige Mahlzeiten

Esse ich fast immer zu den gleichen Zeiten und fühle mich nur selten einmal hungrig oder durstig oder esse und trinke ich sehr unregelmäßig, muss häufig auf eine Mahlzeit oder Trinken verzichten und fühle mich oft hungrig und durstig?

◻ Stetigkeit

Lebe ich in Einklang mit meinen inneren Rhythmen, habe einen geregelten Tages- und Wochenablauf? Berücksichtige ich mit meinen Gewohnheiten und Ritualen meine natürlichen Bedürfnisse und Eigenheiten oder ändert sich ständig alles, von Rhythmus keine Spur?

◻ Veränderungen

Ist das meiste so wie es sein soll, so dass etwas Unvorhergesehenes mich kaum erschüttern würde oder passiert ständig etwas Neues und ich fühle mich unwohl damit? Manche Menschen fühlen sich dann völlig »aus der Bahn geworfen«.

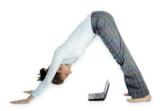

Regelkreis Kräftehaushalt

Wie gehe ich mit meinen mir zur Verfügung stehenden Kräften um?

◻ Leistungsvermögen

Fühle ich mich in Topform und kann körperlich alles bewältigen, was ich mir vornehme oder fällt schon vieles schwer und ich wünschte mir, mehr Kraft zu haben? Manche Menschen denken sogar »Nichts geht mehr!«.

◻ Entspannung

Fühle ich mich völlig entspannt und ausgeglichen oder entspanne mich mit Hilfe von Meditation, Yoga, Tai Chi, Qi Gong, Autogenem Training, Progressiver Muskelrelaxation oder tue ich nichts, um mit meinen Belastungen klar zu kommen?

◻ Ausdauer

Kann ich körperlich lang genug durchhalten, um das zu erreichen, was ich mir vornehme oder komme ich sofort aus der Puste? Manche Menschen strengt schon der kurze Weg zum Auto an oder sie leiden bereits unter einer Herz-Kreislauf-Erkrankung.

◻ Kraft und Beweglichkeit

Fühle ich mich beweglich und kräftig genug, in dem Maß wie ich glaube, dass es meinem Potential entspricht oder fällt es mir schwer, selbst die einfachsten Dinge zu bewältigen?

◻ Arbeitsbelastung

Macht mir meine Arbeit Spaß und ich fühle mich dabei körperlich in keiner Weise überbelastet oder sage ich schon häufiger »Meine Arbeit macht mich krank!«? Manche Menschen leiden unter schwerster körperlicher Arbeit, einseitigen Belastungen, Feinstaub oder schlechter Luft am Arbeitsplatz.

◻ Sportschäden

Wirken meine sportlichen Aktivitäten nur positiv auf meine Gesundheit oder leide ich unter Schmerzen, Unbeweglichkeit, Sportverletzungen wie Zerrung, Verstauchung, Riss, Bruch, Tennisarm, Läuferknie oder ist mein Immunsystem bereits geschwächt?

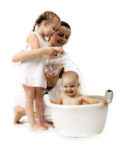

Regelkreis Körperkultur

Wie nehme ich meinen Körper wahr und wie kümmere ich mich um seine Bedürfnisse?

◻ Körperpflege

Fühle ich mich wohl in meiner eigenen Haut, weil ich im richtigen Maße dusche, bade, Massagen nutze, die Haut, die Haare und die Nägel pflege oder juckt die Haut, ist entzündet oder zu trocken und es ist zum »aus der Haut fahren«?

◻ Körperwahrnehmung

Wie fühle ich mich wohl bei mir selber? Erkenne ich die Signale meines Körpers, der Haut, der Haare, der Verdauung, Hunger, Durst, Anspannung, Verspannung, Überlastung und Wohlfühlen oder weiß ich kaum »wie mir geschieht«?

◻ Sexualität

Haben Erotik und Sexualität ihren natürlichen Platz in meinem Alltag, so dass ich sagen kann »mein Begehren und meine Wünsche werden voll erfüllt« oder sehne ich mich nach »Erfüllung meiner Wünsche« und fühle mich deswegen oft unglücklich?

◻ Ausscheidungen

Fühle ich mich wohl mit meiner Verdauung und kann ich oft genug und regelmäßig »auf die Toilette« gehen, ohne dass

Verstopfung, Durchfall oder »anhalten müssen« mein Wohlbefinden belasten?

- Entschlackung

Nutze ich Sauna, Fasten oder andere Ausleitungsverfahren im für mich richtigen Maß? Bei manchen Menschen ist das Bindegewebe »wie blockiert« und begünstigt die Entstehung vieler Beschwerden.

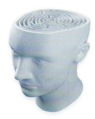

Regelkreis Psyche

Wie gut balanciere ich meine Gefühle und Gedanken, so dass ich mich glücklich fühle?

- Sinn und Werte

Weiß ich, wer ich sein will, wofür ich stehe, woran ich glaube, was ich für richtig halte und wofür ich eintrete, weil ich anderen Menschen helfen will oder denke ich öfter, dass Dinge keinen Sinn mehr machen?

- Wissen und Verstehen

Bin ich in der Lage die Dinge zu lernen und zu verstehen, die mich interessieren, beschaffe ich mir die nötigen Informationen und bin neugierig und offen für Neues oder verstehe ich immer weniger, vergesse was ich gelernt habe und weiß kaum noch, wo es lang geht?

- Klugheit

Wie gut bin ich in der Lage die Wirkung meines Handelns zu verstehen, fühle mich kompetent genug, mein Leben zu meistern, treffe meist die richtigen Entscheidungen und suche wenn nötig Hilfe und bin bereit, diese anzunehmen oder weiß ich kaum noch, wie mir geschieht und keiner will mir helfen?

- Selbstmotivierung

Schaffe ich es immer wieder neue Ziele anzugehen und verzage nicht, wenn auch mal etwas schief geht, kann meine Erfolge feiern und genießen oder glaube ich immer öfter, dass ich kaum etwas an meiner Situation ändern kann?

- Sicherheit und Versorgung

Fühle ich mich versorgt und kann mir die Dinge leisten, die ich für meinen Lebensstandard als angemessen empfinde oder habe ich immer öfter das Gefühl »Das Wasser steht mir bis zum Hals«?

- Familie

Fühle ich mich in meinem familiären Umfeld wohl und erfüllen Partnerschaft oder Single-Dasein meine Bedürfnisse oder gibt es immer häufiger »Familienzwist« oder Partnerkrisen?

- Freunde

Habe ich Freunde, denen ich vertraue und die mir helfen oder komme so gut allein zurecht, dass ich keine Freunde vermisse oder denke ich immer häufiger, dass mir keiner hilft und alle mich im Stich lassen?

- Soziales Umfeld

Mag ich die Menschen, mit denen ich täglich zu tun habe und komme gut mit ihnen zurecht oder glaube ich immer häufiger, dass andere etwas gegen mich haben und weiß kaum noch, wie ich es den anderen recht machen soll?

- Stressempfinden

Komme ich mit meinem Stress gut klar und kann sagen »der macht mir gar nichts aus« oder fühle ich mich recht häufig gestresst und unwohl in diesen Situationen? Manche Menschen führt das bis zum »Burnout«.

- Psychische Belastungen

Ist alles um mich herum »o. k.« oder spüre ich eine Belastungen durch Trennung, Todesfall, Kündigung, Gewalt oder Unfall und glaube »Das wirft mich völlig aus der Bahn!«?

Aspekte ausserhalb der Regelkreise

- Strukturelle Belastungs-Symptome

Ist meine gesunde Lebensführung beeinträchtigt durch Unfall, Behinderung oder Verletzungen?

- Biochemische Belastungs-Symptome

Ist meine gesunde Lebensführung beeinträchtigt von Symptomen und Belastungen durch Krankheiten und Allergien?

- Drogen und Medikamente

Brauche ich Drogen wie z. B. Alkohol oder profitiere von Medikamenten, ohne dass ihre Nebenwirkungen meine Gesundheit beeinträchtigen oder spüre ich immer häufiger die Folgen des Konsums?

- Psychosoziale Belastungs-Symptome

Ist meine gesunde Lebensführung beeinträchtigt durch psychische Störungen wie psychische und Verhaltensstörungen durch psychotrope Substanzen, Schizophrenie, schizotype und wahnhafte Störungen, affektive Störungen, neurotische, Belastungs- und somatoforme Störungen, Verhaltensauffälligkeiten mit körperlichen Störungen, Persönlichkeits- und Verhaltensstörungen, Intelligenzminderung oder nicht näher bezeichnete psychische Störungen?

Immer in Bewegung bleiben!

Wenn Sie jetzt einen »Plan« haben, was Sie als nächstes verändern wollen, achten Sie darauf, dass Sie sich zu Anfang höchstens drei Dinge vornehmen. Sie würden sonst vermutlich Ihre »Kontrollsysteme« überfordern. Überlegen Sie, wie lange Sie jetzt nur noch »nach vorn« schauen wollen, um Ihre Erfolgschancen zu optimieren. Erst ab dem gewählten Zeitpunkt wäre es günstig, die gemachten Erfahrungen zu bewerten, Erfolge zu feiern oder gegebenenfalls die Strategie anzupassen.

Viel Glück auf »Ihrem« Weg!

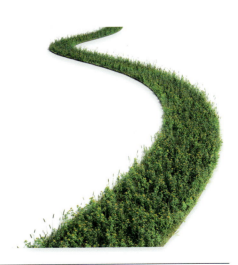

Anhang

Links

Aktuelle Links zu den Themen dieses Buches finden Sie unter: **www.das-balance-prinzip.de**.

Literaturempfehlungen

Thema Gesundheit

- Jared Diamond: »Der dritte Schimpanse - Evolution und Zukunft des Menschen«, Fischer, Frankfurt a. M. 1994
- Randolph M. Nesse et al.: »Warum wir krank werden - Die Antworten der Evolutionsmedizin«, C. H. Beck, München 1997
- Hartmut Heine et al.: »Herz Leib Seele - Eine Reise durch Medizin, Kultur und Geschichte«, CO'MED, Hochheim 2011
- Heinrich Schipperges: »Homo Patiens - Zur Geschichte des kranken Menschen«, Piper, München 1985
- Ian McDermott et al.: »NLP und Gesundheit - Die offenen Geheimnisse der Gesunden«, VAK, Kirchzarten 1997, 4. Auflage 2006

Traditionelle Medizin

- Kerstin D. Rosenberg: »Das große Ayurveda-Buch - Körper und Geist im Einklang mit der Natur - Ernährung, Körperpflege, Bewegung typgerecht - Anti-Aging, Reinigung und Entschlackung«, Gräfe und Unzer, München 2004
- Johannes Greten: »Kursbuch Traditionelle Chinesische Medizin - TCM verstehen und richtig anwenden«, Thieme, Stuttgart 2003
- Berndt Rieger: »Traditionelle Europäische Medizin - Heilkunst und Rezepte der Mönche und Kräuterhexen«, Herbig, München 2005
- Johannes G. Mayer et al.: »Handbuch der Klosterheilkunde - Neues Wissen über die Wirkung der Heilpflanzen - Vorbeugen, behandeln und heilen«, Zabert Sandmann, München 2002
- Olav Rippe et al.: »Paracelsusmedizin - Altes Wissen in der Heilkunst von heut«, AT, Aarau 2002
- Hildegard von Bingen: »Heilkunde - Das Buch von dem Grund und Wesen und der Heilung der Krankheiten, Übersetzt von Heinrich Schipperges«, Otto Müller, Salzburg 1957

Gesund leben

- Heinrich Schipperges et al.: »Die Regelkreise der Lebensführung - Gesundheitsbildung in Theorie und Praxis«, Deutscher Ärzte-Verlag, Köln 1988
- David Peters et al.: »Ganzheitliche Gesundheit - Wie sich klassische und alternative Behandlungsformen ergänzen«, Dorling Kindersley, Starnberg 2001
- Volker Schmiedel et al.: »Natürlich Gesund - Das Selbstbehandlungsbuch «, Haug, 2009
- Volker Schmiedel: »Ganzheitliche Diätetik - Ernährungsformen, Heilfasten, Orthomolekulare Medizin«, Urban und Schwarzenberg, München 1998
- Jens-Uwe Martens et al.: »Die Kunst der Selbstmotivierung - Neue Erkenntnisse der Motivationsforschung praktisch nutzen«, Kohlhammer, Stuttgart 2004
- Lothar J. Seiwert et al.: »Wenn Du es eilig hast, gehe langsam - Das neue Zeitmanagement in einer beschleunigten Welt Sieben Schritte zur Zeisouveränität und Effektivität«, Campus, Frankfurt/Main 1998, 8. Auflage 2003

Typologie

- Wilma Castrian: »Lehrbuch der Psycho-Physiognomik - Antlitzdiagnostik für die Praxis«, Haug, Stuttgart 2001
- Julius Kuhl: »Lehrbuch der Persönlichkeitspsychologie - Motivation, Emotion und Selbststeuerung«, Hogrefe, Göttingen 2010
- Lothar J. Seiwert et al.: »Das neue 1x1 der Persönlichkeit - - Sich selbst und andere besser verstehen mit dem DISG-Modell - Der Praxisleitfaden zu mehr Menschenkenntnis und Erfolg«, Gräfe und Unzer, München 2004

Ernährung

- Werner Kollath: »Die Ordnung unserer Nahrung«, Haug, Heidelberg 1960
- Amanda Ursell: »Healing Food - Die Heilkräfte unserer Nahrung entdecken«, Dorling Kindersley, München 2000
- Hans H. Rhyner et al.: »Das große Ayurveda Ernährungsbuch - Gesund leben und genussvoll essen«, Urania, Neuhausen, Schweiz 2003
- Yanping Wu: »Ernährungstherapie mit chinesischen Kräutern - Die chinesische Diätetik kombiniert mit Phytotherapie«, Elsevier, München 2005

Systemisches Denken und Handeln

- Frederic Vester: »Die Kunst, vernetzt zu denken - Ideen und Werkzeuge für einen neuen Umgang mit Komplexität«, DVA, Stuttgart 1999
- Kai Neumann: »KNOW-WHY - Model Dein Glück«, Books on Demand, 2009
- Jürgen Kriz: »Chaos, Angst und Ordnung«, Vandenhoeck & Ruprecht, Göttingen 1997
- Fritz B. Simon: »Meine Psychose, mein Fahrrad und ich - Zur Selbstorganisation der Verrücktheit«, Carl Auer, Heidelberg 1990, 7. Auflage 1999

Weitere aktuelle Literaturempfehlungen zu den Themen dieses Buches finden Sie unter **www.das-balance-prinzip.de**.

Vollständige Literaturliste

Eine vollständige Literaturliste zu den Themen dieses Buches finden Sie unter **www.das-balance-prinzip.de**.

Bildnachweis

© Aaman Trylain, Adam Ward, Airborne77, Alessio Cola, Alexan24, Alexander Raths, Alexstar, Amdezigns, Anankkml, Anatoly Zavodskov, Andersastphoto, Andesign101, Andreea Stefan, Andrey Armyagov, Andrey Popov, Andreykuzmin, Anhong, Anna Kucherova, Annakhogut, Anton Ignatenco, Anton Starikov, Antonio Scarpi, Artmim, Ashwin Kharidehal Abhirama, Bagwold, Benjamin Vess, Birgit Reitz-hofmann, Bjørn Hovdal, Bora Ucak, Boris Ryzhkov, Broker, Buriy, Cecgodoy, Charlieaja, Chris Leachman, Christian Draghici, Christian Jung, Chuyu, Clemmesen, Corinna Gissemann, Cristi180884, Cs333, Daniel Wiedemann, Danny Smythe, Denlarkin, Denlarkin, Dianamower, Dianazh, Digitalpress, Dmitrii Fedorenko, Doctorkan, Duncan Noakes, Dušan Zidar, Edward Westmacott, Edyta Pawlowska, Eugene Sim Junying, Egis, Egon Zitter, Elena Elisseeva, Enika, Eric Gevaert, Etiamos, Evgeny Karandaev, Eyewave, Faizzaki, Felinda, Filip Fuxa, Fisechko, Flashon Studio, George Tsartsianidis, Georgii Dolgykh, Goncharuk Maksym, Greggr, Harris Shiffman, Hellem, Hsagencia, Igor Dutina, Igor Terekhov, Ilka-erika Szasz-fabian, Irina Pugacheva, Ispace, Isselee, Ivan Kmit, Iwka, Jaroslaw Grudzinski, Jarp3, Jessamine, Jetfoto, Jianghongyan, Jolanta Dabrowska, Jose Manuel Gelpi Diaz, Jostein Hauge, Junyan Jiang, Jurgajurga, Kaanates, Kiboka, Kippy Spilker, Koya79, Lana Langlois, Lane Erickson, Larisa Lofitskaya, Le-thuy Do, Ledo, Lepas, Lgrig, Lightkeeper, Liubirong, Ljupco Smokovski, Louella38, Lsantilli, Luis Carlos Jiménez, Lukas Gojda, Lyudmila Suvorova, Maceofoto, Marazem, Marcomayer, Margo555, Margouillat, Marilyn Barbone, Marinko Tarlac, Mchudo, Mehmet Dilsiz, Michael Flippo, Miradrozdowski, Mnogosmyslov Aleksey, Mohammed Anwarul Kabir Choudhury, Monika Adamczyk, Mopic, Motorolka, Mykira, Niderlander, Nikittta, Nikola Bilic, Nitr, Nndemidchick, Noraluca, Norman Chan, Nzharavina, Okea, Okrivolap, Oksix, Olga Demchishina, Olga Kovtun, Olga Lupol, Olgapshenichnaya, Omar Algenii, Patrick, Paul Cowan, Péter Gudella, Peter Zijlstra, Peto Zvonar, Photoeuphoria, Photooasis, Pipa100, Ppy2010ha, Radu Sebastian, Raja Rc, Rauf Ashrafov, Riverlim, Rixie, Robert Red, Roberto Palmas, Robyn Mackenzie, Roman Ivaschenko, Ruslan Nassyrov, Ruslan Olinchuk, Sabina Pensek, Samoshkin, Sebastian Kaulitzki, Sergey Lemeshenko, Sergiy Bykhunenko, Serhiy Shullye, Serrnovik, Shariff Che\' Lah, Sikth, Silencefoto, Sommai Sommai, Sonbeam, Spe, Stefano Tiraboschi, Stephen Coburn, Steven Crabbé, Stoupa, Studio 37, Studiovespa, Sunsetman, Tamara Kulikova, Tinnko, Tomboy2290, Tsekhmister, Ukrphoto, Vaeenma, Valeev Rafael, Valentyn75, Valeriy Evlakhov, Valery Kraynov, Vassiliy Mikhailin, Vasyl Helevachuk, Viktarm, Viktorfischer, Vinicius Tupinamba, Vishakha Shah, Vlad Ageshin, Witold Krasowski, Yap Kee Chan, Yuri_arcurs, Yury Shirokov | Dreamstime.com

Einen vollständigen Bildnachweiss finden Sie unter **www.das-balance-prinzip.de**.

GLOSSAR

Affekt bedeutet Emotion, Gemütsbewegung

Agni heißt übersetzt Feuer. Im Ayurveda beschreibt Agni die Vorgänge, die mit der Verdauung und dem Nahrungsstoffwechsel zu tun haben. Agni ist auch der Name der heiligen Hindugottheit des Feuers und der kosmischen Kraft der Umwandlung.

Ahara ist im Ayurveda der Bereich der Ernährung.

Ajwan ist ein indisches Gewürzkraut, Samen des wilden Sellerie, ausgezeichnet gegen Verstopfung, mit wärmender Eigenschaft. Es ist in vielen Asia-Läden erhältlich.

Akasha ist das Prinzip Raum oder Äther. Es ist eines der Panchamahabutas.

Allostase bezeichnet das Erreichen von Stabilität durch Anpassund und Veränderung.

Ama bezeichnet die nicht verdauten Nahrungs- und Abfallstoffe des Körpers. Ama führt zu Energiemangel und Krankheit.

Asafoetida siehe Hing.

Asana Yogastellung, Yogaposition.

Ashwagandha heißt im deutsche Schlafbeere oder Winterkirsch und ist ein stärkendes und aufbauendes Kraut, das im Ayurveda zur Beruhigung des Luft-Elements und zur Stärkung des Fortpflanzungssystems genutzt wird.

Atharva Veda ist eine spätere der alten Sanskritschriften, die den größten Teil der Informationen für die Ausübung der ayurvedischen Medizin enthält.

Ayurweda ist das Wissen vom Leben und von der Heilung.

Basmatireis ist ein leichter, gut duftender Reis, der im Ayurveda wegen seiner leichten Verdaulichkeit geschätzt wird. Er ist meist poliert.

Chakren sind Energiezentren im menschlichen Körper.

Chappati sind indisches Fladenbrot ohne Hefe, normalerweise aus Weizenmehl. Auch Roti oder Rotali genannt.

Charaka Samhita gehört zu den klassischen ayurvedischen Lehrbüchern. Sie wurde ungefähr 300 v. Chr. verfasst.

Dal sind alle Arten von halbierten Bohnen oder Erbsen in der indischen Küche sowie die indischen Suppen, die man aus halbierten Bohnen oder Erbsen macht.

Dhanvantari entstammt der indischen Mythologie und ist der Arzt der Götter.

Dhatus sind im Ayurveda die sieben Gewebe des Körpers.

Diaita kommt aus dem griechischen und meint Lebensweise und ist ein Sammelbegriff, der alle Maßnahmen umfasst, die im Sinne einer geregelten Lebensweise zur Gesunderhaltung oder Heilung beitragen.

Diuretisch ist der Begriff für harntreibend, die Harnmenge vermehrend.

Dosha bedeutet Grundprinzip der Eigenschaften. Es gibt die Doshas Vata, Pitta und Kapha.

Entität bezeichnet eine gegebene Größe.

Flavonoide sind sekundäre Pflanzenstoffe, zu denen ein Großteil der Pflanzenfarbstoffe gehört. Ihnen werden besonders antioxidative Eigenschaften zugeschrieben.

Funktionskreise werden dienen in der TCM zur Zuordnung alle biologischen Funktionen und krankhaften Entgleisungen. Sie sind nicht mit den zusätzlich genannten Organen identisch.

Ghee ist geklärte Butter, auch Butterfett genannt. Die Butter wird gekocht, um die Eiweißstoffe gerinnen zu lassen und das Wasser zu verdampfen. Die geronnenen Eiweißstoffe werden dann durch Filtern entfernt.

Guna ist das Wort für Eigenschaft. Es sind zwanzig Eigenschaften definiert, mit denen man alle Substanzen wie auch Nahrungsmittel beschreiben kann. Siehe auch Mahagunas.

Hakim ist die Bezeichnung für einen Arzt der griechisch-arabischen Medizin.

Hing auch Asatoetida oder Stinkwurz, ist ein stark riechendes indisches Gewürz mit wärmender Wirkung. Nützlich, um die gaserzeugenden Eigenschaften von Nahrungsmitteln wie Bohnen zu vermindern. Es beruhigt Vata.

Humoralpathologie ist de Lehre von den Körpersäften, begründet vom griechischen Arzt Galen (129 - 199 n. Chr.)

Jaggery (Gur) Indisches Süßmittel, aus Palmzucker. Es sieht aus wie Klumpen von feuchtem braunen Zucker und schmeckt kräftig.

Jala bezeichnet man im Ayurveda das Element Wasser, als Prinzip oder Eigenschaft (Mahabuta).

Kapha ist im Ayurveda eines der drei Doshas. Kapha beinhaltet die Prinzipien Erde und Wasser.

Karma bedeutet im Ayurveda Wirkung oder Reaktion.

Glossar

Mahagunas nennt man im Ayurveda die drei großen Eigenschaften des Geistes: Sattva, Rajas und Tamas.

Malas nennt man im Ayurveda die Abfallprodukte oder Ausscheidungen des Körpers: Harn, Stuhl, Schweiß, die Sekrete der Ohren, Augen und der Nase und weitere.

Mantra ist eine mystische Silbe, ein Wort oder ein Satz. Ein Mantra benutzt man während der Meditation, zum Beispiel das Wort Om.

Mung Dal Die halbierte Version der Mungbohne, manchmal als »Gelbes Dal« bezeichnet.

Pancha Mahabhutas ist im Ayurveda der Name für die fünf Elemente Äther, Luft, Feuer, Wasser und Erde, auf denen die gesamte Schöpfung beruht.

Panchakarma bezeichnet man im Ayurveda die fünf reinigenden Handlungen.

Prakriti ist im Ayurveda das Verhältnis der Doshas eines Menschen.

Prana ist im Ayurveda die Vital- und Lebenskraft des Kosmos.

Prasad ist in Indien die Bezeichnung für gesegnetes Essen.

Proteoglykane sind ein wichtiger Bestandteil der Extrazellulären Matrix im Gewebe. Es sind Makromoleküle aus einem Protein und einer oder mehreren gebundenen Kohlenhydratgruppen.

Rajas ist ein geistige Einstellung, die Energie und Handeln hervorruft und für Bewegung verantwortlich ist.

Rasa bedeutet im Ayurveda Geschmack oder eines der Dhatus, Körpergewebe, das mit Blutplasma und Lymphe zusammenhängt.

Rasayana bezeichnet im Ayurveda die Verjüngungstherapie, eine der acht Spezialbehandlungen oder ein verjüngendes Lebensmittel.

Rishis sind indische Weise des Altertums, die Leitfiguren des Ayurveda.

Salutogenese ist die Gesamtheit gesundheitsfördernder und -erhaltender Faktoren.

Samkya ist eine philosophische Schule Indiens, welche viele Ayurvedaärzte dem Ayurveda zuordnen.

Sattva ist im Ayurveda die geistige Eigenschaft, die zu Klarheit, Harmonie und Wissen führt.

Sattvisch sind Lebensmittel, die Sattva unterstützten. Die meisten frischen Obstsorten, Gemüse, Getreide und Bohnen wirken sattvisch.

Swedana nennt man im Ayurvada die Schwitztherapie, die meistens nach der Massage oder während der Panchakarma-Behandlung angewendet wird.

Tamas ist im Ayurveda die geistige Eigenschaft, welche Dunkelheit, Trägheit und Widerstand hervorruft.

Tamasisch Ein Lebensmittel oder eine Handlung, die Tamas unterstützt. Einige Beispiele sind gefrorene, in der Mikrowelle zubereitete und gebratene Kost.

Tejas bedeutet Feuer, als Prinzip oder Eigenschaft (Mahabuta).

Triphala ist eine hilfreiche ayurvedische Kräutermischung zur Förderung der Vedauung, Reinigung und Verjüngung.

Unani Tibb ist der gebräuchliche Begriff für die griechisch-arabische Medizin. Er leitet sich vom arabischen Wort yūnānī ab, was ionisch bedeutet.

Vaidya ist die Bezeichnung für einenn ayurvedischen Arzt oder eine ayurvedische Ärztin.

Vata ist im Ayurveda eines der drei Doshas. Vata beinhaltet die Prinzipien Luft und Raum.

Veden sind die göttlichen Bücher des Wissens im Hinduismus.

Vikriti meint im Ayurveda das derzeitige Ungleichgewicht zwischen den Doshas, das zu Unwohlsein oder Krankheit führt.

Vipak Die Wirkung eines Krautes oder Lebensmittels nach der Verdauung, nachdem es im Körper völlig verstoffwechselt worden ist. Im Ayurveda werden normalerweise drei Vipaks unterschieden, süß, sauer und scharf.

Index

A

Abenteuerprofil	98
Abnehmen	64
Adzukibohne	195
Ahara	31
Ahitakara	32
Ahornsirup	271
Ajowan	262
Aktivkohle-Blockfilter	275
Aktivprofil	94
Alkoholische Getränke	281
Ananas	163
Anis	251
Anthroposophische Ernährung	62
Apfel	146
Aprikose	157
Arbeitsbelastung	70
Artischocke	192
Asia-Bohnensalat	196
Aubergine	190
Augenbohne	195
Ausleitungsverfahren	77
Ausscheidungen	76
Autogenes Training	74
Avocado	165
Ayran	217
Azidose	77, 78

B

Baba Ghanoush	190
Balance	287
Balanceprofil	104
Ballaststoffe	140
Banane	162
Basilikum	264
Basisch baden	78
Basische Nahrungsergänzung	78
Bauchgefühl	287, 290
Beifuß	266
Bier	282
Bindegewebe	77
Bioprodukte	120
Biotin	129
Birne	147
Blumenkohl	178
Blutgruppendiät	63
Bockshornkleesamen	260
Body-Mass-Index	64
Bohnen	195
Brokkoli	179
Brombeere	152
Bromelain	163
Brot	203
Buchweizen	208
Burnout	71
Butter	241
Buttermilch	214

C

Caraka Samhita	32
Cashewkerne	238
Change Management	85
Chemie in Lebensmitteln	119
Chicorée	188
Chili	261
Chinesische Diätetik	49
Choleriker	41
Cholesterin	137
Circadianer Rhythmus	68
CO_2-Äquivalente	222
Cornflakes	211

D

Daodejing	284
Darmbakterien	59
Dattel	160
Demeter	121
Diäten	65
Dillkraut	267
Dinkel	205
Disney-Strategie	87
Disziplinprofil	102
Dolce Vita	72
Dosha	28
DRI, Dietary Recommended Intake	123
Durst	61

E

EAR, Estimated Average Requirement	123
Ei	229
Einweich- und Kochzeiten	194
Elektrizität	57
Entenfleisch	230
Entsäuern	78
Entspannung	74
Erbse	197
Erbsensuppe	197
Erdbeere	149
Erdbeershake	149
Erdnuss	237
Erfrischungsgetränke	277
Ernährungswissenschaft	58
Essig	249
Esskultur	61
Estragon	263
Evidenzbasiertes Wissen	23

F

Fasten ff.	79
Feige	161
Fenchel	191
Fenchelfrüchte	250
Festtagsgerichte	69
Fettabbau	79
Feuer-Imbalance	111
Feuer-Naturell	94
Feuer-Wasser-Naturell	102
Fisch und Meerestiere ff.	218
Fleisch und Geflügel ff.	222
Föhn	55
Freie Radikale	130
Freitagfasten	80
Früchtetee	278
Functional Food	119
Funktionskreise	50

G

Galgant	259
Gänsefleisch	231
Ganzheitlich	288
Garnelen	221
Gartenbohne	196
Gayatri Mantra	29
Gebratene Honigente	230
Gemüse ff.	166
Gemüsepaprika	183
Gerste	207
Geschmack	58
Getreide ff.	202
Getreide und Kosmos	203
Gewürznelke	256
Gezügeltes Essverhalten	64
Ghee	241
Glukosaminoglykane	77
Gluten	203
Glykämische Last	139
GLYX	64
GLYX und GL	116
Granatapfel	159
Grapefruit	155
Graupensuppe	207
Grenzwerte	54
Grundregulation	77
Grünkernbratlinge	205
Grünkohl	177
Gunas	27
Gurke	181

H

Hafer	209
Hals-Chakra	84
Handlungsebenen	83
Harmonieprofil	96
Hase	226
Haselnuss	235
Herz-Chakra	84
Hildegard von Bingen	38, 42, 59
Himbeere	152
Hirse	210
Homöostase	12
Honig	273
Hühnerfleisch	228
Hühnersuppe	228
Hülsenfrüchte ff.	194
Hummus	199
Humoralpathologie	38
Hunger	60, 64, 114
Huter, Carl	89

I

Imbalance-Fragebogen	111
In 7 Schritten zum Ziel	87
Individualsport	73
Ingwer	258
Insulinindex	139

J

Joghurt	215

K

Kaffee	280
Kaffirlimettenblätter	269
Kaktusfeige	159
Kaninchen	226
Kannenfilter	275
Kapha-Konstitution	29
Kardamom	260
Kartoffel	168
Käse	216
Kefir	214
Kichererbse	199
Kinesiologische Ernährung	63
Kirsche	151
Kiwi	155
Klima	54
Klostermedizin	38
Knoblauch	172
Know Why	287
Kochbananen	162

Index

Kognitive Pathologien	22
Kohl	176
Kohlrabi	179
Kokosfett	245
Kokosnuss	238
Komplementärmedizin	23
Komplexität	285
Konstituitonsfragebogen	91
Koriander	257
Körperpflege	76
Körperrhythmen	67
Kräutertee	278
Kräuter und Gewürze ff.	246
Kreativprofil	92
Kreuzkümmel	251
Kümmel	250
Kürbiss	180
Kurkuma	259
Kybernetik	284

L

Lachs	220
Lammfleisch	225
Langer Pfeffer	261
Lärm	56
Lassi	217
Lebensmittelqualität	120
Leinöl	245
Leinsamen	239
Licht	56
Limbische Instruktionen	89
Linsen	198
Linsen -und Filter-Modell	70
Logik des Artistoteles	21
Logik des Misslingens	286
Lorbeerblätter	253
Loslassen-Technik	87
Luft-Feuer-Naturell	98
Luft-Feuer-Wasser-Naturell	104
Luft-Imbalance	110
Luft-Naturell	92
Luftverschmutzung	55
Luft-Wasser-Naturell	100

M

Mahaguna	35
Mais	211
Majoran	265
Mandarine	153
Mandel	233
Mandelmilch	233
Mango	164
Mango-Chutney	164
Mangold	189
Marone	234
Meditation	75
Medizin-Buddha-Mantra	25
Meeresfisch	220
Meeresfrüchte	221
Meerrettich	252
Melancholiker	42
Melone	156
metaBalance	290
metaBalance-Fragebogen	291
Metanoia	285
Metaperspektive	284
Milch	213
Milchprodukte ff.	212
Mind-Body Medicine	13
Mineralien	132
Kalium	132
Kalzium	131
Magnesium	131
Phosphor	132
Mineralwasser	275
Minze	268
Mittagsschlaf	67
Mobilfunk	57
Möhre	170
Molke	214
Molkefasten	80
Motivation	83
MSC-Siegel	218
Mungbohne	200
Mung Dal	200
Muscheln	221
Muskatnuss	256
Müsli	209
Musoor Dal	198

N

Nachtschattengewächse	183
Naturell	90
Naturell-Imbalance	110
Naturwissenschaft	22
Nethi, Nasenspülung	76
Nüsse und Samenfrüchte ff.	232

O

Obst-Einkaufs- und Erntekalender	145
Obstfasten	80
Obstsalat	144
Öle und Fette ff.	240
Olive	192
Olivenöl	242
Omega-3	138
Omega-6	138
ORAC	130
Orange	153
Oregano	265
Orthomolekulare Wirkung	118
Osterlamm	225
Ozon	56

P

Paideia	53
Panir	217
Papaya	165
Paprika	261
Paracelsus	39, 43
Pastinake	189
Pekannuss	237
Petersilie	267
Pfeffer	254
Pfirsich	158
Pflaume	150
Phasen der Veränderung	85
Phlegmatiker	42
Pilze	185
Piment	254
Pinienkerne	236
Pintobohne	195
Pistazie	236
Pitta-Konstitution	29
Placebo	23
Popcorn	211
Porree	173
Präbiotika	119
Prakriti	28
PRAL	140
Prävention	13, 52
Probiotika	119
Progressive Muskelrelaxation	74
Proteoglykane	77
Psychische Balance	84
Putenfleisch	231

Q

Qi	45, 49
Qigong	74
Quark	217

R

Rajas	35
Rapsöl	243
Rasa	35
Raumklima	55
Redox-Wirkung	117
Referenzwerte	122
Regelkreise	53
Reis	206
Resilienz	13
Rettich	186
Rhythmen	69
Rhythmus	69
Rindfleisch	224
Rituale	69
Roggen	208
Rohrzucker	272
Rosenkohl	178
Rosmarinblätter	263
Rote Bete	188
Rotkohl	177
Rüben	187
Rückkopplung	286

S

Safran	269
Säfte	277
Saftfasten	81
Sakral-Chakra	83
Salat	182
Salat mit Porree und Huhn	173
Salbei	266
Salz	247
Sanguiniker	41
Sapor	49
Sättigungslast	139
Sättigungs-Wirkung	117
Sattva	35
Sauerkraut	176
Sauna	78
Säure-Basen-Haushalt	77, 79
Säure-Basen-Wirkung	116
Scheitel-Chakra	84
Schichtkäse	217
Schlacken	77
Schlafstörungen	66
Schweinefleisch	223
Selbstentwicklung	83
SelbstManagement	286
Selbstmotivierung	85
Selbststeuerung	82
Selbstwahrnehmung	82
Sellerie	184
Senfsamen	252
Sesam	239
Sesamöl	244
Sexualleben	76
Sferics	55
Sheldon	90
Sheldon, William H.	90
Shiitake	193
Sitzposition	72
Six-Step-Reframing	86
Sojabohne	201
Sojaöl	244
Solarplexus-Chakra	83
Sonnenblumenkerne	235
Sonnenblumenöl	243
Spargel	174
Spinat	175
Sport	72
Spurenelemente	
Chrom	136
Eisen	133
Fluorid	137

Jod	135
Kupfer	133
Mangan	135
Molybdän	136
Selen	134
Zink	134
Stevia	272
Stirn-Chakra	84
Stress	70, 85
Stress-Index	85
Sufimedizin	37
Süßkartoffel	193
Süßwasserfisch	219
Symbiose	59
Systemisch	285

T

Tai Chi	75
Takra	217
Tamas	35
Tao	44
Tee	279
TEM	36
Temperamente	37
Thymian	262
Tibb	36
Tibb an-Nabi	37
Tibetische Medizin	25
Tofu	201
Tomate	169
Tortilla Chips	211
Traditionelle Medizin	24
Traditionsprofil	100
Trennkost	63
Typgemäße Ernährung	65
Typologie	88

U

Übergewicht	64
Umkehrosmose	275
Umweltbewusstsein	57
Unani Tibb	36

V

Vanille	255
Vata-Konstitution	29
Vegetarismus	62
Veränderung	85
Verdauung	58
Verweildauer der Nahrung im Magen	59
Vier-Elemente-Ernährung	41
Vikriti	30
Viriditas	39, 43
Virya	34
Vitalgewinn	122
Vitalrang	141
Vitalwert	122
Vitamine	
Vitamin A	124
Vitamin B1	126
Vitamin B2	126
Vitamin B3 - Niacin	127
Vitamin B5	129
Vitamin B6	127
Vitamin B7 - Biotin	129
Vitamin B9 - Folsäure	128
Vitamin B12	128
Vitamin C	130
Vitamin D	125
Vitamin E	124
Vitamin K	125
Vollwertkost	62

W

Wacholderbeeren	253
Wahrnehmung	86
Walnuss	234
Wasser	274
Wasserbelebung	276
Wasserbilanz	61
Wasserfasten	81
Wasser-Imbalance	113
Wasser-Naturell	96
Wein	283
Weintraube	148
Weiterentwicklung	287
Weizen	204
Weltkalender der Ernährung	114
Wetter	55
Wildfleisch	227
Work-Life-Balance	72
Wurzel-Chakra	83

Y

Yin und Yang	17, 45, 49
Yoga	75

Z

Zang-Wirkbereiche	47
Ziegenfleisch	226
Zimt	255
Zirkadianer Rhythmus	66
Zitrone	154
Zitronengras	268
Zucchini	181
Zucker	272
Zucker und Süßwaren ff.	270
Zusatzstoffe	119
Zwiebel	171

Über den Autor

Tätigkeiten

- 2010 Coaching-Studio Berlin-Spandau
- 2001 Projektentwicklung Ayurveda und Ernährung

Qualifikation

- Business-Health-Coach (campus Naturalis), Systemisches Coaching, NLP, Mentaltraining
- Fachmann für Multimedia-Produktion
- Tätig in der Erwachsenenbildung
- Datenverarbeitungskaufmann
- Staatlich geprüfter Sport- und Gymnastiklehrer

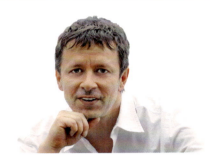

2001 begann der Autor seine Gedanken und Ergebnisse von Recherchen zum Thema Prävention und Ernährung in einer höheren, systemischen Ebene zu integrieren. Die Idee einer ganzheitlich-integrativen Ausbalancierung der unterschiedlichsten Wissensfelder war geboren. So traten die Bereiche der Ernährungswissenschaft, der Gesundheitspsychologie, des Ayurveda, der TCM und der Traditionellen Europäischen Medizin mit denen der Chronobiologie, der Ökologischen-Gestalt-Systeme, der Anthroposophie, der Psychosomatik wie auch der Schulmedizin in einen lebendigen Diskurs. Nach langjähriger Arbeit fand all dies dann im Balance-Prinzip eine lebens-, menschen- und anwendungsnahe Synthese. Die Vision ist das eine. Um sie umzusetzen, um sie der interessierten Allgemeinheit schließlich als Brevier, Leitfaden oder Kompendium in die Hand legen zu können, braucht es neben dem Fachwissen und der Beharrlichkeit nicht zuletzt einen wert- und weltoffenen Arbeitsanspruch, der sich mit Respekt, Wissensdurst und Vorurteilslosigkeit zwischen den Disziplinen bewegt. Nur so ist es möglich, nie einer Theorie, sondern immer dem Menschen in seinem persönlichen Umfeld den Vorzug zu geben.

Dank

Vermutlich wurden alle wichtigen Gedanken schon einmal gedacht und viele von ihnen auch schon publiziert. Daher entschuldige ich mich bei den Kollegen und Autoren, die ich nicht zitiert habe, weil ich sie nicht gelesen habe oder mir nicht bewusst war, wie sehr sie mich beeinflusst haben.

Ich danke den vielen, von denen ich gelernt habe, besonders Alexander Pollozek, der mir die Welt des Ayurveda näher brachte und Frank Zablewski, der es mir ermöglicht hat, von vielen tibetischen Ärzten zu lernen.

Mein großer Dank gilt auch allen, die mir beim Zustandekommen dieses Buches geholfen haben, insbesondere Oliver Buchholz, der mich bei der Entwicklung des Layouts unterstützt hat, Philipp Schulitz, ohne dessen Lektorat vieles »ungereimt« geblieben wäre und Bernd Neddermeyer, der mich als Freund und Verleger unterstützt hat.

Ich danke auch den »Probelesern« und Hilfslektoren, besonders Kerstin Walter, welche viele Fehler fand und den Text um viele Kommas ergänzt hat.

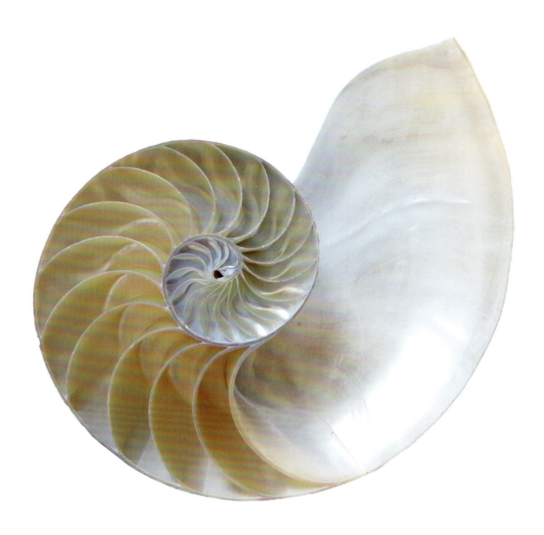